GRAY'S ATLAS DER ANATOMIE

3. AUFLAGE

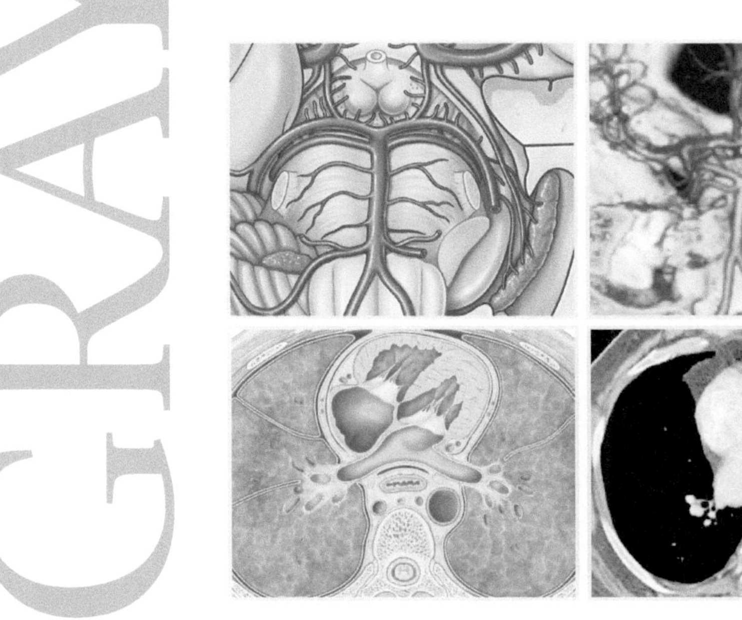

Richard L. Drake, PhD, FAAA
Director of Anatomy
Professor of Surgery
Cleveland Clinic Lerner College of Medicine
Case Western Reserve University
Cleveland, Ohio, USA

A. Wayne Vogl, PhD, FAAA
Professor of Anatomy and Cell Biology
Department of Cellular and Physiological Sciences
Faculty of Medicine
University of British Columbia
Vancouver, British Columbia, Canada

Adam W. M. Mitchell, MBBS, FRCS, FRCR
Consultant Radiologist and Senior Lecturer Imperial College
Chelsea and Westminster Hospital
London, UK

Abbildungen von

Richard M. Tibbitts
Saffron Walden, UK

Paul E. Richardson
Cambridge, UK

Fotos von

Ansell Horn

Deutsche Bearbeitung von

Prof. Dr. Lars Bräuer
Institut für Funktionelle und Klinische Anatomie
Friedrich-Alexander-Universität Erlangen-Nürnberg, Deutschland

GRAY'S

ATLAS

DER ANATOMIE

3. AUFLAGE

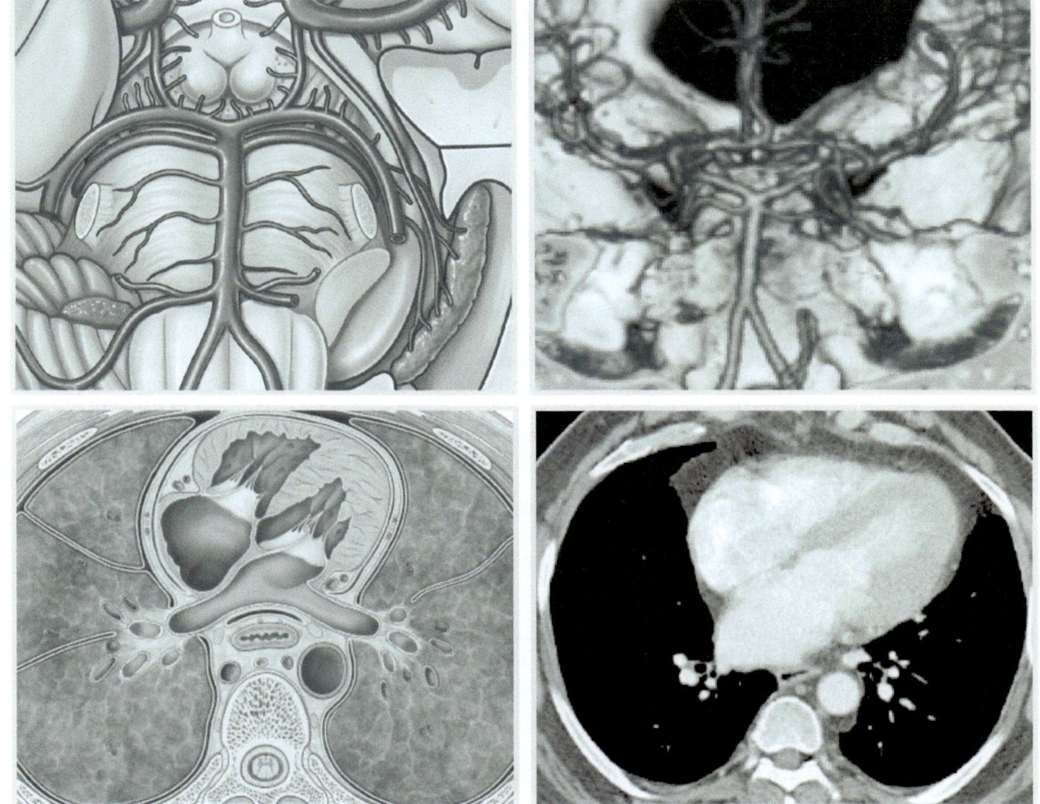

Richard L. Drake A. Wayne Vogl Adam W. M. Mitchell

Richard M. Tibbitts Paul E. Richardson

Deutsche Bearbeitung von: Prof. Dr. Lars Bräuer, Erlangen

ELSEVIER

Elsevier GmbH, Bernhard-Wicki-Str. 5, 80636 München, Deutschland
Wir freuen uns über Ihr Feedback und Ihre Anregungen an kundendienst@elsevier.com

Titel der Originalausgabe
GRAY'S ATLAS OF ANATOMY, THIRD EDITION
INTERNATIONAL EDITION

ISBN: 978-0-323-63639-1
ISBN: 978-0-323-63640-7

This translation of Gray's Atlas of Anatomy, 3rd edition by Richard L. Drake, A. Wayne Vogl, Adam W. M. Mitchell, Richard M. Tibbitts, Paul E. Richardson was undertaken by Elsevier GmbH and is published by arrangement with Elsevier Inc.

Diese Übersetzung von Gray's Atlas of Anatomy, 3rd edition by Richard L. Drake, A. Wayne Vogl, Adam W. M. Mitchell, Richard M. Tibbitts, Paul E. wird durch die Elsevier GmbH ausgeführt und in Absprache mit Elsevier Inc. veröffentlicht.

ISBN 978-3-437-44702-0
eISBN 978-3-437-05852-3

3. Auflage 2021

Wichtiger Hinweis für den Benutzer
Die Übersetzung wurde von der Elsevier GmbH eigenverantwortlich ausgeführt. Ärzte/Praktiker und Forscher müssen sich bei der Bewertung und Anwendung aller hier beschriebenen Informationen, Methoden, Wirkstoffe oder Experimente stets auf ihre eigenen Erfahrungen und Kenntnisse verlassen. Bedingt durch den schnellen Wissenszuwachs insbesondere in den medizinischen Wissenschaften sollte eine unabhängige Überprüfung von Diagnosen und Arzneimitteldosierungen erfolgen. Im größtmöglichen Umfang des Gesetzes wird von Elsevier, den Autoren, Redakteuren oder Beitragenden keinerlei Haftung in Bezug auf die Übersetzung oder für jegliche Verletzung und/oder Schäden an Personen oder Eigentum, im Rahmen von Produkthaftung, Fahrlässigkeit oder anderweitig, übernommen. Dies gilt gleichermaßen für jegliche Anwendung oder Bedienung der in diesem Werk aufgeführten Methoden, Produkte, Anweisungen oder Konzepte.
Für die Vollständigkeit und Auswahl der aufgeführten Medikamente übernimmt der Verlag keine Gewähr. Geschützte Warennamen (Warenzeichen) werden in der Regel besonders kenntlich gemacht (®). Aus dem Fehlen eines solchen Hinweises kann jedoch nicht automatisch geschlossen werden, dass es sich um einen freien Warennamen handelt.

Bibliografische Information der Deutschen Nationalbibliothek
Die Deutsche Nationalbibliothek verzeichnet diese Publikation in der Deutschen Nationalbibliografie; detaillierte bibliografische Daten sind im Internet über https://www.dnb.de abrufbar.

25 26 27 28 5 4 3 2

In ihren Veröffentlichungen verfolgt die Elsevier GmbH das Ziel, genderneutrale Formulierungen für Personengruppen zu verwenden. Um jedoch den Textfluss nicht zu stören sowie die gestalterische Freiheit nicht einzuschränken, wurden bisweilen Kompromisse eingegangen. Selbstverständlich sind immer alle Geschlechter gemeint.

Planung: Dr. Konstanze Knies
Projektmanagement: Dr. Andrea Beilmann
Rechteklärung: Petra Sneed
Herstellung: Steffen Zimmermann, publishing support, München
Satz: abavo GmbH, Buchloe/Deutschland
Druck und Bindung: Rodona Industria Gráfica, S.L., Pamplona/Spanien
Umschlaggestaltung: SpieszDesign, Neu-Ulm

Aktuelle Informationen finden Sie im Internet unter **www.elsevier.de**.

Für meine Frau, die mich immer unterstützt, und meine Eltern, die stets bei mir sind.
Richard L. Drake

Für meine Familie, meine Kollegen und Vorbilder sowie meine Studenten.
Wayne Vogl

Mein Dank an Cathy, Max und Elisa.
Adam W. M. Mitchell

Für meine Familie – meine Inspiration: Evi, Zoë und Nicholas.
Richard M. Tibbitts

Für meine Frau Fern, Junior, Ava und Henry, für Lesley und in Gedenken an AMR und JER.
Paul Richardson

DANKSAGUNG

Die folgenden Gutachter waren eine große Hilfe mit ihrer detaillierten Kritik und Verbesserungsvorschlägen für jedes Kapitel. Ihr kollegialer Rat war unschätzbar.

Mark Hankin, PhD, University of Toledo College of Medicine, Toledo, Ohio

Marios Loukas, MD, PhD, St. George's University School of Medicine, Grenada

James J. Rechtien, DO, PhD, Michigan State University School of Medicine, East Lansing, Michigan

William A. Roy, PT, PhD, Touro University, Henderson, Nevada

Susan Standring, MBE, PhD, DSc, Hon FRCS, Emeritus Professor of Anatomy, King's College London, London

William Swartz, PhD, Louisiana State University Health Sciences Center, Baton Rouge, Louisiana

Mark F. Teaford, PhD, Johns Hopkins University School of Medicine, Baltimore, Maryland

Wir möchten folgenden Personen unseren Dank aussprechen: Dr. Bruce Crawford für eine Röntgenaufnahme von Kopf und Hals sowie Dr. Murray Morrison für laryngoskopische Aufnahmen des Larynx; Dr. Jerry Healy für drei Bilder der Abdominalregion: des Truncus coeliacus, dem Gallengangssystem und einer dreidimensionalen Darstellung der Gefäße des Bauchraums; Siemens Medical Solutions, USA, sowie im Speziellen folgenden Personen des Unternehmens: Mollie Beaver, Director, CT Clinical Solutions, und Dr. Louise McKenna, Global Clinical Marketing Manager, CT Oncology, die uns einen „Synago®-multi-modality"-Arbeitsplatz zur Verfügung stellte, der dazu diente, den Großteil der klinischen Bilder zu erzeugen.

Stuart Morrison, MD, war eine große Hilfe beim Ordnen des gesammelten Röntgenmaterials. In den folgenden Bereichen erhielten wir Unterstützung und zusätzliches Röntgenmaterial:

Rücken:	Mark Kayanja, MD, PhD Jeffrey S. Ross, MD
Thorax:	Mario Garcia, MD A. Michael Lincoff, MD
Abdomen:	Namita Gandhi, MD Michelle Inkster, MD, PhD Brian R. Lane, MD Anand Rao, MD James S. Wu, MD
Becken:	Matthew Barber, MD, MHS Tommaso Falcone, MD J. Stephen Jones, MD Eunice Moon, MD James S. Newman, MD, PhD
Extremitäten:	Hakan Ilaslan, MD Bradford J. Richmond, MD Joshua Polster, MD
Kopf und Hals:	Todd W. Stultz, DDS, MD J. Martin Paloma, DDS, MSD Cindy McConnaughy Ronald Lemmo, DDS

Vorwort

Die 3. Auflage von Gray's Anatomie führt die Tradition der 1. und 2. Auflage fort. Sie verbindet die künstlerische Darstellung des Körpers mit wirklichkeitsgetreuer Anatomie, umgesetzt mit modernster Bildgebungstechnik und Oberflächenanatomie. Die Kombination aus aktuellen Illustrationen, Bildgebung und Oberflächenanatomie ist – verglichen mit anderen heute erhältlichen Atlanten – einzigartig. Am Ende eines jeden Kapitels findet man Tabellen und schematische Zeichnungen für die schnelle Wiederholung des Gelernten. Darin enthalten sind die wichtigen Nervengeflechte des gesamten Körpers, die Verzweigungen der großen Arterien, ein Überblick über die Muskeln in Gruppen oder Regionen und weitere hilfreiche Informationen. Dieser Atlas wurde konzipiert, um dem Leser einen schnellen Zugang zum Wissen zu liefern.

Wir wünschen uns, dass die 3. Auflage von „Gray's Atlas der Anatomie" eine wertvolle Lernhilfe darstellt, sei es für Studenten, die sich zum ersten Mal mit Anatomie beschäftigen oder auch für Einzelne, die schnell entscheidende Informationen nachschlagen möchten, die sie für ihre tägliche Arbeit brauchen.

Die Autoren

Vorwort zur 1. Auflage

Ausreichende praktische Kenntnisse der Anatomie sind für Gesundheitsfachberufe kein optionales Extra, sondern unerlässlich. Sich dieses Wissen anzueignen, stellte selbst für die motiviertesten Studenten schon immer eine Herausforderung dar. Lernmaterialien, die dabei Hilfestellung leisten, wurden von allen Studenten- und Dozentengenerationen (und natürlich den Patienten, die die eigentlichen Nutznießer dieses Wissens sind) dankbar angenommen. Ich kann mich noch gut an die Reaktion meiner Studenten erinnern, als ich zum ersten Mal Illustrationen aus „Gray's Anatomie für Studenten" in einer Vorlesung verwendete: nach der Vorlesung wurde ich immer wieder nach der Quelle dieser wunderbaren Bilder gefragt. Sieht man jedoch einmal von dem „Wow"-Faktor ab, der einen beim Betrachten des Buches überkommt, wurde einem auch klar, dass in dieses Bildmaterial eine ungeheure Menge an Überlegung und Können eingeflossen ist.

Dieser Atlas enthält eine Reihe von zusätzlichen außergewöhnlichen anatomischen Kunstwerken des grafischen Teams um Richard Tibbitts und Paul Richardson, das jene aus „Gray's Anatomie für Studenten" vervollkommnet, kombiniert mit wichtigen klinischen Bildern, Abbildungen der Oberflächenanatomie sowie Bildern einer Reihe moderner bildgebender Verfahren. Selbstverständlich kann Anatomie nicht nur mithilfe von auch noch so hervorragenden Büchern oder interaktiven DVDs gelehrt werden. Anatomie ist ein gegenständliches Fach, das am besten durch die praktische Arbeit am Körper gelernt werden kann. Studenten sollten so viel Zeit wie möglich beim Studieren der Präparate verbringen (wenn sie schon nicht die Möglichkeit haben, selbst zu präparieren) und möglichst immer parallel zur vorliegenden anatomischen Struktur den Vergleich mit dem Bild auf dem Monitor oder im Buch ziehen. Sie müssen Informationen aus einer Vielzahl von Quellen miteinander kombinieren und ins Verhältnis setzen, um die oben erwähnten praktischen Kenntnisse zu erlangen.

Der vorliegende Atlas ist ein zuverlässiger Begleiter durch das Studium und ich bin sicher, dass er noch lange, nachdem der Student die frühen Stadien seiner Ausbildung hinter sich gebracht hat, einen wichtigen Platz in dessen Bibliothek einnehmen wird.

Susan Standring, MBE, PhD, DSc, FKC, Hon FRCS
Emeritus Professor of Anatomy
King's College, London

Wir begannen mit der Arbeit an „Gray's Atlas der Anatomie" im Jahr 2005 im Anschluss an die Veröffentlichung des Lehrbuches „Gray's Anatomie für Studenten". Ziel war, einen Atlas zu erstellen, der sich an den Themen und dem Konzept des Lehrbuches orientiert und der den künstlerischen Wiedergaben einer „inneren" groben Anatomie eine durch moderne bildgebende Verfahren und Oberflächenanatomie „lebende" Anatomie an die Seite stellt.

Wir sind der Ansicht, dass das vorliegende Werk, nun in der 3. Auflage, sowohl Erstsemestern als auch Studenten späterer Semester einen frischen und integrativen Zugang zur Anatomie bietet.

Da ein Atlas völlig anders genutzt wird als ein Lehrbuch, erschien es uns nicht ausreichend, lediglich die Abbildungen aus „Gray's Anatomie für Studenten" zu entnehmen und sie für den Atlas eins zu eins zu übernehmen. Deshalb sind die meisten Abbildungen im Atlas neu erstellt worden, mit dem Ziel, die anatomischen Strukturen in einen umfassenderen Kontext zu stellen als dies im Lehrbuch der Fall ist, selbst wenn Farben und Stil der Abbildungen in Lehrbuch und Atlas gleich erscheinen. Auch sind die Bilder im Atlas detailreicher als jene im Lehrbuch und bringen die künstlerische Darstellung anatomischer Strukturen mit Bildern der Computer- und Magnetresonanztomografie in Einklang. Wenn erforderlich, wurden auch endoskopische, laryngoskopische und laparoskopische anatomische Ansichten ebenso wie einige beispielhafte Ultraschallbilder eingefügt. In einigen Regionen wurde die innere Anatomie von Patienten durch die Abstrahierung von MRT- oder CT-Bildern rekonstruiert, die der entsprechenden Grafik derselben anatomischen Struktur an die Seite gestellt wurden. Obwohl die Grafiken unabhängig von den rekonstruierten Bildern entstanden sind, weisen sie eine erstaunliche Ähnlichkeit auf.

Jede Seite in diesem Atlas wurde vor der Erstellung der Bilder geplant und alle Grafiken wurden digital angefertigt. Ein Großteil der Abbildungen basiert auf der umfassenden Datenbank, die für das Lehrbuch erstellt wurde. Jede Abbildung wurde auf ihre Genauigkeit hin überprüft und entsprechend überarbeitet. In der 3. Auflage haben wir die Abbildungen aktualisiert und einige neue ergänzt.

Wir hoffen, dass die gemeinsame Verwendung von Lehrbuch und Atlas ein neuartiges und unverzichtbares Werkzeug für das Studium der menschlichen Anatomie zur Verfügung stellt.

Die Autoren

Fehler gefunden?

An unsere Inhalte haben wir sehr hohe Ansprüche. Trotz aller Sorgfalt kann es jedoch passieren, dass sich ein Fehler einschleicht oder fachlich-inhaltliche Aktualisierungen notwendig geworden sind.

Sobald ein relevanter Fehler entdeckt wird, stellen wir eine Korrektur zur Verfügung. Mit diesem QR-Code gelingt der schnelle Zugriff.

Wir sind dankbar für jeden Hinweis, der uns hilft, dieses Werk zu verbessern. Bitte richten Sie Ihre Anregungen, Lob und Kritik an folgende E-Mail-Adresse: kundendienst@elsevier.com

https://else4.de/978-3-437-44702-0

CONTENTS

1 THE BODY

2 BACK

3 THORAX

4 ABDOMEN

CONTENTS

INHALT

1 DER KÖRPER

2 RÜCKEN

3 THORAX

4 ABDOMEN

5 BECKEN UND PERINEUM

6 UNTERE EXTREMITÄT

7 OBERE EXTREMITÄT

8 KOPF UND HALS

CONTENTS

1 DER KÖRPER

INHALT

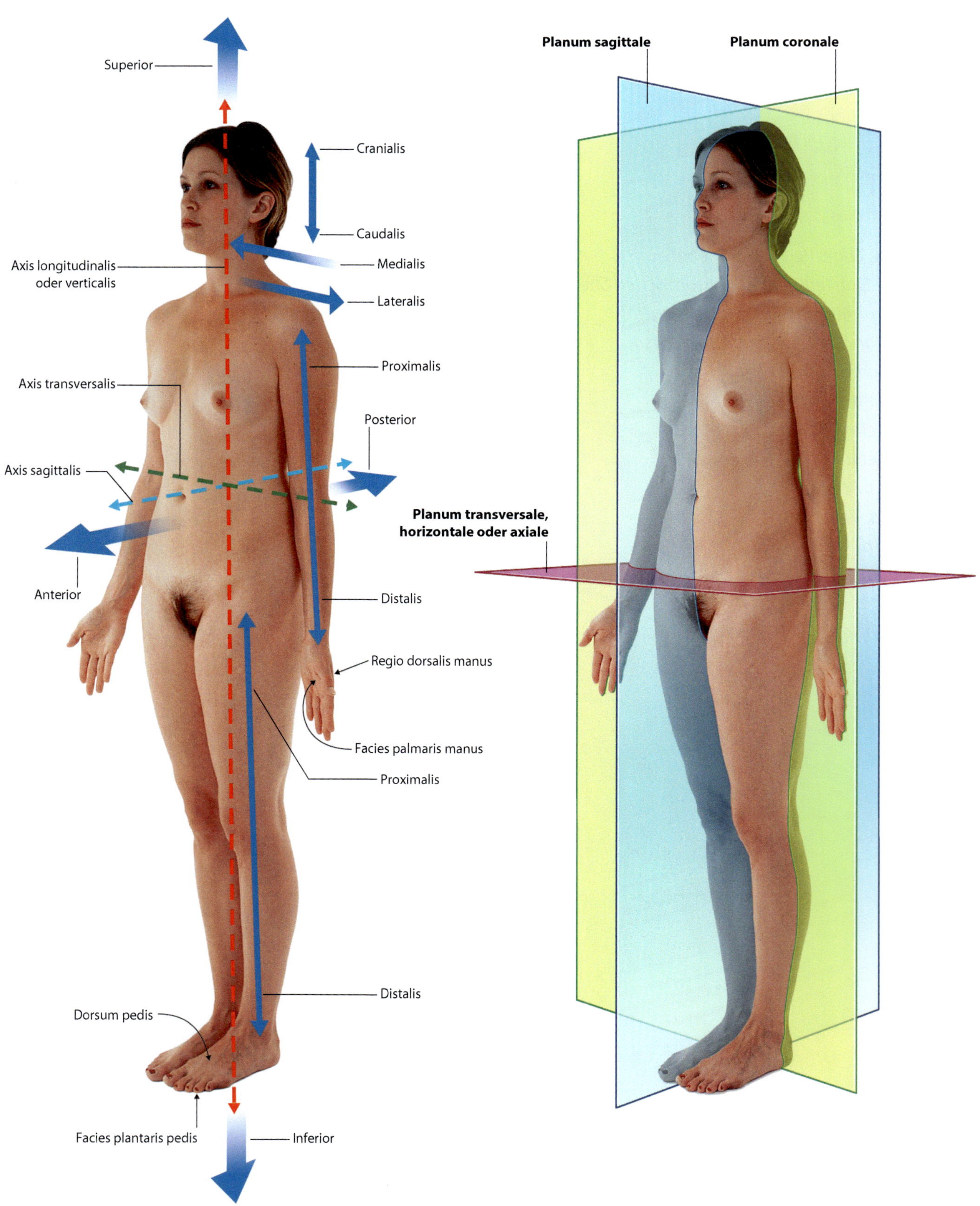
Superior
Cranialis
Caudalis
Medialis
Axis longitudinalis oder verticalis
Lateralis
Proximalis
Axis transversalis
Posterior
Axis sagittalis
Anterior
Distalis
Regio dorsalis manus
Facies palmaris manus
Proximalis
Distalis
Dorsum pedis
Facies plantaris pedis
Inferior
Planum sagittale
Planum coronale
Planum transversale, horizontale oder axiale

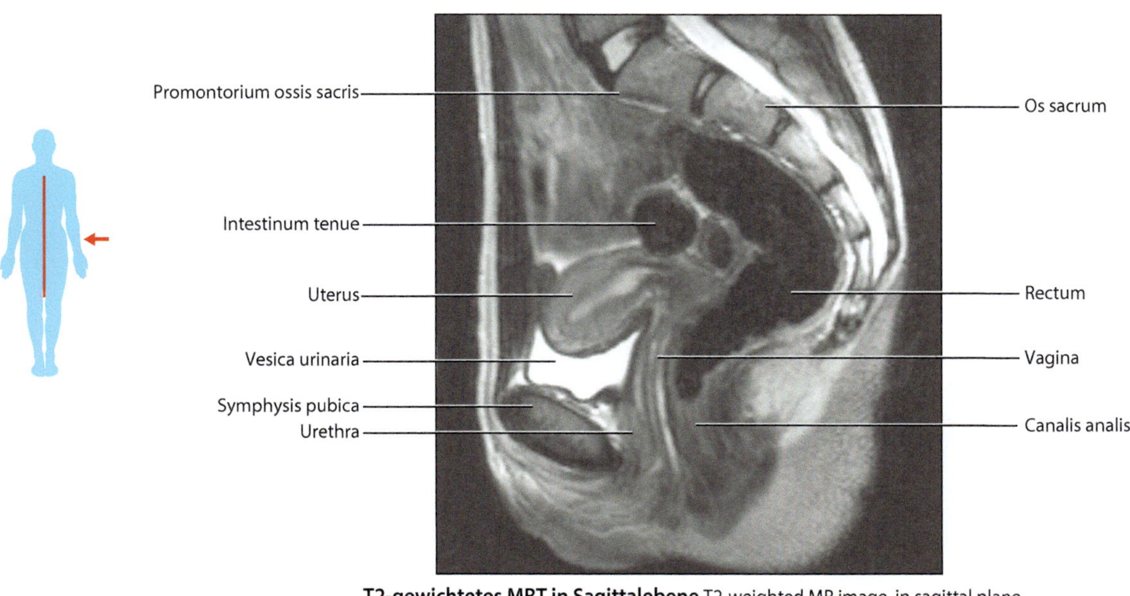

T2-gewichtetes MRT in Sagittalebene T2-weighted MR image, in sagittal plane

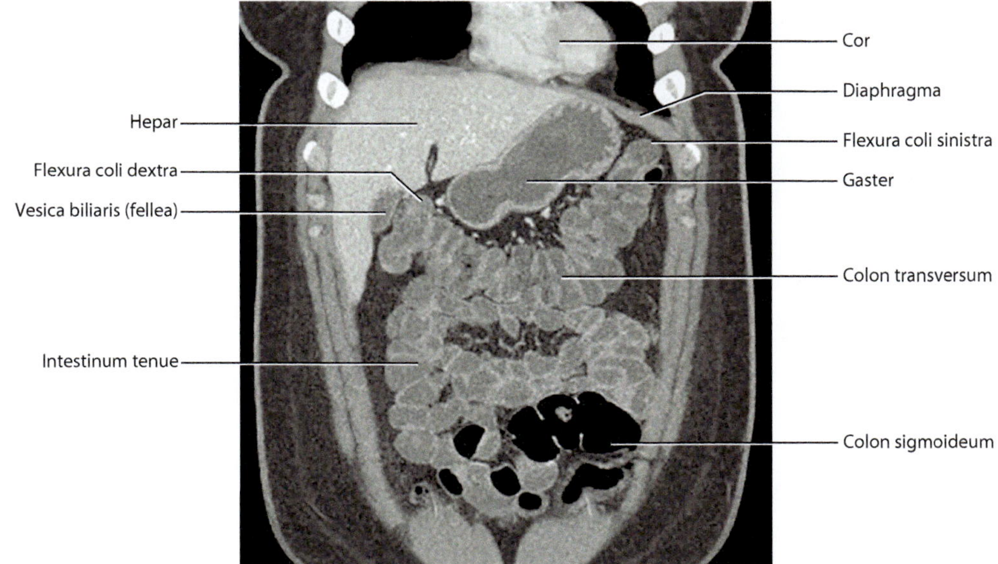

Kontrastmittel-CT in Koronarebene CT image, with contrast, in coronal plane

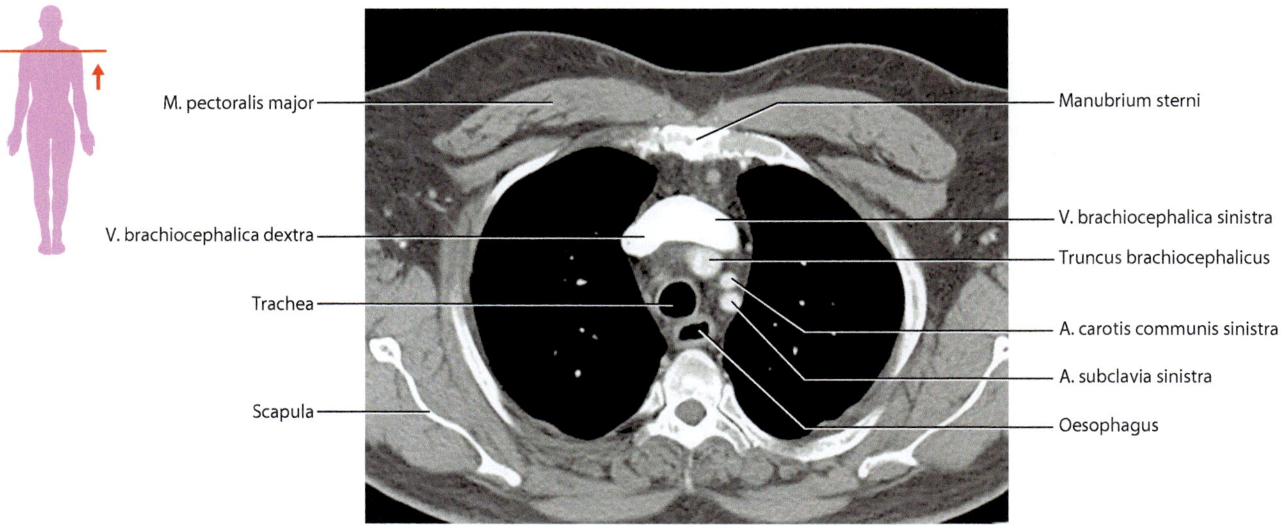

Kontrastmittel-CT in Axialebene CT image, with contrast, in axial plane

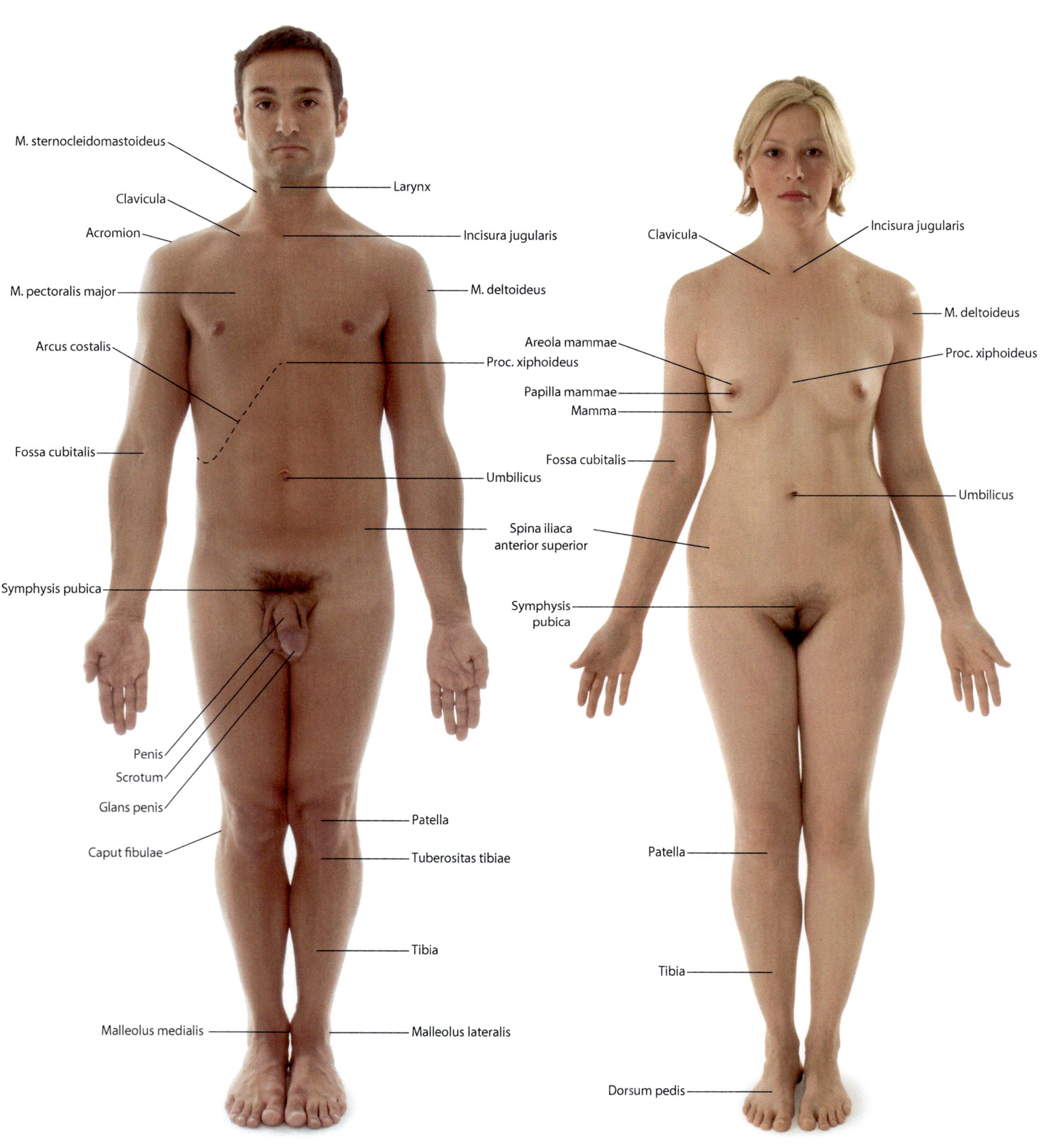
M. sternocleidomastoideus
Larynx
Clavicula
Acromion
Incisura jugularis
M. pectoralis major
M. deltoideus
Arcus costalis
Proc. xiphoideus
Fossa cubitalis
Umbilicus
Spina iliaca anterior superior
Symphysis pubica
Penis
Scrotum
Glans penis
Patella
Caput fibulae
Tuberositas tibiae
Tibia
Malleolus medialis
Malleolus lateralis
Clavicula
Incisura jugularis
M. deltoideus
Areola mammae
Proc. xiphoideus
Papilla mammae
Mamma
Fossa cubitalis
Umbilicus
Symphysis pubica
Patella
Tibia
Dorsum pedis

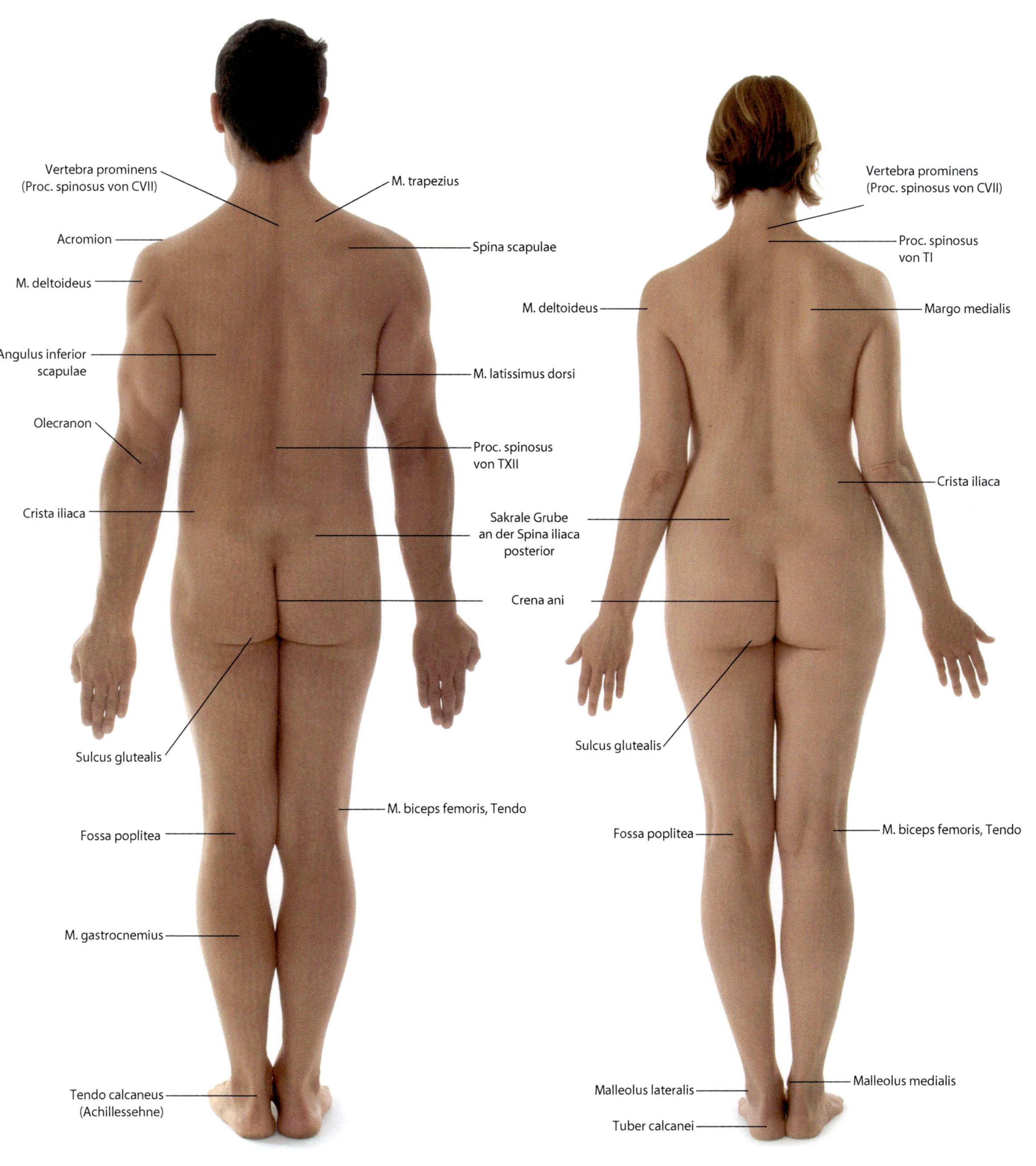
Vertebra prominens
(Proc. spinosus von CVII)
M. trapezius
Acromion
Spina scapulae
M. deltoideus
Angulus inferior
scapulae
M. latissimus dorsi
Olecranon
Proc. spinosus
von TXII
Crista iliaca
Sakrale Grube
an der Spina iliaca
posterior
Crena ani
Sulcus glutealis
M. biceps femoris, Tendo
Fossa poplitea
M. gastrocnemius
Tendo calcaneus
(Achillessehne)
Vertebra prominens
(Proc. spinosus von CVII)
Proc. spinosus
von TI
M. deltoideus
Margo medialis
Crista iliaca
Sulcus glutealis
Fossa poplitea
M. biceps femoris, Tendo
Malleolus lateralis
Malleolus medialis
Tuber calcanei

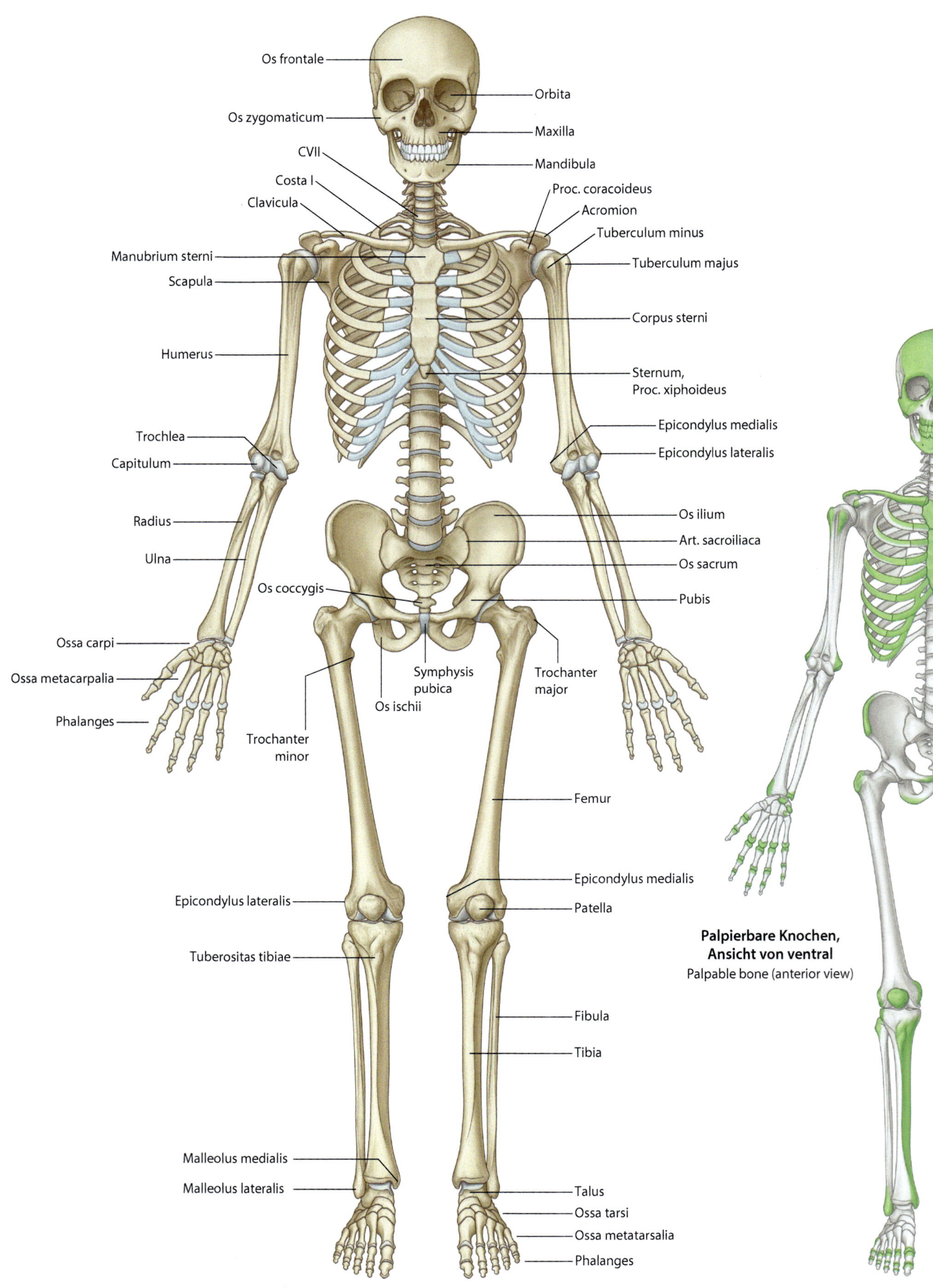

Palpierbare Knochen, Ansicht von ventral
Palpable bone (anterior view)

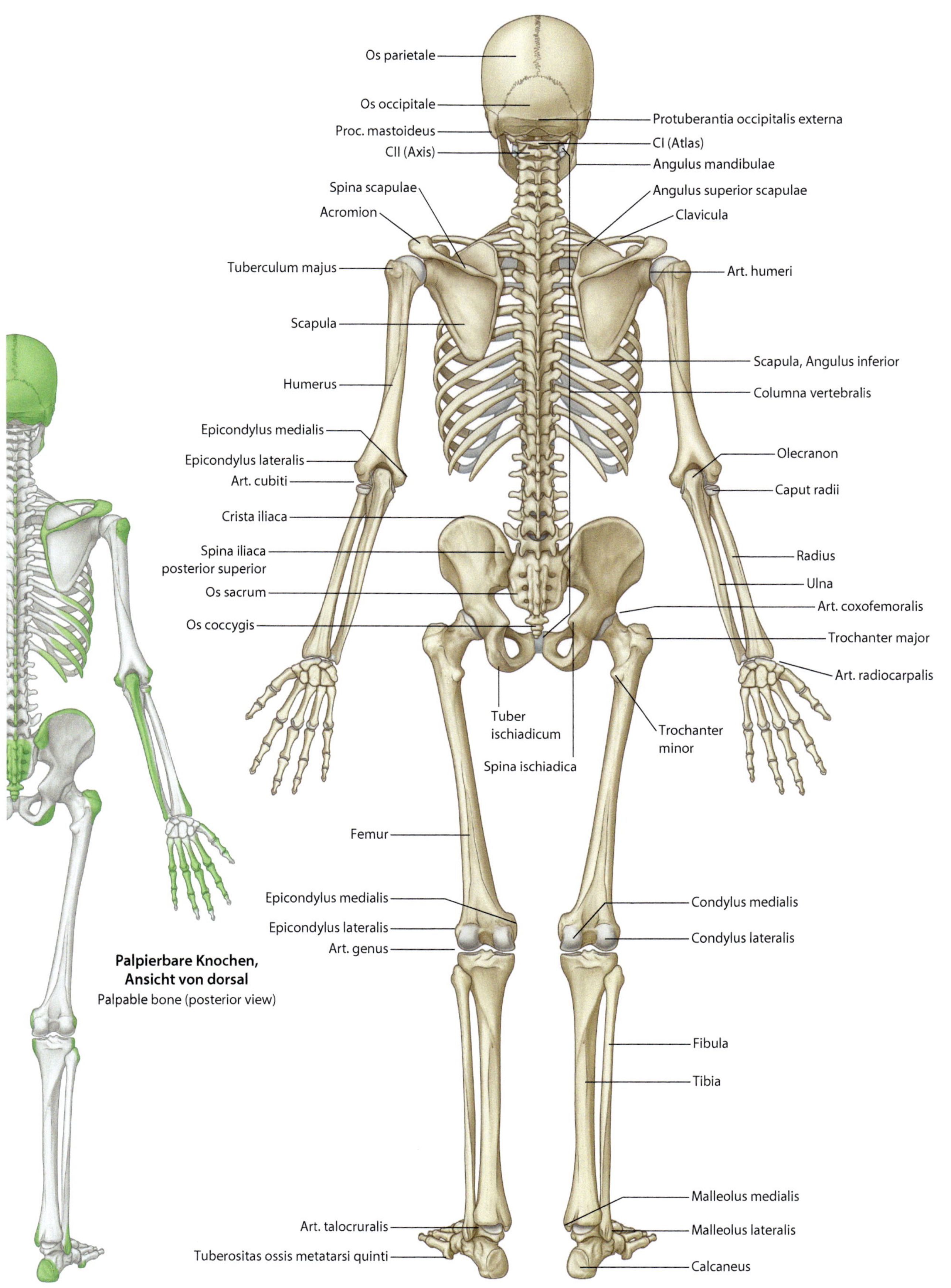

Palpierbare Knochen, Ansicht von dorsal
Palpable bone (posterior view)

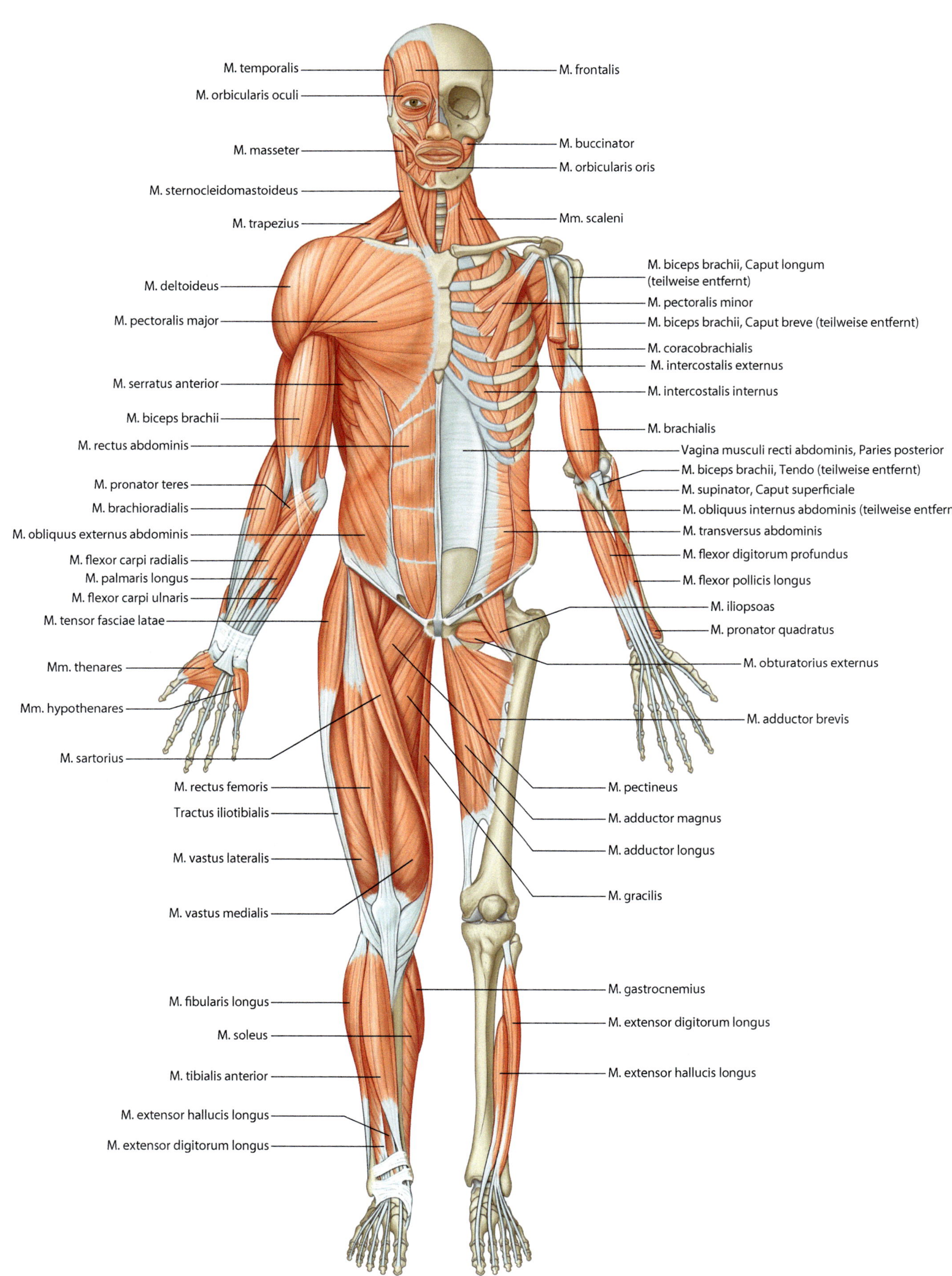
M. temporalis
M. frontalis
M. orbicularis oculi
M. masseter
M. buccinator
M. orbicularis oris
M. sternocleidomastoideus
M. trapezius
Mm. scaleni
M. biceps brachii, Caput longum (teilweise entfernt)
M. deltoideus
M. pectoralis minor
M. pectoralis major
M. biceps brachii, Caput breve (teilweise entfernt)
M. coracobrachialis
M. intercostalis externus
M. serratus anterior
M. intercostalis internus
M. biceps brachii
M. brachialis
M. rectus abdominis
Vagina musculi recti abdominis, Paries posterior
M. biceps brachii, Tendo (teilweise entfernt)
M. pronator teres
M. supinator, Caput superficiale
M. brachioradialis
M. obliquus internus abdominis (teilweise entfernt)
M. obliquus externus abdominis
M. transversus abdominis
M. flexor carpi radialis
M. flexor digitorum profundus
M. palmaris longus
M. flexor pollicis longus
M. flexor carpi ulnaris
M. iliopsoas
M. tensor fasciae latae
M. pronator quadratus
Mm. thenares
M. obturatorius externus
Mm. hypothenares
M. adductor brevis
M. sartorius
M. rectus femoris
M. pectineus
Tractus iliotibialis
M. adductor magnus
M. adductor longus
M. vastus lateralis
M. gracilis
M. vastus medialis
M. gastrocnemius
M. fibularis longus
M. extensor digitorum longus
M. soleus
M. tibialis anterior
M. extensor hallucis longus
M. extensor hallucis longus
M. extensor digitorum longus

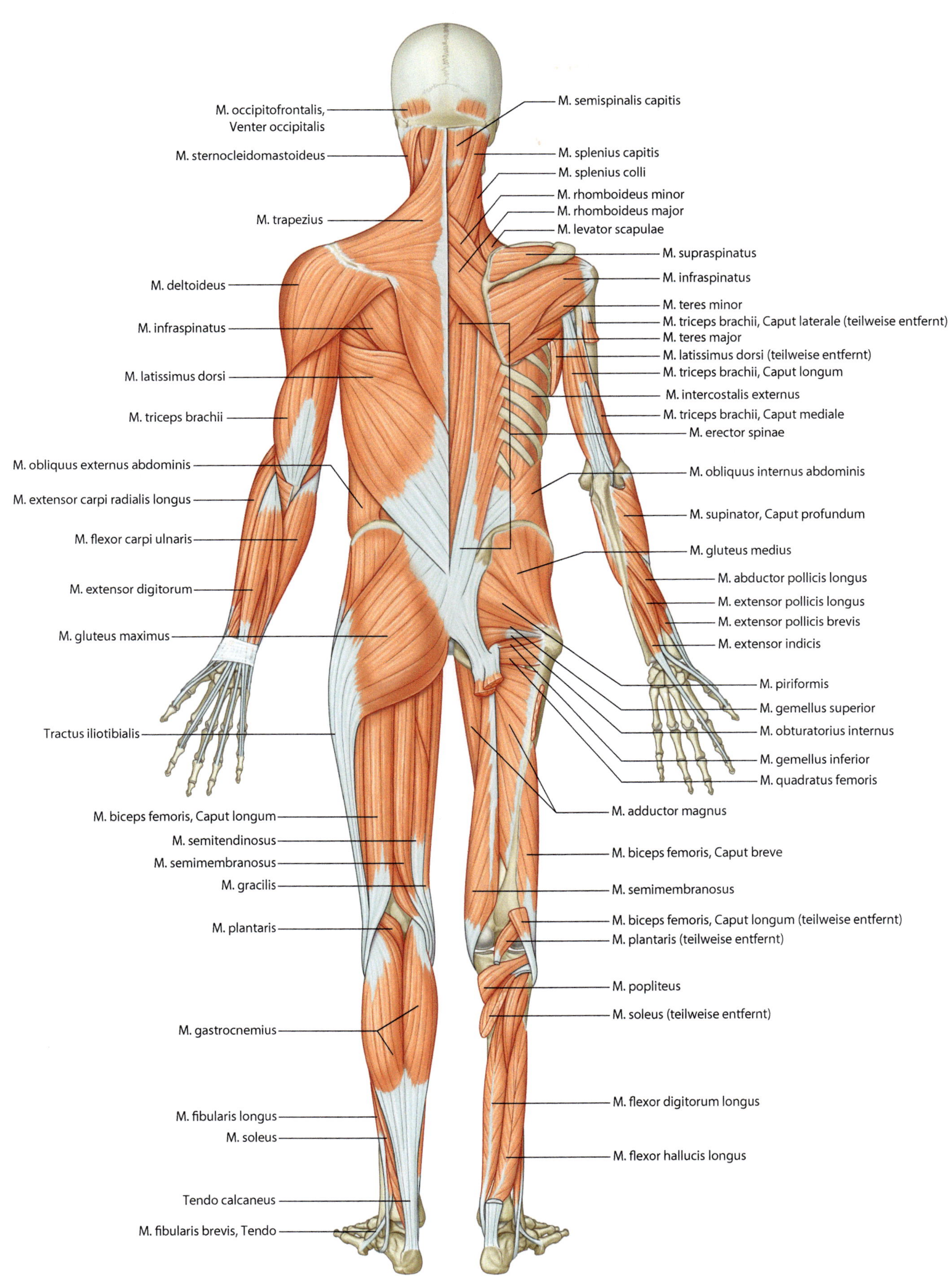
M. occipitofrontalis, Venter occipitalis
M. sternocleidomastoideus
M. trapezius
M. deltoideus
M. infraspinatus
M. latissimus dorsi
M. triceps brachii
M. obliquus externus abdominis
M. extensor carpi radialis longus
M. flexor carpi ulnaris
M. extensor digitorum
M. gluteus maximus
Tractus iliotibialis
M. biceps femoris, Caput longum
M. semitendinosus
M. semimembranosus
M. gracilis
M. plantaris
M. gastrocnemius
M. fibularis longus
M. soleus
Tendo calcaneus
M. fibularis brevis, Tendo
M. semispinalis capitis
M. splenius capitis
M. splenius colli
M. rhomboideus minor
M. rhomboideus major
M. levator scapulae
M. supraspinatus
M. infraspinatus
M. teres minor
M. triceps brachii, Caput laterale (teilweise entfernt)
M. teres major
M. latissimus dorsi (teilweise entfernt)
M. triceps brachii, Caput longum
M. intercostalis externus
M. triceps brachii, Caput mediale
M. erector spinae
M. obliquus internus abdominis
M. supinator, Caput profundum
M. gluteus medius
M. abductor pollicis longus
M. extensor pollicis longus
M. extensor pollicis brevis
M. extensor indicis
M. piriformis
M. gemellus superior
M. obturatorius internus
M. gemellus inferior
M. quadratus femoris
M. adductor magnus
M. biceps femoris, Caput breve
M. semimembranosus
M. biceps femoris, Caput longum (teilweise entfernt)
M. plantaris (teilweise entfernt)
M. popliteus
M. soleus (teilweise entfernt)
M. flexor digitorum longus
M. flexor hallucis longus

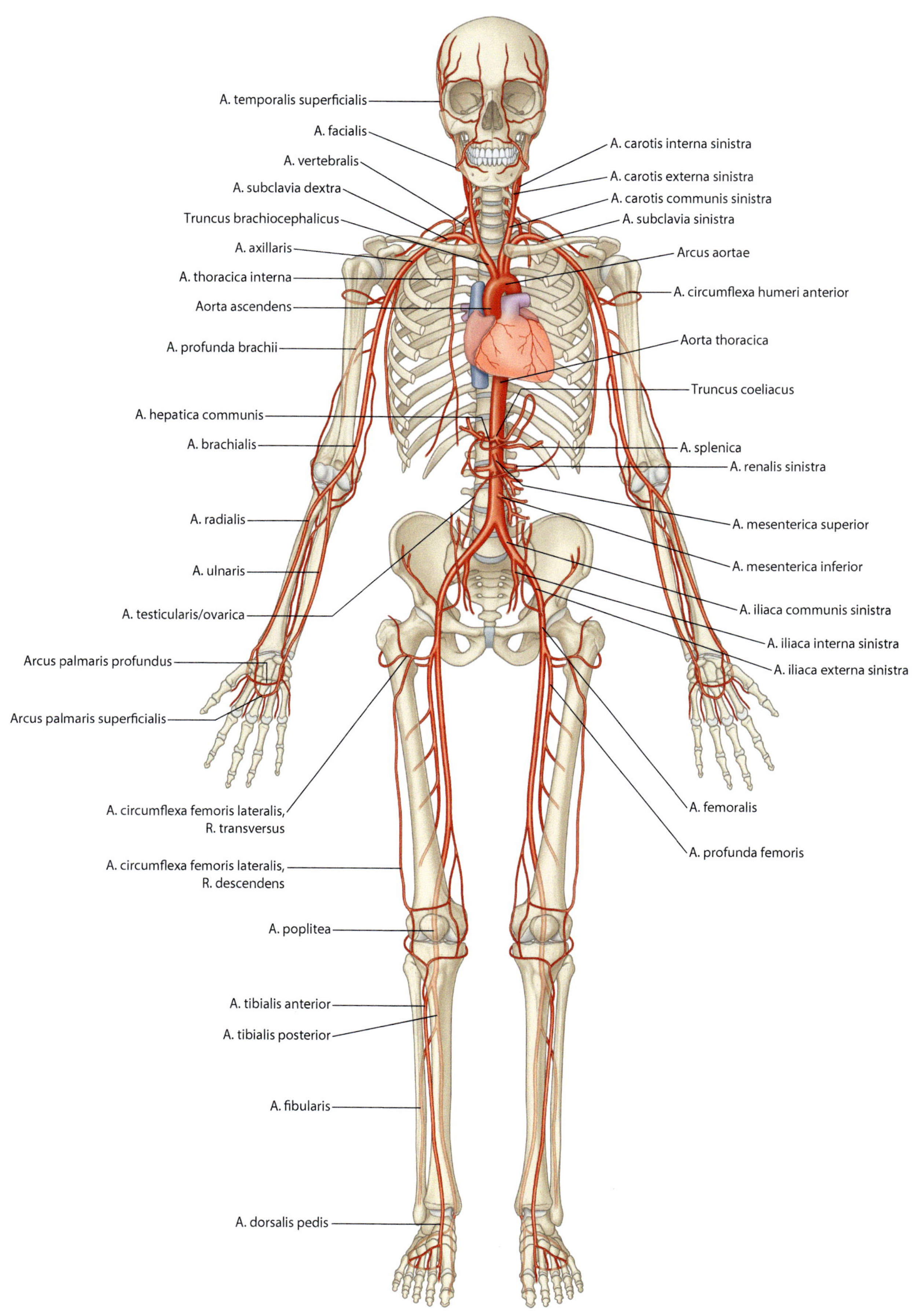
A. temporalis superficialis
A. facialis
A. vertebralis
A. subclavia dextra
Truncus brachiocephalicus
A. axillaris
A. thoracica interna
Aorta ascendens
A. profunda brachii
A. hepatica communis
A. brachialis
A. radialis
A. ulnaris
A. testicularis/ovarica
Arcus palmaris profundus
Arcus palmaris superficialis
A. circumflexa femoris lateralis, R. transversus
A. circumflexa femoris lateralis, R. descendens
A. poplitea
A. tibialis anterior
A. tibialis posterior
A. fibularis
A. dorsalis pedis
A. carotis interna sinistra
A. carotis externa sinistra
A. carotis communis sinistra
A. subclavia sinistra
Arcus aortae
A. circumflexa humeri anterior
Aorta thoracica
Truncus coeliacus
A. splenica
A. renalis sinistra
A. mesenterica superior
A. mesenterica inferior
A. iliaca communis sinistra
A. iliaca interna sinistra
A. iliaca externa sinistra
A. femoralis
A. profunda femoris

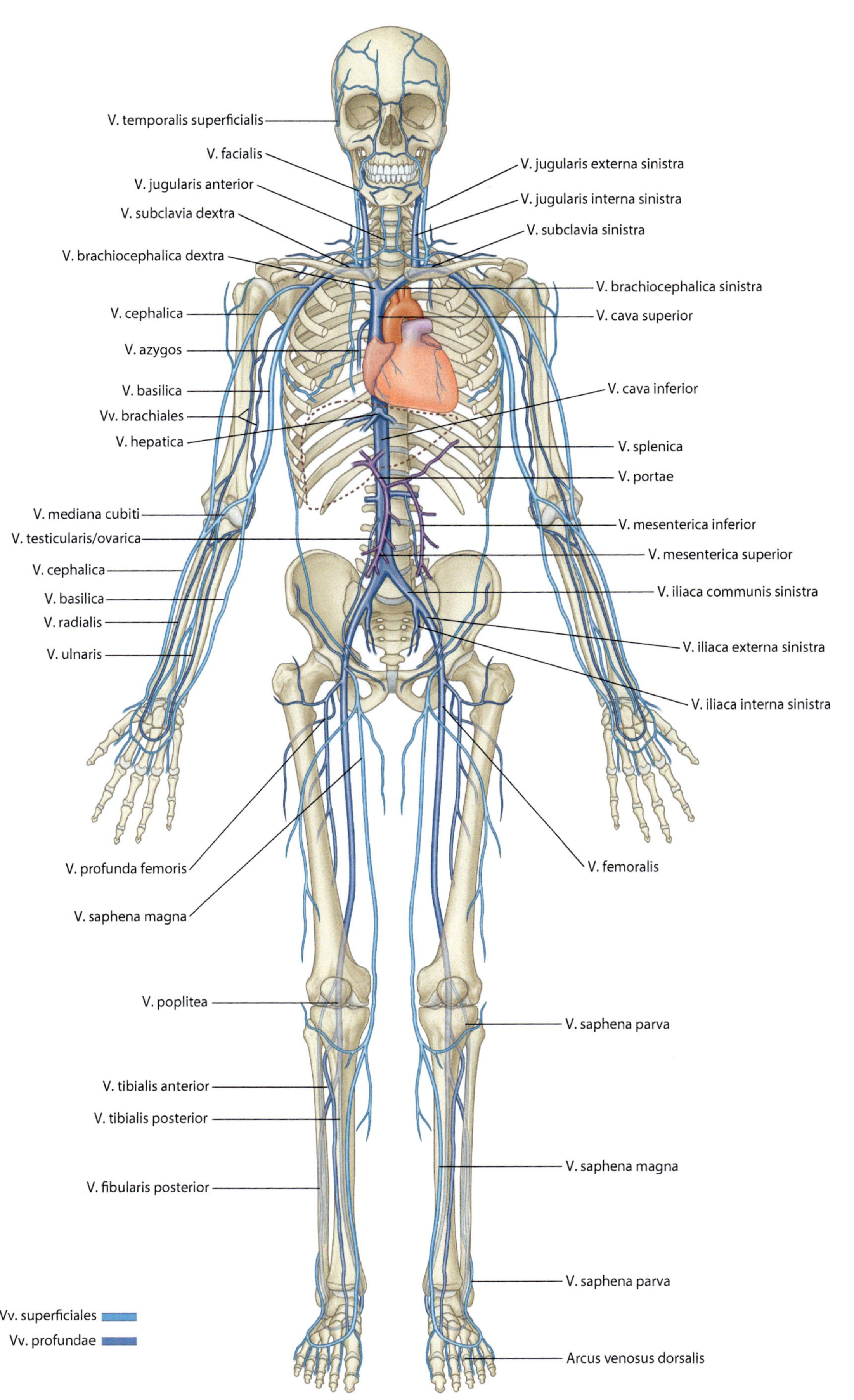
V. temporalis superficialis
V. facialis
V. jugularis anterior
V. subclavia dextra
V. brachiocephalica dextra
V. cephalica
V. azygos
V. basilica
Vv. brachiales
V. hepatica
V. mediana cubiti
V. testicularis/ovarica
V. cephalica
V. basilica
V. radialis
V. ulnaris
V. profunda femoris
V. saphena magna
V. poplitea
V. tibialis anterior
V. tibialis posterior
V. fibularis posterior
V. jugularis externa sinistra
V. jugularis interna sinistra
V. subclavia sinistra
V. brachiocephalica sinistra
V. cava superior
V. cava inferior
V. splenica
V. portae
V. mesenterica inferior
V. mesenterica superior
V. iliaca communis sinistra
V. iliaca externa sinistra
V. iliaca interna sinistra
V. femoralis
V. saphena parva
V. saphena magna
V. saphena parva
Arcus venosus dorsalis
Vv. superficiales
Vv. profundae

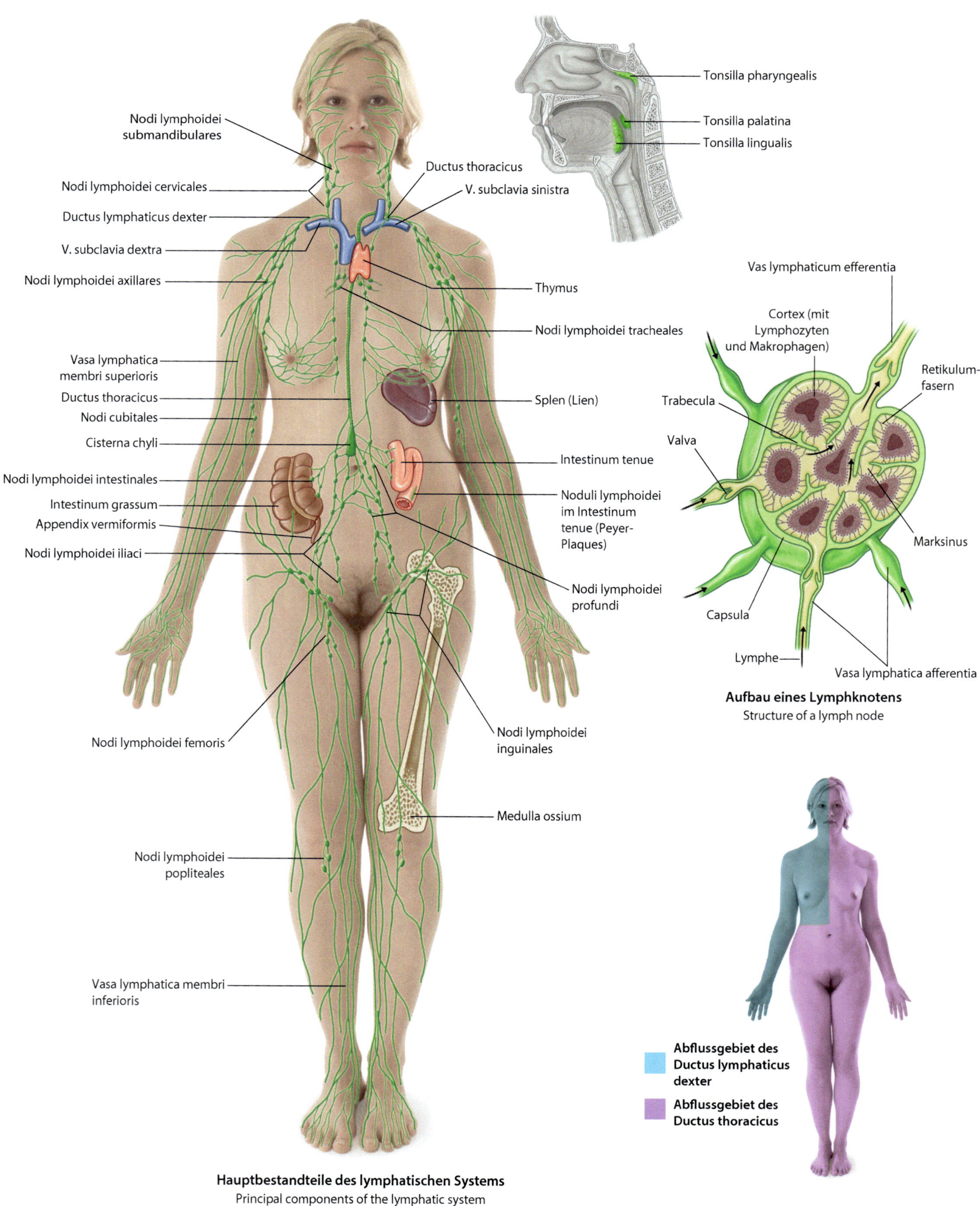

Aufbau eines Lymphknotens
Structure of a lymph node

Hauptbestandteile des lymphatischen Systems
Principal components of the lymphatic system

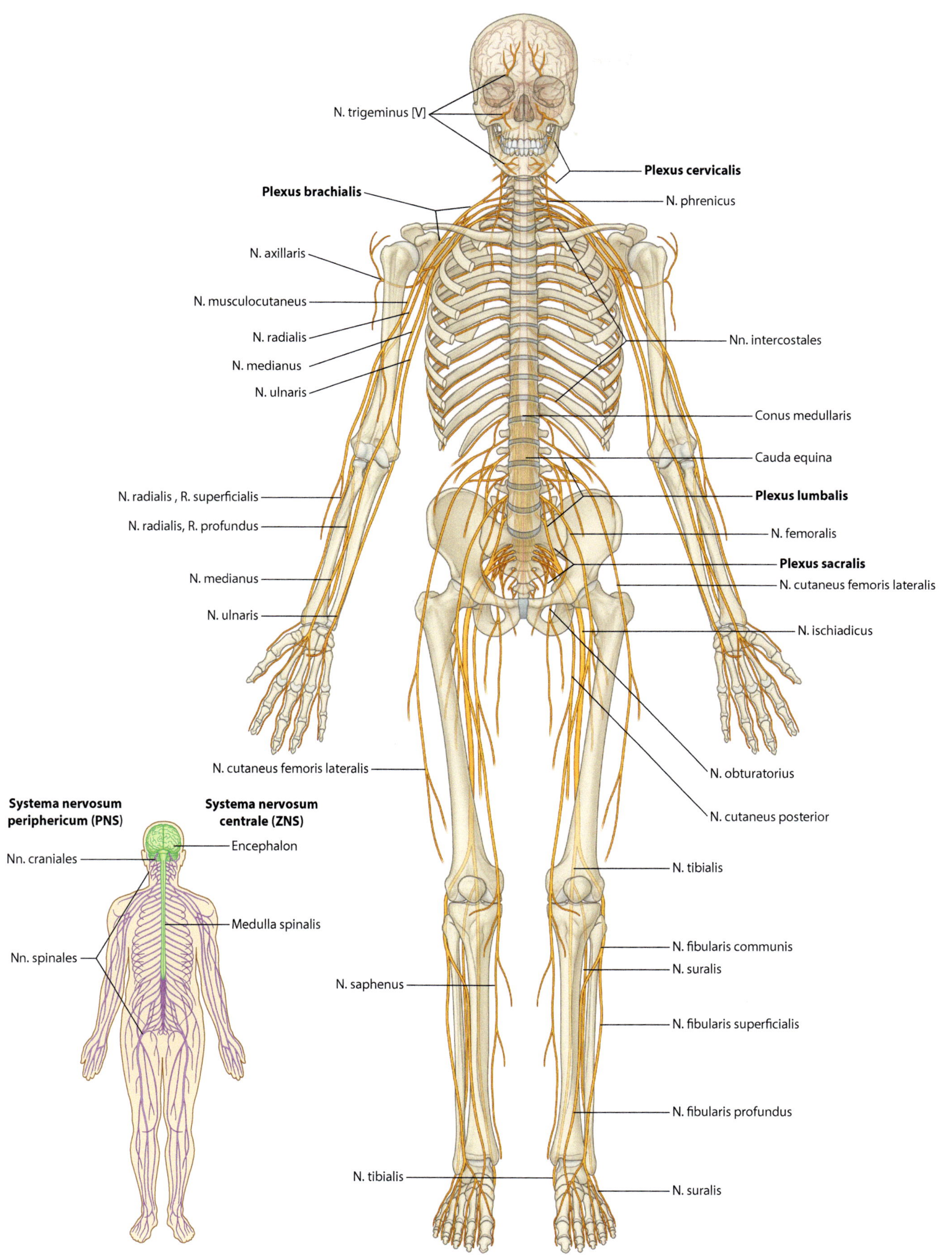
N. trigeminus [V]
Plexus cervicalis
Plexus brachialis
N. phrenicus
N. axillaris
N. musculocutaneus
N. radialis
N. medianus
N. ulnaris
Nn. intercostales
Conus medullaris
Cauda equina
N. radialis , R. superficialis
Plexus lumbalis
N. radialis, R. profundus
N. femoralis
N. medianus
Plexus sacralis
N. cutaneus femoris lateralis
N. ulnaris
N. ischiadicus
N. cutaneus femoris lateralis
N. obturatorius
Systema nervosum periphericum (PNS)
Systema nervosum centrale (ZNS)
N. cutaneus posterior
Nn. craniales
Encephalon
N. tibialis
Medulla spinalis
N. fibularis communis
Nn. spinales
N. suralis
N. saphenus
N. fibularis superficialis
N. fibularis profundus
N. tibialis
N. suralis

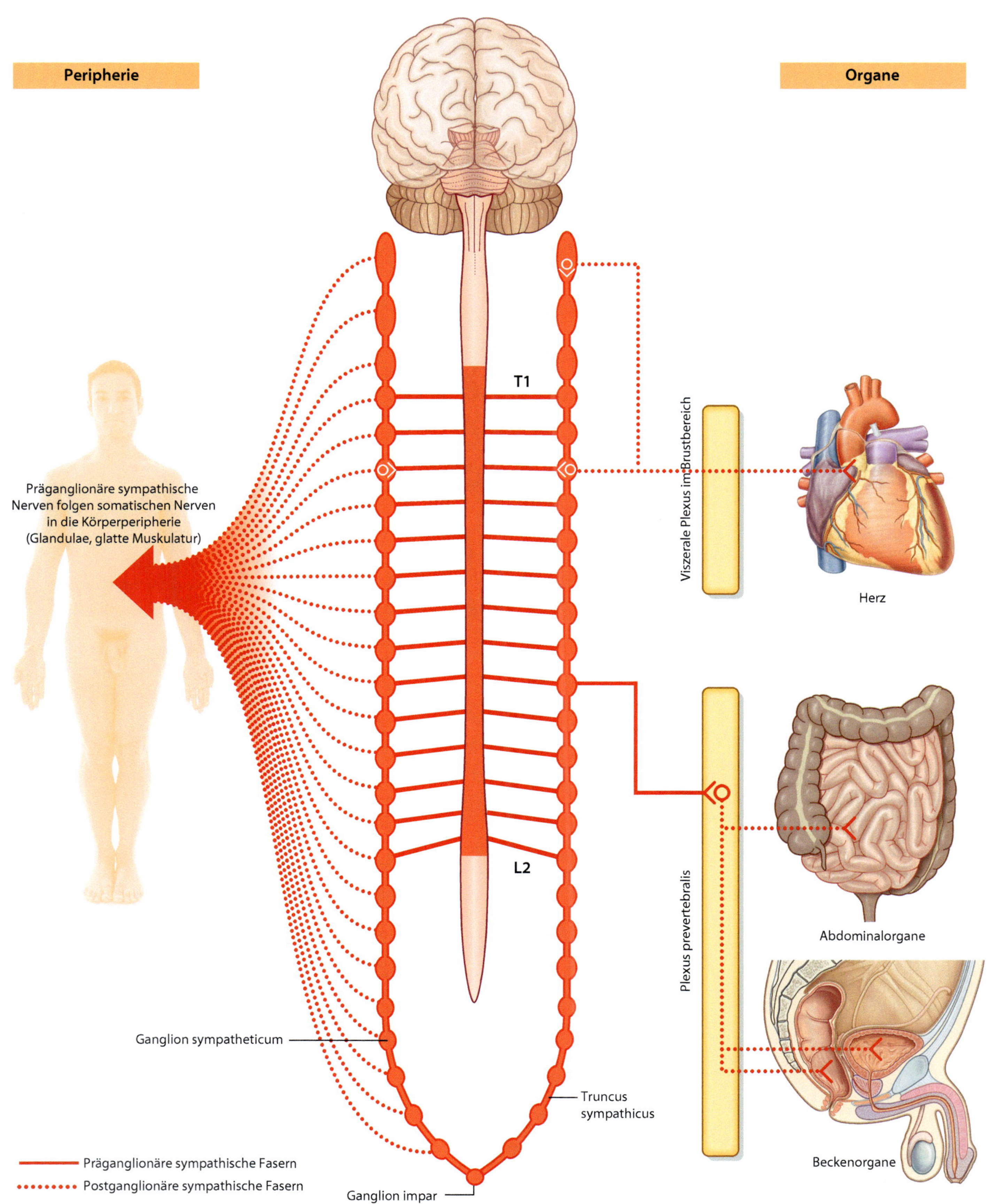

Alle sympathischen viszeral efferenten (motorischen) Nerven haben ihren Ursprung in den Spinalwurzeln Th 1 bis L 2 und gehen in die assoziierten Spinalnerven über

All sympathetic visceral efferent (motor) nerves originate from spinal levels T1–L2 and pass into the associated spinal nerves

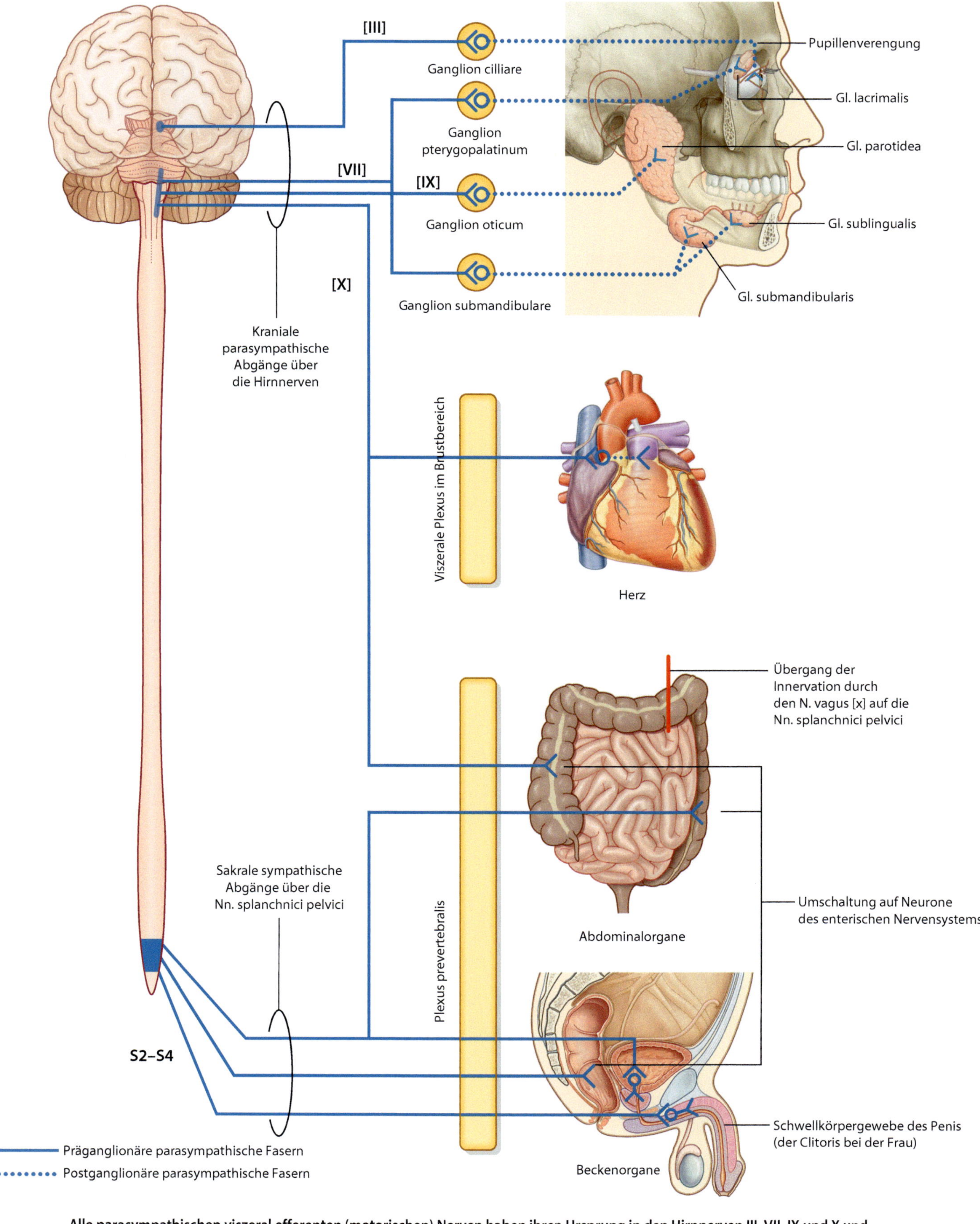

Alle parasympathischen viszeral efferenten (motorischen) Nerven haben ihren Ursprung in den Hirnnerven III, VII, IX und X und in den Spinalnerven S 2 bis S 4

All paraympathetic visceral efferent (motor) nerves emerge from the brain in cranial nerves III, VII, IX, and X and from spinal levels S2–S4

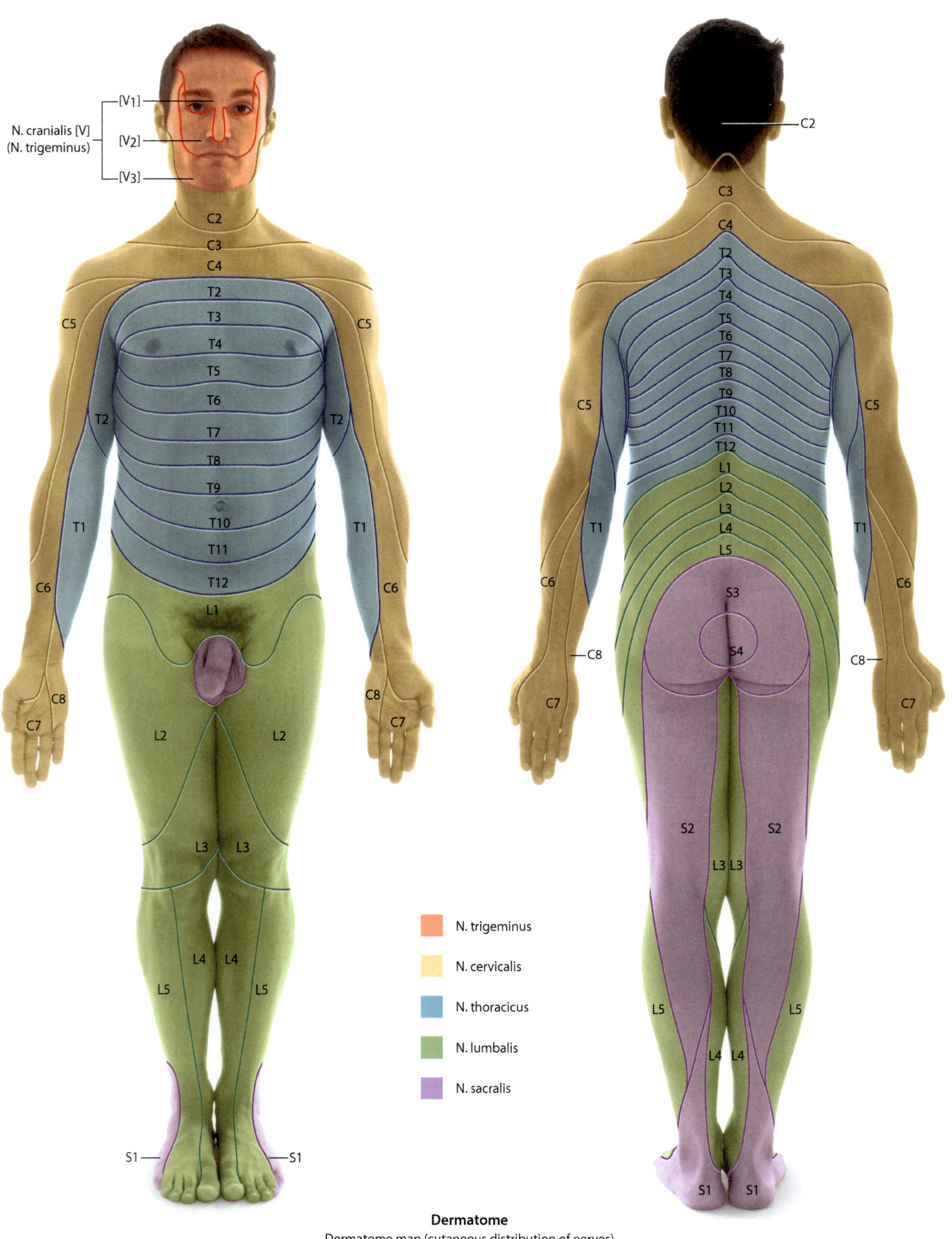

Dermatome
Dermatome map (cutaneous distribution of nerves)

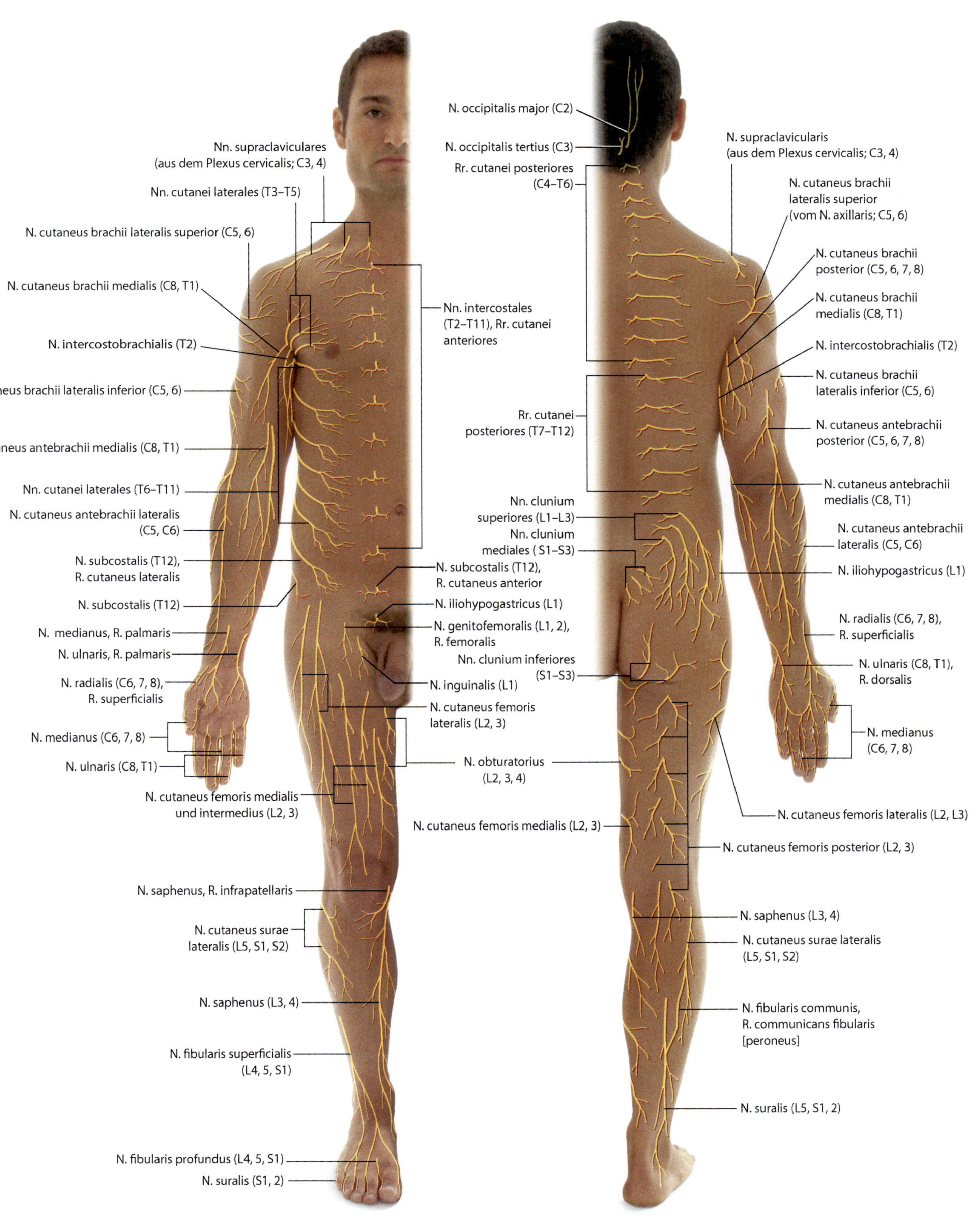
Nn. supraclaviculares
(aus dem Plexus cervicalis; C3, 4)
Nn. cutanei laterales (T3–T5)
N. cutaneus brachii lateralis superior (C5, 6)
N. cutaneus brachii medialis (C8, T1)
N. intercostobrachialis (T2)
taneus brachii lateralis inferior (C5, 6)
utaneus antebrachii medialis (C8, T1)
Nn. cutanei laterales (T6–T11)
N. cutaneus antebrachii lateralis
(C5, C6)
N. subcostalis (T12),
R. cutaneus lateralis
N. subcostalis (T12)
N. medianus, R. palmaris
N. ulnaris, R. palmaris
N. radialis (C6, 7, 8),
R. superficialis
N. medianus (C6, 7, 8)
N. ulnaris (C8, T1)
N. cutaneus femoris medialis
und intermedius (L2, 3)
N. saphenus, R. infrapatellaris
N. cutaneus surae
lateralis (L5, S1, S2)
N. saphenus (L3, 4)
N. fibularis superficialis
(L4, 5, S1)
N. fibularis profundus (L4, 5, S1)
N. suralis (S1, 2)
Nn. intercostales
(T2–T11), Rr. cutanei
anteriores
N. subcostalis (T12),
R. cutaneus anterior
N. iliohypogastricus (L1)
N. genitofemoralis (L1, 2),
R. femoralis
N. inguinalis (L1)
N. cutaneus femoris
lateralis (L2, 3)
N. obturatorius
(L2, 3, 4)
N. cutaneus femoris medialis (L2, 3)
N. occipitalis major (C2)
N. occipitalis tertius (C3)
Rr. cutanei posteriores
(C4–T6)
Rr. cutanei
posteriores (T7–T12)
Nn. clunium
superiores (L1–L3)
Nn. clunium
mediales (S1–S3)
Nn. clunium inferiores
(S1–S3)
N. supraclavicularis
(aus dem Plexus cervicalis; C3, 4)
N. cutaneus brachii
lateralis superior
(vom N. axillaris; C5, 6)
N. cutaneus brachii
posterior (C5, 6, 7, 8)
N. cutaneus brachii
medialis (C8, T1)
N. intercostobrachialis (T2)
N. cutaneus brachii
lateralis inferior (C5, 6)
N. cutaneus antebrachii
posterior (C5, 6, 7, 8)
N. cutaneus antebrachii
medialis (C8, T1)
N. cutaneus antebrachii
lateralis (C5, C6)
N. iliohypogastricus (L1)
N. radialis (C6, 7, 8),
R. superficialis
N. ulnaris (C8, T1),
R. dorsalis
N. medianus
(C6, 7, 8)
N. cutaneus femoris lateralis (L2, L3)
N. cutaneus femoris posterior (L2, 3)
N. saphenus (L3, 4)
N. cutaneus surae lateralis
(L5, S1, S2)
N. fibularis communis,
R. communicans fibularis
[peroneus]
N. suralis (L5, S1, 2)

Back

CONTENTS

2 Rücken

INHALT

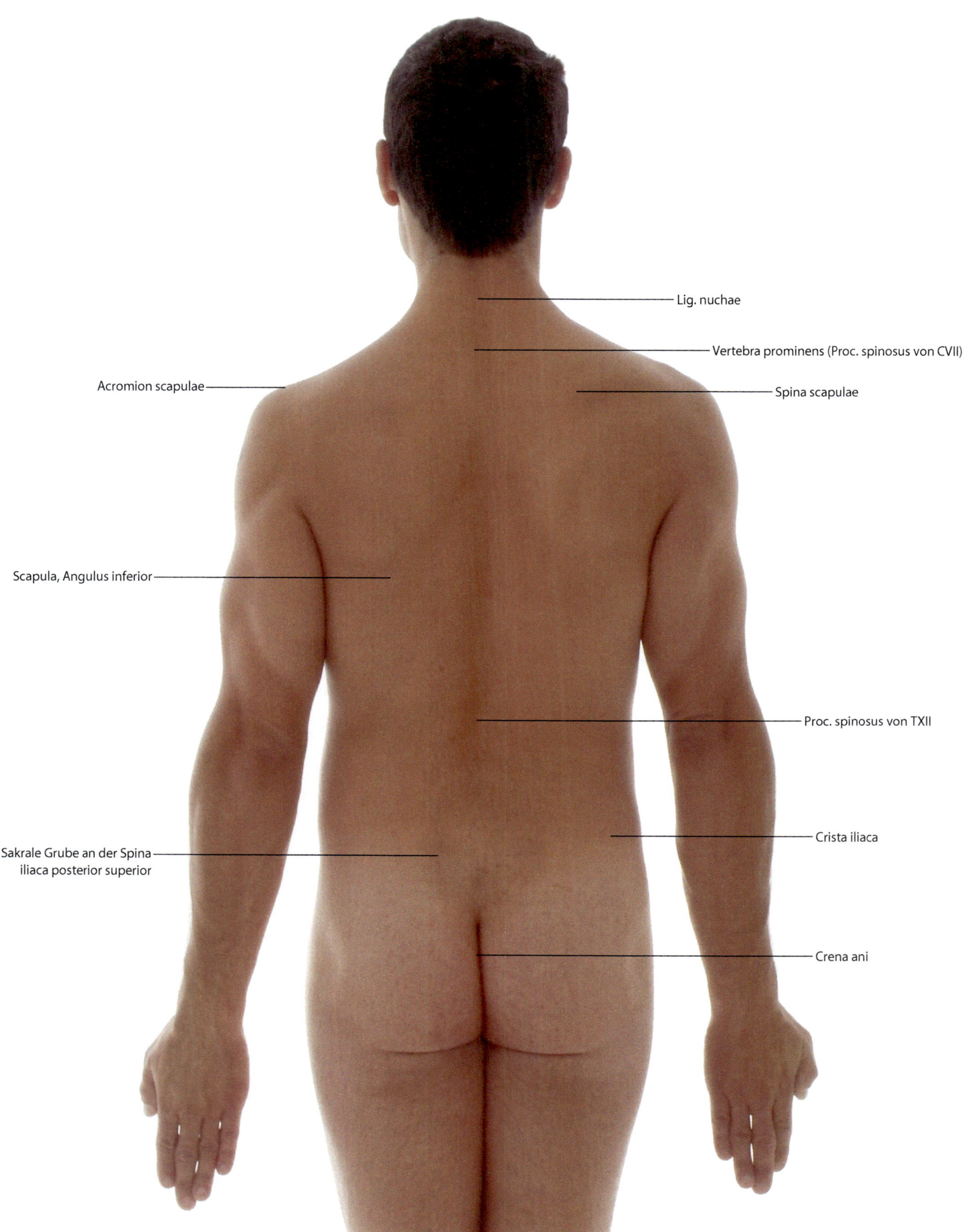

Oberflächenanatomie des Rückens
Surface anatomy of the back

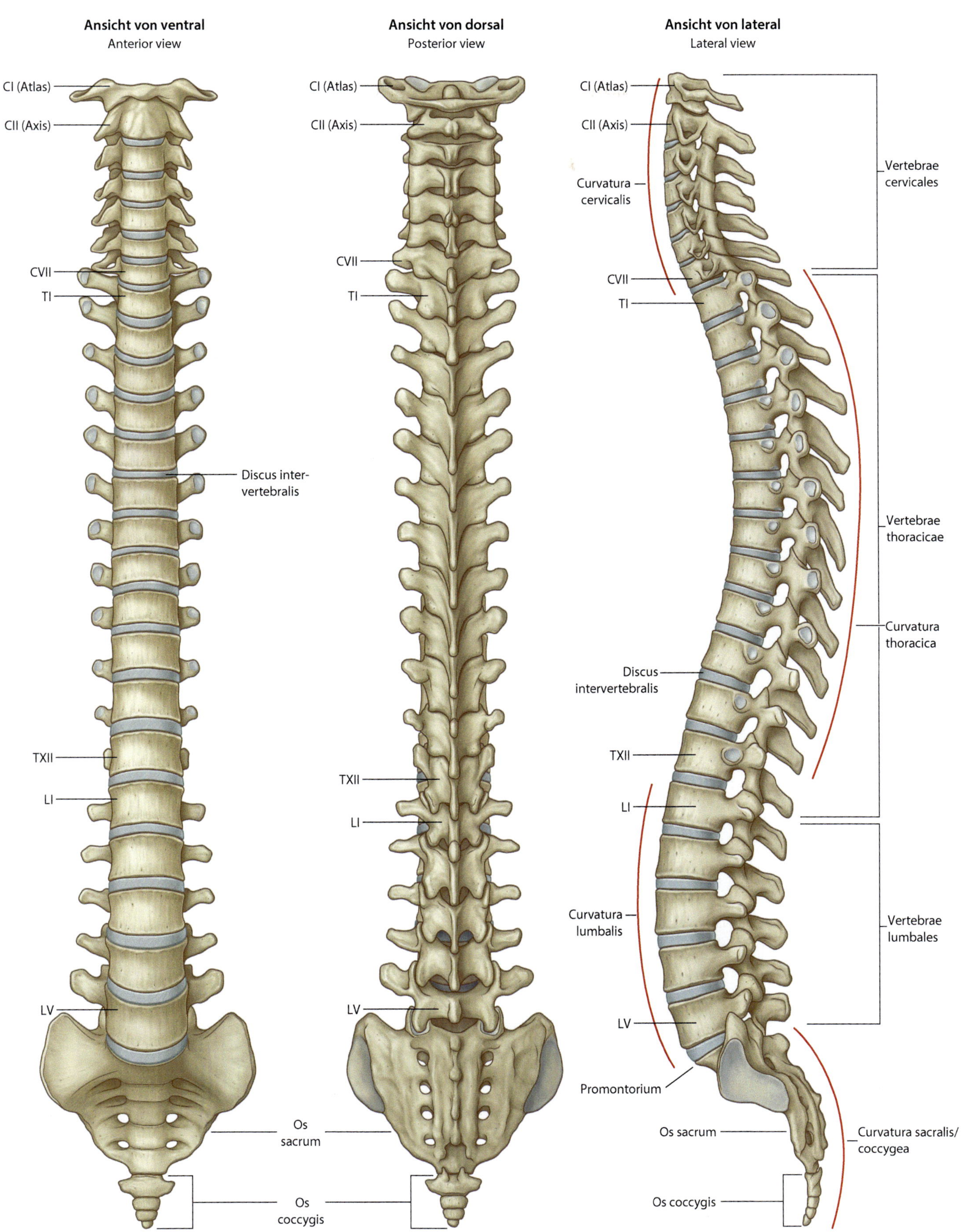
Ansicht von ventral
Anterior view
CI (Atlas)
CII (Axis)
CVII
TI
Discus intervertebralis
TXII
LI
LV
Os sacrum
Os coccygis
Ansicht von dorsal
Posterior view
CI (Atlas)
CII (Axis)
CVII
TI
TXII
LI
LV
Ansicht von lateral
Lateral view
CI (Atlas)
CII (Axis)
Curvatura cervicalis
CVII
TI
Vertebrae cervicales
Vertebrae thoracicae
Curvatura thoracica
Discus intervertebralis
TXII
LI
Curvatura lumbalis
Vertebrae lumbales
LV
Promontorium
Os sacrum
Curvatura sacralis/coccygea
Os coccygis

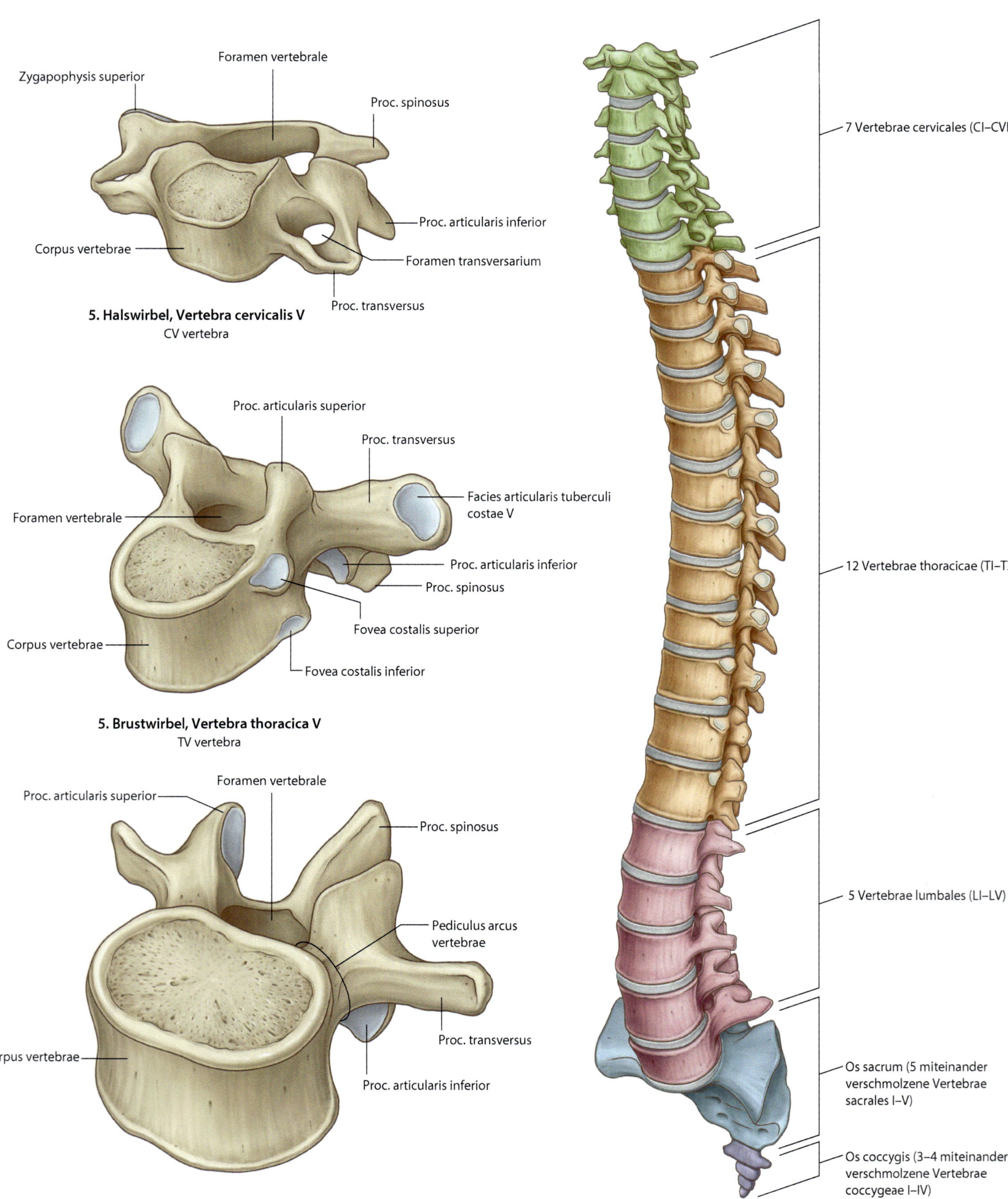

5. Halswirbel, Vertebra cervicalis V
CV vertebra

5. Brustwirbel, Vertebra thoracica V
TV vertebra

3. Lendenwirbel, Vertebra lumbalis III
LIII vertebra

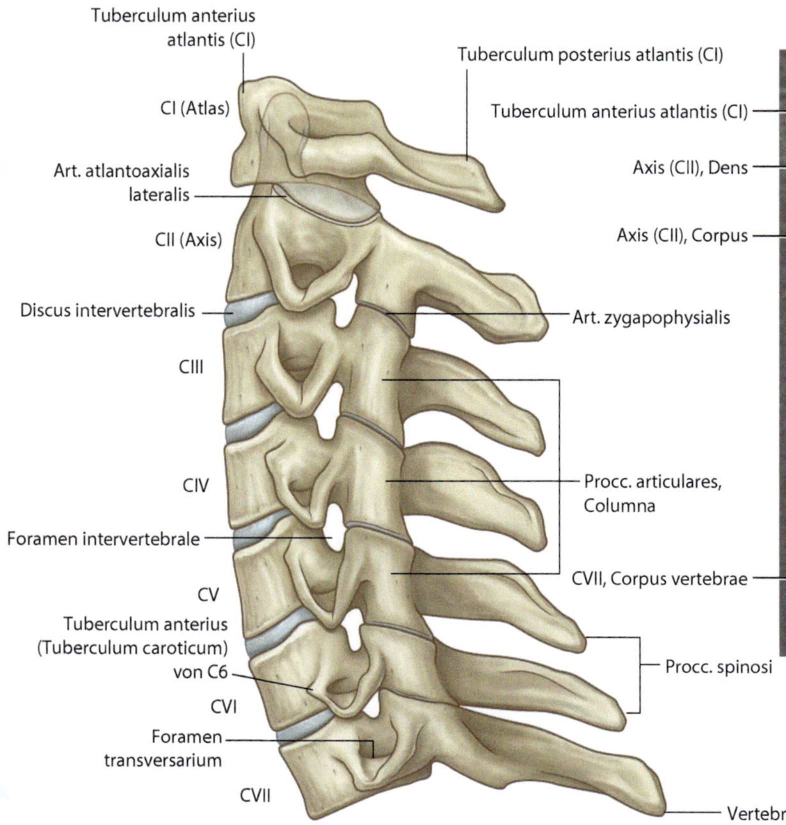

Tuberculum anterius atlantis (CI)
Tuberculum posterius atlantis (CI)
CI (Atlas)
Art. atlantoaxialis lateralis
CII (Axis)
Discus intervertebralis
Art. zygapophysialis
CIII
CIV
Procc. articulares, Columna
Foramen intervertebrale
CV
Tuberculum anterius (Tuberculum caroticum) von C6
Procc. spinosi
CVI
Foramen transversarium
CVII
Vertebra prominens (Proc. spinosus von CVII)

Halswirbel, Ansicht von lateral
Cervical vertebrae lateral view

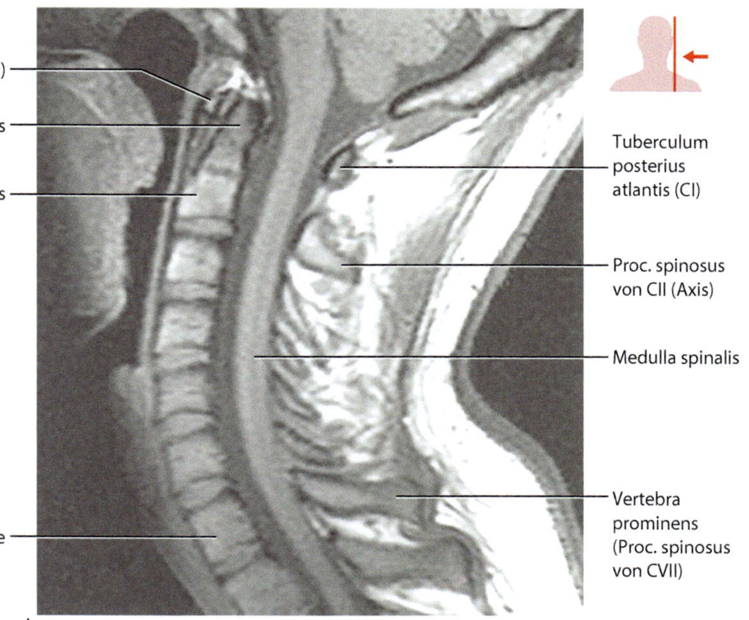

Tuberculum anterius atlantis (CI)
Axis (CII), Dens
Axis (CII), Corpus
CVII, Corpus vertebrae
Tuberculum posterius atlantis (CI)
Proc. spinosus von CII (Axis)
Medulla spinalis
Vertebra prominens (Proc. spinosus von CVII)

Halswirbelsäule, T1-gewichtetes MRT in Sagittalebene
Cervical region of vertebral column. T1-weighted MR image in the sagittal plane

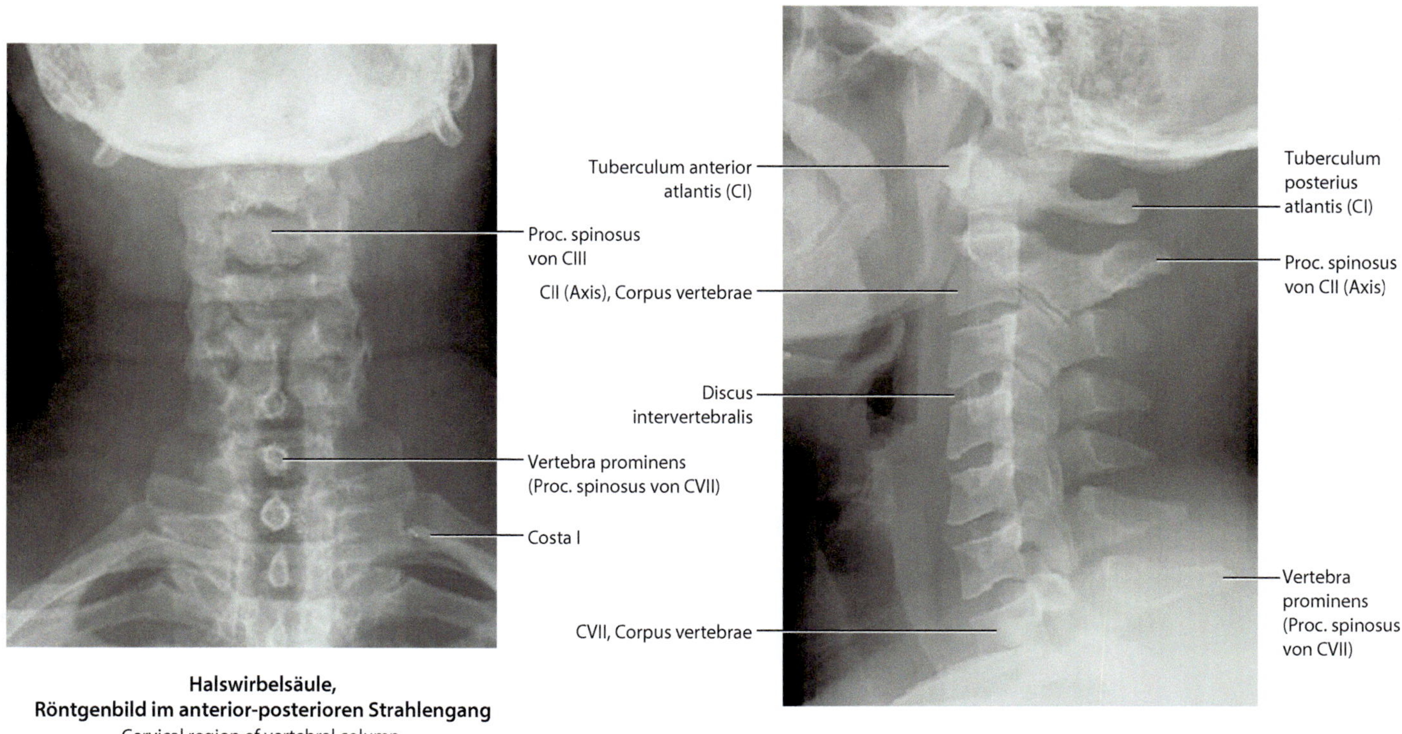

Proc. spinosus von CIII
Vertebra prominens (Proc. spinosus von CVII)
Costa I

Halswirbelsäule, Röntgenbild im anterior-posterioren Strahlengang
Cervical region of vertebral column. Radiograph, AP view

Tuberculum anterior atlantis (CI)
CII (Axis), Corpus vertebrae
Discus intervertebralis
CVII, Corpus vertebrae
Tuberculum posterius atlantis (CI)
Proc. spinosus von CII (Axis)
Vertebra prominens (Proc. spinosus von CVII)

Halswirbelsäule, Röntgenbild im lateralen Strahlengang
Cervical region of vertebral column. Radiograph, lateral view

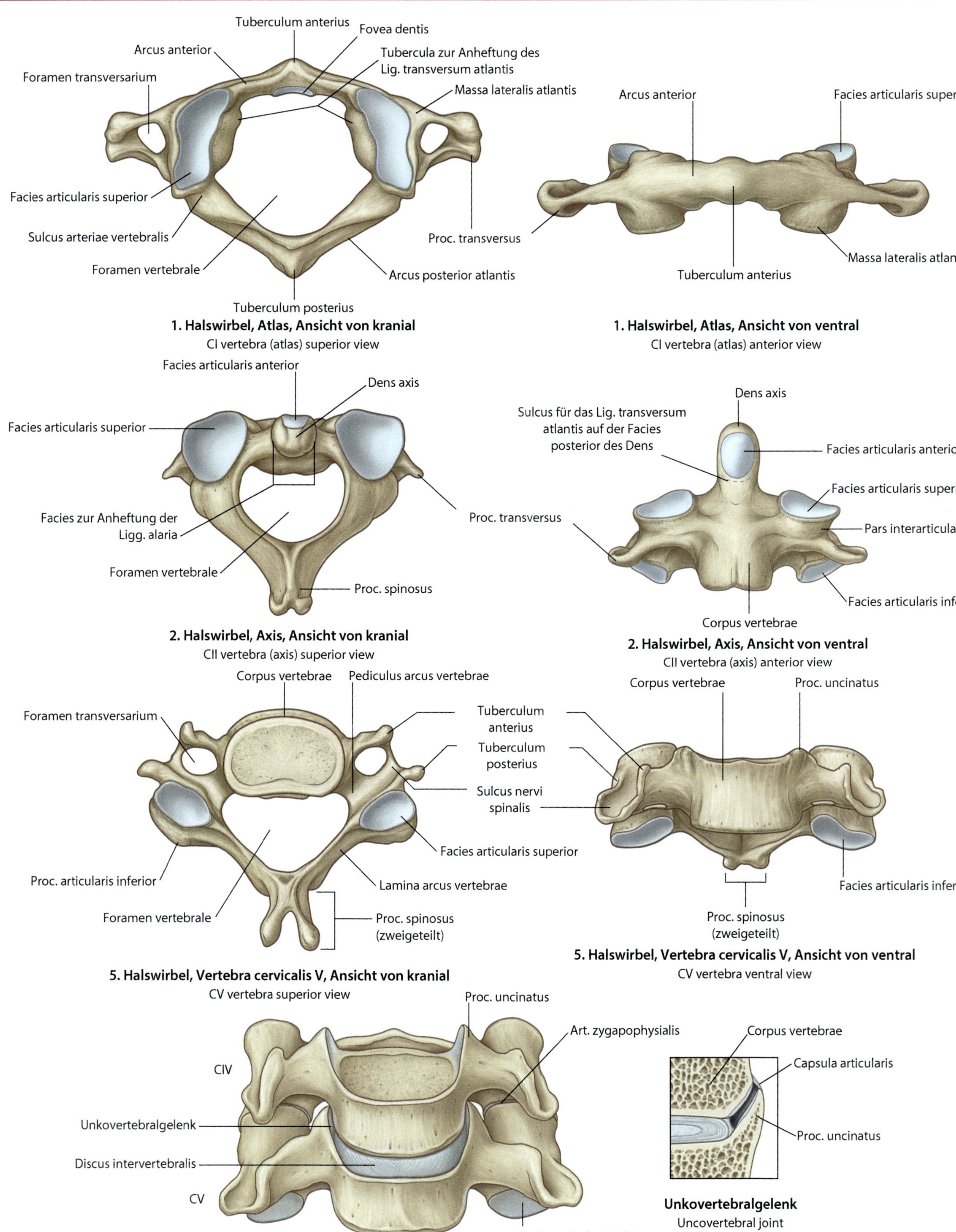

1. Halswirbel, Atlas, Ansicht von kranial
CI vertebra (atlas) superior view

1. Halswirbel, Atlas, Ansicht von ventral
CI vertebra (atlas) anterior view

2. Halswirbel, Axis, Ansicht von kranial
CII vertebra (axis) superior view

2. Halswirbel, Axis, Ansicht von ventral
CII vertebra (axis) anterior view

5. Halswirbel, Vertebra cervicalis V, Ansicht von kranial
CV vertebra superior view

5. Halswirbel, Vertebra cervicalis V, Ansicht von ventral
CV vertebra ventral view

4. und 5. Halswirbel, Vertebrae cervicales VI et V, Ansicht von ventral
CIV/CV vertebrae anterior view

Unkovertebralgelenk
Uncovertebral joint

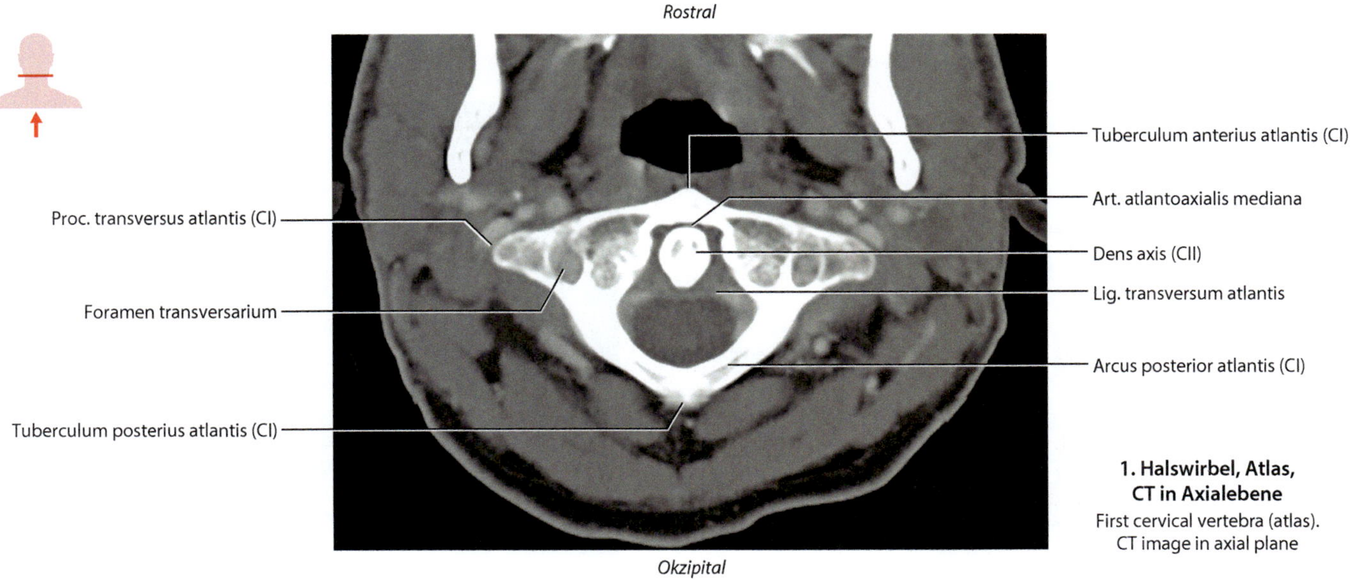

1. Halswirbel, Atlas, CT in Axialebene
First cervical vertebra (atlas). CT image in axial plane

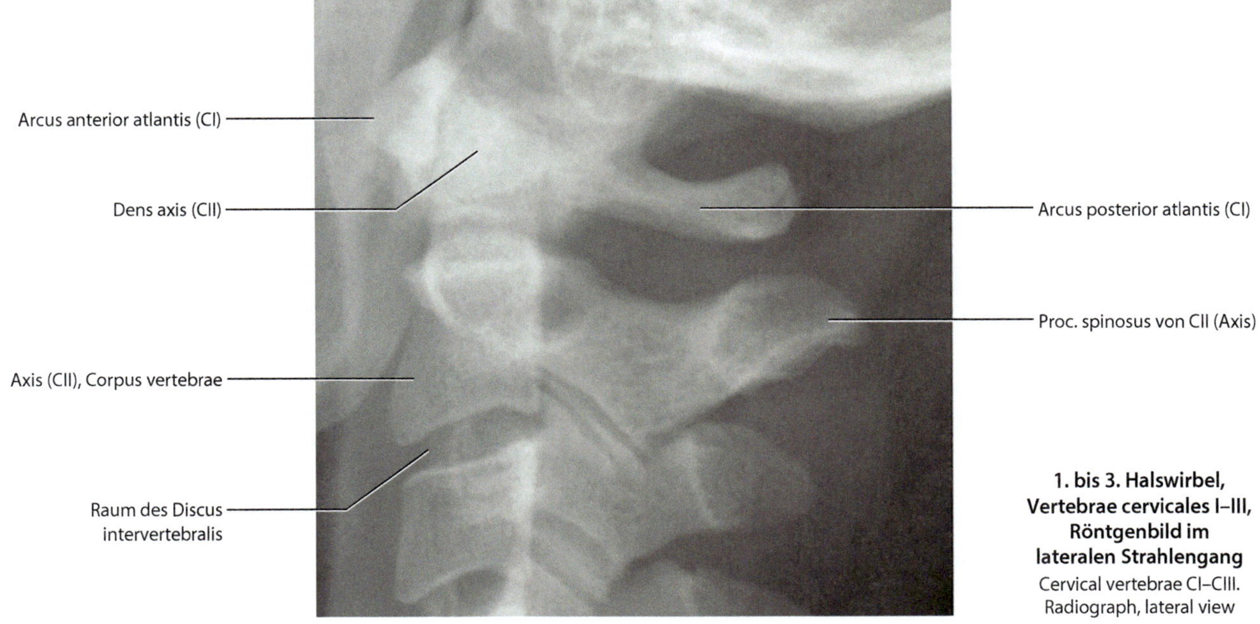

1. bis 3. Halswirbel, Vertebrae cervicales I–III, Röntgenbild im lateralen Strahlengang
Cervical vertebrae CI–CIII. Radiograph, lateral view

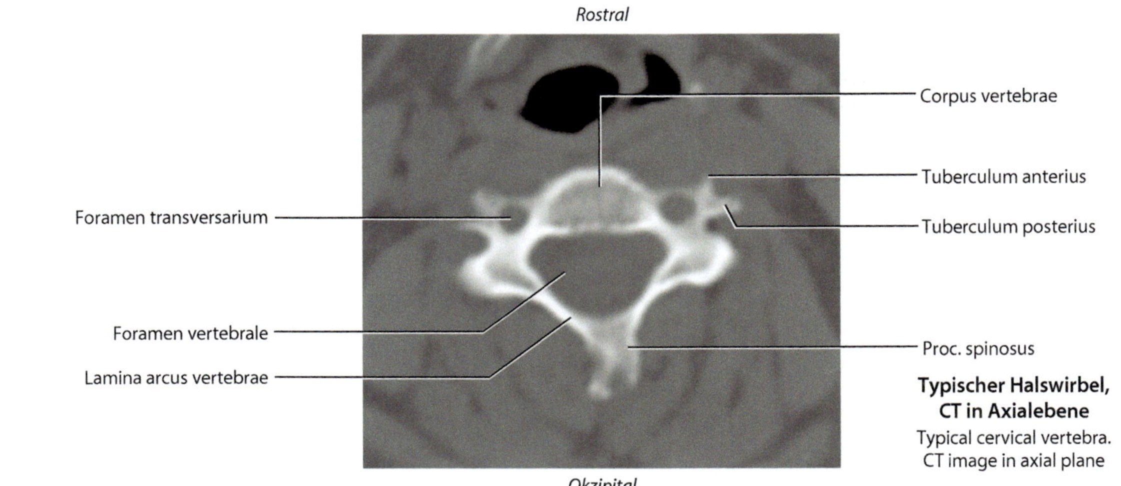

Typischer Halswirbel, CT in Axialebene
Typical cervical vertebra. CT image in axial plane

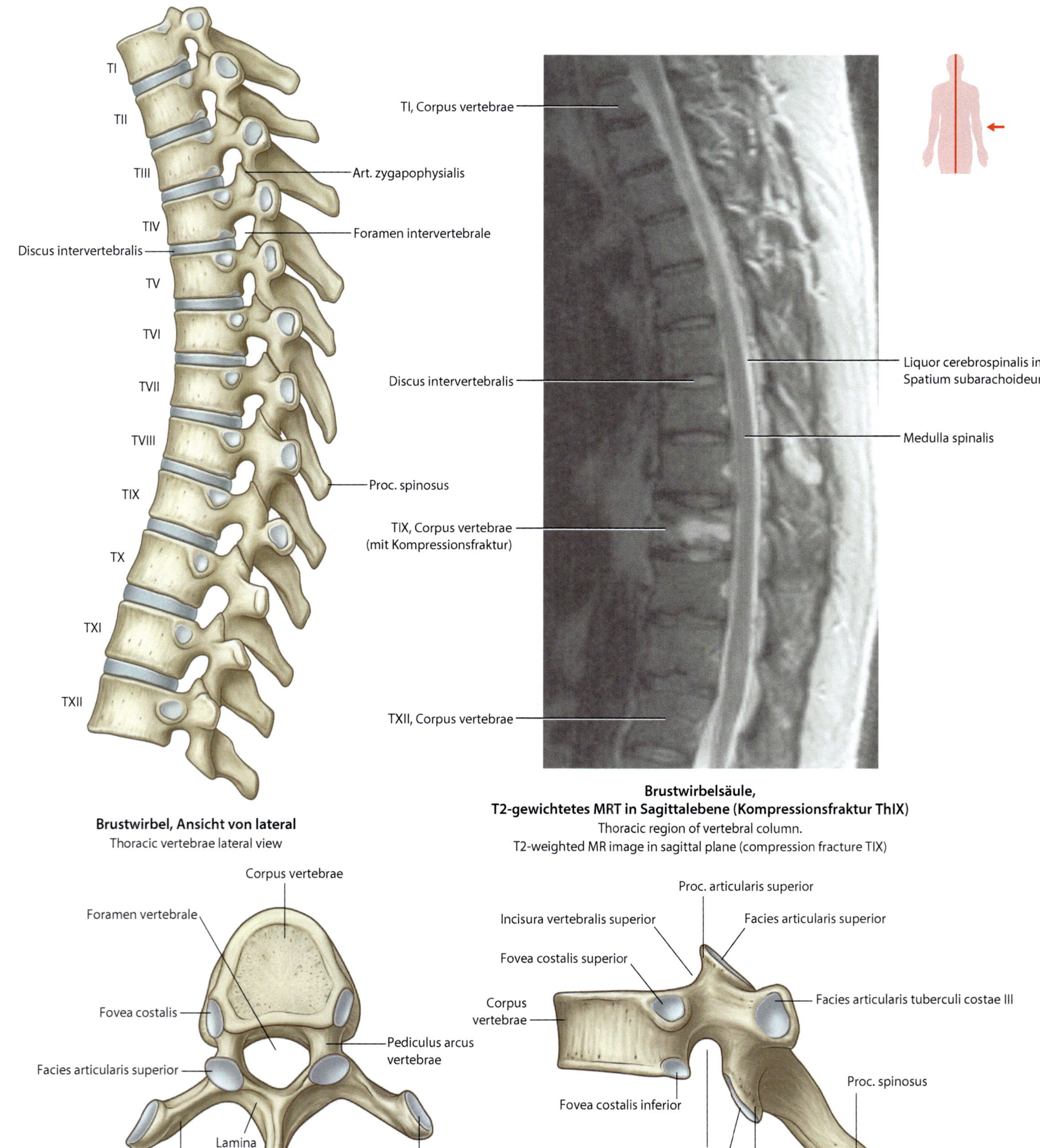

Brustwirbel, Ansicht von lateral
Thoracic vertebrae lateral view

**Brustwirbelsäule,
T2-gewichtetes MRT in Sagittalebene (Kompressionsfraktur ThIX)**
Thoracic region of vertebral column.
T2-weighted MR image in sagittal plane (compression fracture TIX)

3. Brustwirbel, Vertebra thoracica III, Ansicht von kranial
TIII vertebra superior view

3. Brustwirbel, Vertebra thoracica III, Ansicht von lateral
TIII vertebra lateral view

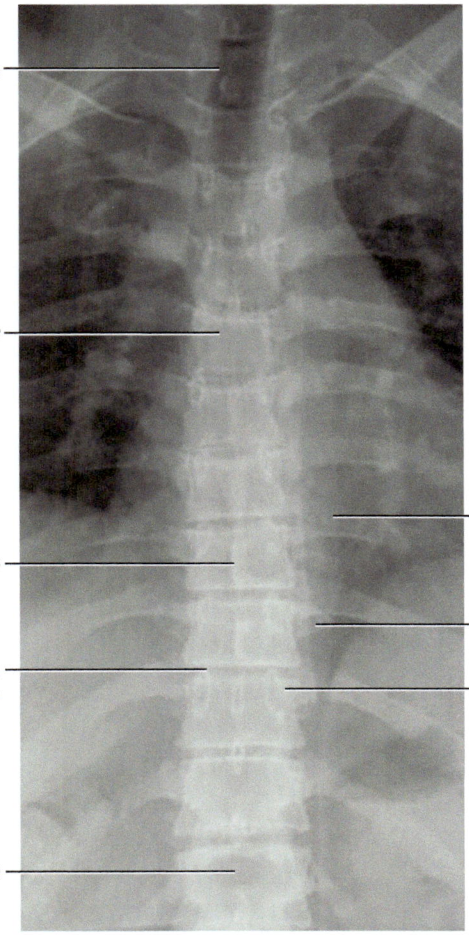

TI, Corpus vertebrae
TV, Corpus vertebrae
Proc. spinosus
Raum des Discus intervertebralis
TXII, Corpus vertebrae
Costa
Proc. transversus
Pediculus arcus vertebrae

Brustwirbelsäule, Röntgenbild im anterior-posterioren Strahlengang
Thoracic region of vertebral column. Radiograph, AP view

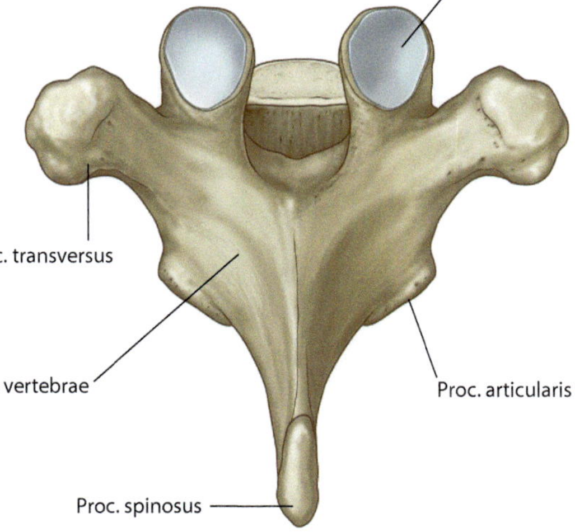

Facies articularis superior
Proc. transversus
Lamina arcus vertebrae
Proc. articularis inferior
Proc. spinosus

3. Brustwirbel, Vertebra thoracica III, Ansicht von dorsal
TIII vertebra posterior view

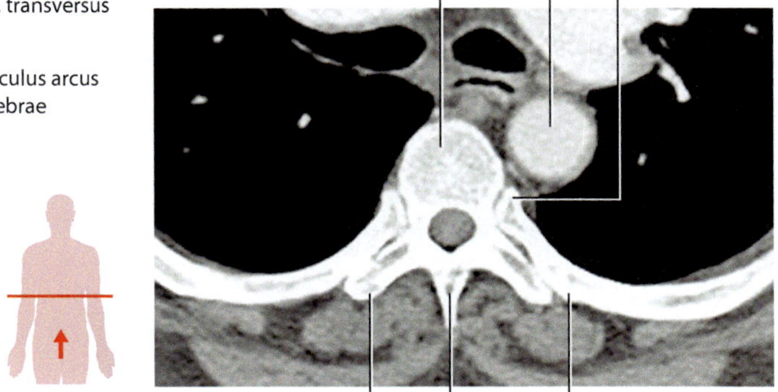

Aorta thoracica
Corpus vertebrae
Caput costae
Proc. transversus
Tuberculum costae
Proc. spinosus

Brustwirbel mit gelenkiger Verbindung zur Rippe, CT in Axialebene
Thoracic vertebra with rib articulations. CT image in axial plane

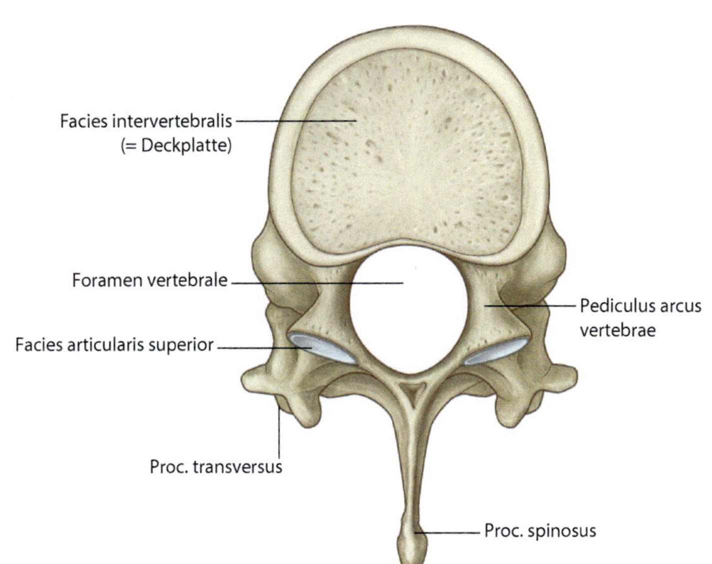

Facies intervertebralis (= Deckplatte)
Foramen vertebrale
Facies articularis superior
Proc. transversus
Pediculus arcus vertebrae
Proc. spinosus

12. Brustwirbel, Vertebra thoracica XII, Ansicht von kranial
TXII vertebra superior view

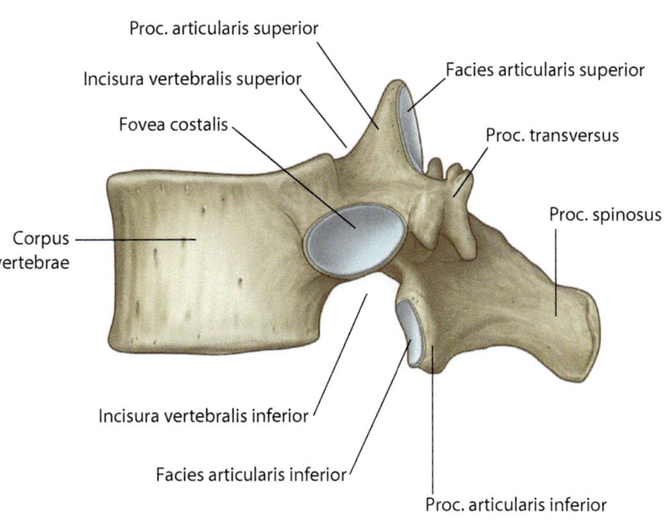

Proc. articularis superior
Incisura vertebralis superior
Facies articularis superior
Fovea costalis
Proc. transversus
Proc. spinosus
Corpus vertebrae
Incisura vertebralis inferior
Facies articularis inferior
Proc. articularis inferior

12. Brustwirbel, Vertebra thoracica XII, Ansicht von lateral
TXII vertebra lateral view

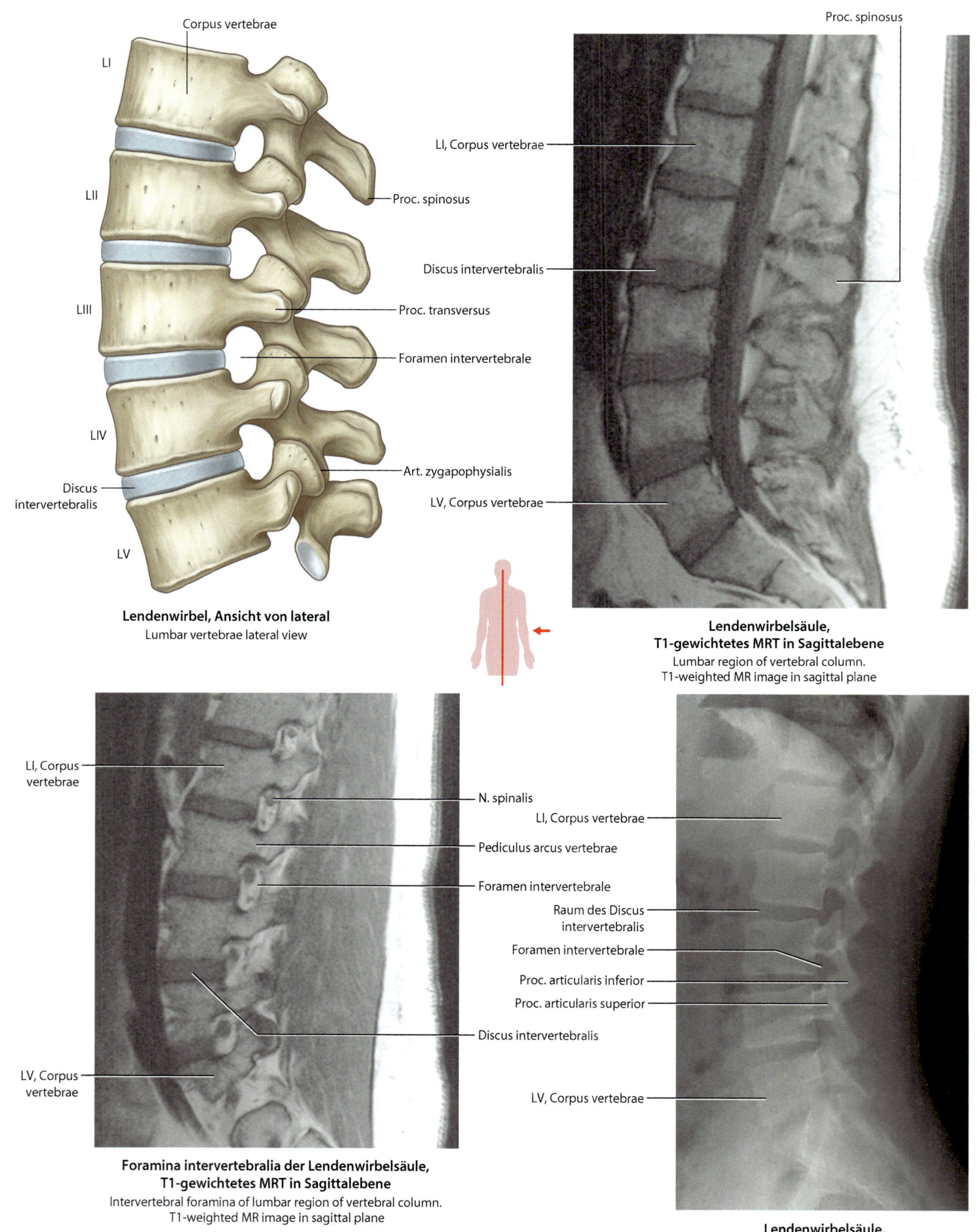

Lendenwirbel, Ansicht von lateral
Lumbar vertebrae lateral view

Lendenwirbelsäule, T1-gewichtetes MRT in Sagittalebene
Lumbar region of vertebral column. T1-weighted MR image in sagittal plane

Foramina intervertebralia der Lendenwirbelsäule, T1-gewichtetes MRT in Sagittalebene
Intervertebral foramina of lumbar region of vertebral column. T1-weighted MR image in sagittal plane

Lendenwirbelsäule, Röntgenbild im lateralen Strahlengang
Lumbar region of vertebral column. Radiograph, lateral view

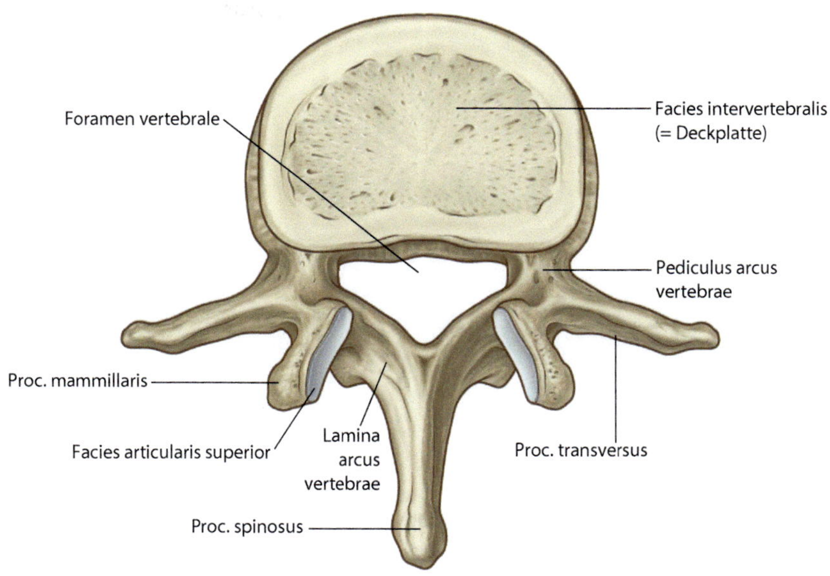

4. Lendenwirbel, Vertebra lumbalis IV, Ansicht von kranial
LIV vertebra superior view

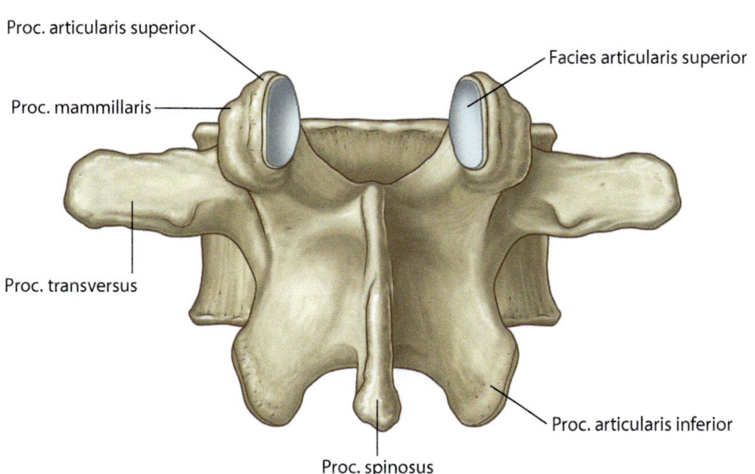

4. Lendenwirbel, Vertebra lumbalis IV, Ansicht von dorsal
LIV vertebra posterior view

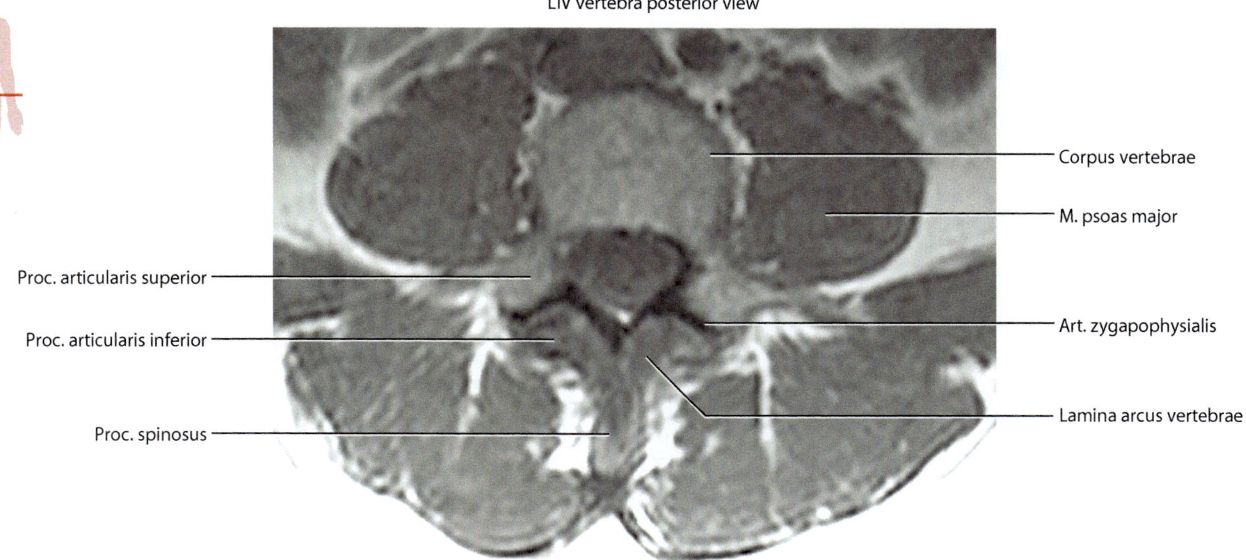

Gelenkige Verbindung der Lendenwirbel, T1-gewichtetes MRT in Axialebene
Articulation of lumbar vertebrae.
T1-weighted MR image in axial plane

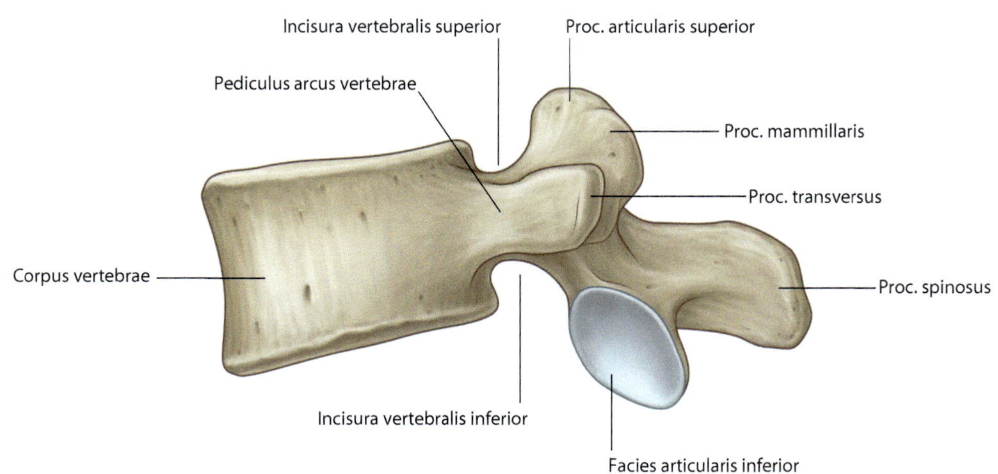

Incisura vertebralis superior
Proc. articularis superior
Pediculus arcus vertebrae
Proc. mammillaris
Proc. transversus
Corpus vertebrae
Proc. spinosus
Incisura vertebralis inferior
Facies articularis inferior

4. Lendenwirbel, Vertebra lumbalis IV, Ansicht von lateral
LIV vertebra lateral view

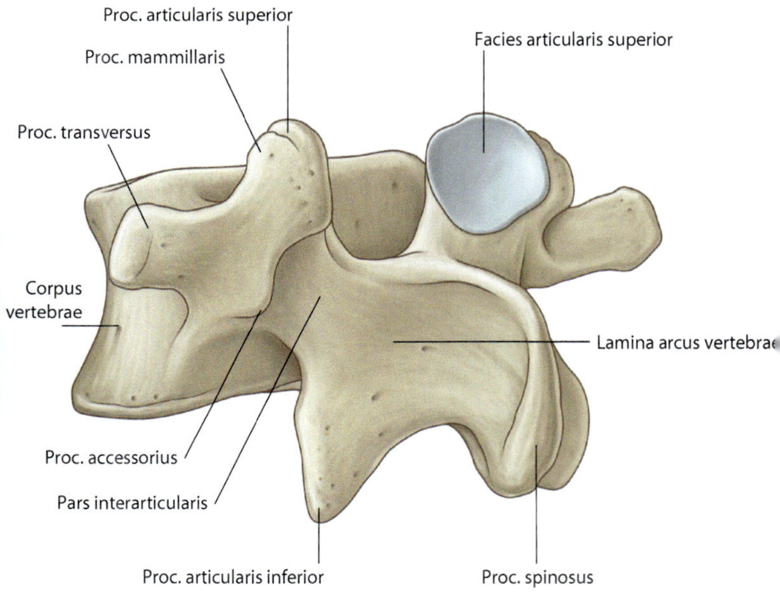

Proc. articularis superior
Proc. mammillaris
Facies articularis superior
Proc. transversus
Corpus vertebrae
Lamina arcus vertebrae
Proc. accessorius
Pars interarticularis
Proc. articularis inferior
Proc. spinosus

4. Lendenwirbel, Vertebra lumbalis IV, schräge Ansicht
LIV vertebra oblique view

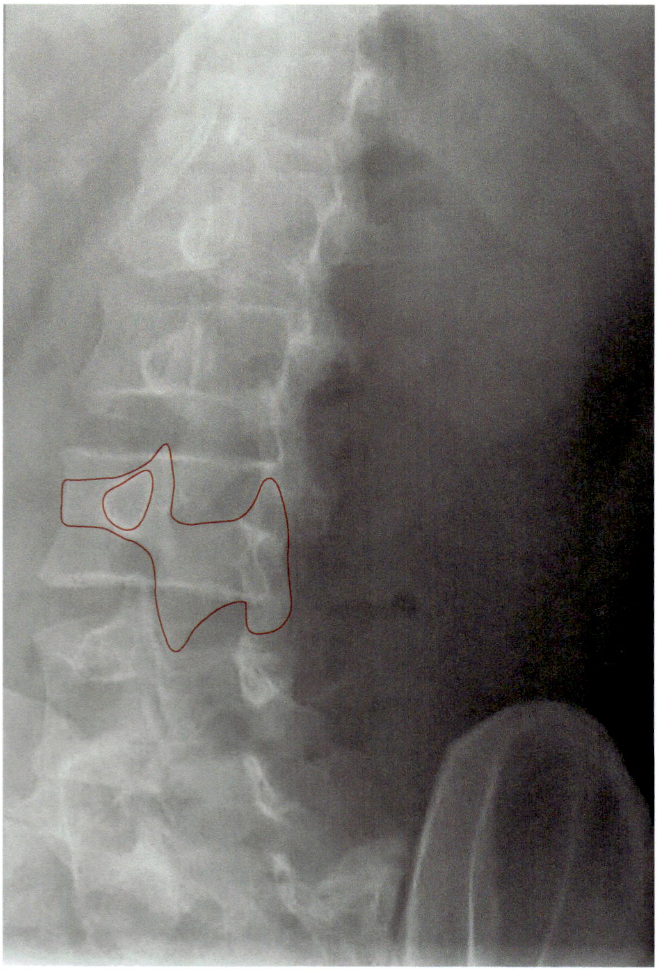

Lendenwirbelsäule (Lachapèle'sche Hundefigur, „Scotty dog"), Röntgenbild im schrägen Strahlengang
Lumbar region of vertebral column ("Scottie dog"). Radiograph, oblique view

Proc. articularis superior
Lamina arcus vertebrae
Proc. transversus
Pediculus arcus vertebrae
Pars interarticularis
Proc. spinosus
Proc. articularis inferior

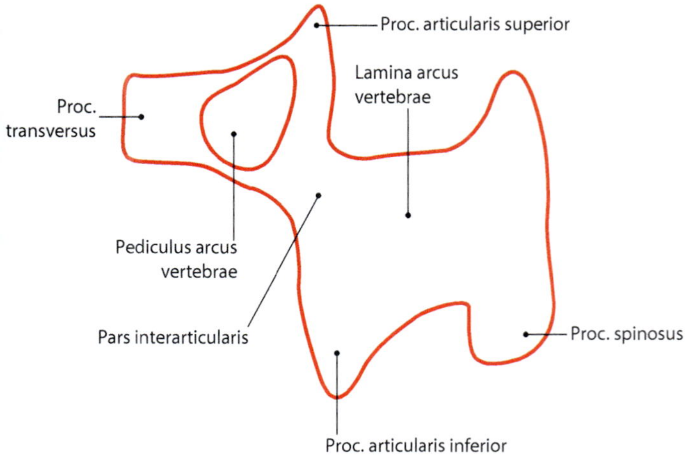

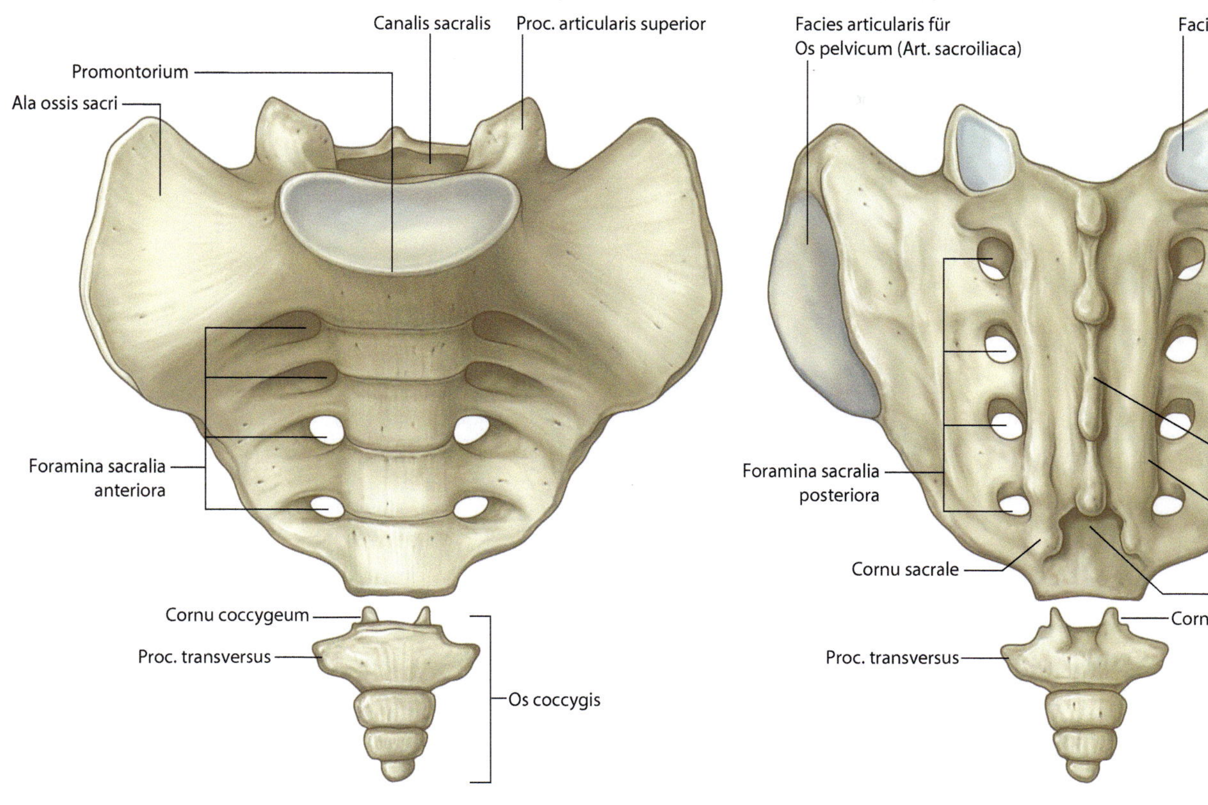

Kreuzbein, Os sacrum, und Steißbein, Os coccygis, Ansicht von ventral
Sacrum and coccyx anterior view

Kreuzbein, Os sacrum, und Steißbein, Os coccygis, Ansicht von dorsal
Sacrum and coccyx posterior view

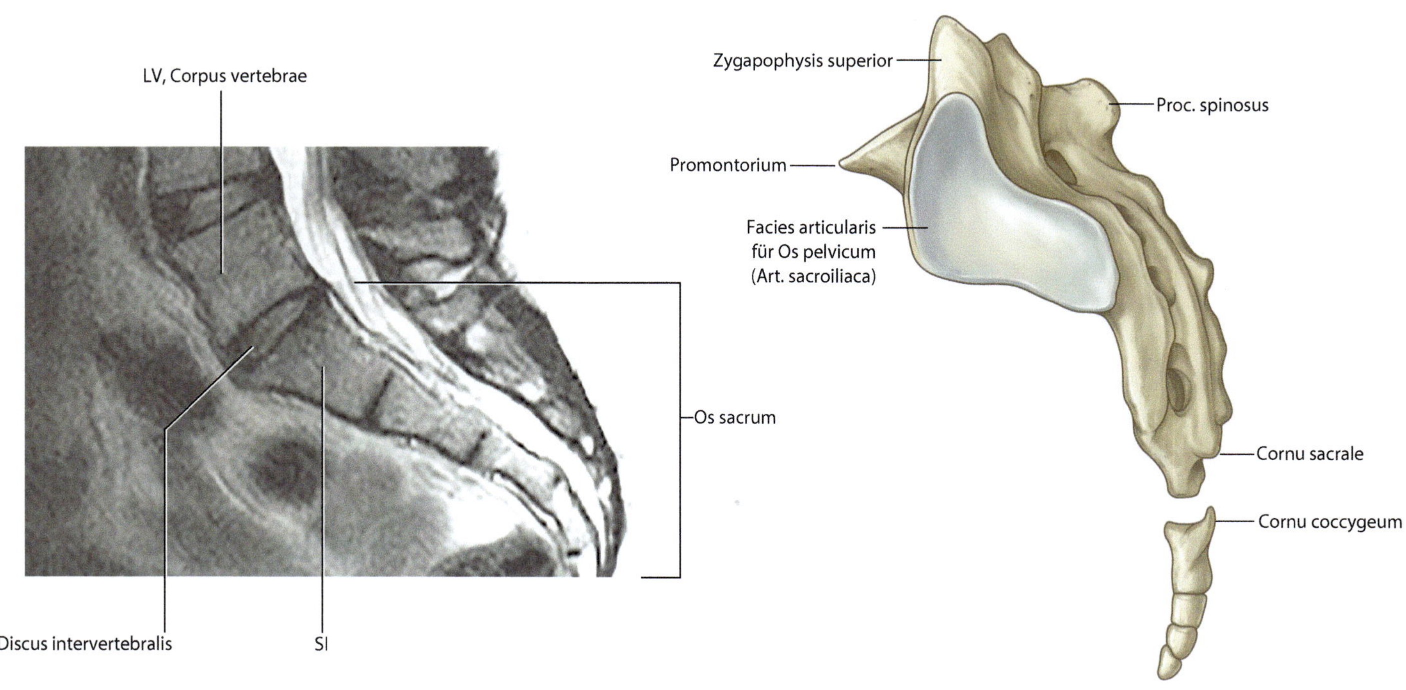

Kreuzbein, T2-gewichtetes MRT in Sagittalebene
Sacral region of vertebral column. T2-weighted MR image in sagittal plane

Kreuzbein, Os sacrum, und Steißbein, Os coccygis, Ansicht von lateral
Sacrum and coccyx lateral view

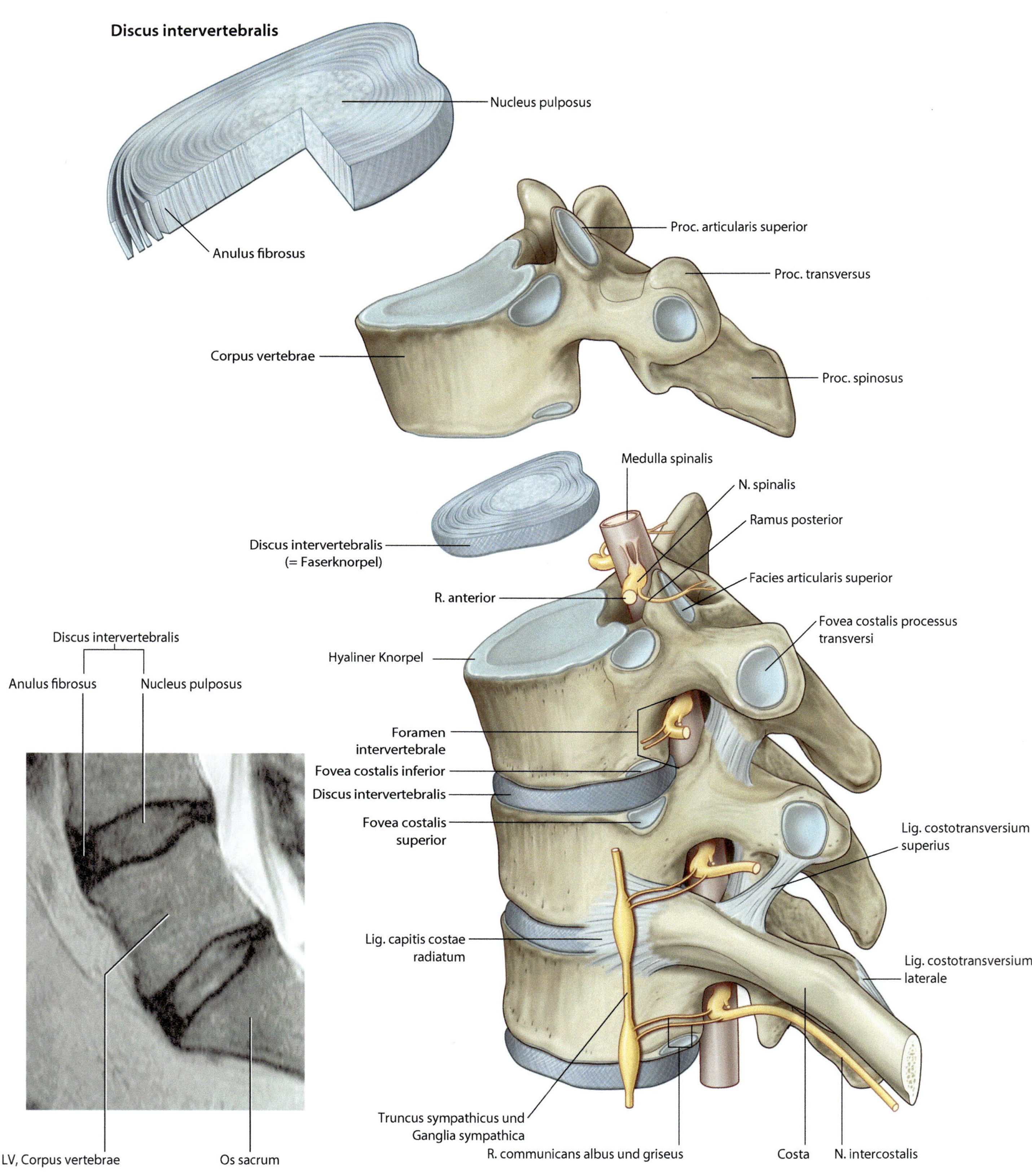

Zwischenwirbelscheibe, Discus intervertebralis, der unteren Lendenwirbelsäule, T2-gewichtetes MRT in Sagittalebene

Intervertebral disc in lower lumbar region of vertebral column. T2-weighted MR image in sagittal plane

Foramina intervertebralia und Disci intervertebrales der Brustwirbelsäule

Intervertebral foramina and discs in the thoracic region

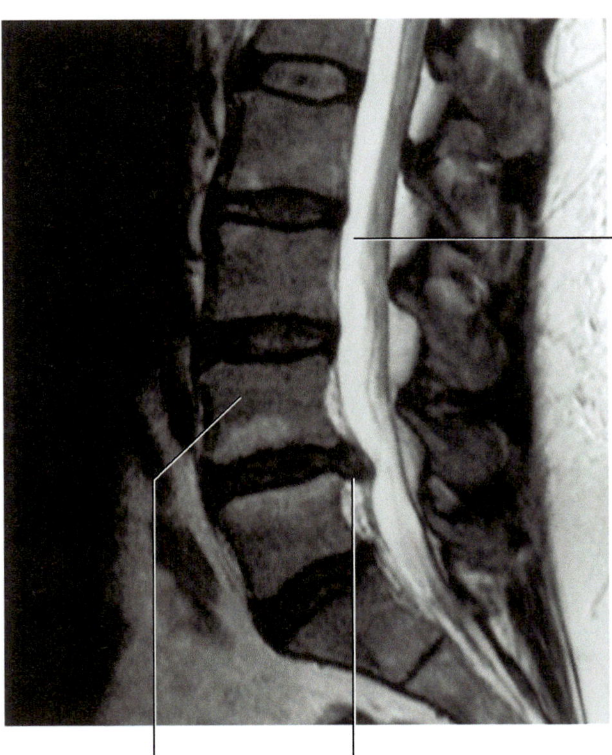

Canalis vertebrae mit Liquor cerebrospinalis und Cauda equina
Vertebra LIV
Diskusprolaps

Bandscheibenprolaps in der unteren Lendenwirbelsäule, T2-gewichtetes MRT in Sagittalebene
Intervertebral disc prolapse in lower lumbar region of vertebral column. T2-weighted MR image in sagittal plane

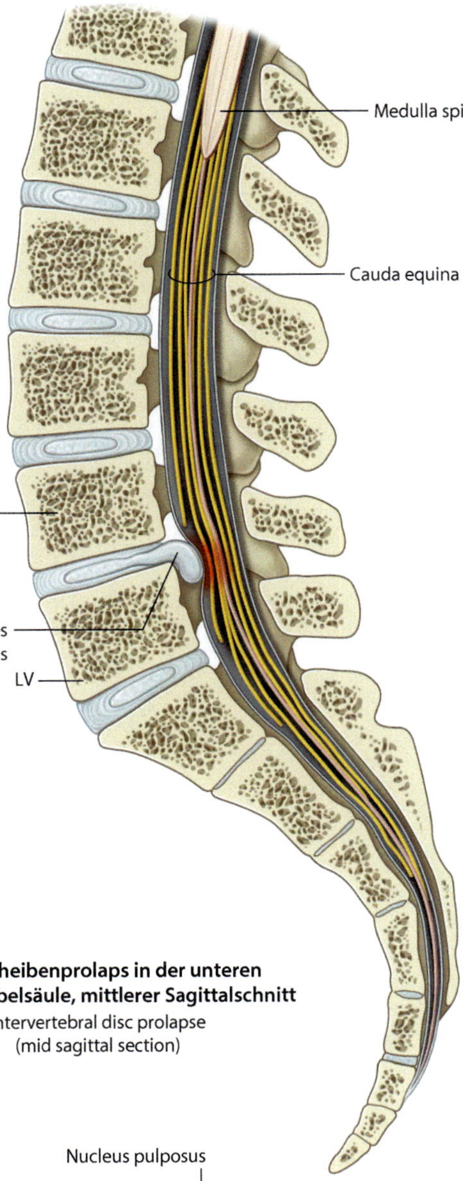

Medulla spinalis
Cauda equina
LIV
Herniation des Nucleus pulposus
LV

Bandscheibenprolaps in der unteren Lendenwirbelsäule, mittlerer Sagittalschnitt
Intervertebral disc prolapse (mid sagittal section)

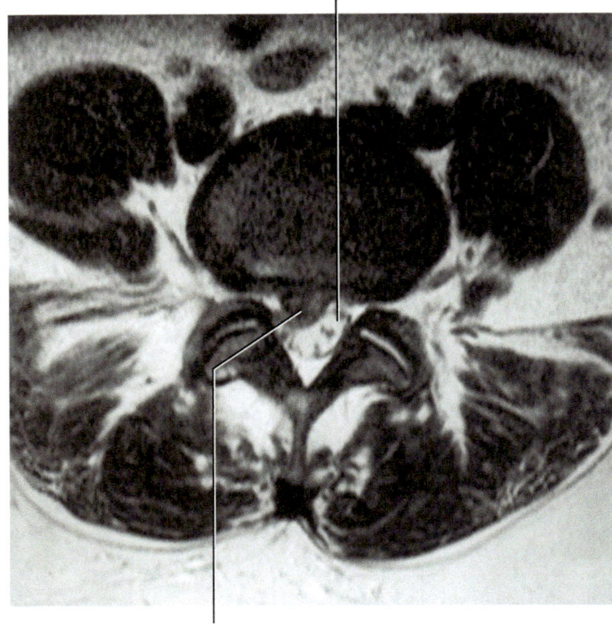

Canalis vertebrae mit Liquor cerebrospinalis und Cauda equina
Diskusprolaps

Bandscheibenprolaps in der unteren Lendenwirbelsäule, T2-gewichtetes MRT in Axialebene
Intervertebral disc prolapse in lower lumbar region of vertebral column. T2-weighted MR image in axial plane

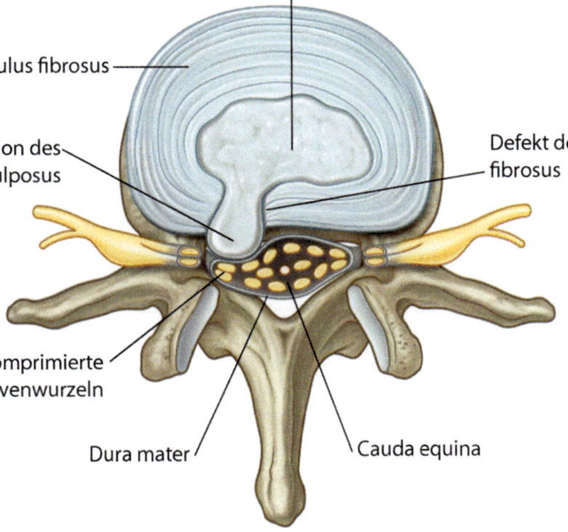

Nucleus pulposus
Anulus fibrosus
Herniation des Nucleus pulposus
Defekt des Anulus fibrosus
Komprimierte Spinalnervenwurzeln
Dura mater
Cauda equina

Bandscheibenprolaps, Ansicht von kranial
Intervertebral disc prolapse (superior view)

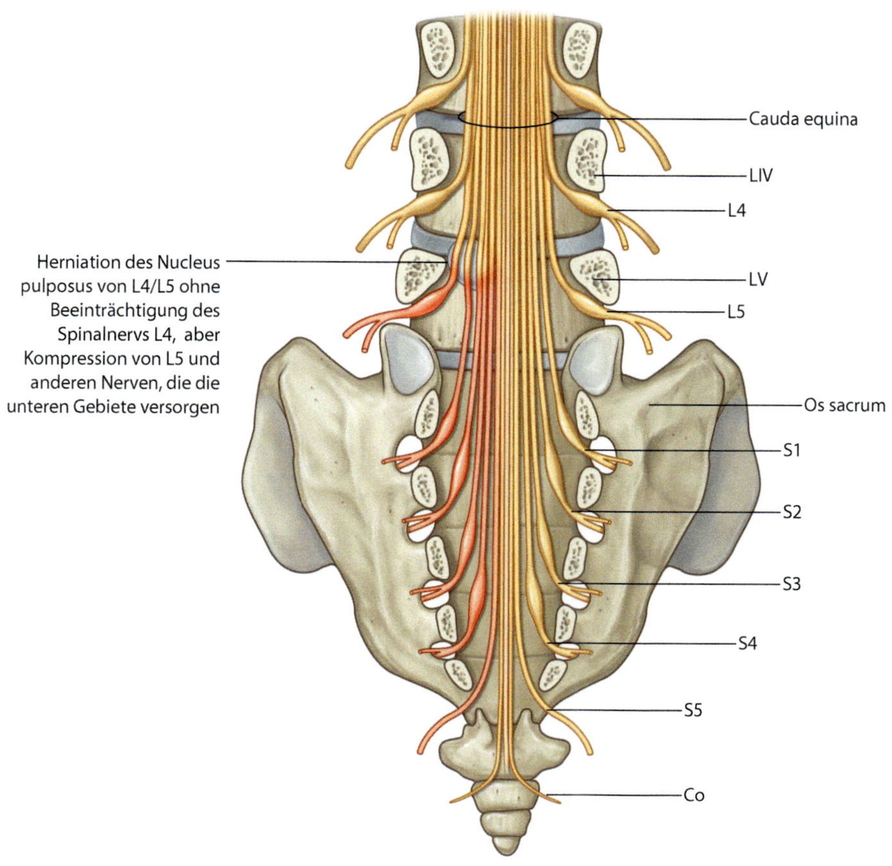

Bandscheibenprolaps, Ansicht von dorsal
Intervertebral disc protrusion (posterior view)

Nervenwurzel	Wichtigste Schwächung	Verminderte Reflexe	Gebiete mit verminderter Sensorik	Beteiligte Disci
C5	M. deltoideus (M. biceps)	(M. biceps, M. pectoralis)	Schulter, oberer lateraler Arm	C4–C5
C6	Handgelenksextension	(M. biceps, M. brachioradialis)	1. und 2. Finger (lateraler Unterarm)	C5–C6
C7	M. triceps	M. triceps	3. Finger	C6–C7
C8	Intrinsische Handmuskulatur		4. und 5. Finger (medialer Unterarm)	C7–T1

Klinisch wichtige Nervenwurzeln der oberen Extremität
Clinically important nerve roots in the upper limb

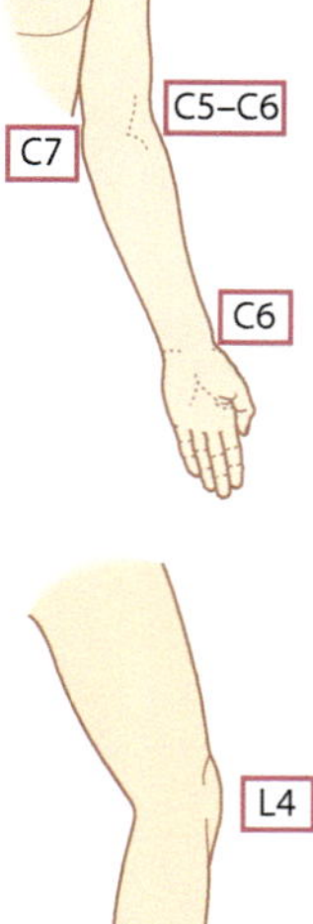

Nervenwurzel	Wichtigste Schwächung	Verminderte Reflexe	Gebiete mit verminderter Sensorik	Beteiligte Disci
L4	M. iliopsoas, M. quadriceps	Patellarsehne (Patellarsehnenreflex)	Knie, medialer Unterschenkel	L3–L4
L5	Dorsalflexion des Fußes am Knöchel (Extension der großen Zehe, Pronation und Supination des Fußes)		Fußrücken, große Zehe	L4–L5
S1	Plantarflexion des Fußes am Knöchel	Achillessehne (Achillessehnenreflex)	Lateraler Fuß, kleine Zehe, Fußsohle	L5–S1

Klinisch wichtige Nervenwurzeln der unteren Extremität
Clinically important nerve roots in the lower limb

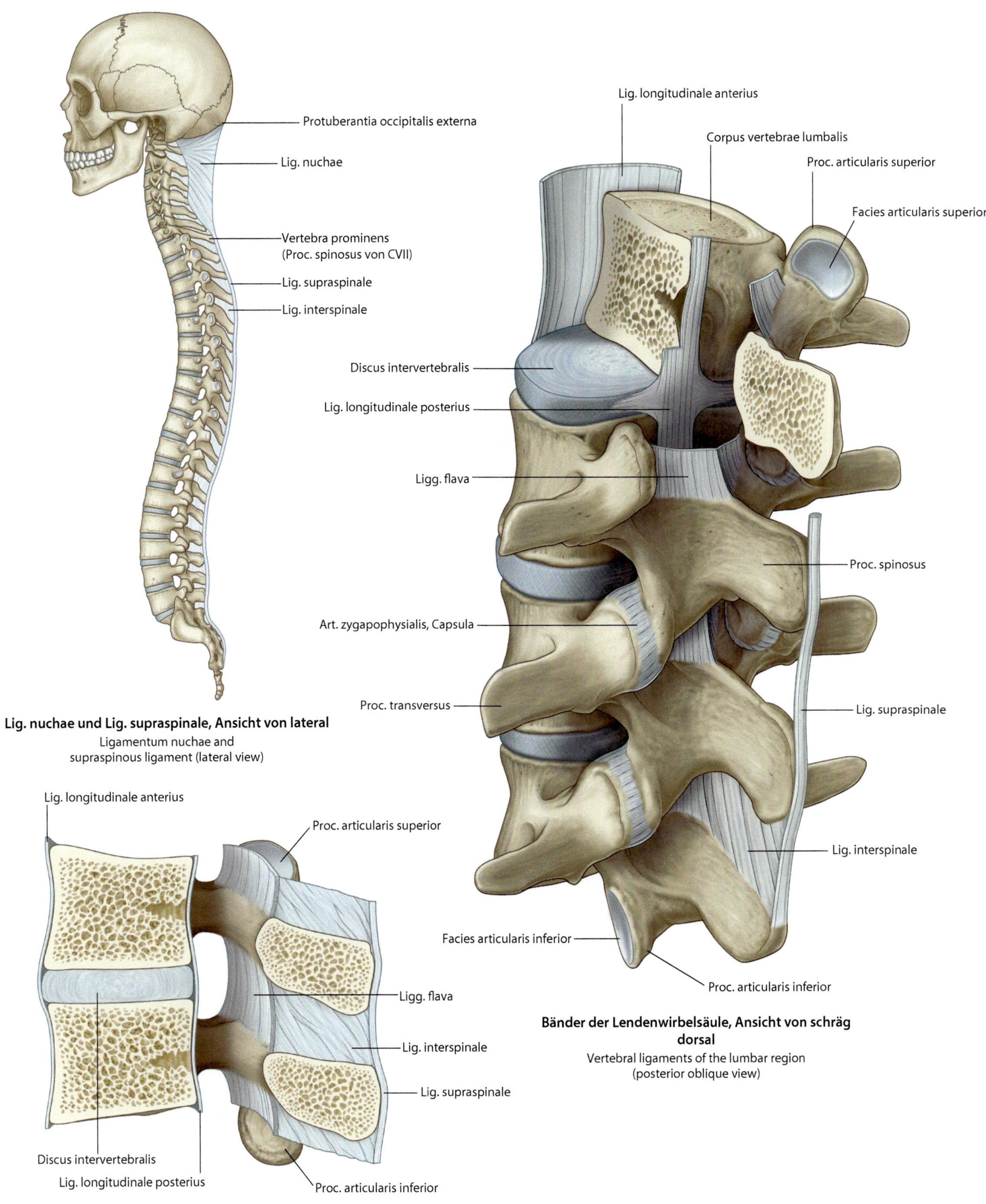

Lig. nuchae und Lig. supraspinale, Ansicht von lateral
Ligamentum nuchae and supraspinous ligament (lateral view)

Bänder der Lendenwirbelsäule, Ansicht von schräg dorsal
Vertebral ligaments of the lumbar region (posterior oblique view)

Ligg. flava
Ligamenta flava

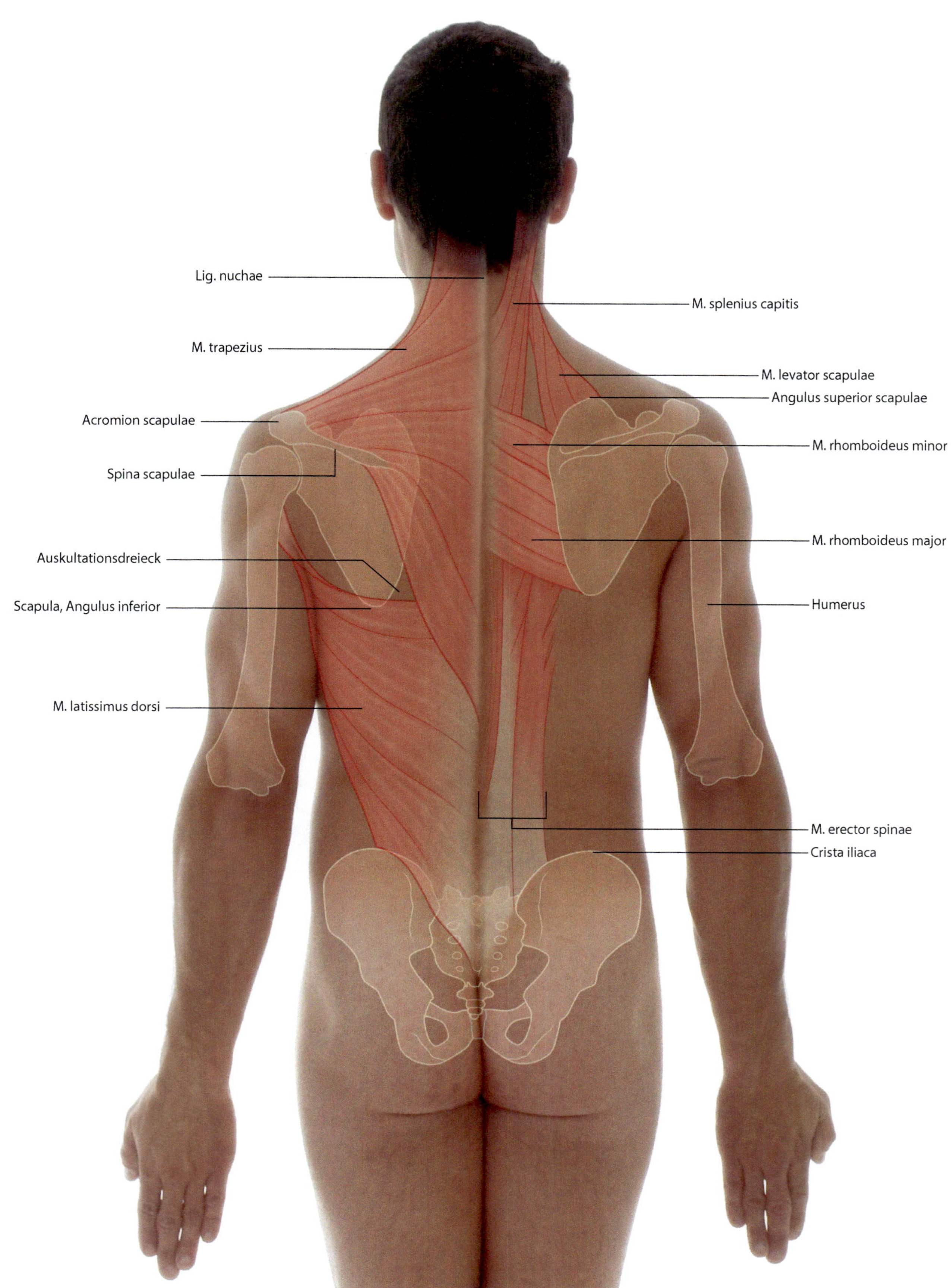

Oberflächenanatomie der dorsalen Rumpfwand beim Mann
Posterior view of male showing surface projections of back muscles

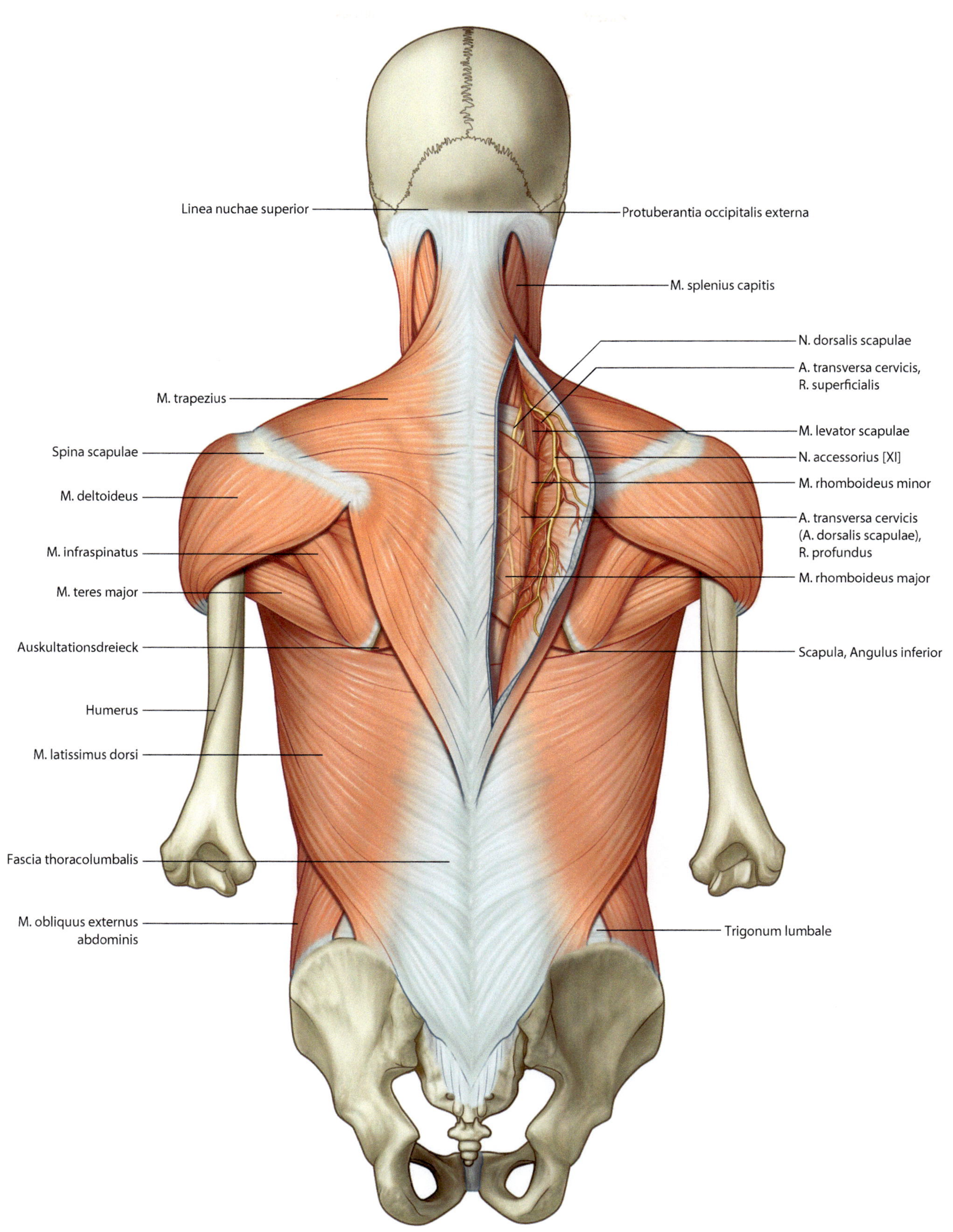

Oberflächliche Schicht der Rückenmuskulatur – M. trapezius und M. latissimus dorsi
Superficial musculature – trapezius and latissimus dorsi

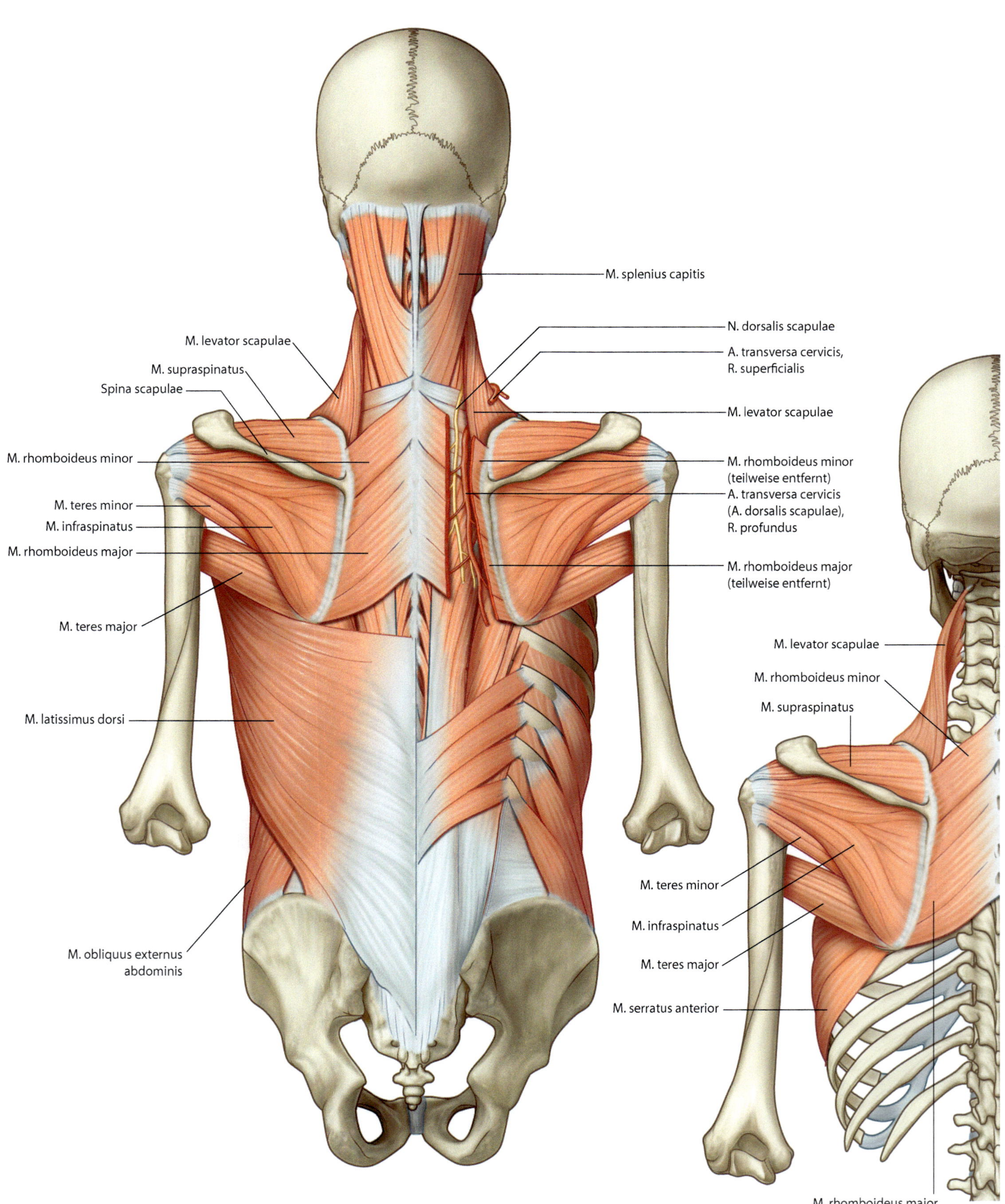

Oberflächliche Schicht der Rückenmuskulatur – M. levator scapulae und Mm. rhomboidei major und minor
Superficial musculature – levator scapulae and rhomboid major and minor

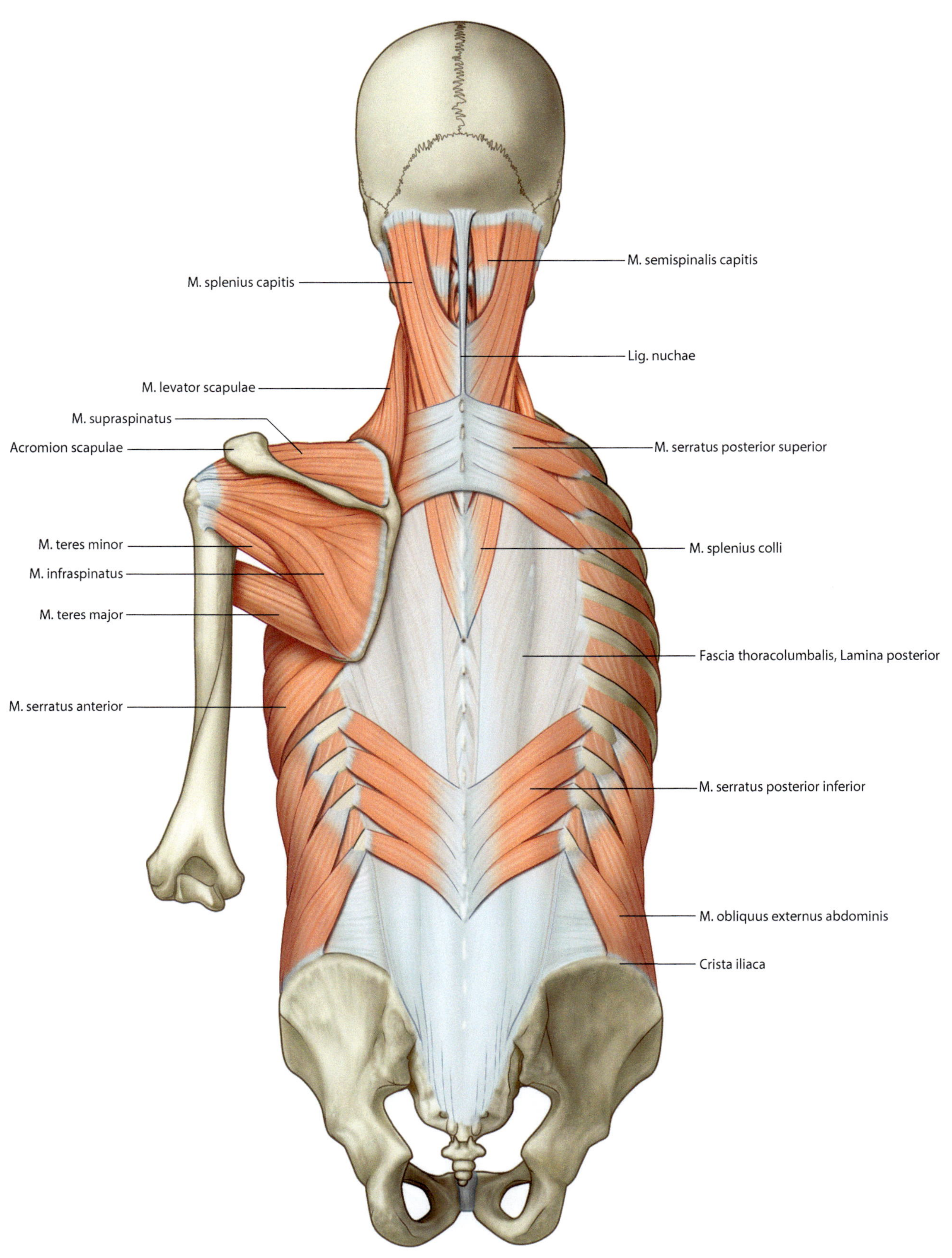

Mittlere Schicht der Rückenmuskulatur
Intermediate musculature

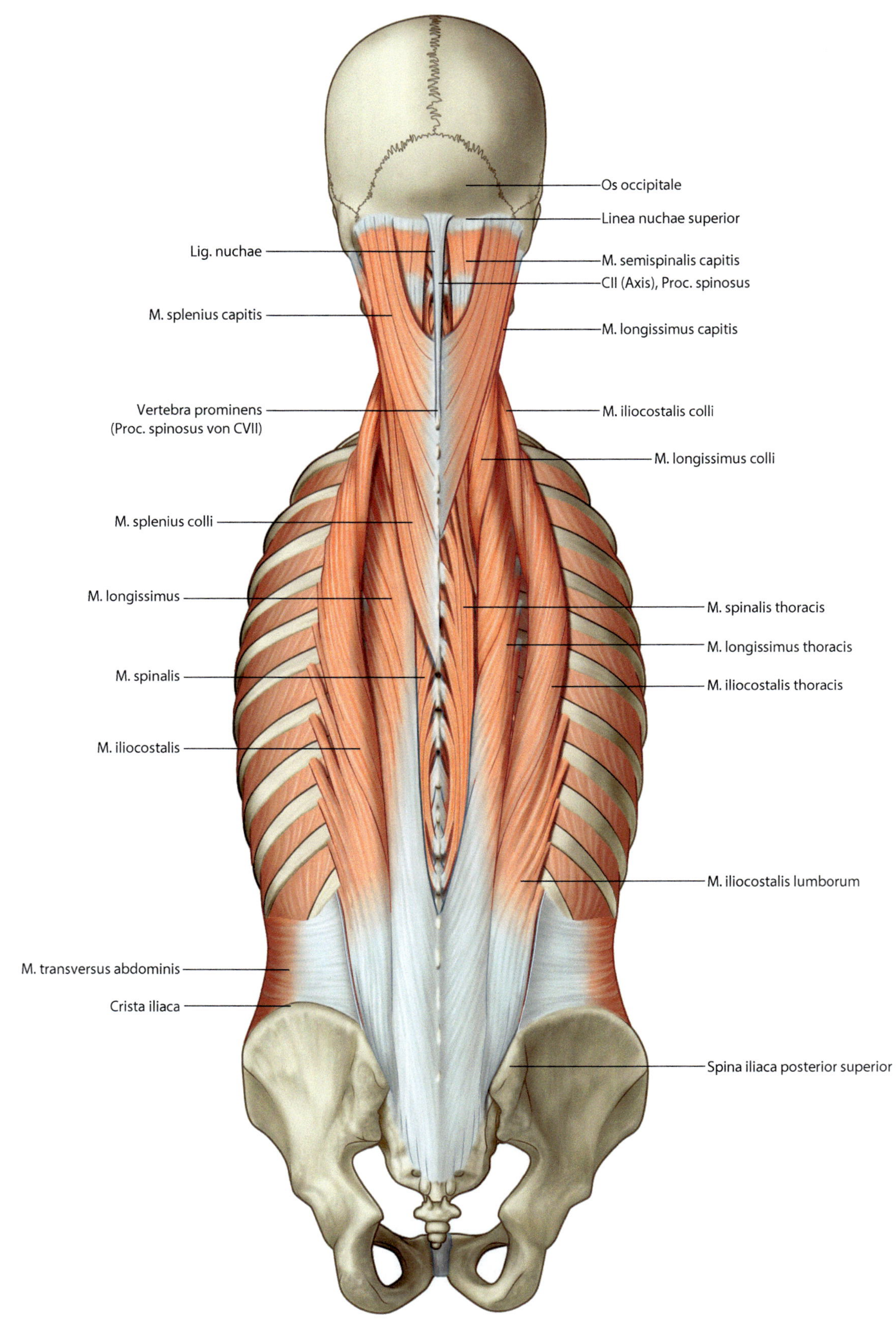

Tiefe Schicht der Rückenmuskulatur – Mm. erector spinae
Deep group of back muscles – erector spinae muscles

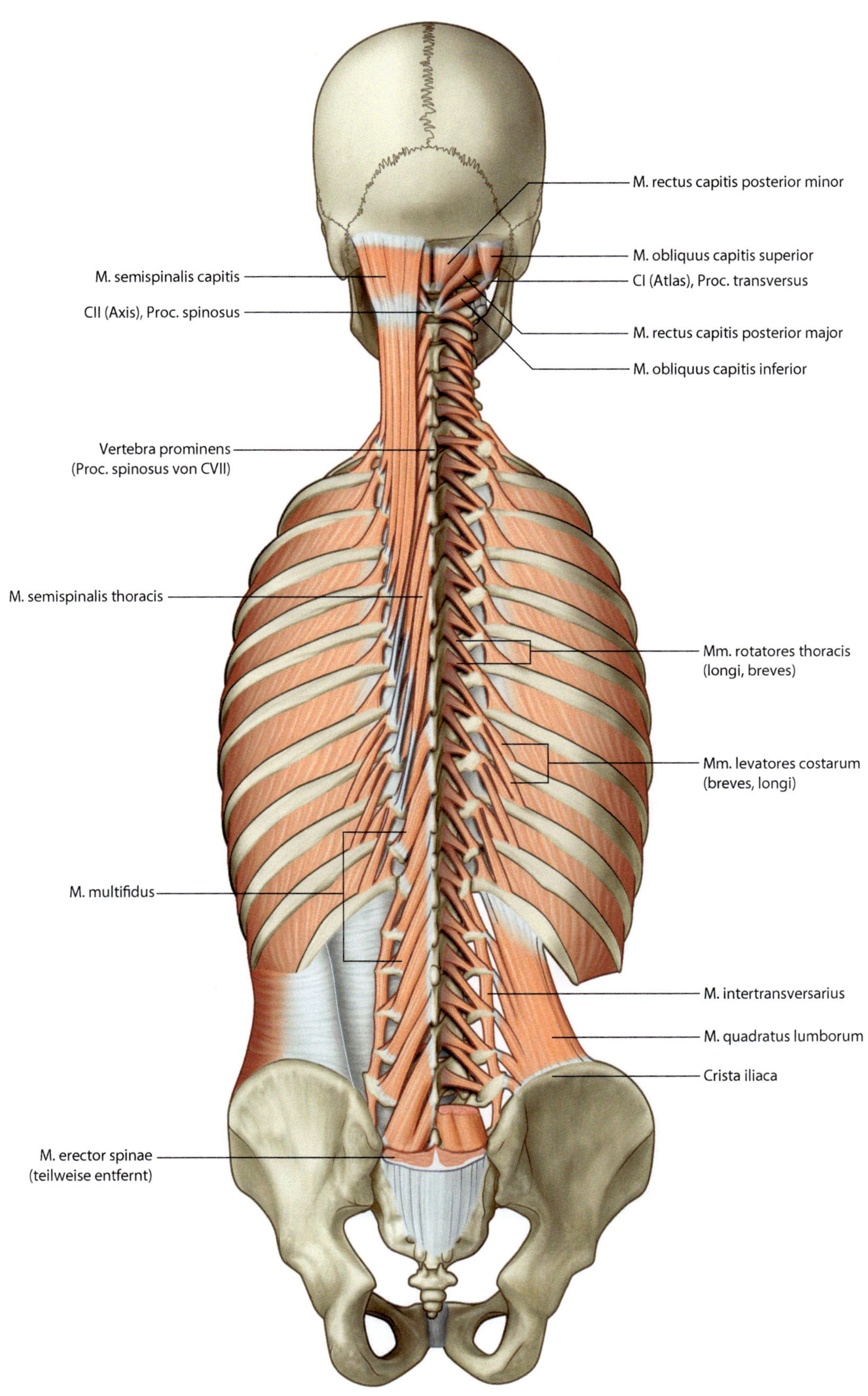

Tiefe Schicht der Rückenmuskulatur – Mm. transversospinales und segmentale Muskeln
Deep group of back muscles – transversospinales and segmental muscles

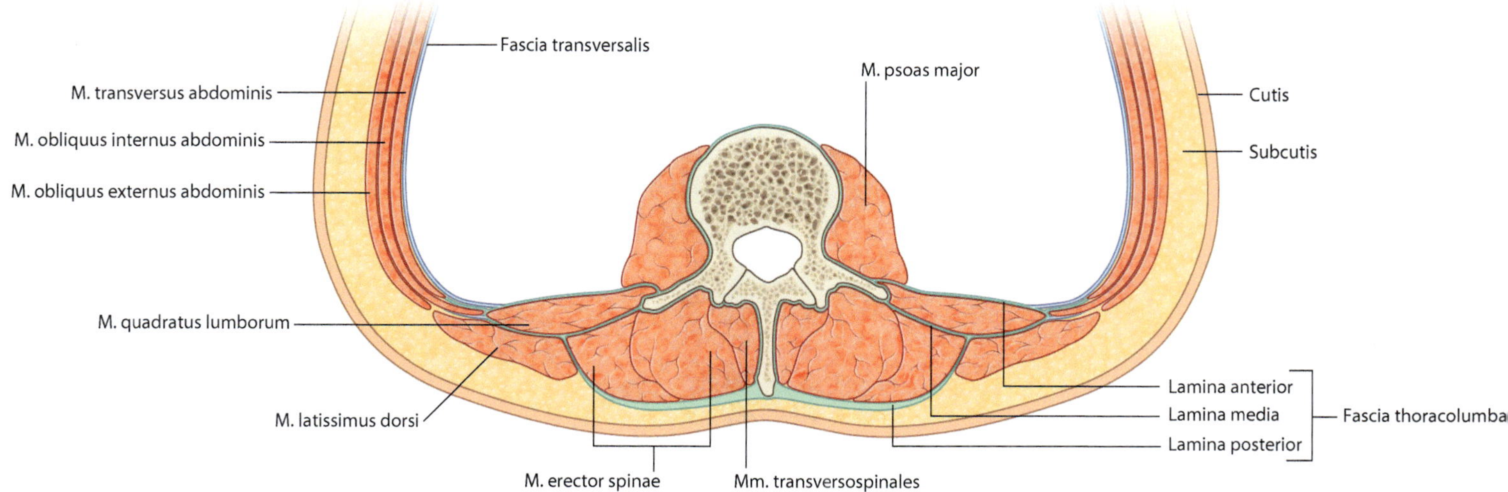

Fascia thoracolumbalis und tiefe Schicht der Rückenmuskulatur, Querschnitt durch die Lumbalregion
Thoracolumbar fascia and the deep back muscles (transverse section – lumbar region)

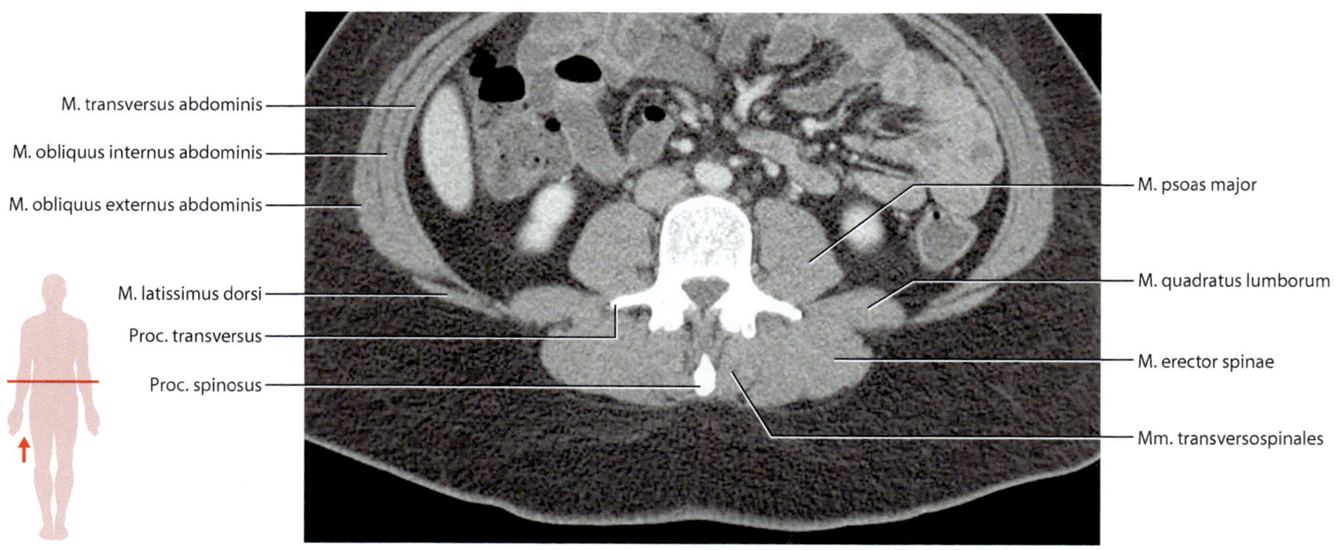

Lumbalregion (Höhe L3) mit Rückenmuskulatur, CT in Axialebene
Lumbar region (LIII) showing back musculature. CT image in axial plane

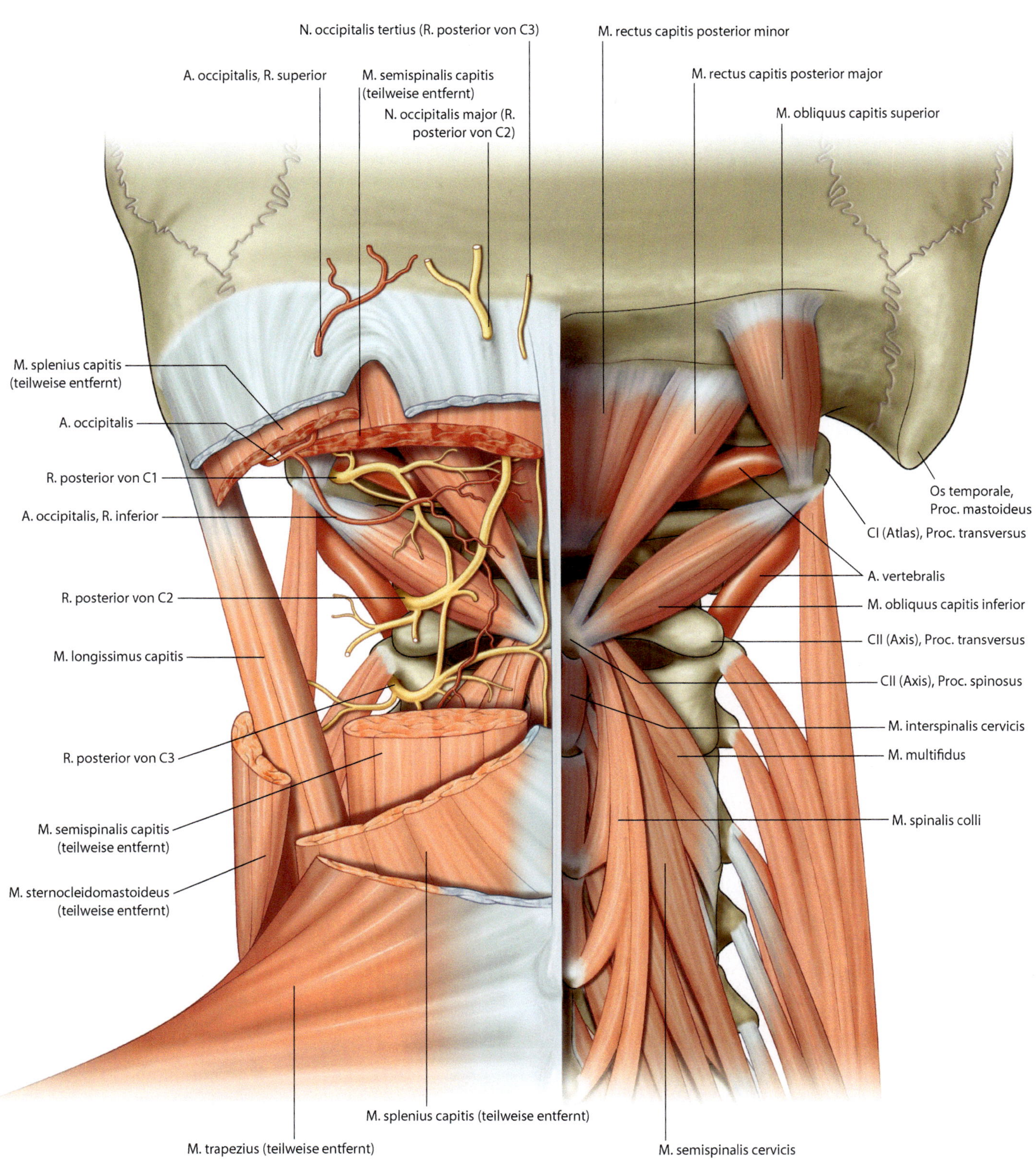

Subokzipitalregion
Suboccipital region

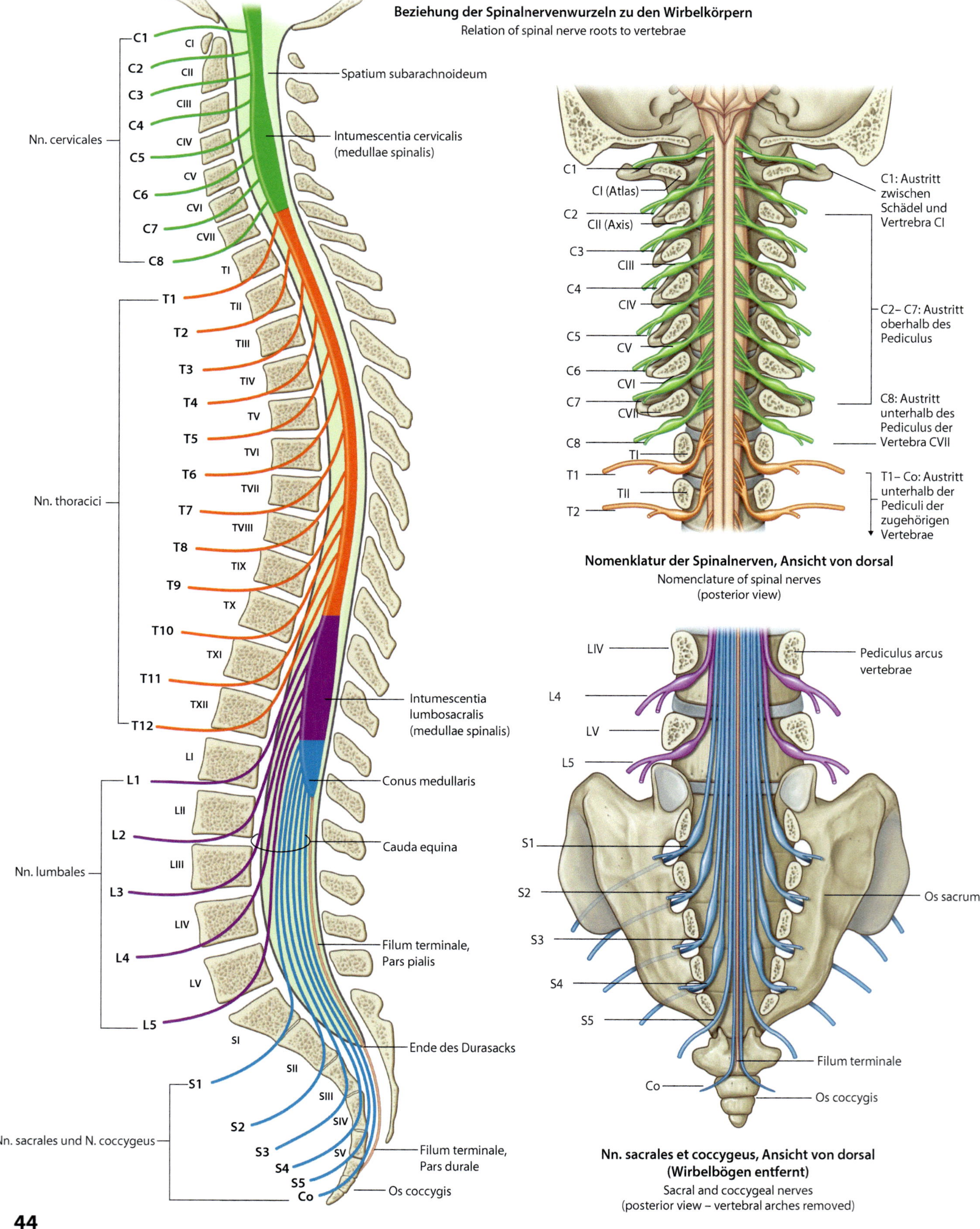
Beziehung der Spinalnervenwurzeln zu den Wirbelkörpern
Relation of spinal nerve roots to vertebrae
Nn. cervicales
C1
C2
C3
C4
C5
C6
C7
C8
CI
CII
CIII
CIV
CV
CVI
CVII
Spatium subarachnoideum
Intumescentia cervicalis (medullae spinalis)
Nn. thoracici
T1
T2
T3
T4
T5
T6
T7
T8
T9
T10
T11
T12
TI
TII
TIII
TIV
TV
TVI
TVII
TVIII
TIX
TX
TXI
TXII
Intumescentia lumbosacralis (medullae spinalis)
Conus medullaris
Nn. lumbales
L1
L2
L3
L4
L5
LI
LII
LIII
LIV
LV
Cauda equina
Filum terminale, Pars pialis
Ende des Durasacks
Nn. sacrales und N. coccygeus
S1
S2
S3
S4
S5
Co
SI
SII
SIII
SIV
SV
Filum terminale, Pars durale
Os coccygis
C1
CI (Atlas)
C2
CII (Axis)
C3
CIII
C4
CIV
C5
CV
C6
CVI
C7
CVII
C8
TI
T1
TII
T2
C1: Austritt zwischen Schädel und Vertebra CI
C2– C7: Austritt oberhalb des Pediculus
C8: Austritt unterhalb des Pediculus der Vertebra CVII
T1– Co: Austritt unterhalb der Pediculi der zugehörigen Vertebrae
Nomenklatur der Spinalnerven, Ansicht von dorsal
Nomenclature of spinal nerves (posterior view)
LIV
L4
LV
L5
S1
S2
S3
S4
S5
Co
Pediculus arcus vertebrae
Os sacrum
Filum terminale
Os coccygis
Nn. sacrales et coccygeus, Ansicht von dorsal (Wirbelbögen entfernt)
Sacral and coccygeal nerves (posterior view – vertebral arches removed)

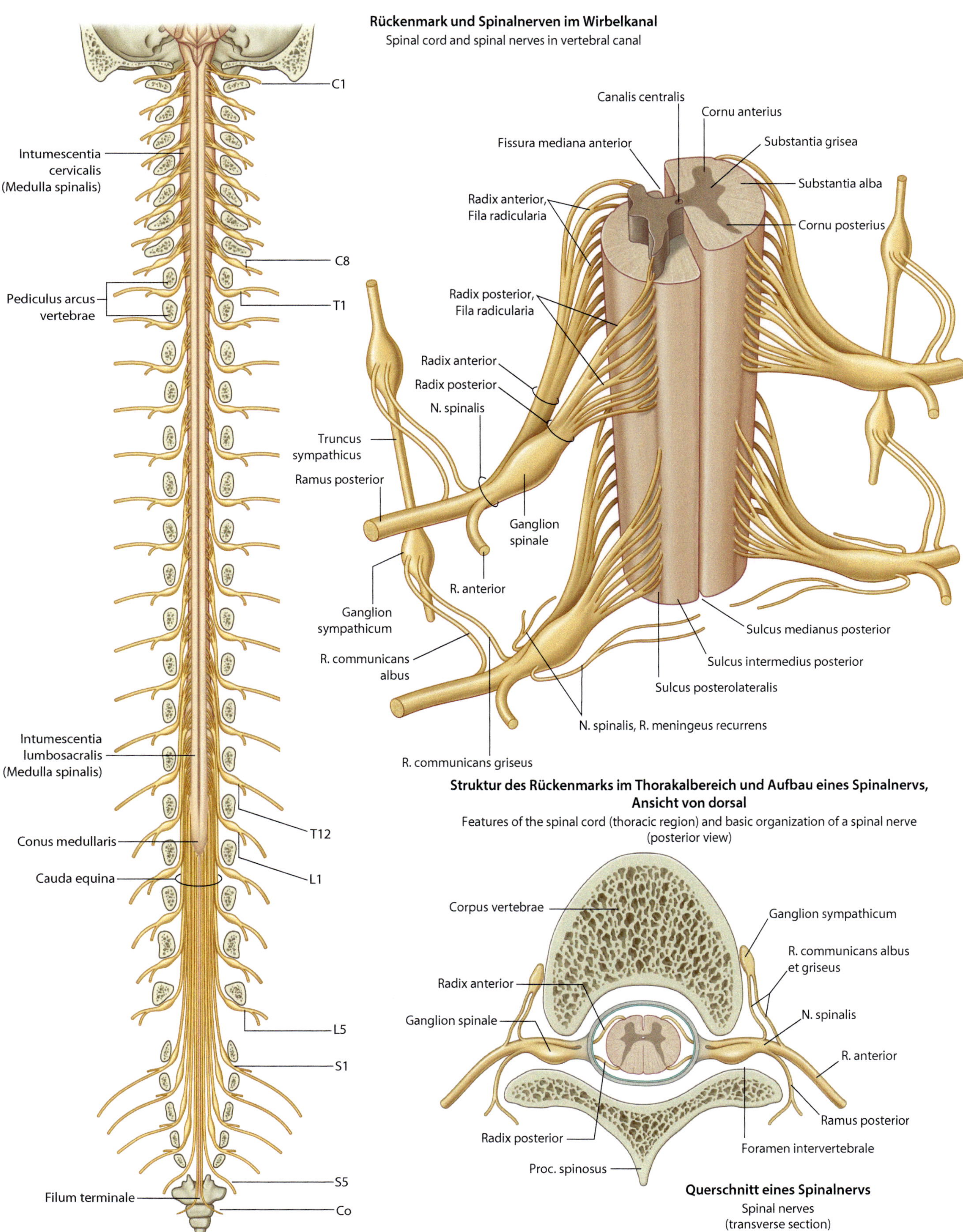

Rückenmark und Spinalnerven im Wirbelkanal
Spinal cord and spinal nerves in vertebral canal

Struktur des Rückenmarks im Thorakalbereich und Aufbau eines Spinalnervs, Ansicht von dorsal
Features of the spinal cord (thoracic region) and basic organization of a spinal nerve (posterior view)

Querschnitt eines Spinalnervs
Spinal nerves (transverse section)

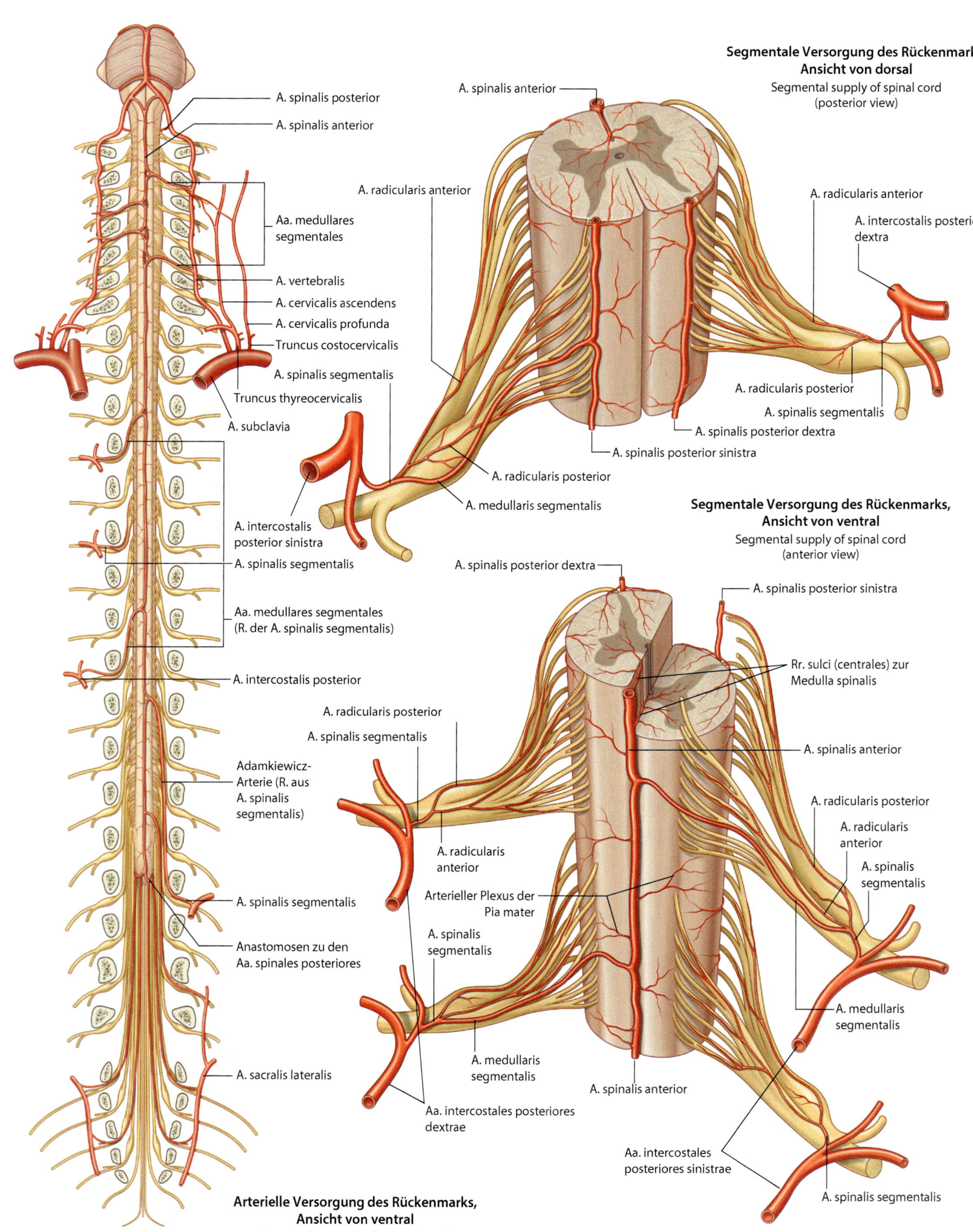

Segmentale Versorgung des Rückenmarks, Ansicht von dorsal
Segmental supply of spinal cord (posterior view)

Segmentale Versorgung des Rückenmarks, Ansicht von ventral
Segmental supply of spinal cord (anterior view)

Arterielle Versorgung des Rückenmarks, Ansicht von ventral
Arteries that supply the spinal cord (anterior view)

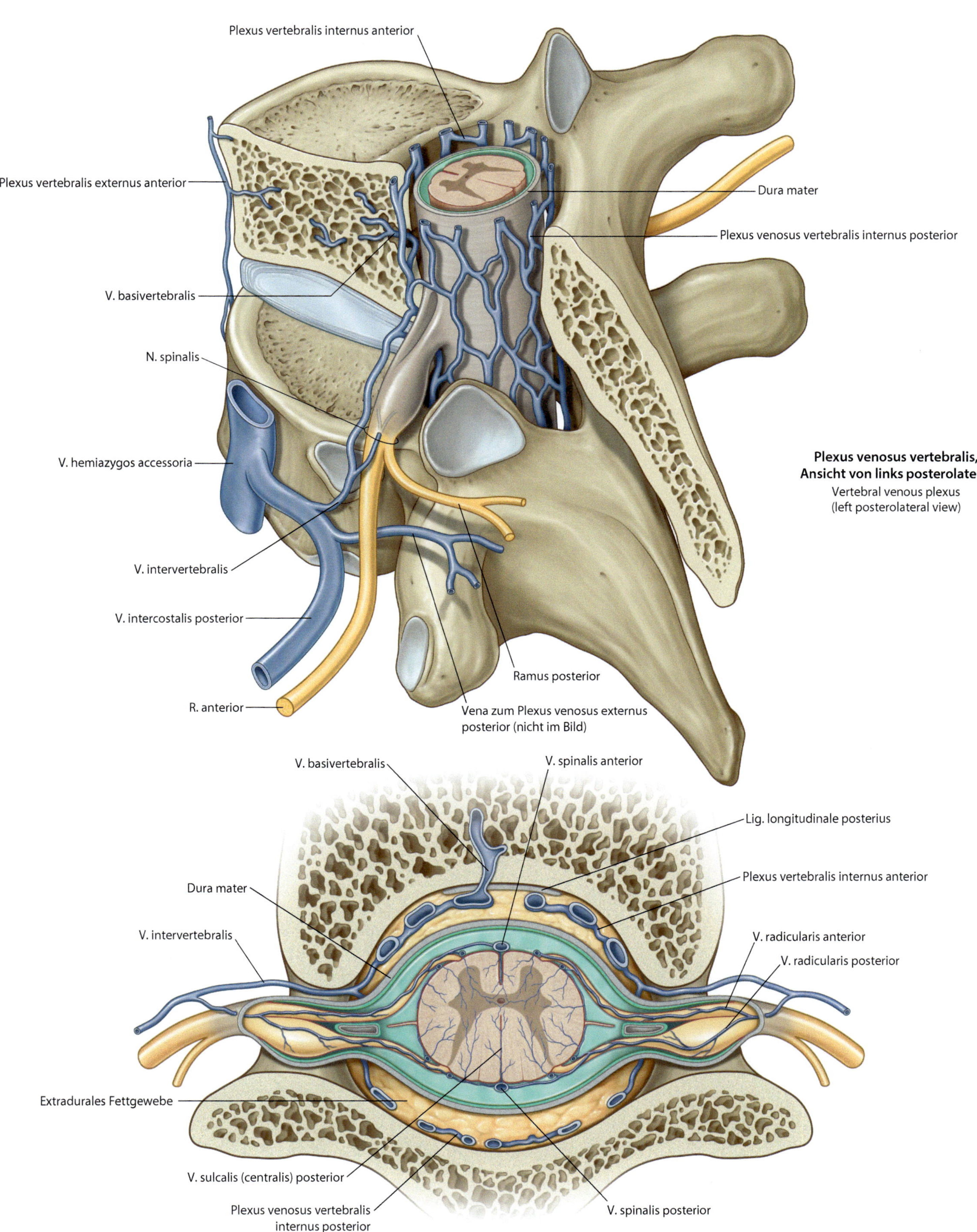

Plexus venosus vertebralis, Ansicht von links posterolateral
Vertebral venous plexus (left posterolateral view)

Venöser Abfluss des Rückenmarks, Querschnitt
Veins that drain the spinal cord (transverse section)

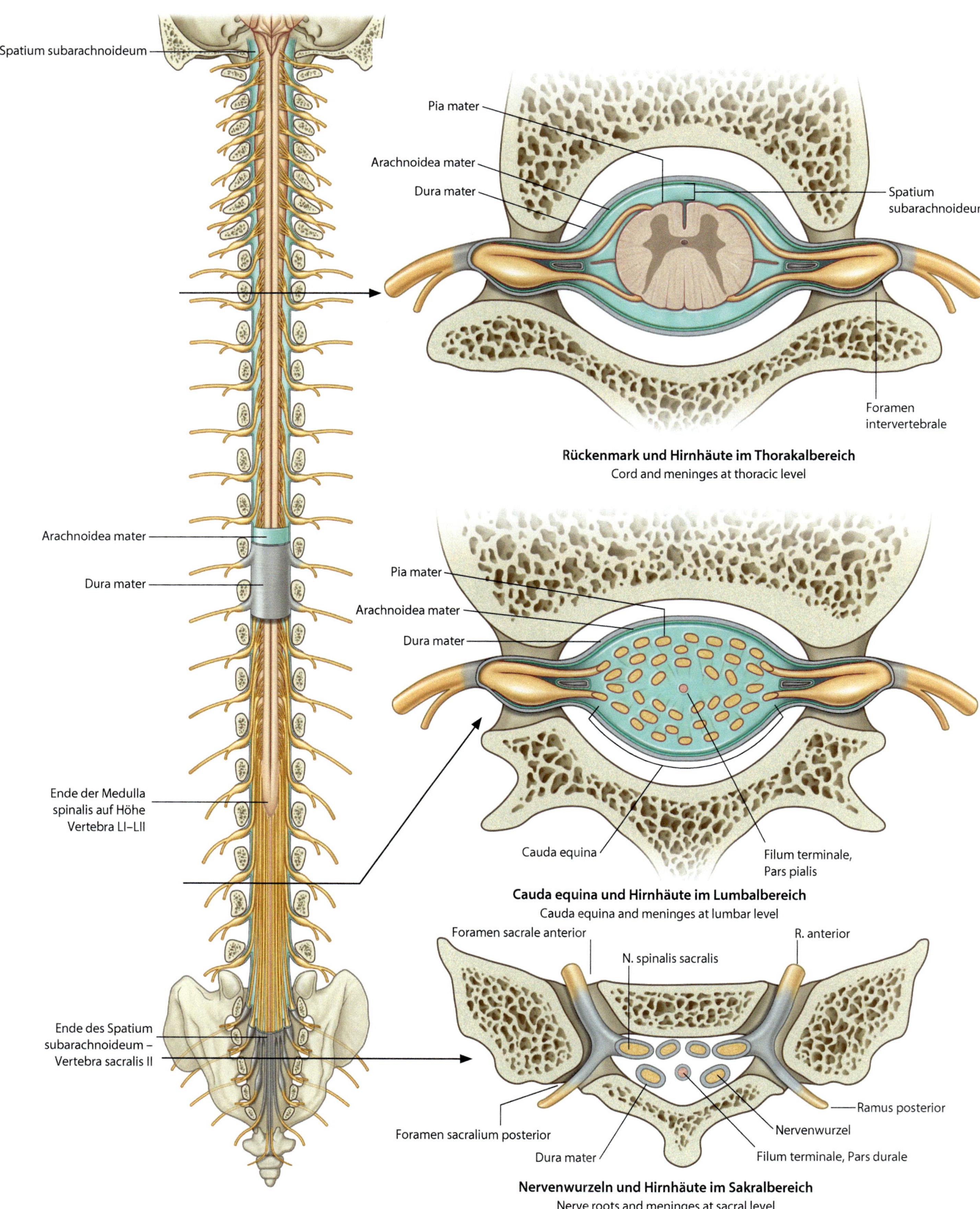

Rückenmark und Hirnhäute im Thorakalbereich
Cord and meninges at thoracic level

Cauda equina und Hirnhäute im Lumbalbereich
Cauda equina and meninges at lumbar level

Nervenwurzeln und Hirnhäute im Sakralbereich
Nerve roots and meninges at sacral level

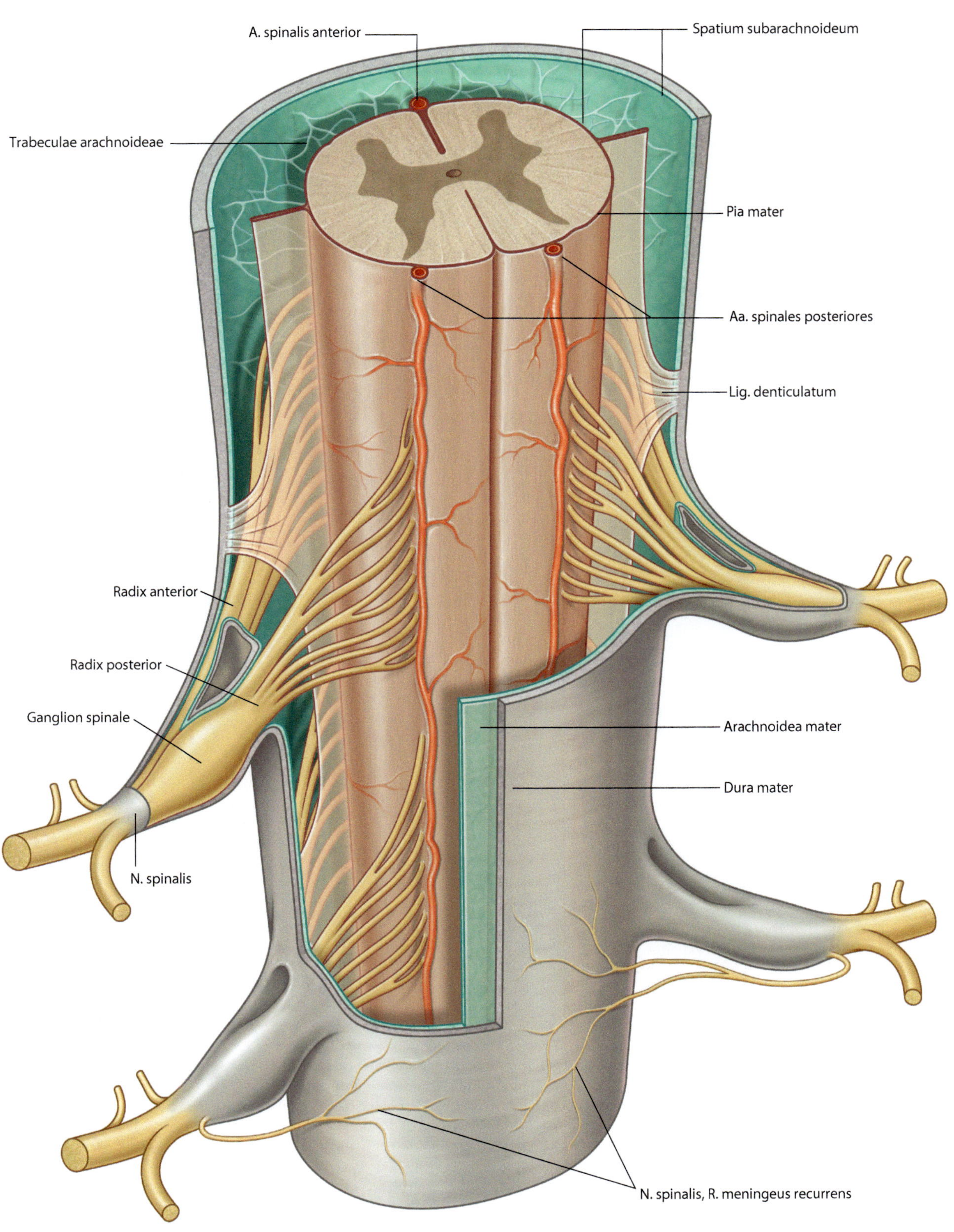

Hirnhäute bedecken Teile des Rückenmarks im Thorakalbereich, Ansicht von dorsal
Meninges covering parts of the thoracic region of the spinal cord (posterior view)

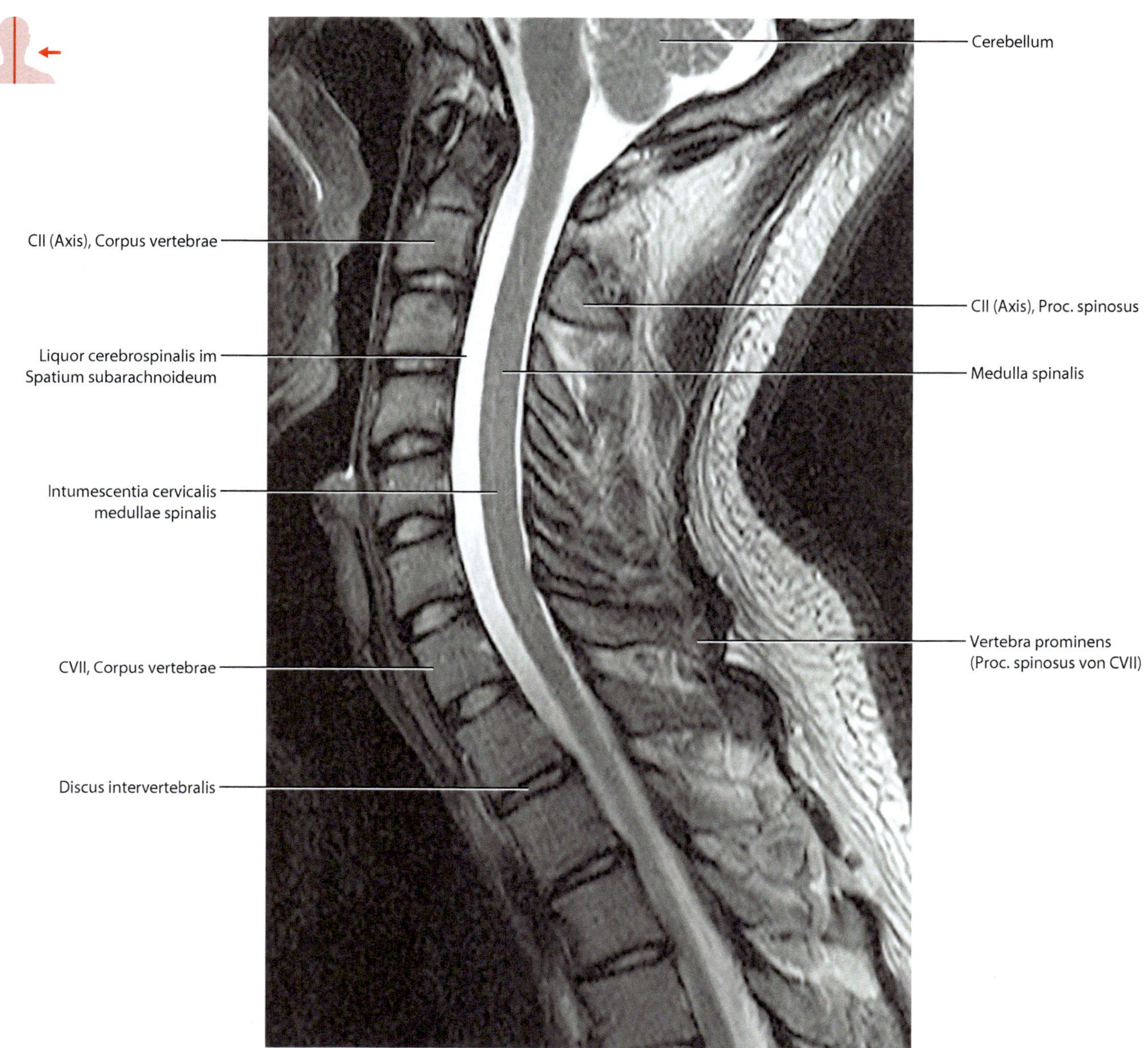

Obere und mittlere Anteile des Rückenmarks im Zervikal- und oberen Thorakalbereich, T2-gewichtetes MRT in Sagittalebene

Cervical and upper thoracic vertebral column showing upper and middle portions of spinal cord. T2-weighted MR image in sagittal plane

Vertebra thoracica, Corpus vertebrae
Vertebra thoracica, Proc. spinosus
Medulla spinalis
Liquor cerebrospinalis
Discus intervertebralis
LI, Corpus vertebrae
Intumescentia lumbosacralis
Conus medullaris
Cauda equina

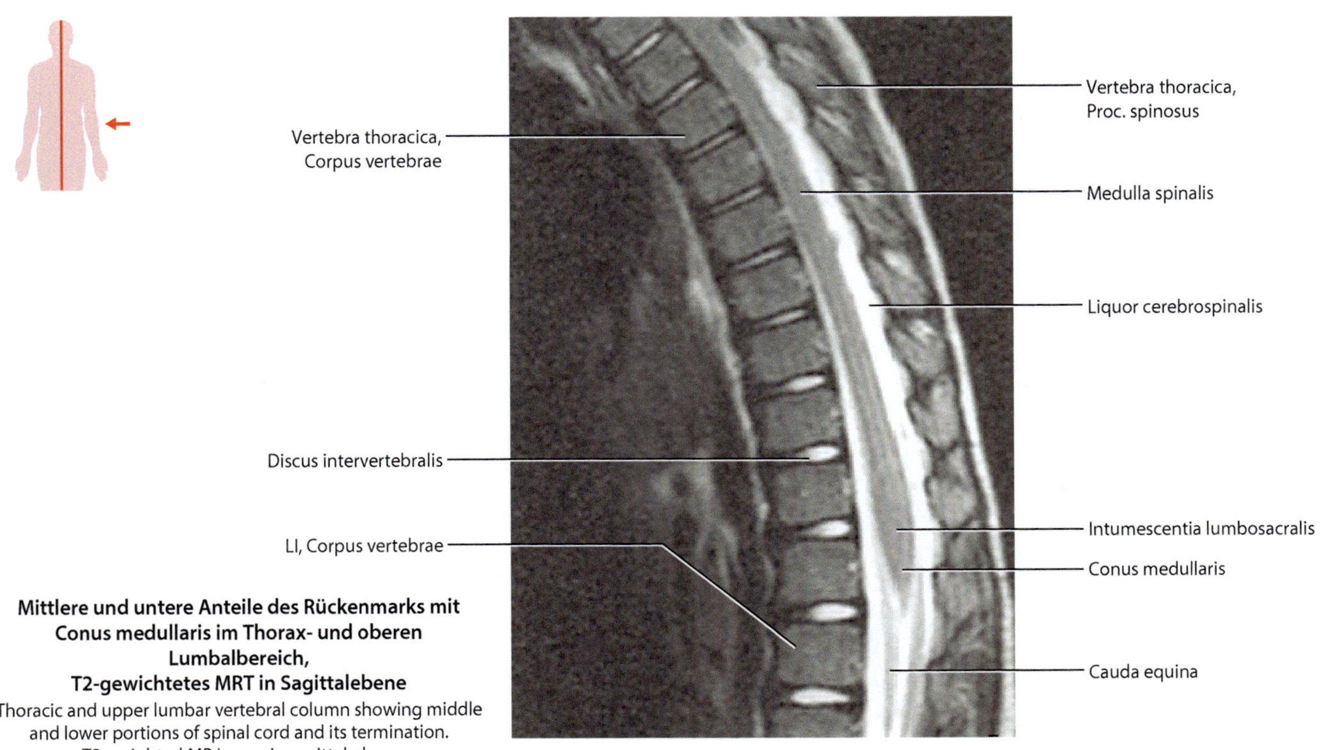

Mittlere und untere Anteile des Rückenmarks mit Conus medullaris im Thorax- und oberen Lumbalbereich, T2-gewichtetes MRT in Sagittalebene
Thoracic and upper lumbar vertebral column showing middle and lower portions of spinal cord and its termination. T2-weighted MR image in sagittal plane

Medulla spinalis
Conus medullaris
LI, Corpus vertebrae
Cauda equina
Liquor cerebrospinalis in der Cisterna lumbalis
Discus intervertebralis
Vertebra lumbalis, Proc. spinosus
SI
Ende des Durasacks

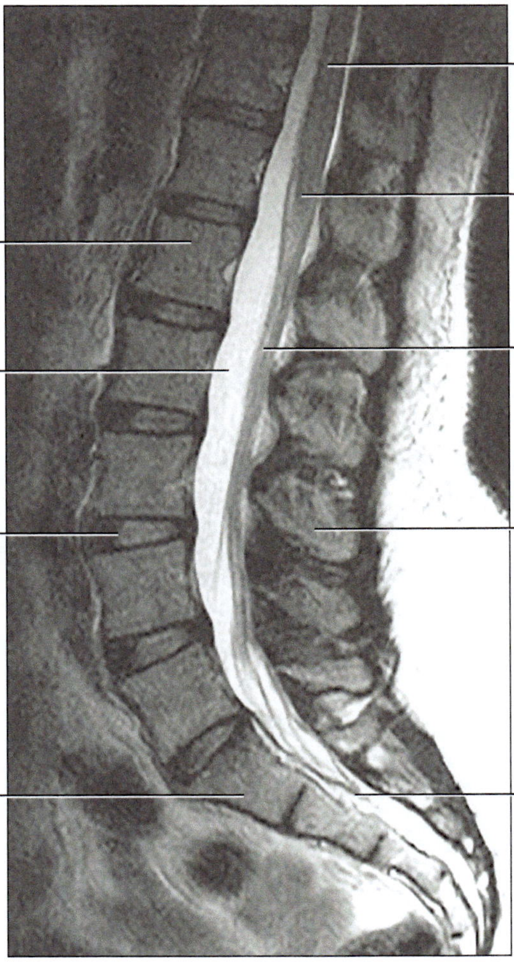

Conus medullaris mit Durasack im Lumbal- und Sakralbereich, T2-gewichtetes MRT in Sagittalebene
Lumbar and sacral vertebral column showing termination of spinal cord and continuation and termination of dural/arachnoid sac. T2-weighted MR image in sagittal plane

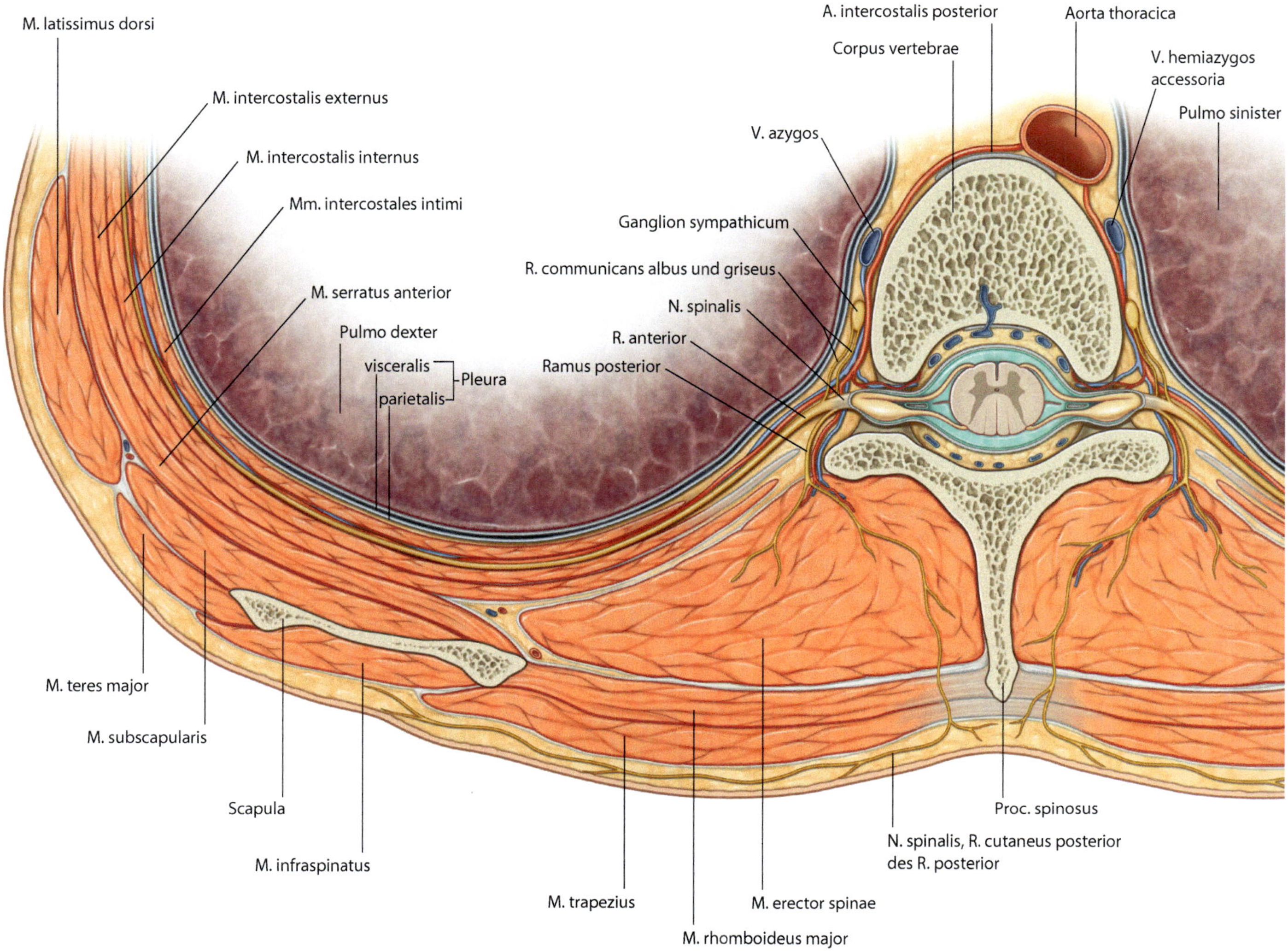

M. latissimus dorsi
M. intercostalis externus
M. intercostalis internus
Mm. intercostales intimi
M. serratus anterior
Pulmo dexter
visceralis
parietalis
Pleura
A. intercostalis posterior
Corpus vertebrae
Aorta thoracica
V. hemiazygos accessoria
Pulmo sinister
V. azygos
Ganglion sympathicum
R. communicans albus und griseus
N. spinalis
R. anterior
Ramus posterior
M. teres major
M. subscapularis
Scapula
M. infraspinatus
M. trapezius
M. rhomboideus major
M. erector spinae
Proc. spinosus
N. spinalis, R. cutaneus posterior des R. posterior

Querschnitt durch die Thoraxregion
Transverse section through thoracic region of vertebral column

Pulmo dexter
Aorta thoracica
Pulmo sinister
Scapula
M. rhomboideus
M. trapezius
Mm. transversospinales
M. erector spinae

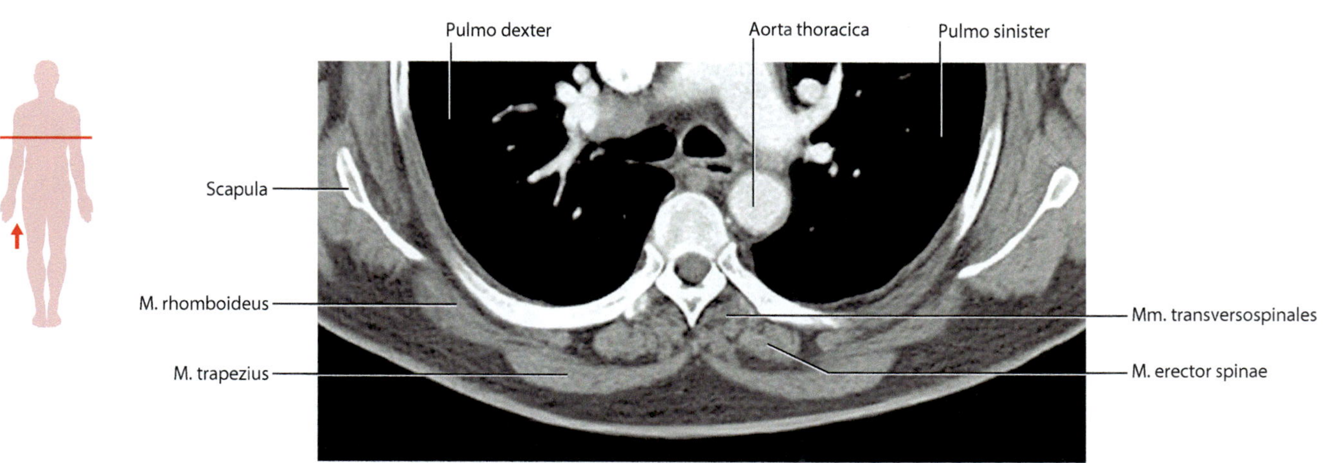

Thorakalregion mit Rückenmuskulatur, CT in Axialebene
Thoracic region of back. CT image in axial plane

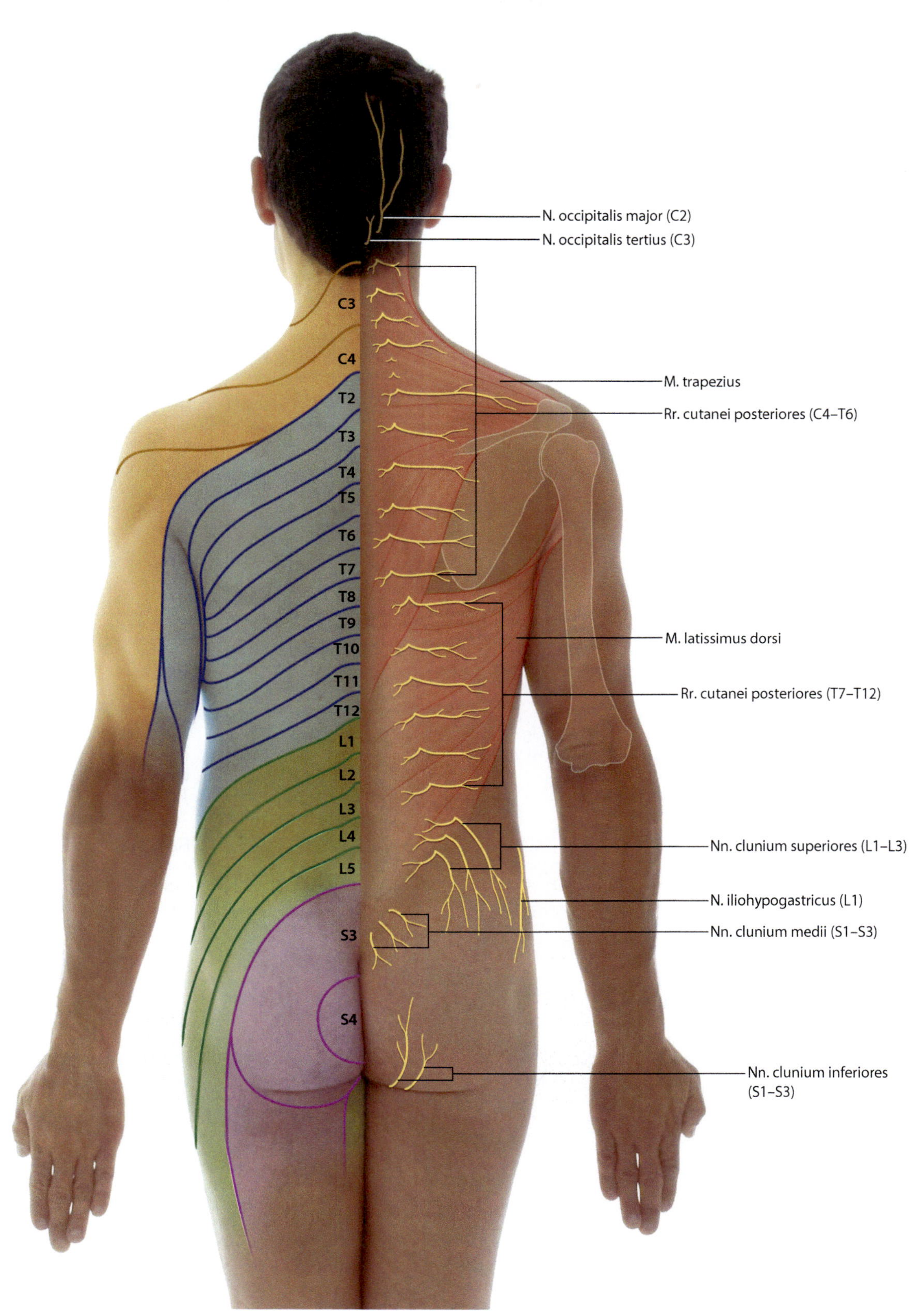

Dermatome und Hautnerven des Rückens
Dermatomes and cutaneous nerves of the back

Oberflächliche Rückenmuskeln (Schultergürtel)

Muskel		Ursprung	Ansatz	Innervation	Funktion
M. trapezius	1	**Pars descendens:** Os occipitale (Linea nuchalis superior), Lig. nuchae, **Pars transversa** und **Pars ascendens:** Procc. spinosi von CVII bis TXII	**Pars descendens:** laterales Drittel der Clavicula, **Pars transversa:** Acromion, **Pars ascendens:** Spina scapulae	**Motorisch:** N. accessorius [XI]; Propriozeption: C3 und C4	Unterstützung der Scapularotation bei Abduktion des Humerus über die Horizontale; Elevation (Pars descends), Adduktion (Pars transversa) und Senken (Pars ascendens) der Skapula
M. latissimus dorsi	2	Procc. spinosi von TVII bis LV und Os sacrum, Crista iliaca, Rippen X bis XII	Crista tuberculi minoris	N. thoracodorsalis (C6 bis C8)	Retroversion, Adduktion und Innenrotation des Humerus
M. levator scapulae	3	Procc. transversi von CI bis CIV	Angulus superior scapulae	C3 bis C4 und N. dorsalis scapulae (C4, C5)	Elevation der Skapula
M. rhomboideus major	4	Procc. spinosi von TI bis TIV	Margo medialis scapulae zwischen Spina scapulae und Angulus inferior	N. dorsalis scapulae (C4, C5)	Retraktion und Heben der Skapula, fixiert die Skapula am Thorax
M. rhomboideus minor	5	unterer Bereich des Lig. nuchae, Procc. spinosi von CVII und TI	Margo medialis scapulae im Bereich der Spina scapulae	N. dorsalis scapulae (C4, C5)	Retraktion und Heben der Skapula, fixiert die Skapula am Thorax

Mittlere Rückenmuskeln

Muskel		Ursprung	Ansatz	Innervation	Funktion
M. serratus posterior superior	6	unterer Bereich des Lig. nuchae, Procc. spinosi von CVII bis TIII und Ligg. supraspinalia	Rippen II bis V unmittelbar lateral des Angulus costae	Rami anteriores der oberen Nn. thoracici (T2 bis T5)	Heben der Rippen II bis V (Inspiration)
M. serratus posterior inferior	7	Procc. spinosi von TXI bis LIII und Ligg. supraspinalia	Unterrand der Rippen IX bis XII unmittelbar lateral des Angulus costae	Rami anteriores der unteren Nn. thoracici (T9 bis T12)	Senken der Rippen IX bis XII und evtl. Verhinderung des Hebens der unteren Rippen bei Kontraktion des Zwerchfells

Spinotransversales System (tiefe Rückenmuskeln)

Muskel		Ursprung	Ansatz	Innervation	Funktion
M. splenius capitis	8	untere Hälfte des Lig. nuchae, Procc. spinosi von CVII bis TIV	Proc. mastoideus, (unterhalb des lateralen Drittels der Linea nuchalis superior)	Rami posteriores der mittleren Nn. cervicales	beidseitige Kontraktion: Dorsalextension des Kopfes und des Halses; einseitige Kontraktion: ipsilaterale Lateralflexion und Rotation des Kopfes
M. splenius cervicis	9	Procc. spinosi von TIII bis TVI	Procc. transversi von CI bis CIII	Rami posteriores der unteren Nn. cervicales	beidseitige Kontraktion: Dorsalextension des Halses; einseitige Kontraktion: ipsilaterale Lateralflexion und Rotation des Kopfes

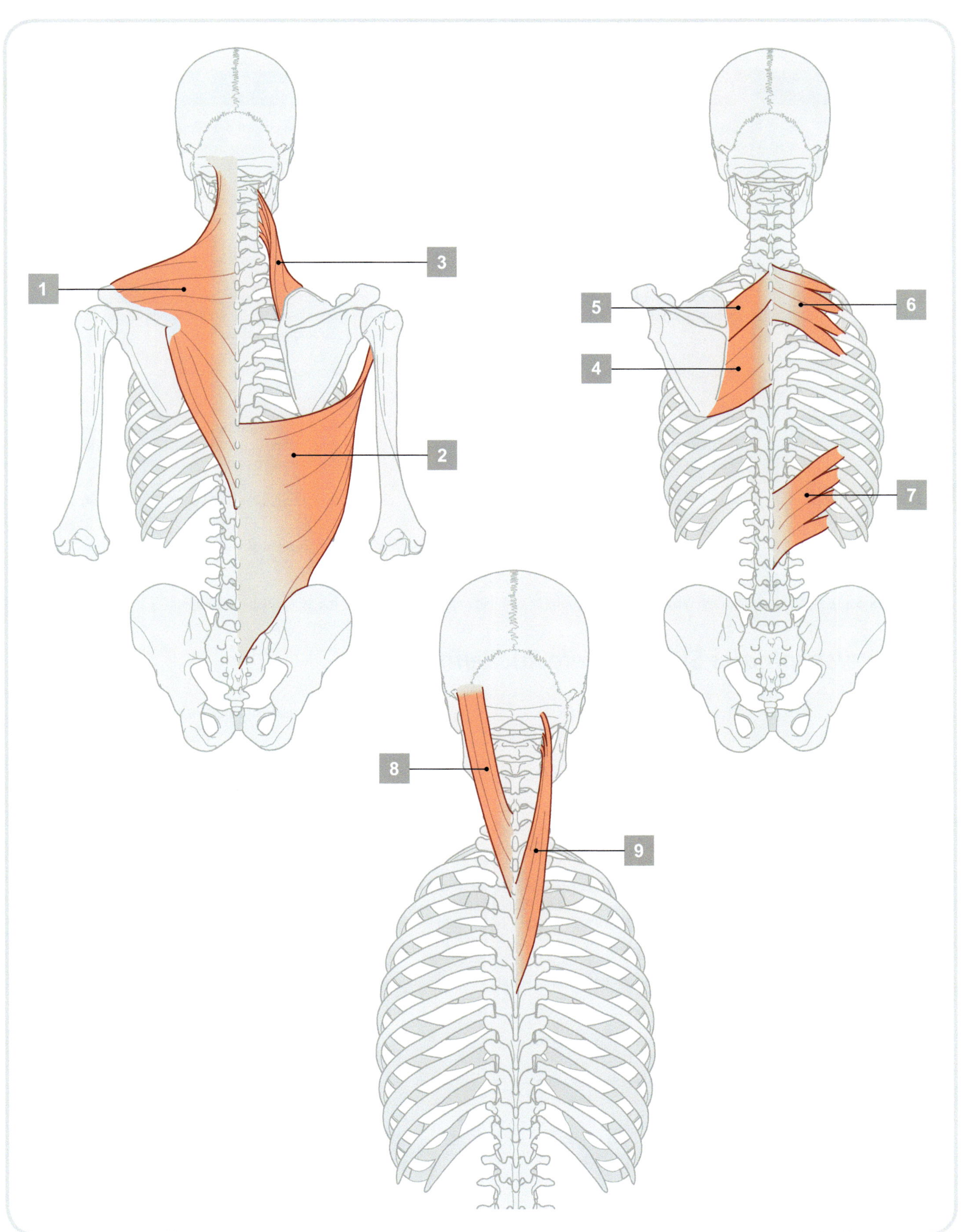

1
2
3
4
5
6
7
8
9

Spinotransversales System (tiefe Rückenmuskeln)

Muskel		Ursprung	Ansatz
M. iliocostalis lumborum	1	Os sacrum, Procc. spinosi der Lendenwirbel und der unteren zwei Brustwirbel sowie ihrer Ligg. supraspinalia, Crista iliaca	Angulus costae der Rippen V bis XII
M. iliocostalis thoracis	2	Angulus costae der Rippen VII bis XII	Angulus costae der Rippen I bis VII, Proc. transversus von CVII
M. iliocostalis cervicis	3	Angulus costae der Rippen III bis VI	Procc. transversi von CIV bis CVI
M. longissimus thoracis	4	verschmilzt in der Lumbalregion mit M. iliocostalis; Befestigung an Procc. transversi der Lendenwirbel	Procc. transversi aller Brustwirbel; untere neun oder zehn Rippen unmittelbar lateral der Tubercula costarum
M. longissimus cervicis	5	Procc. transversi von TI bis TV	Procc. transversi von CII bis CVI
M. longissimus capitis	6	verschmilzt in der Lumbalregion mit M. iliocostalis; Befestigung an Procc. transversi der Lendenwirbel	Procc. transversi aller Brustwirbel; untere neun oder zehn Rippen unmittelbar lateral der Tubercula costarum
M. spinalis thoracis	7	Procc. spinosi von TX oder TXI bis LII	Procc. spinosi von TI bis TVIII (variabel)
M. spinalis cervicis	8	unterer Bereich des Lig. nuchae und Proc. spinosus von CVII (manchmal auch TI oder TII)	Procc. spinosi von CII bis CV
M. spinalis capitis	9	verschmilzt normalerweise mit M. semispinalis capitis	mit M. semispinalis capitis

Transversospinales System (tiefe Rückenmuskeln)

Muskel		Ursprung	Ansatz
M. semispinalis thoracis	10	Procc. transversi von TVI bis TX	Procc. spinosi von CVII bis TIV
M. semispinalis cervicis	11	Procc. transversi von TI bis TV	Procc. spinosi von CII bis CV
M. semispinalis capitis	12	Procc. transversi von TI bis TVI (oder TVII) und CVII und Procc. articulares von CIV bis CVI	medialer Abschnitt des Bereichs zwischen Linea nuchalis superior und inferior des Os occipitale
Mm. multifidi	13	Os sacrum, Spina iliaca posterior superior, Procc. mammillares der Lendenwirbel, Procc. transversi der Brustwirbel, Procc. articulares von CIV bis CVII	Basis der Procc. spinosi aller Wirbel von CII bis LV
Mm. rotatores lumborum	14	Procc. mammillares der Lendenwirbel	Procc. spinosi der Lendenwirbel
Mm. rotatores thoracis	15	Procc. transversi der Brustwirbel	Procc. spinosi der Brustwirbel
Mm. rotatores cervicis	16	Procc. articulares der Halswirbel	Procc. spinosi der Halswirbel

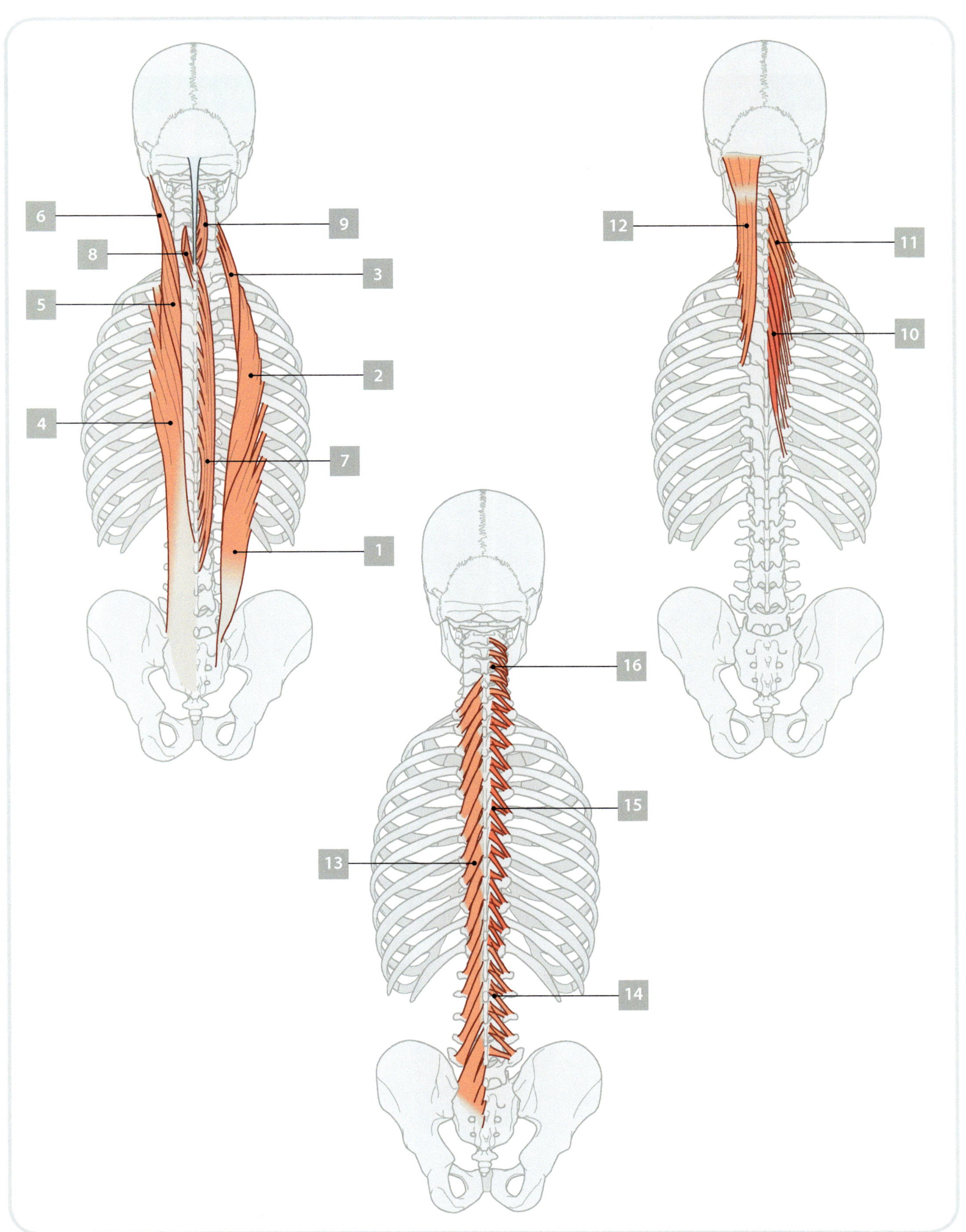
6
8
5
4
9
3
2
7
1
12
11
10
16
15
13
14

Segmentale Rückenmuskeln (tiefe Rückenmuskeln)

Muskel		Ursprung	Ansatz	Funktion
Mm. levatores costarum (longi und breves)	1	Procc. transversi von CVII bis TXI	Angulus costae der Rippen I bis XII	Rippenhebung, Lateralflexion der Wirbelsäule
Mm. interspinales	2	**Pars lumbalis:** Procc. spinosi von LI bis LV; **Pars thoracalis:** Procc. spinosi von TI bis TXII; **Pars cervicalis:** Procc. spinosi von CII bis VII;	die Muskeln verlaufen zwischen den jeweiligen Procc. spinosi der benachbarten Wirbel	Körperhaltung, Stabilisierung benachbarter Wirbel bei Bewegungen der Wirbelsäule
Mm. intertransversarii	3	unterteilt in: Mm. intertransversarii laterales lumborum, mediales lumborum, thoracis, posteriores cervicis, anteriores cervicis	die Muskeln verlaufen zwischen den jeweiligen Procc. transversi der benachbarten Wirbel	Körperhaltung, Stabilisierung benachbarter Wirbel bei Bewegungen der Wirbelsäule

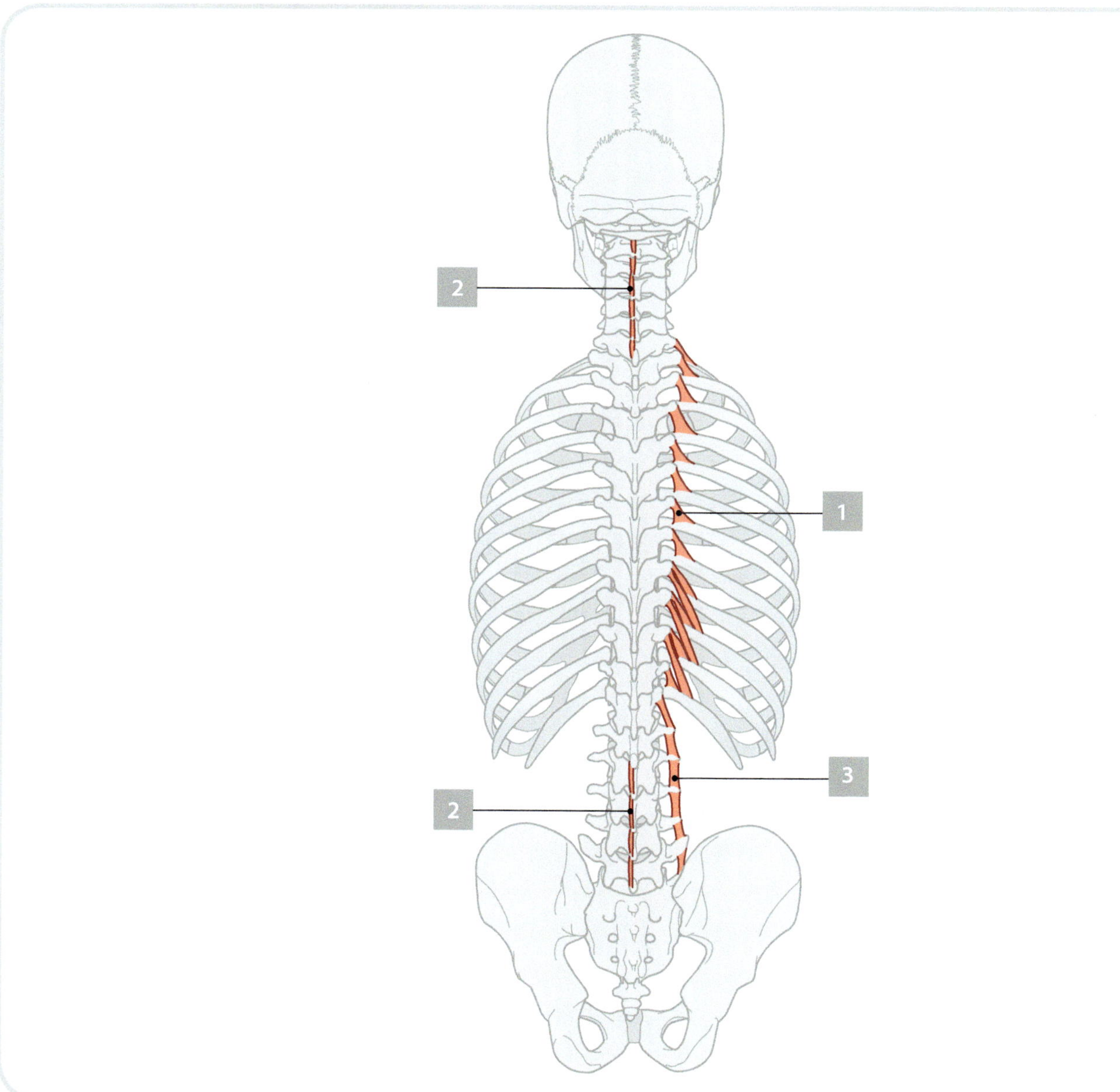

Tiefe Nackenmuskulatur

Muskel		Ursprung	Ansatz	Innervation	Funktion
M. rectus capitis posterior major	1	Proc. spinosus von CII (Axis)	lateraler Bereich des Os occipitale unterhalb der Linea nuchalis inferior	Ramus posterior von C1	Dorsalextension und ipsilaterale Rotation des Kopfes
M. rectus capitis posterior minor	2	Tuberculum posterior von CI (Atlas)	medialer Bereich des Os occipitale unterhalb der Linea nuchalis inferior	Ramus posterior von C1	Dorsalextension des Kopfes
M. obliquus capitis superior	3	Proc. transversus von CI (Atlas)	Os occipitale zwischen Linea nuchalis superior und inferior	Ramus posterior von C1	Dorsalextension und ipsilaterale Lateralflexion des Kopfes
M. obliquus capitis inferior	4	Proc. spinosus von CII (Axis)	Proc. transversus von CI (Atlas)	Ramus posterior von C1	ipsilaterale Rotation des Kopfes

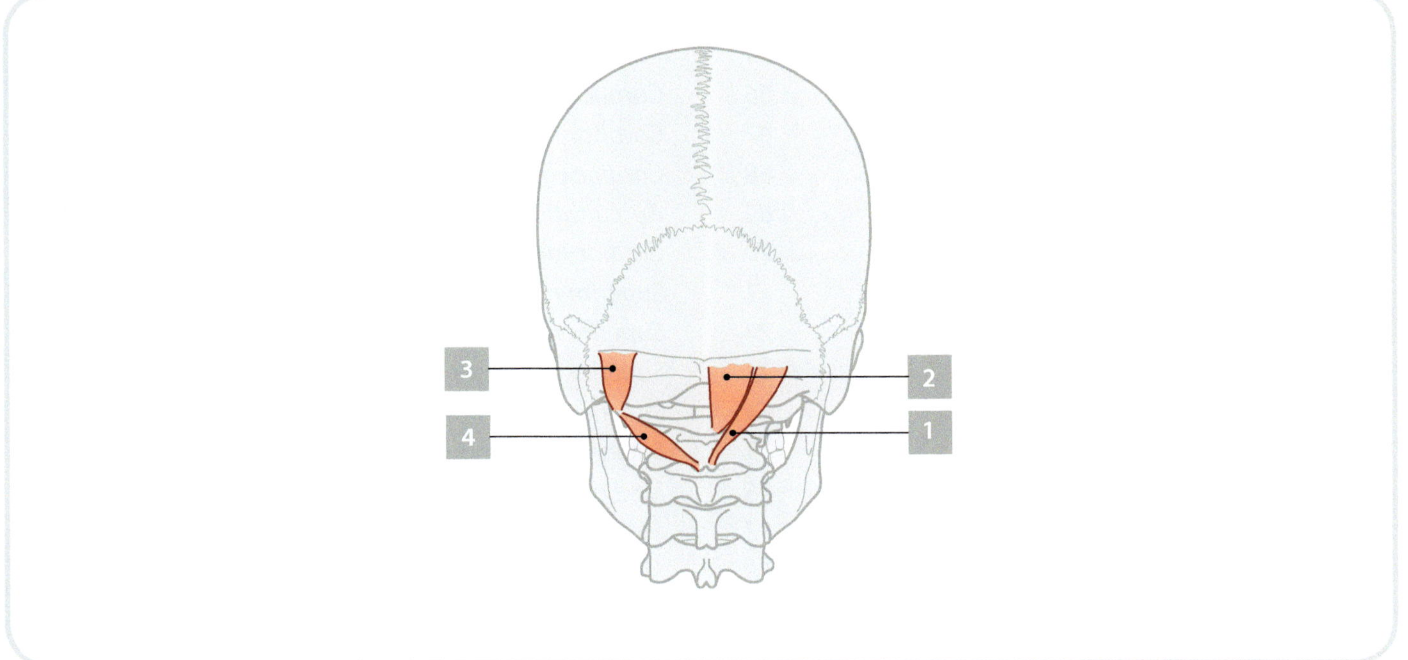

CONTENTS

Thorax

3 THORAX

INHALT

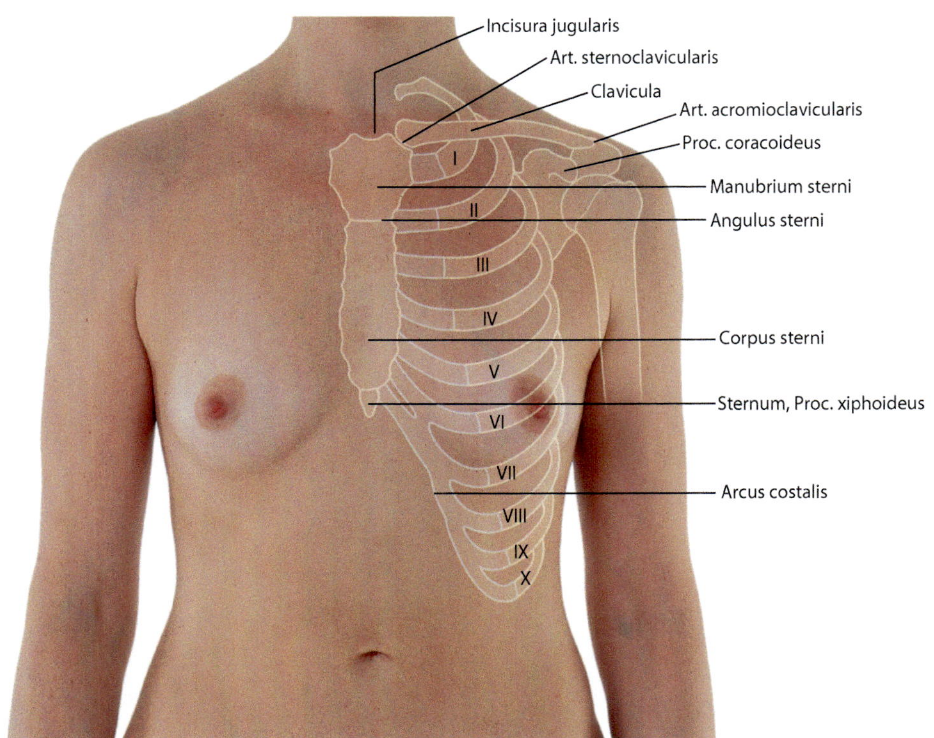

Ventrale Rumpfwand der Frau
Anterior chest wall in a woman

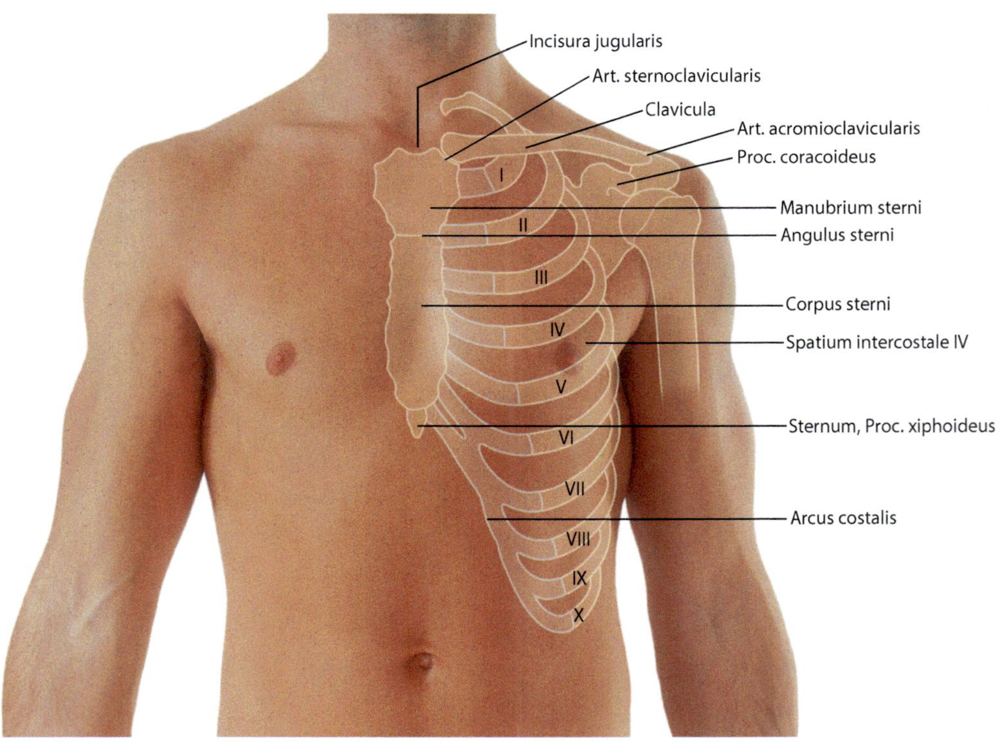

Ventrale Rumpfwand des Mannes
Anterior chest wall in a man

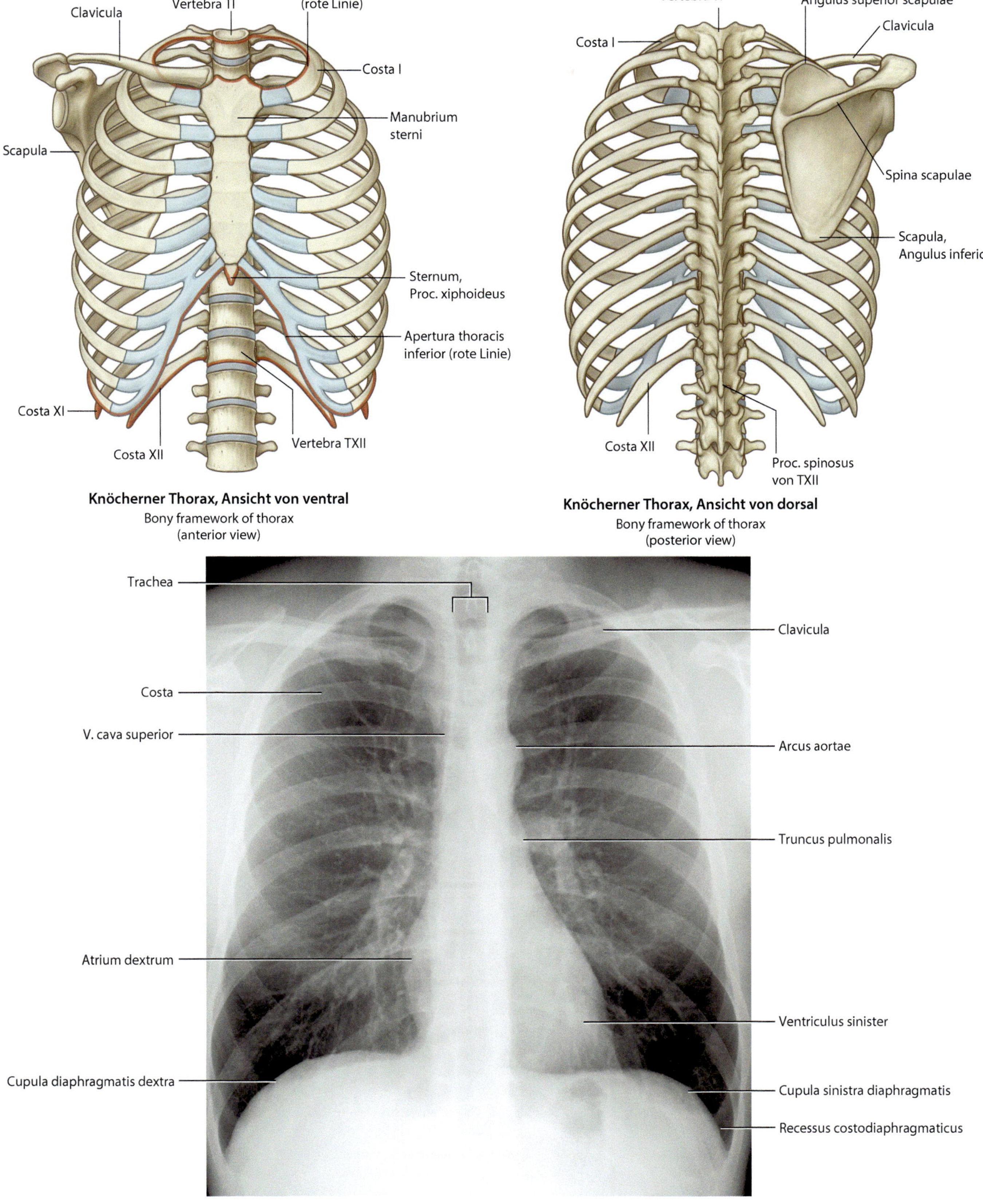

Knöcherner Thorax, Ansicht von ventral
Bony framework of thorax (anterior view)

Knöcherner Thorax, Ansicht von dorsal
Bony framework of thorax (posterior view)

Lage anatomischer Strukturen im Thorax, Röntgenbild im anterior-posterioren Strahlengang
Positioning of structures in chest. Radiograph, AP view

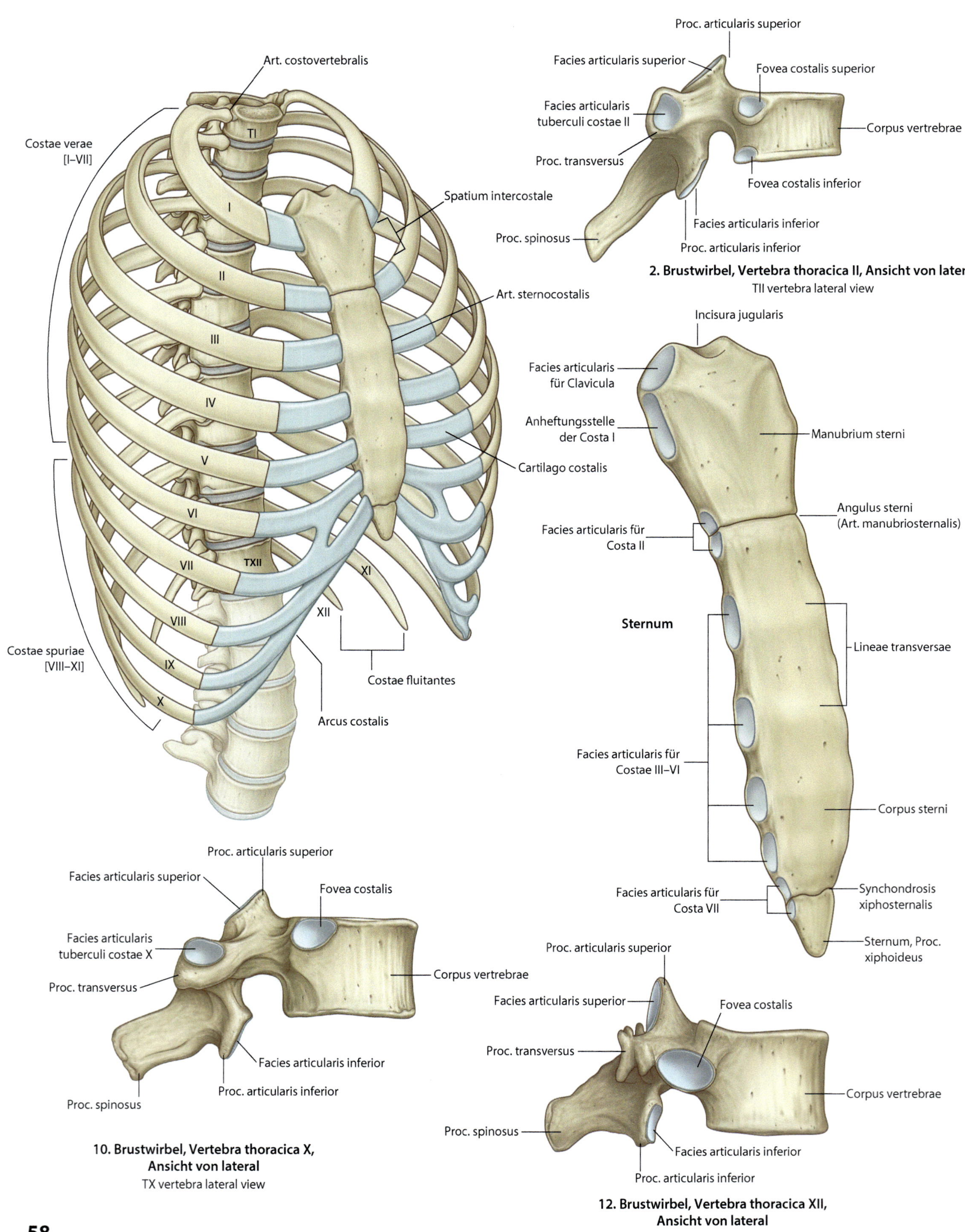

2. Brustwirbel, Vertebra thoracica II, Ansicht von lateral
TII vertebra lateral view

10. Brustwirbel, Vertebra thoracica X, Ansicht von lateral
TX vertebra lateral view

12. Brustwirbel, Vertebra thoracica XII, Ansicht von lateral
TXII vertebra lateral view

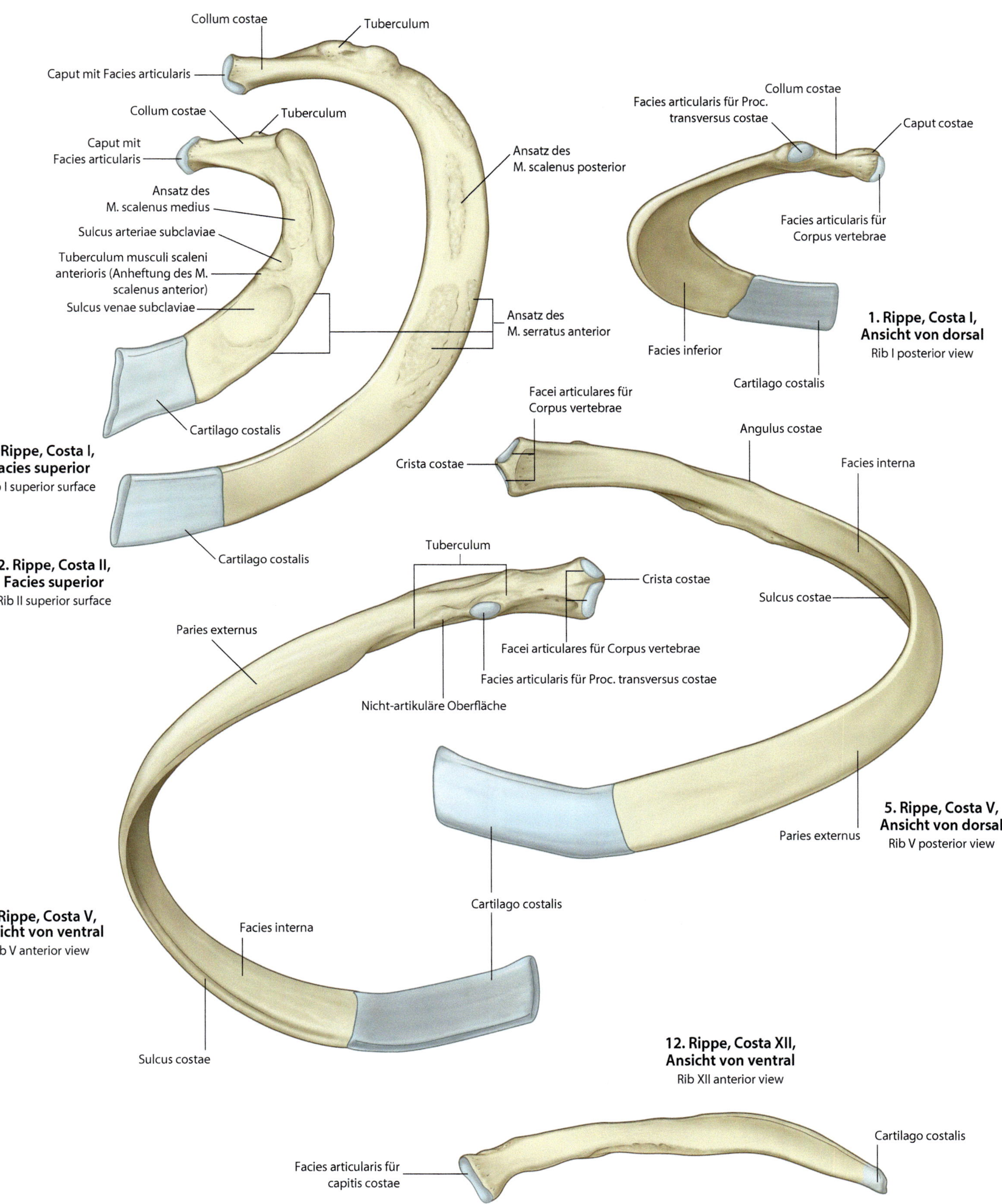

. Rippe, Costa I,
acies superior
o I superior surface

2. Rippe, Costa II,
Facies superior
Rib II superior surface

1. Rippe, Costa I,
Ansicht von dorsal
Rib I posterior view

5. Rippe, Costa V,
Ansicht von dorsal
Rib V posterior view

Rippe, Costa V,
sicht von ventral
ib V anterior view

12. Rippe, Costa XII,
Ansicht von ventral
Rib XII anterior view

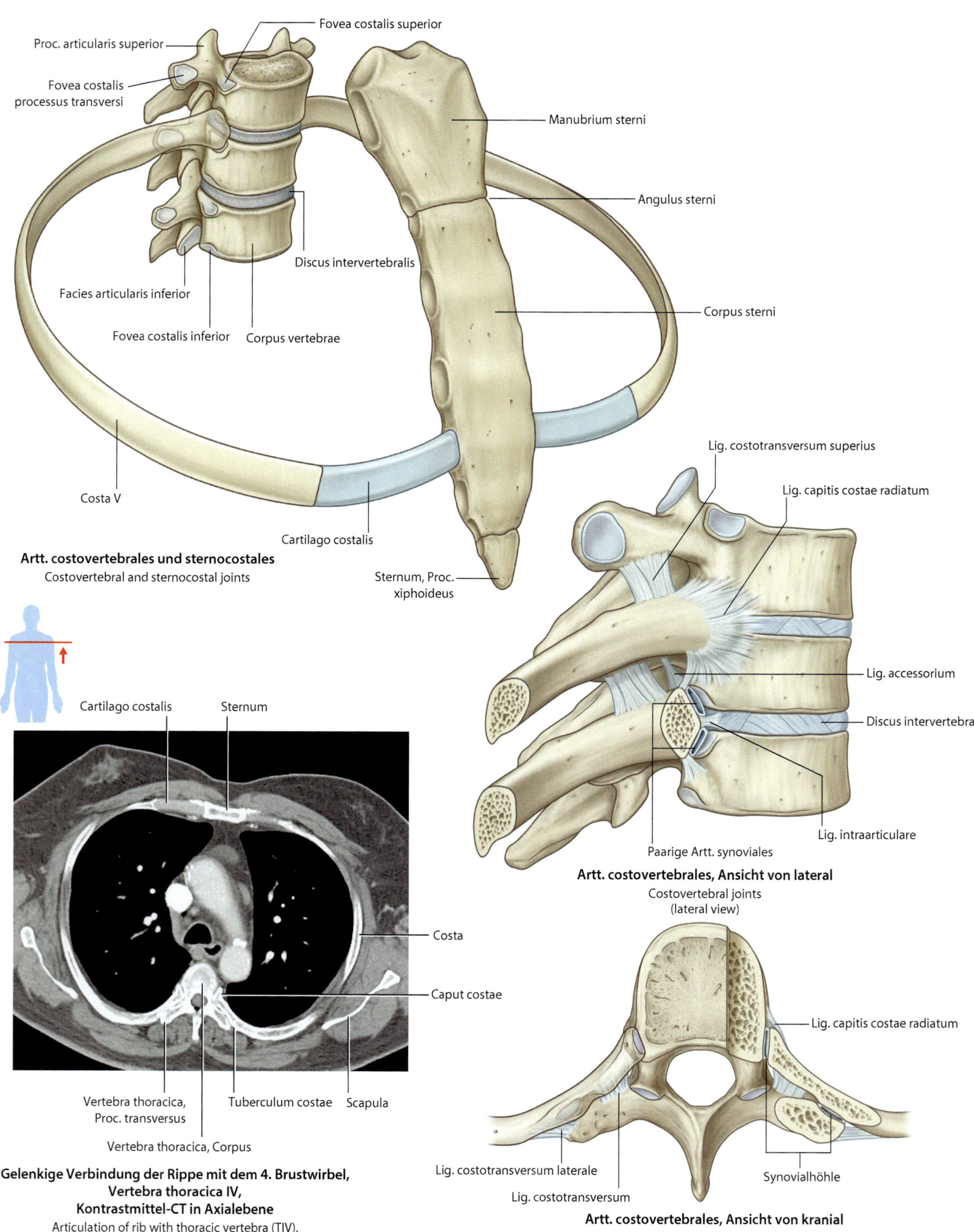

Artt. costovertebrales und sternocostales
Costovertebral and sternocostal joints

Artt. costovertebrales, Ansicht von lateral
Costovertebral joints (lateral view)

Gelenkige Verbindung der Rippe mit dem 4. Brustwirbel, Vertebra thoracica IV, Kontrastmittel-CT in Axialebene
Articulation of rib with thoracic vertebra (TIV). CT image, with contrast, in axial plane

Artt. costovertebrales, Ansicht von kranial
Costovertebral joints (superior view)

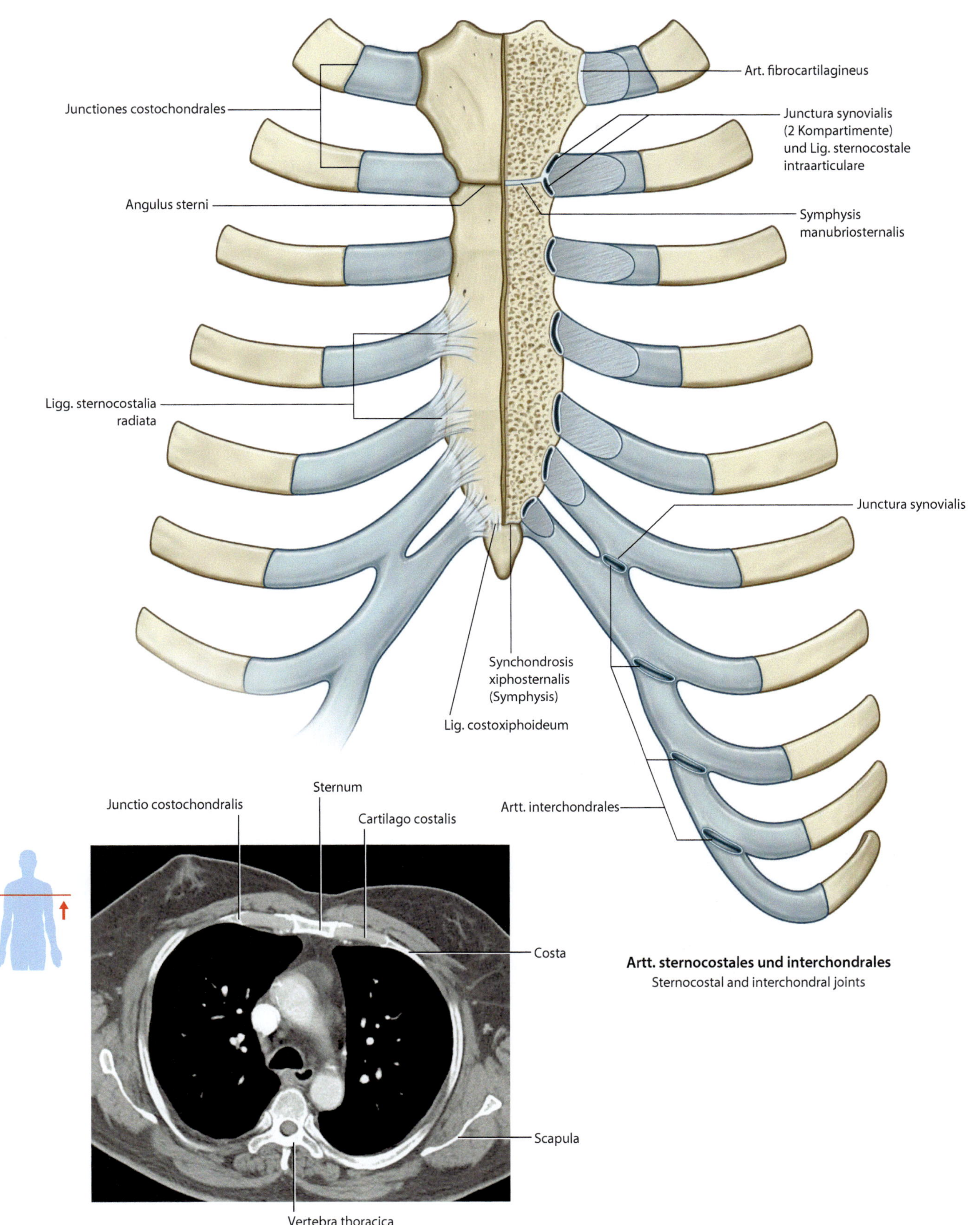

Artt. sternocostales und interchondrales
Sternocostal and interchondral joints

Gelenkige Verbindung des Rippenknorpels, Cartilago costalis, mit dem Brustbein, Sternum, Kontrastmittel-CT in Axialebene
Articulation of costal cartilage with sternum. CT image, with contrast, in axial plane

M. pectoralis major
Proc. axillaris

Areola mammae
Papilla mammae

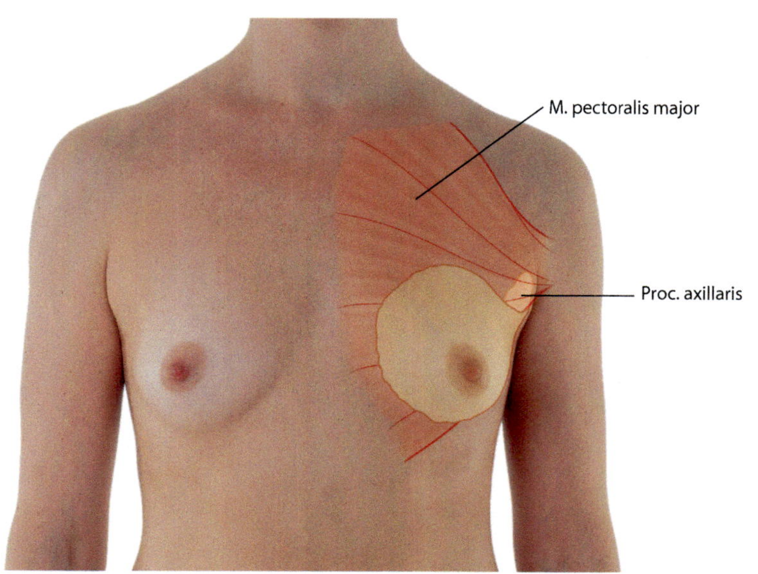

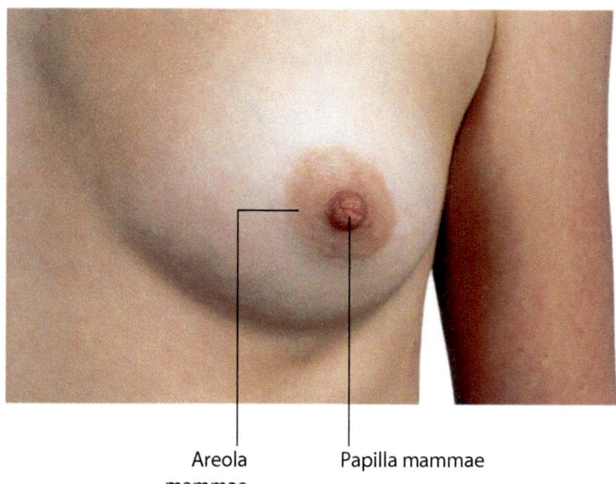

Ansicht von ventral
Anterior view

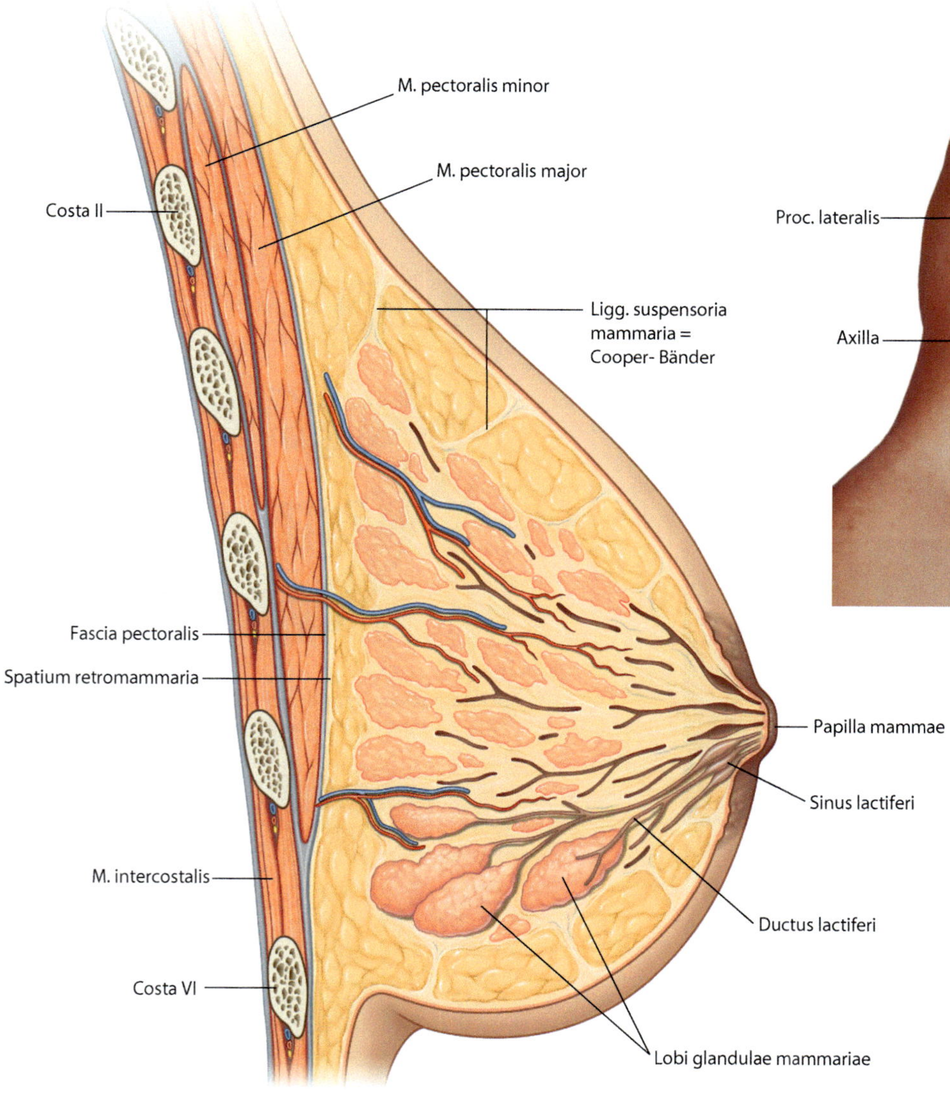

M. pectoralis minor
M. pectoralis major
Costa II
Ligg. suspensoria mammaria = Cooper- Bänder
Fascia pectoralis
Spatium retromammaria
Papilla mammae
Sinus lactiferi
M. intercostalis
Ductus lactiferi
Costa VI
Lobi glandulae mammariae

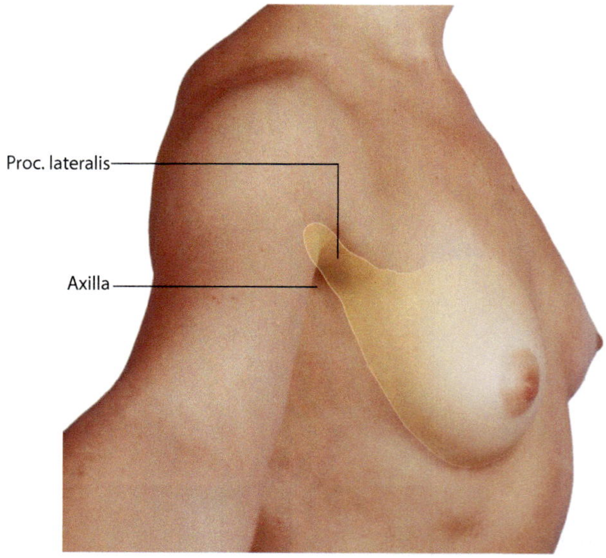

Proc. lateralis
Axilla

Ansicht von lateral
Lateral view

Sagittalschnitt
Sagittal section

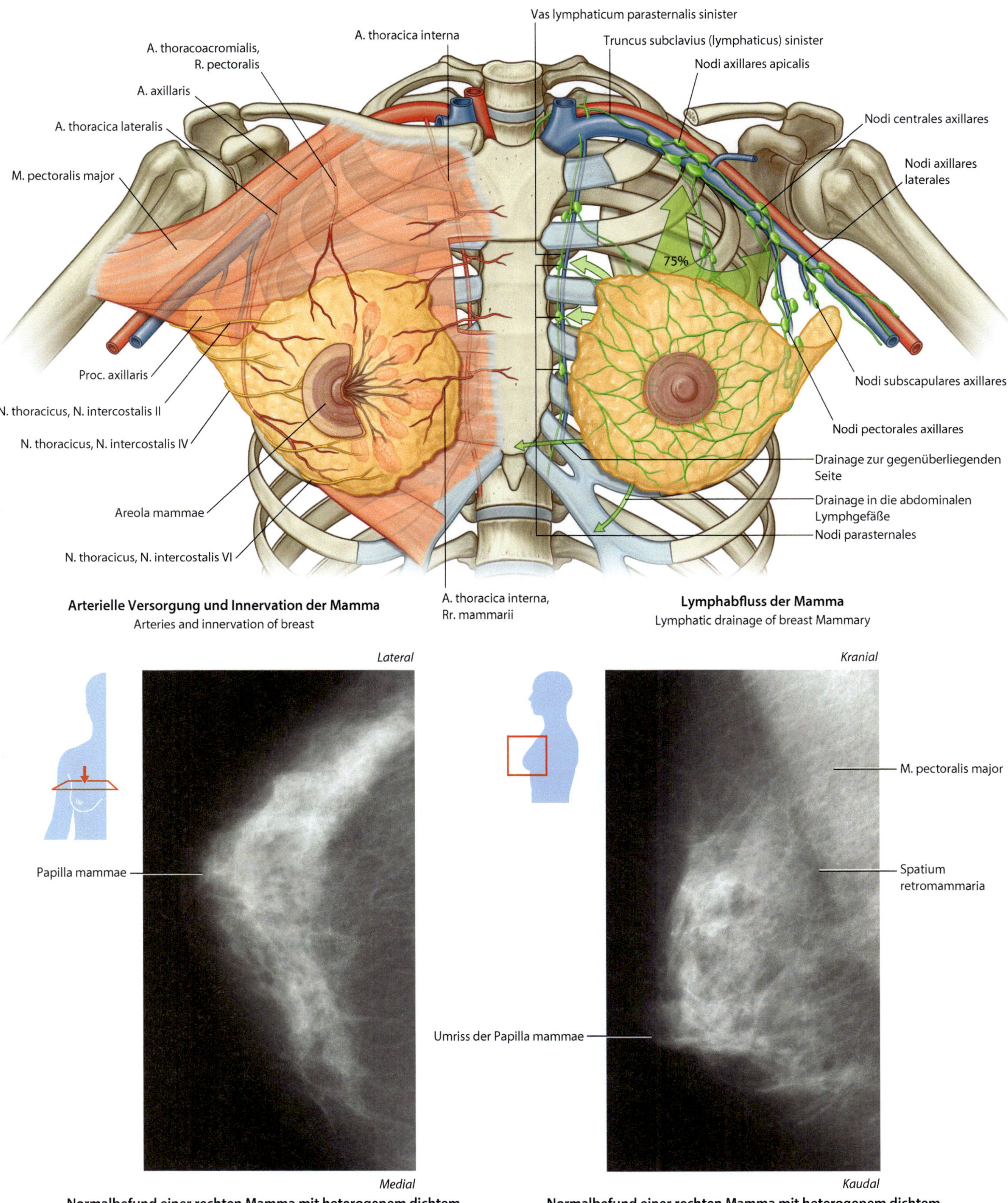

Arterielle Versorgung und Innervation der Mamma
Arteries and innervation of breast

Lymphabfluss der Mamma
Lymphatic drainage of breast Mammary

Normalbefund einer rechten Mamma mit heterogenem dichtem Erscheinungsbild, Mammographie im kraniokaudalen Strahlengang
Mammography. Craniocaudal (cc) view of a normal right breast showing a heterogeneously dense appearance

Normalbefund einer rechten Mamma mit heterogenem dichtem Erscheinungsbild, Mammographie im schräg mediolateralen Strahlengang
Mammography. Mediolateral oblique (mlo) view of a normal right breast showing a heterogeneously dense appearance

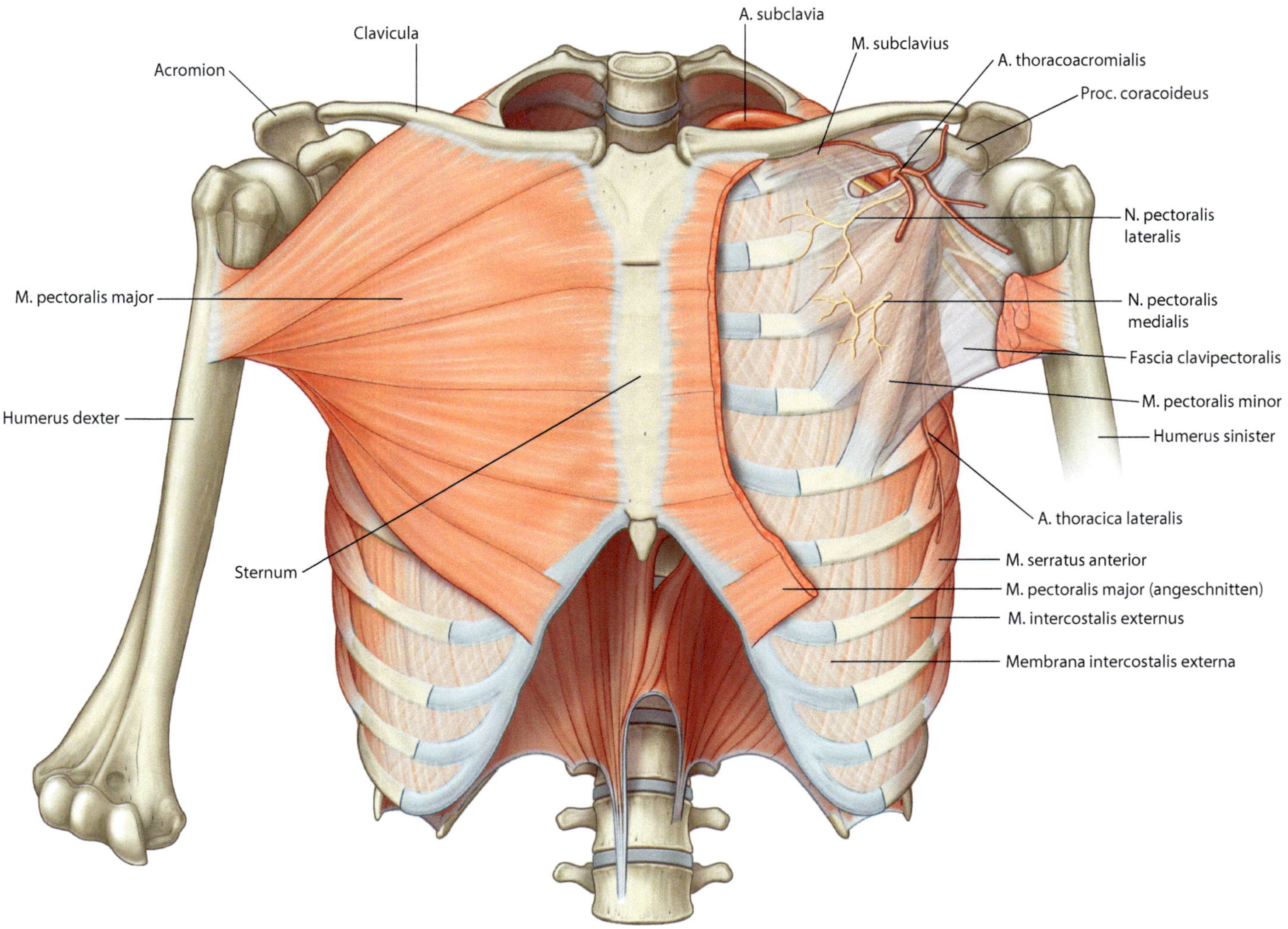

A. subclavia
Clavicula
M. subclavius
A. thoracoacromialis
Acromion
Proc. coracoideus
N. pectoralis lateralis
M. pectoralis major
N. pectoralis medialis
Fascia clavipectoralis
M. pectoralis minor
Humerus dexter
Humerus sinister
A. thoracica lateralis
M. serratus anterior
Sternum
M. pectoralis major (angeschnitten)
M. intercostalis externus
Membrana intercostalis externa

M. pectoralis major und zugehörige tiefer gelegene Strukturen
Pectoralis major muscle and related deep structures

Sternum
M. pectoralis major
A. thoracica interna
M. pectoralis minor
M. serratus anterior
Scapula

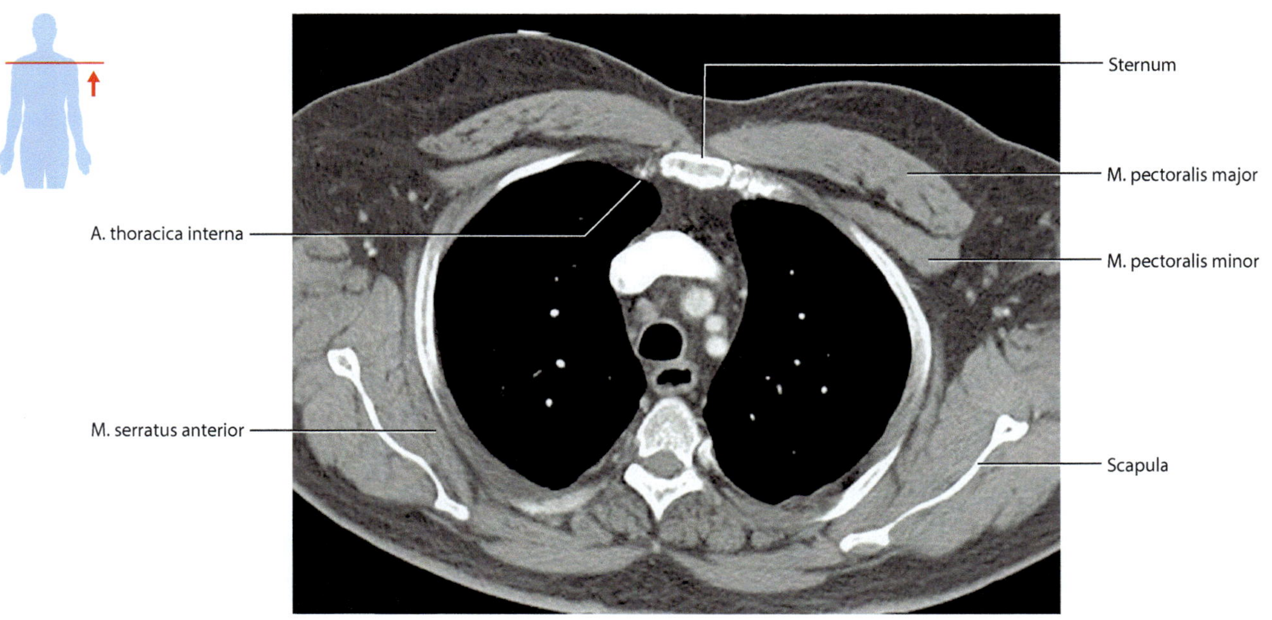

Mm. pectoralis major und minor der ventralen Rumpfwand, Kontrastmittel-CT in Axialebene
Pectoralis major and minor muscles on anterior thoracic wall.
CT image, with contrast, in axial plane

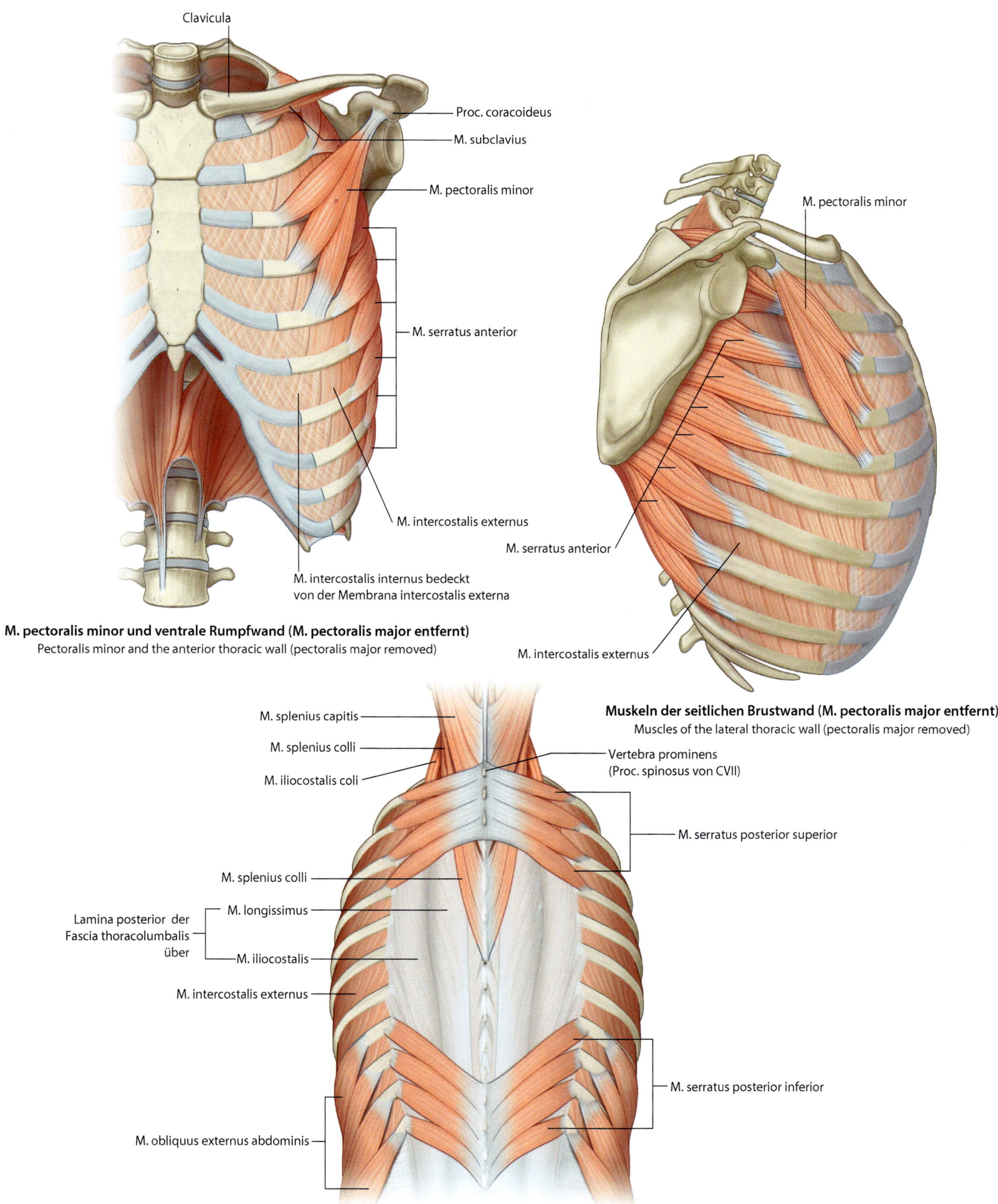

M. pectoralis minor und ventrale Rumpfwand (M. pectoralis major entfernt)
Pectoralis minor and the anterior thoracic wall (pectoralis major removed)

Muskeln der seitlichen Brustwand (M. pectoralis major entfernt)
Muscles of the lateral thoracic wall (pectoralis major removed)

Muskeln der dorsalen Rumpfwand
Muscles of the posterior thoracic wall

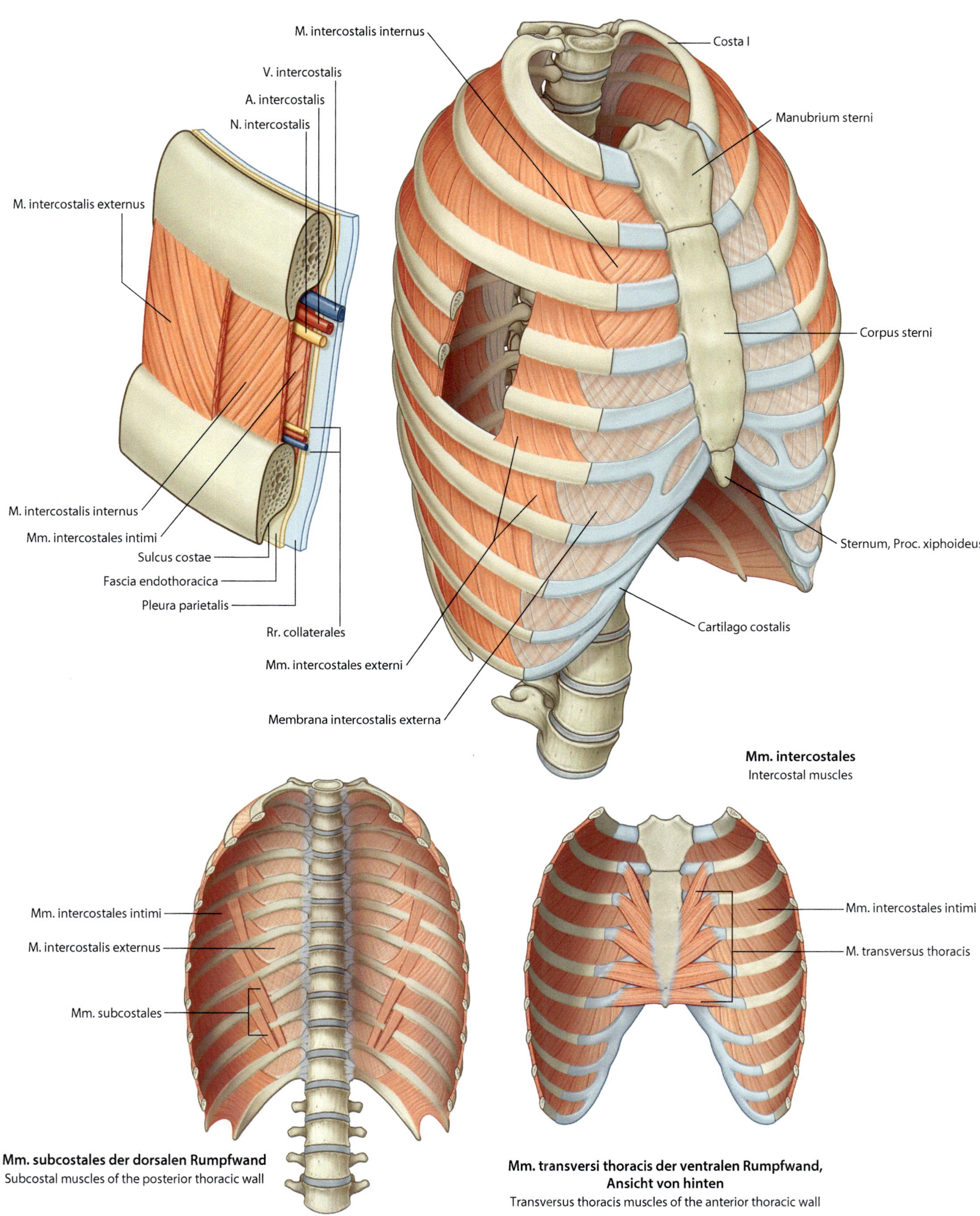

Mm. intercostales
Intercostal muscles

Mm. subcostales der dorsalen Rumpfwand
Subcostal muscles of the posterior thoracic wall

Mm. transversi thoracis der ventralen Rumpfwand, Ansicht von hinten
Transversus thoracis muscles of the anterior thoracic wall

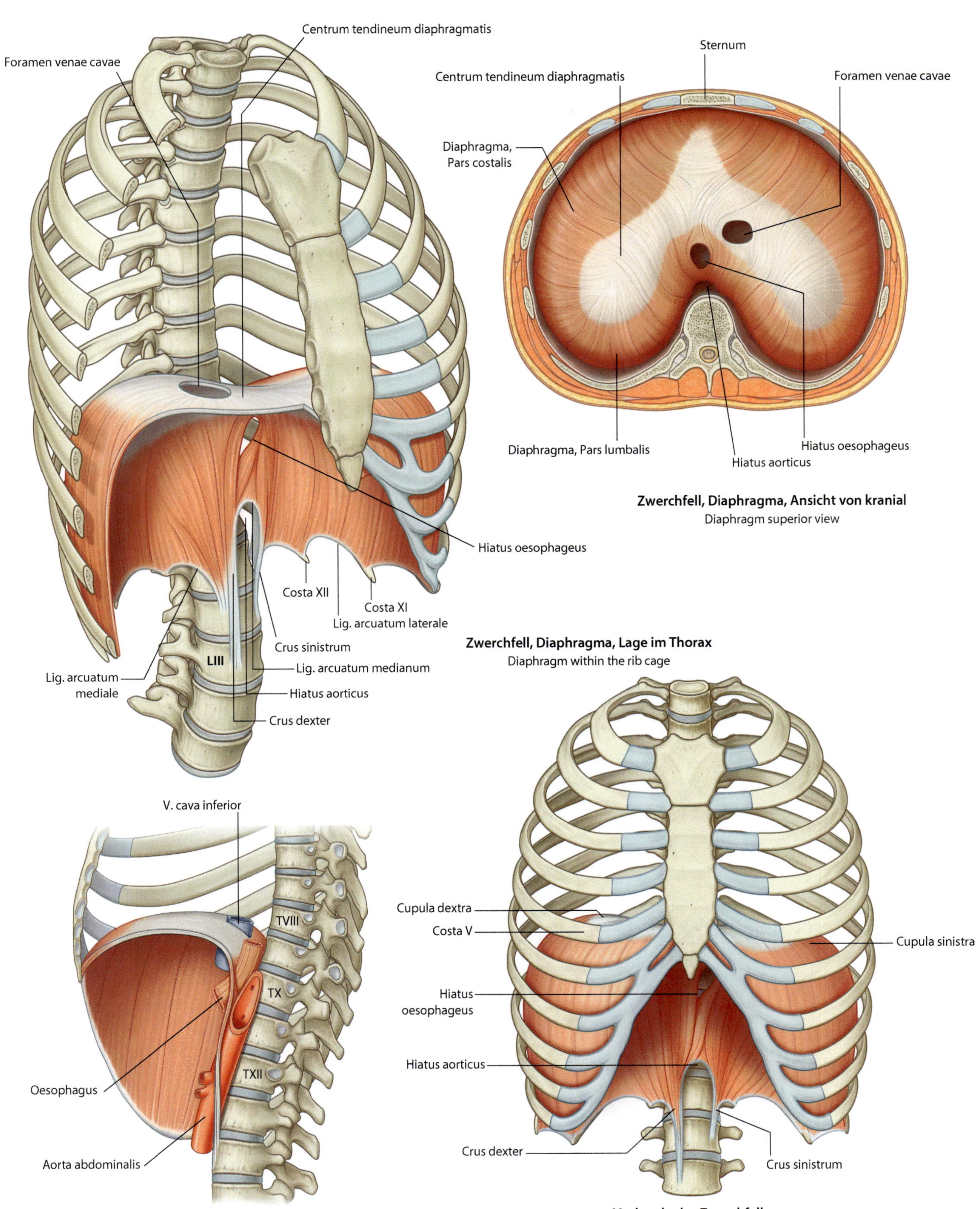

Zwerchfell, Diaphragma, Ansicht von kranial
Diaphragm superior view

Zwerchfell, Diaphragma, Lage im Thorax
Diaphragm within the rib cage

Wichtige Strukturen, die durch das Zwerchfell hindurch verlaufen
Major structures that pass through the diaphragm

Merkmale des Zwerchfells
Features of diaphragm

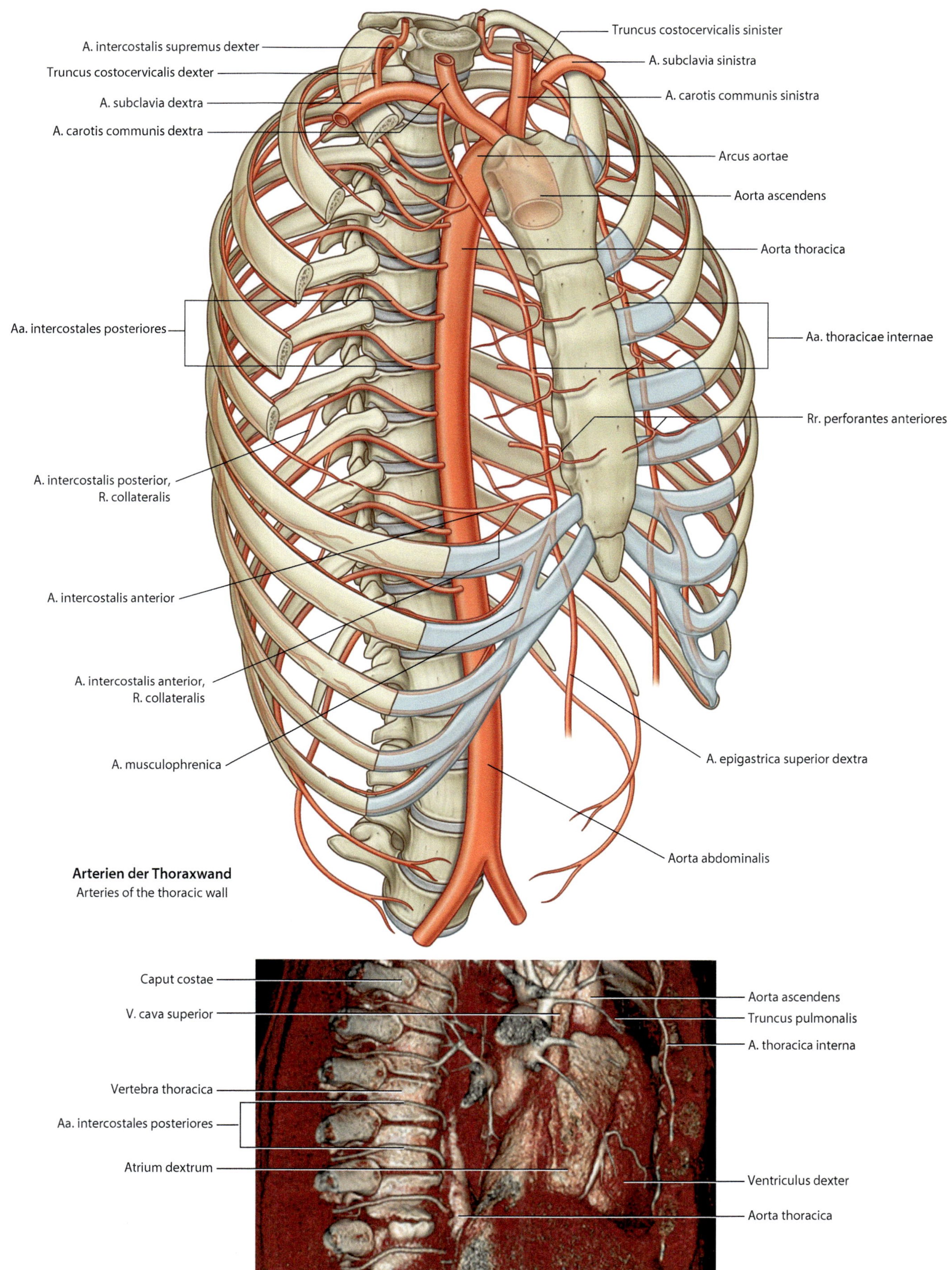

Arterien der Thoraxwand
Arteries of the thoracic wall

Arterien der Thoraxwand, Volumenrekonstruktion (VRT) Mehrschicht-CT, Ansicht von rechts lateral
Arteries of the thoracic wall. Volume-rendered right lateral view of structures in the thorax using multidetector computed tomography

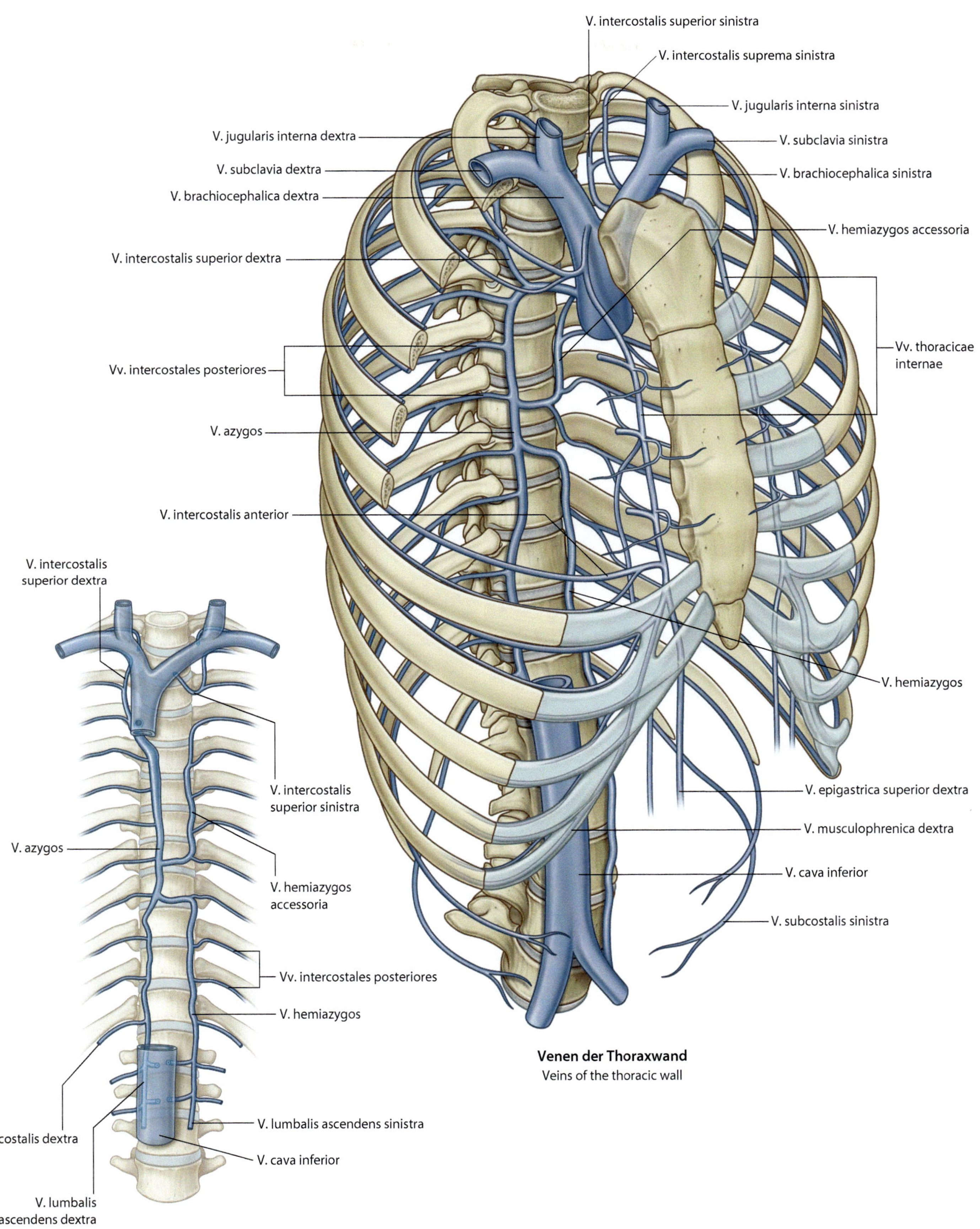

Venen der Thoraxwand
Veins of the thoracic wall

V. azygos und hemiazygos
Azygos system of veins

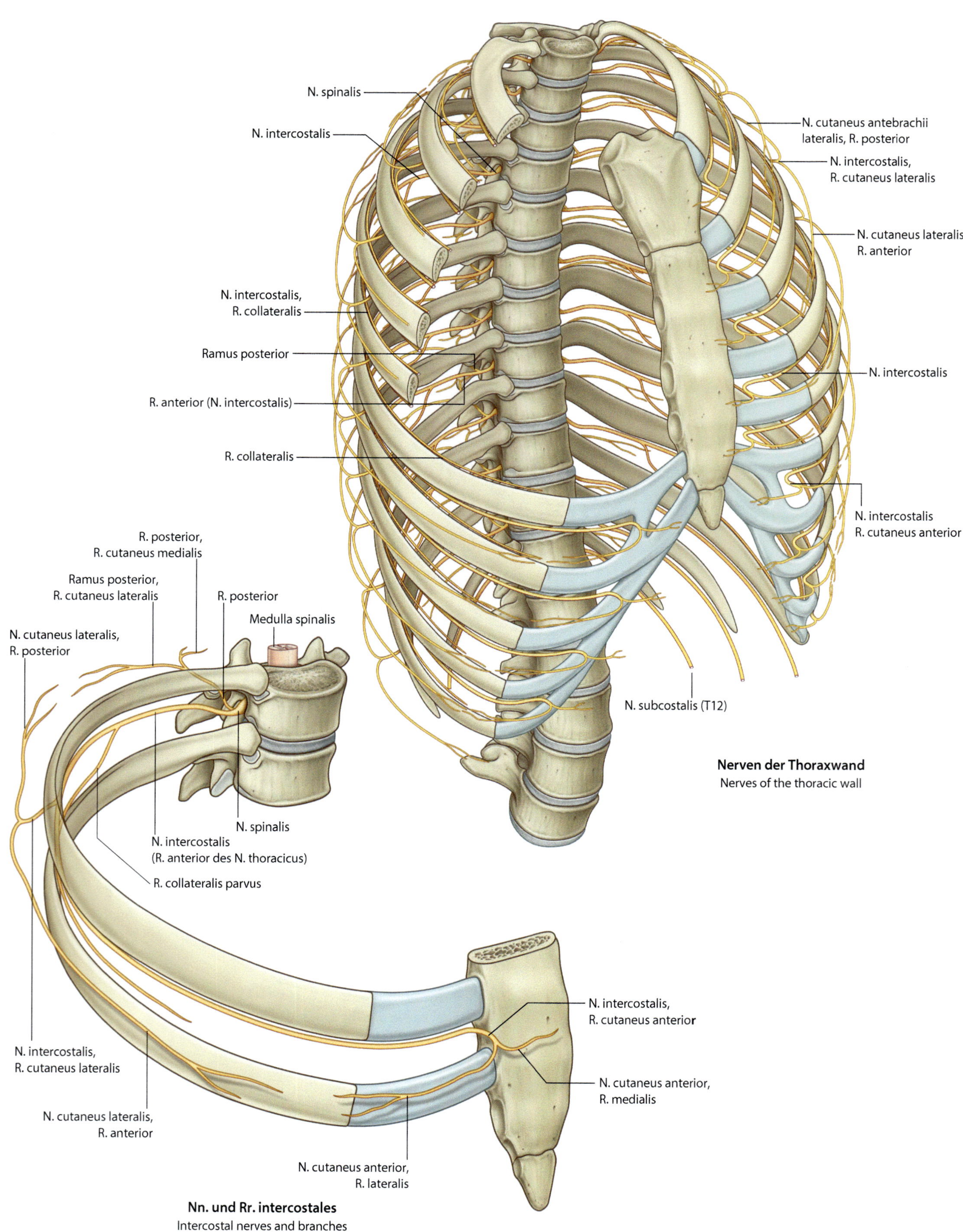

Nerven der Thoraxwand
Nerves of the thoracic wall

Nn. und Rr. intercostales
Intercostal nerves and branches

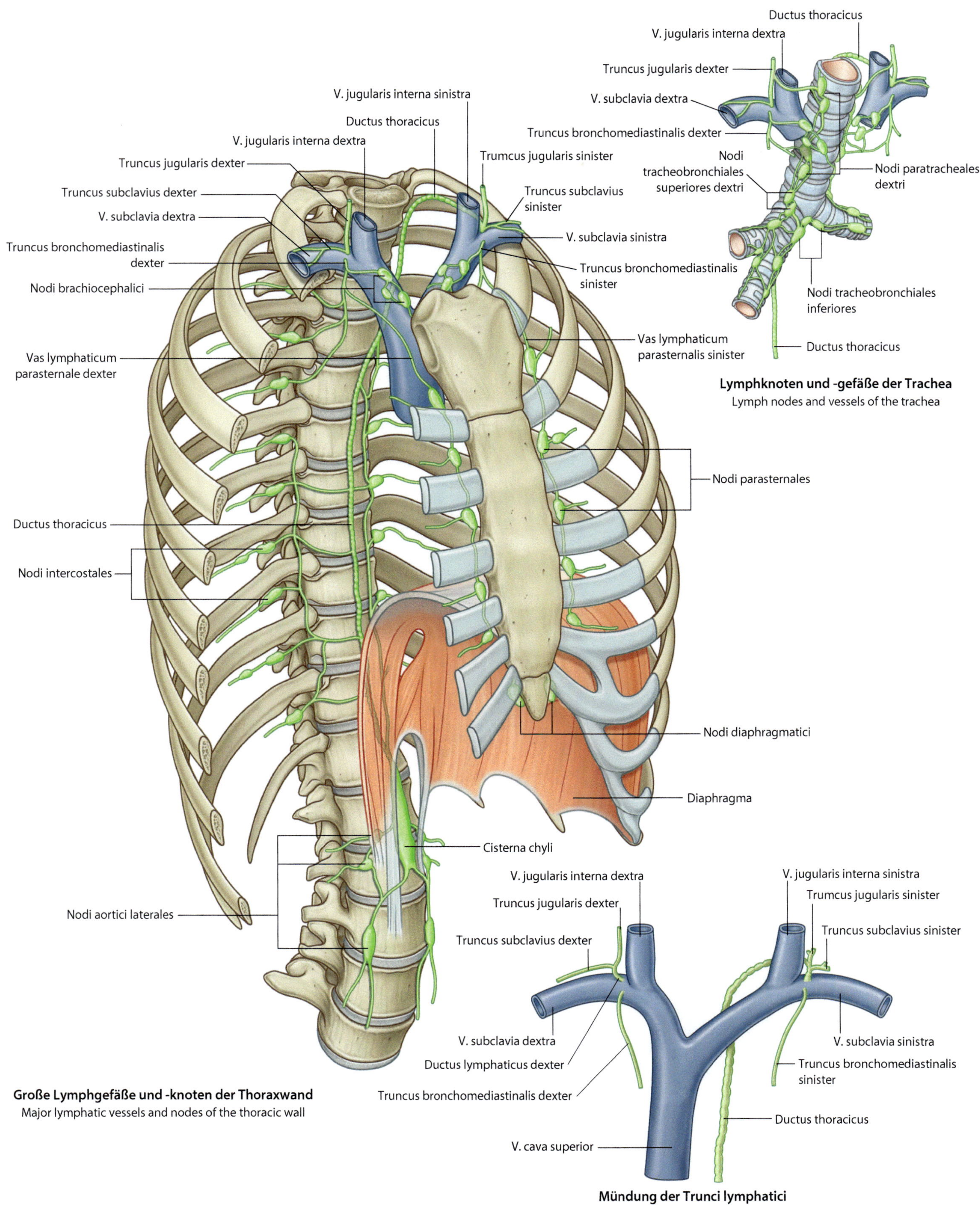

Lymphknoten und -gefäße der Trachea
Lymph nodes and vessels of the trachea

Große Lymphgefäße und -knoten der Thoraxwand
Major lymphatic vessels and nodes of the thoracic wall

Mündung der Trunci lymphatici
Termination of the lymphatic trunks

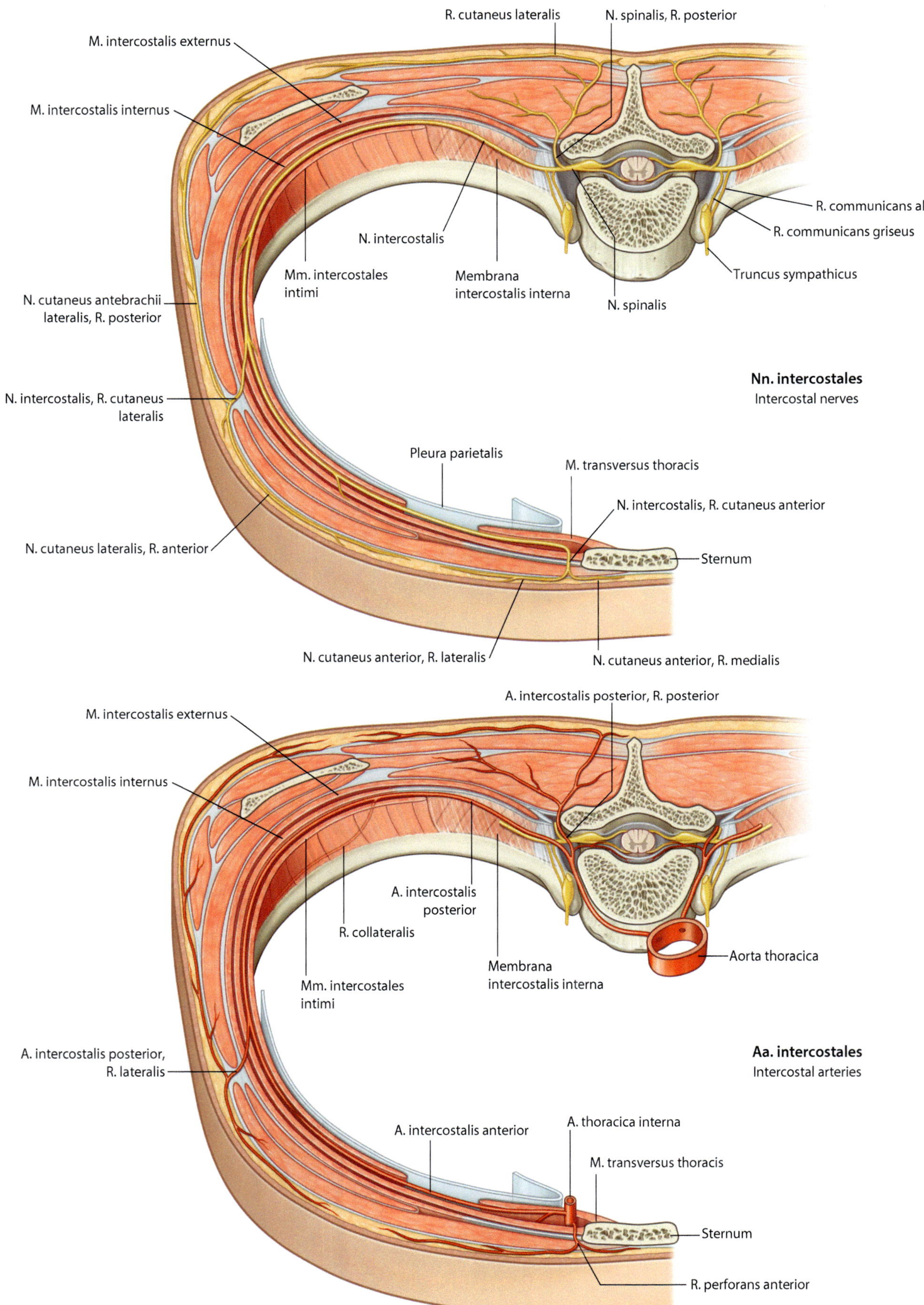

Nn. intercostales
Intercostal nerves

Aa. intercostales
Intercostal arteries

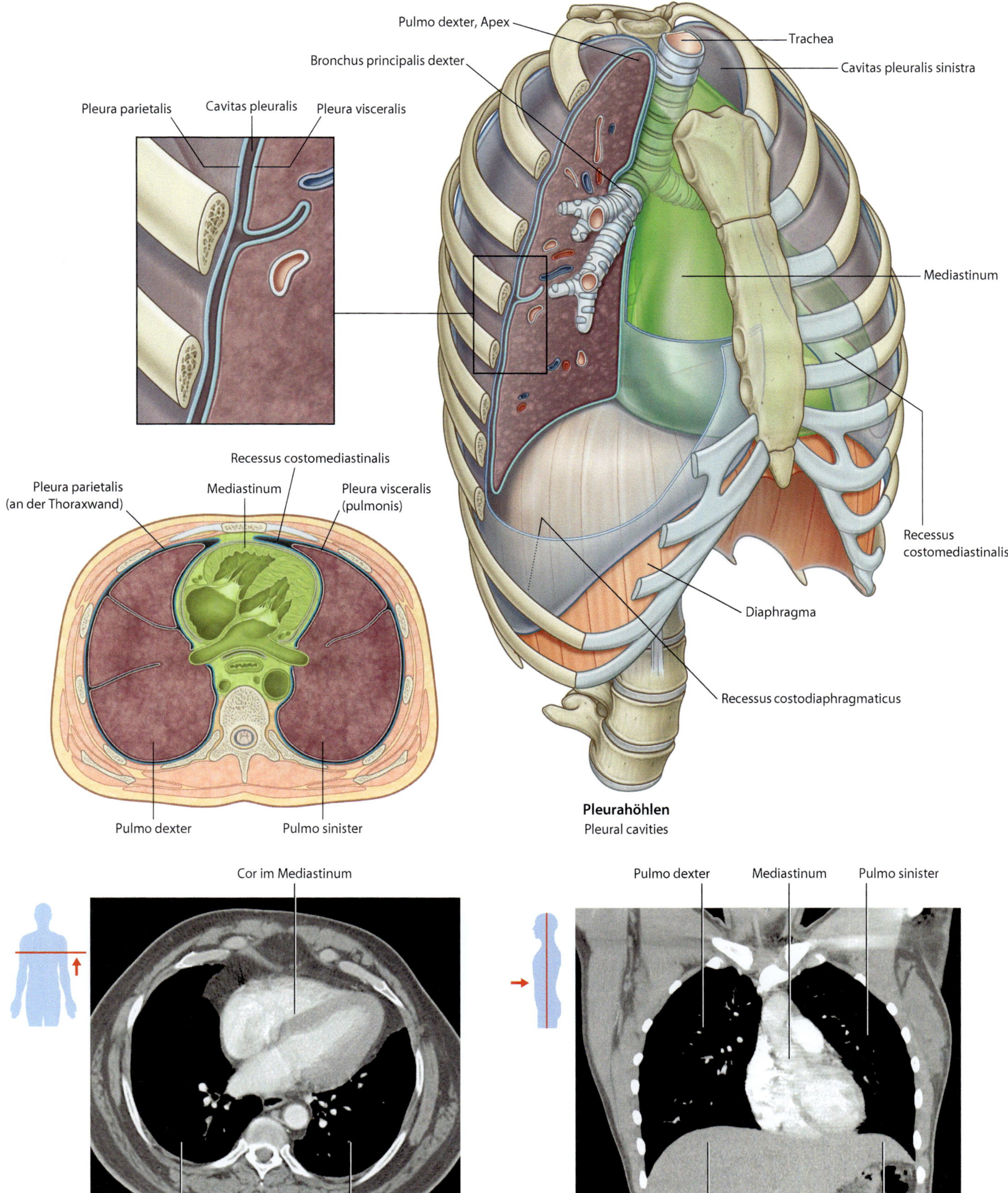

Pleurahöhlen
Pleural cavities

Aufbau der Thoraxhöhle, Kontrastmittel-CT in Axialebene
Organization of the thoracic cavity. CT image, with contrast, in axial plane

Aufbau der Thoraxhöhle, Kontrastmittel-CT in Koronarebene
Organization of the thoracic cavity. CT image, with contrast, in coronal plane

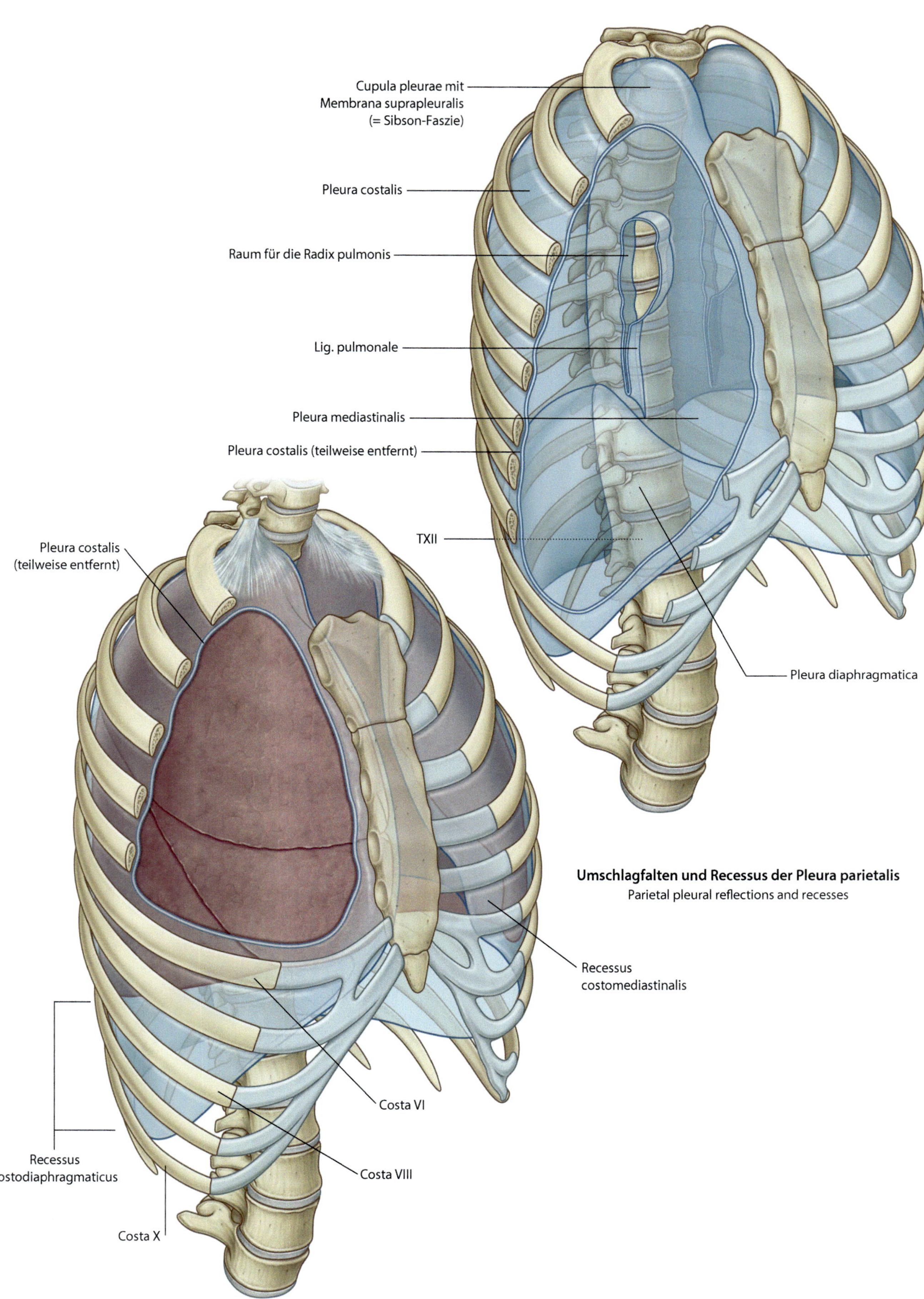

Umschlagfalten und Recessus der Pleura parietalis
Parietal pleural reflections and recesses

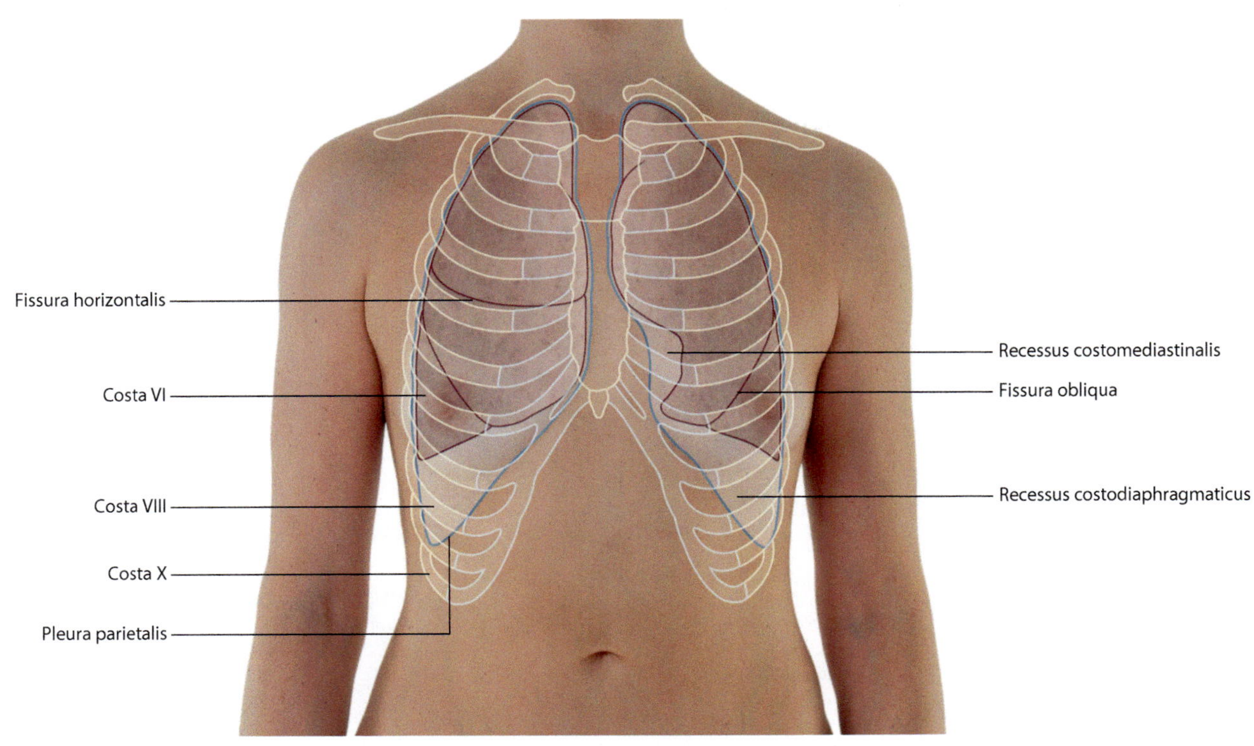

Fissura horizontalis
Costa VI
Costa VIII
Costa X
Pleura parietalis
Recessus costomediastinalis
Fissura obliqua
Recessus costodiaphragmaticus

Oberflächenprojektion von Pleura und Lunge, Ansicht von ventral
Surface projections of the pleura and lungs (anterior view)

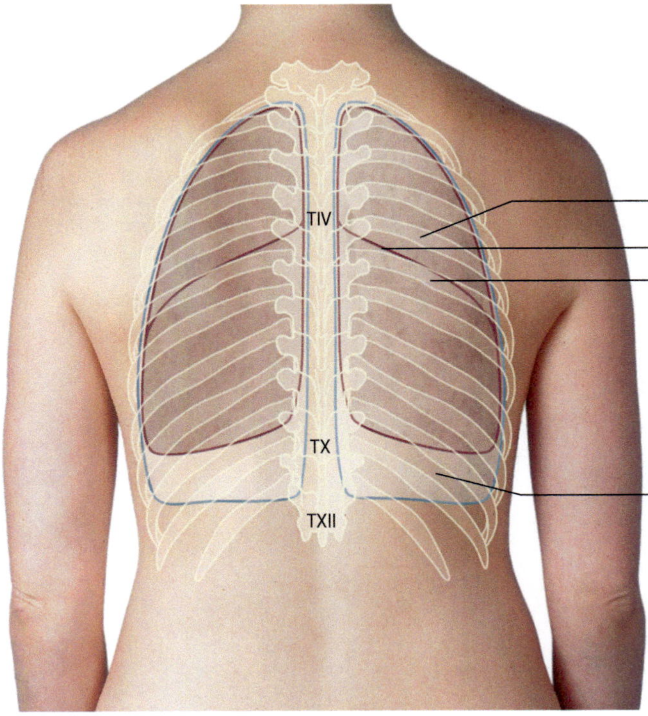

TIV
TX
TXII
Costa V
Fissura obliqua
Costa VI
Recessus costodiaphragmaticus

Oberflächenprojektion von Pleura und Lunge, Ansicht von dorsal
Surface projections of the pleura and lungs (posterior view)

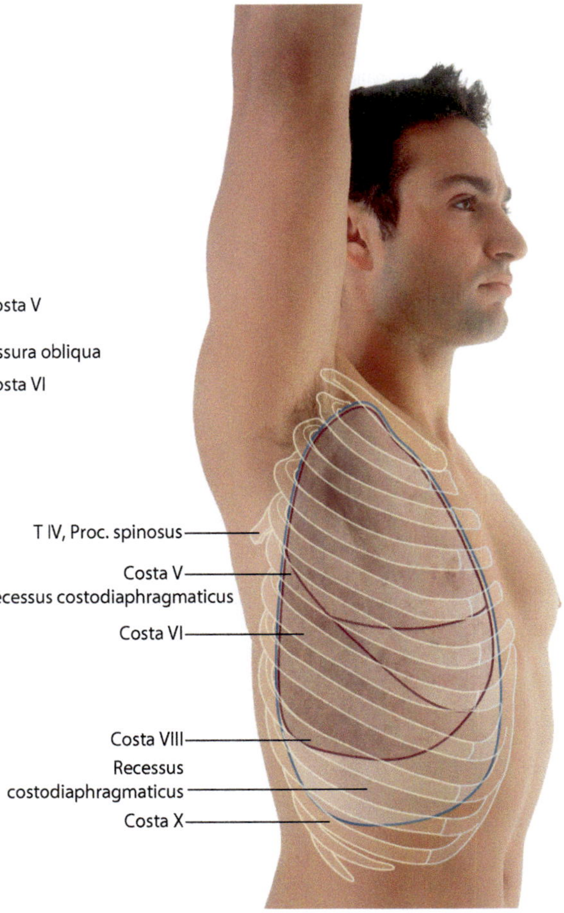

T IV, Proc. spinosus
Costa V
Recessus costodiaphragmaticus
Costa VI
Costa VIII
Recessus costodiaphragmaticus
Costa X

Oberflächenprojektion von Pleura und rechter Lunge, Ansicht von lateral
Surface projections of the pleura and right lung (lateral view)

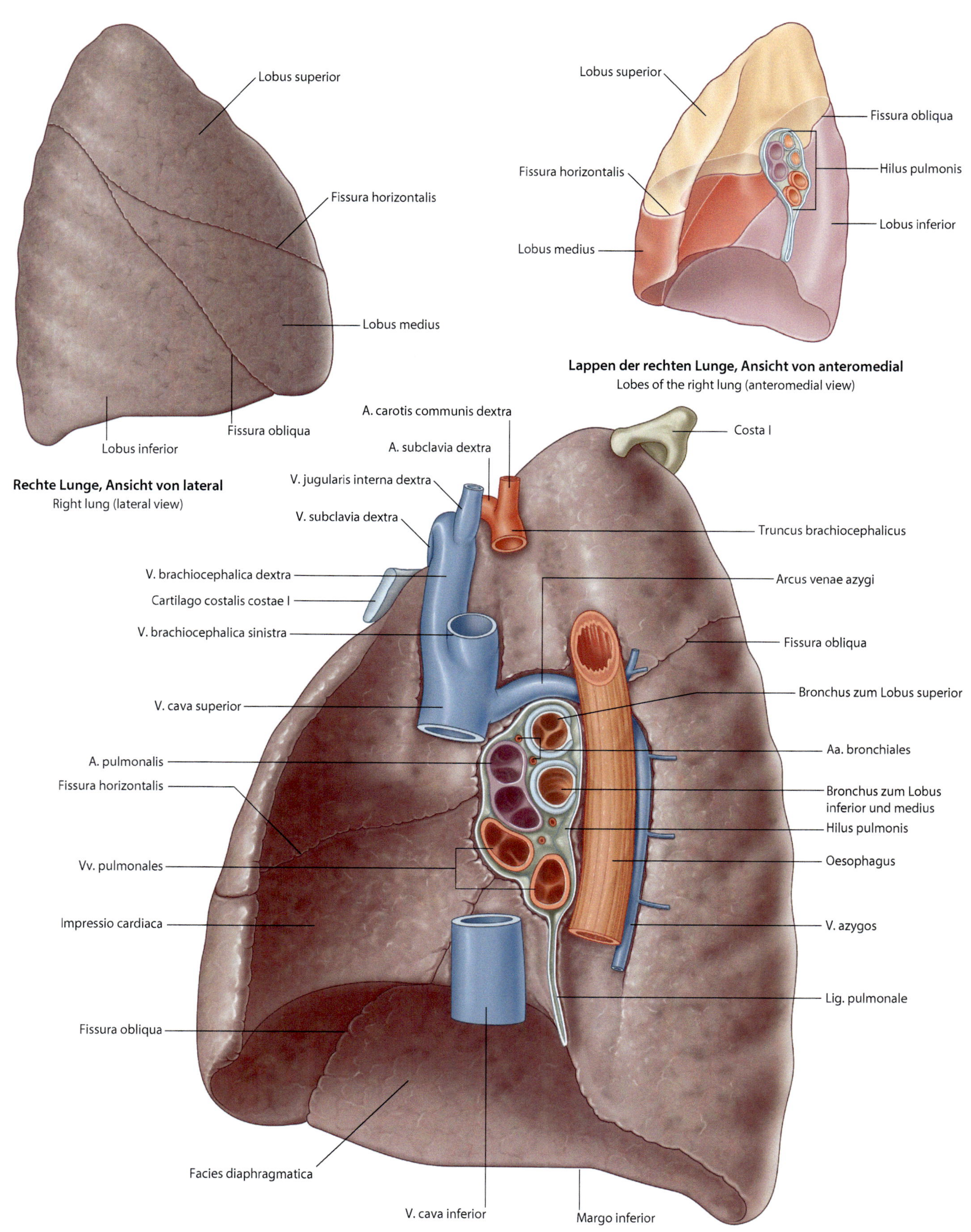

Rechte Lunge, Ansicht von lateral
Right lung (lateral view)

Lappen der rechten Lunge, Ansicht von anteromedial
Lobes of the right lung (anteromedial view)

Rechte Lunge und angrenzende Strukturen, Ansicht von medial
Right lung and related structures (medial view)

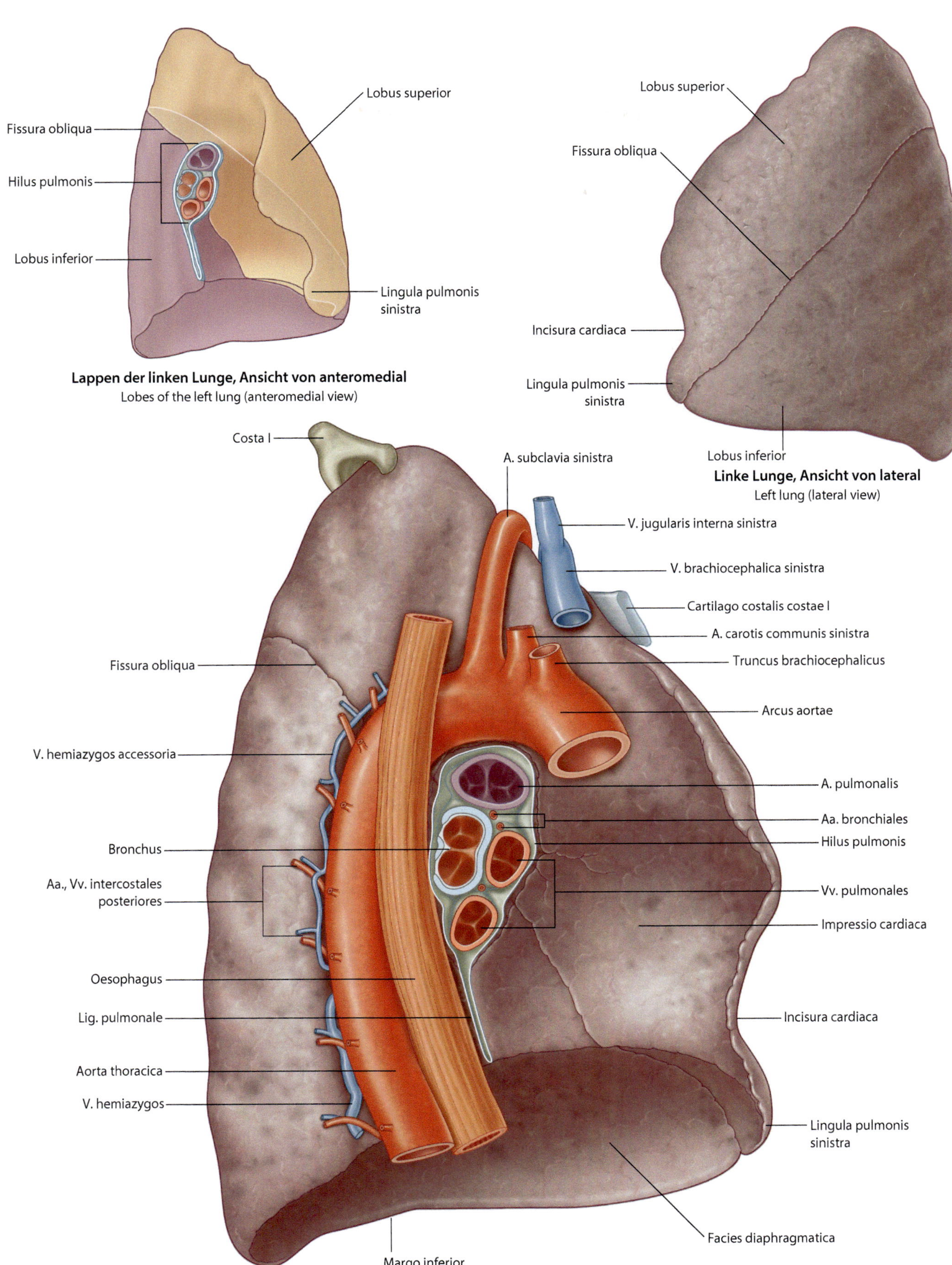

Lappen der linken Lunge, Ansicht von anteromedial
Lobes of the left lung (anteromedial view)

Linke Lunge, Ansicht von lateral
Left lung (lateral view)

Linke Lunge und angrenzende Strukturen, Ansicht von medial
Left lung and related structures (medial view)

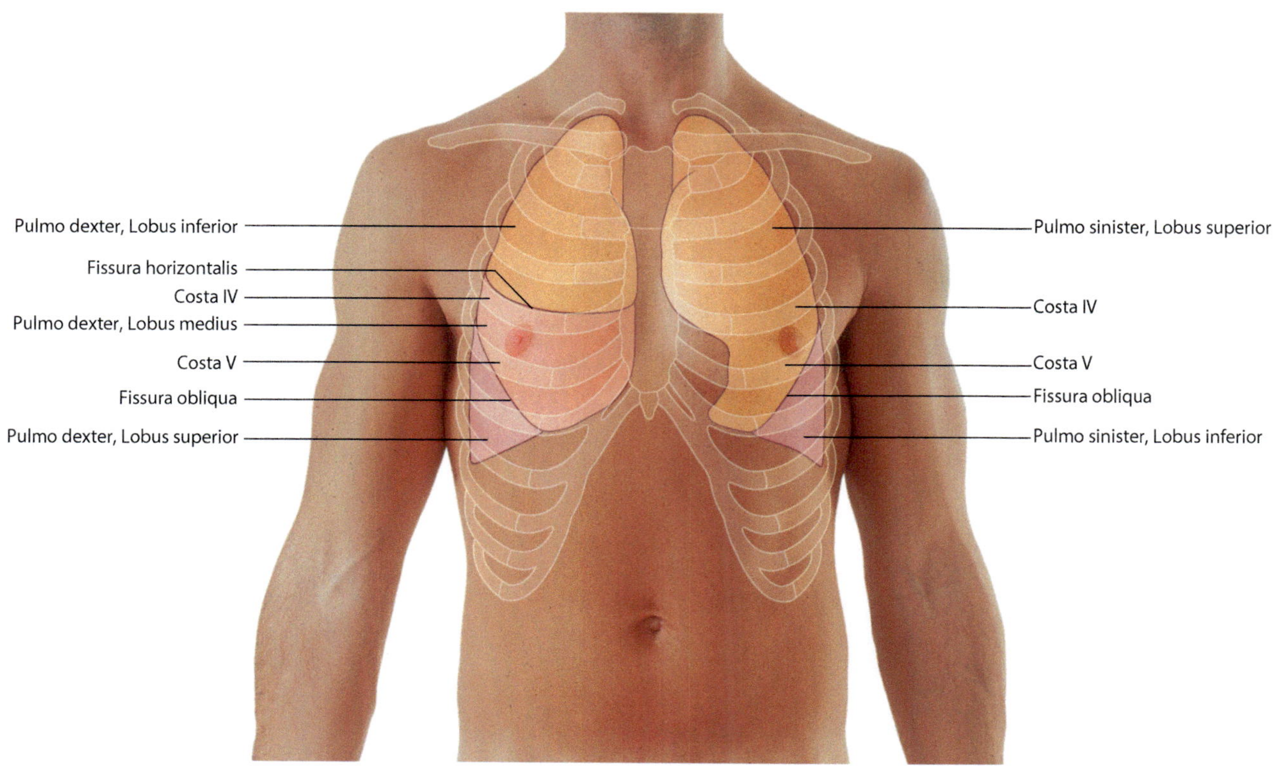

Oberflächenprojektion von Lungenlappen und -fissuren, Ansicht von ventral
Surface projections of the lobes and fissures of the lungs (anterior view)

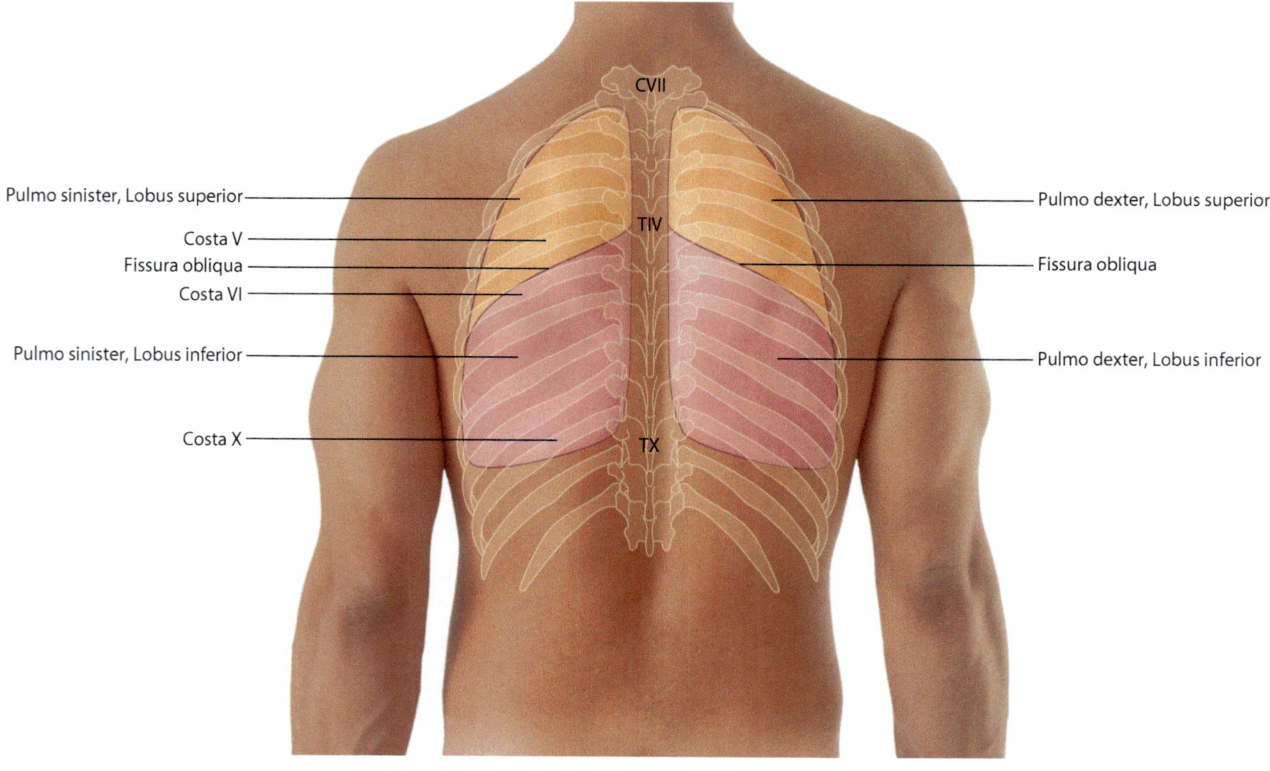

Oberflächenprojektion von Lungenlappen und -fissuren, Ansicht von dorsal
Surface projections of the lobes and fissures of the lungs (posterior view)

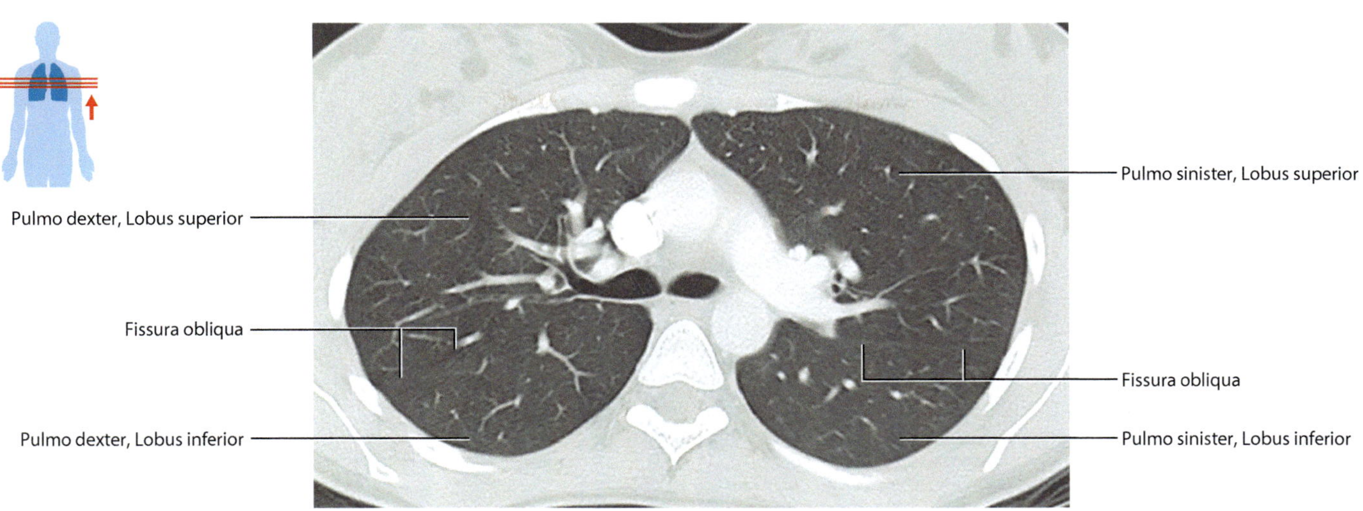

Rechte und linke Lunge mit Lobus superior und inferior. Die schrägen Fissuren sind sichtbar. Kontrastmittel-CT in Axialebene

Right lung and left lung demonstrating superior and inferior lobes. The oblique fissures are visible. CT image, with contrast, in axial plane

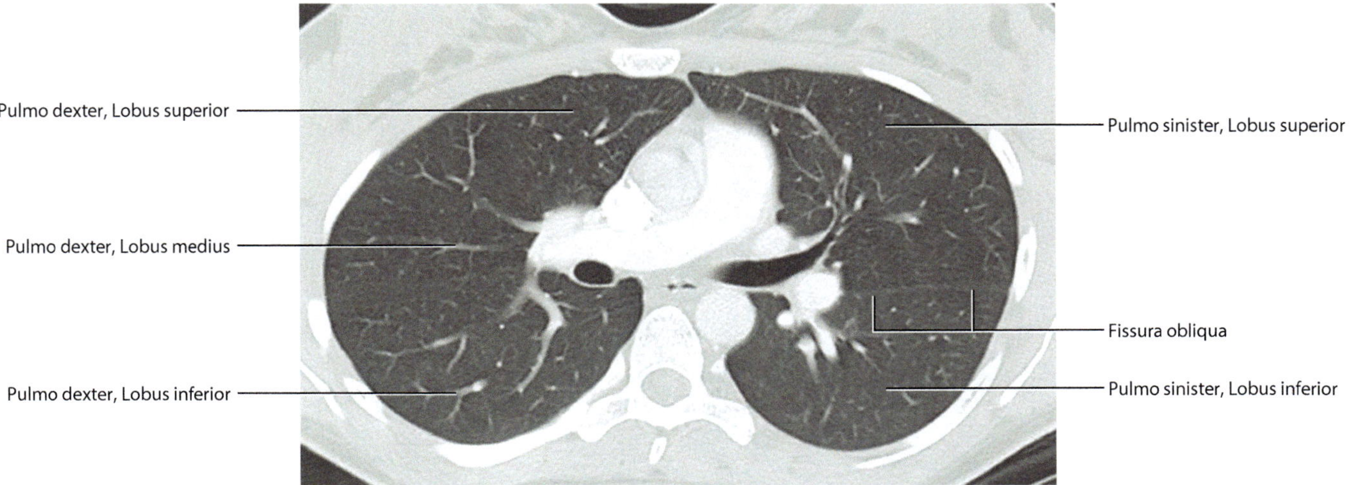

Rechte Lunge mit Lobus superior, medius und inferior und linke Lunge mit Lobus superior und inferior. Die schrägen Fissuren der linken Lunge sind sichtbar. Kontrastmittel-CT in Axialebene

Right lung demonstrating superior, middle, and inferior lobes and the left lung demonstrating superior and inferior lobes. The oblique fissure associated with the left lung is visible. CT image, with contrast, in axial plane

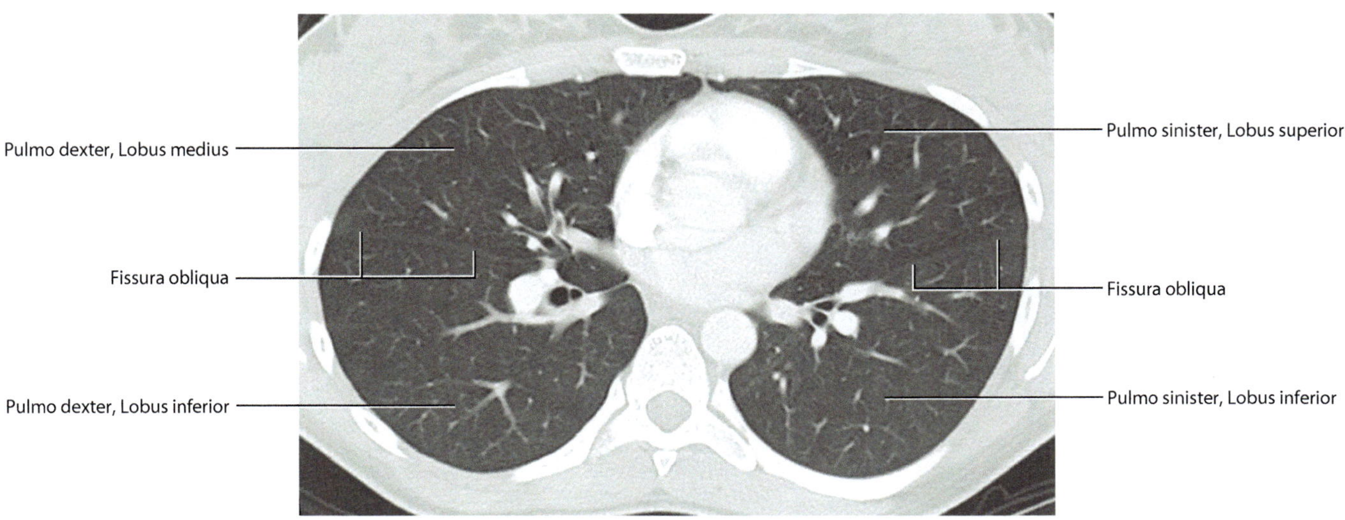

Rechte Lunge mit Lobus medius und inferior und linke Lunge mit Lobus superior und inferior. Die schrägen Fissuren sind sichtbar. Kontrastmittel-CT in Axialebene

Right lung demonstrating middle and inferior lobes and the left lung demonstrating superior and inferior lobes. The oblique fissures are visible. CT image, with contrast, in axial plane

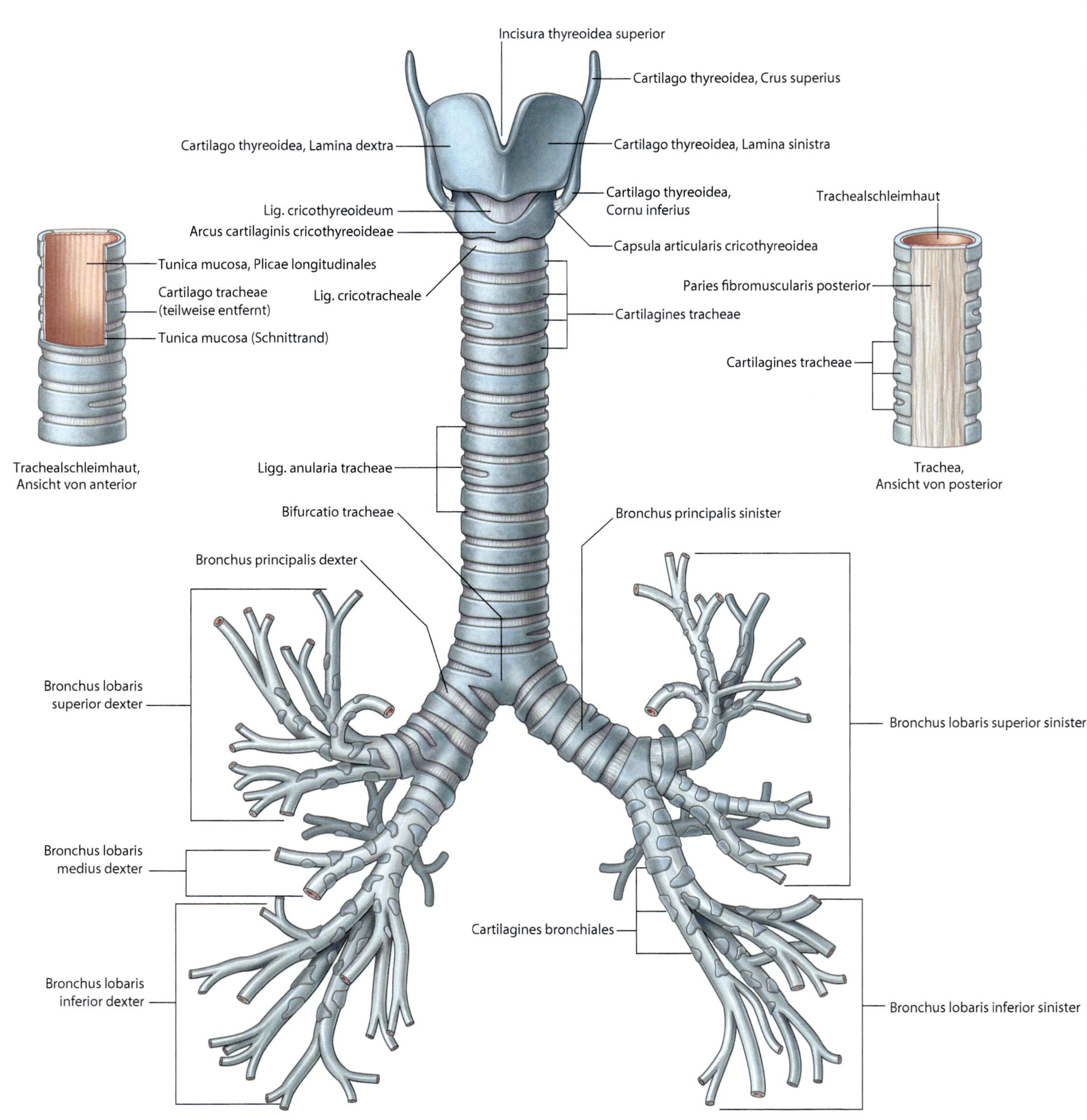

Trachea und Bronchialbaum
Trachea and bronchial tree

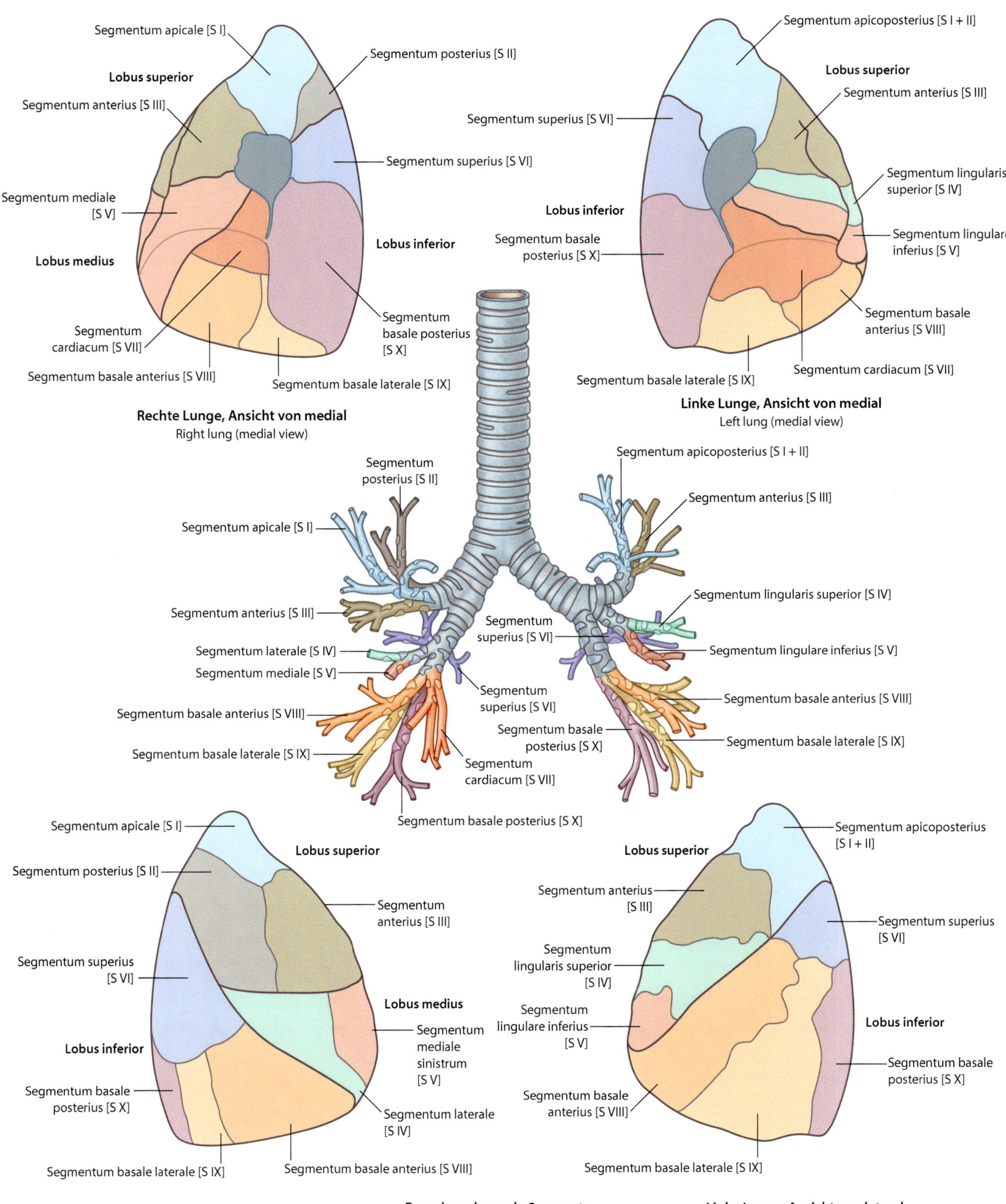

Bronchopulmonale Segmente
Bronchopulmonary segments

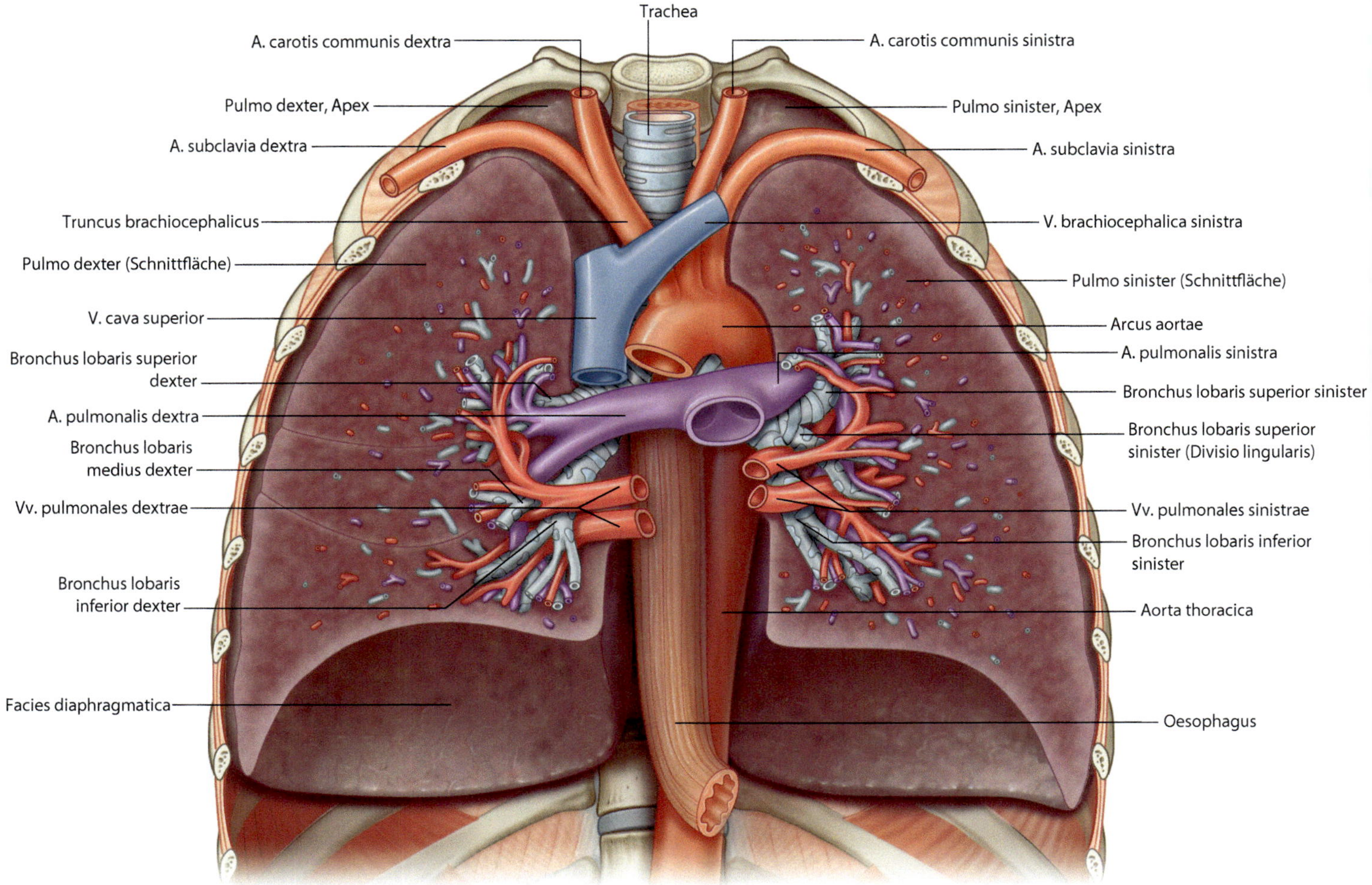

Trachea
A. carotis communis dextra
A. carotis communis sinistra
Pulmo dexter, Apex
Pulmo sinister, Apex
A. subclavia dextra
A. subclavia sinistra
Truncus brachiocephalicus
V. brachiocephalica sinistra
Pulmo dexter (Schnittfläche)
Pulmo sinister (Schnittfläche)
V. cava superior
Arcus aortae
A. pulmonalis sinistra
Bronchus lobaris superior dexter
Bronchus lobaris superior sinister
A. pulmonalis dextra
Bronchus lobaris superior sinister (Divisio lingularis)
Bronchus lobaris medius dexter
Vv. pulmonales dextrae
Vv. pulmonales sinistrae
Bronchus lobaris inferior sinister
Bronchus lobaris inferior dexter
Aorta thoracica
Facies diaphragmatica
Oesophagus

Lungengefäße
Pulmonary vessels

Nn. cardiaci cervicales dextri aus Truncus vagus und sympathicus
Nn. cardiaci cervicales sinistri aus Truncus vagus und sympathicus
Ganglion thoracicum sympathicum I
N. laryngeus recurrens dexter
Truncus sympathicus sinister
Truncus sympathicus dexter
A. carotis communis sinistra
A. subclavia sinistra
N. vagus sinister
Arcus aortae
N. laryngeus recurrens sinister
N. vagus dexter
Ast vom N. laryngeus recurrens zum linken Plexus
Äste zu Plexus cardiacus und pulmonalis
Plexus cardiacus
Plexus pulmonalis anterior
Plexus pulmonalis anterior
A. pulmonalis dextra
A. pulmonalis sinistra
Bronchus principalis dexter
Bronchus principalis sinister
Ganglion thoracicum sympathicum V
Plexus pulmonalis posterior
Oesophagus
N. vagus sinister
N. vagus dexter
Aorta thoracica

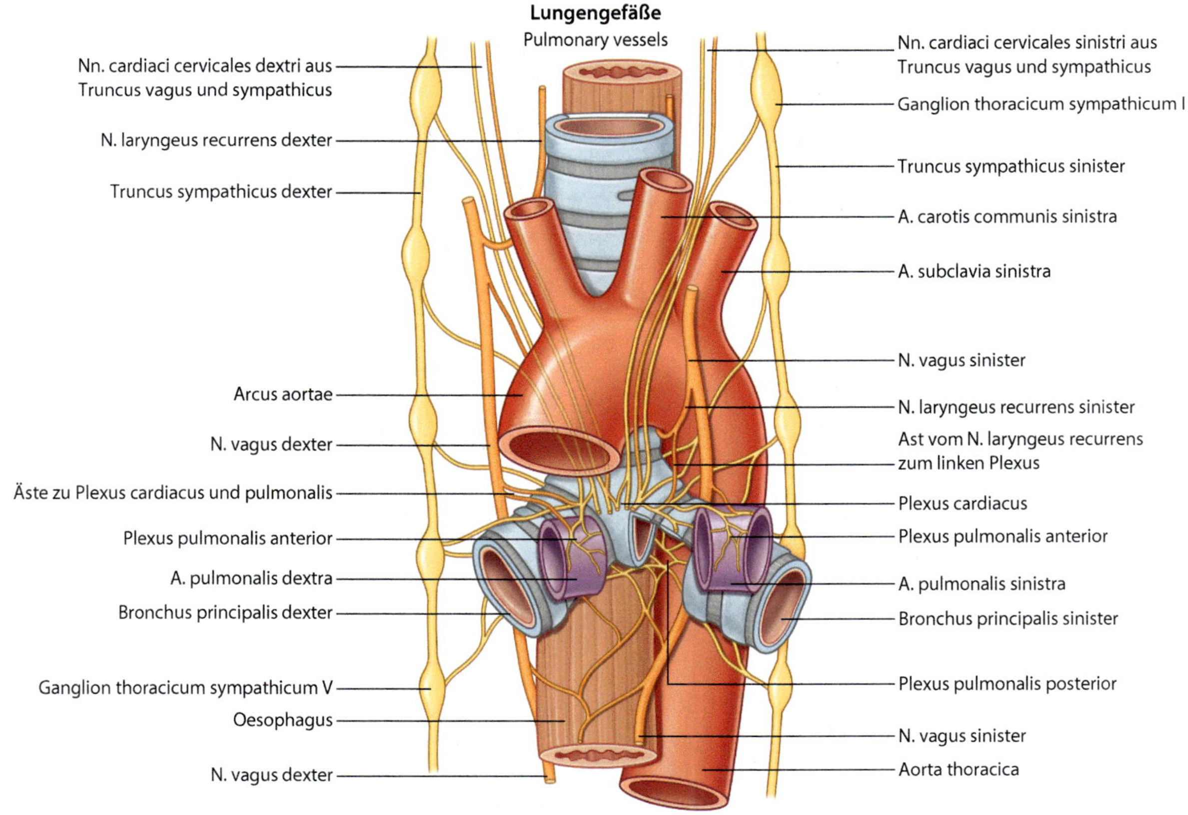

Plexus pulmonalis
Pulmonary plexus

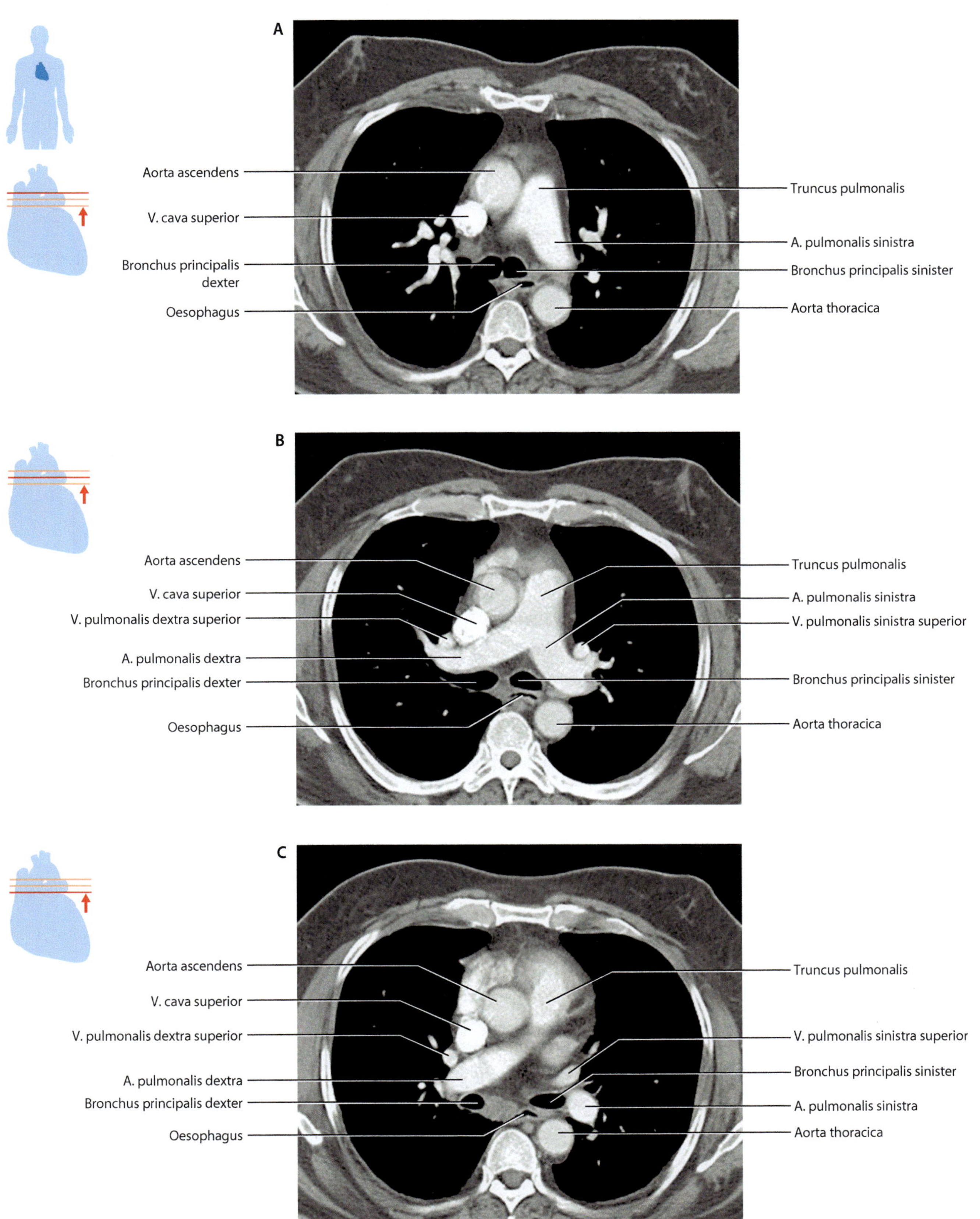

A bis C – Beziehung zwischen Lungenarterien, -venen und Bronchien im Mediastinum, Kontrastmittel-CT in Axialebene

A through C – Relationships of the pulmonary arteries, pulmonary veins, and bronchi in the mediastinum. CT images, with contrast, in axial plane

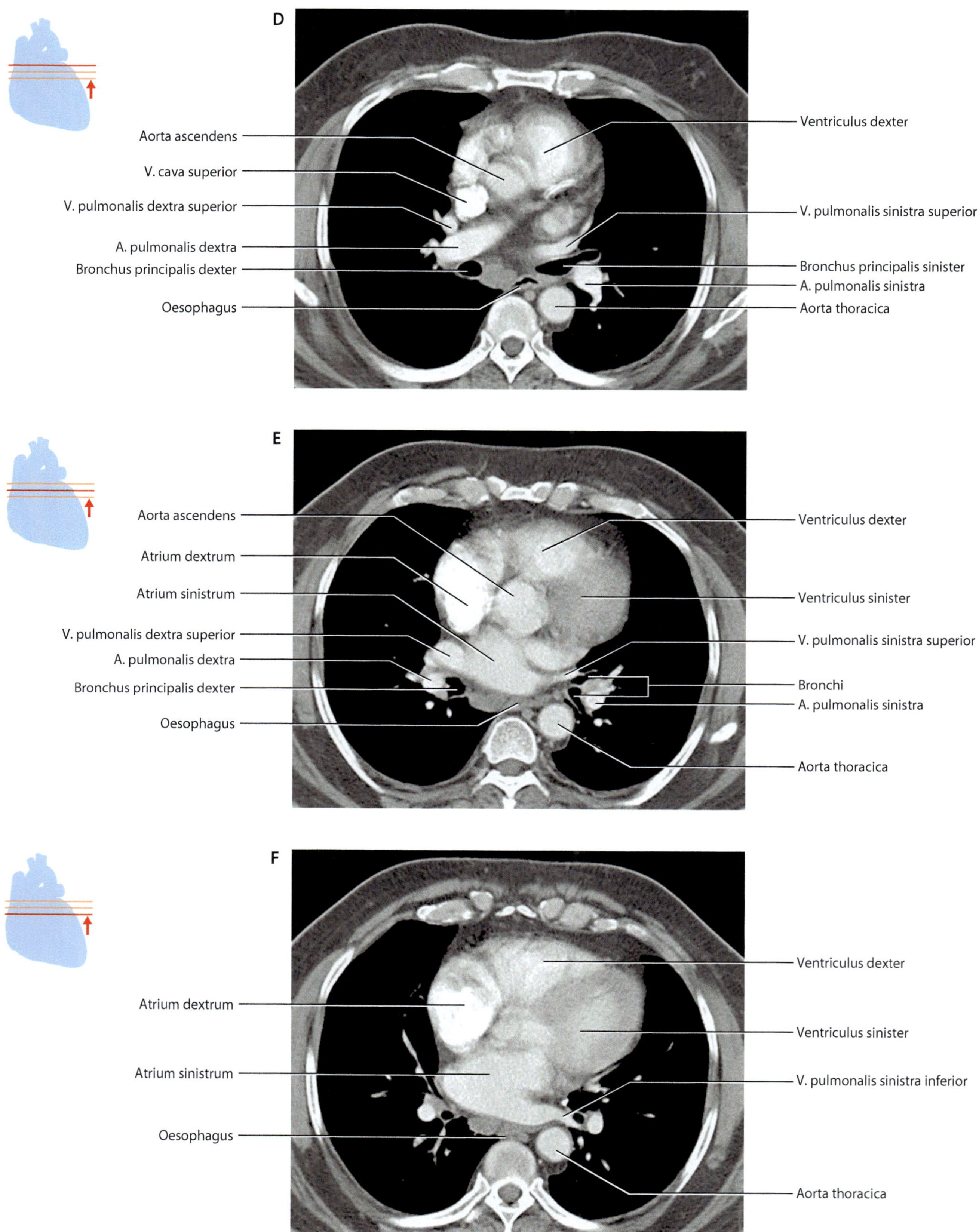

D bis F – Beziehung zwischen Lungenarterien, -venen und Bronchien im Mediastinum, Kontrastmittel-CT in Axialebene
D through F – Relationships of the pulmonary arteries, pulmonary veins, and bronchi in the mediastinum. CT images, with contrast, in axial plane

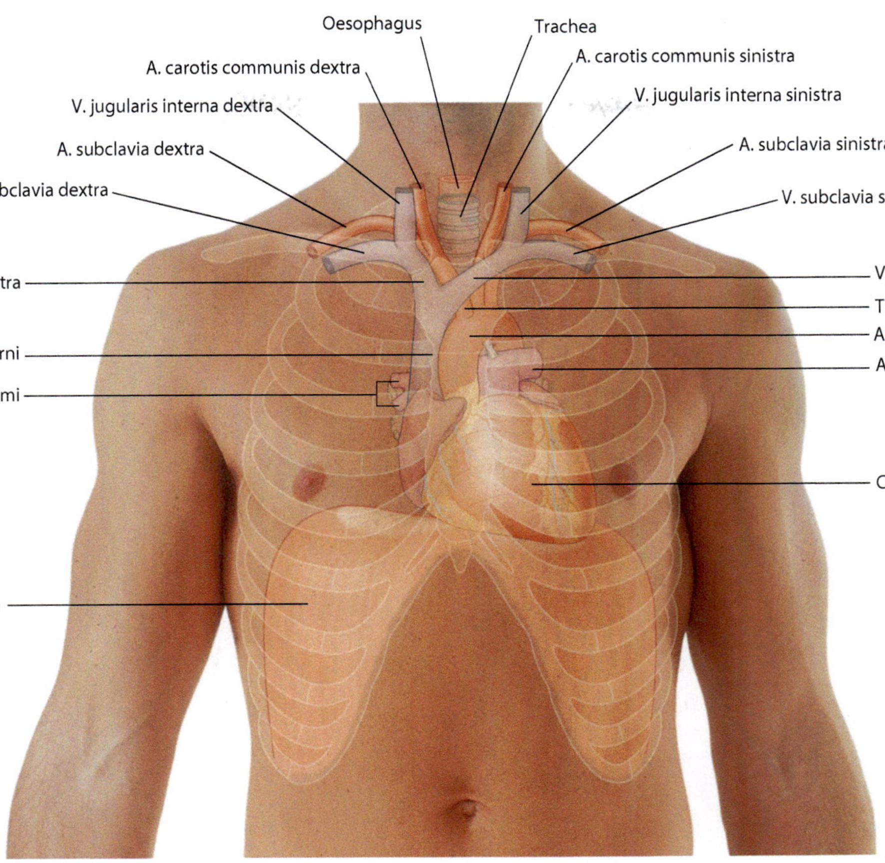

Oesophagus
Trachea
A. carotis communis dextra
A. carotis communis sinistra
V. jugularis interna dextra
V. jugularis interna sinistra
A. subclavia dextra
A. subclavia sinistra
V. subclavia dextra
V. subclavia sinistra
V. brachiocephalica dextra
V. brachiocephalica sinistra
Truncus brachiocephalicus
Arcus aortae
Angulus sterni
A. pulmonalis sinistra
A. pulmonalis dextra, Rami
Cor
Diaphragma

Oberflächenprojektion von mediastinalen Strukturen, Ansicht von ventral
Structures of the mediastinum as they relate to the surface

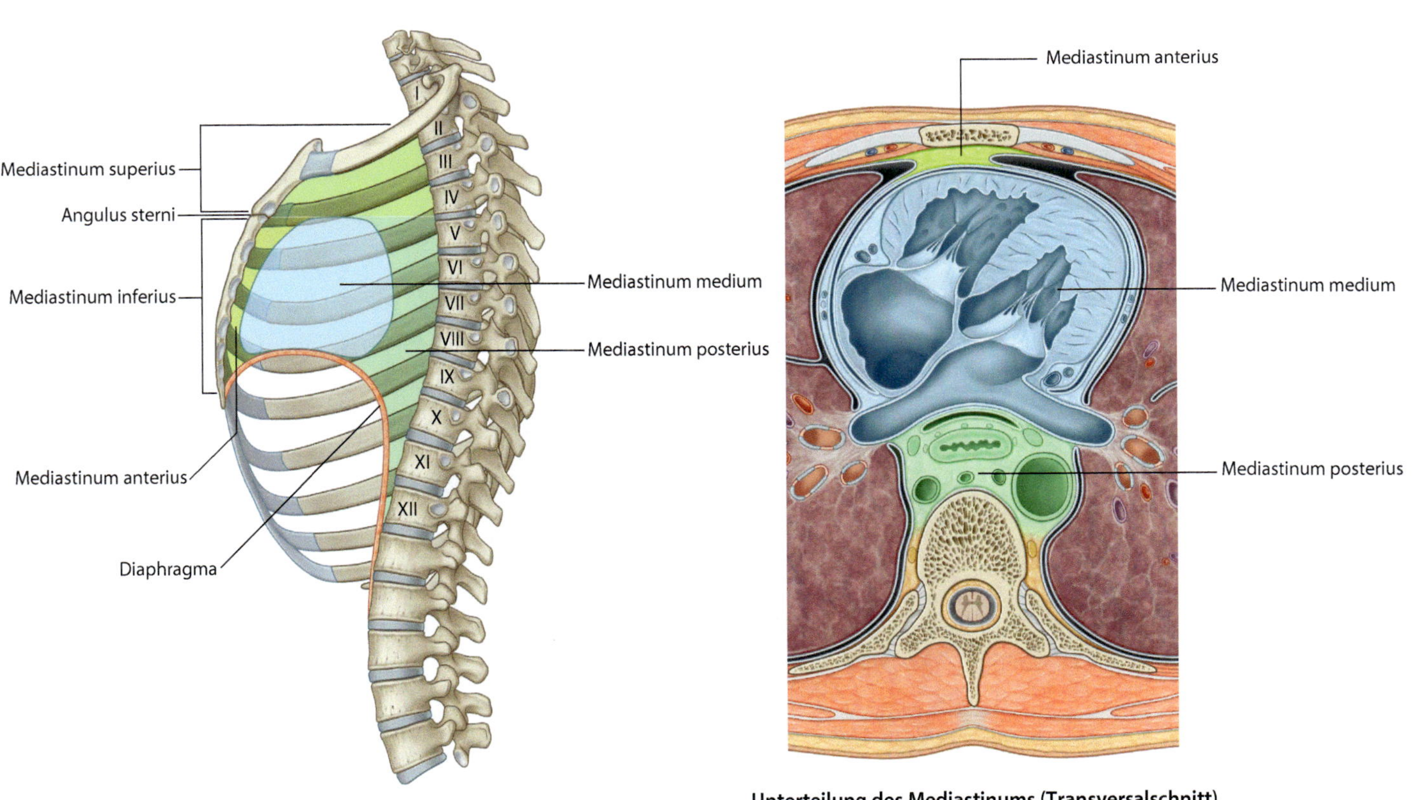

Mediastinum superius
Angulus sterni
Mediastinum inferius
Mediastinum anterius
Diaphragma
Mediastinum medium
Mediastinum posterius
I
II
III
IV
V
VI
VII
VIII
IX
X
XI
XII

Unterteilung des Mediastinums (Sagittalschnitt)
Subdivisions of the mediastinum (sagittal section)

Mediastinum anterius
Mediastinum medium
Mediastinum posterius

Unterteilung des Mediastinums (Transversalschnitt)
Subdivisions of the mediastinum (transverse section)

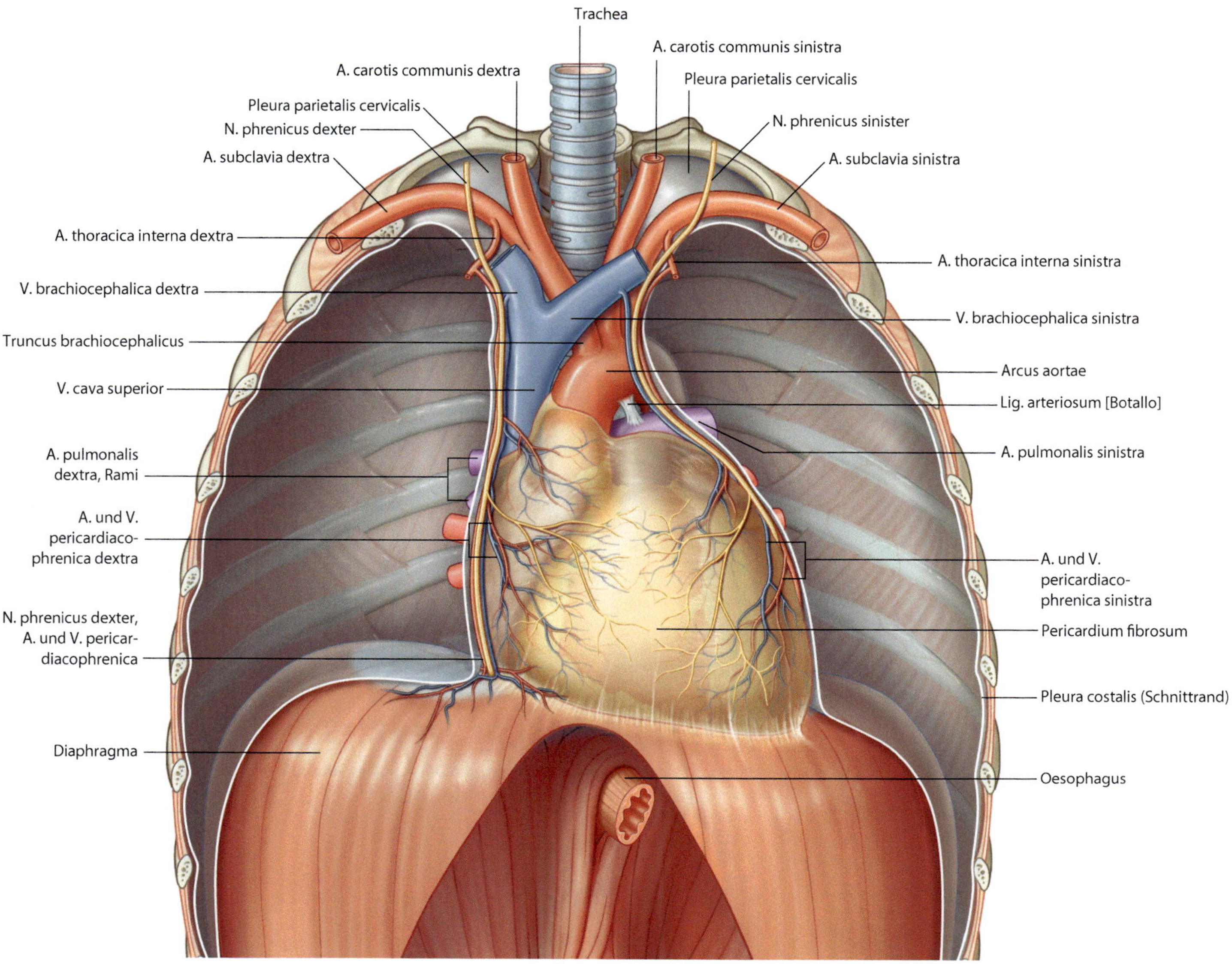

Trachea
A. carotis communis sinistra
A. carotis communis dextra
Pleura parietalis cervicalis
Pleura parietalis cervicalis
N. phrenicus dexter
N. phrenicus sinister
A. subclavia dextra
A. subclavia sinistra
A. thoracica interna dextra
A. thoracica interna sinistra
V. brachiocephalica dextra
V. brachiocephalica sinistra
Truncus brachiocephalicus
Arcus aortae
V. cava superior
Lig. arteriosum [Botallo]
A. pulmonalis sinistra
A. pulmonalis dextra, Rami
A. und V. pericardiaco-phrenica dextra
A. und V. pericardiaco-phrenica sinistra
Pericardium fibrosum
N. phrenicus dexter, A. und V. pericar-diacophrenica
Pleura costalis (Schnittrand)
Diaphragma
Oesophagus

Perikard mit Nerven und Gefäßen
Pericardium with nerves and vessels

Truncus brachiocephalicus
V. brachiocephalica dextra
V. brachiocephalica sinistra
Arcus aortae
V. cava superior
Truncus pulmonalis
Aorta ascendens
Atrium dextrum
Ventriculus sinister

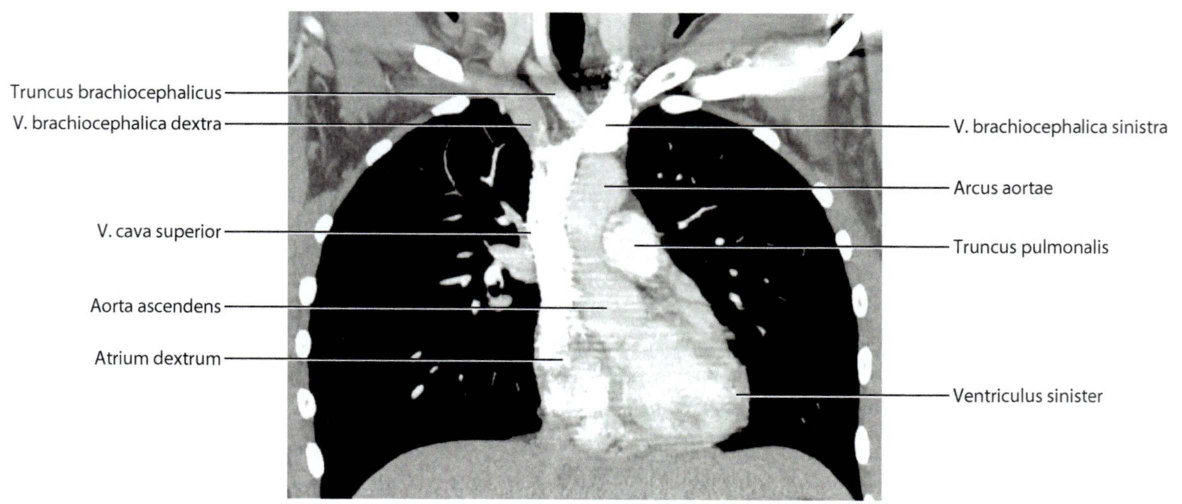

Mediastinale Strukturen und Lungen, Kontrastmittel-CT in Koronarebene
Mediastinal structures and lungs. CT image, with contrast, in coronal plane

Verbindung zwischen Pericardium fibrosum und der Adventitia der Aorta
Cavitas pericardiaca
Lamina visceralis des Pericardium serosum (Epicardium)
Pericardium fibrosum
Myocardium
Endocardium
Pericardium serosum, Lamina parietalis
Subepikardiales Fett
Cavitas pericardiaca
Ventriculus sinister
Diaphragma
V. cava inferior
Trachea
Aorta
A. pulmonalis
Sinus transversus pericardii
Sinus obliquus pericardii
Atrium sinistrum
Oesophagus
Aorta thoracica

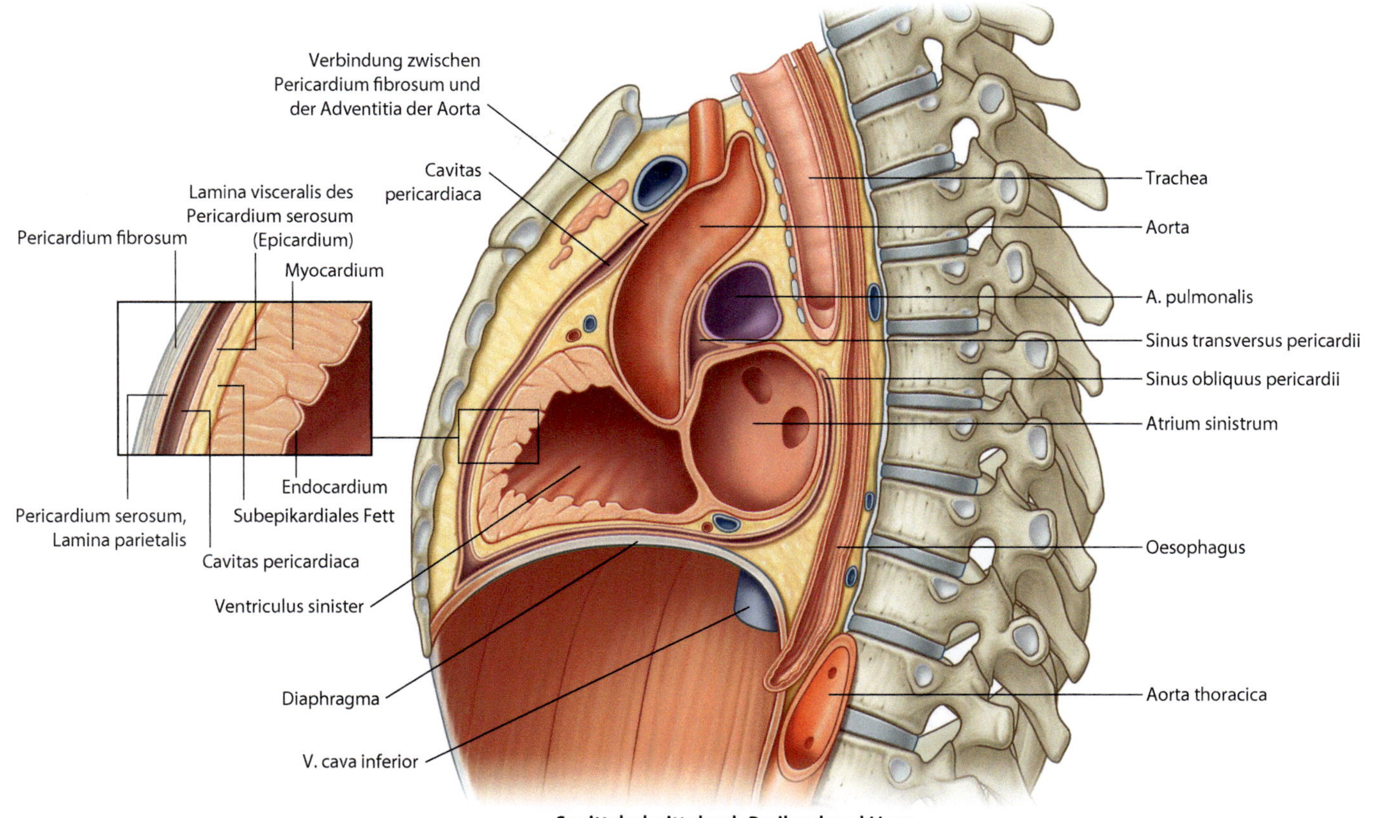

Sagittalschnitt durch Perikard und Herz
Sagittal section of the pericardium and heart

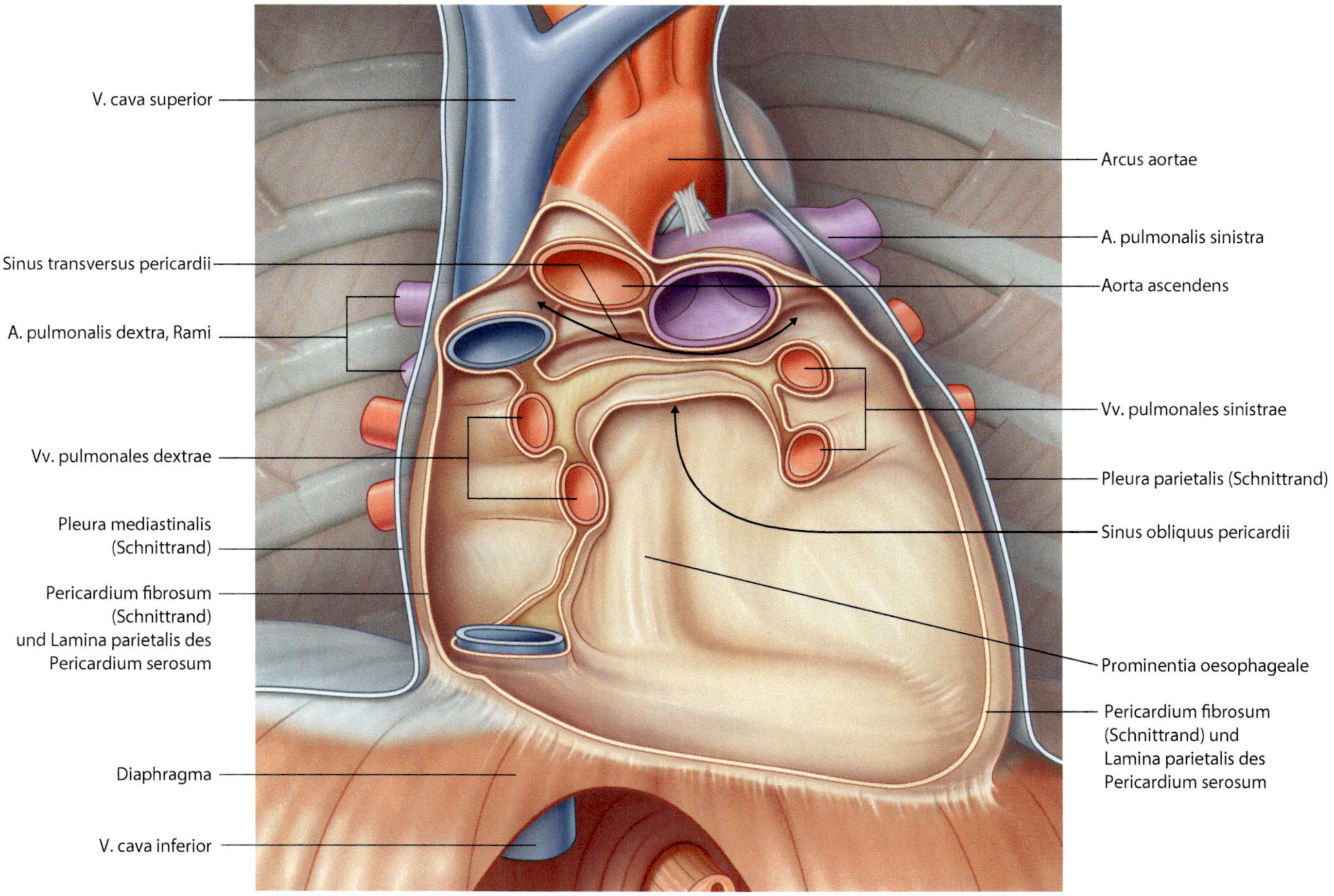

V. cava superior
Sinus transversus pericardii
A. pulmonalis dextra, Rami
Vv. pulmonales dextrae
Pleura mediastinalis (Schnittrand)
Pericardium fibrosum (Schnittrand) und Lamina parietalis des Pericardium serosum
Diaphragma
V. cava inferior
Arcus aortae
A. pulmonalis sinistra
Aorta ascendens
Vv. pulmonales sinistrae
Pleura parietalis (Schnittrand)
Sinus obliquus pericardii
Prominentia oesophageale
Pericardium fibrosum (Schnittrand) und Lamina parietalis des Pericardium serosum

Perikard mit Umschlagstellen (Herz entfernt)
Pericardial sac with heart removed

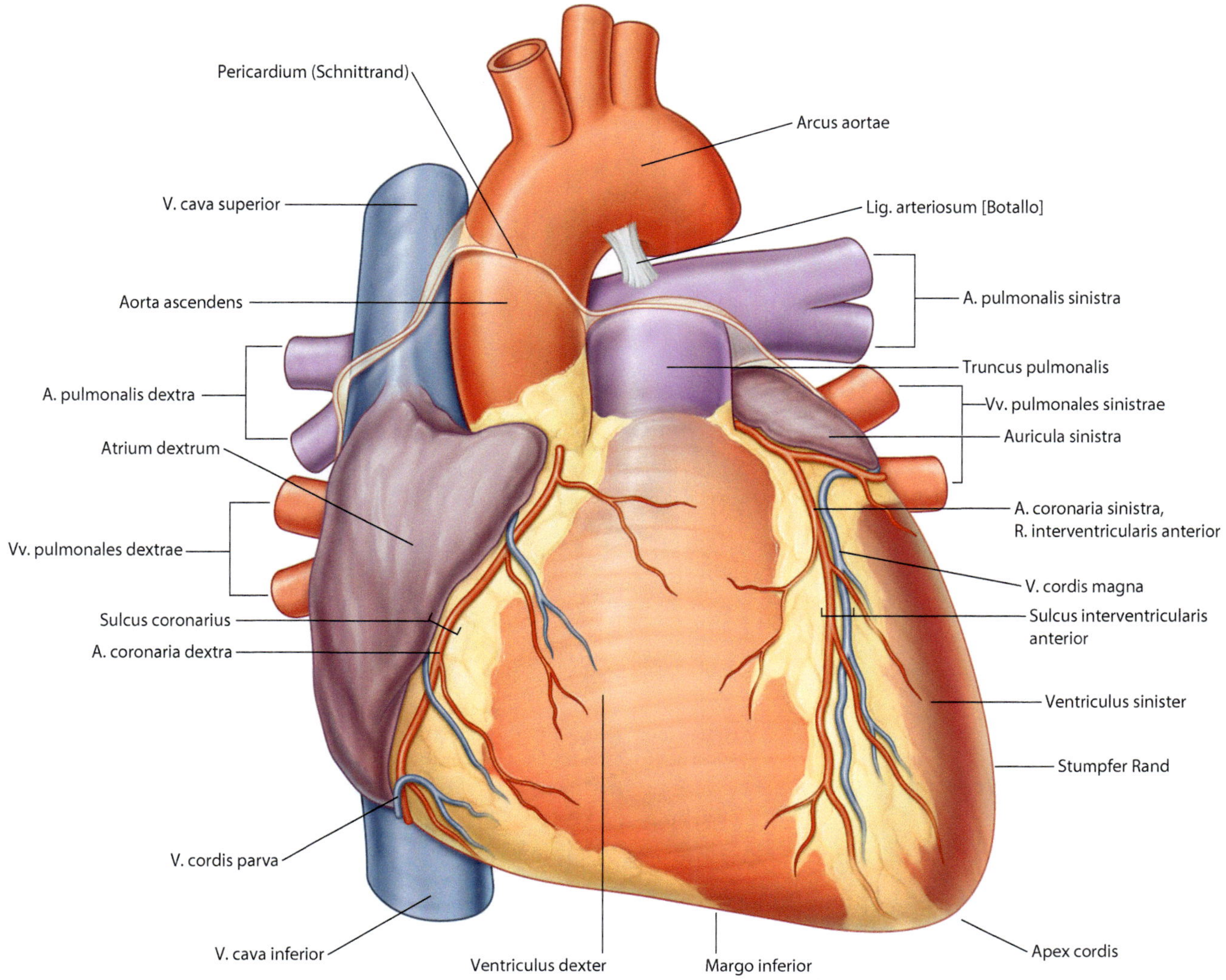

Pericardium (Schnittrand)
Arcus aortae
V. cava superior
Lig. arteriosum [Botallo]
Aorta ascendens
A. pulmonalis sinistra
Truncus pulmonalis
A. pulmonalis dextra
Vv. pulmonales sinistrae
Auricula sinistra
Atrium dextrum
A. coronaria sinistra,
R. interventricularis anterior
Vv. pulmonales dextrae
V. cordis magna
Sulcus coronarius
Sulcus interventricularis
anterior
A. coronaria dextra
Ventriculus sinister
Stumpfer Rand
V. cordis parva
V. cava inferior
Ventriculus dexter
Margo inferior
Apex cordis

Ventrale Herzoberfläche
Anterior surface of the heart

Aorta ascendens
Truncus pulmonalis
Auricula dextra
Atrium dextrum
A. coronaria sinistra,
R. interventricularis anterior
A. coronaria dextra
Ventriculus sinister
Ventriculus dexter

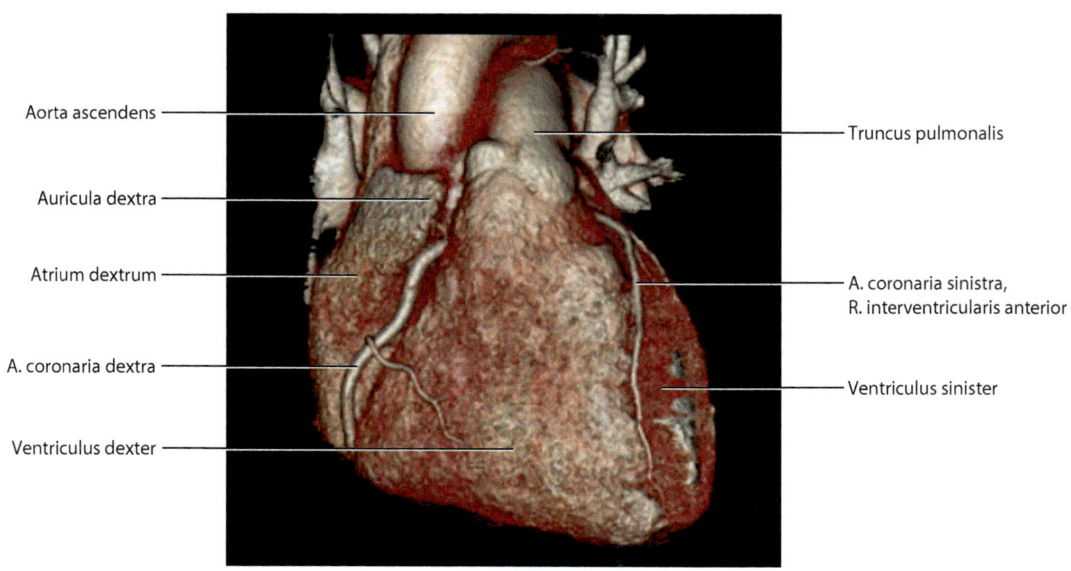

Herz, Ansicht von ventral, Volumenrekonstruktion (VRT) Mehrschicht-CT
Anterior view of the heart. Volume-rendered anterior view using multidetector computed tomography

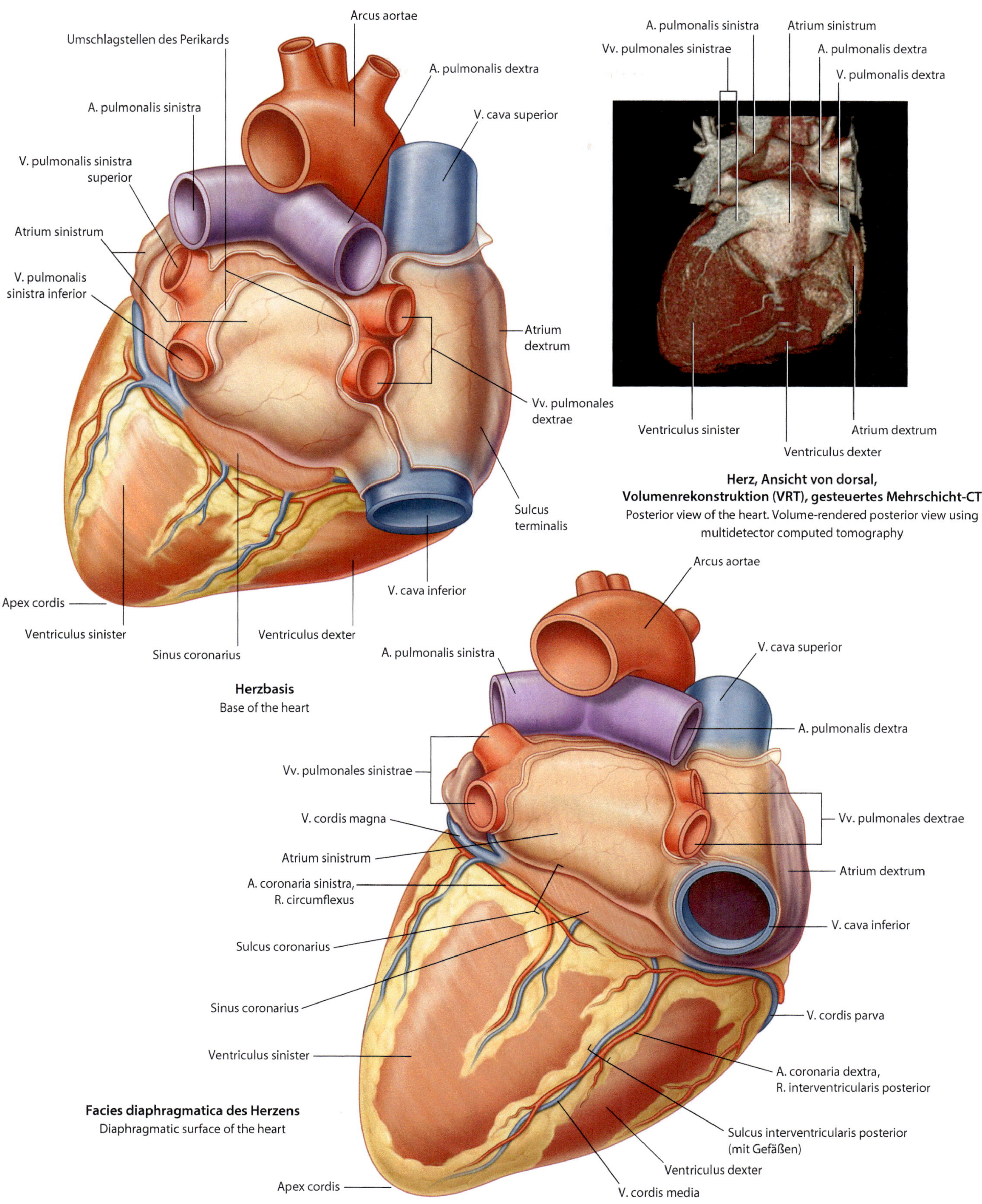

Herzbasis
Base of the heart

Herz, Ansicht von dorsal, Volumenrekonstruktion (VRT), gesteuertes Mehrschicht-CT
Posterior view of the heart. Volume-rendered posterior view using multidetector computed tomography

Facies diaphragmatica des Herzens
Diaphragmatic surface of the heart

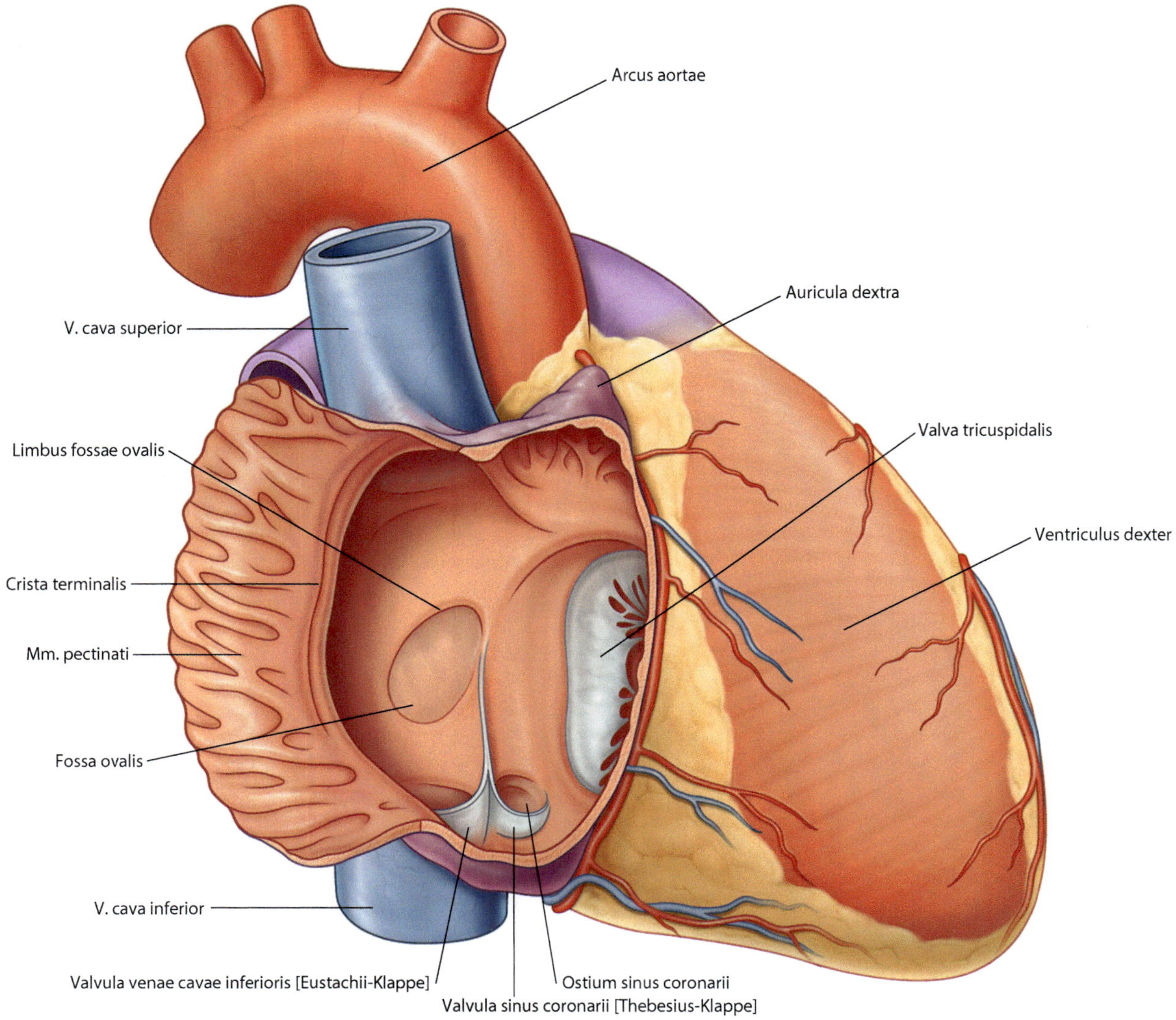

Arcus aortae
Auricula dextra
V. cava superior
Valva tricuspidalis
Limbus fossae ovalis
Ventriculus dexter
Crista terminalis
Mm. pectinati
Fossa ovalis
V. cava inferior
Valvula venae cavae inferioris [Eustachii-Klappe]
Ostium sinus coronarii
Valvula sinus coronarii [Thebesius-Klappe]

Blick in den rechten Vorhof
Internal view of right atrium

Ventriculus dexter
Atrium dextrum
Ventriculus sinister
Atrium sinistrum

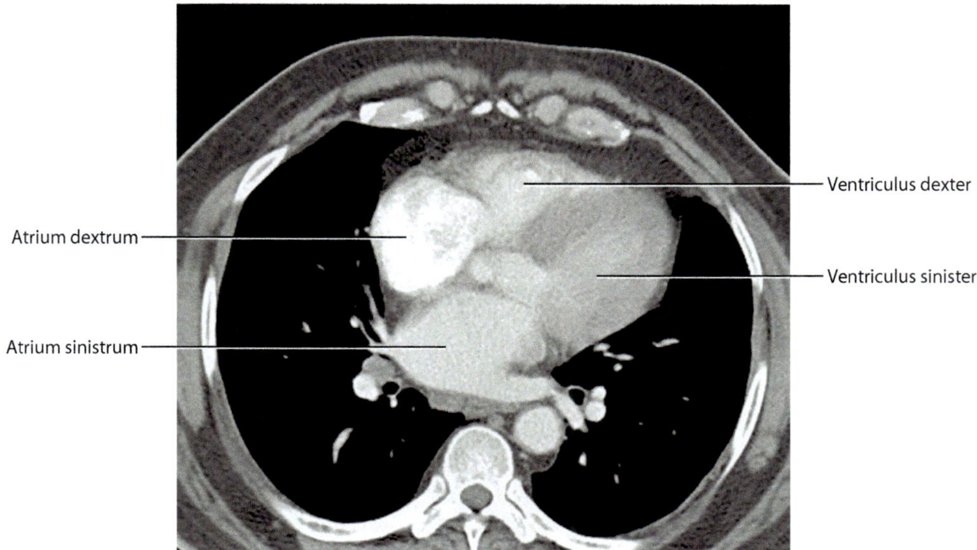

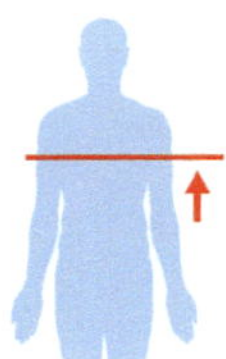

Lage des rechten Vorhofs im Verhältnis zu den übrigen Herzkammern, Kontrastmittel-CT in Axialebene
Positioning of right atrium in relation to other cardiac chambers. CT image, with contrast, in axial plane

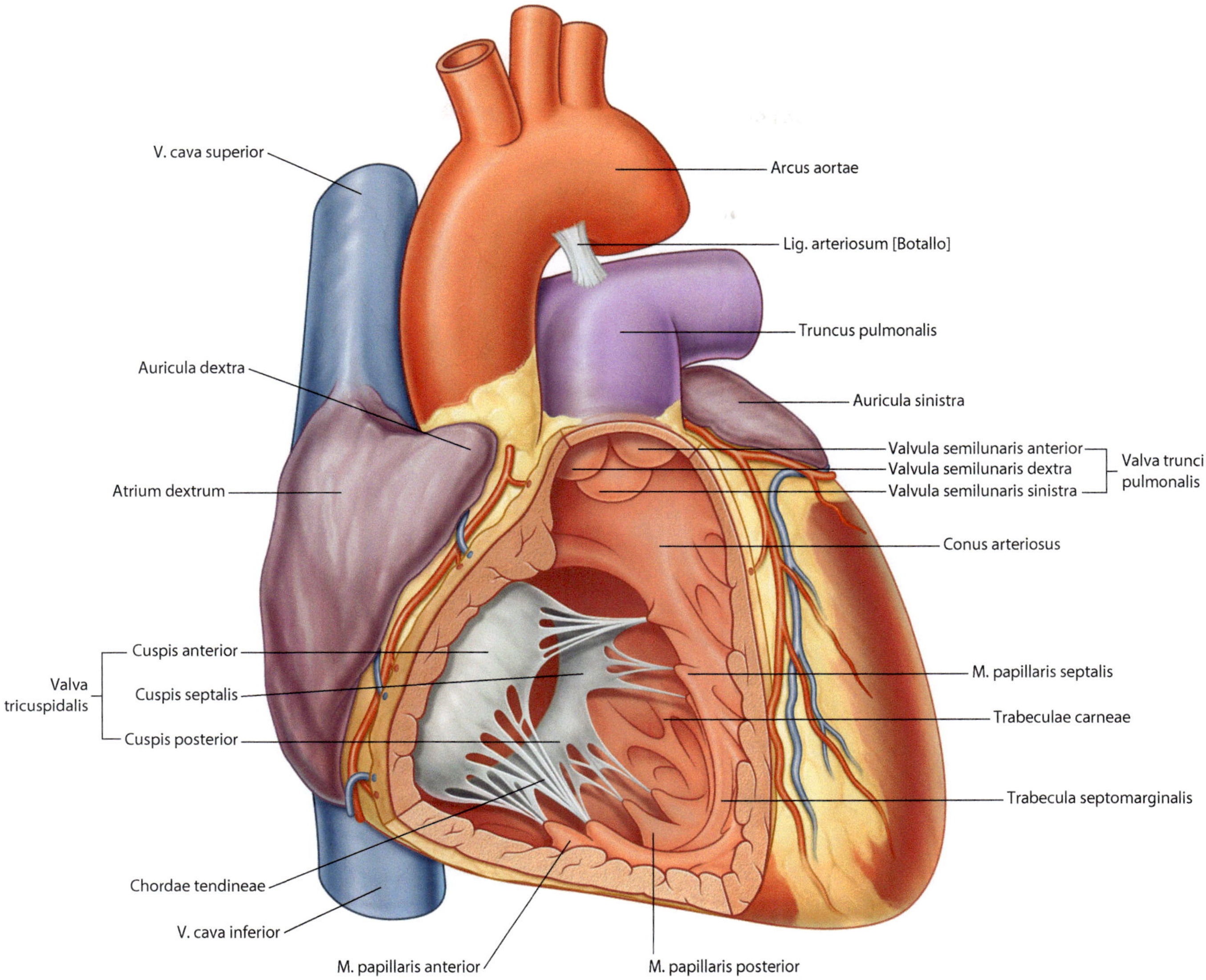

V. cava superior
Arcus aortae
Lig. arteriosum [Botallo]
Truncus pulmonalis
Auricula dextra
Auricula sinistra
Valvula semilunaris anterior
Valvula semilunaris dextra
Valvula semilunaris sinistra
Valva trunci pulmonalis
Atrium dextrum
Conus arteriosus
Valva tricuspidalis
Cuspis anterior
Cuspis septalis
Cuspis posterior
M. papillaris septalis
Trabeculae carneae
Trabecula septomarginalis
Chordae tendineae
V. cava inferior
M. papillaris anterior
M. papillaris posterior

Blick in den rechten Ventrikel
Internal view of right ventricle

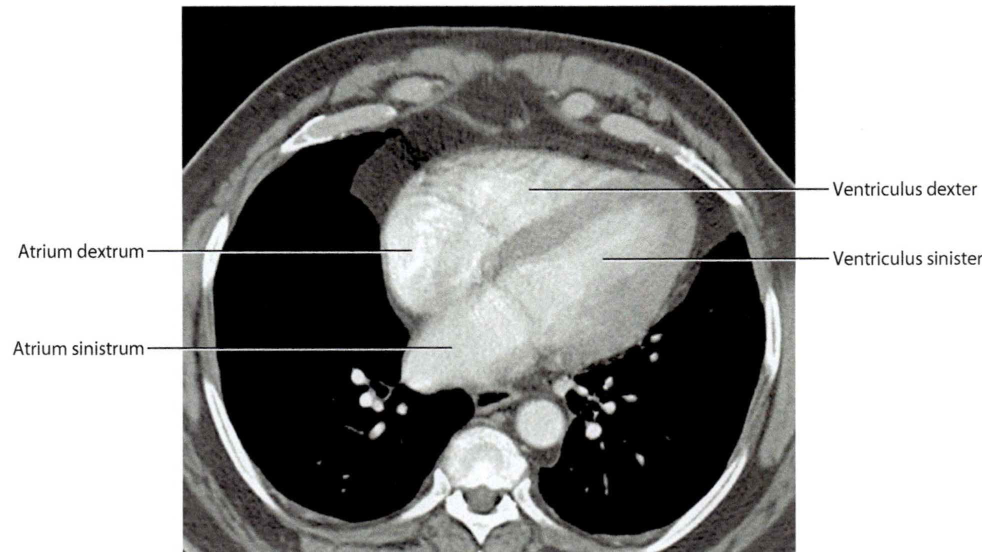

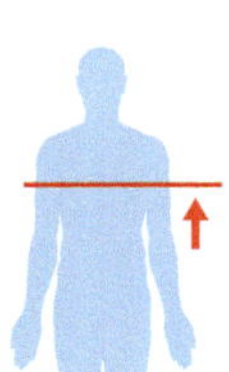

Lage des rechten Ventrikels im Verhältnis zu den übrigen Herzkammern, Kontrastmittel-CT in Axialebene
Positioning of right ventricle in relation to other cardiac chambers. CT image, with contrast, in axial plane

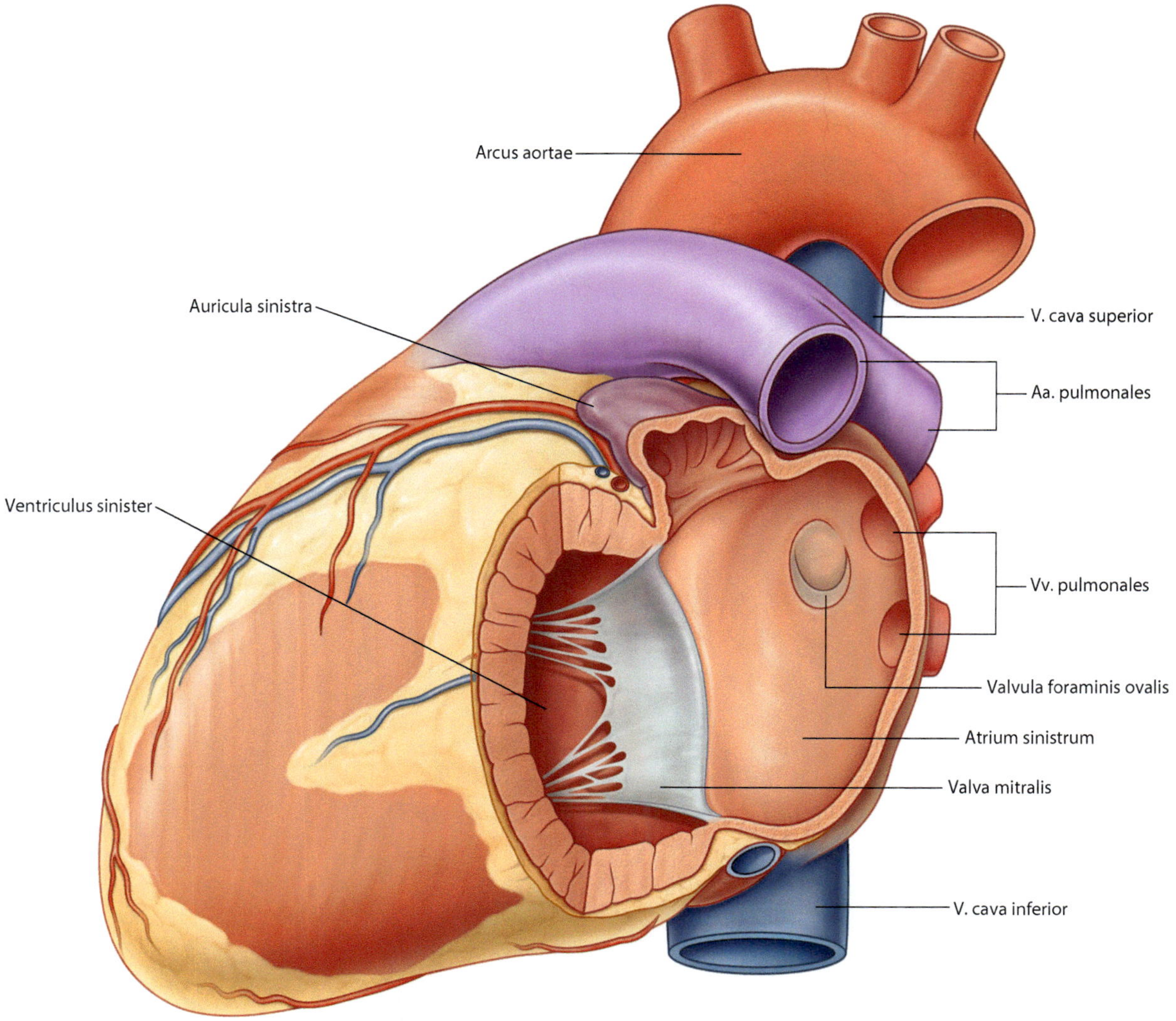

Arcus aortae
Auricula sinistra
V. cava superior
Aa. pulmonales
Ventriculus sinister
Vv. pulmonales
Valvula foraminis ovalis
Atrium sinistrum
Valva mitralis
V. cava inferior

Blick in den linken Vorhof
Internal view of left atrium

Ventriculus dexter
Atrium dextrum
Ventriculus sinister
Atrium sinistrum

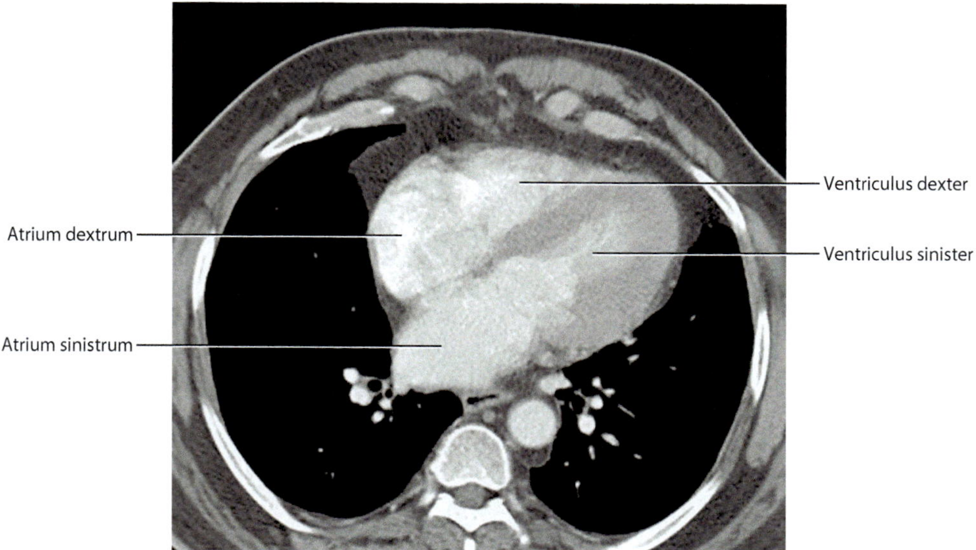

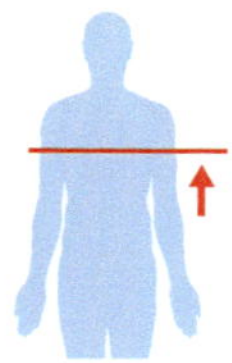

Lage des linken Vorhofs im Verhältnis zu den übrigen Herzkammern, Kontrastmittel-CT in Axialebene
Positioning of left atrium in relation to other cardiac chambers.
CT image, with contrast, in axial plane

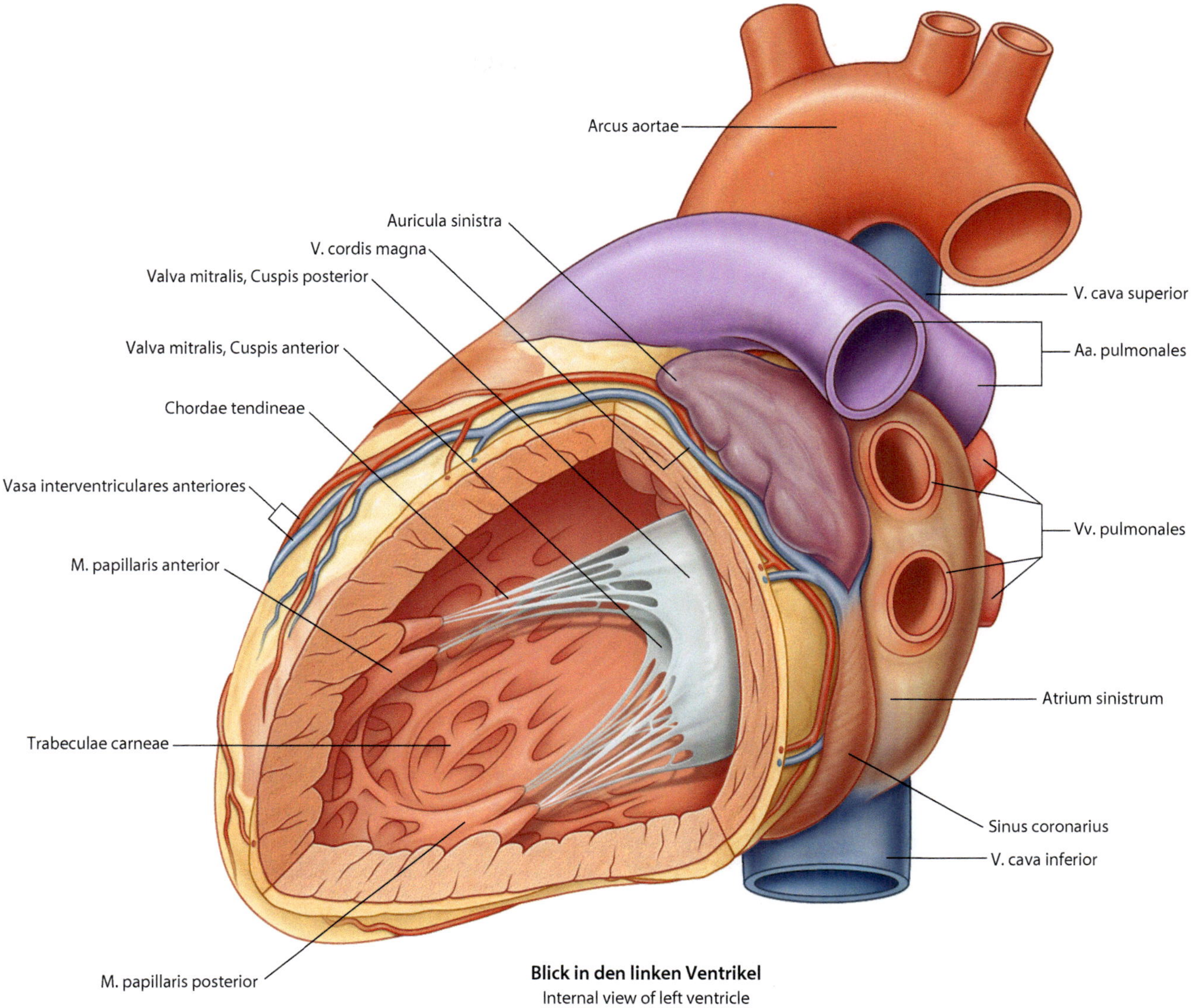

Arcus aortae
Auricula sinistra
V. cordis magna
Valva mitralis, Cuspis posterior
Valva mitralis, Cuspis anterior
Chordae tendineae
Vasa interventriculares anteriores
M. papillaris anterior
Trabeculae carneae
M. papillaris posterior
V. cava superior
Aa. pulmonales
Vv. pulmonales
Atrium sinistrum
Sinus coronarius
V. cava inferior

Blick in den linken Ventrikel
Internal view of left ventricle

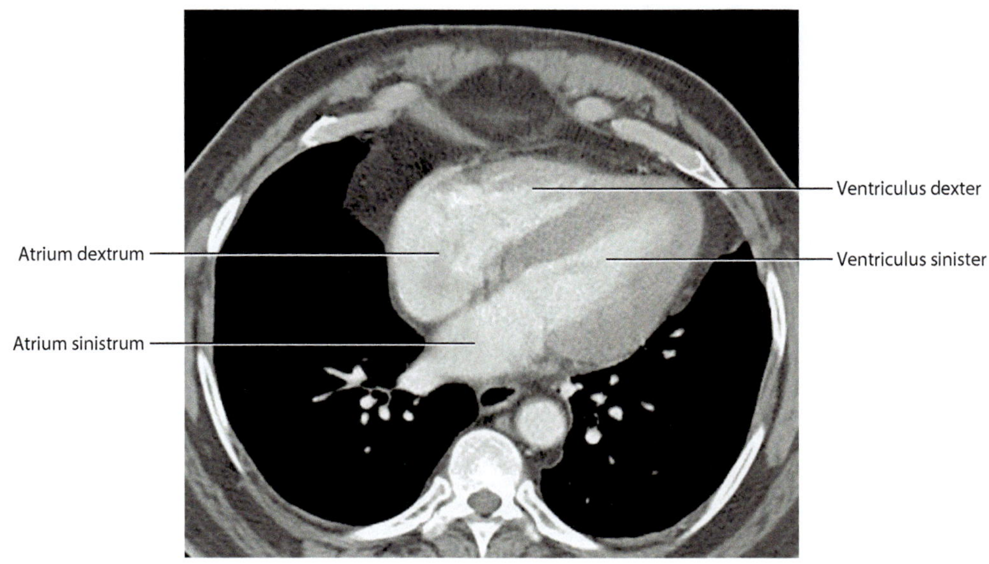

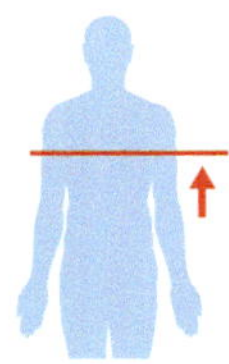

Lage des linken Ventrikels im Verhältnis zu den übrigen Herzkammern, Kontrastmittel-CT in Axialebene
Positioning of left ventricle in relation to other cardiac chambers. CT image, with contrast, in axial plane

Aorta ascendens
Öffnung für die A. coronaria dextra
Sinus aortae
Nodulus
Öffnung für die A. coronaria sinistra
A. coronaria sinistra
Lunula
A. coronaria dextra
Valvula semilunaris dextra
Valvula semilunaris posterior
Valvula semilunaris sinistra

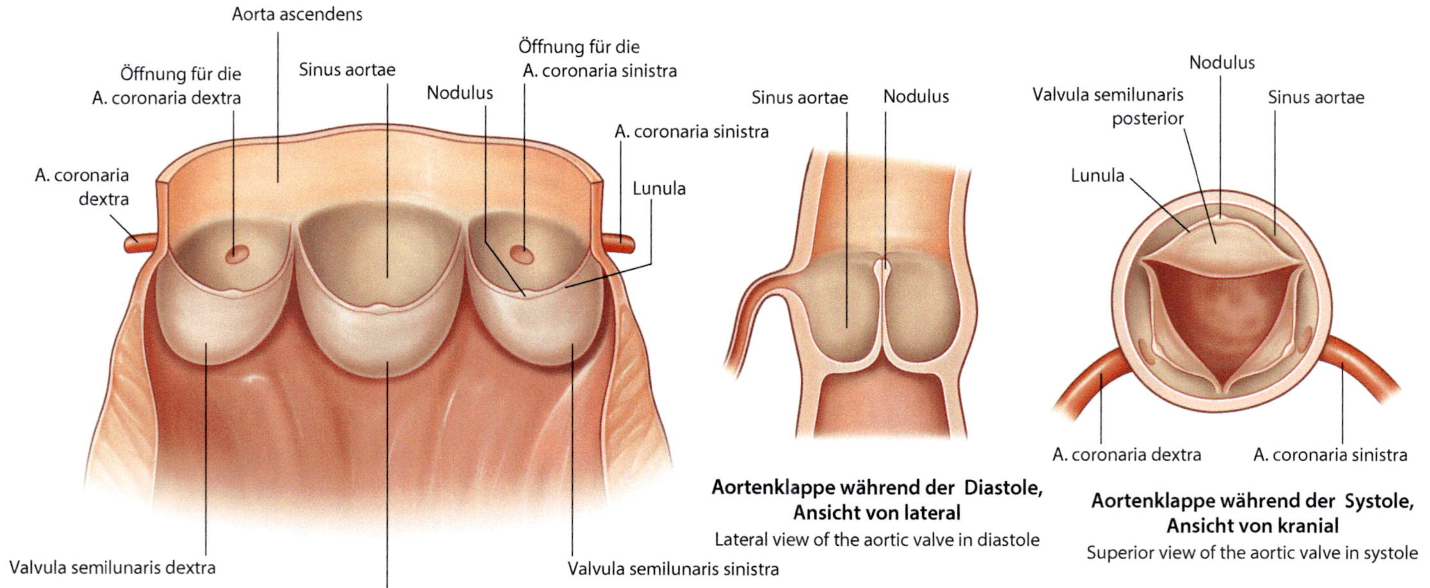

Lage des linken Ventrikels im Verhältnis zu den übrigen Herzkammern, Kontrastmittel-CT in Axialebene
Anterior view of the aortic valve (resected and opened out)

Sinus aortae
Nodulus

Aortenklappe während der Diastole, Ansicht von lateral
Lateral view of the aortic valve in diastole

Nodulus
Valvula semilunaris posterior
Sinus aortae
Lunula
A. coronaria dextra
A. coronaria sinistra

Aortenklappe während der Systole, Ansicht von kranial
Superior view of the aortic valve in systole

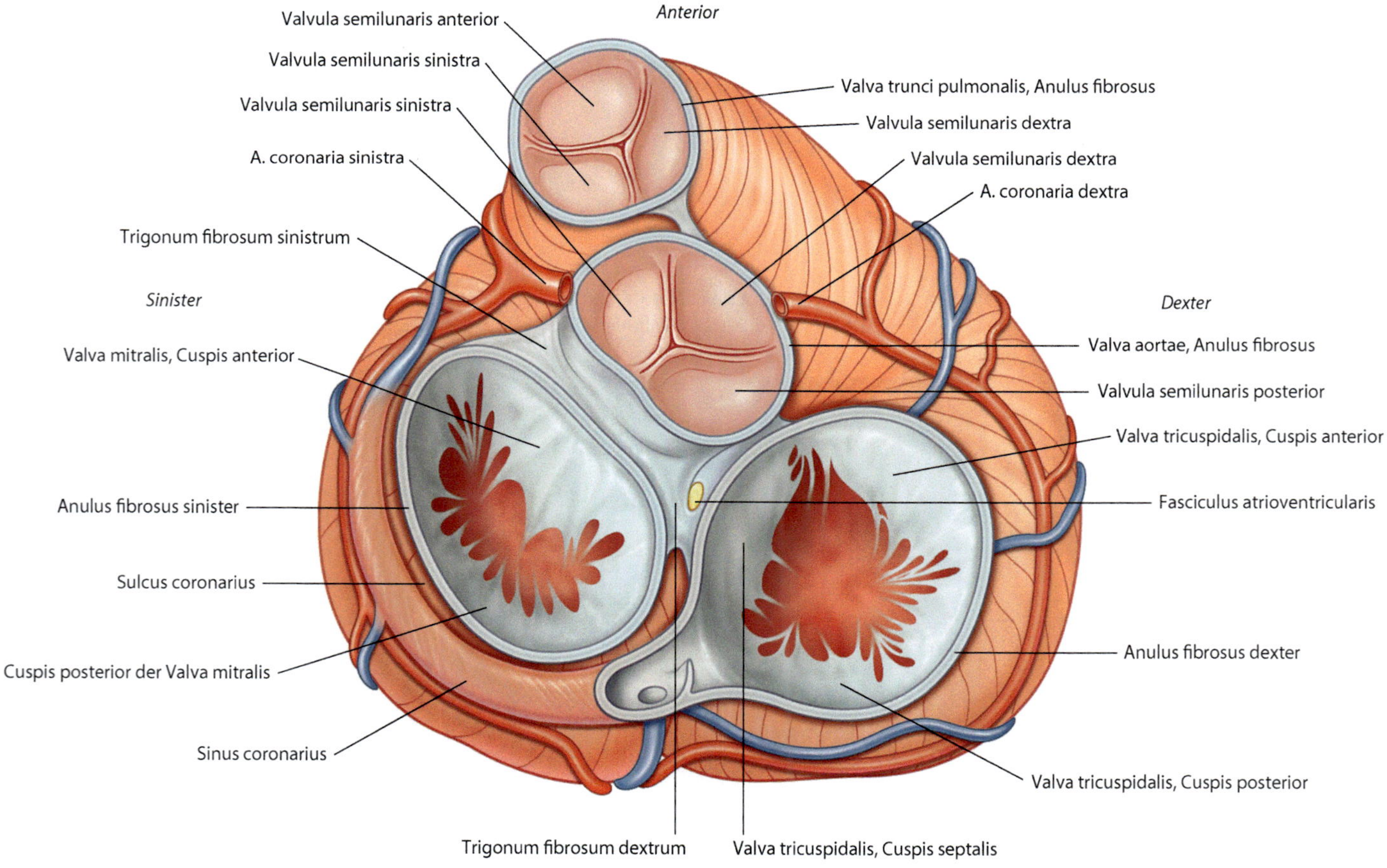

Anterior
Valvula semilunaris anterior
Valvula semilunaris sinistra
Valvula semilunaris sinistra
A. coronaria sinistra
Trigonum fibrosum sinistrum
Sinister
Valva mitralis, Cuspis anterior
Anulus fibrosus sinister
Sulcus coronarius
Cuspis posterior der Valva mitralis
Sinus coronarius
Trigonum fibrosum dextrum
Valva tricuspidalis, Cuspis septalis
Posterior
Valva trunci pulmonalis, Anulus fibrosus
Valvula semilunaris dextra
Valvula semilunaris dextra
A. coronaria dextra
Dexter
Valva aortae, Anulus fibrosus
Valvula semilunaris posterior
Valva tricuspidalis, Cuspis anterior
Fasciculus atrioventricularis
Anulus fibrosus dexter
Valva tricuspidalis, Cuspis posterior

Herzskelett, Ansicht von kranial
Cardiac skeleton superior view

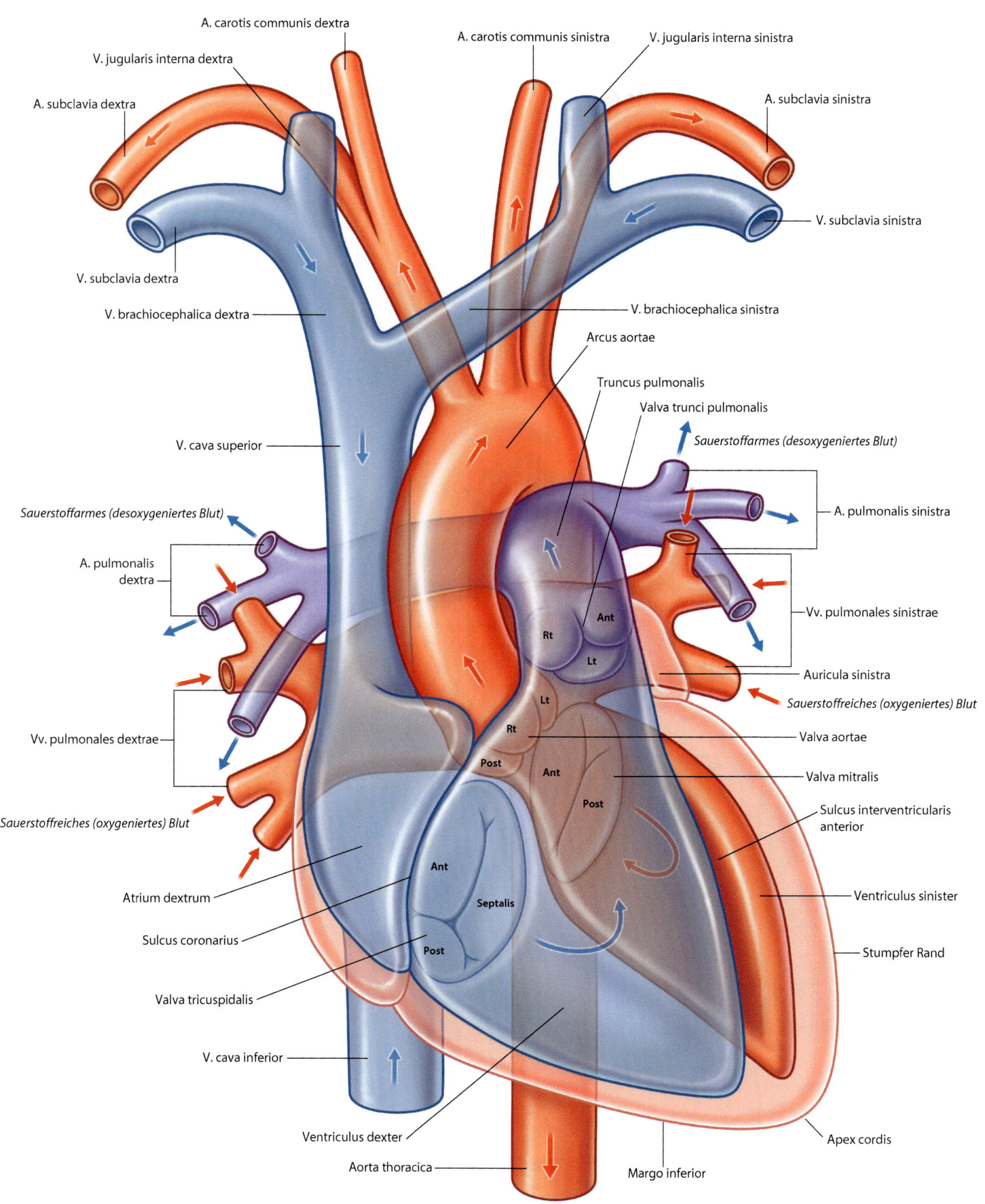

Herzbinnenräume und Richtungen des Blutflusses
Cardiac chambers and direction of blood flow

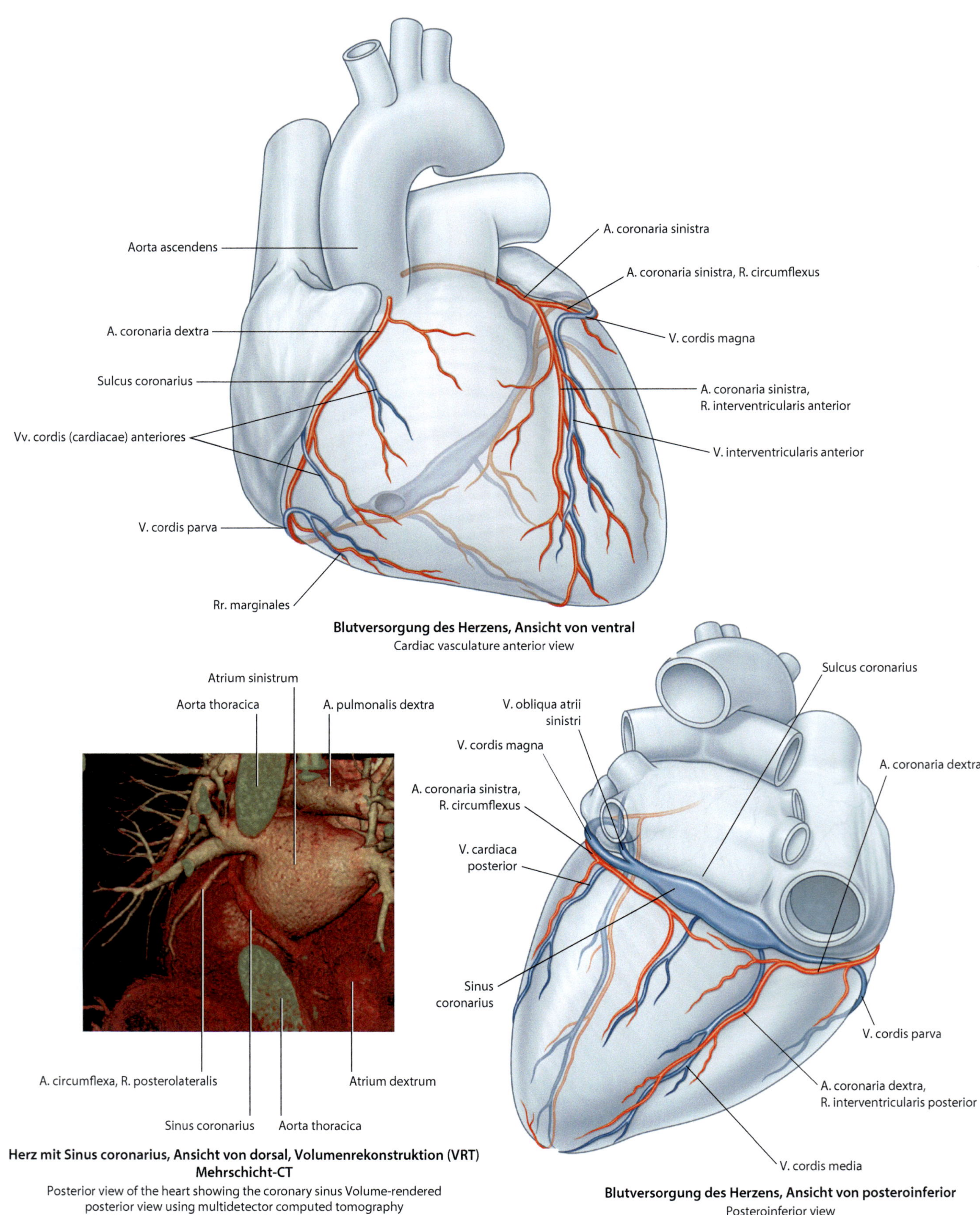

Blutversorgung des Herzens, Ansicht von ventral
Cardiac vasculature anterior view

Herz mit Sinus coronarius, Ansicht von dorsal, Volumenrekonstruktion (VRT) Mehrschicht-CT
Posterior view of the heart showing the coronary sinus Volume-rendered posterior view using multidetector computed tomography

Blutversorgung des Herzens, Ansicht von posteroinferior
Posteroinferior view

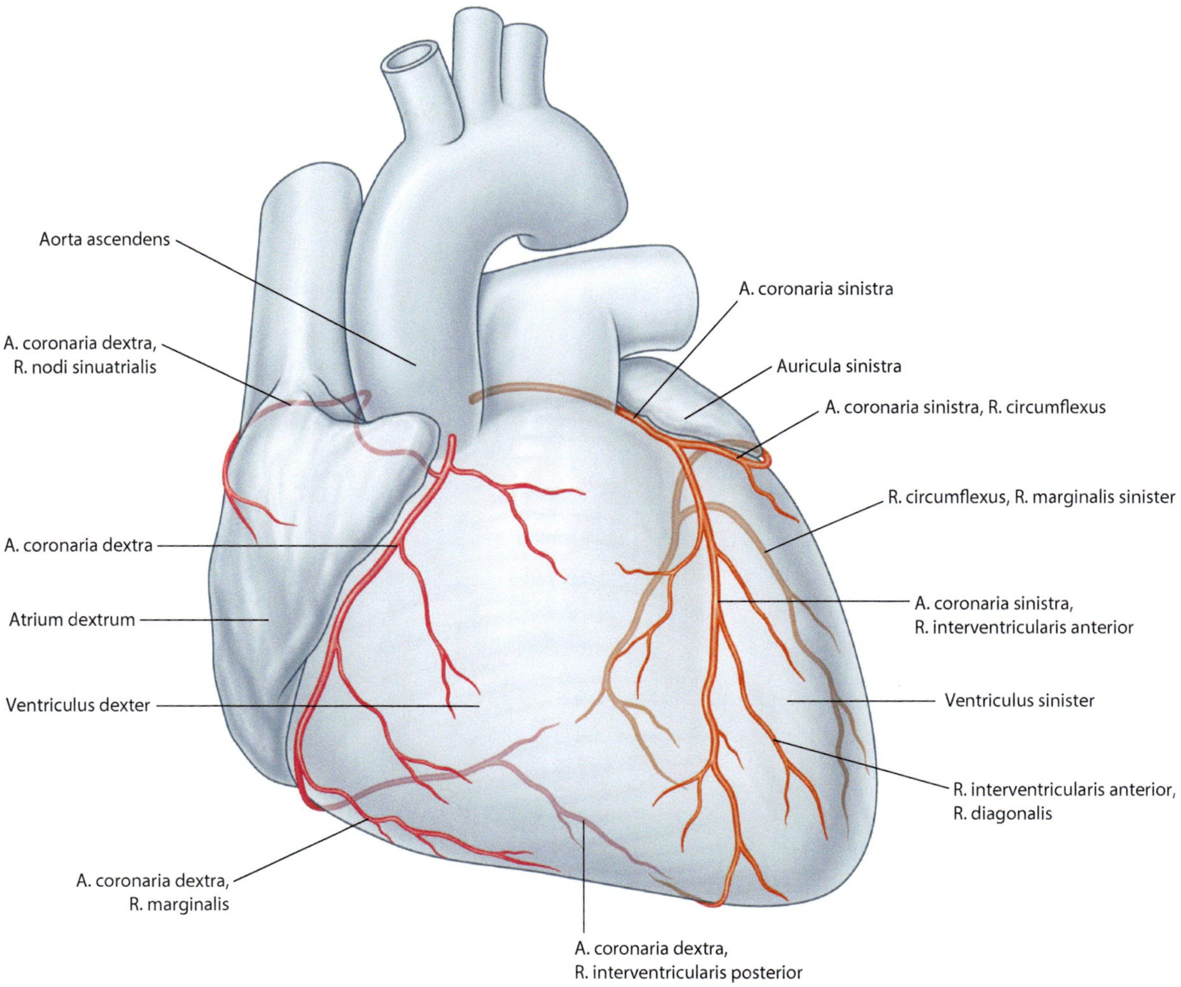

Aorta ascendens
A. coronaria sinistra
A. coronaria dextra, R. nodi sinuatrialis
Auricula sinistra
A. coronaria sinistra, R. circumflexus
R. circumflexus, R. marginalis sinister
A. coronaria dextra
A. coronaria sinistra, R. interventricularis anterior
Atrium dextrum
Ventriculus dexter
Ventriculus sinister
R. interventricularis anterior, R. diagonalis
A. coronaria dextra, R. marginalis
A. coronaria dextra, R. interventricularis posterior

Koronararterien (Rechtsversorgungstyp)
Coronary arteries (right dominant system)

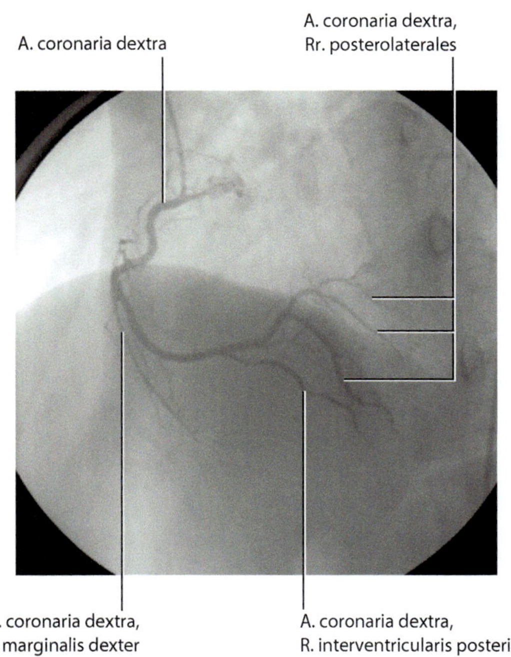

A. coronaria dextra (Rechtsversorgungstyp), Koronarangiographie im links-anterior-schrägen Strahlengang(LAO) mit kranialer Angulation
Coronary angiography (right dominant system).
Left anterior oblique projection, cranial angulation, of right coronary artery

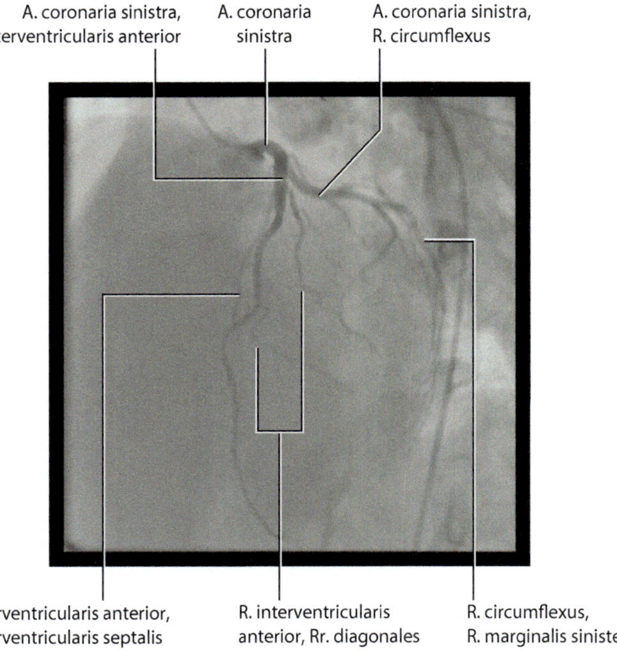

A. coronaria sinistra (Rechtsversorgungstyp), Koronarangiographie im links-anterior-schrägen Strahlengang mit kranialer Angulation
Coronary angiography (right dominant system).
Left anterior oblique projection, cranial angulation, of left coronary artery

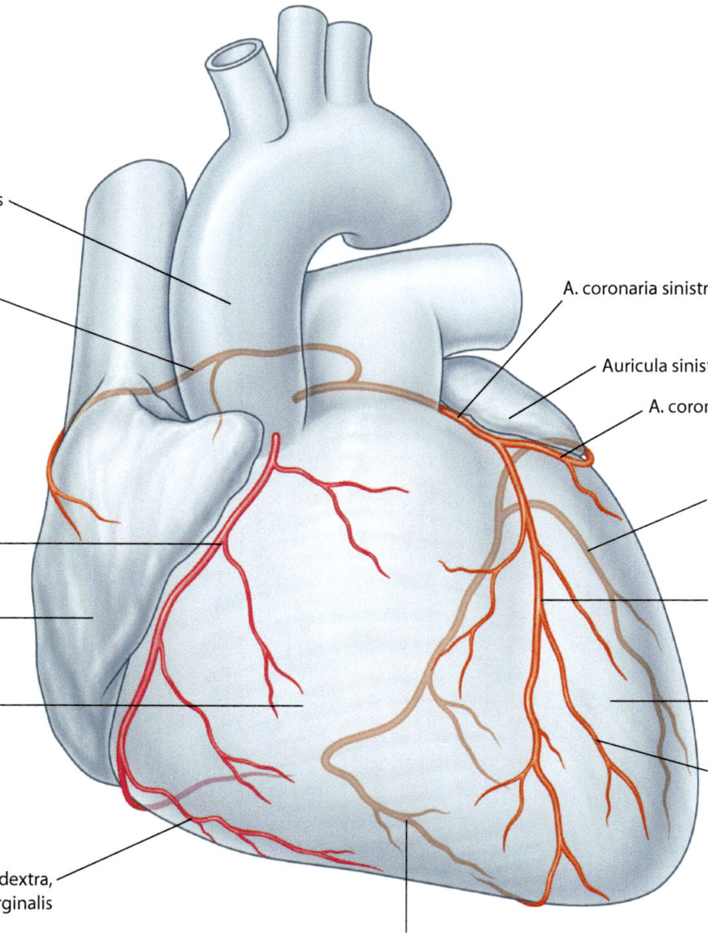

Aorta ascendens
A. coronaria sinistra, R. nodi sinuatrialis
A. coronaria dextra
Atrium dextrum
Ventriculus dexter
A. coronaria dextra, R. marginalis
A. coronaria sinistra
Auricula sinistra
A. coronaria sinistra, R. circumflexus
R. circumflexus, R. marginalis sinister
A. coronaria sinistra, R. interventricularis anterior
Ventriculus sinister
R. interventricularis anterior, R. diagonalis
R. circumflexus, R. interventricularis posterior

Koronararterien (Linksversorgungstyp)
Coronary arteries (left dominant system)

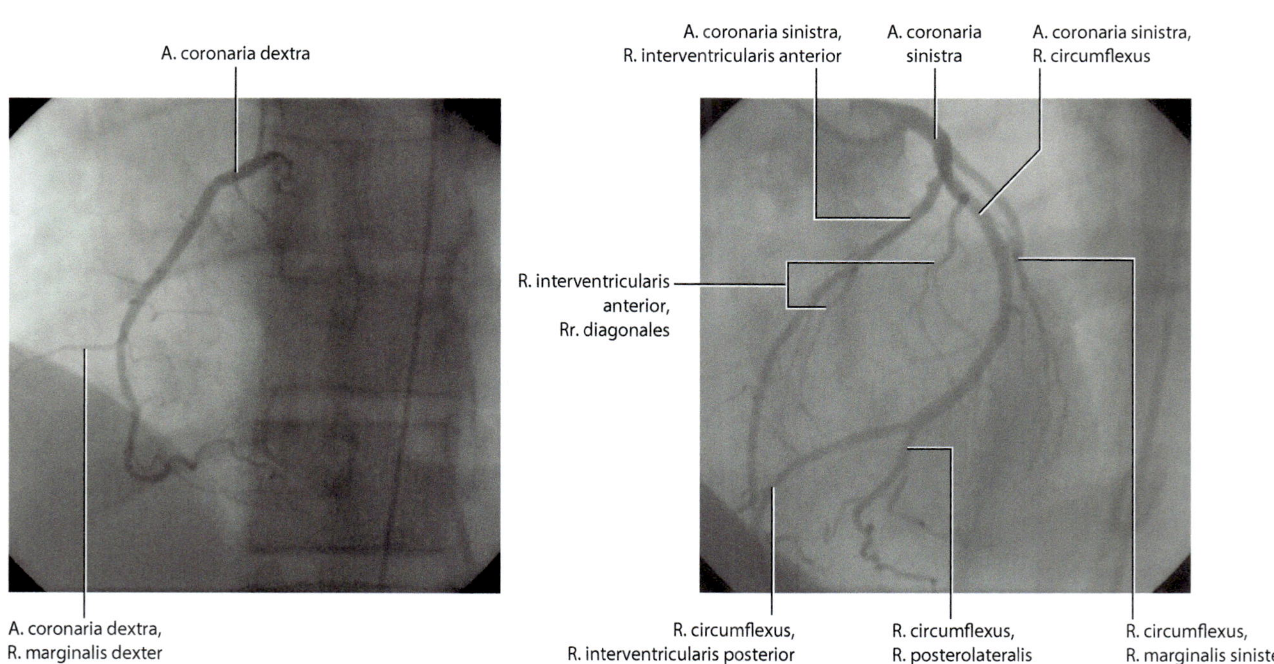

A. coronaria dextra
A. coronaria dextra, R. marginalis dexter

A. coronaria dextra (Linksversorgungstyp), Koronarangiographie (links-anterior-schrägen Strahlengang mit kranialer Angulation)
Coronary angiography (left dominant system). Left anterior oblique projection, cranial angulation, of right coronary artery

A. coronaria sinistra, R. interventricularis anterior
A. coronaria sinistra
A. coronaria sinistra, R. circumflexus
R. interventricularis anterior, Rr. diagonales
R. circumflexus, R. interventricularis posterior
R. circumflexus, R. posterolateralis
R. circumflexus, R. marginalis sinister

A. coronaria sinistra (Linksversorgungstyp), Koronarangiographie (links-anterior-schrägen Strahlengang mit kranialer Angulation)
Coronary angiography (left dominant system). Left anterior oblique projection, cranial angulation, of left coronary artery

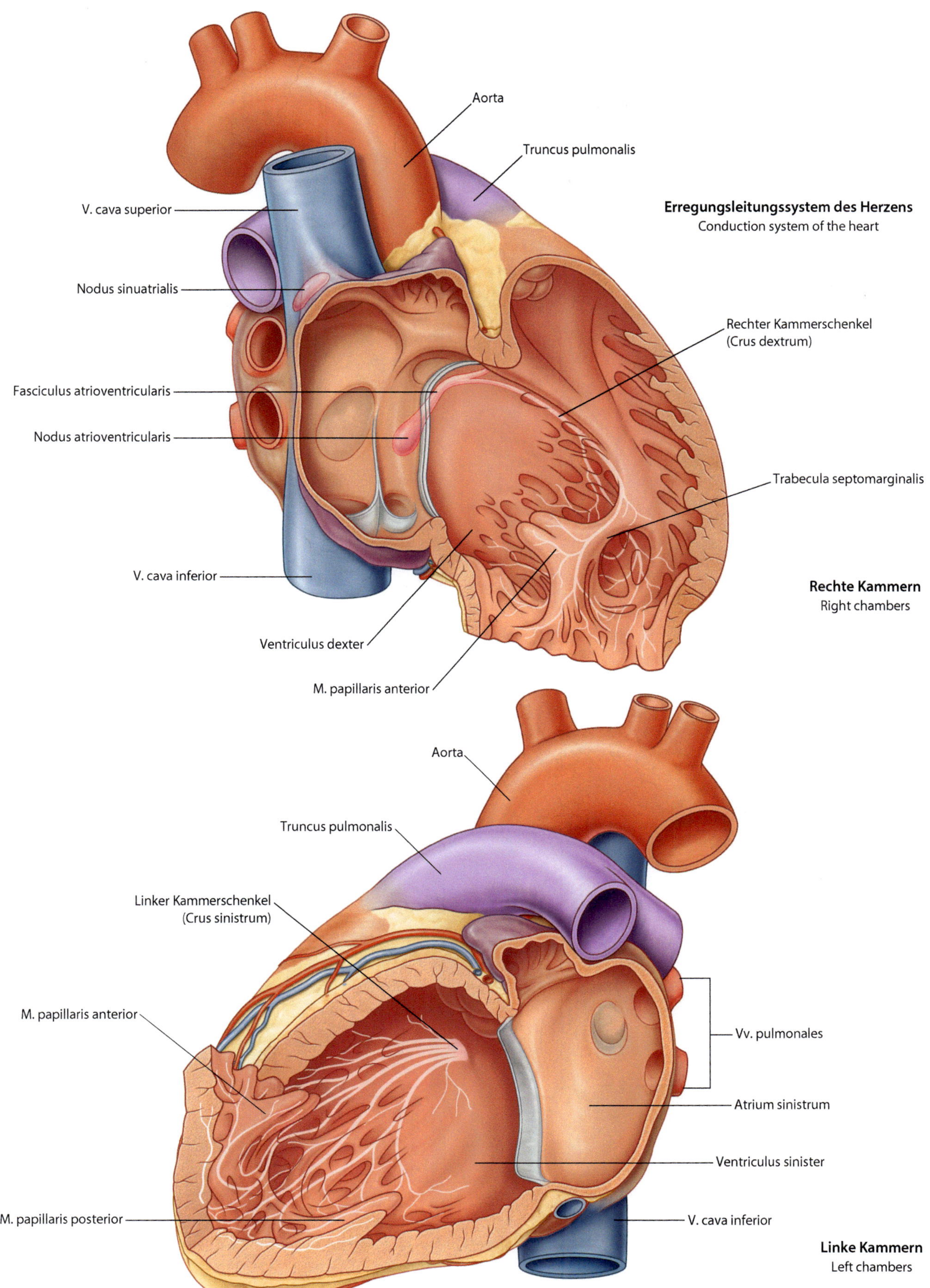

Erregungsleitungssystem des Herzens
Conduction system of the heart

Rechte Kammern
Right chambers

Linke Kammern
Left chambers

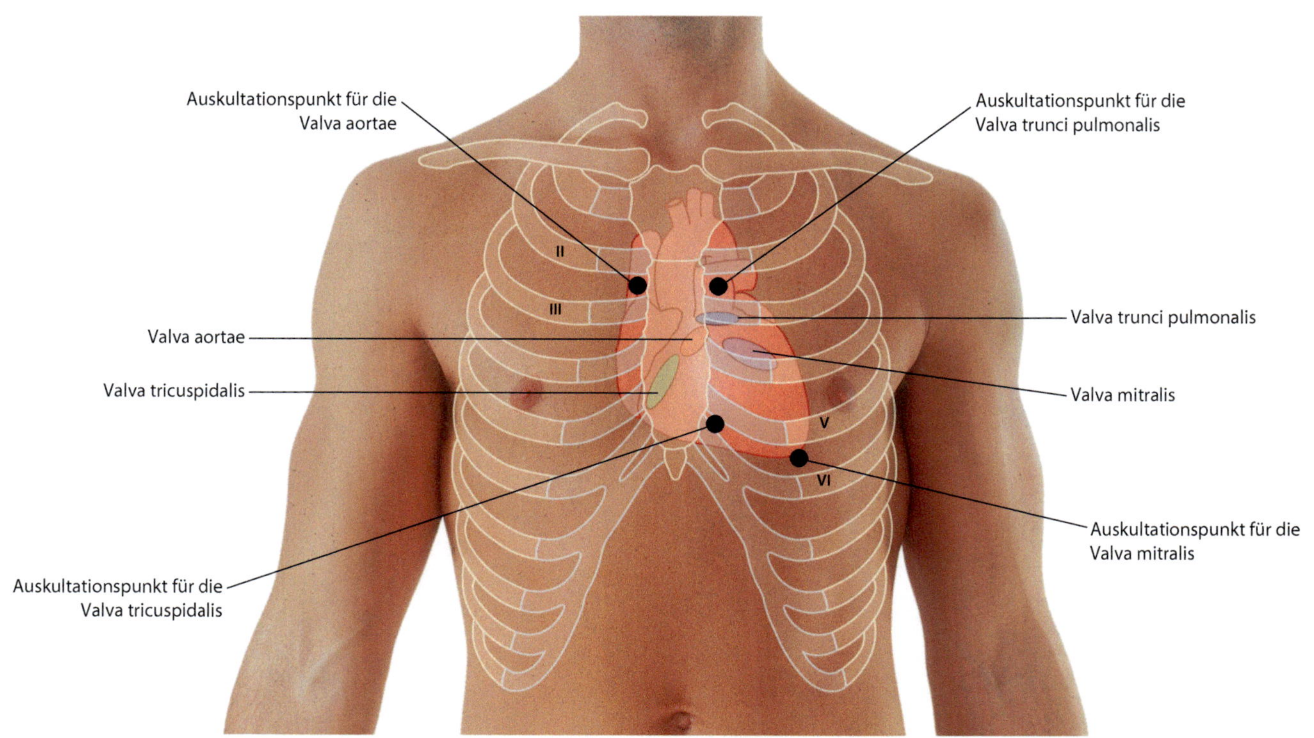

Auskultationspunkte
Auscultation points

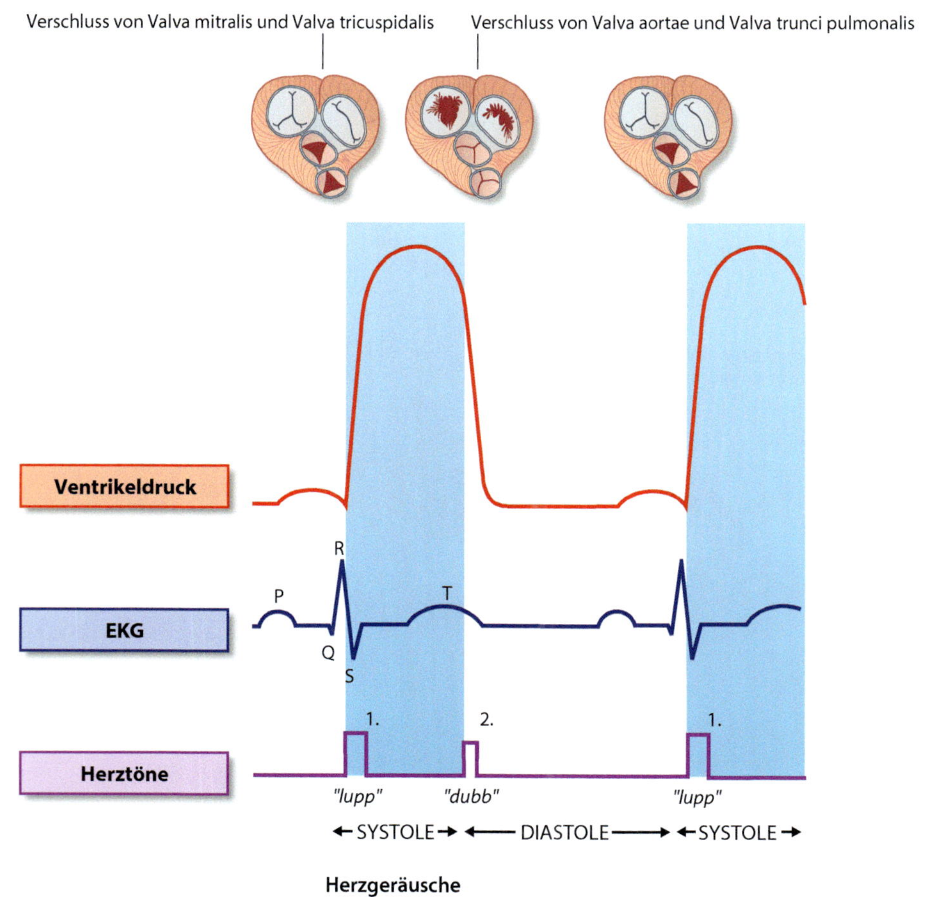

Herzgeräusche
Cardiac auscultation

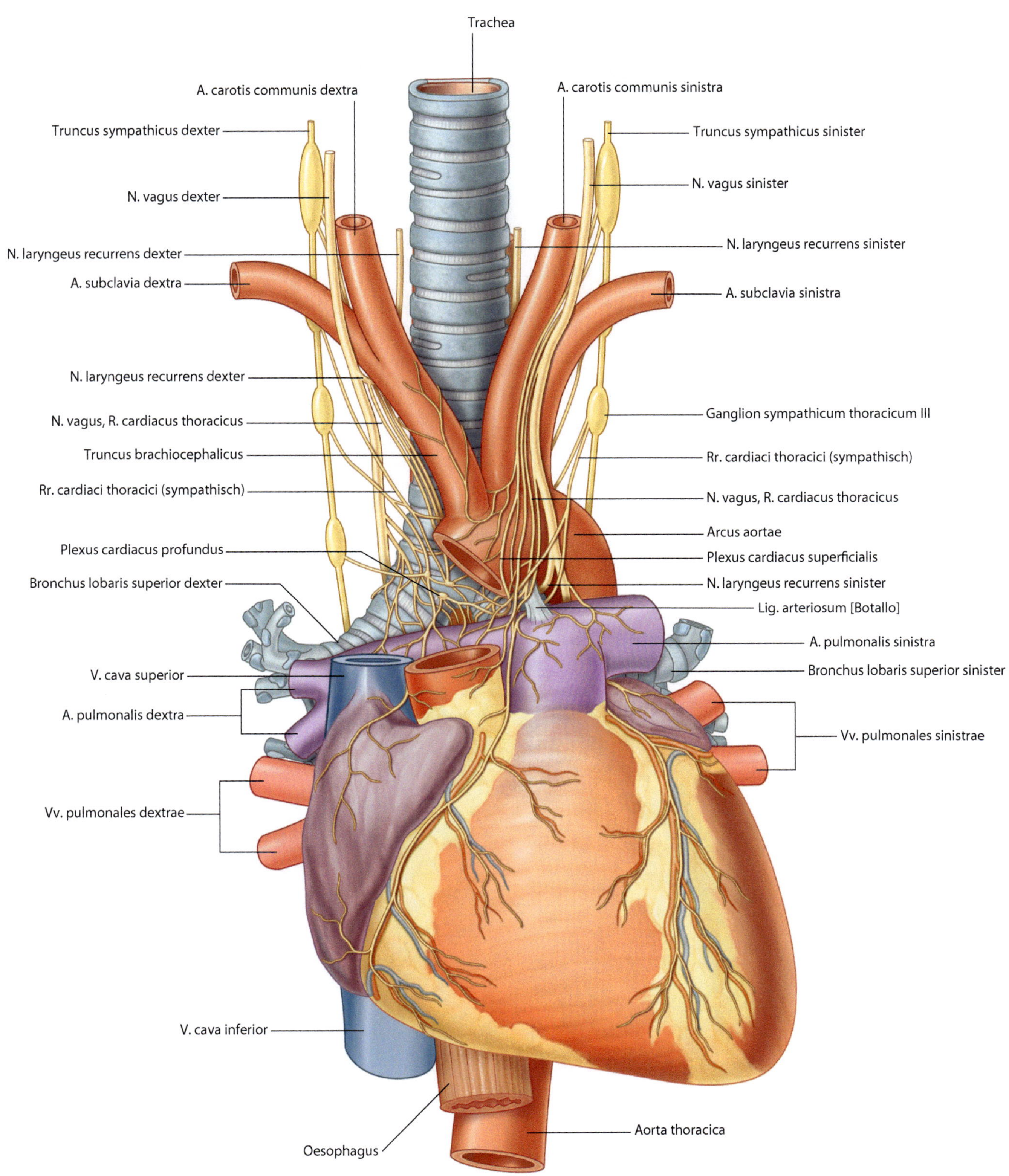

Plexus cardiacus und Innervation des Herzens
Cardiac plexus and nerves of the heart

Oesophagus
A. carotis communis dextra
V. jugularis interna dextra
A. subclavia dextra
V. subclavia dextra
V. brachiocephalica dextra
V. cava superior
Angulus sterni
A. pulmonalis dextra
Aorta ascendens
Trachea
A. carotis communis sinistra
V. jugularis interna sinistra
A. subclavia sinistra
V. subclavia sinistra
V. brachiocephalica sinistra
Arcus aortae
A. pulmonalis sinistra
Bronchus principalis sinister
Aorta thoracica

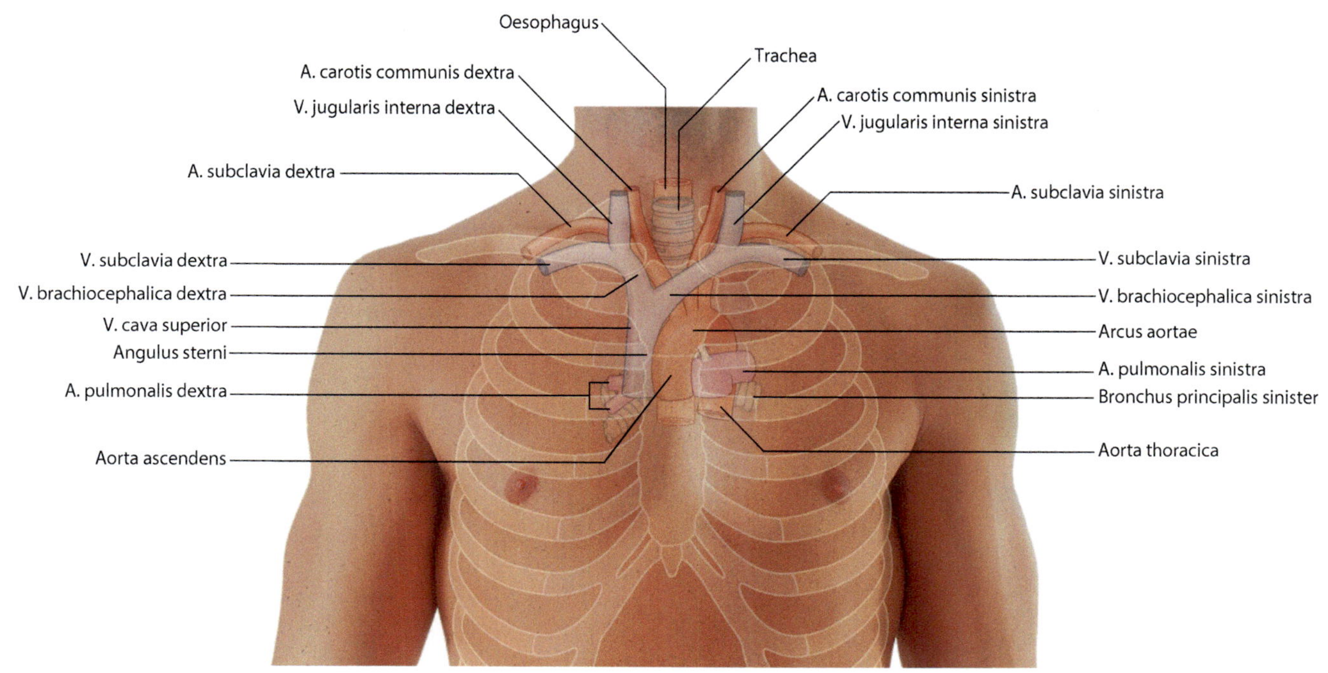

Oberflächenprojektion von Strukturen des oberen Mediastinums
Surface projections of structures in the superior mediastinum

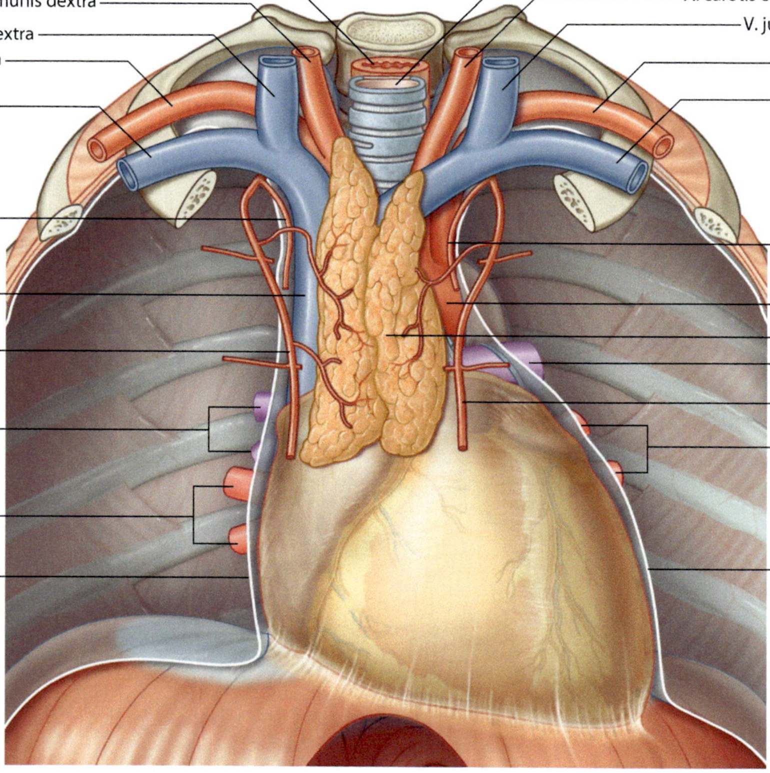

Oesophagus
A. carotis communis dextra
V. jugularis interna dextra
A. subclavia dextra
V. subclavia dextra
A. pericardiacophrenica dextra
V. cava superior
A. thoracica interna dextra
A. pulmonalis dextra
Vv. pulmonales dextrae
Pleura mediastinalis (Schnittrand)
Trachea
A. carotis communis sinistra
V. jugularis interna sinistra
A. subclavia sinistra
V. subclavia sinistra
A. pericardiacophrenica sinistra
Arcus aortae
Thymus
A. pulmonalis sinistra
A. thoracica interna sinistra
Vv. pulmonales sinistrae
Pleura mediastinalis (Schnittrand)

Thymus
Thymus gland

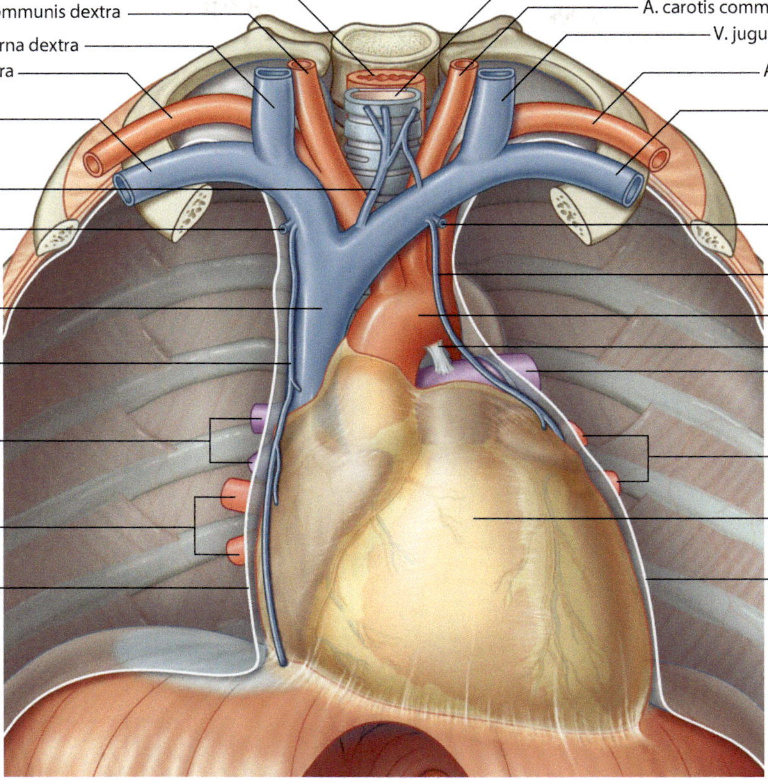

Oesophagus
Trachea
A. carotis communis dextra
V. jugularis interna dextra
A. subclavia dextra
V. subclavia dextra
V. thyreoidea inferior
V. thoracica interna dextra
V. cava superior
V. pericardiacophrenica dextra
A. pulmonalis dextra
Vv. pulmonales dextrae
Pleura mediastinalis (Schnittrand)
A. carotis communis sinistra
V. jugularis interna sinistra
A. subclavia sinistra
V. subclavia sinistra
V. thoracica interna sinistra
V. pericardiacophrenica sinistra
Arcus aortae
Lig. arteriosum [BOTALLO]
A. pulmonalis sinistra
Vv. pulmonales sinistrae
Pericardium
Pleura mediastinalis (Schnittrand)

Venen des oberen Mediastinums
Veins of the superior mediastinum

V. brachiocephalica dextra
V. cava superior
Aorta ascendens
V. brachiocephalica sinistra
Arcus aortae
V. pulmonalis sinistra
Truncus pulmonalis

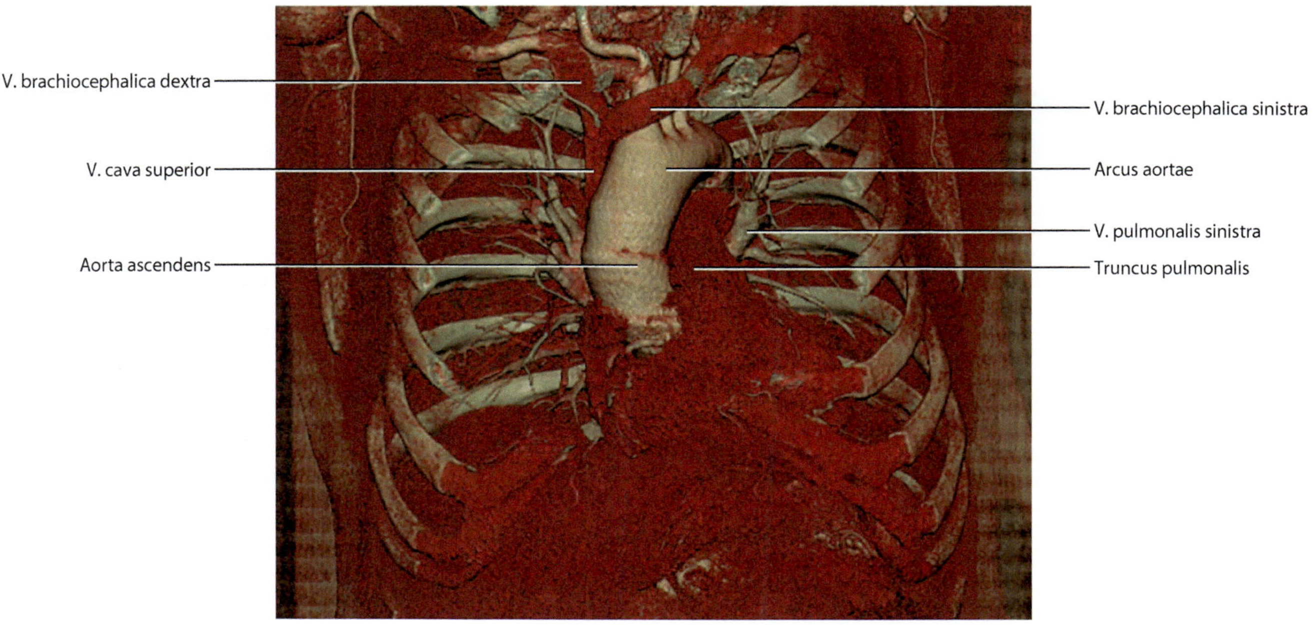

Oberes Mediastinum mit Venen und Arterien, Ansicht von ventral; Volumenrekonstruktion, Mehrschicht-CT
Anterior view of the superior mediastinum showing venous and arterial channels.
Volume-rendered anterior view using multidetector computed tomography

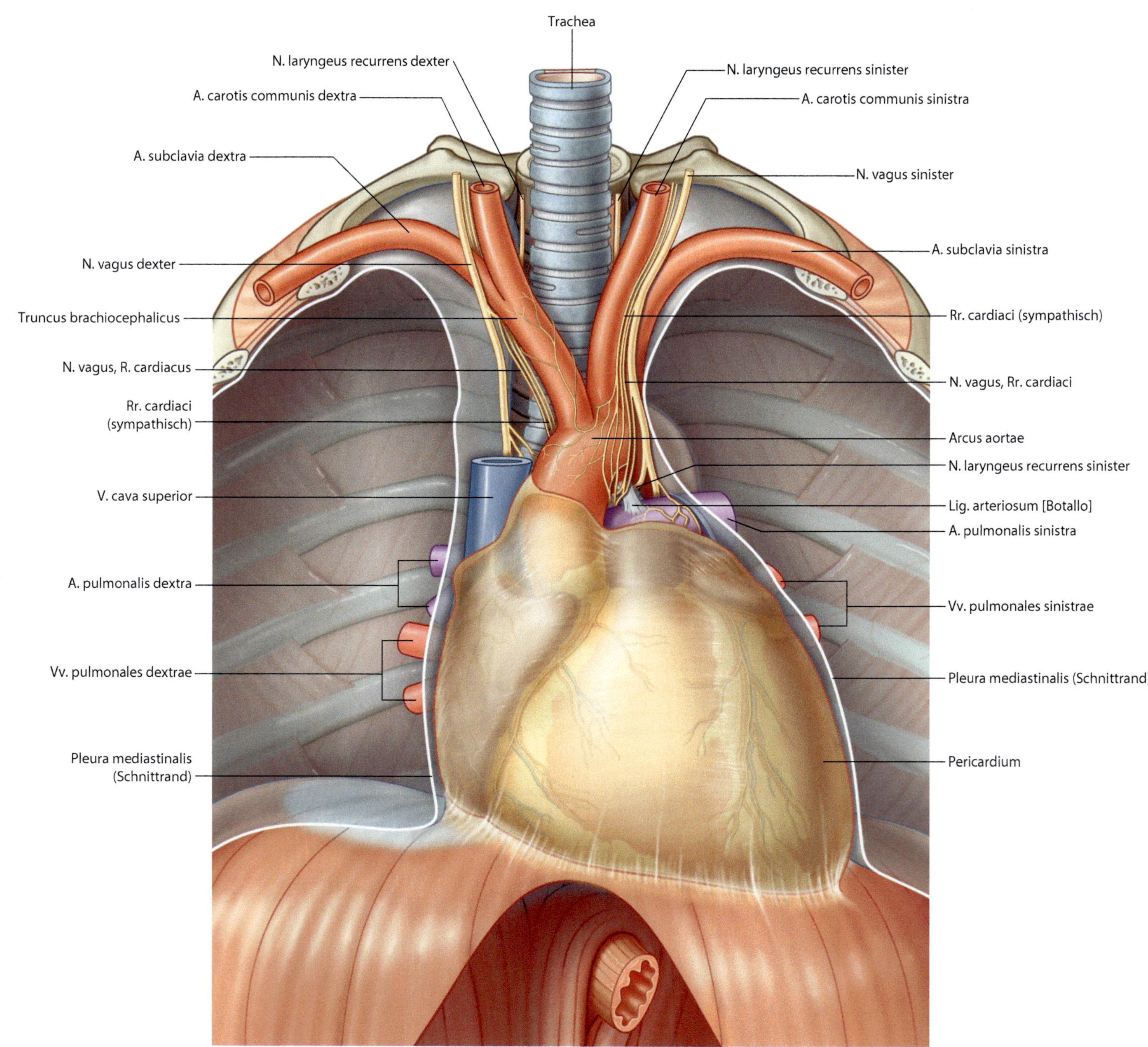

Arterien und Nerven des oberen Mediastinums
Arteries and nerves of the superior mediastinum

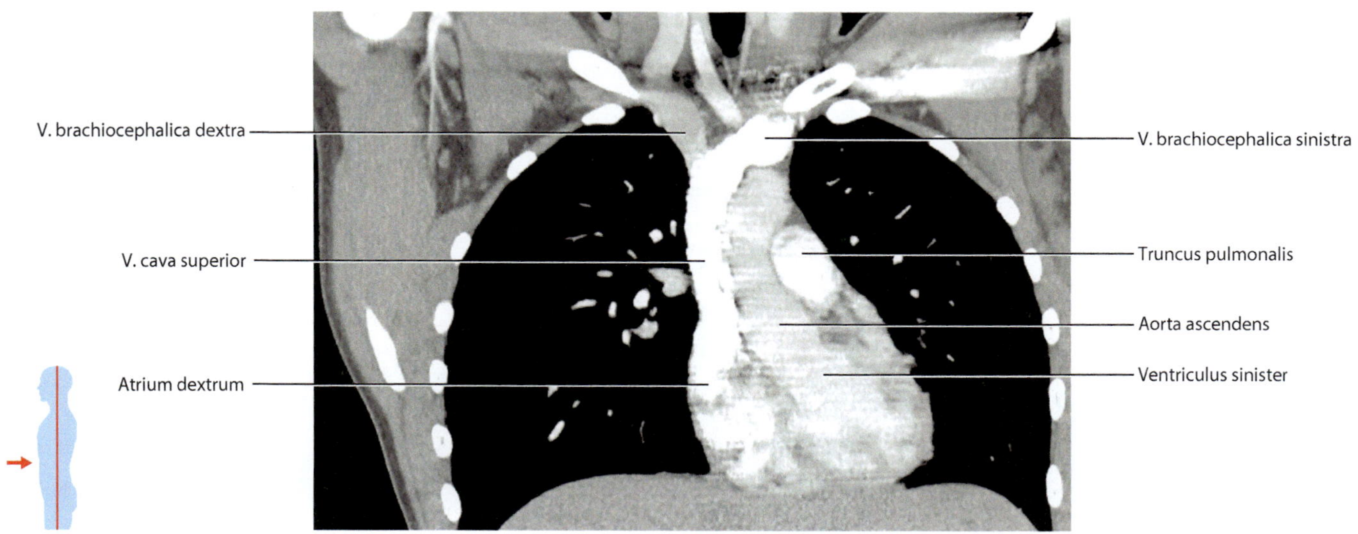

Lage der Venen im oberen Mediastinum, Kontrastmittel-CT in Koronarebene
Positioning of venous channels in the superior mediastinum.
CT image, with contrast, in coronal plane

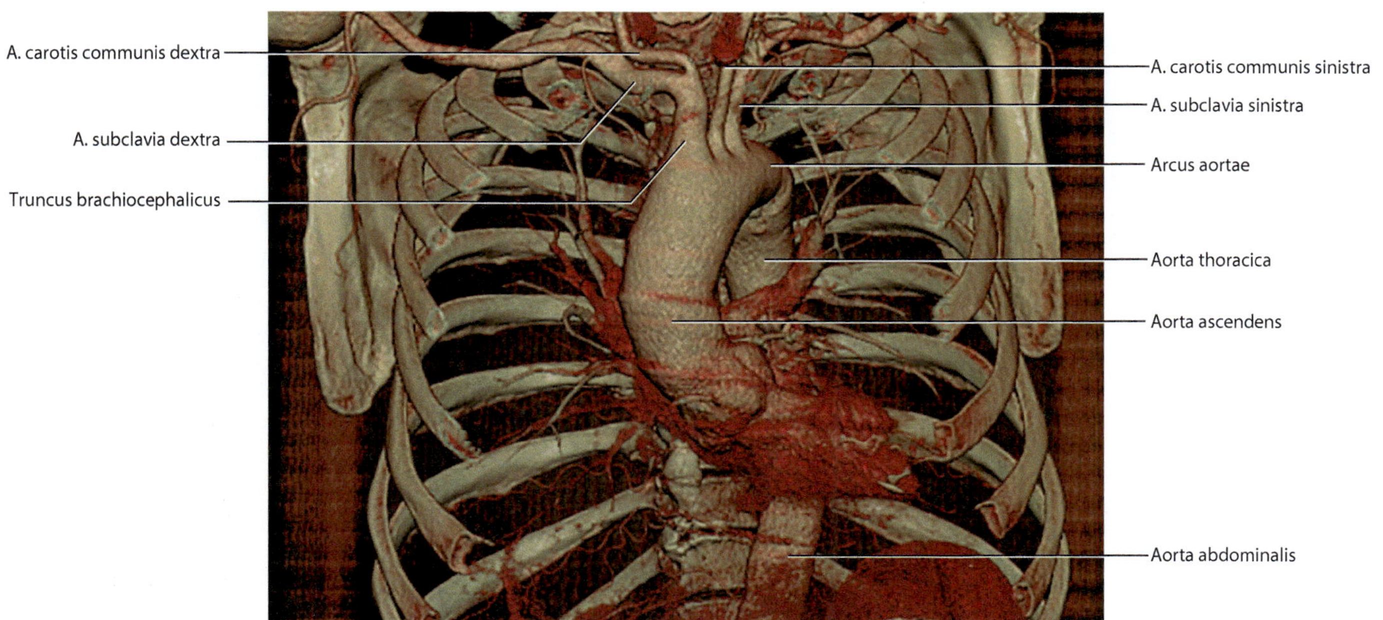

Oberes Mediastinum (Venen, Truncus pulmonalis und Herz entfernt), Ansicht von ventral; Volumenrekonstruktion, Mehrschicht-CT
Anterior view of the superior mediastinum with the venous channels, pulmonary trunk, and heart removed.
Volume-rendered anterior view using multidetector computed tomography

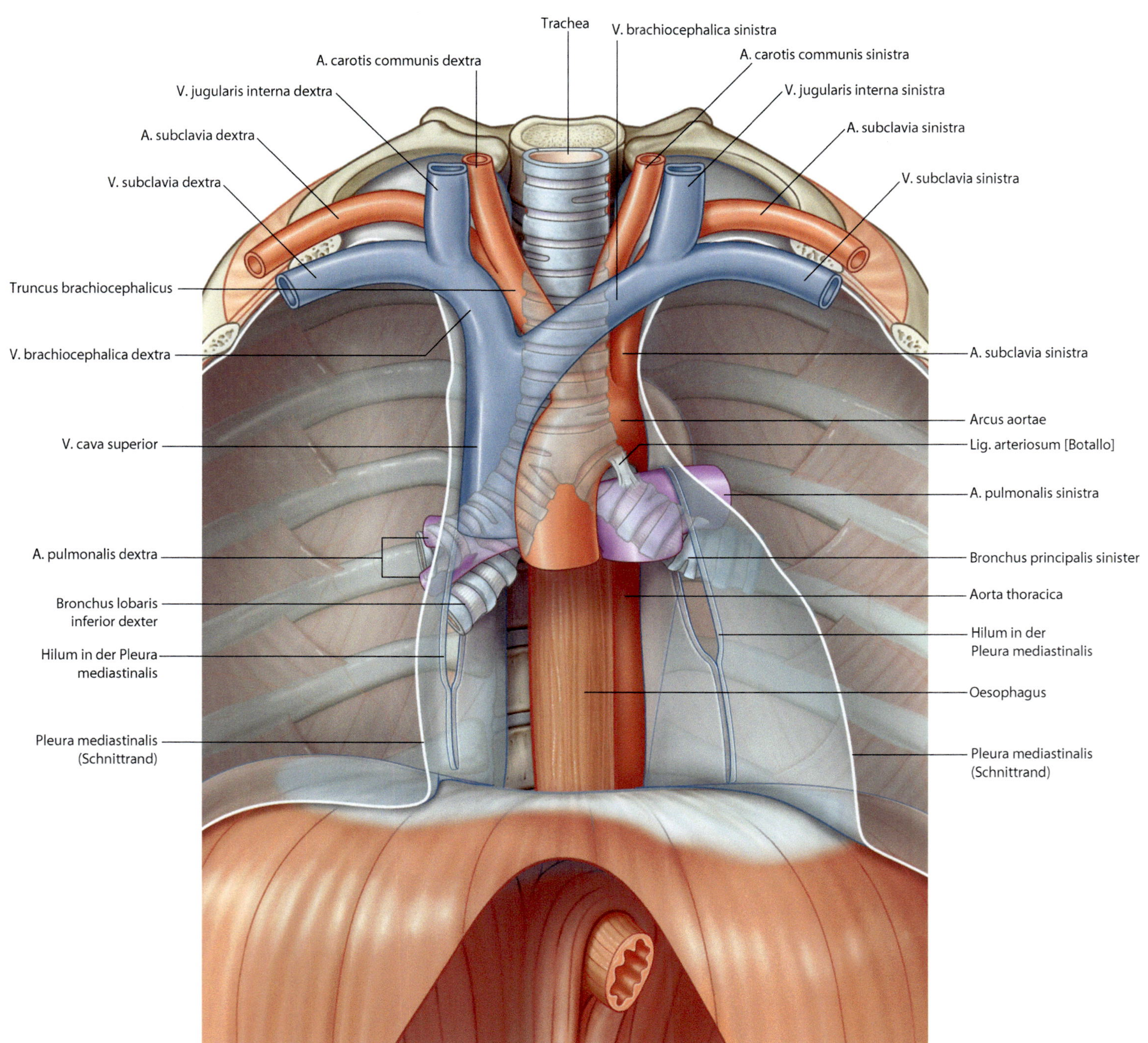

Trachea und benachbarte Strukturen im oberen Mediastinum
Trachea and structures relating to it in the superior mediastinum

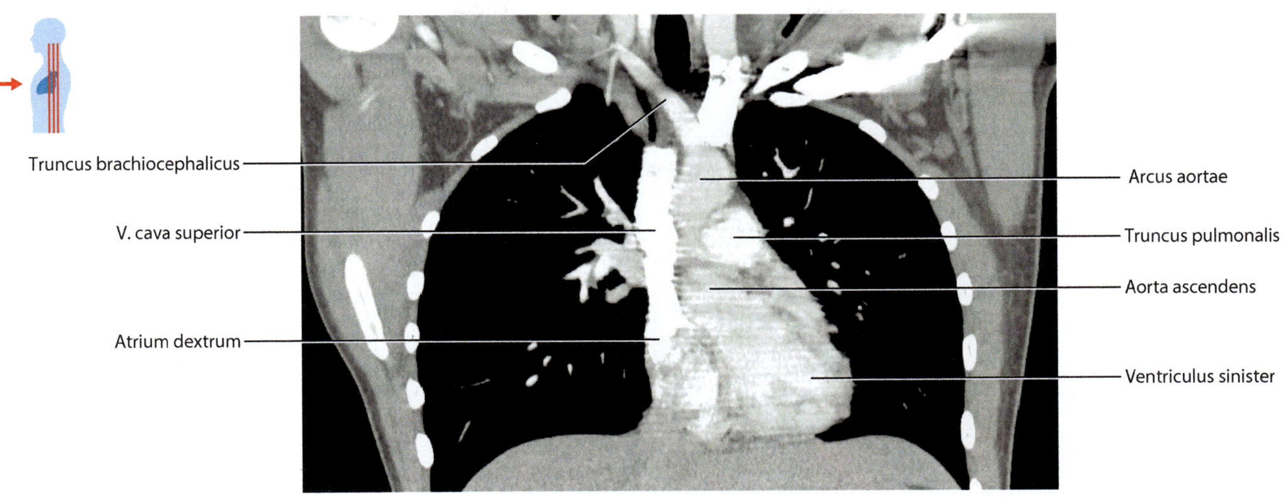

Lage des Truncus brachiocephalicus in Bezug zu anderen Strukturen des oberen Mediastinums, Kontrastmittel-CT in Koronarebene
Positioning of brachiocephalic trunk in relation to other structures in the superior mediastinum. CT image, with contrast, in coronal plane

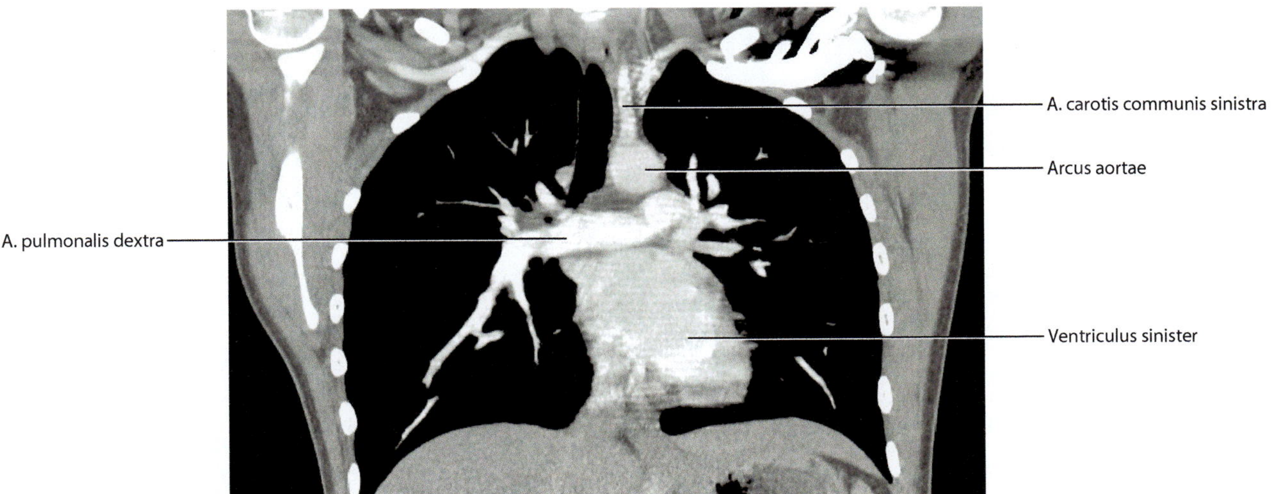

Lage der A. carotis communis sinistra in Bezug zu anderen Strukturen des oberen Mediastinums, Kontrastmittel-CT in Koronarebene
Positioning of left common carotid artery in relation to other structures in the superior mediastinum. CT image, with contrast, in coronal plane

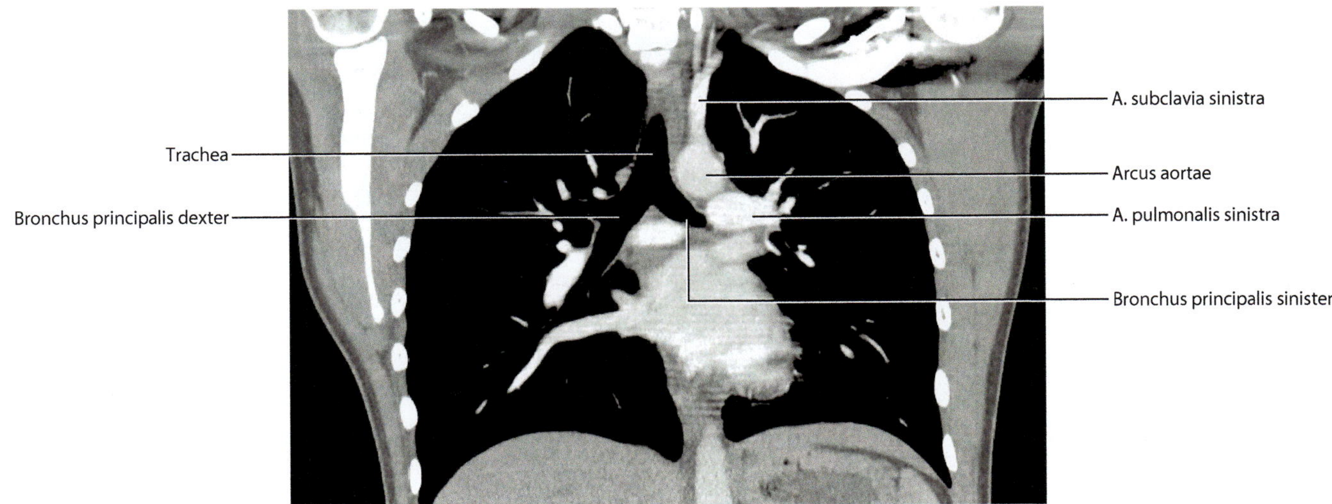

Lage der A. subclavia sinistra und der Bifurcatio tracheae in Bezug zu anderen Strukturen des oberen Mediastinums, Kontrastmittel-CT in Koronarebene
Positioning of left subclavian artery and the bifurcation of the trachea in relation to other structures in the superior mediastinum. CT image, with contrast, in coronal plane

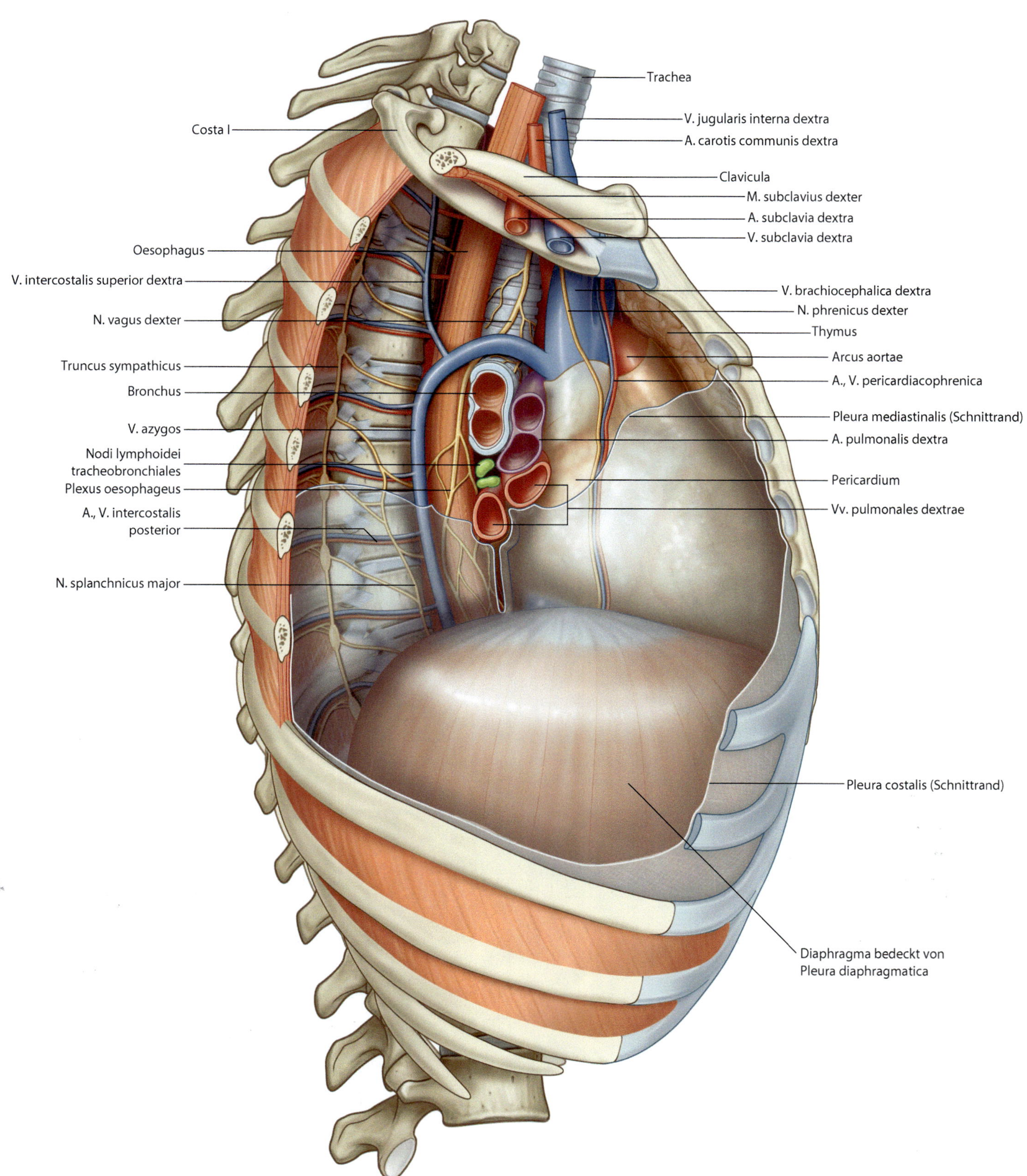

Rechtes Mediastinum und rechte Thoraxhöhle
Right side of mediastinum and right thoracic cavity

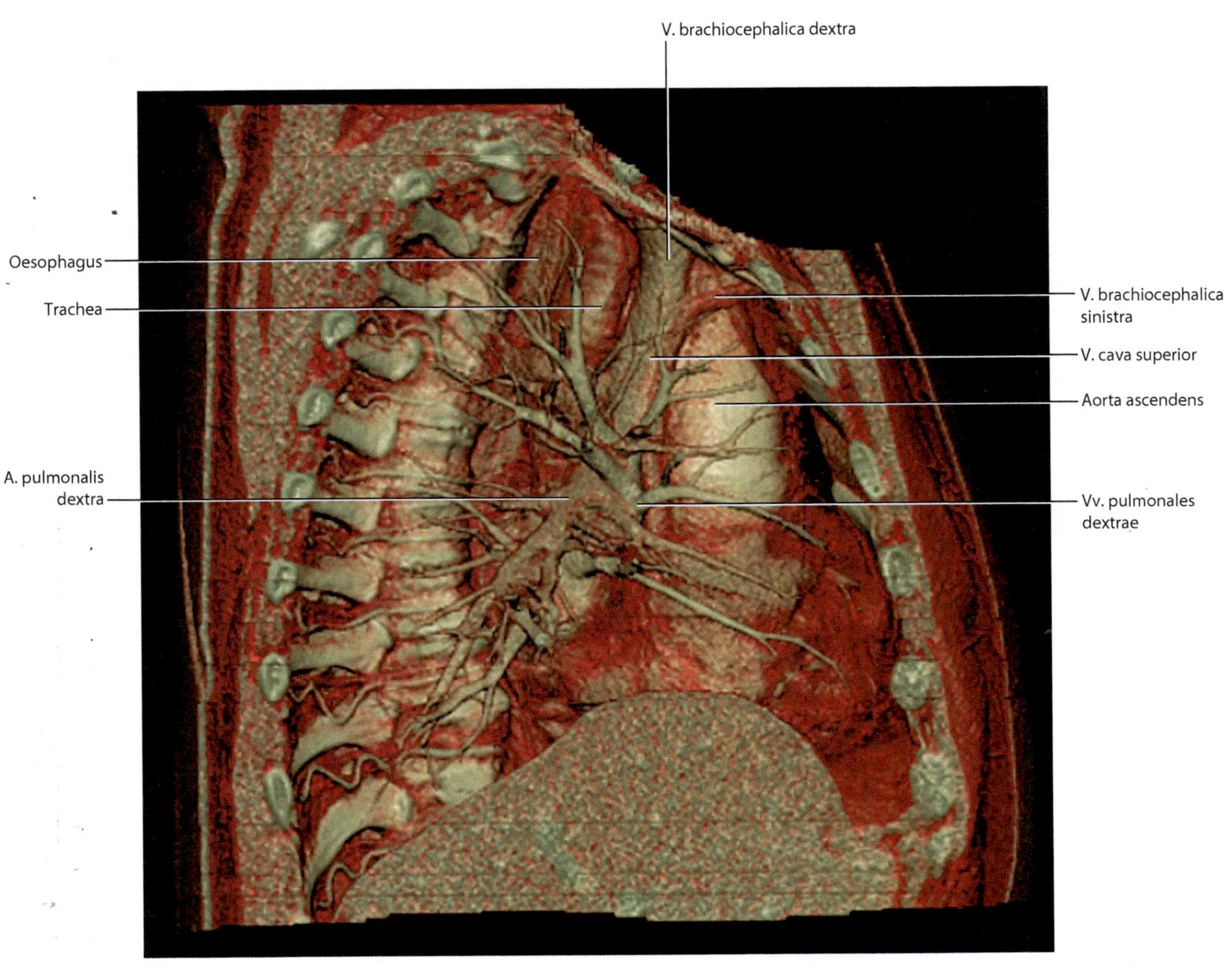

Mediastinale Strukturen, Ansicht von rechts; Volumenrekonstruktion, Mehrschicht-CT
View of mediastinal structures from the right side of the thorax.
Volume-rendered lateral view from the right side using multidetector computed tomography

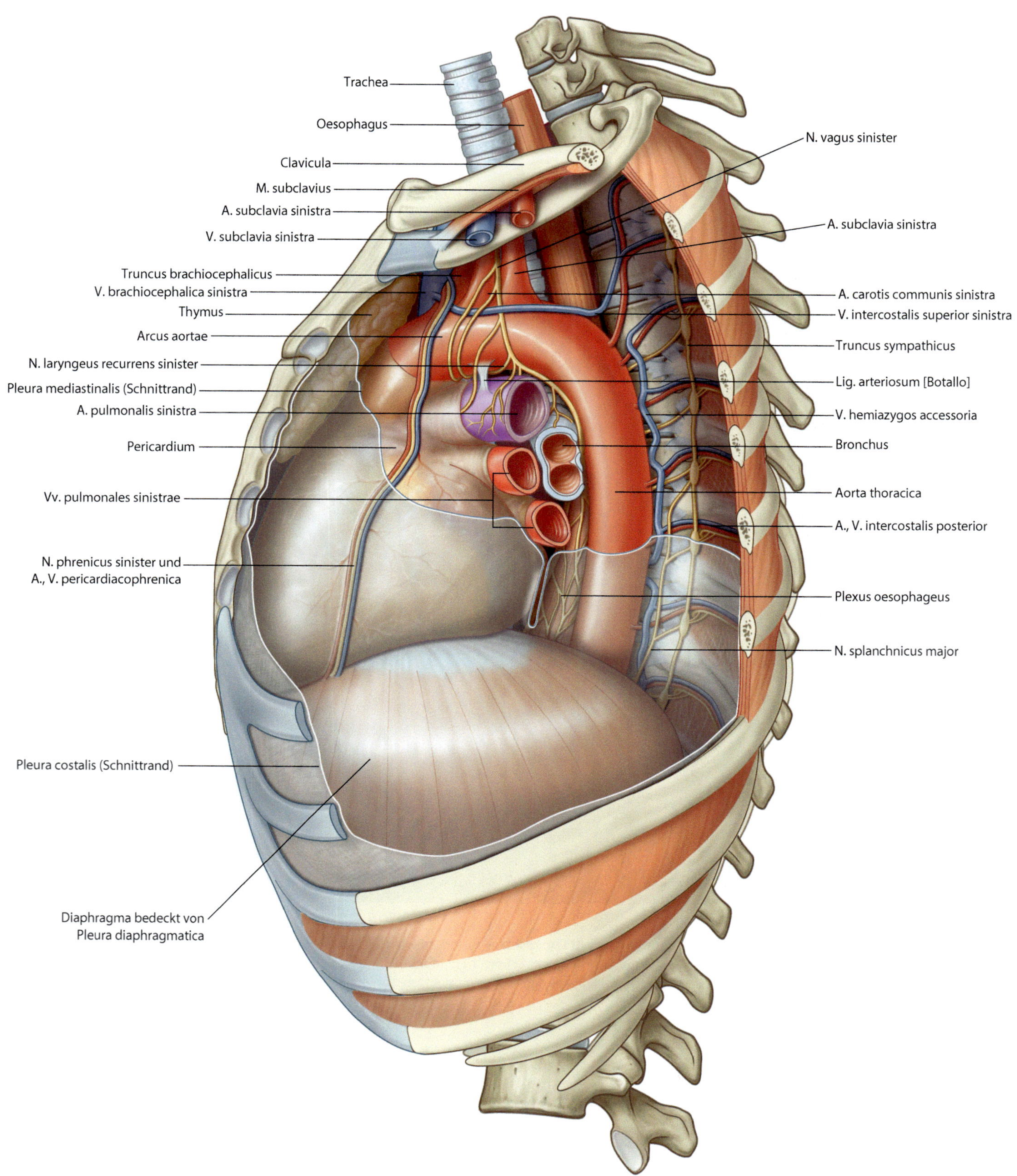

Linkes Mediastinum und linke Thoraxhöhle
Left side of mediastinum and left thoracic cavity

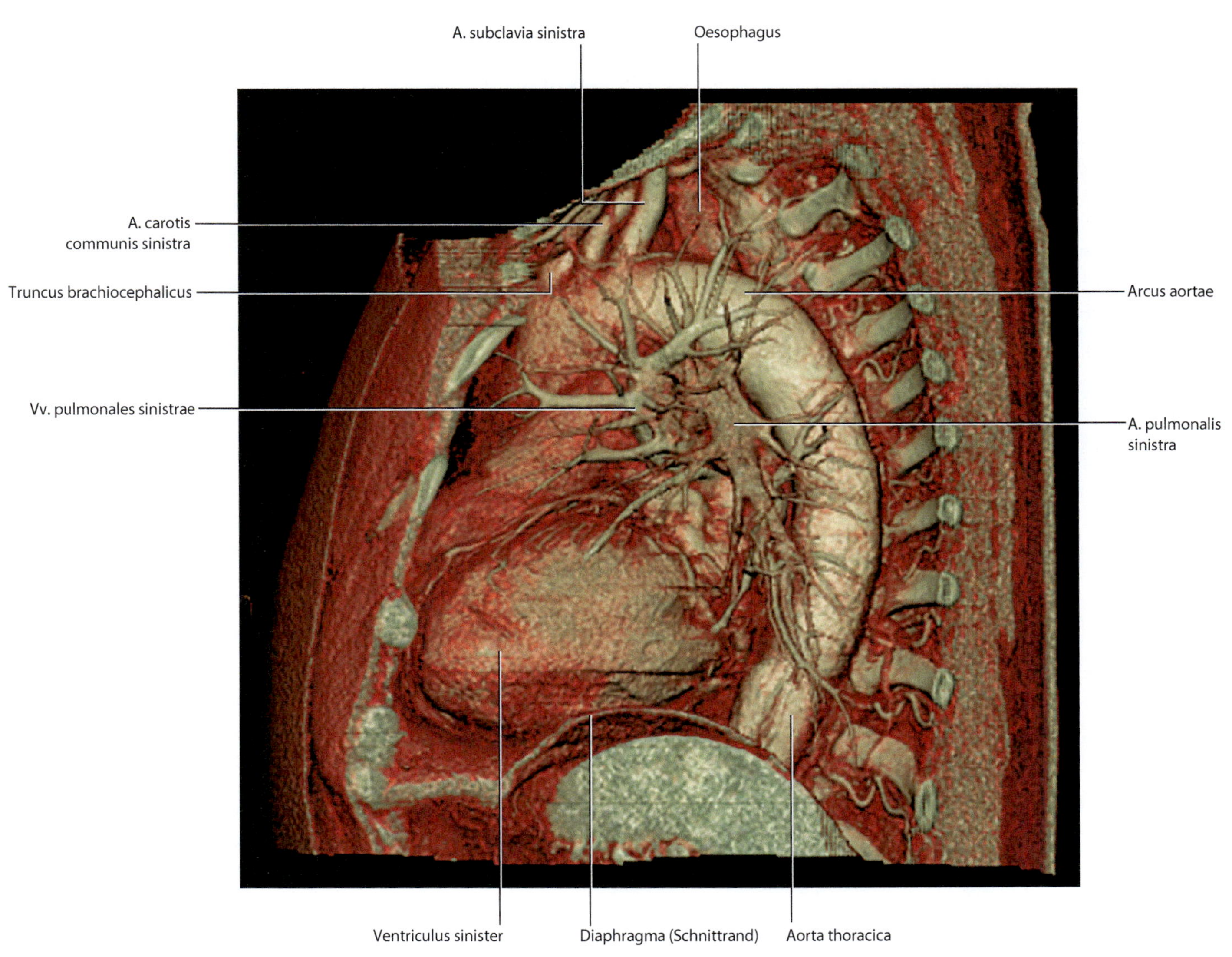

Mediastinale Strukturen, Ansicht von links; Volumenrekonstruktion, Mehrschicht-CT
View of mediastinal structures from the left side of the thorax.
Volume-rendered lateral view from the left side using multidetector computed tomography

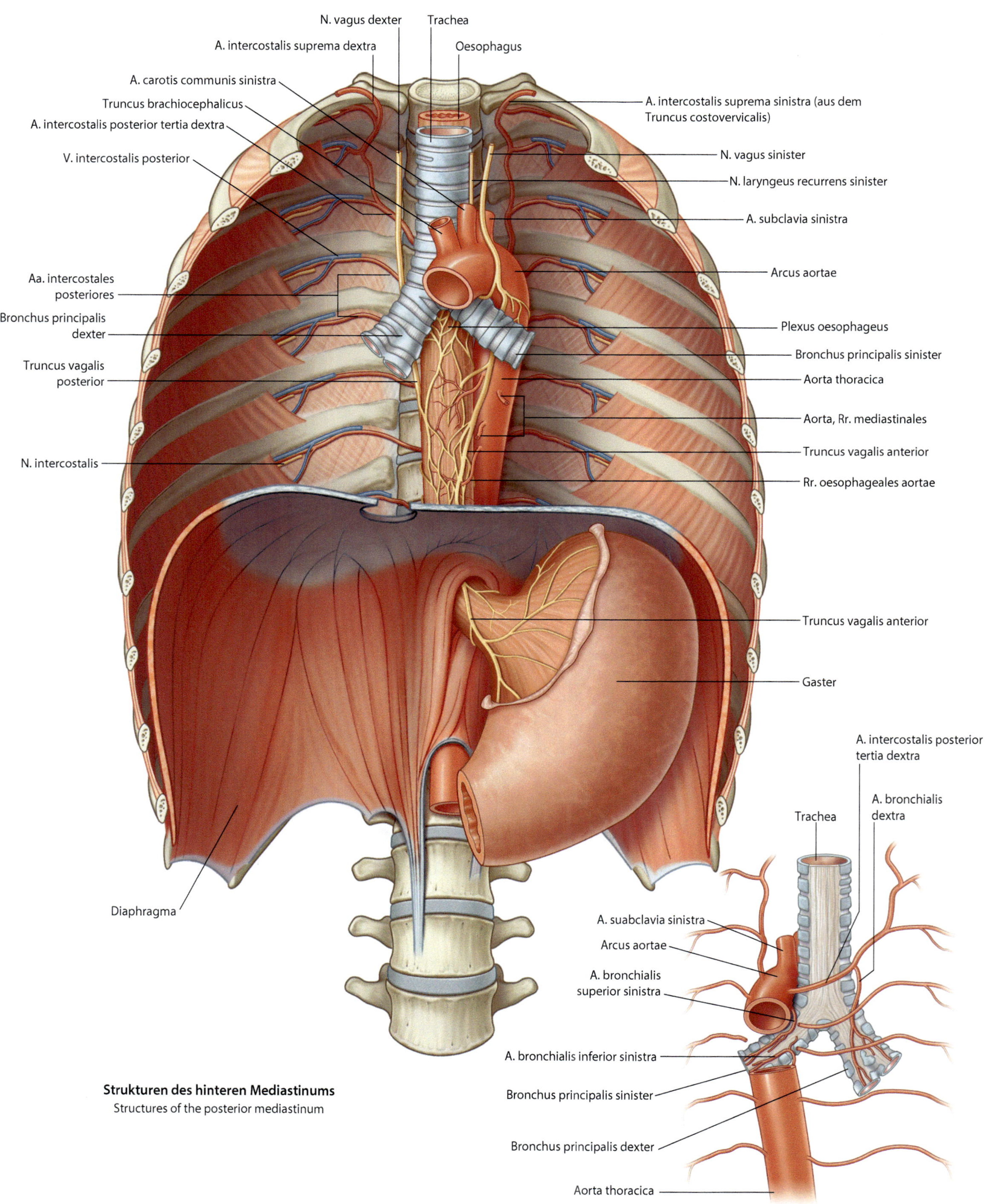

Strukturen des hinteren Mediastinums
Structures of the posterior mediastinum

Aa. bronchiales, Ansicht von dorsal
Bronchial arteries (posterior view)

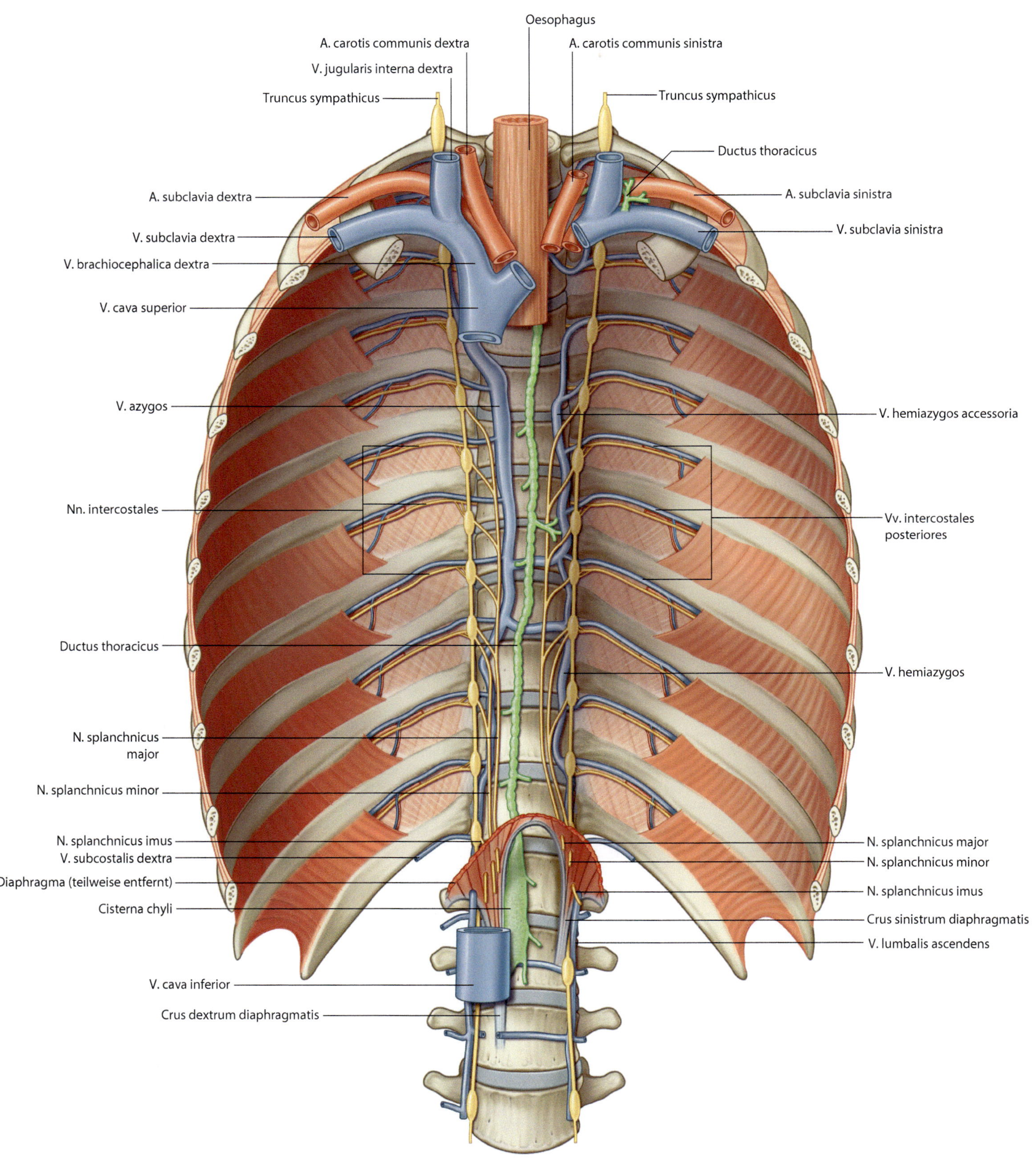

Strukturen des hinteren Mediastinums (Aorta thoracica und Speiseröhre entfernt)
Structures of the posterior mediastinum (thoracic aorta and esophagus removed)

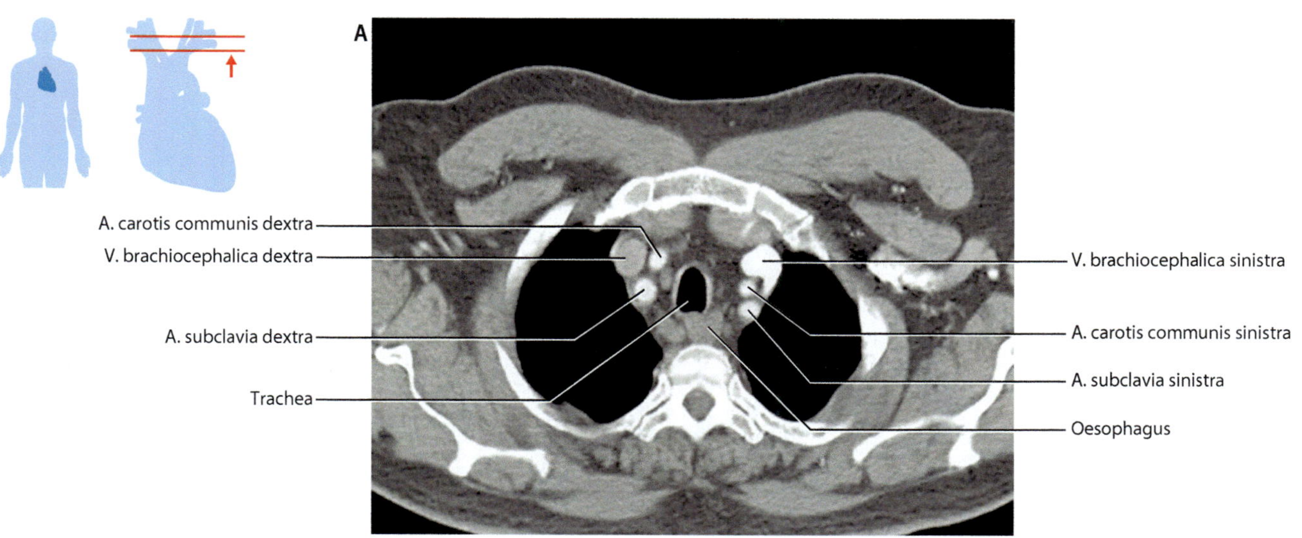

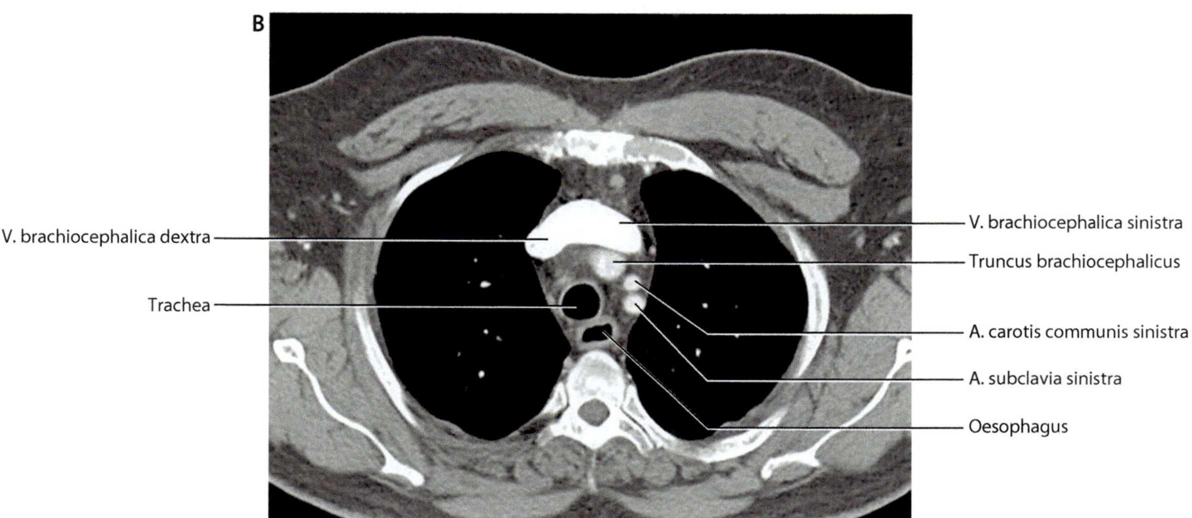

A bis I – Mediastinale Strukturen und deren Beziehung zueinander, Kontrastmittel-CTs in Axialebene, Schnittserie durch den Thorax von kranial nach kaudal

A through I – This is a series of images that pass through the thorax from superior to inferior showing the various mediastinal structures and their relationships with each other. CT images, with contrast, in axial plane

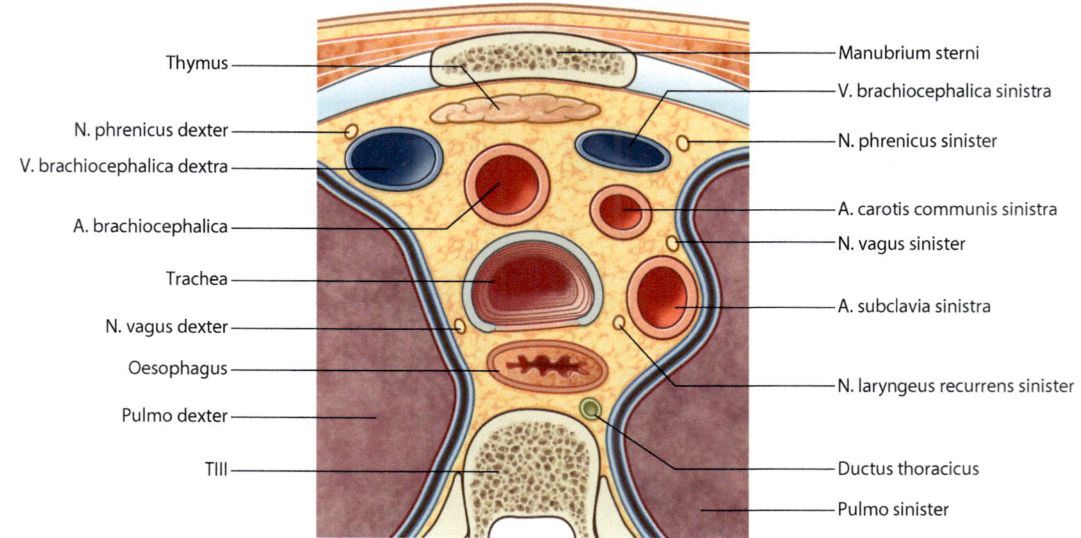

Transversalschnitt durch das obere Mediastinum in Höhe des 3. Brustwirbels

Transverse section through the superior mediastinum at the level of vertebra TIII

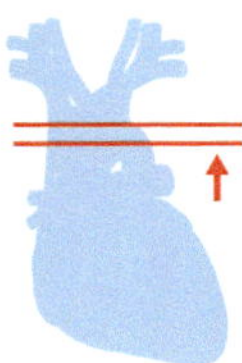

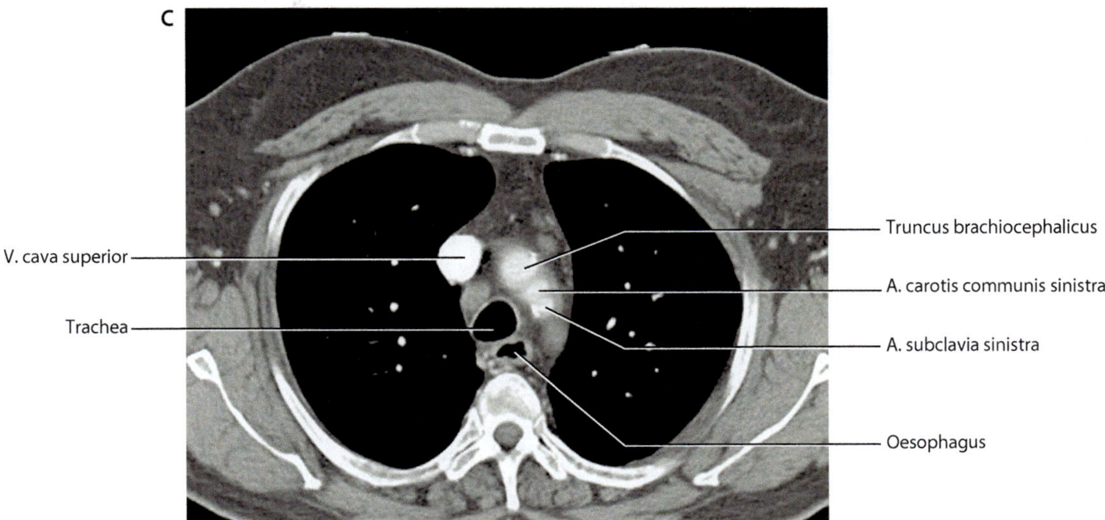

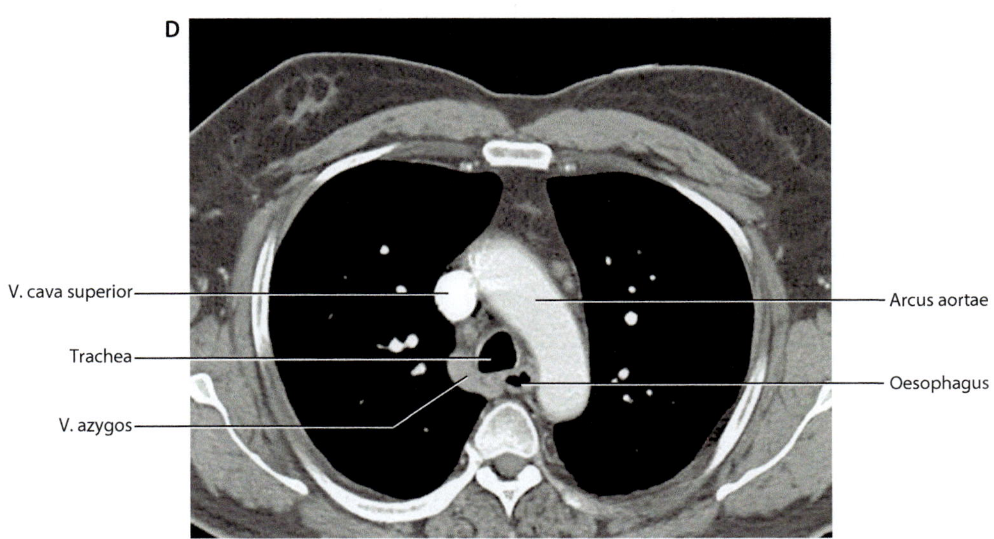

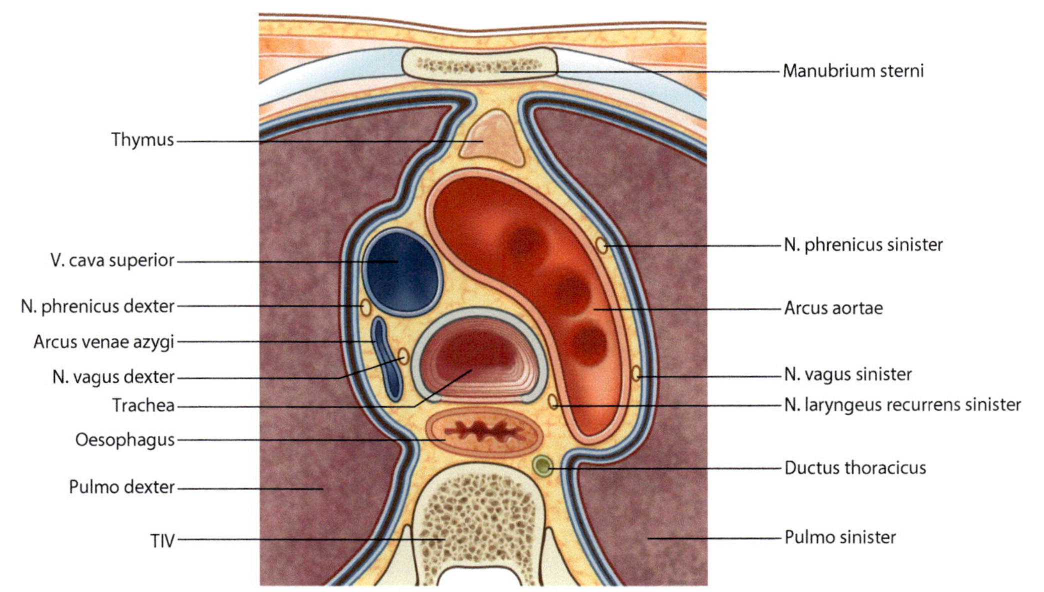

Transversalschnitt durch das obere Mediastinum in Höhe des 4. Brustwirbels

Transverse section through the superior mediastinum at the level of vertebra TIV

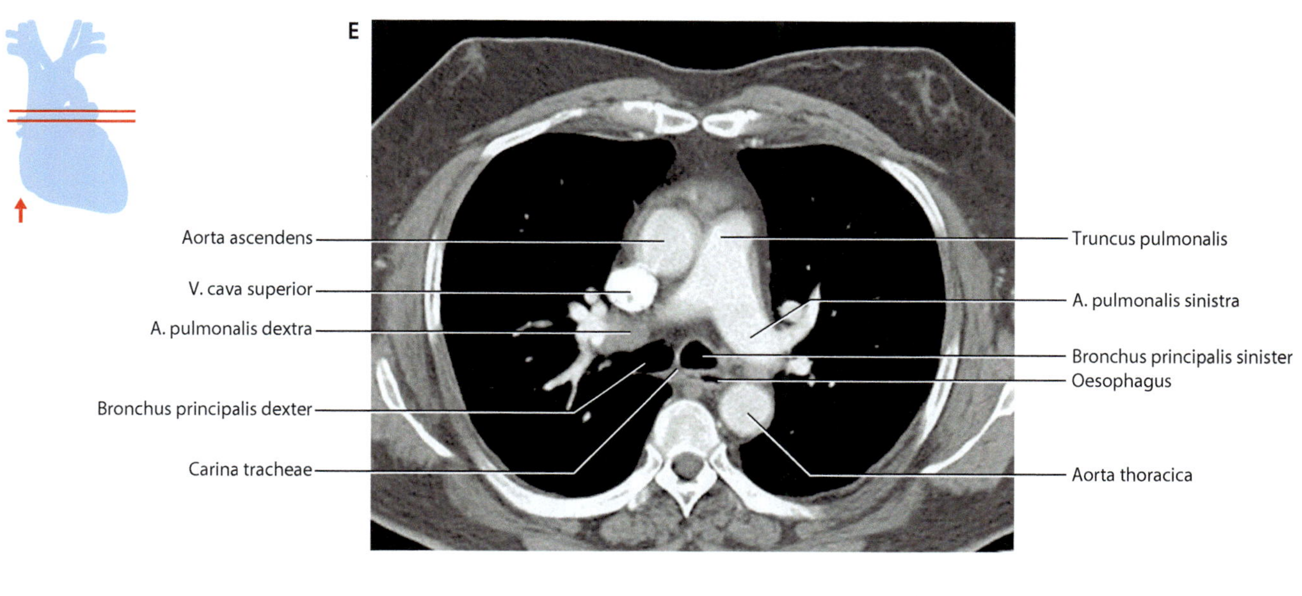

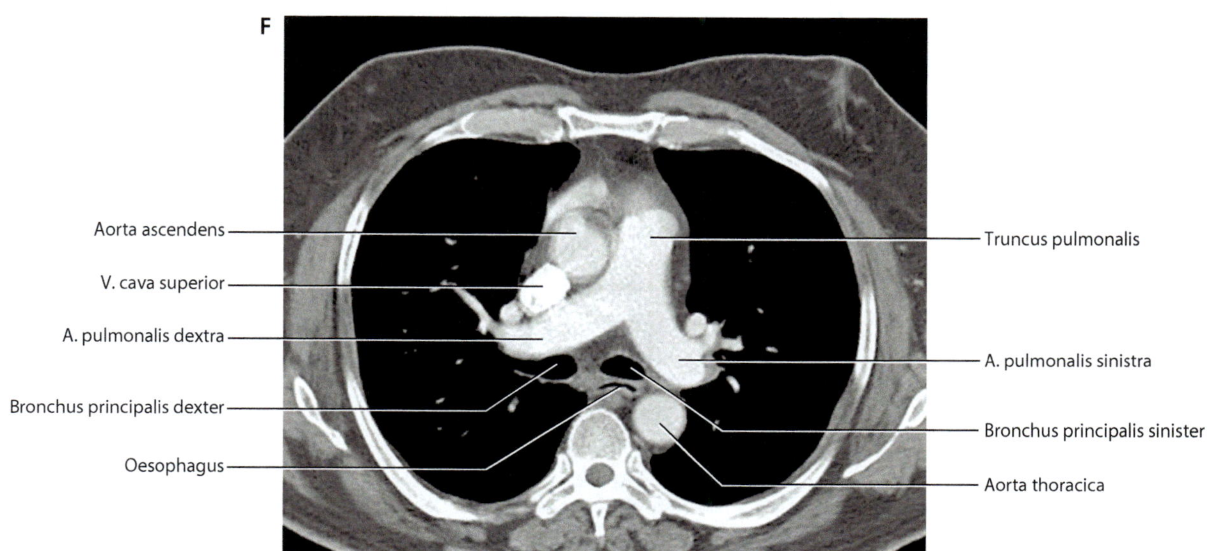

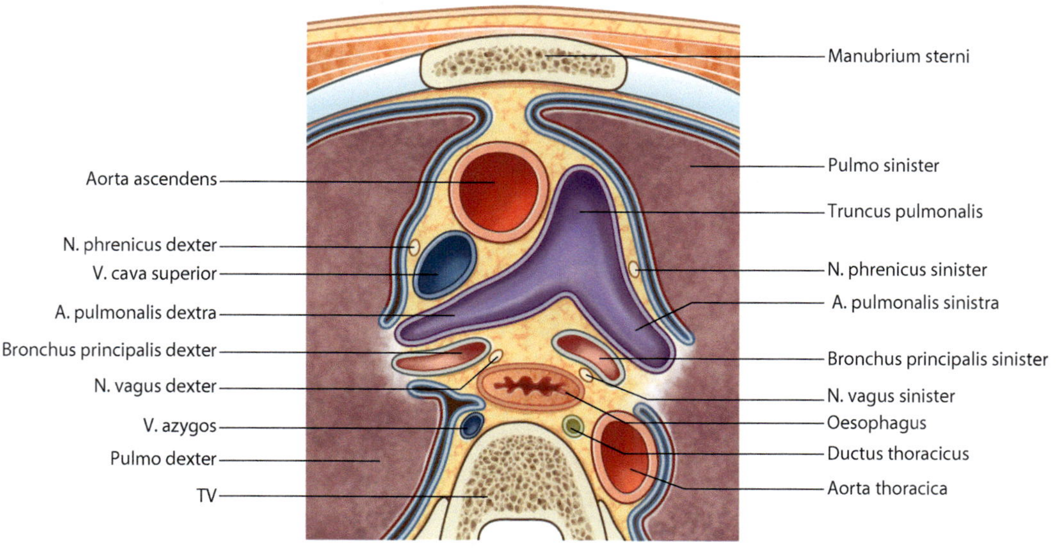

Transversalschnitt durch das obere Mediastinum in Höhe des 5. Brustwirbels
Transverse section through the superior mediastinum at the level of vertebra TV

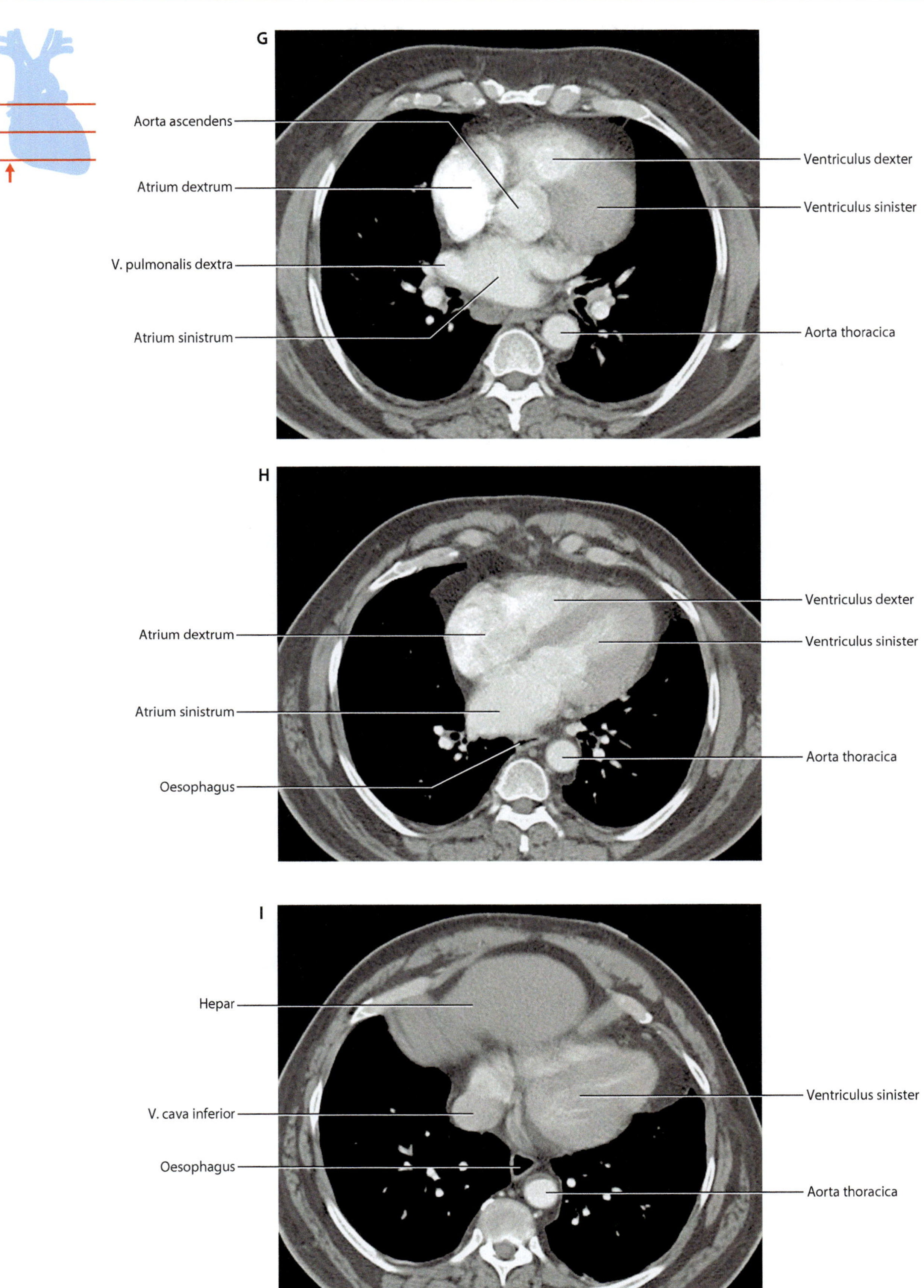

A bis I – Mediastinale Strukturen und deren Beziehung zueinander, Kontrastmittel-CTs in Axialebene, Schnittserie durch den Thorax von kranial nach kaudal

A through I – This is a series of images that pass through the thorax from superior to inferior showing the various mediastinal structures and their relationships with each other. CT images, with contrast, in axial plane

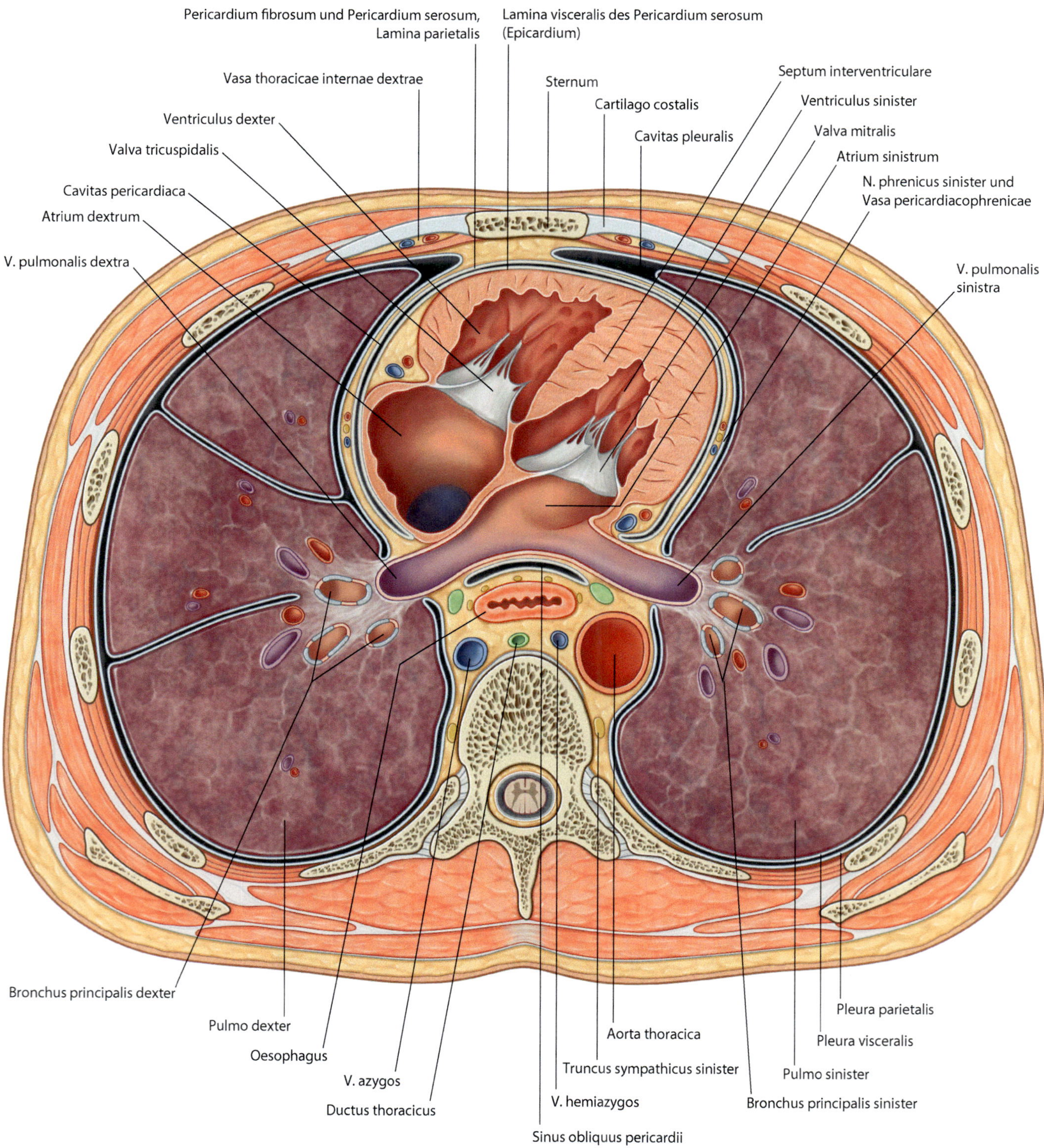

Transversalschnitt durch den Thorax etwa in Höhe des 8. Brustwirbels
Transverse section through thorax (approximately TVIII)

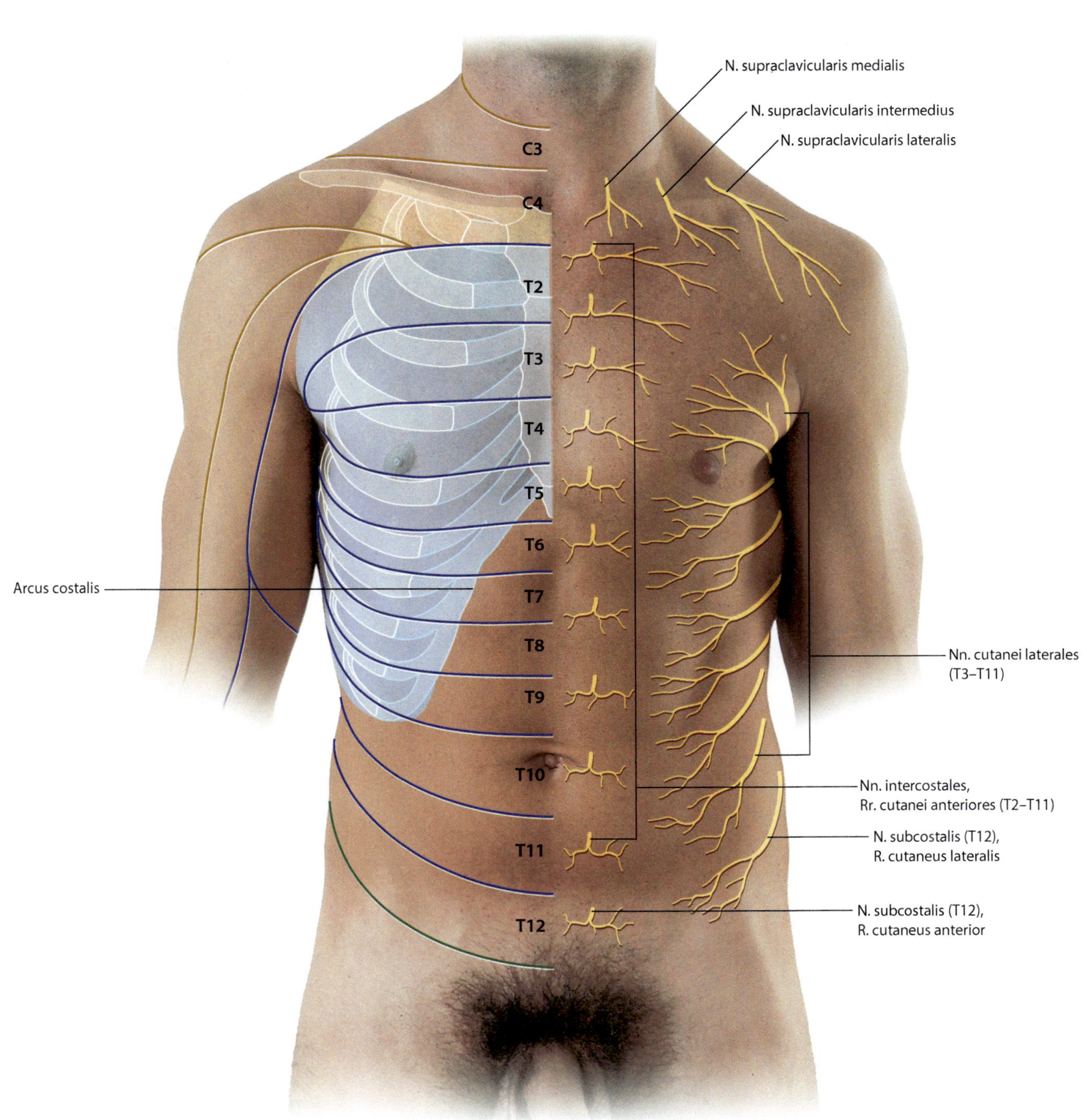

Dermatome und Hautnerven der Thoraxregion
Dermatomes and cutaneous nerves of the thoracic region

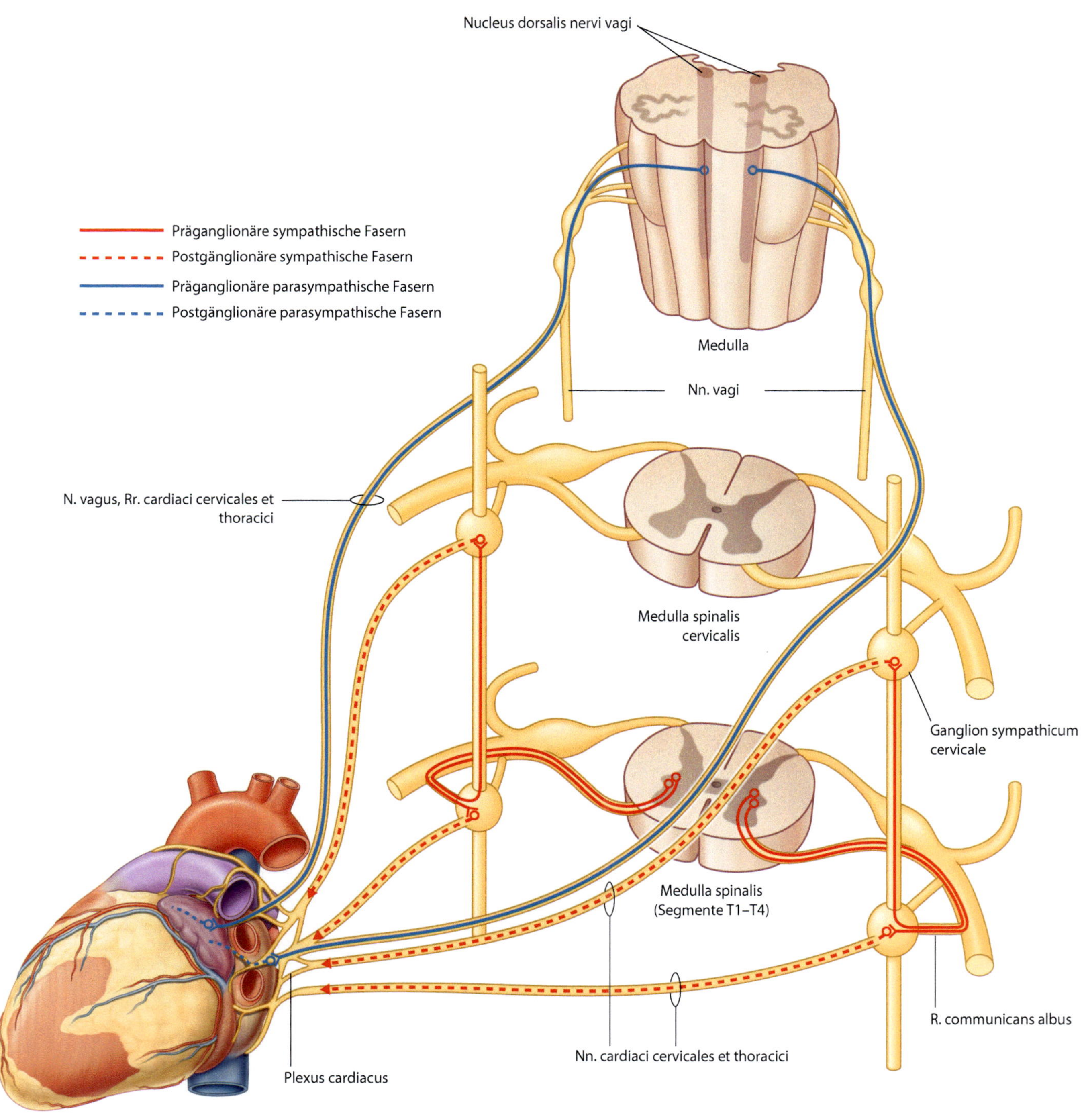

Viszeral efferente (motorische) Innervation des Herzens (sympathisch und parasympathisch)
Visceral efferent (motor) innervation of the heart (sympathetic and parasympathetic)

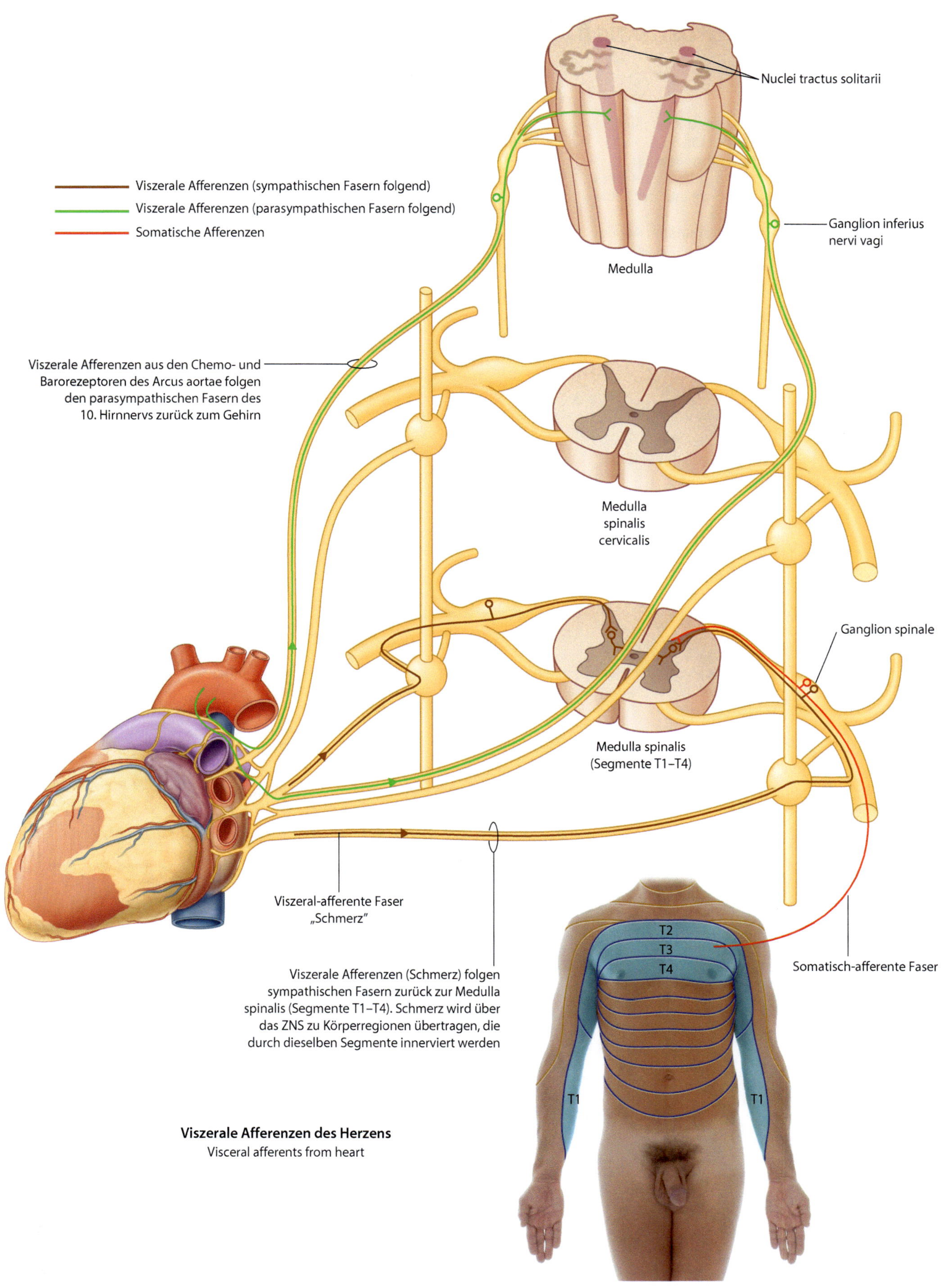

Viszerale Afferenzen des Herzens
Visceral afferents from heart

Muskulatur der Brustregion

Muskel		Ursprung	Ansatz	Innervation	Funktion
M. pectoralis major	1	**Pars clavicularis:** mediale Hälfte der Clavicula, **Pars sternocostalis:** Vorderfläche des Sternums, Cartilago costalis der II. bis VII. Rippe, **Pars abdominalis:** Aponeurose des M. obliquus externus abdominis (vorderes Blatt der Rektusscheide)	Crista tuberculi majoris des Humerus	Nn. pectorales mediales und laterales	Adduktion, Innenrotation und Flexion des Humerus im Schultergelenk, Inspiration bei fixiertem Schultergürtel
M. subclavius	2	I. Rippe im Bereich der Knochen-Knorpel-Grenze	Vertiefung auf Unterfläche des mittleren Claviculadrittels	N. subclavius	Ziehen der Clavicula nach medial um das Sternoklavikulargelenk zu stabilisieren; Senken des Schulterdachs
M. pectoralis minor	3	Vorderflächen der III. bis V. Rippe, Fascia thoracica externa	Proc. coracoideus der Scapula	Nn. pectorales mediales	Senken des Schulterdachs; Protraktion der Scapula, Inspiration

Muskulatur des Thorax

Muskel		Ursprung	Ansatz	Innervation	Funktion
Mm. intercostales externi	4	Unterrand der darüber liegenden Rippe	Oberrand der darunter liegenden Rippe	Nn. intercostales; T1–T11	Inspiration; Verschluss des Interkostalraums; Heben der Rippen (Inspiration)
Mm. intercostales interni	5	lateraler Rand des Sulcus costalis der darüber liegenden Rippe	Oberrand der darunter liegenden Rippe, innerhalb des Ansatzes des entsprechenden M. intercostalis externus	Nn. intercostales; T1–T11	Exspiration; Verschluss des Interkostalraums; Senken der Rippen (Expiration)
Mm. intercostales intimi	6	medialer Rand des Sulcus costalis der darüber liegenden Rippe	Innenseite des Oberrands der darunter liegenden Rippe	Nn. intercostales; T1–T11	wie Mm. intercostales interni
Mm. subcostales	7	innere Oberfläche der unteren Rippen (nahe des Angulus)	innere Oberfläche der zwei oder drei Segmente tiefer liegenden Rippe	Nn. intercostales	Senken der Rippen
M. transversus thoracis	8	Unterrand und Innenfläche der Cartilagines costae II bis VI	unterer Bereich der Innenfläche des Corpus sterni, Proc. xiphoideus und Cartilagines costae IV bis VII	Nn. intercostales	Senken der Cartilagines costae

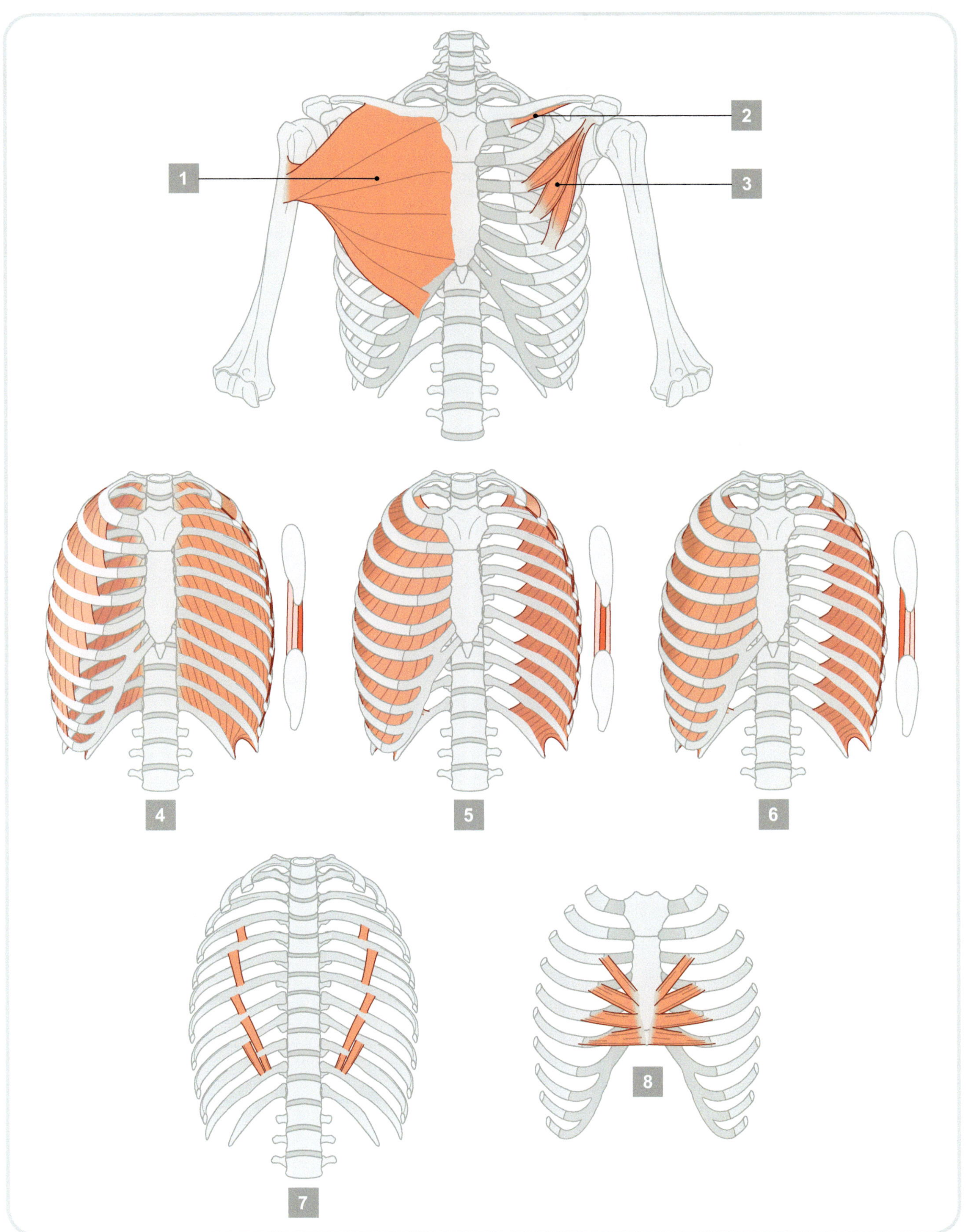
1
2
3
4
5
6
7
8

Äste der Aorta thoracica

Äste		Ursprung und Verlauf
Rami pericardiaci	1	einige kleine Arterien zur Hinterwand des Herzbeutels
Rami bronchiales	2	variable Anzahl, Größe und Ursprünge: im Normalfall entspringen zwei linke Bronchialarterien direkt aus der Aorta thoracica und eine rechte Bronchialarterie aus der dritten A. intercostalis posterior oder aus der oberen linken Bronchalarterie
Rami oesophageales	3	vier oder fünf Arterien aus der Rückseite der Aorta thoracica; bilden eine durchgängige Anastomosenkette: am oberen Ende der Kette entspringen auch einige Rami oesophageales aus der A. thyreoidea inferior, am unteren Ende aus der linken A. phrenica inferior und der linken A. gastrica
Rami mediastinales	4	kleine Äste ins hintere Mediastinum zur Versorgung der Lymphknoten, Gefäße und Nerven
Aa. intercostales posteriores	5	im Normalfall neun Arterienpaare, die der Hinterfläche der Aorta thoracica entspringen: Versorgung der unteren neun Interkostalräume; die oberen beiden Interkostalräume werden durch die A. intercostalis suprema (aus dem Truncus costocervicalis) versorgt
Aa. phrenici superiores	6	kleine Arterien aus dem unteren Bereich der Aorta thoracica; Versorgung des hinteren Anteils der Zwerchfelloberseite: Anastomosen mit der A. musculophrenica und A. pericardiacophrenica
Aa. subcostales	7	unterstes Arterienpaar aus der Aorta thoracica; verlaufen unterhalb der XII. Rippe

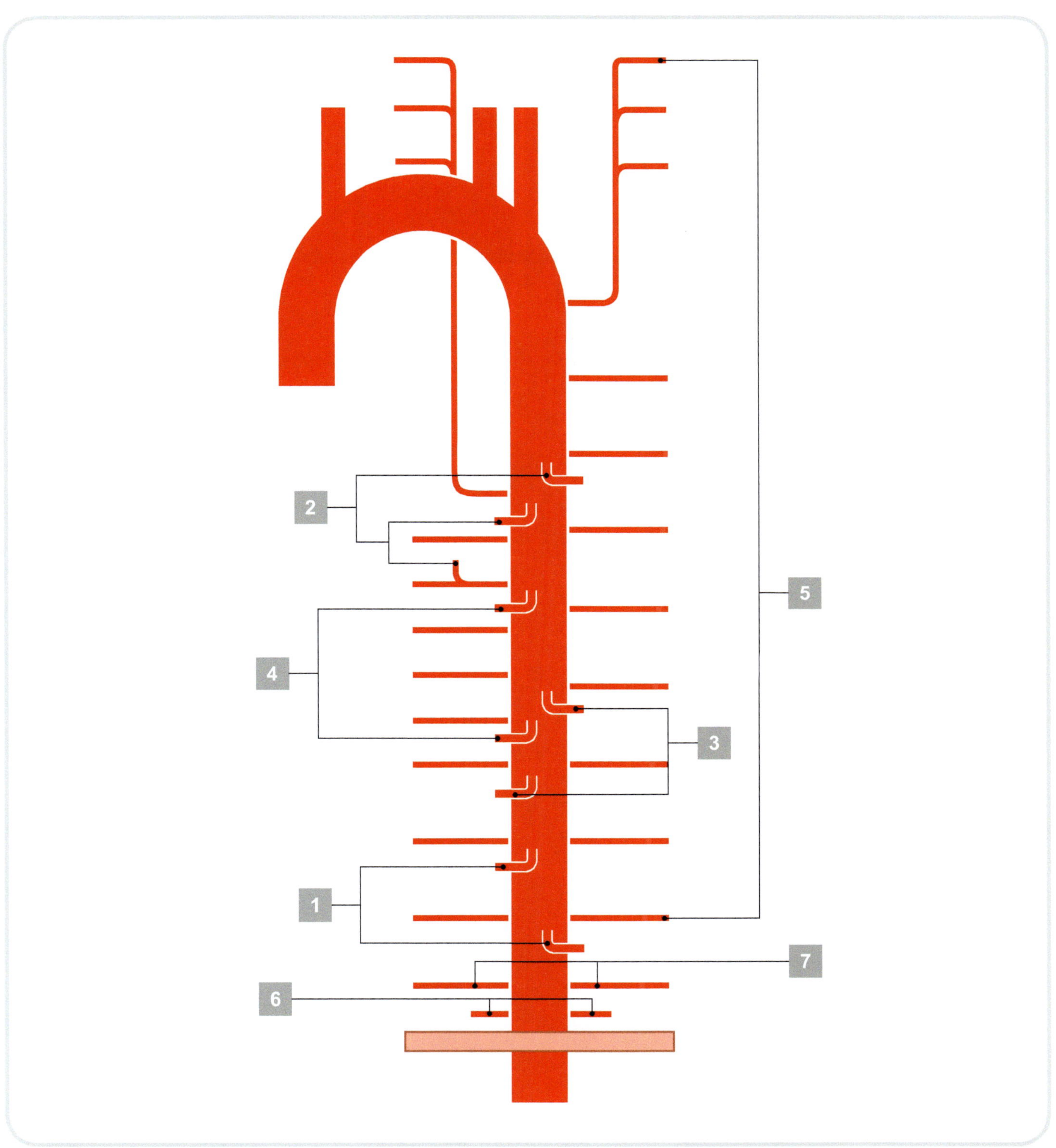

2
4
5
3
1
7
6

CONTENTS

The Body

4
ABDOMEN

INHALT

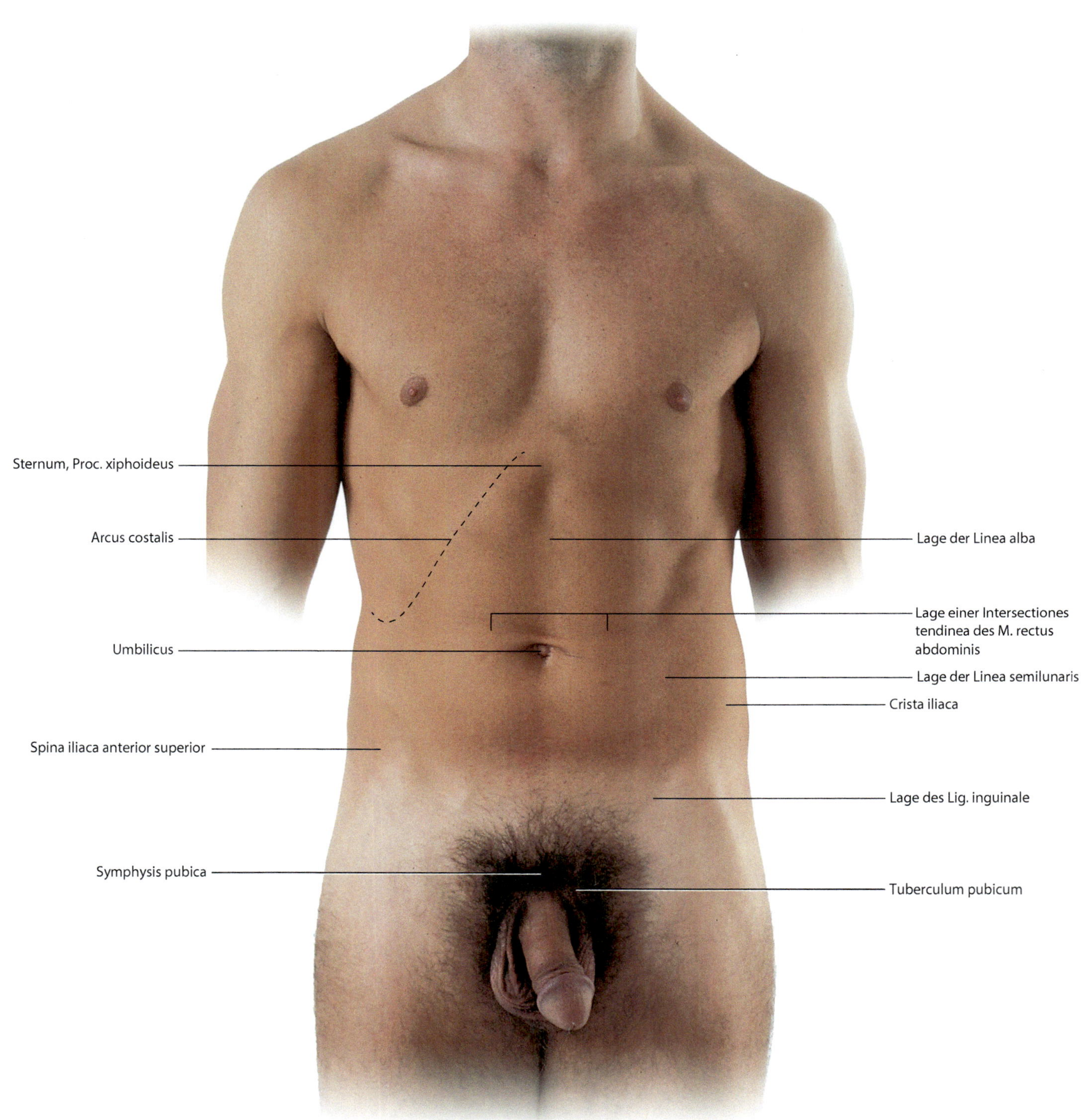

Oberflächenanatomie der ventralen Bauchwand
Anterior abdominal wall surface anatomy

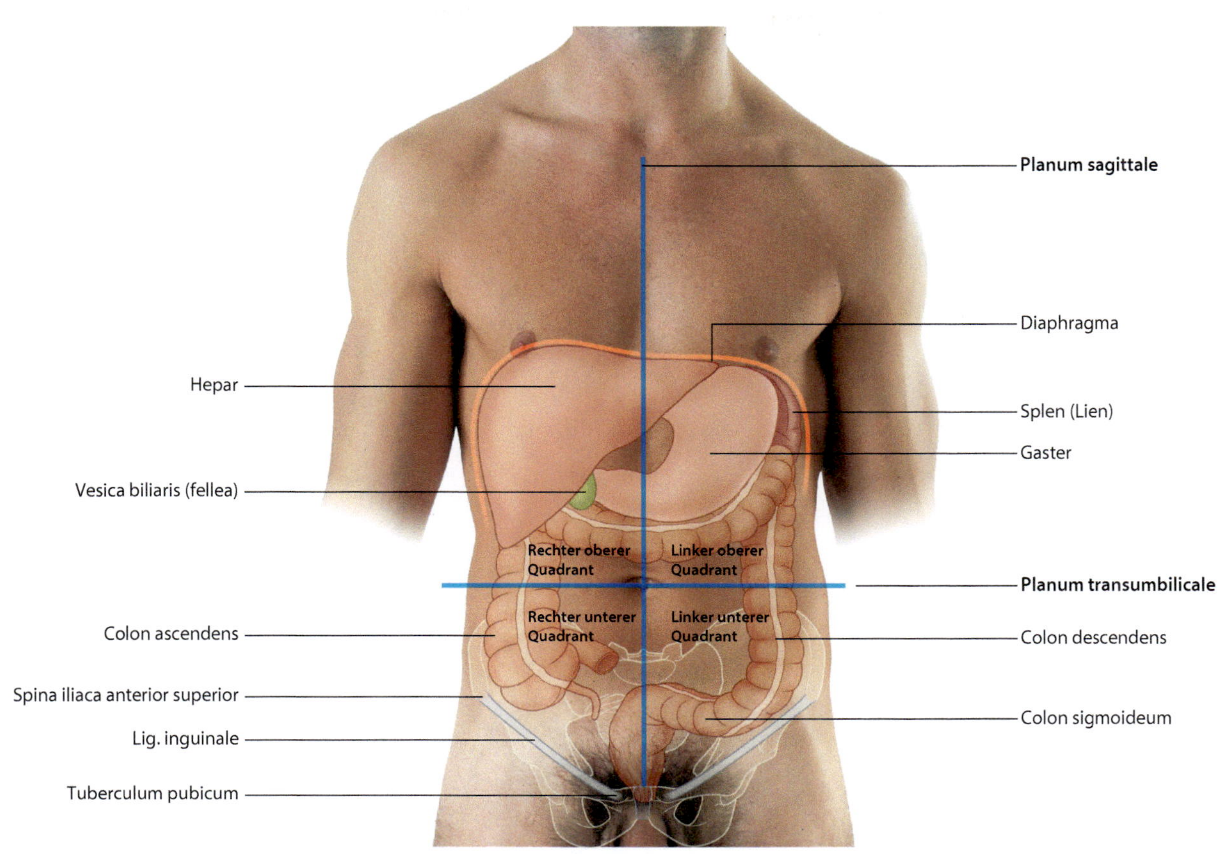

Einteilung des Abdomens in Quadranten und Lage der wichtigsten Organe
Abdominal quadrants and the positions of major viscera

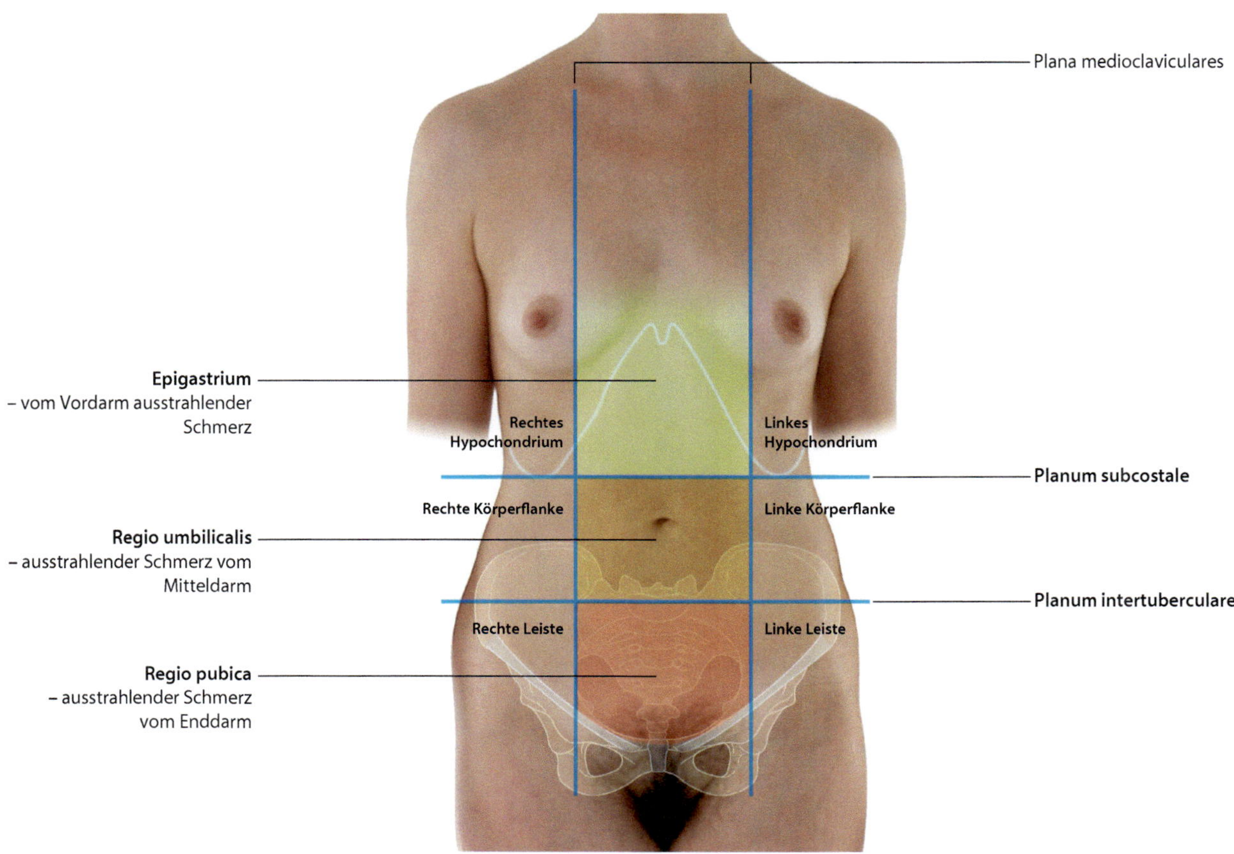

Die neun Regionen des Abdomens
The nine regions of the abdomen

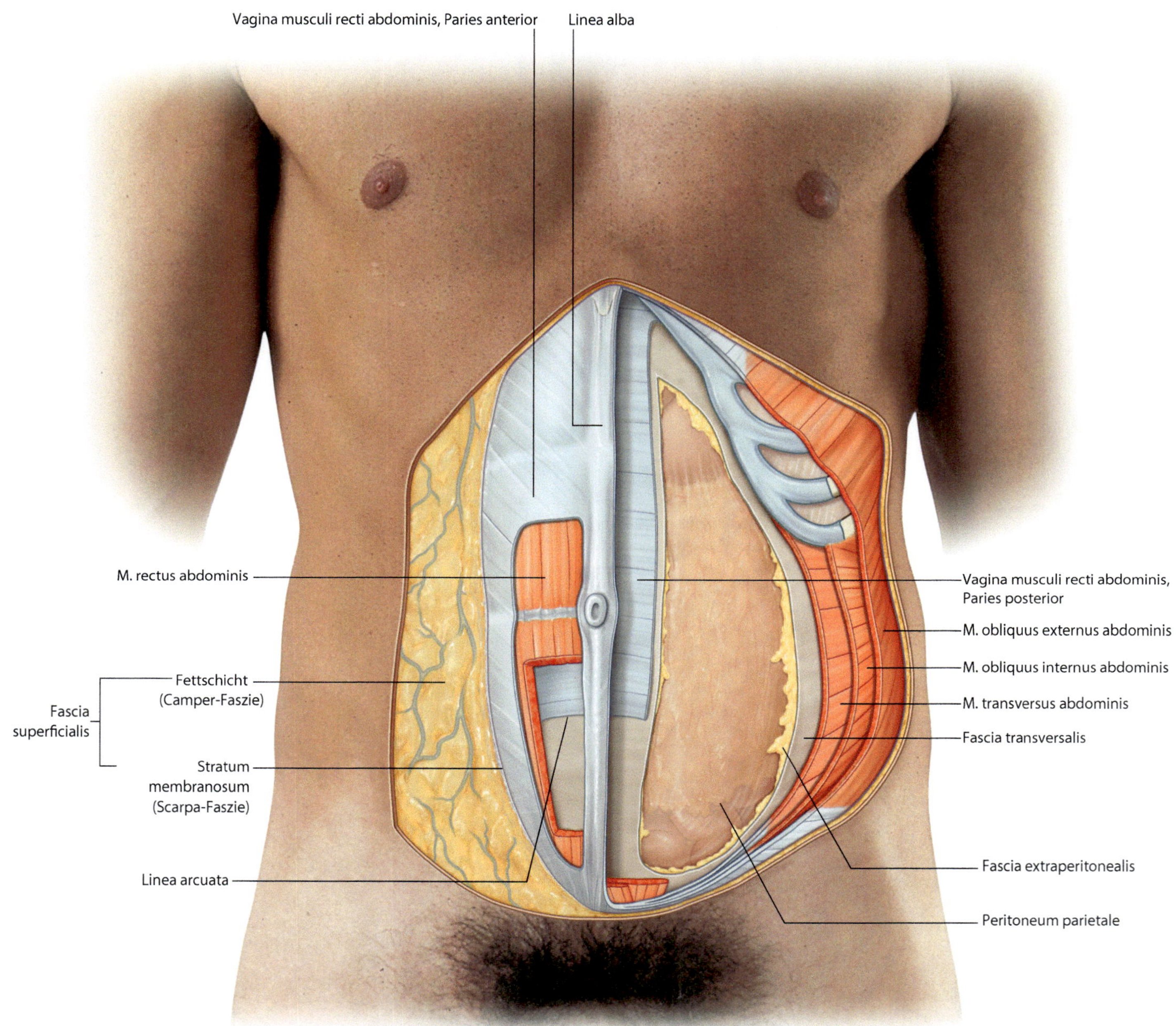

Schichten der Bauchwand
Layers of the abdominal wall

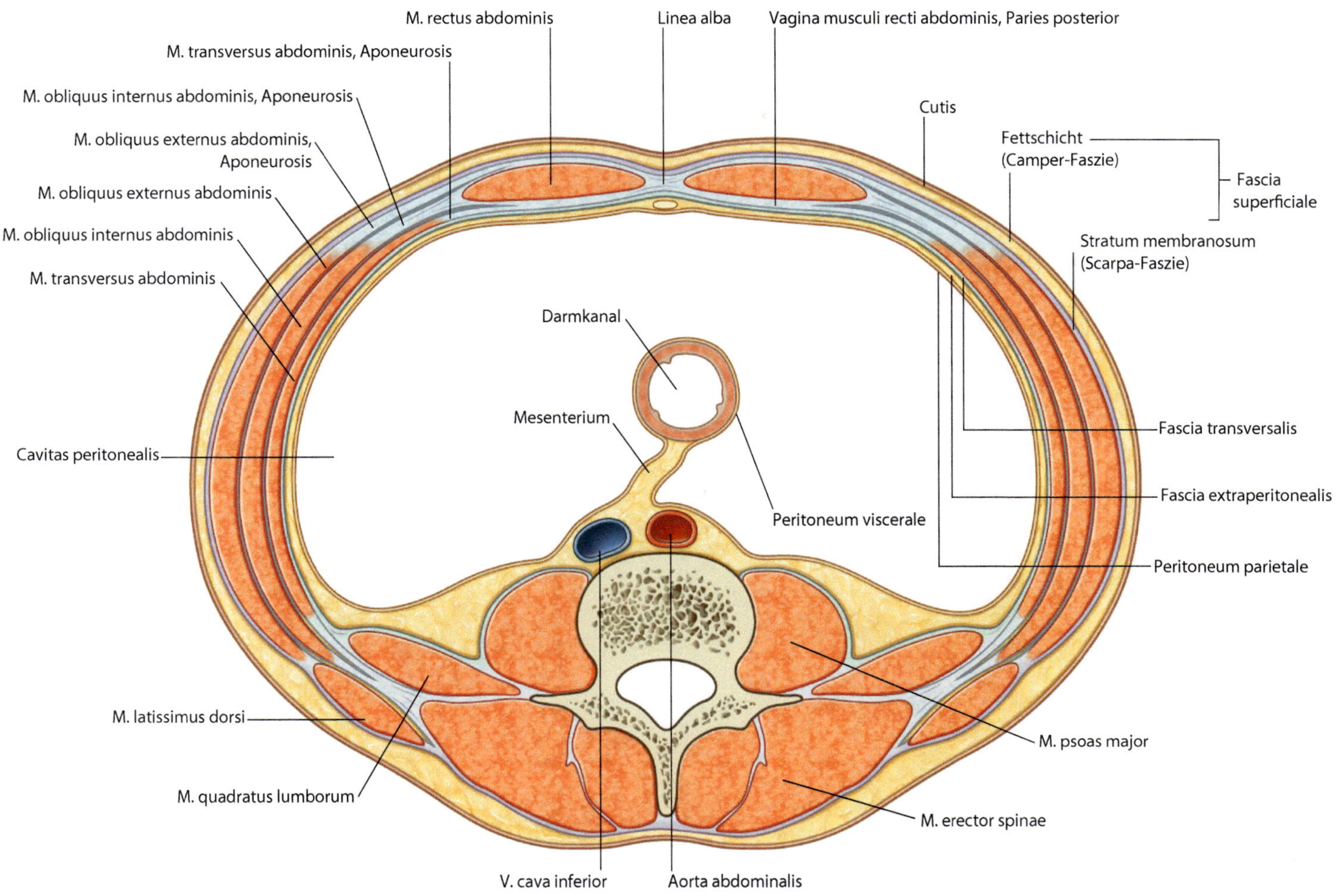

M. rectus abdominis
Linea alba
Vagina musculi recti abdominis, Paries posterior
M. transversus abdominis, Aponeurosis
M. obliquus internus abdominis, Aponeurosis
M. obliquus externus abdominis, Aponeurosis
M. obliquus externus abdominis
M. obliquus internus abdominis
M. transversus abdominis
Cutis
Fettschicht (Camper-Faszie)
Fascia superficiale
Stratum membranosum (Scarpa-Faszie)
Darmkanal
Mesenterium
Cavitas peritonealis
Fascia transversalis
Fascia extraperitonealis
Peritoneum viscerale
Peritoneum parietale
M. latissimus dorsi
M. psoas major
M. quadratus lumborum
M. erector spinae
V. cava inferior
Aorta abdominalis

Schichten der Bauchwand im Transversalschnitt (oberhalb des Nabels)
Transverse section showing the layers of the abdominal wall (above umbilicus)

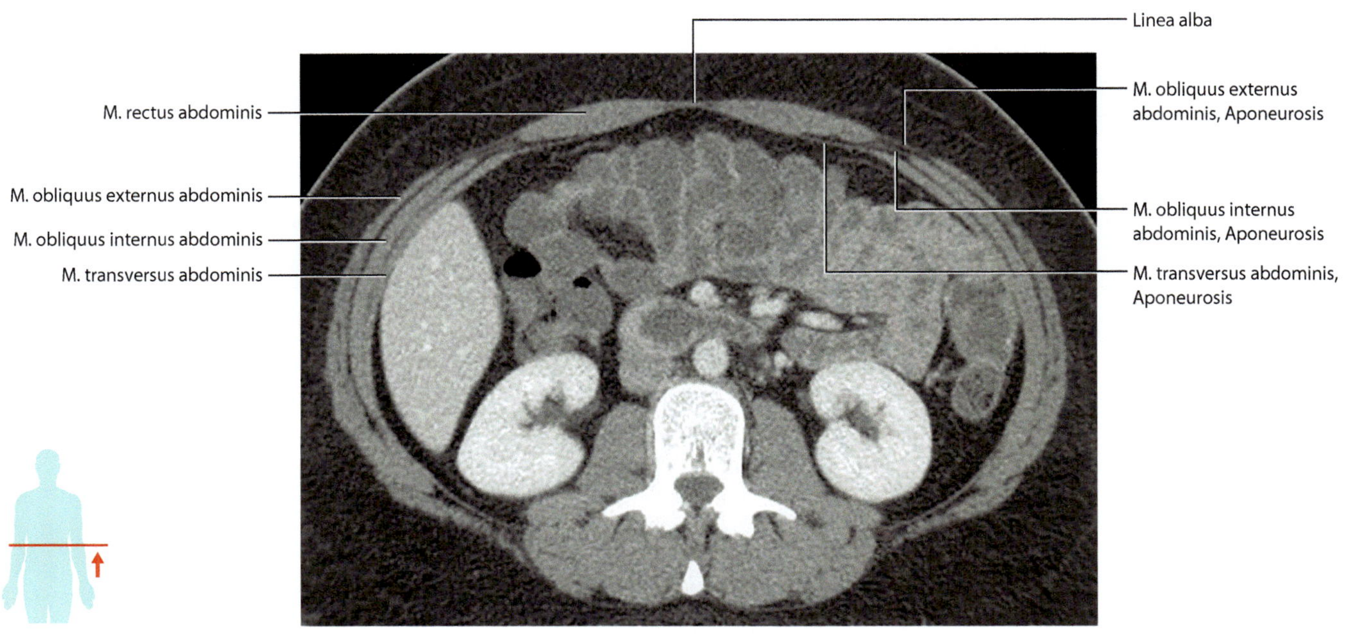

Linea alba
M. rectus abdominis
M. obliquus externus abdominis, Aponeurosis
M. obliquus externus abdominis
M. obliquus internus abdominis
M. obliquus internus abdominis, Aponeurosis
M. transversus abdominis
M. transversus abdominis, Aponeurosis

Schichten der Bauchwand; Kontrastmittel-CT in Axialebene
Layers of the abdominal wall. CT image, with contrast, in axial plane

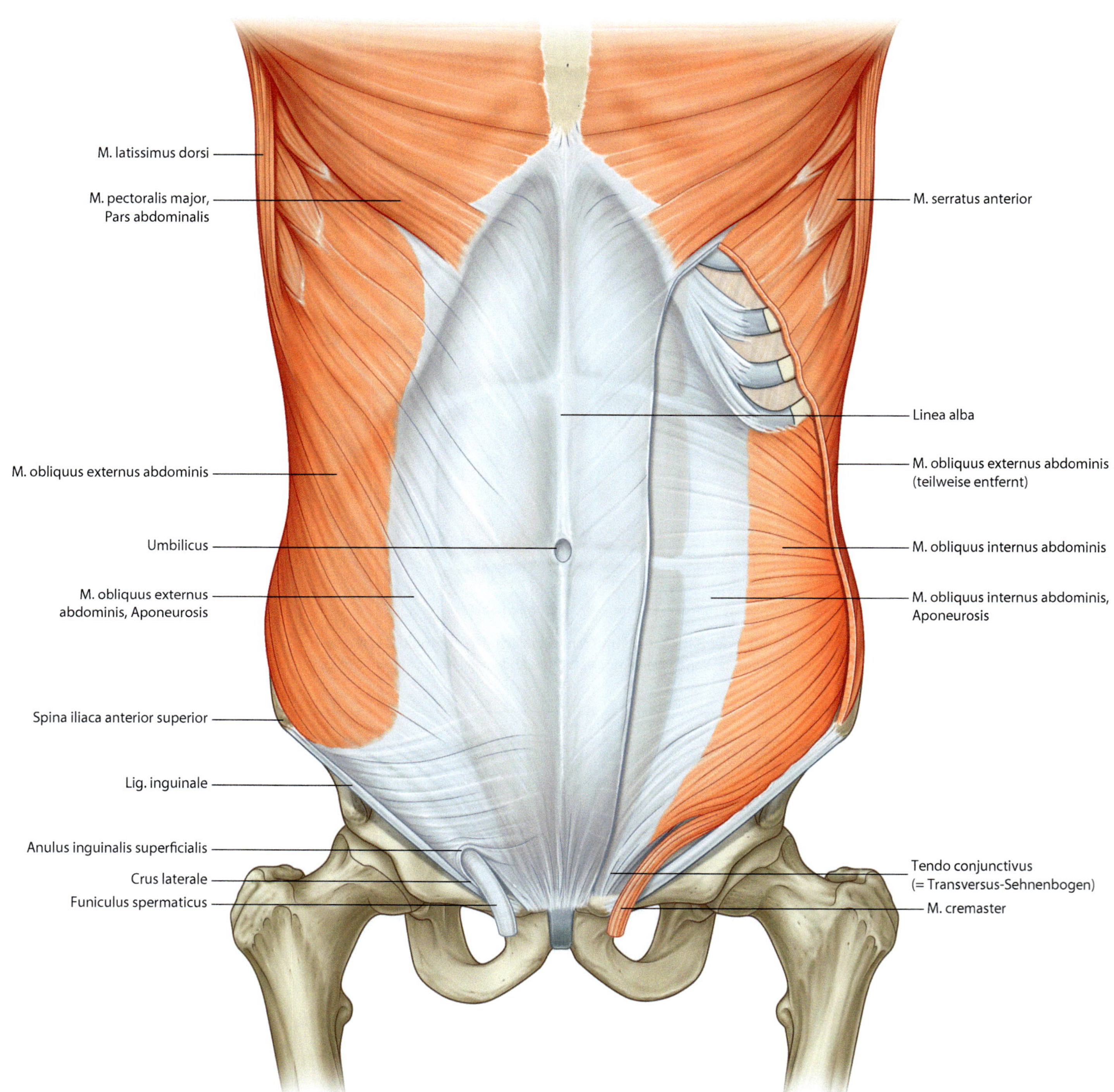

Mm. obliqui externus et internus abdominis
External and internal oblique muscles

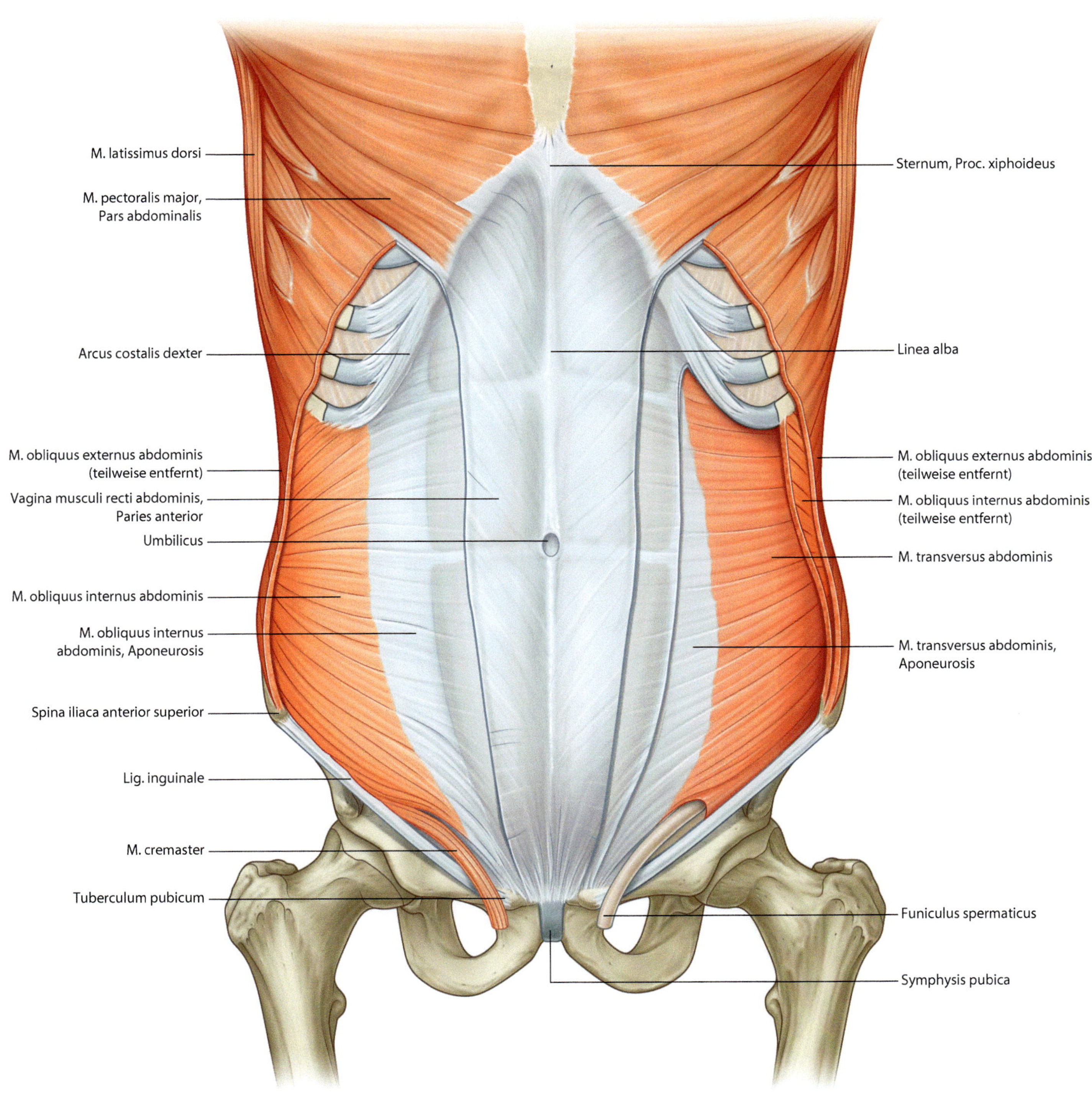

M. obliquus internus abdominis und M. transversus abdominis
Internal oblique and transversus abdominis muscles

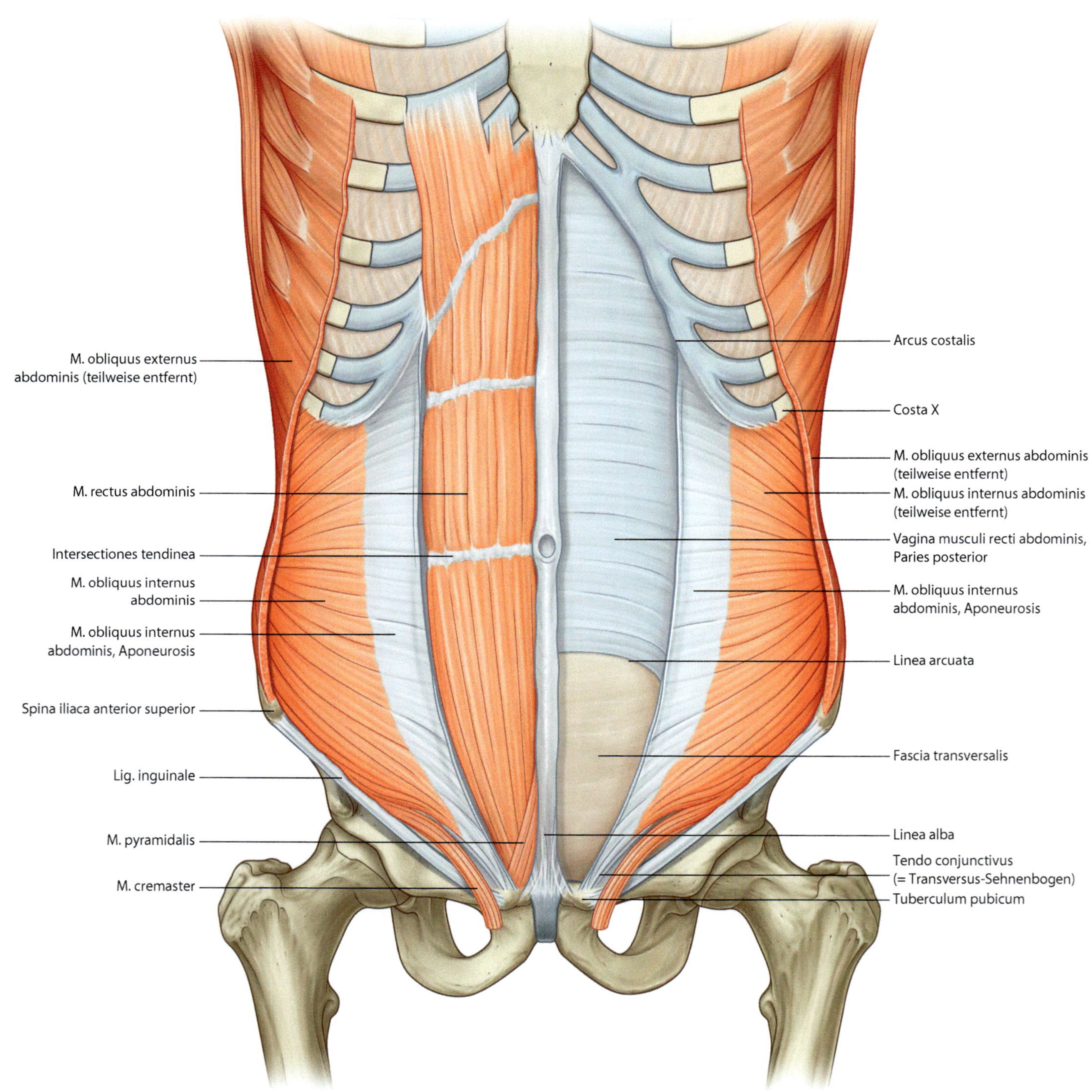

M. rectus abdominis und M. pyramidalis
Rectus abdominis and pyramidalis muscles

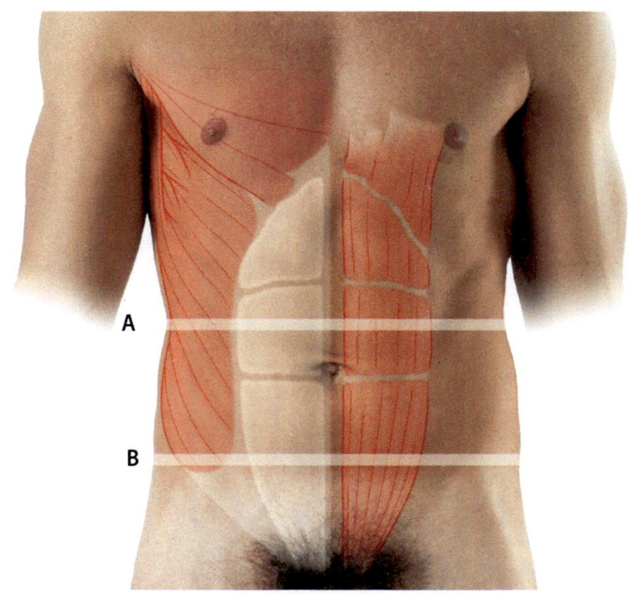

Aufbau der Rektusscheide, Vagina musculi recti abdominis
A. Transversalschnitt in Höhe des oberen Viertels der Rektusscheide, B. Transversalschnitt in Höhe des unteren Viertels der Rektusscheide
Organization of the rectus sheath.
A. Transverse section through the upper three quarters of the rectus sheath, B. Transverse section through the lower one quarter of the rectus sheath

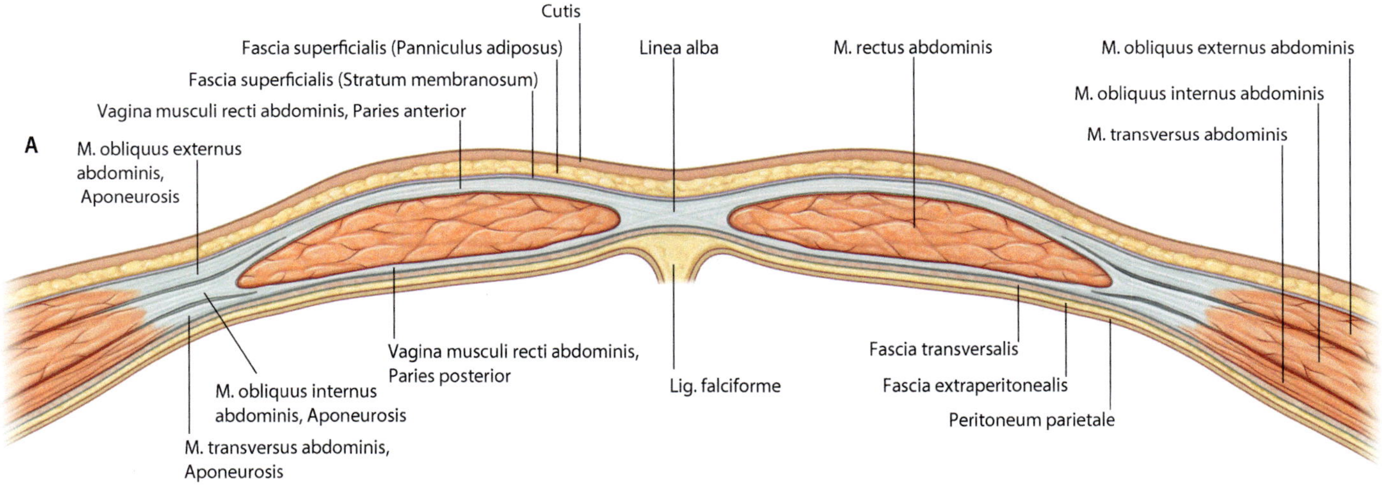

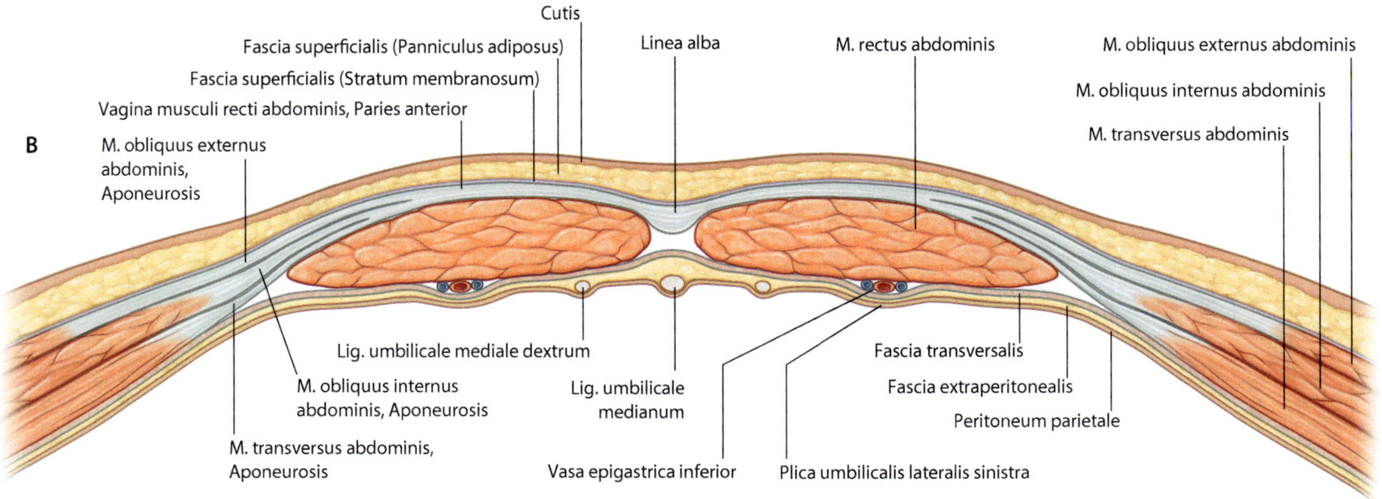

A

Cutis
Fascia superficialis (Panniculus adiposus)
Fascia superficialis (Stratum membranosum)
Vagina musculi recti abdominis, Paries anterior
M. obliquus externus abdominis, Aponeurosis
Linea alba
M. rectus abdominis
M. obliquus externus abdominis
M. obliquus internus abdominis
M. transversus abdominis
Vagina musculi recti abdominis, Paries posterior
M. obliquus internus abdominis, Aponeurosis
M. transversus abdominis, Aponeurosis
Lig. falciforme
Fascia transversalis
Fascia extraperitonealis
Peritoneum parietale

B

Cutis
Fascia superficialis (Panniculus adiposus)
Fascia superficialis (Stratum membranosum)
Vagina musculi recti abdominis, Paries anterior
M. obliquus externus abdominis, Aponeurosis
Linea alba
M. rectus abdominis
M. obliquus externus abdominis
M. obliquus internus abdominis
M. transversus abdominis
Lig. umbilicale mediale dextrum
M. obliquus internus abdominis, Aponeurosis
M. transversus abdominis, Aponeurosis
Lig. umbilicale medianum
Vasa epigastrica inferior
Plica umbilicalis lateralis sinistra
Fascia transversalis
Fascia extraperitonealis
Peritoneum parietale

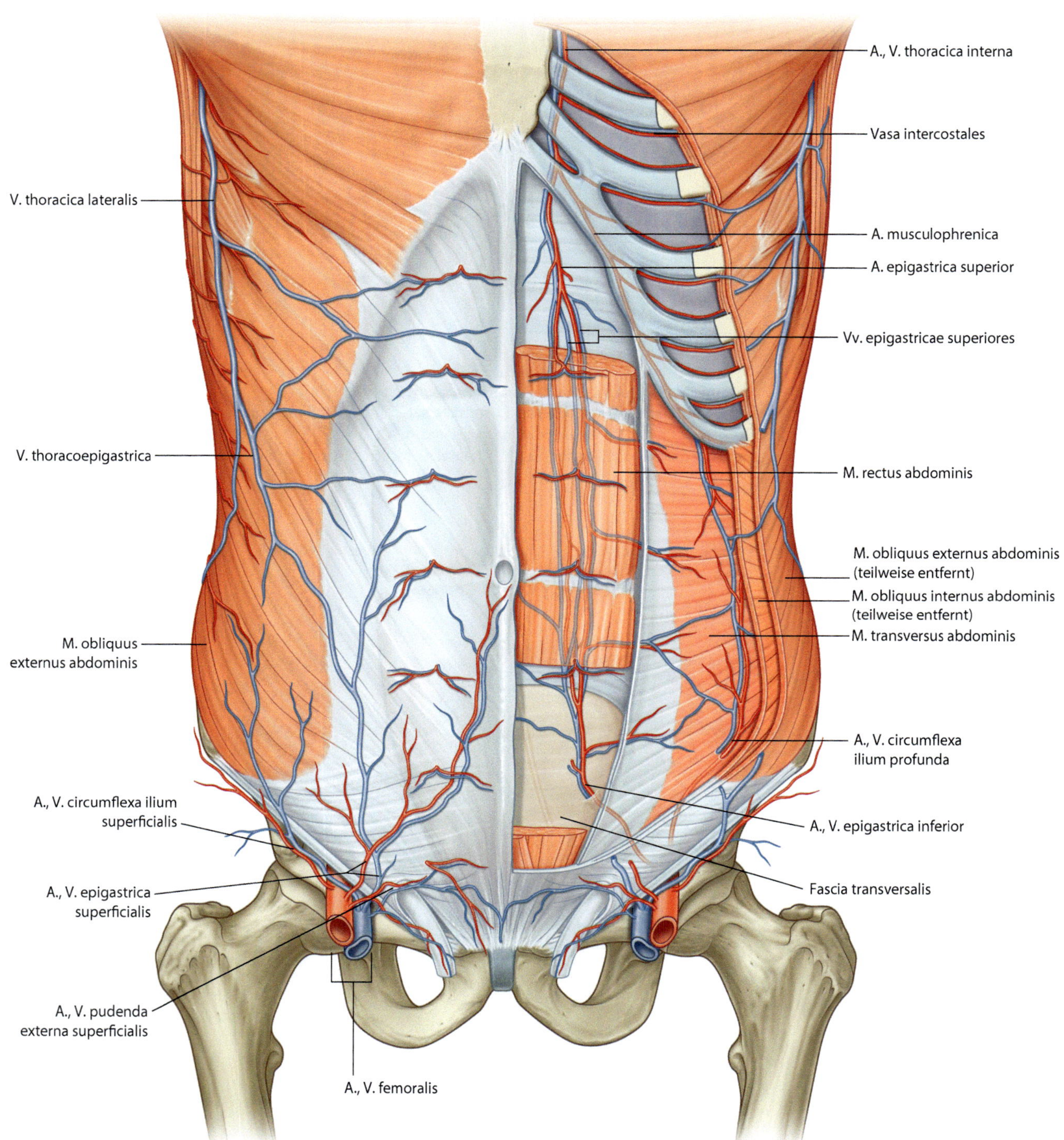

Gefäßversorgung der ventralen Bauchwand
Vasculature of the anterior abdominal wall

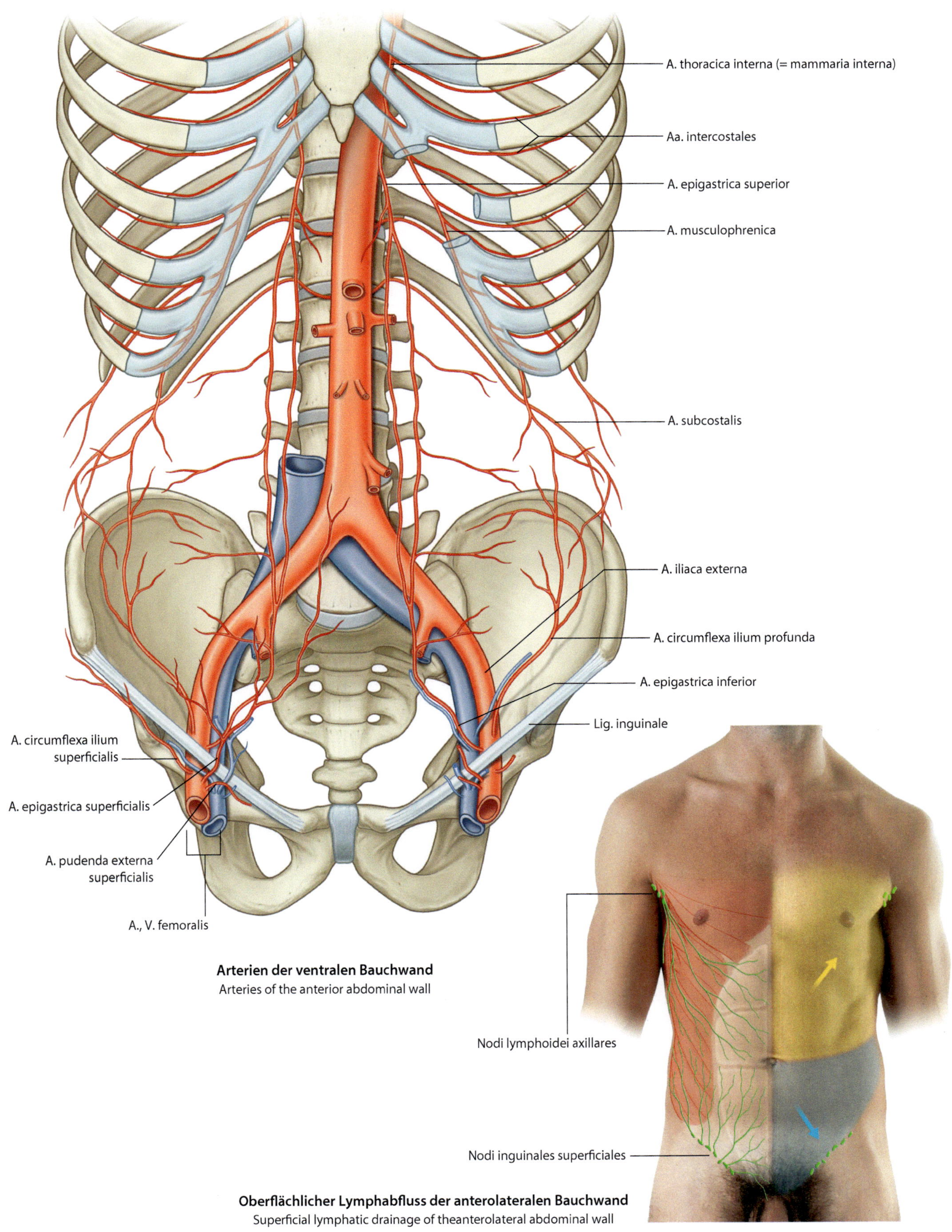

Arterien der ventralen Bauchwand
Arteries of the anterior abdominal wall

Oberflächlicher Lymphabfluss der anterolateralen Bauchwand
Superficial lymphatic drainage of theanterolateral abdominal wall

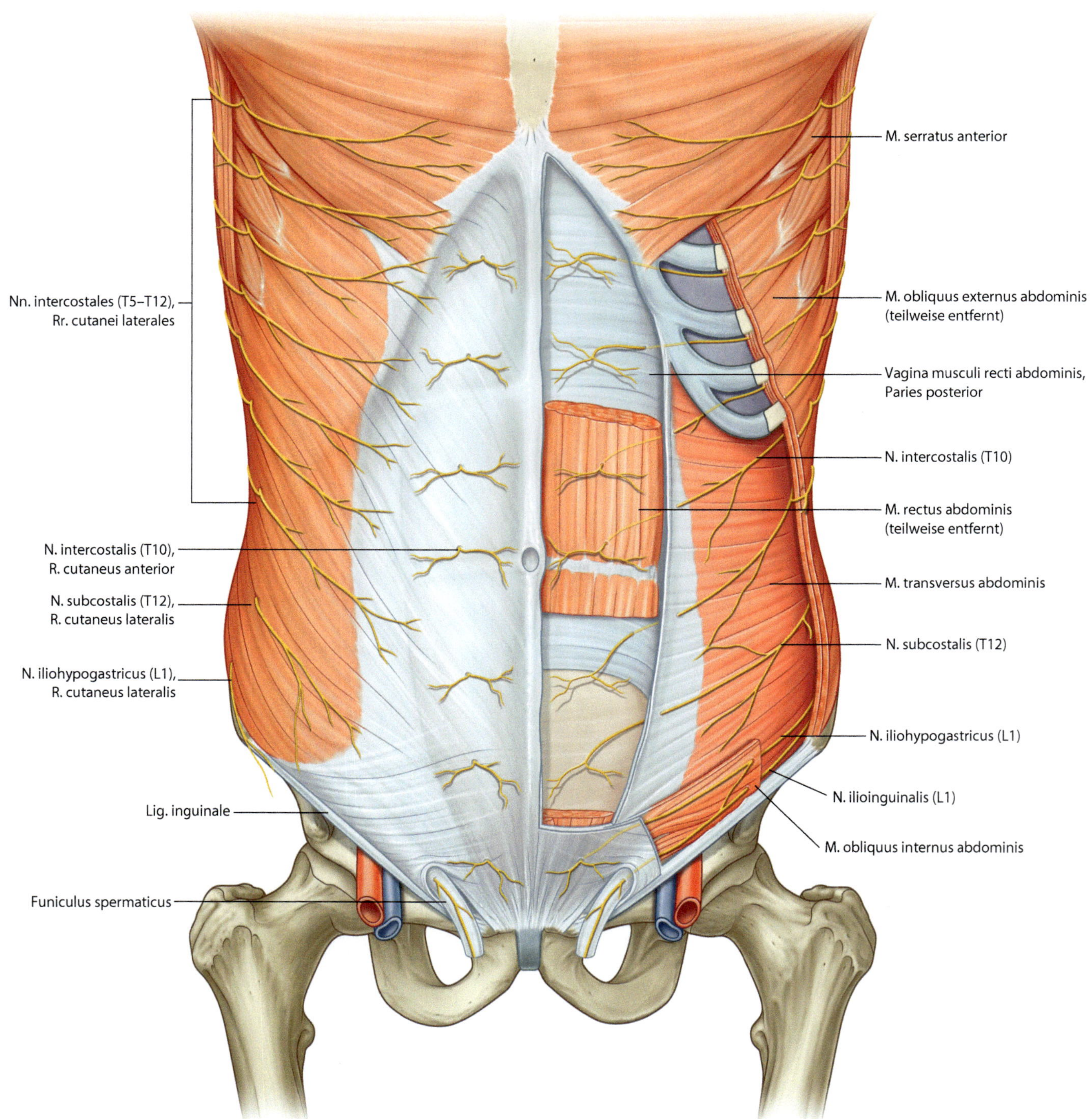

Innervation der anterolateralen Bauchwand
Nerves of the anterolateral abdominal wall

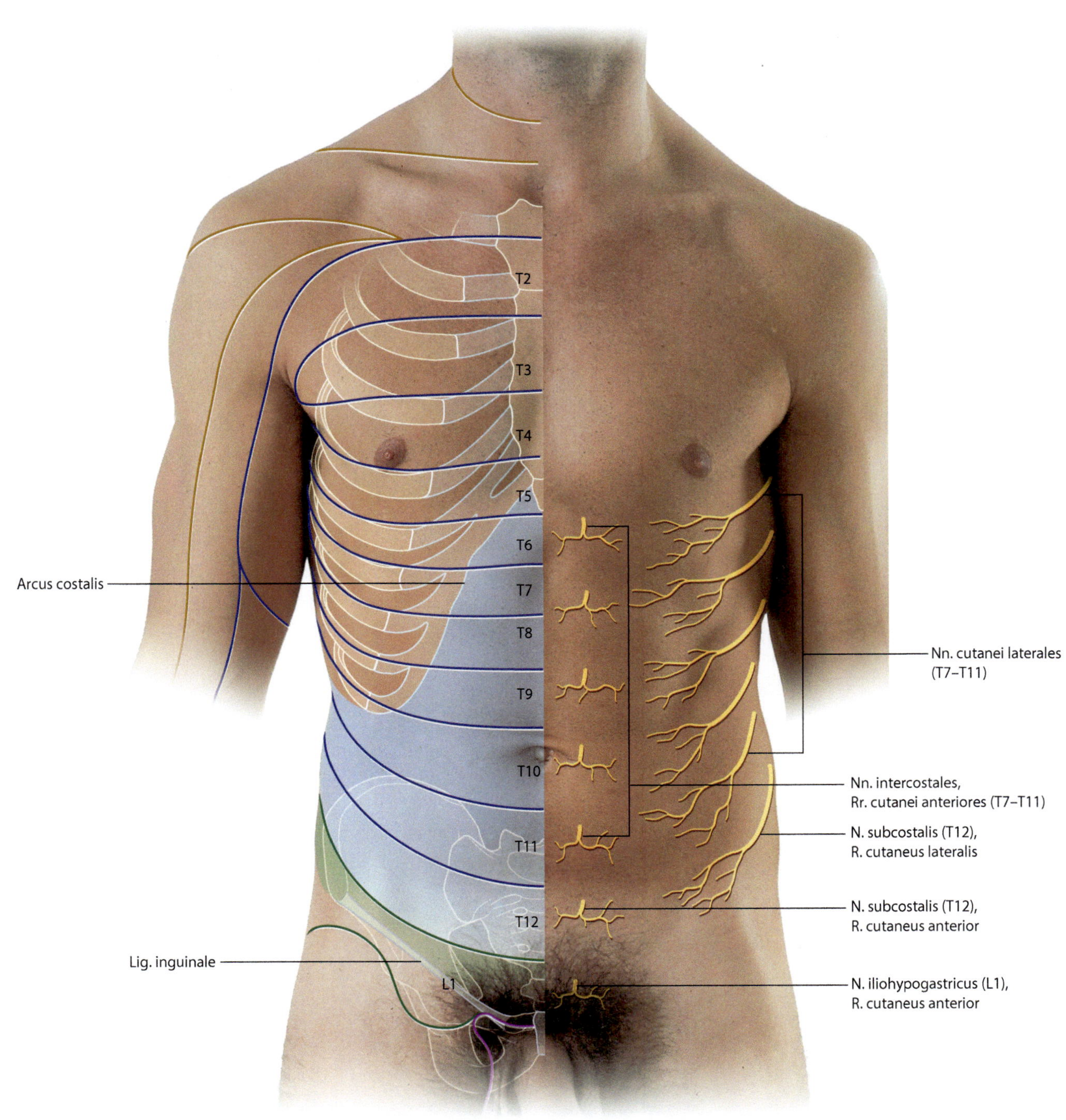

Dermatome und Hautnerven der anterolateralen Bauchwand
Dermatomes and cutaneous nerves of the anterolateral abdominal wall

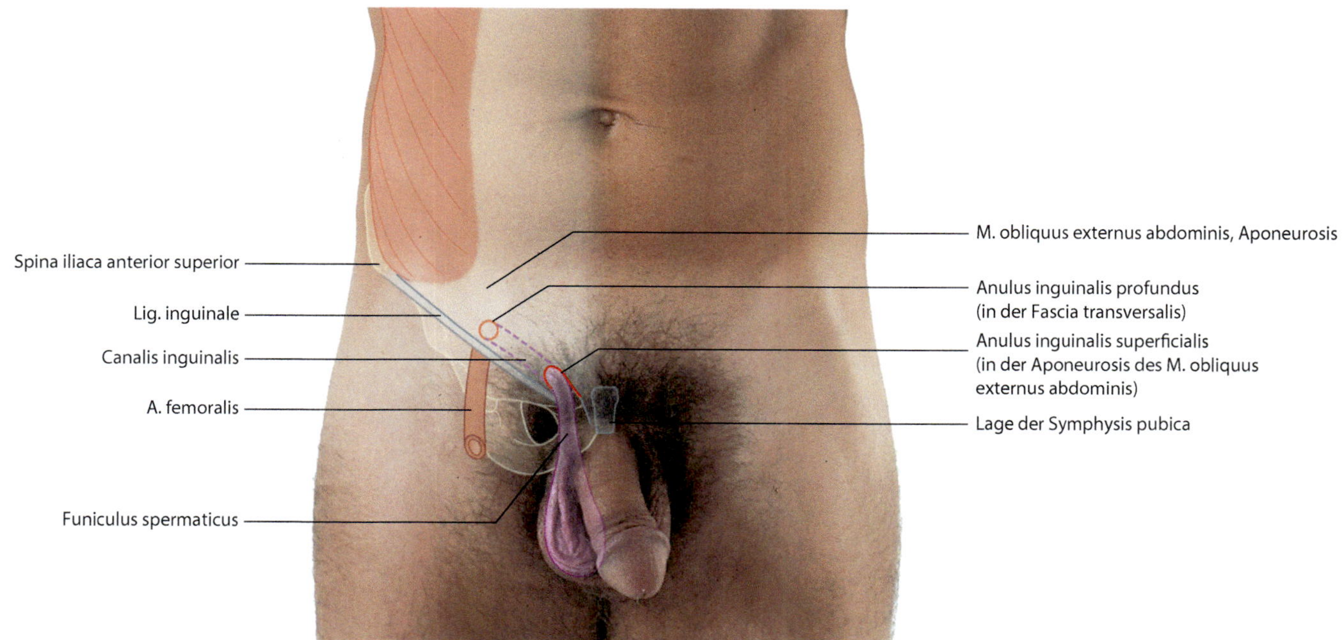

Leistengegend des Mannes
Inguinal region in a man

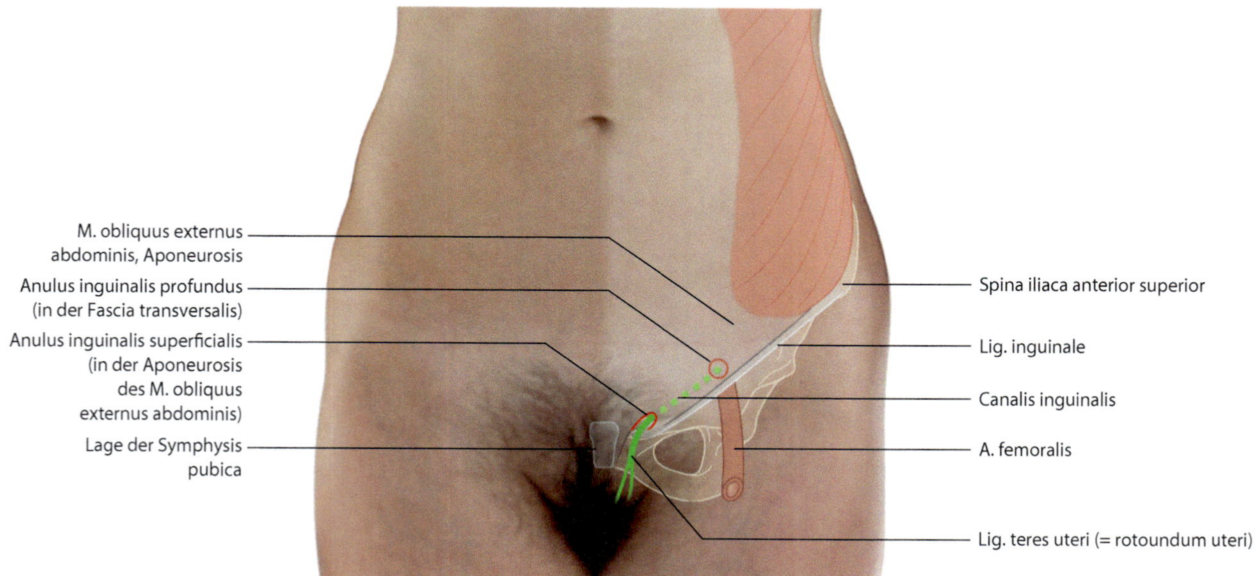

Leistengegend der Frau
Inguinal region in a woman

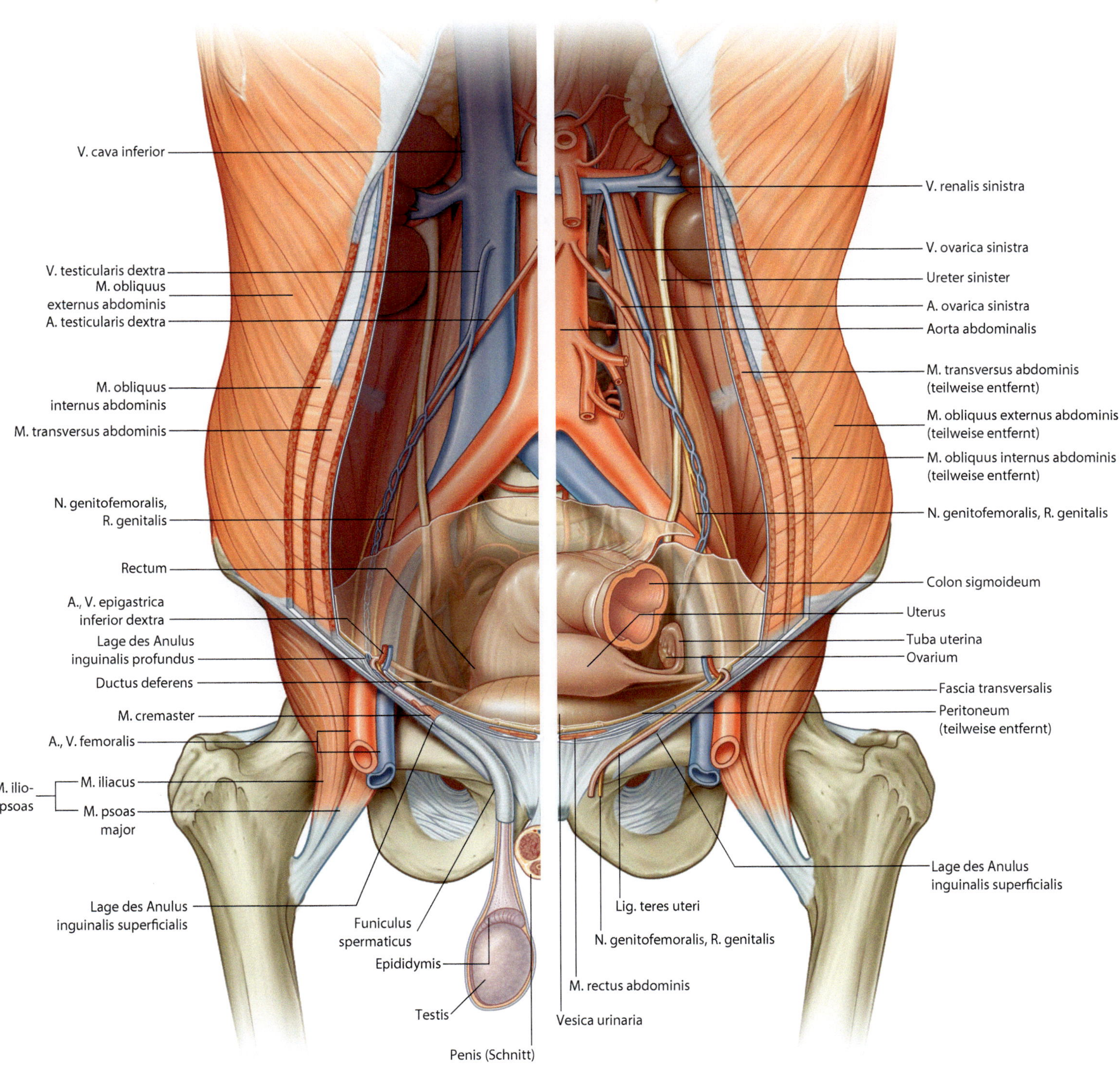

Leistengegend des Mannes
Inguinal region in men

Leistengegend der Frau
Inguinal region in women

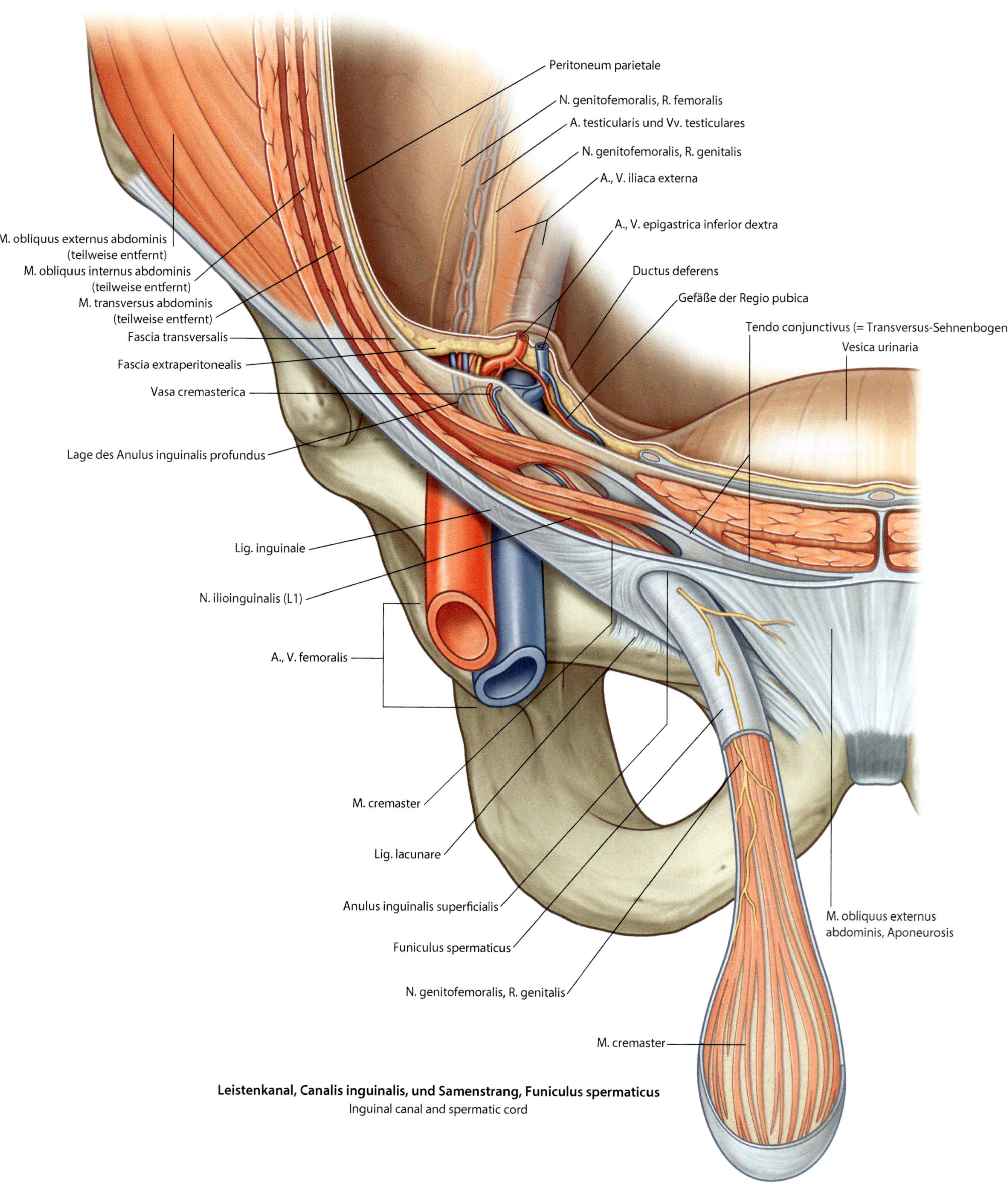

Leistenkanal, Canalis inguinalis, und Samenstrang, Funiculus spermaticus
Inguinal canal and spermatic cord

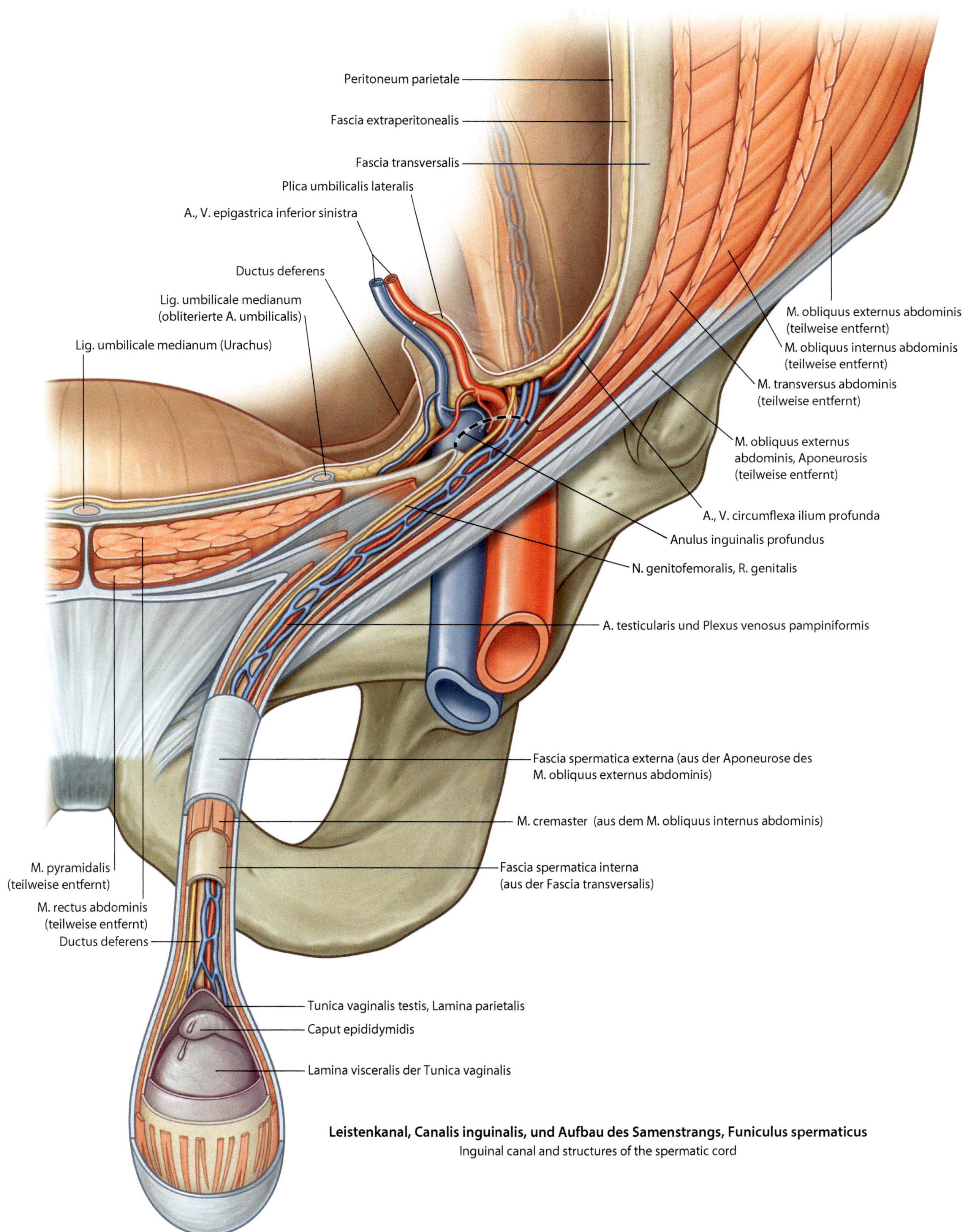

Leistenkanal, Canalis inguinalis, und Aufbau des Samenstrangs, Funiculus spermaticus
Inguinal canal and structures of the spermatic cord

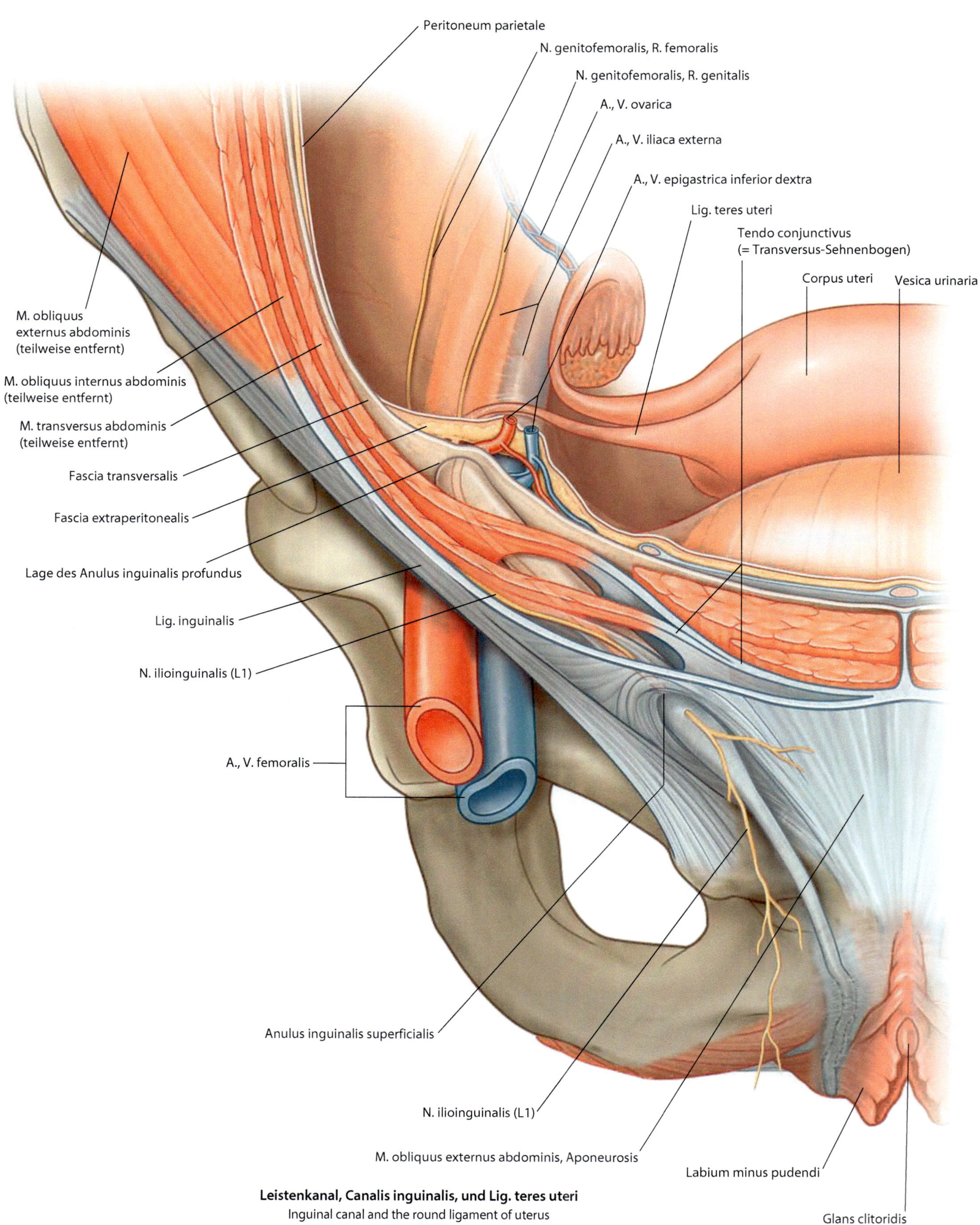

Leistenkanal, Canalis inguinalis, und Lig. teres uteri
Inguinal canal and the round ligament of uterus

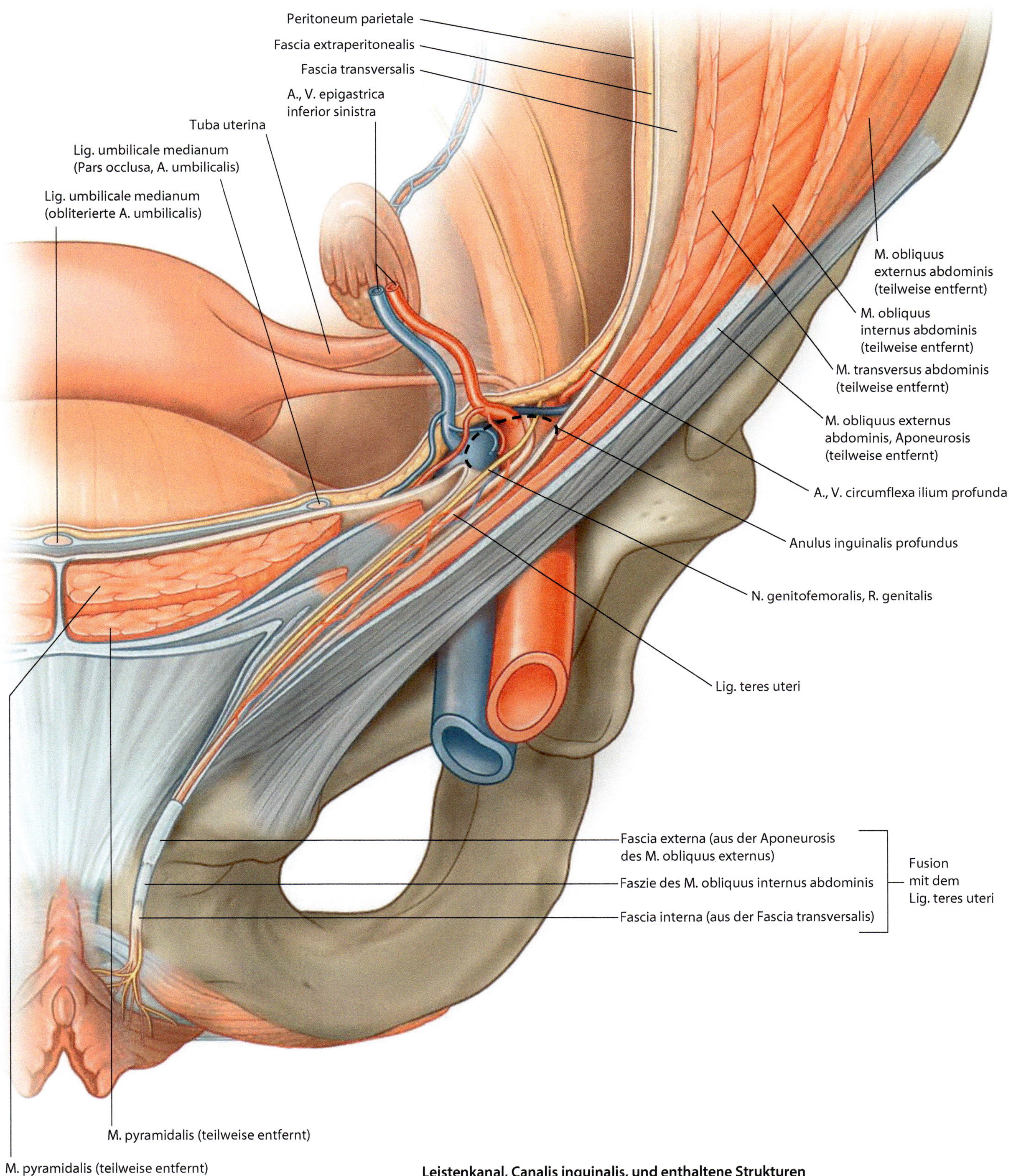

Leistenkanal, Canalis inguinalis, und enthaltene Strukturen
Inguinal canal and structures within

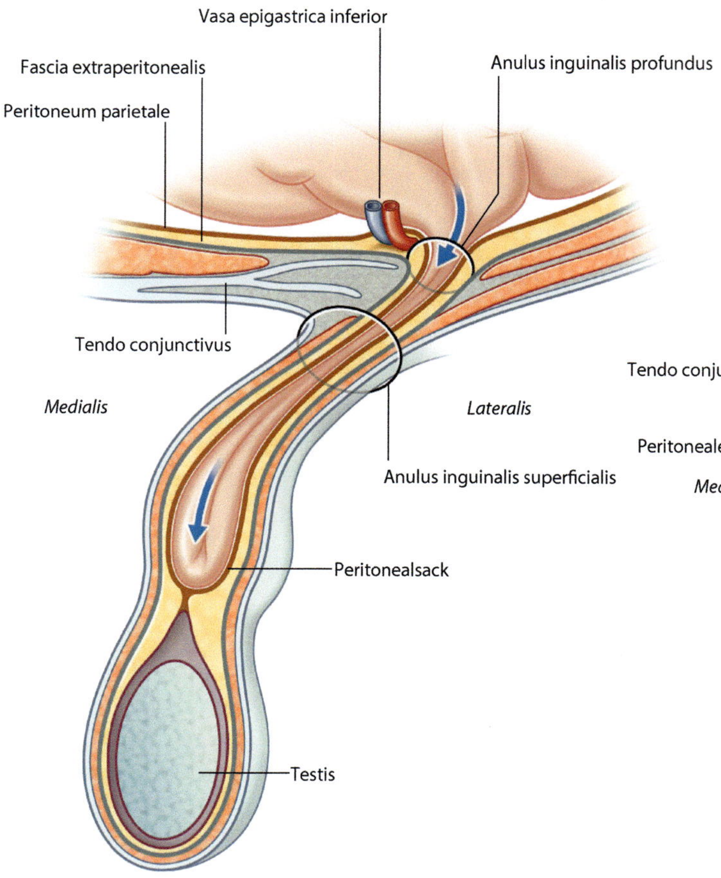

Vasa epigastrica inferior
Fascia extraperitonealis
Anulus inguinalis profundus
Peritoneum parietale
Tendo conjunctivus
Medialis
Lateralis
Anulus inguinalis superficialis
Peritonealsack
Testis

Indirekte Leistenhernie
Indirect inguinal hernia

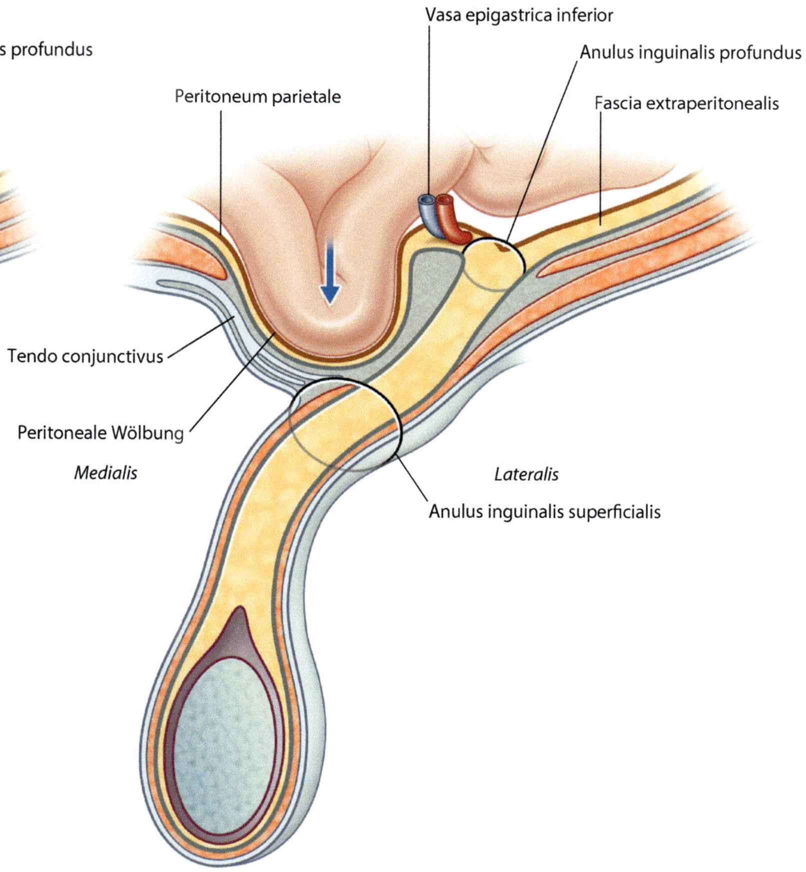

Vasa epigastrica inferior
Anulus inguinalis profundus
Peritoneum parietale
Fascia extraperitonealis
Tendo conjunctivus
Peritoneale Wölbung
Medialis
Lateralis
Anulus inguinalis superficialis

Direkte Leistenhernie
Peritoneal bulge

Plica umbilicalis lateralis
Vasa epigastrica inferior
Hernia directa
Ductus deferens
Vasa testicularia
Vasa iliaca externa

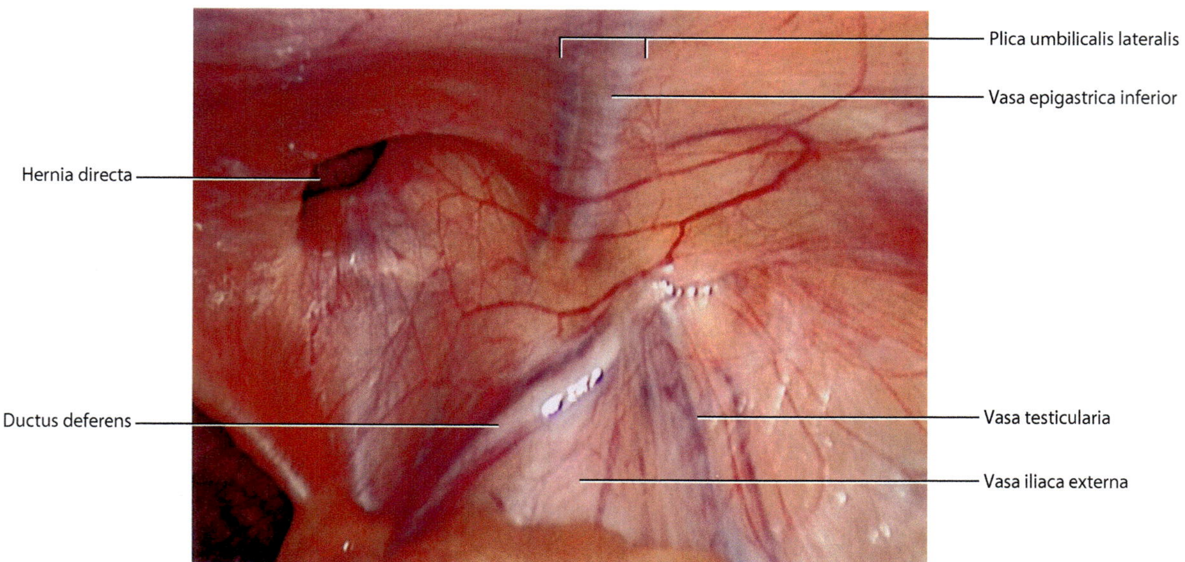

Rechtes Leistendreieck, Trigonum inguinale dextrum. Laparoskopische Ansicht des noch vom Peritoneum parietale bedeckten Gebiets (innerhalb der Peritonealhöhle), Ansicht von ventral inferior
Right inguinal triangle.
Laparoscopic view showing the parietal peritoneum still covering the area (inside the peritoneal cavity looking anteroinferior)

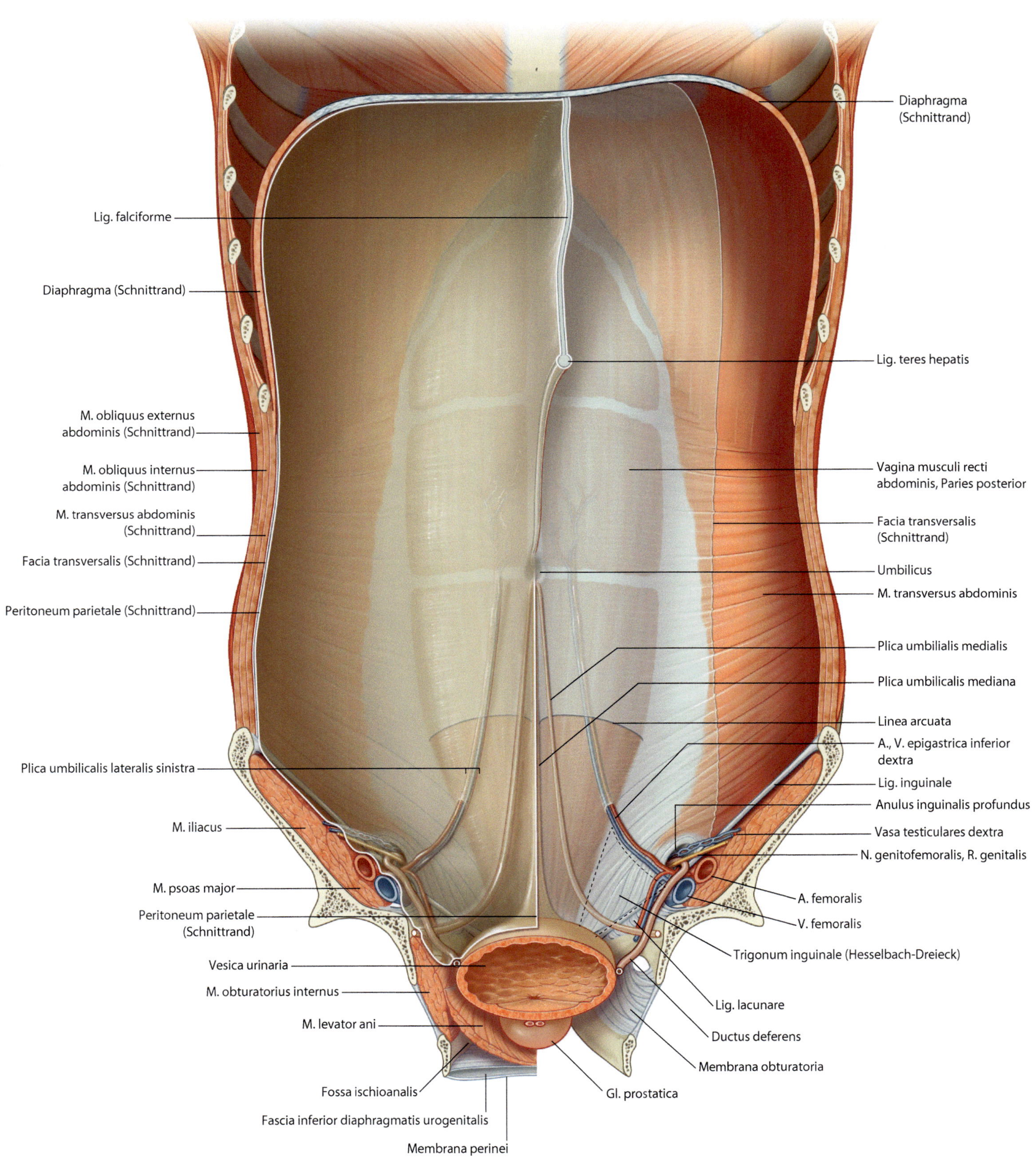

Blick von innen auf die vordere Bauchwand beim Mann
Internal view of anterior abdominal wall in men

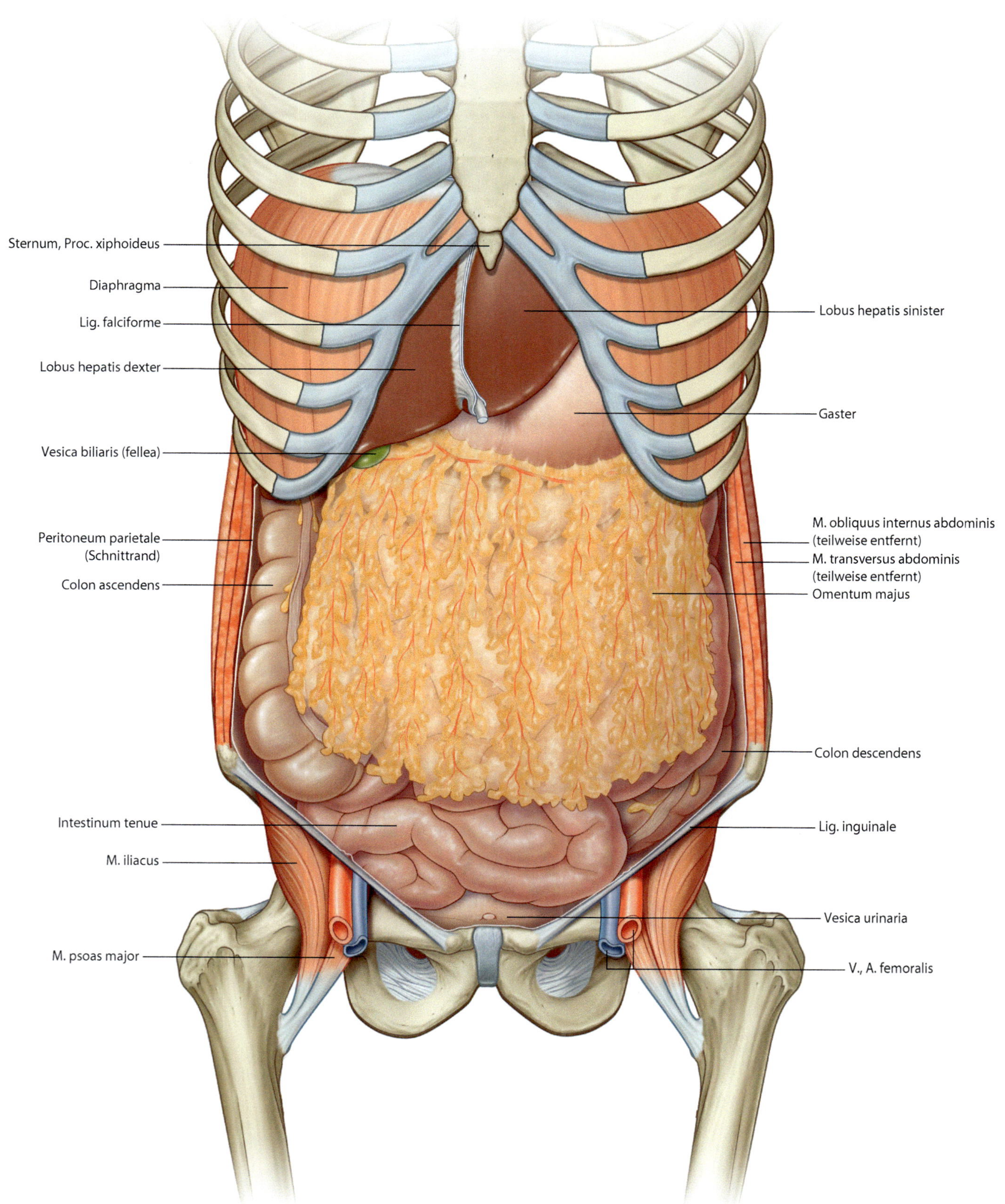

Großes Netz, Omentum majus
Greater omentum

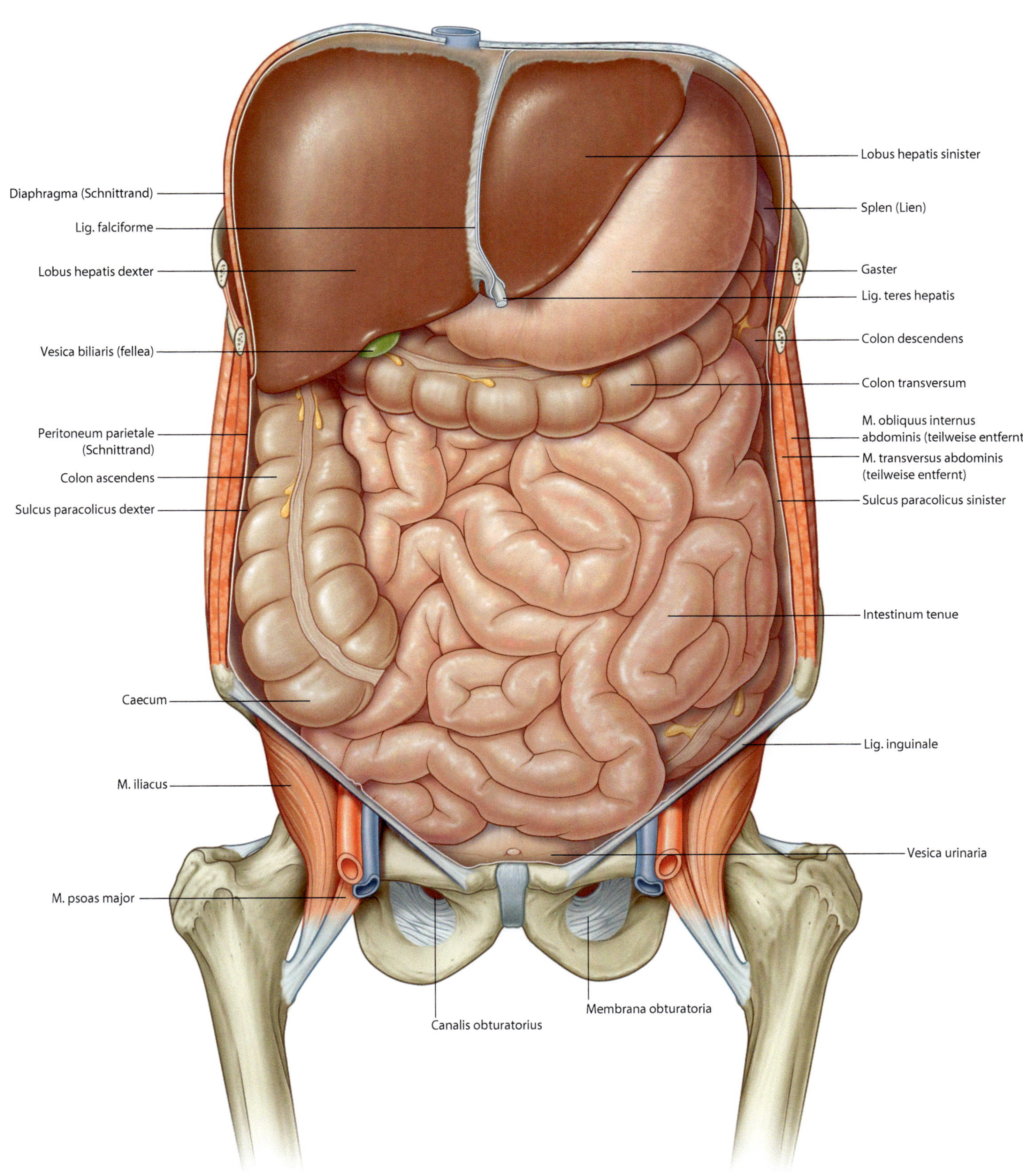

Bauchorgane (großes Netz entfernt)
Abdominal viscera (greater omentum removed)

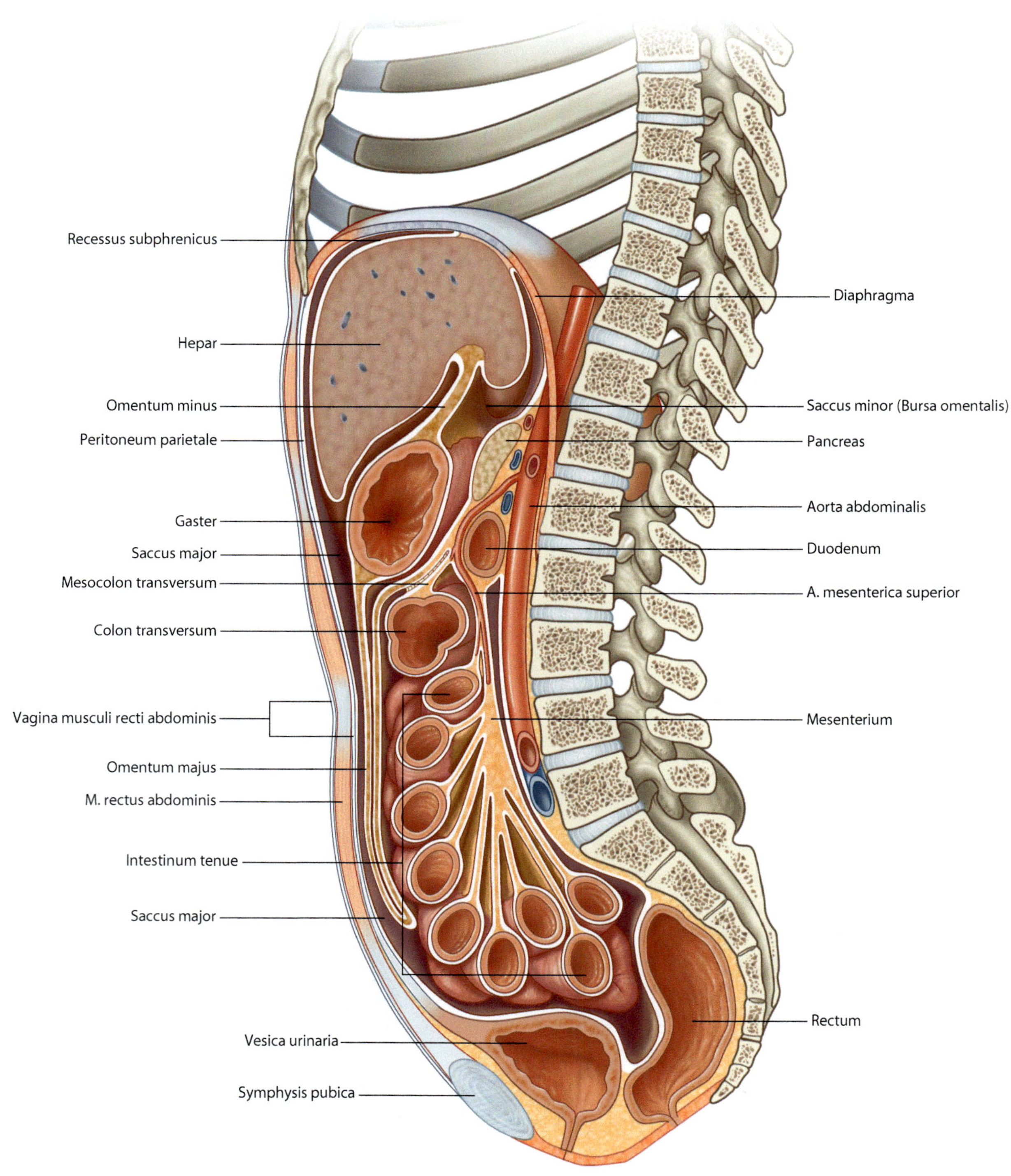

Saccus major und Saccus minor der Peritonealhöhle, Cavitas peritonealis
Greater and lesser sacs of the peritoneal cavity

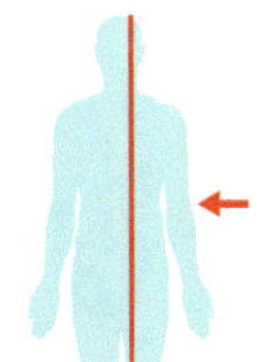

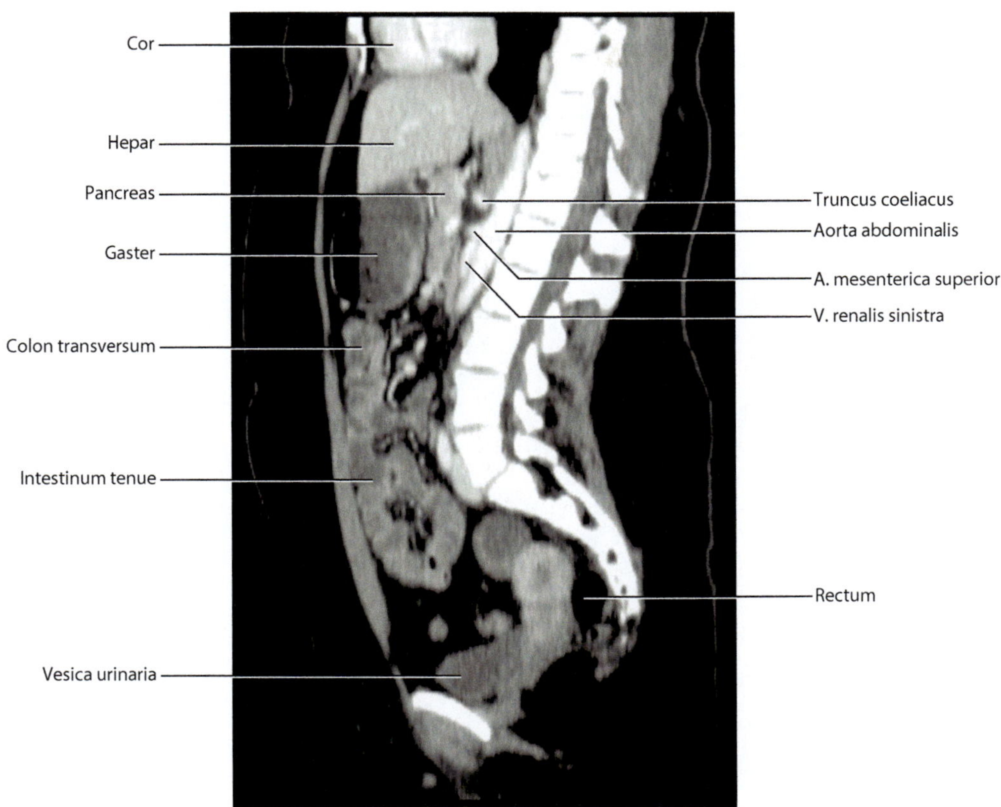

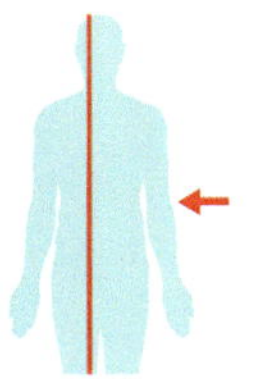

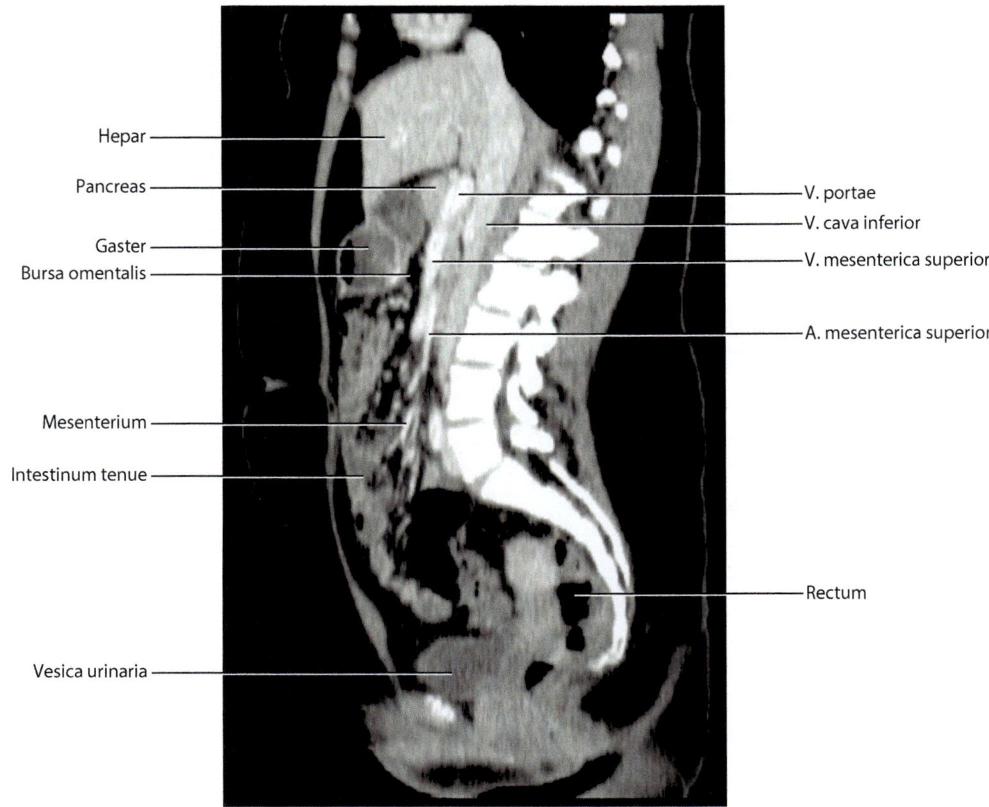

Anordnung der Bauchorgane in der Peritonealhöhle, Cavitas peritonealis; Kontrastmittel-CT in Sagittalebene
Arrangement of abdominal contents in peritoneal cavity.CT images with contrast, in sagittal plane

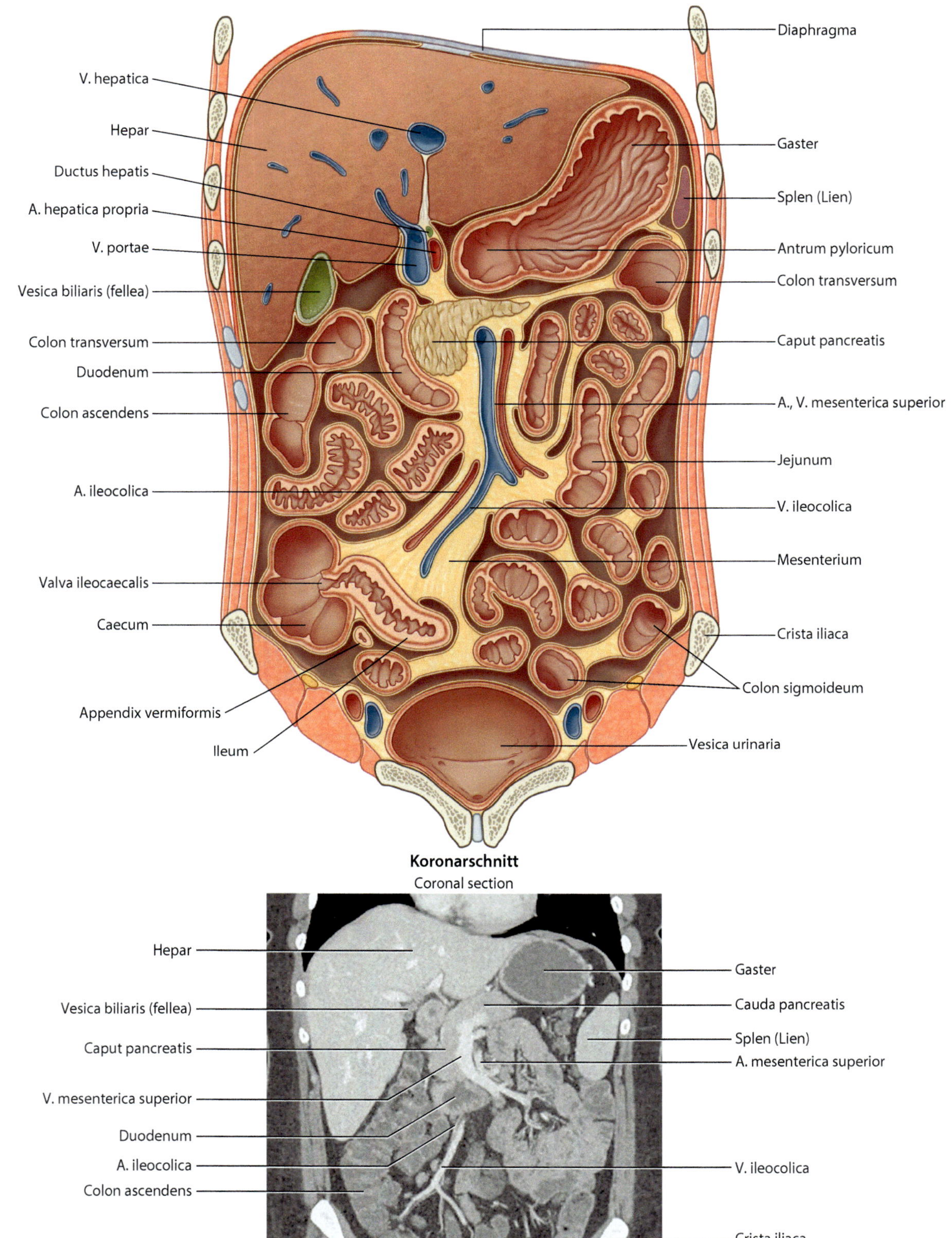

Koronarschnitt
Coronal section

Koronarschnitt; Kontrastmittel-CT in Koronarebene
Coronal section. CT image with contrast, in coronal plane

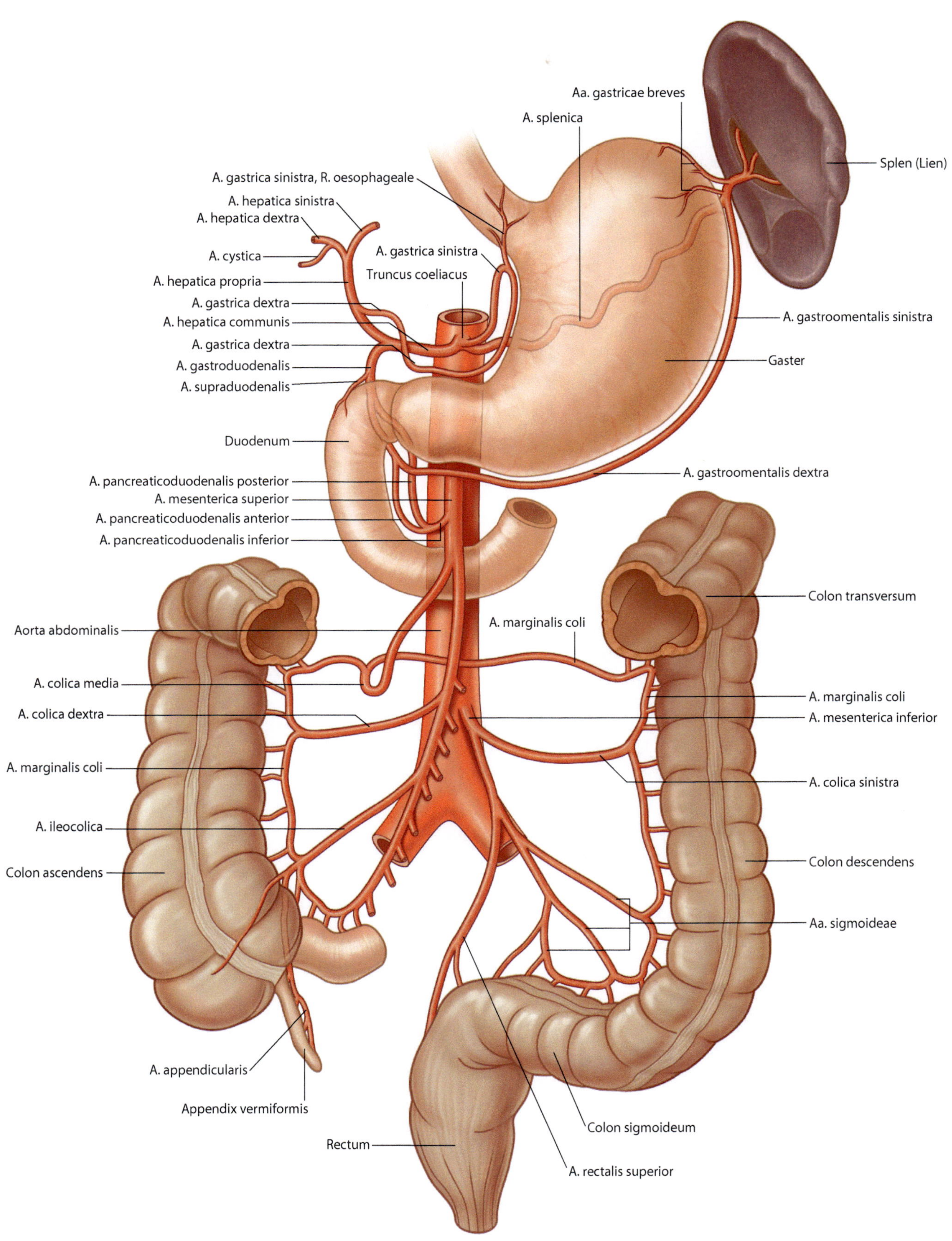
Aa. gastricae breves
A. splenica
Splen (Lien)
A. gastrica sinistra, R. oesophageale
A. hepatica sinistra
A. hepatica dextra
A. cystica
A. gastrica sinistra
Truncus coeliacus
A. hepatica propria
A. gastrica dextra
A. hepatica communis
A. gastroomentalis sinistra
A. gastrica dextra
Gaster
A. gastroduodenalis
A. supraduodenalis
Duodenum
A. pancreaticoduodenalis posterior
A. gastroomentalis dextra
A. mesenterica superior
A. pancreaticoduodenalis anterior
A. pancreaticoduodenalis inferior
Colon transversum
Aorta abdominalis
A. marginalis coli
A. colica media
A. marginalis coli
A. colica dextra
A. mesenterica inferior
A. marginalis coli
A. colica sinistra
A. ileocolica
Colon ascendens
Colon descendens
Aa. sigmoideae
A. appendicularis
Appendix vermiformis
Colon sigmoideum
Rectum
A. rectalis superior

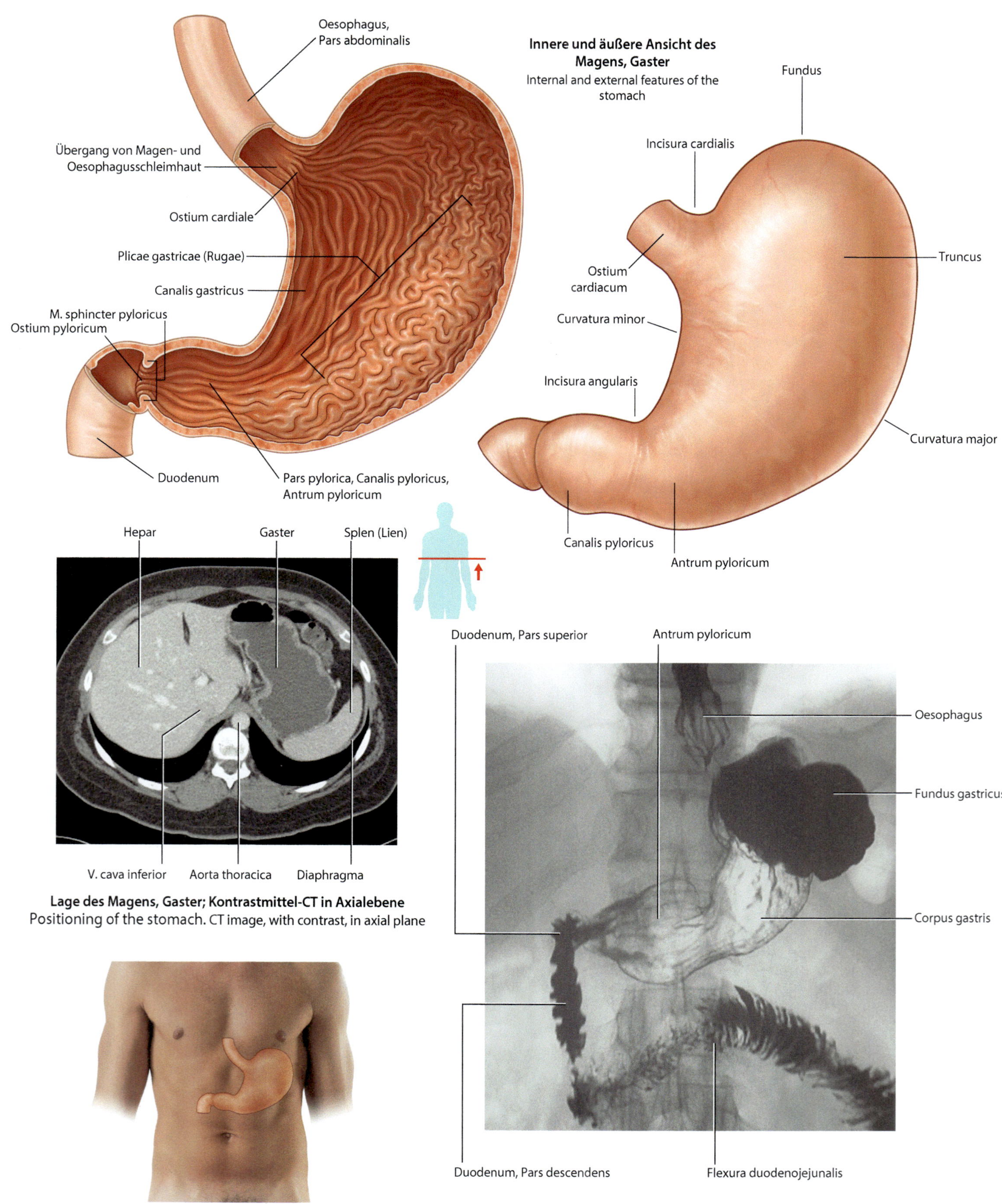

Innere und äußere Ansicht des Magens, Gaster
Internal and external features of the stomach

Lage des Magens, Gaster; Kontrastmittel-CT in Axialebene
Positioning of the stomach. CT image, with contrast, in axial plane

Oberflächenprojektion des Magens, Gaster
Surface projection of the stomach

Magen, Gaster; Doppelkontrast-Röntgenbild mit Barium
Stomach. Double contrast radiograph using barium

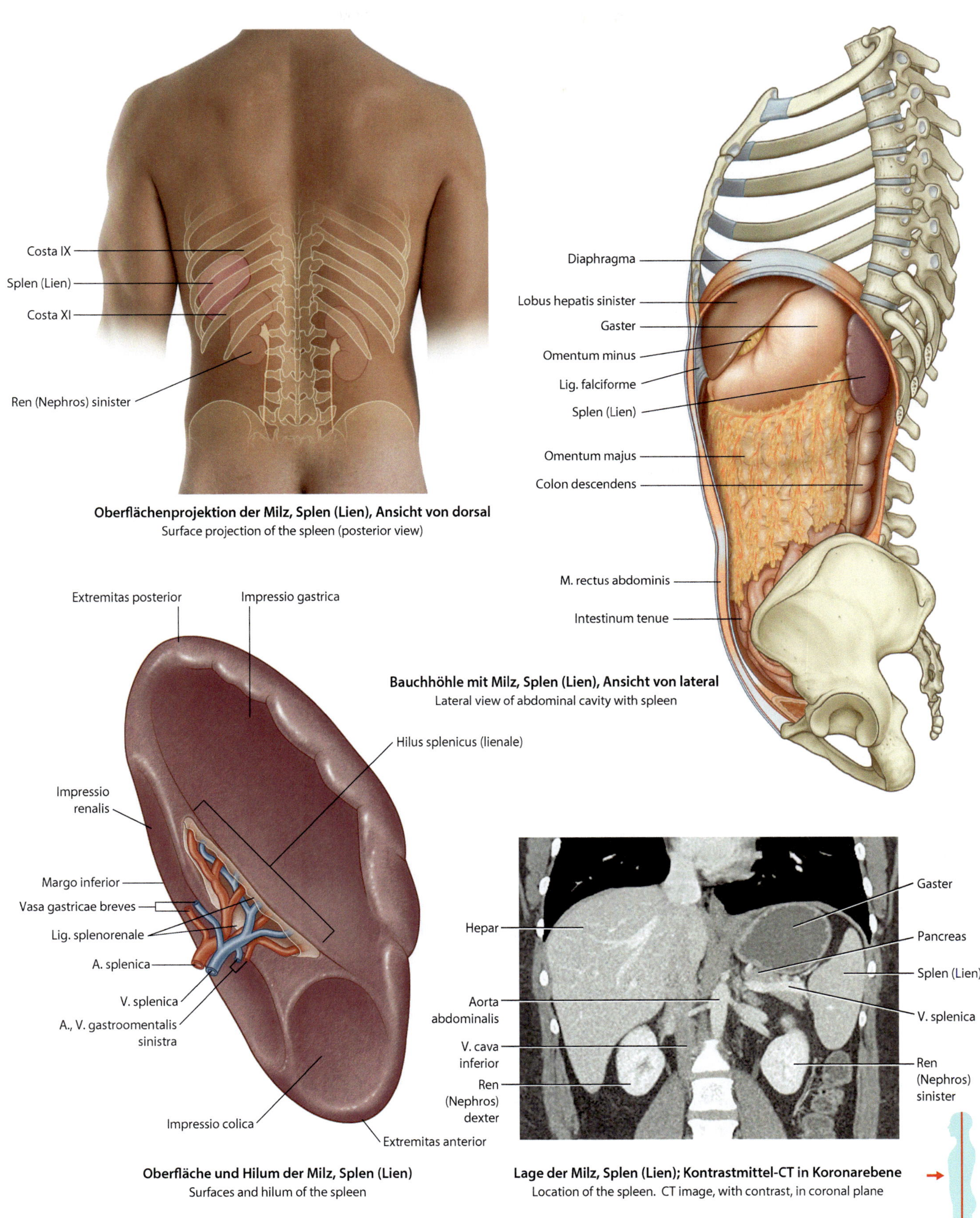

Oberflächenprojektion der Milz, Splen (Lien), Ansicht von dorsal
Surface projection of the spleen (posterior view)

Bauchhöhle mit Milz, Splen (Lien), Ansicht von lateral
Lateral view of abdominal cavity with spleen

Oberfläche und Hilum der Milz, Splen (Lien)
Surfaces and hilum of the spleen

Lage der Milz, Splen (Lien); Kontrastmittel-CT in Koronarebene
Location of the spleen. CT image, with contrast, in coronal plane

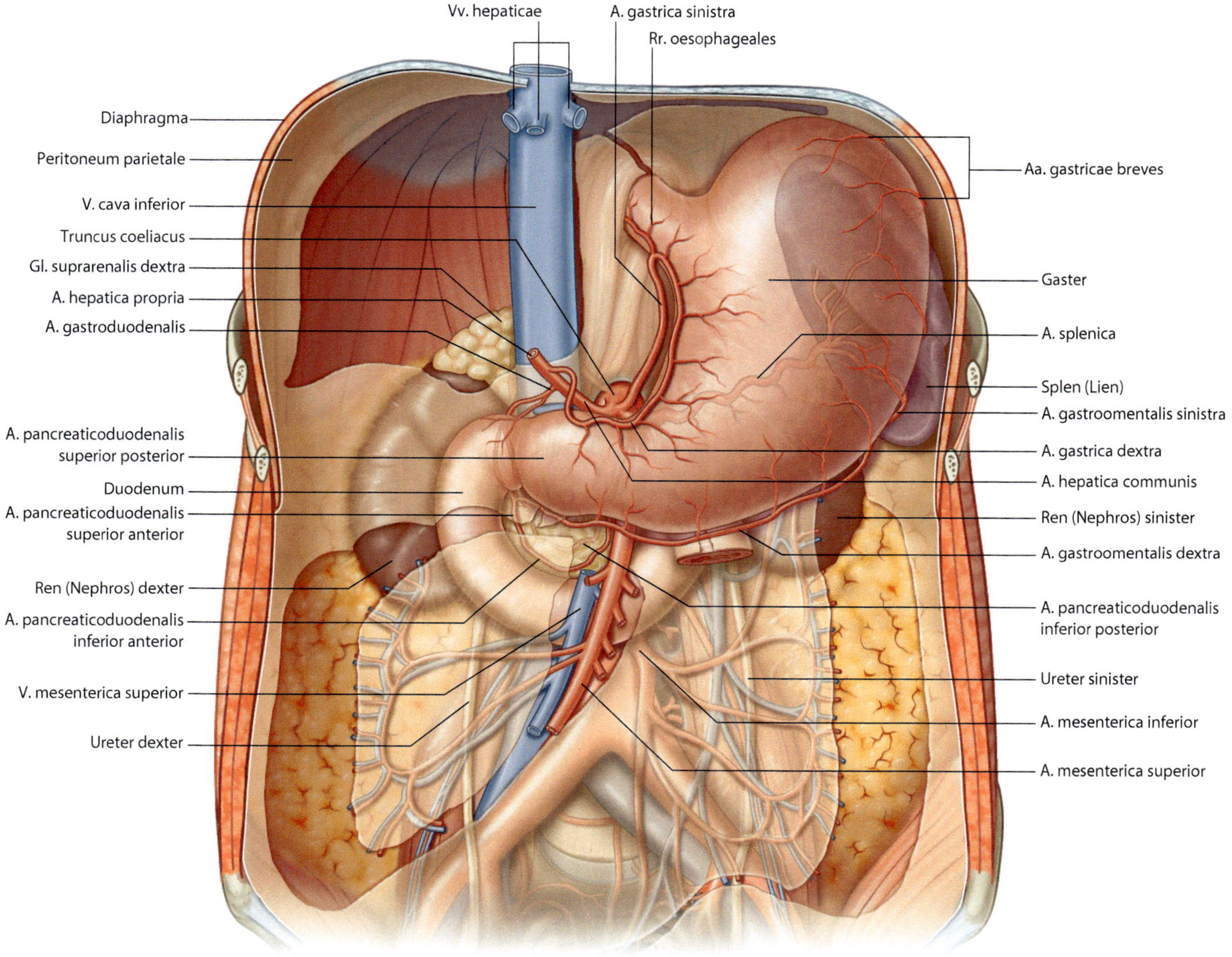

Arterielle Versorgung von Magen und Milz
Arteries of stomach and spleen

Vv. hepaticae
A. gastrica sinistra
Rr. oesophageales
Diaphragma
Peritoneum parietale
V. cava inferior
Truncus coeliacus
Gl. suprarenalis dextra
A. hepatica propria
A. gastroduodenalis
A. pancreaticoduodenalis superior posterior
Duodenum
A. pancreaticoduodenalis superior anterior
Ren (Nephros) dexter
A. pancreaticoduodenalis inferior anterior
V. mesenterica superior
Ureter dexter
Aa. gastricae breves
Gaster
A. splenica
Splen (Lien)
A. gastroomentalis sinistra
A. gastrica dextra
A. hepatica communis
Ren (Nephros) sinister
A. gastroomentalis dextra
A. pancreaticoduodenalis inferior posterior
Ureter sinister
A. mesenterica inferior
A. mesenterica superior

Aufzweigung des Truncus coeliacus
Distribution of the celiac trunk

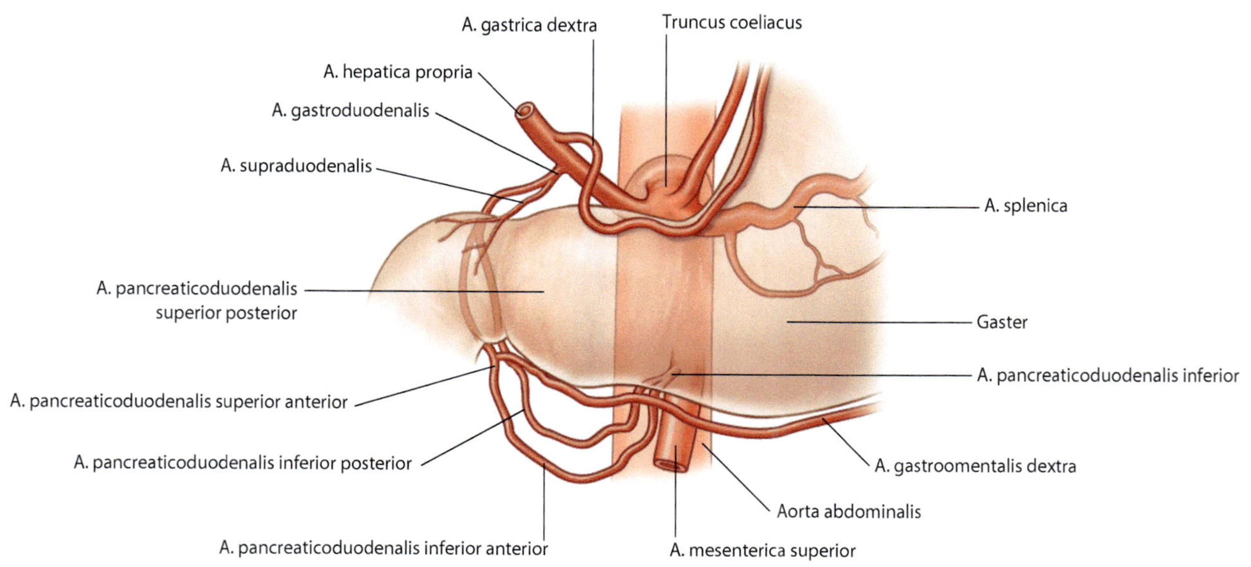

Äste der A. gastroduodenalis
Branches of the gastroduodenal artery

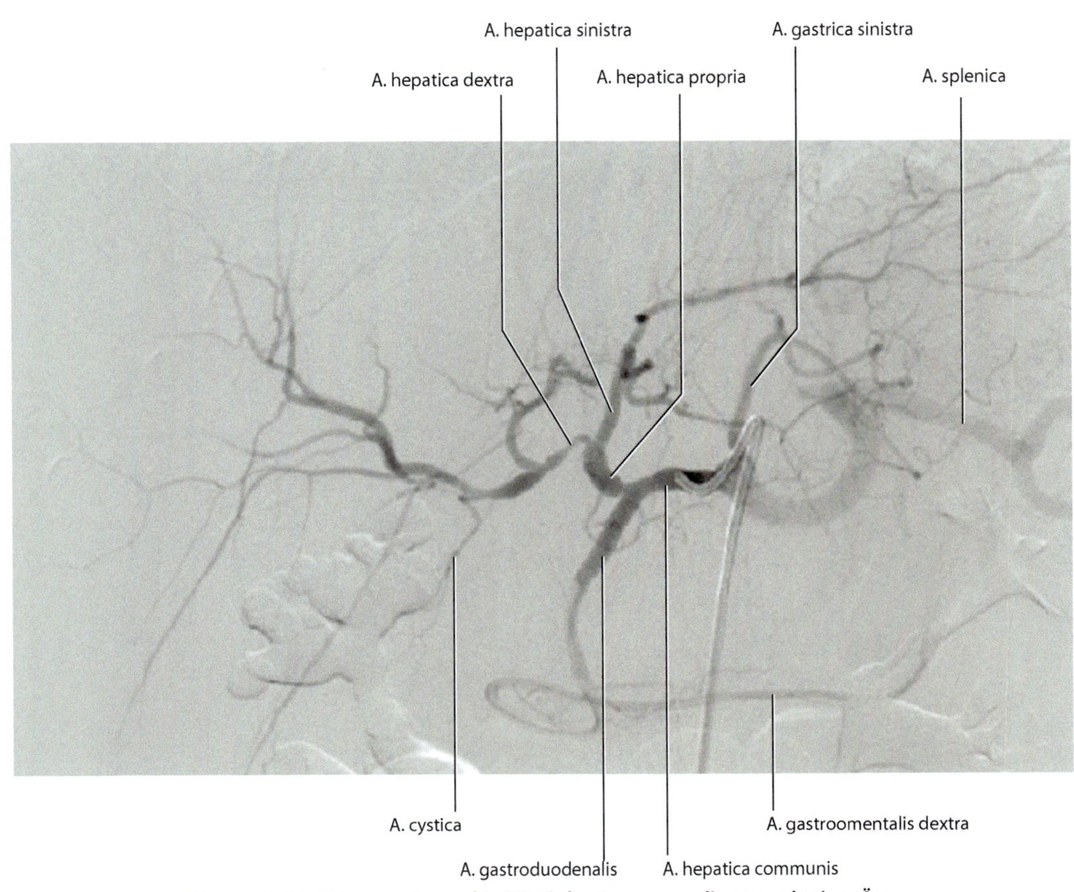

Digitale Subtraktionsangiographie (DSA) des Truncus coeliacus und seiner Äste
Digital subtraction angiography of the celiac trunk and its branches

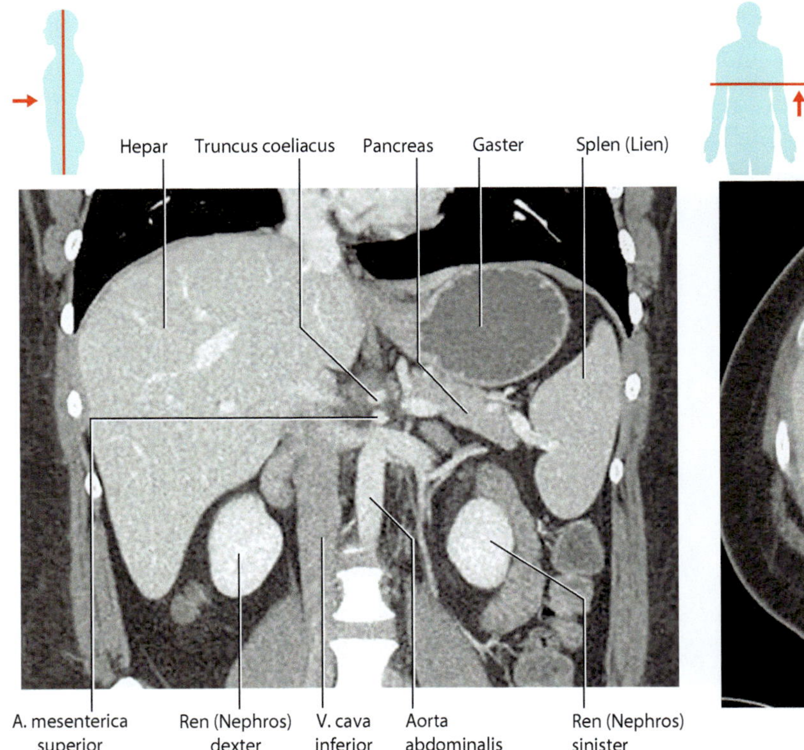

Lage des Truncus coeliacus in Beziehung zu den übrigen anatomischen Strukturen; Kontrastmittel-CT in Koronarebene
Positioning of the celiac trunk in relation to other structures. CT image, with contrast, in coronal plane

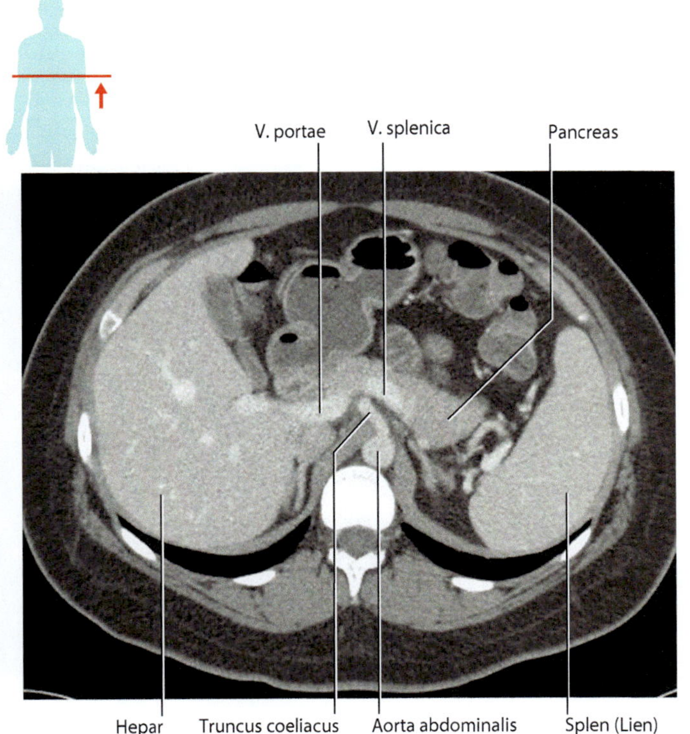

Abzweigung des Truncus coeliacus aus der Aorta abdominalis; Kontrastmittel-CT in Axialebene
Branching of the celiac trunk from the abdominal aorta. CT image, with contrast, in axial plane

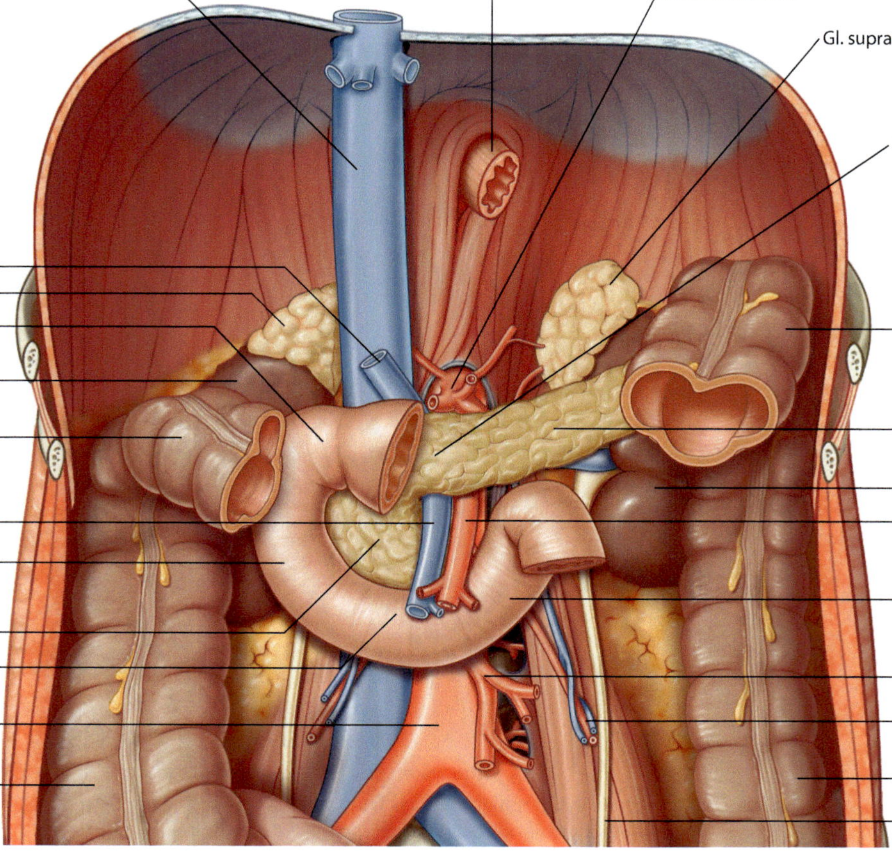

V. cava inferior
Oesophagus
Truncus coeliacus
Gl. suprarenalis sinistra
Corpus pancreatis
V. portae
Gl. suprarenalis dextra
Duodenum, Pars superior
Ren (Nephros) dexter
Colon transversum (teilweise entfernt)
V. mesenterica superior
Duodenum, Pars descendens
Caput pancreatis
Duodenum, Pars inferior
Aorta abdominalis
Colon ascendens
Colon transversum (teilweise entfernt)
Cauda pancreatis
Ren (Nephros) sinister
A. mesenterica superior
Duodenum, Pars ascendens
A. mesenterica inferior
A., V. testicularis (ovarica)
Colon descendens
Ureter sinister

Duodenum in situ
Duodenum in situ

Ampulla duodeni
M. sphincter pyloricus
Duodenum, Pars superior
Antrum pyloricum gastris
Duodenum, Pars descendens
Duodenum, Pars inferior

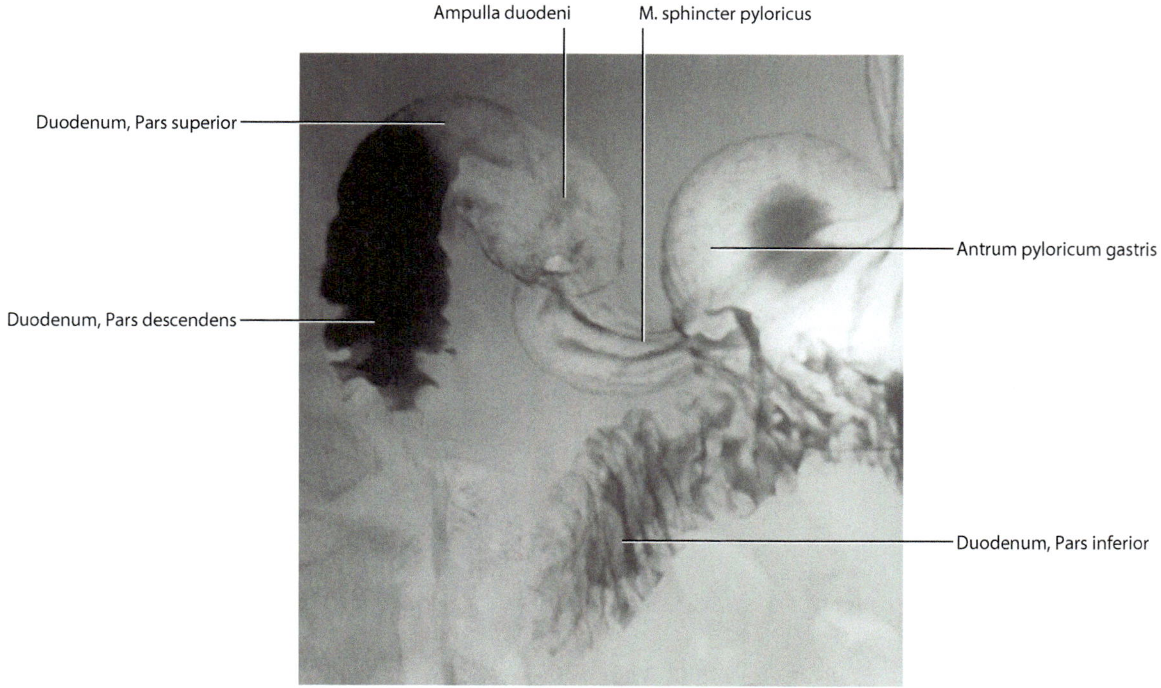

Doppelkontrast-Röntgendarstellung der Ampulla duodeni („Vateri")
Double contrast radiograph showing the duodenal cap

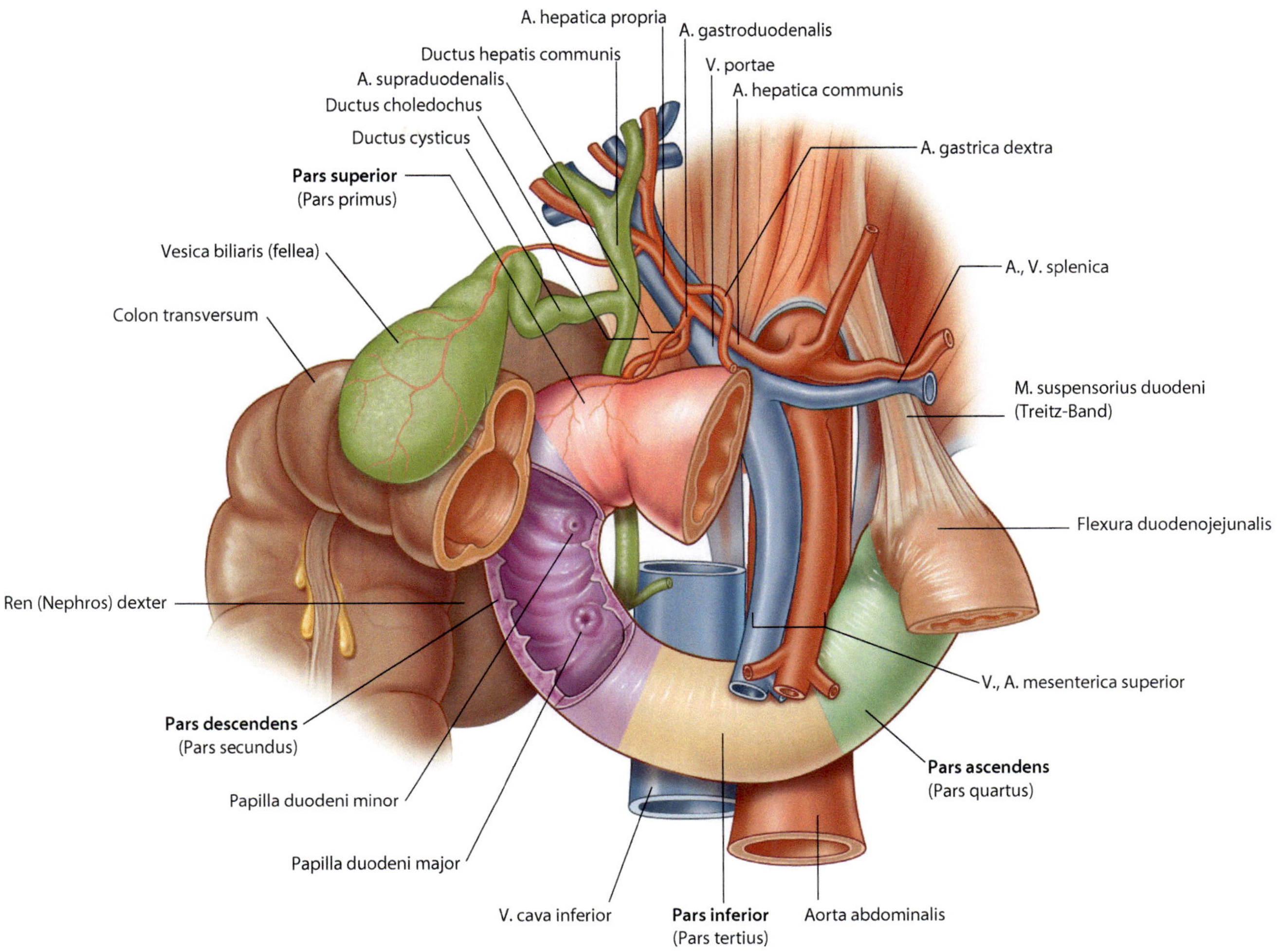

A. hepatica propria
A. gastroduodenalis
Ductus hepatis communis
V. portae
A. supraduodenalis
A. hepatica communis
Ductus choledochus
Ductus cysticus
A. gastrica dextra
Pars superior
(Pars primus)
Vesica biliaris (fellea)
A., V. splenica
Colon transversum
M. suspensorius duodeni
(Treitz-Band)
Flexura duodenojejunalis
Ren (Nephros) dexter
V., A. mesenterica superior
Pars descendens
(Pars secundus)
Pars ascendens
(Pars quartus)
Papilla duodeni minor
Papilla duodeni major
V. cava inferior
Pars inferior
(Pars tertius)
Aorta abdominalis

Abschnitte des Duodenums und angrenzende Strukturen
Parts of the duodenum and related structures

Hepar
Pancreas
Duodenum, Pars superior und descendens
Pancreas
V. mesenterica superior
Duodenum, Pars inferior
Gaster
V. splenica
Splen (Lien)
A. mesenterica superior

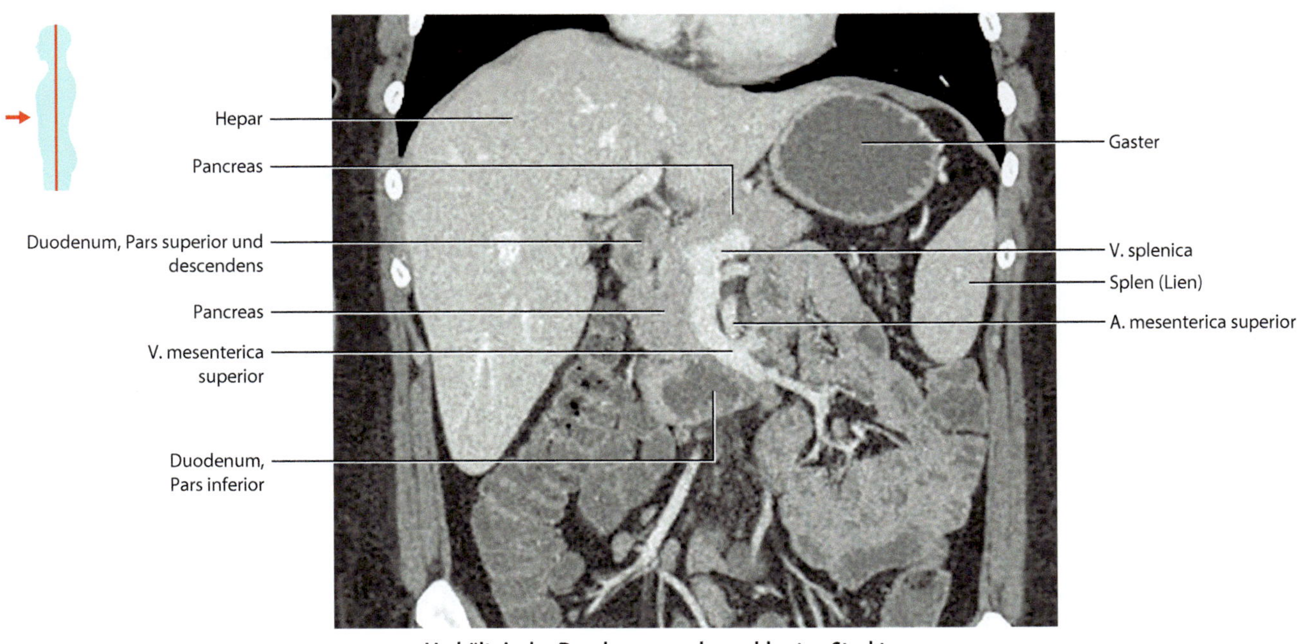

Verhältnis des Duodenums zu benachbarten Strukturen; Kontrastmittel-CT in Koronarebene
Relationship of duodenum to structures in the vicinity. CT image, with contrast, in coronal plane

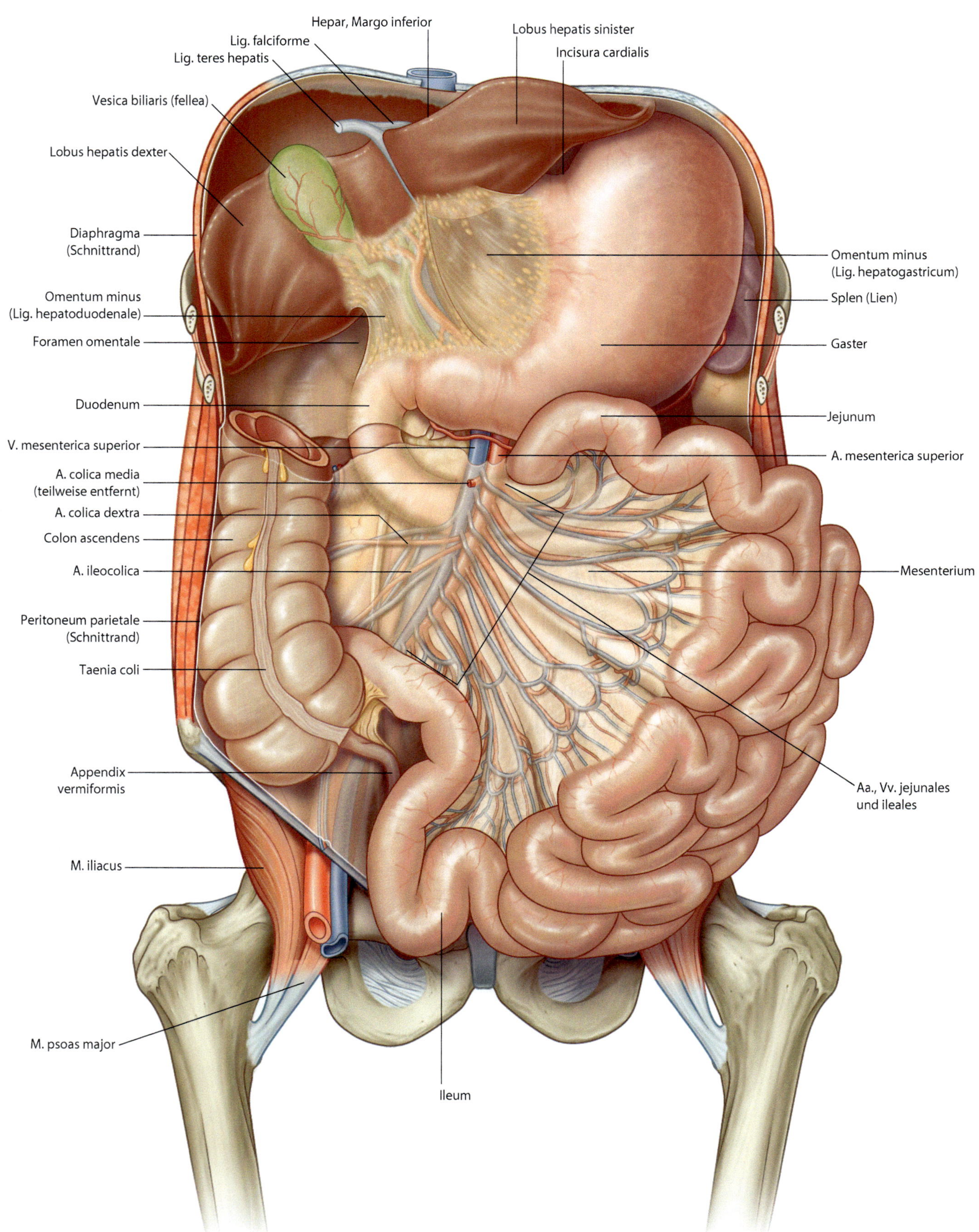

Darstellung der oberen Mesenterialgefäße durch Verlagerung des Dünndarms, Intestinum tenue
Small intestine displaced to show superior mesenteric vessels

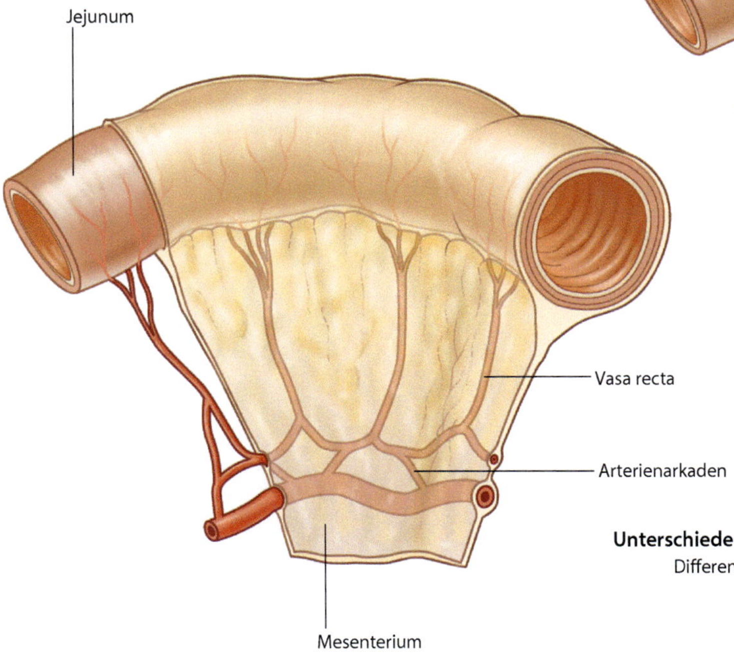

Ileum
Jejunum
Vasa recta
Arterienarkaden
Vasa recta
Arterienarkaden
Mesenterium
Mesenterium

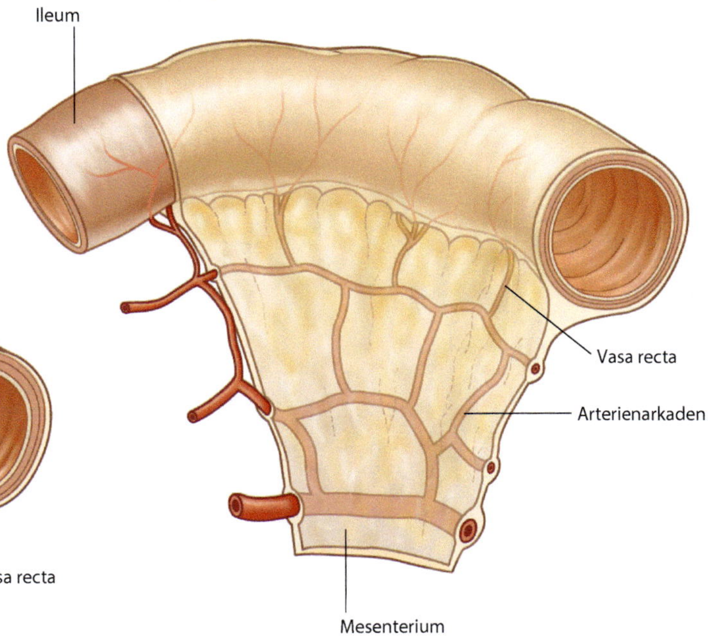

Unterschiede der arteriellen Versorgung von Jejunum und Ileum
Differences in the arterial supply to the jejunum and ileum

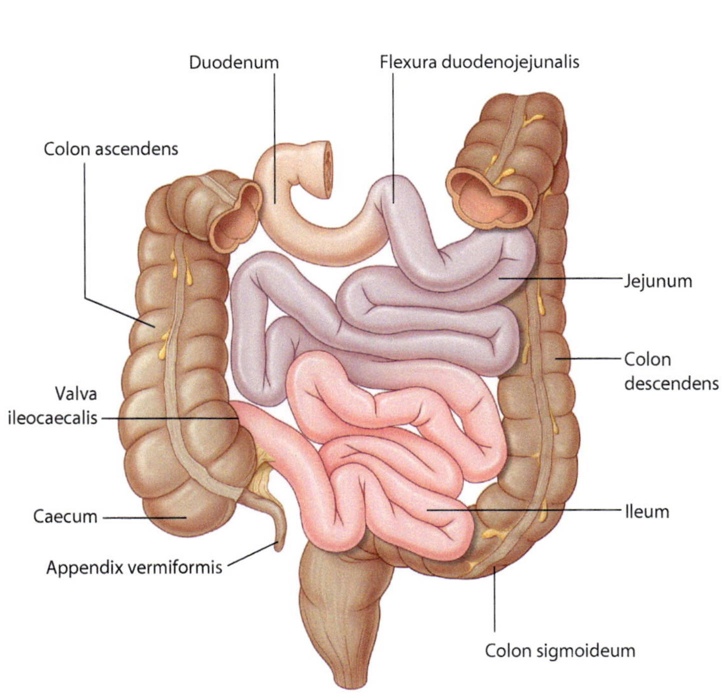

Jejunum und Ileum
Jejunum and ileum

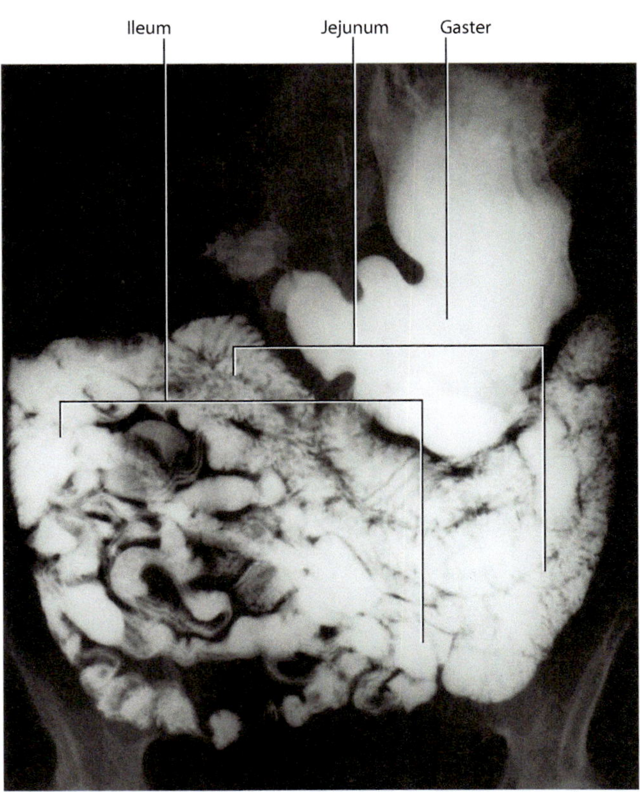

Jejunum und Ileum; Röntgenkontrastmittelaufnahme mit Barium
Radiograph using barium, showing jejunum and ileum

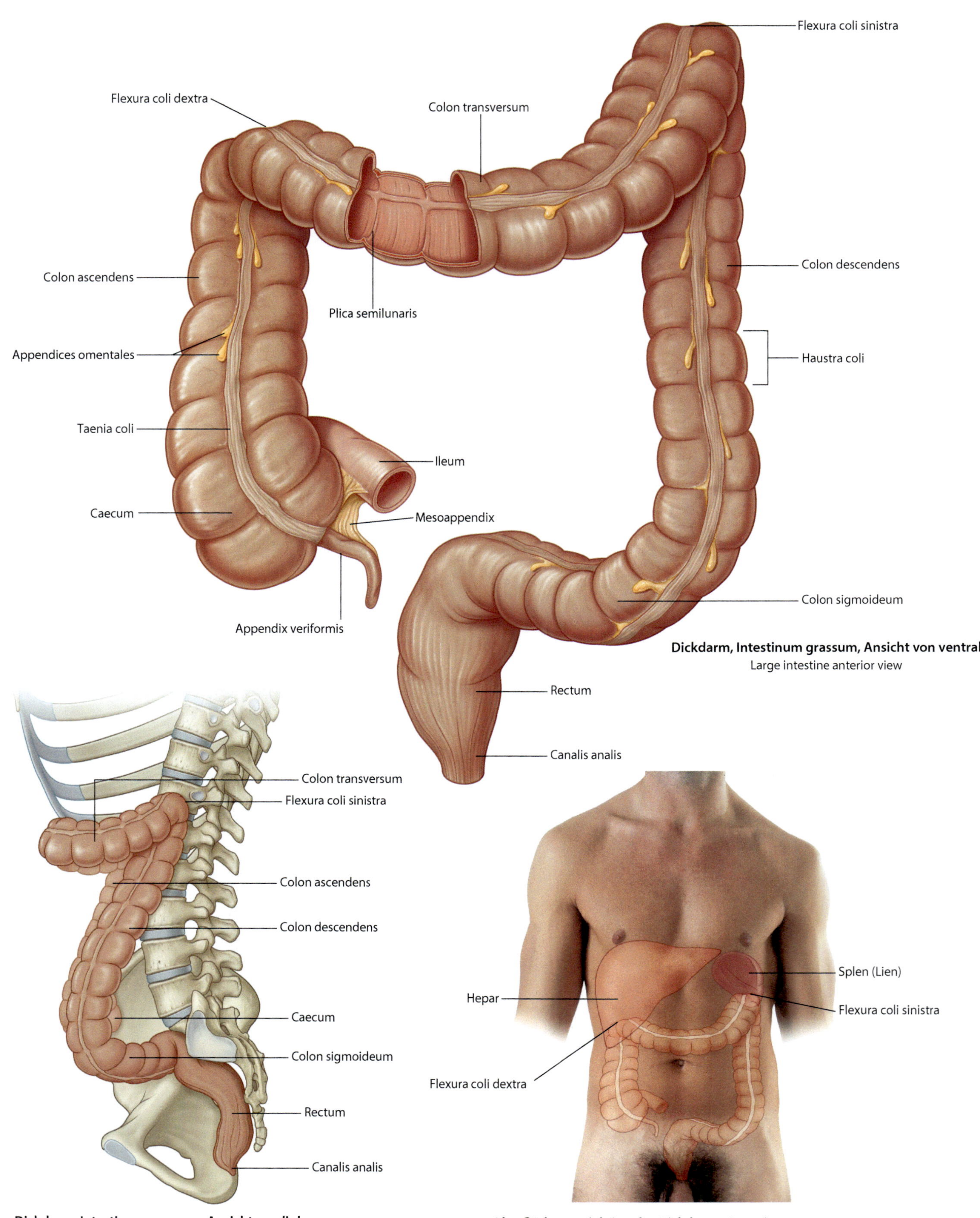

Dickdarm, Intestinum grassum, Ansicht von ventral
Large intestine anterior view

Dickdarm, Intestinum grassum, Ansicht von links
Large intestine left lateral view

Oberflächenprojektion des Dickdarms, Intestinum grassum
Surface projection of the large intestine

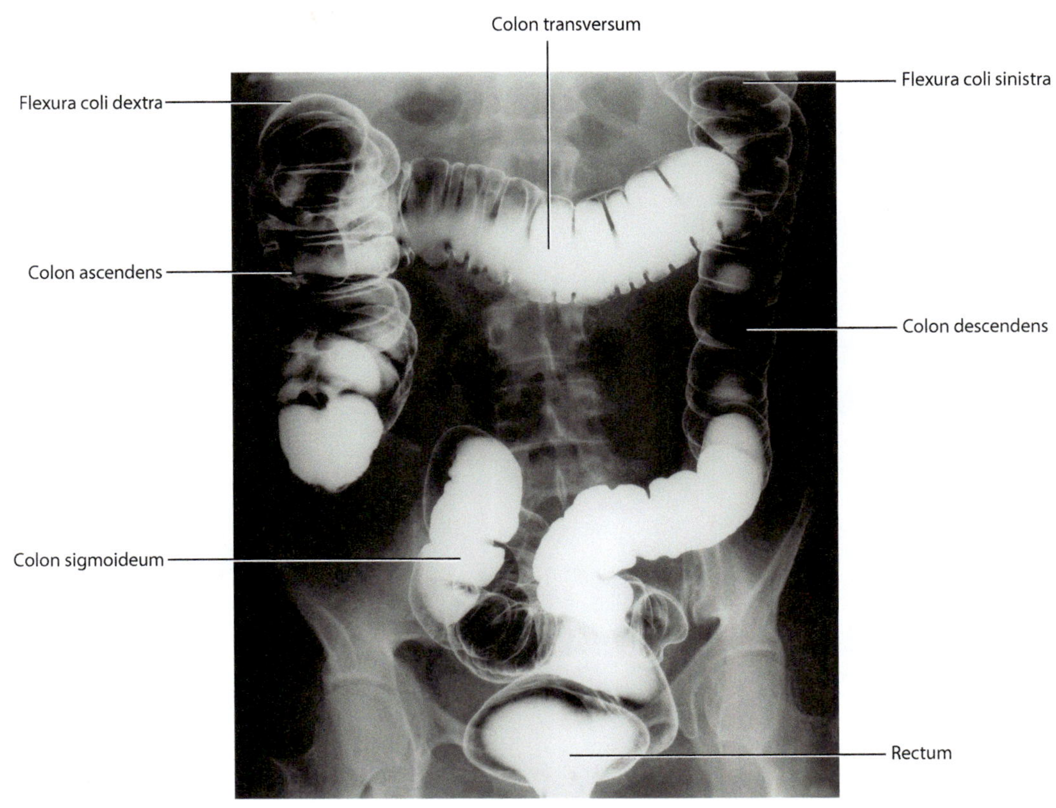

Dickdarm, Intestinum grassum; Röntgenkontrastmittelaufnahme mit Barium
Radiograph using barium showing the large intestine

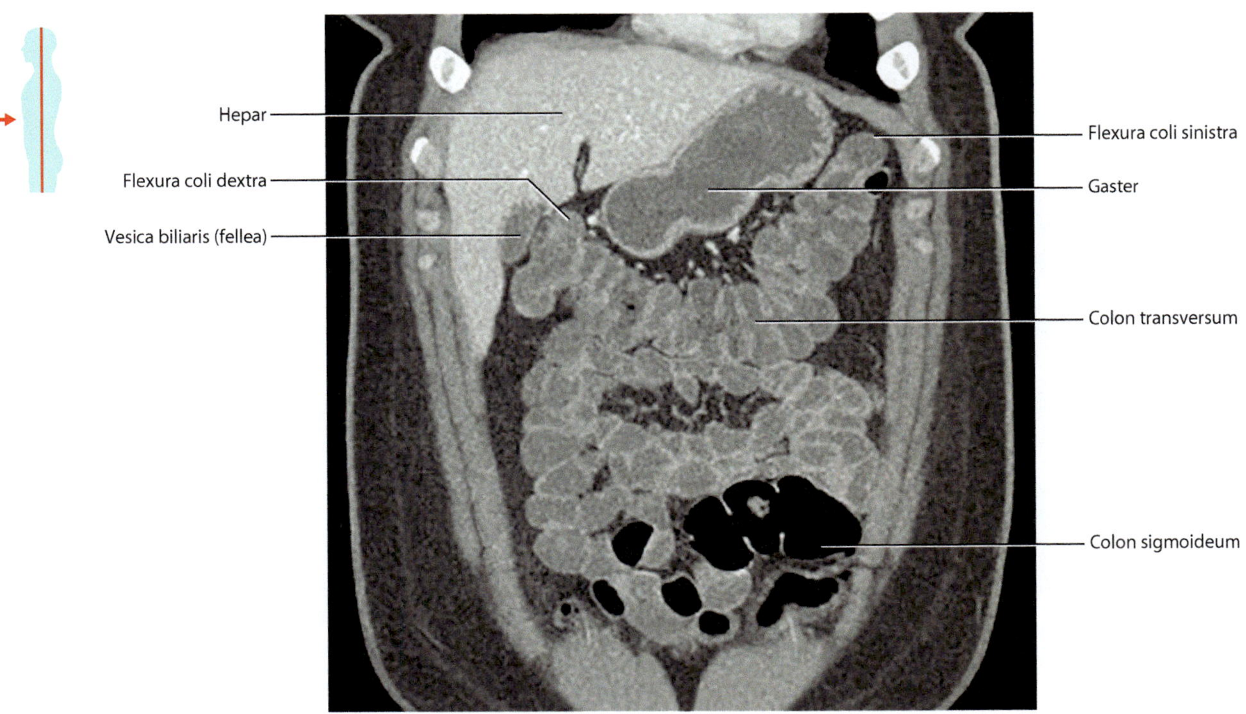

Colon transversum mit Flexura coli dextra und sinistra; Kontrastmittel-CT in Koronarebene
Transverse colon showing right and left colic flexures. CT image, with contrast, in coronal plane

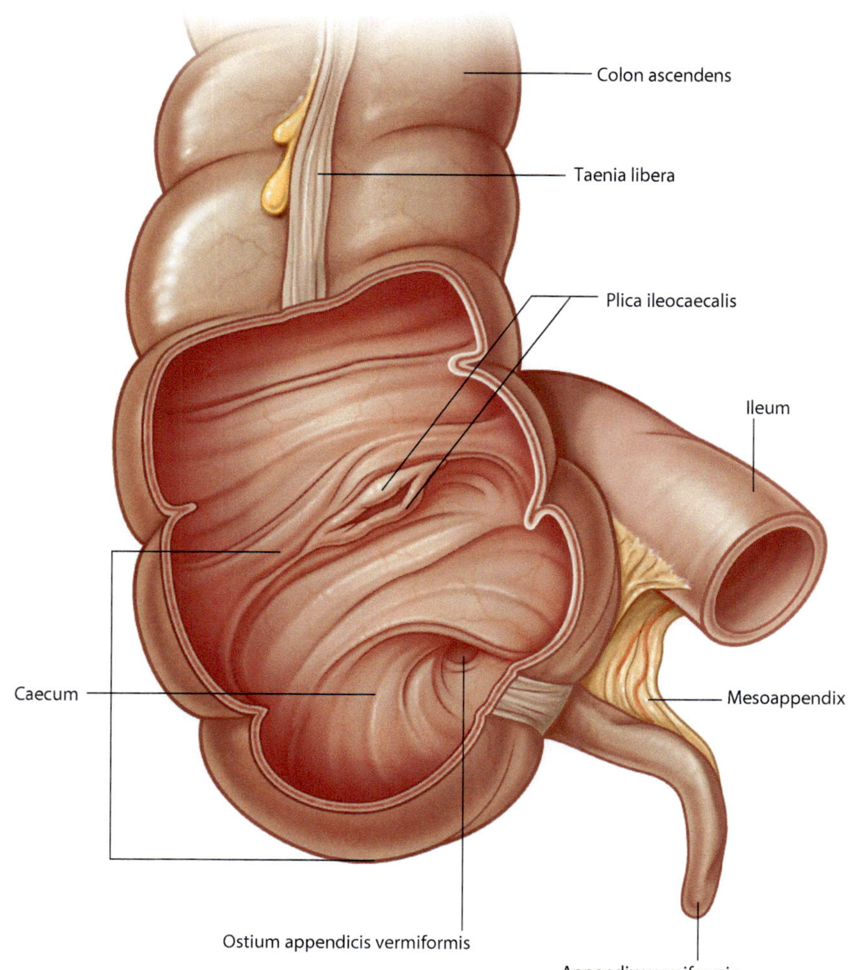

Ileozäkaler Übergang
Ileocecal junction

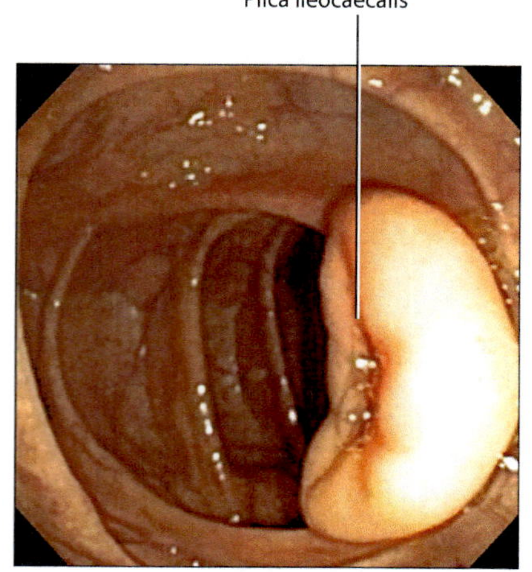

Koloskopie mit Plica ileocaecalis (Bauhin-Klappe)
Colonoscopy showing ileocecal fold

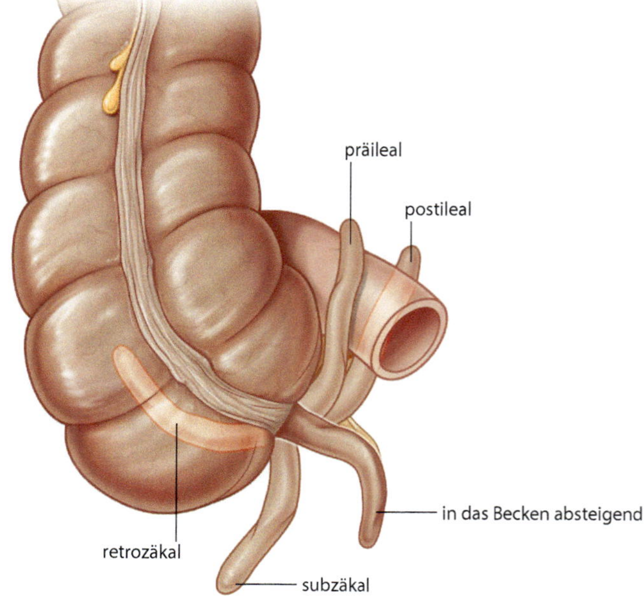

Lagevarianten der Appendix vermiformis
Positions of the appendix

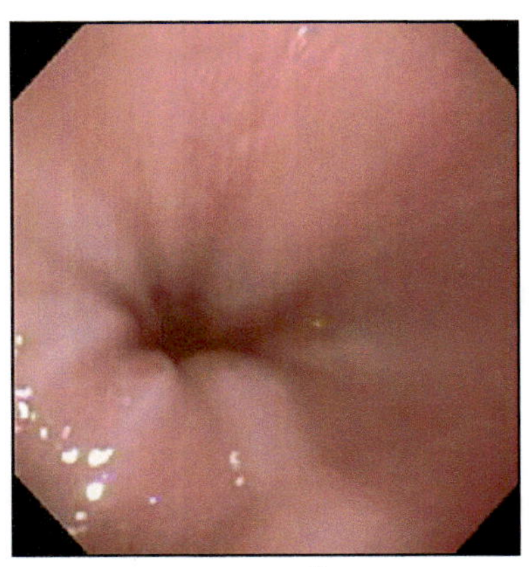

A. Gastroösophagealer Übergang

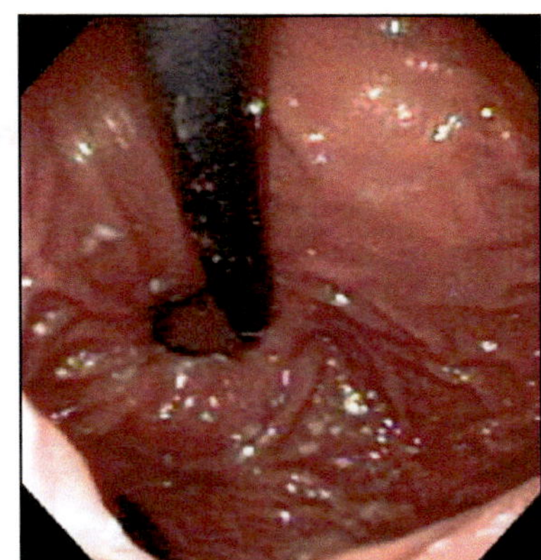

B. Ostium cardiale und Fundus gastricus – Retroflexion

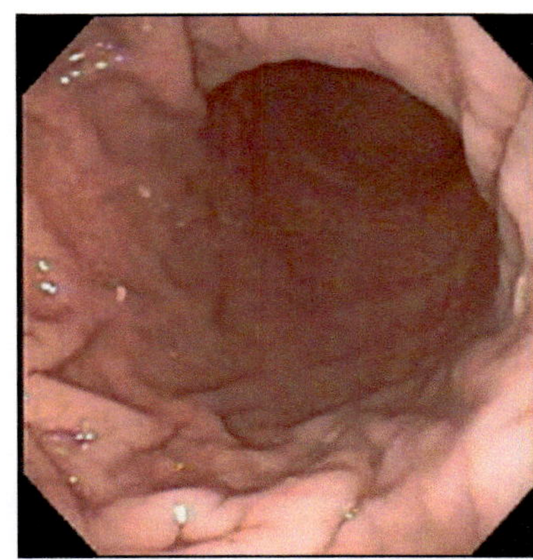

C. Corpus gastricus

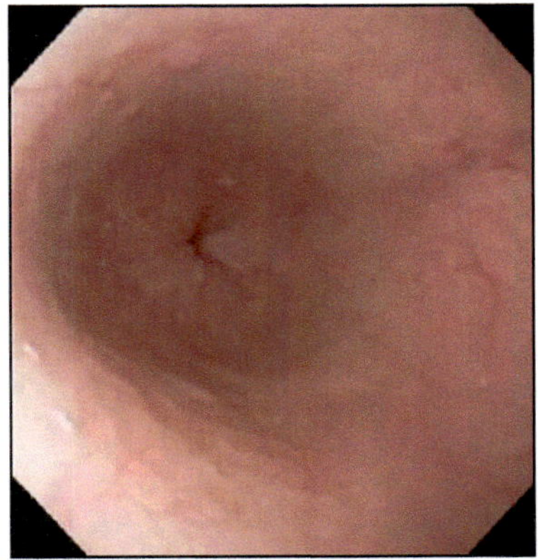

D. Pylorus und M. sphincter pyloricus

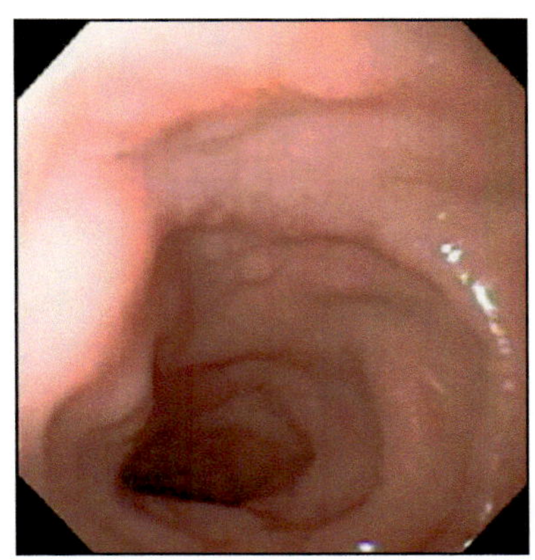

E. Duodenum

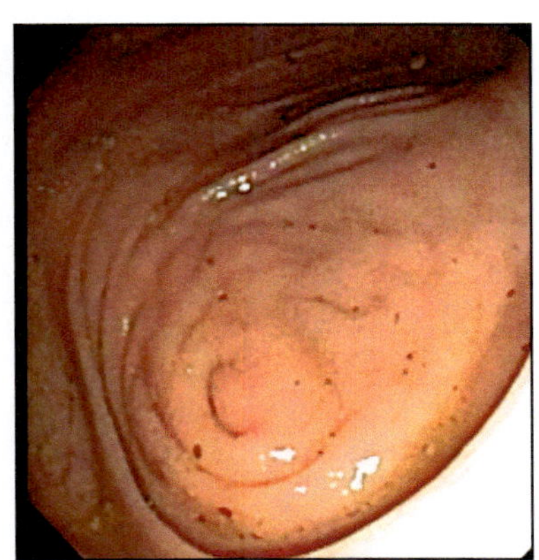

F. Caecum mit Appendixöffnung

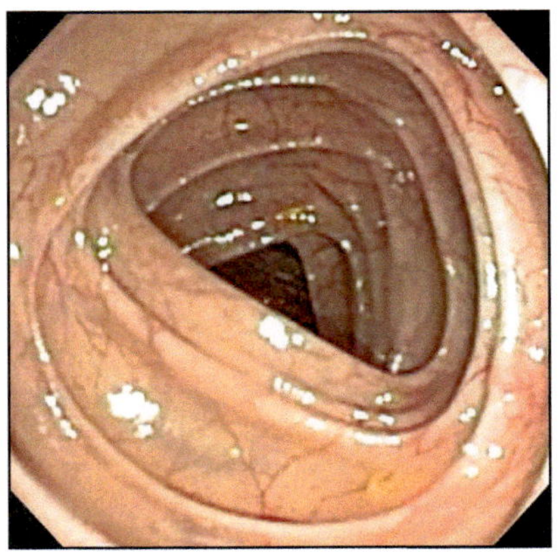

G. Querkolon, Colon transversum

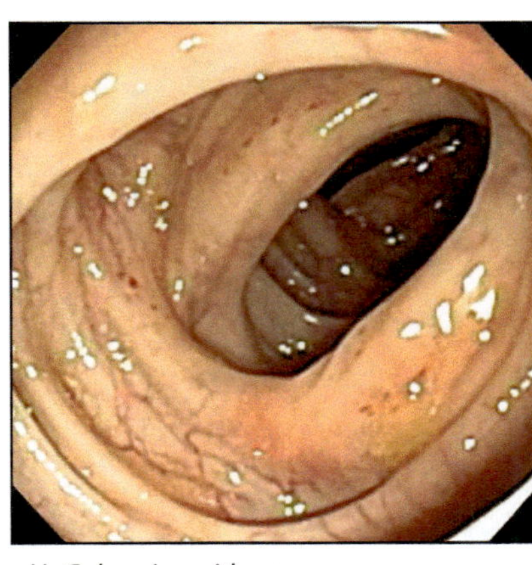

H. Colon sigmoideum

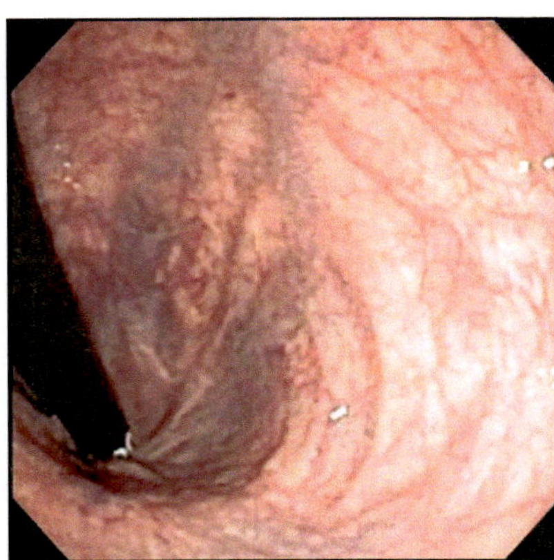

I. Rektum – Retroflexion

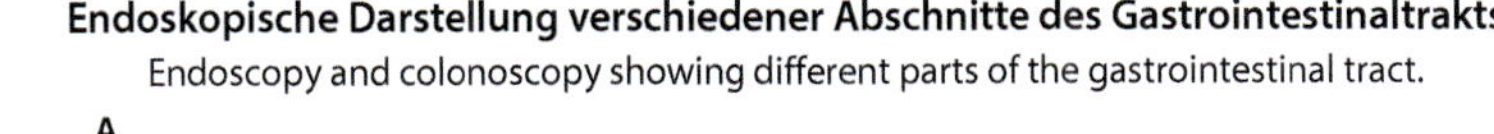

Endoskopische Darstellung verschiedener Abschnitte des Gastrointestinaltrakts
Endoscopy and colonoscopy showing different parts of the gastrointestinal tract.

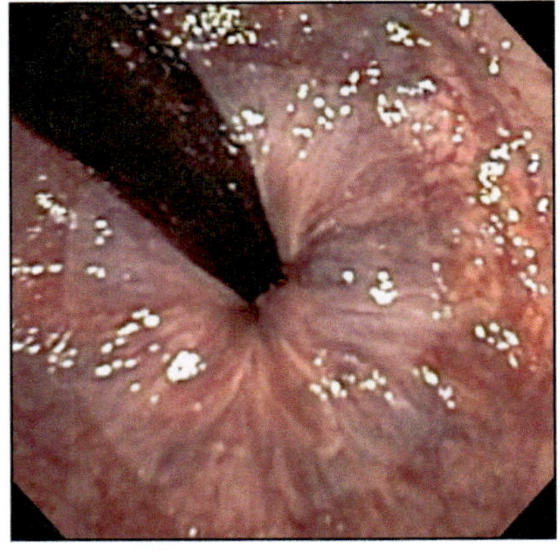

J. Linea pectinata

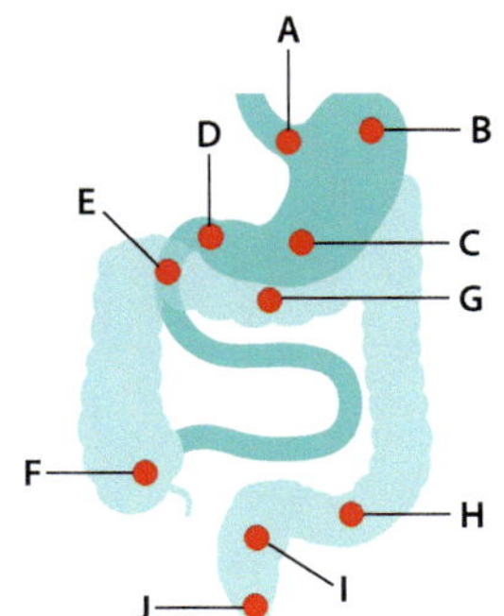

A. Gastroesophageal junction
B. Cardiac orifice and fundus of stomach-retroflexed view
C. Body of stomach
D. Pylorus of stomach and pyloric sphincter
E. Duodenum
F. Cecum showing appendiceal opening.
G. Transverse colon
H. Sigmoid colon
I. Rectum-retroflexed view
J. Pectinate line

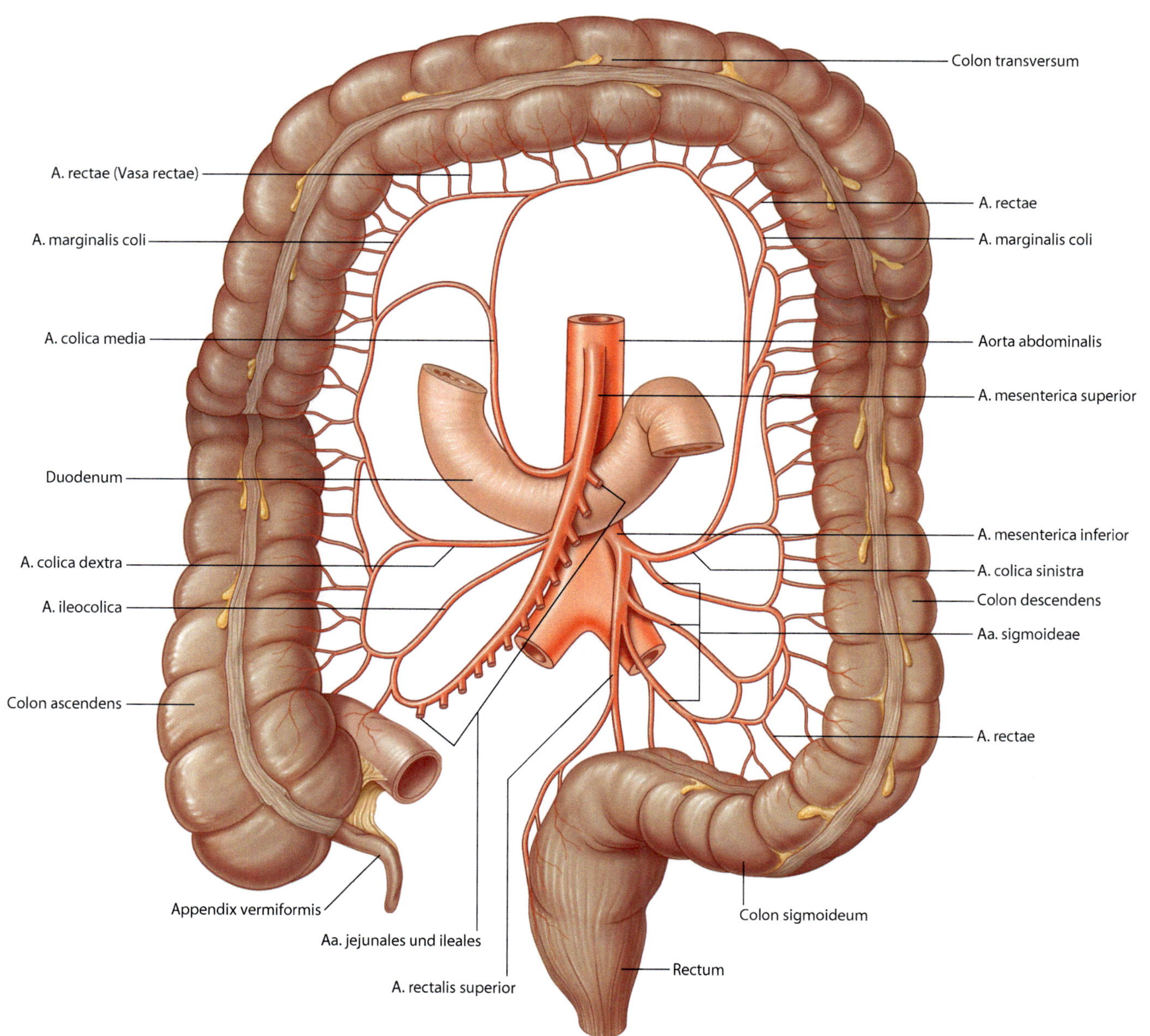

Aa. mesenterica superior und inferior
Superior and inferior mesenteric arteries

A. colica dextra
A. mesenterica superior
A. ileocolica
Aa. jejunales
Katheter
Aa. parvae distales
Aa. ileales

Digitale Subtraktionsangiographie (DSA) der A. mesenterica superior und ihrer Äste
Digital subtraction angiography of the superior mesenteric artery and its branches

A. colica sinistra
A. mesenterica inferior
Aa. sigmoideae
Katheter
A. rectalis superior

Digitale Subtraktionsangiographie (DSA) der A. mesenterica inferior und ihrer Ä
Digital subtraction angiography of the inferior mesenteric artery and its branches

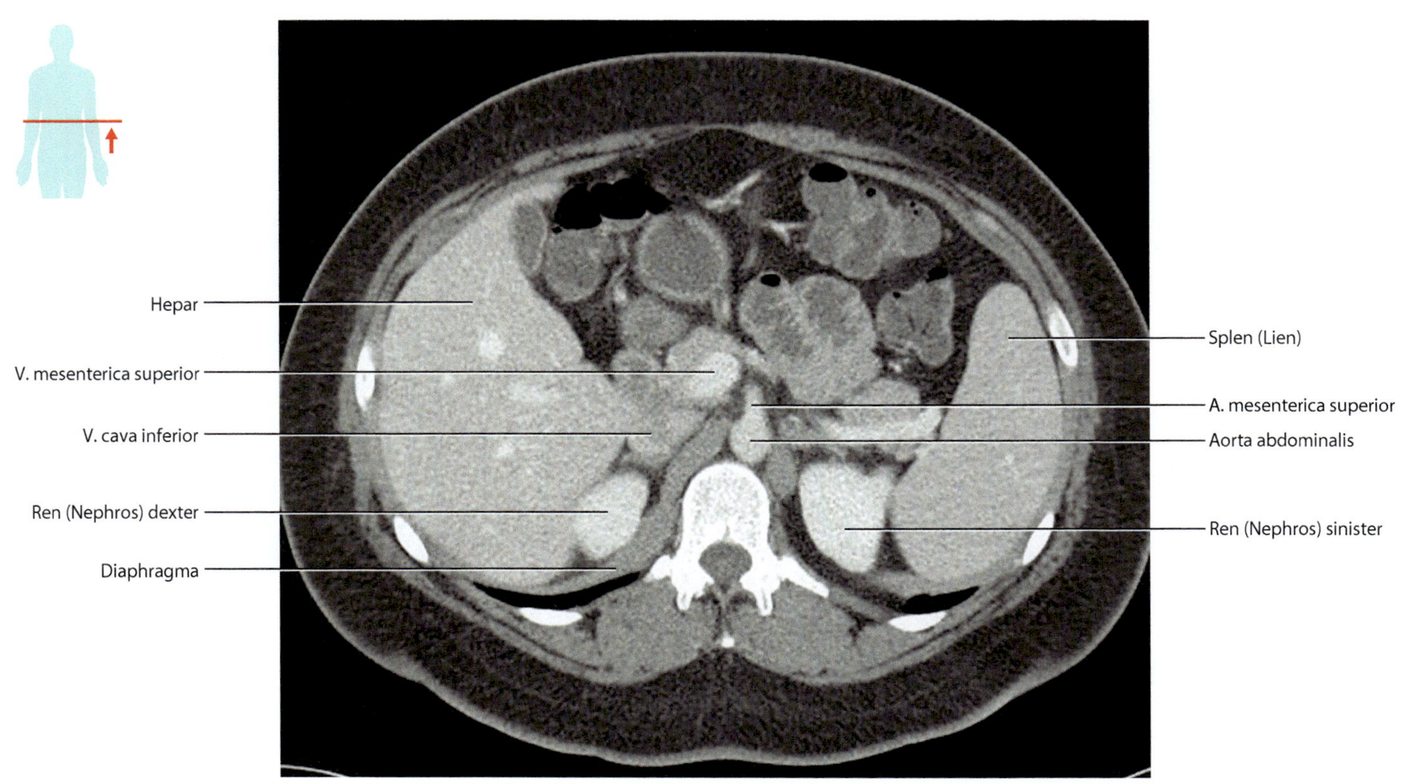

Abzweigung der A. mesenterica superior aus der Aorta abdominalis; Kontrastmittel-CT in Axialebene
Branching of the superior mesenteric artery from the abdominal aorta.CT image, with contrast, in axial plane

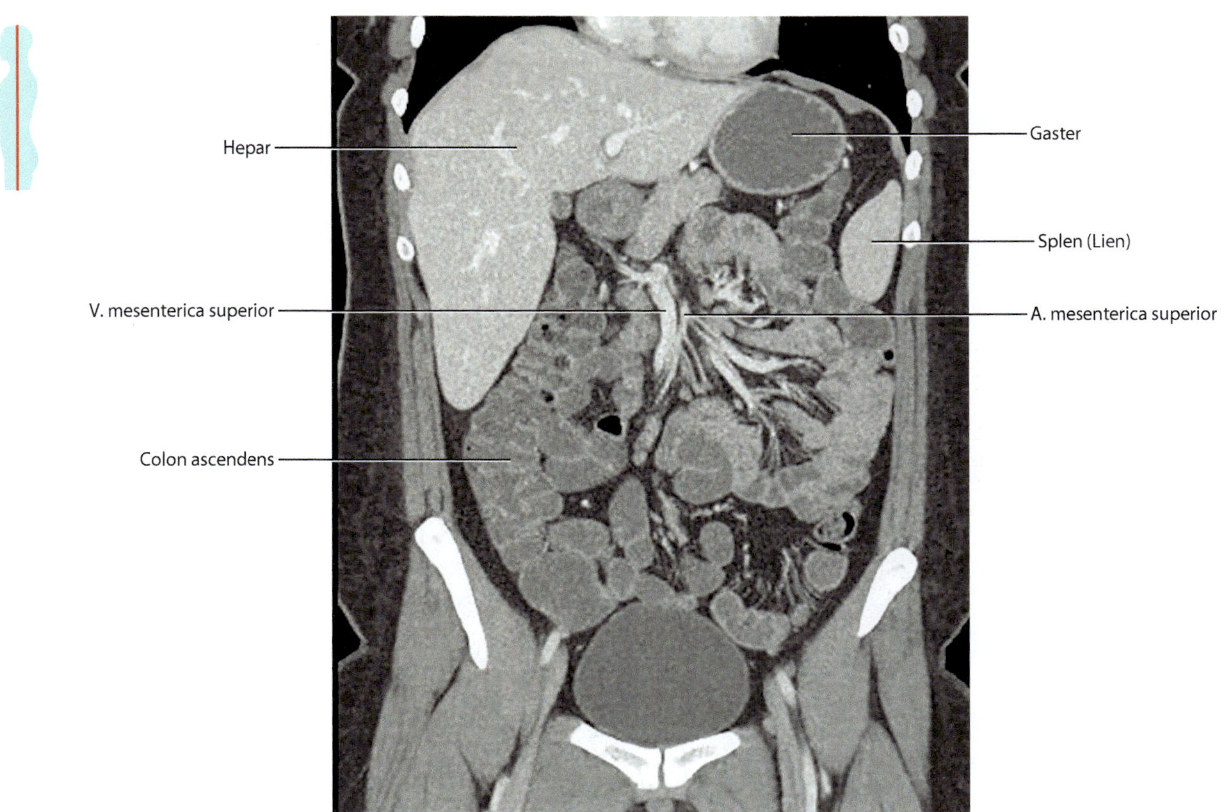

Lage der A. mesenterica superior im Verhältnis zu anderen Strukturen; Kontrastmittel-CT in Koronarebene
Positioning of the superior mesenteric artery in relation to other structures. CT image, with contrast, in coronal plane

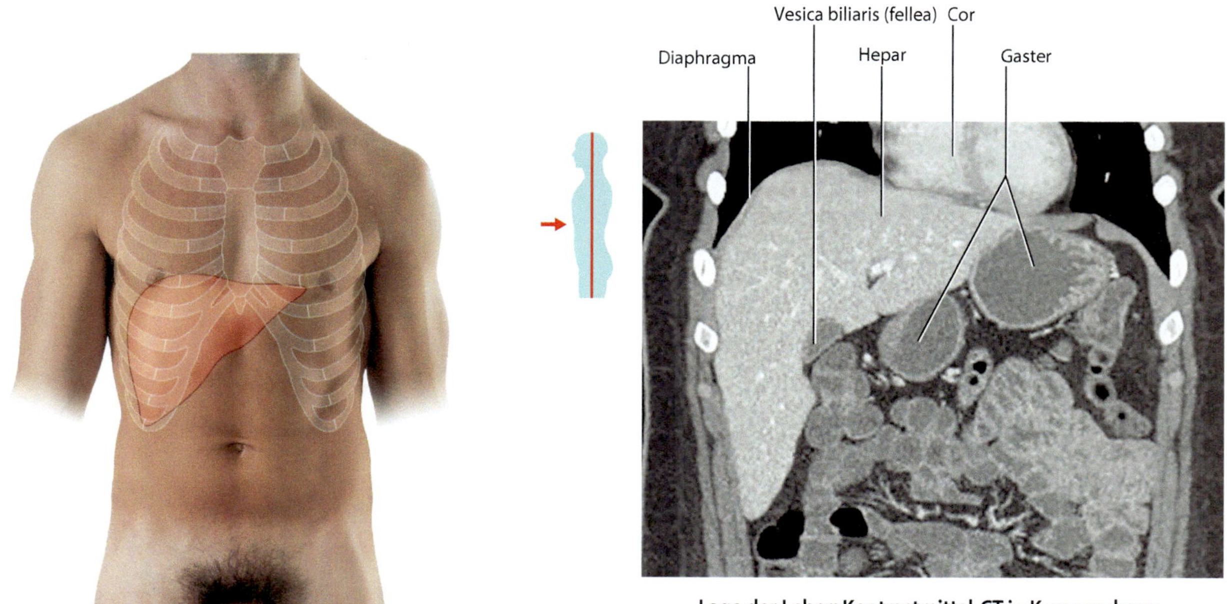

Oberflächenprojektion der Leber, Ansicht von ventral
Surface projection of the liver anterior view

Vesica biliaris (fellea)
Cor
Diaphragma
Hepar
Gaster

Lage der Leber; Kontrastmittel-CT in Koronarebene
Location of the liver. CT image, with contrast, in coronal plane

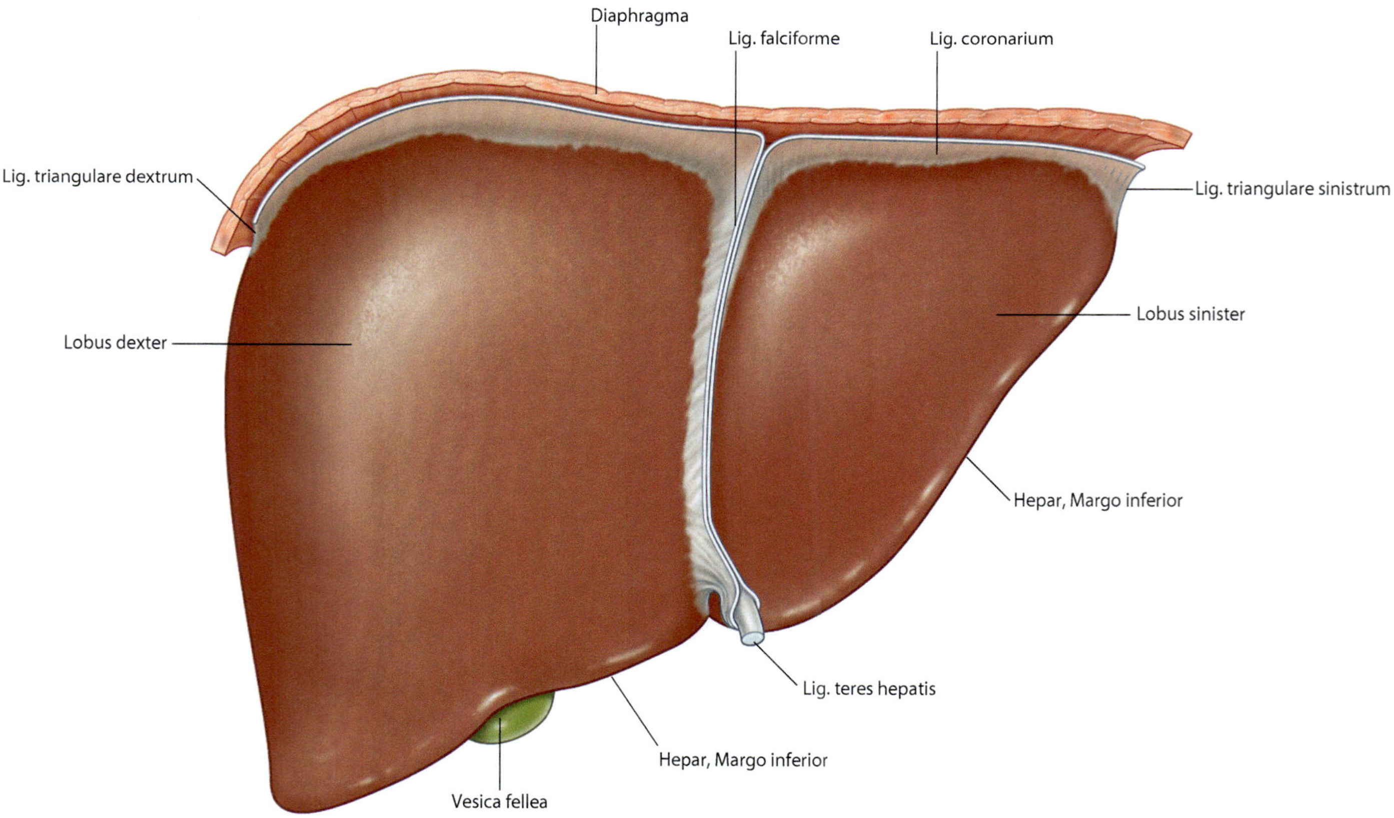

Diaphragma
Lig. falciforme
Lig. coronarium
Lig. triangulare dextrum
Lig. triangulare sinistrum
Lobus dexter
Lobus sinister
Hepar, Margo inferior
Lig. teres hepatis
Hepar, Margo inferior
Vesica fellea

Oberfläche der Leber, Ansicht von ventral
Anterior surface of liver

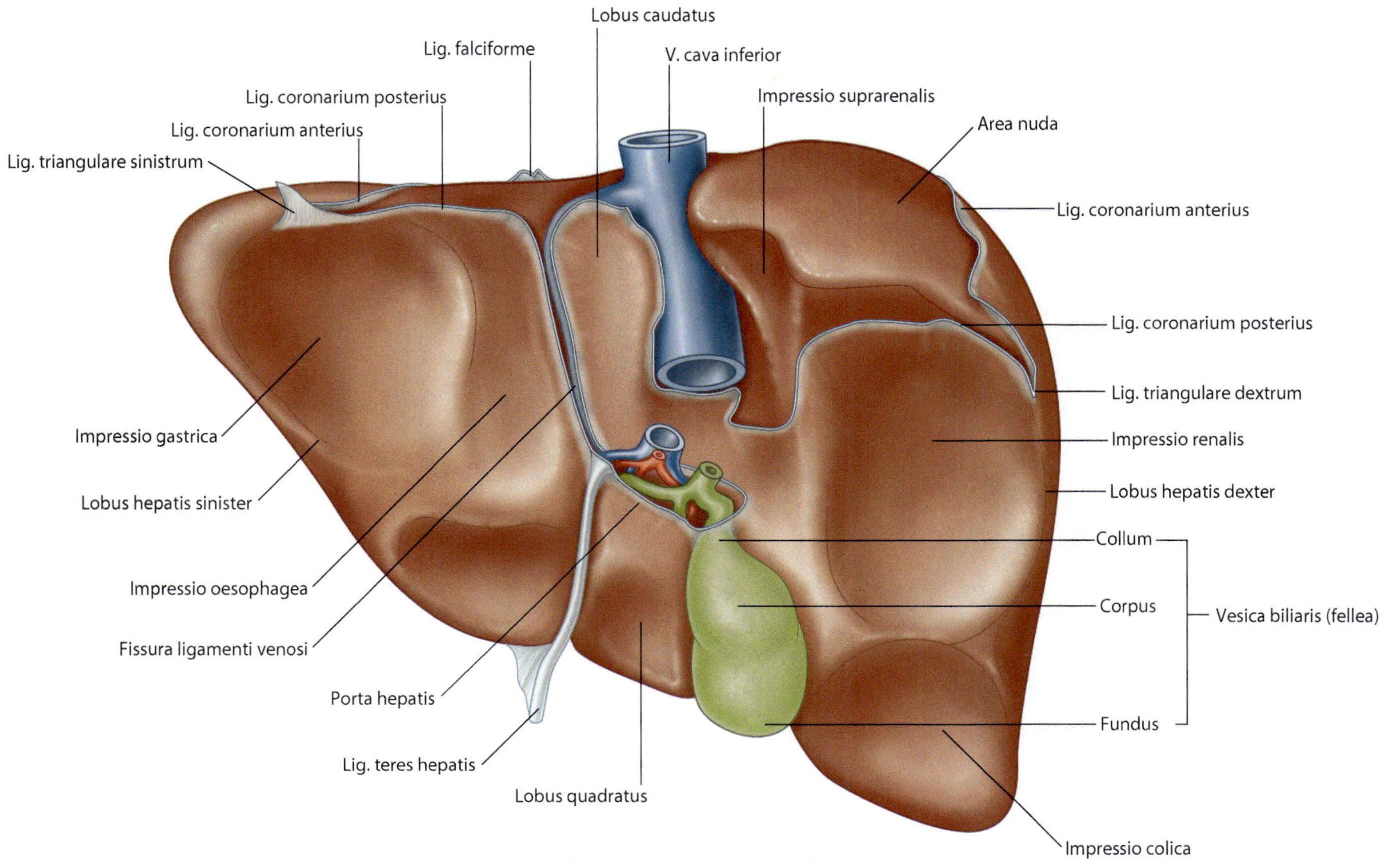

Oberfläche der Leber, Ansicht von dorsal
Posterior surface of liver

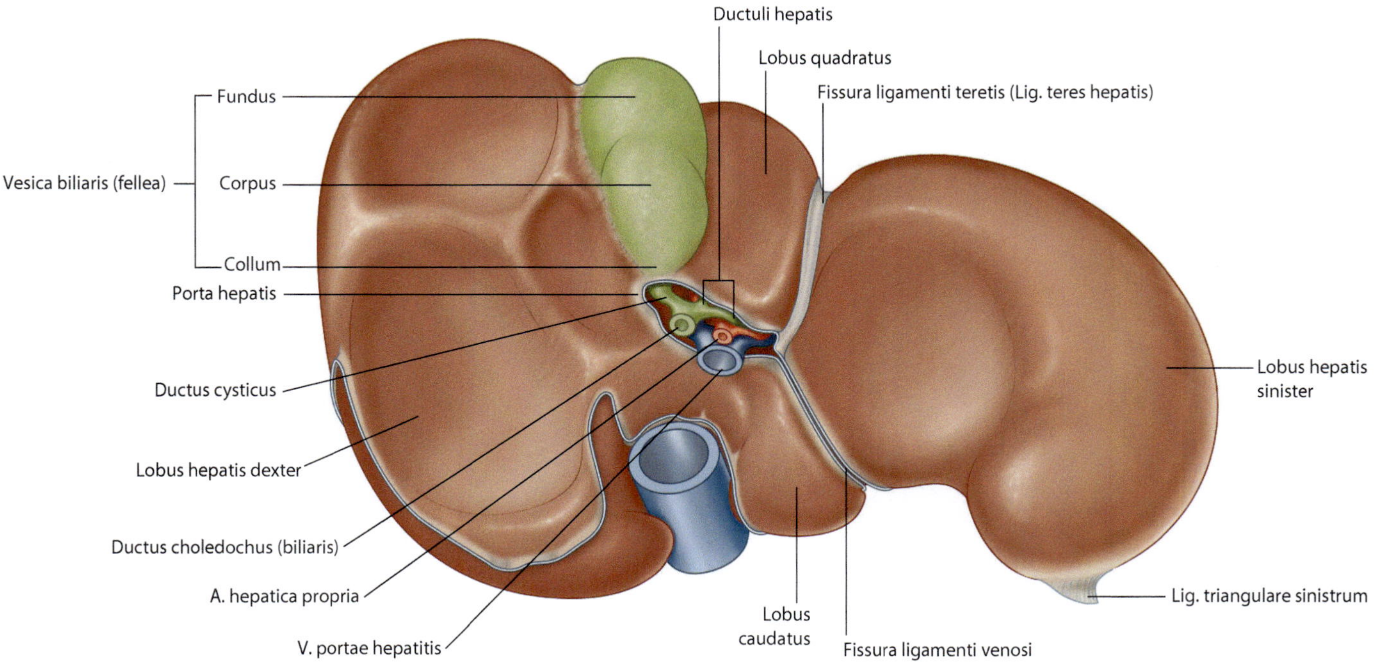

Facies visceralis der Leber
Visceral surface of liver

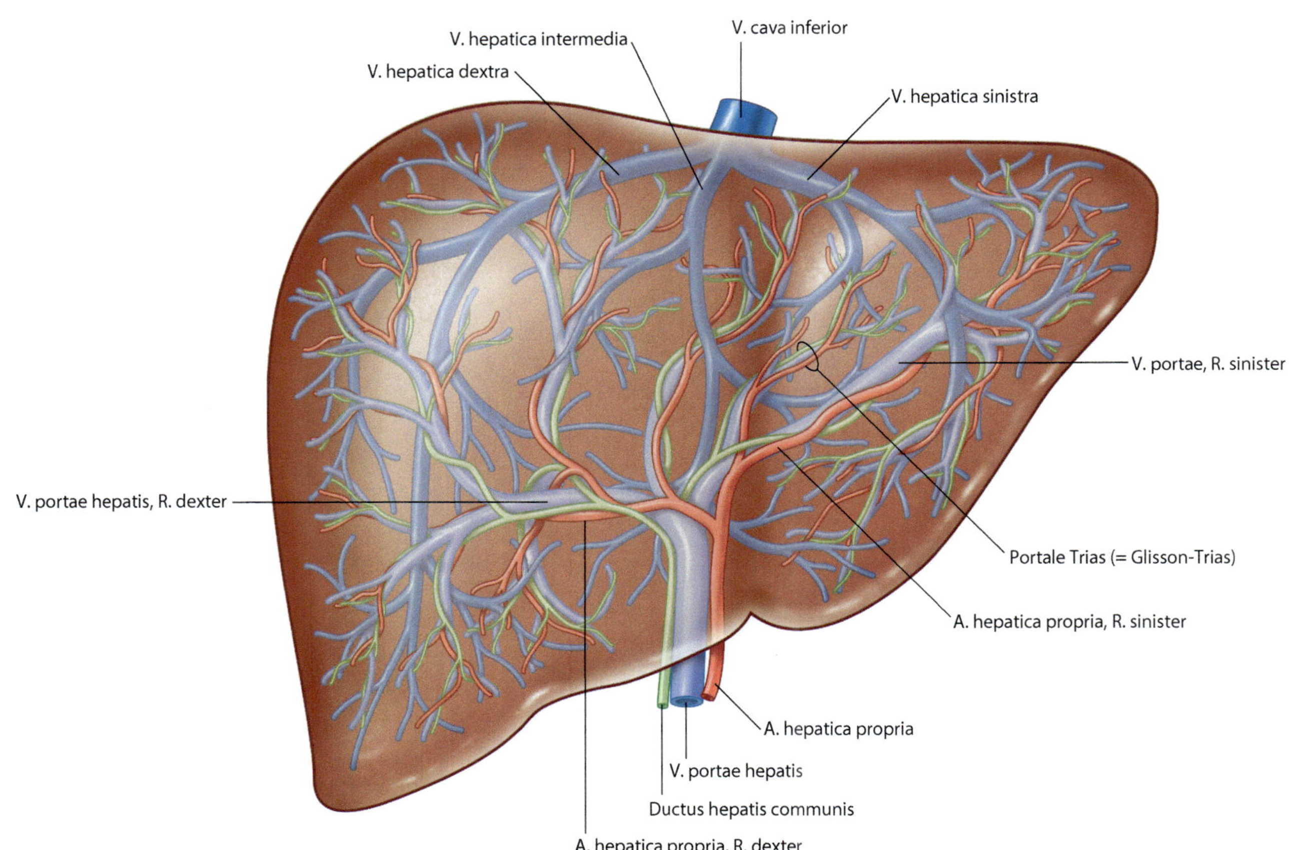

Leber mit Vv. hepaticae, Vv. portales und assoziierten Gefäßen
Anterior surface of liver with hepatic veins, portal vein, and associated vessels

Vv. hepaticae
Gaster
Hepar
Oesophagus
Aorta thoracica
V. cava inferior

Eintritt der Vv. hepaticae in die V. cava während deren Verlauf im Leberparenchym; Kontrastmittel-CT in Axialebene
Hepatic veins entering the inferior vena cava in the substance of the liver. CT image, with contrast, in axial plane

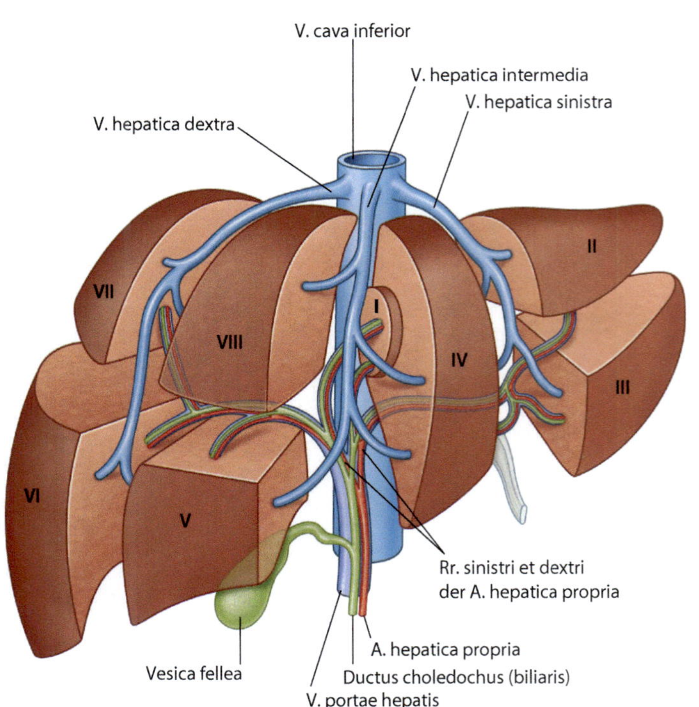

Segmentale Aufteilung der Vv. hepaticae
Arrangement of the hepatic venous segments

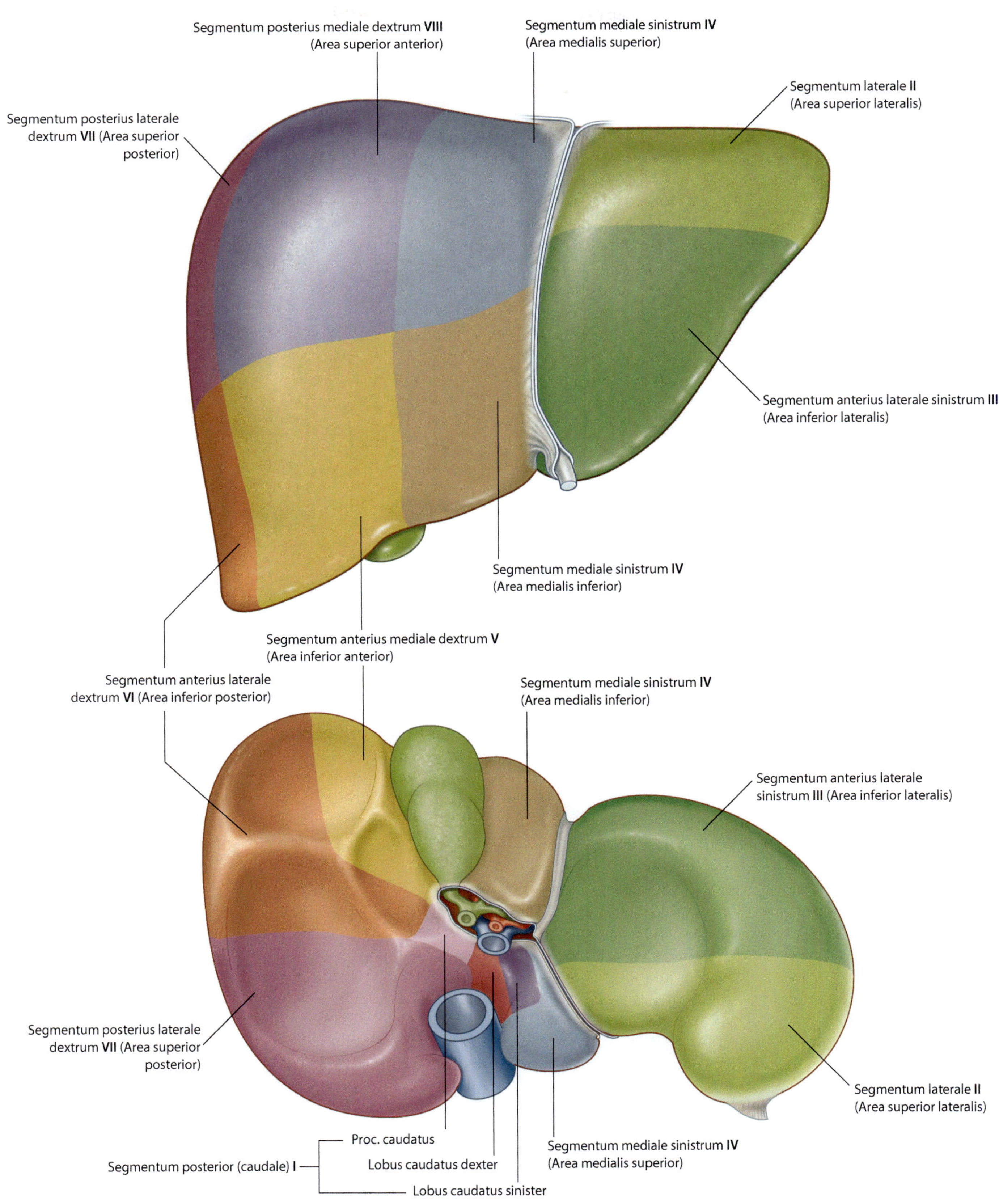

Segmente der Leber (oben: Facies anterior; unten: Facies visceralis)
Segments of the liver shown on anterior and visceral surfaces

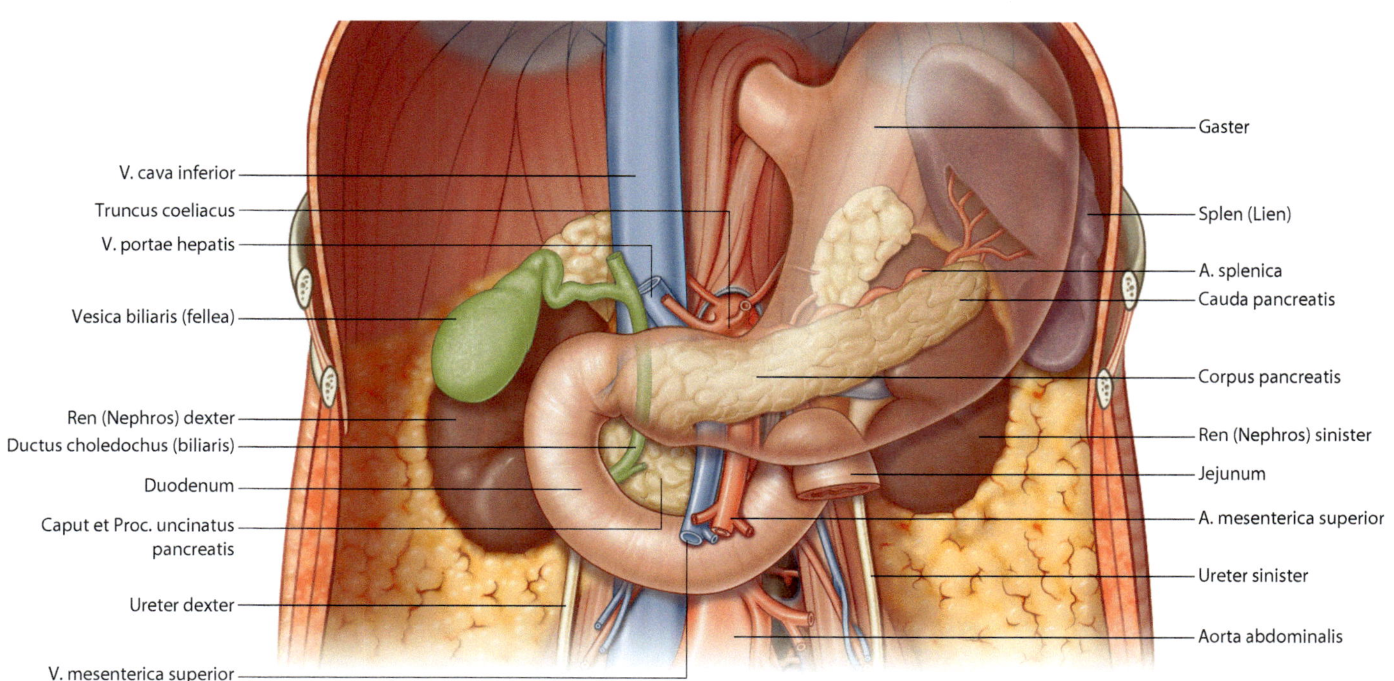

Bauchspeicheldrüse, Pancreas, mit angrenzenden Strukturen
Pancreas with related structures

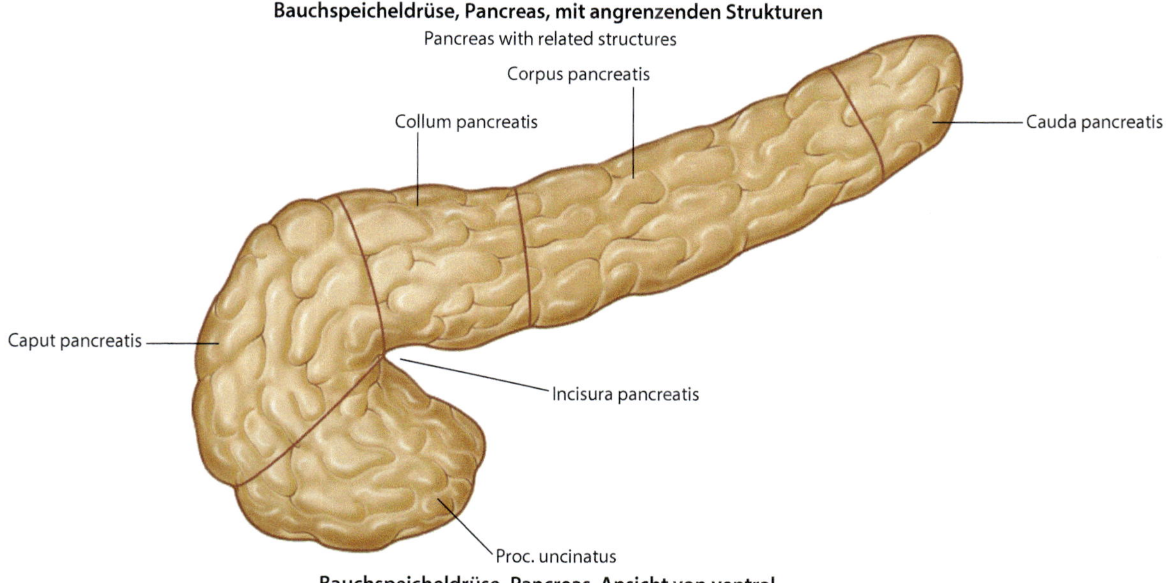

Bauchspeicheldrüse, Pancreas, Ansicht von ventral
Anterior surface of the pancreas

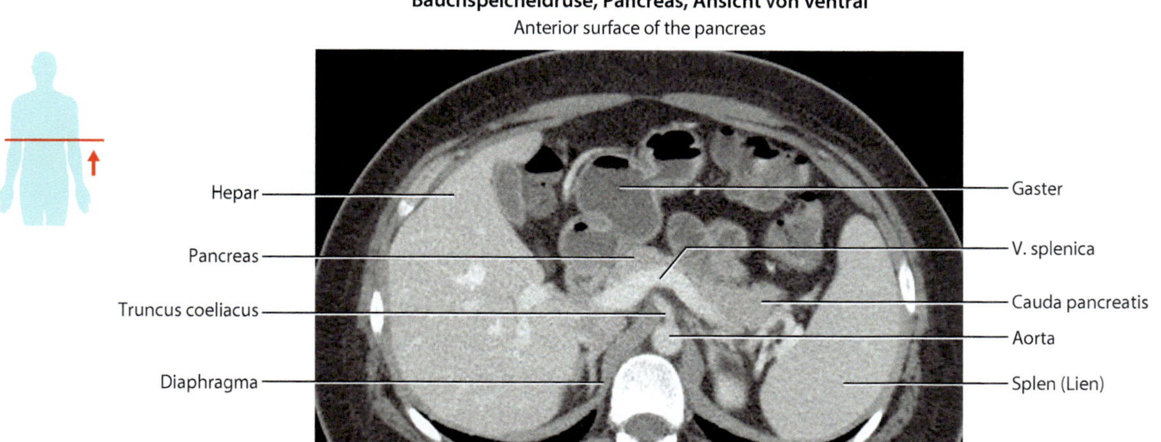

Bauchspeicheldrüse, Pancreas; Kontrastmittel-CT in Axialebene
Pancreas. CT image, with contrast, in axial plane

Fundus
Vesica biliaris (fellea)
Corpus
Collum
Ductus hepatis dexter
Ductus hepatis sinister
Pancreas
Ductus hepatis communis
Ductus cysticus
Ostium pyloricum
Duodenum,
Pars superior
Ductus pancreaticus principalis
Ductus pancreaticus accessorius
Flexura duodenojejunalis
Papilla duodeni minor
Ductus choledochus (biliaris)
Jejunum
Duodenum,
Pars descendens
Papilla duodeni major
Duodenum, Pars ascendens
Ampulla hepatopancreatica
Ductus pancreaticus principalis
Duodenum, Pars inferior

Gallen- und Pankreasgänge
Bile and pancreatic ducts

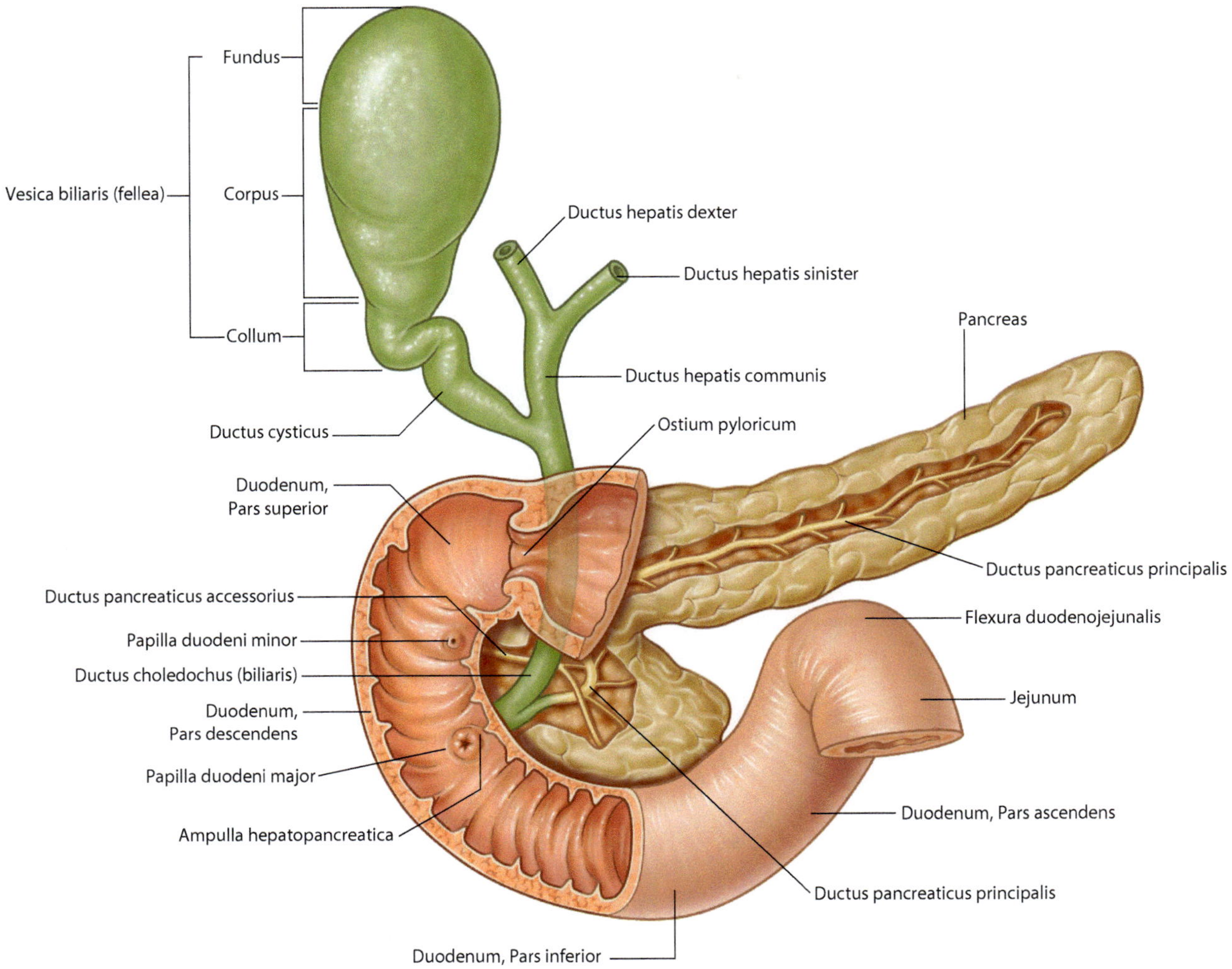

Vesica biliaris (fellea)
Hepar
V. portae hepatis
V. cava inferior
Splen (Lien)
Pancreas
Aorta
Diaphragma

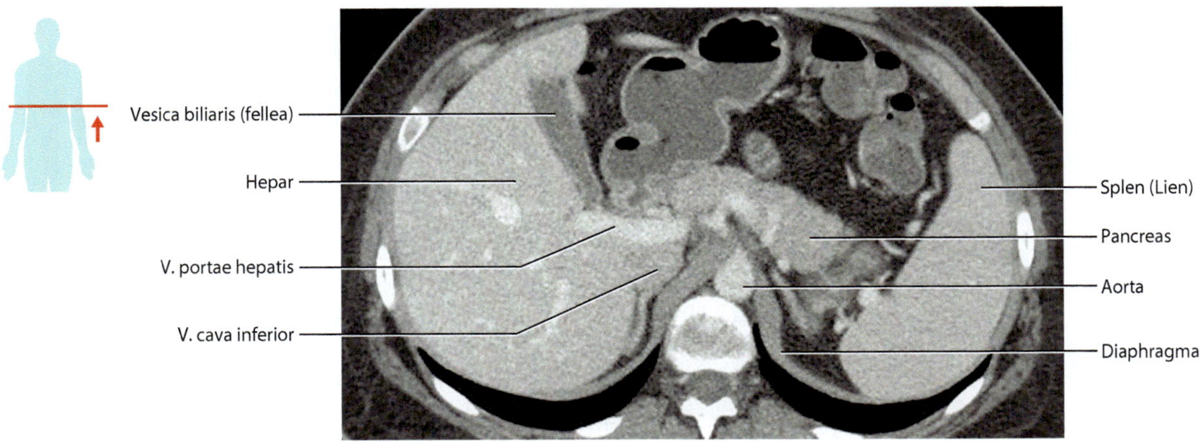

Lage der Gallenblase, Vesica biliaris (fellea), im Verhältnis zu anderen Strukturen; Kontrastmittel-CT in Axialebene
Positioning of the gallbladder in relation to other structures. CT image, with contrast, in axial plane

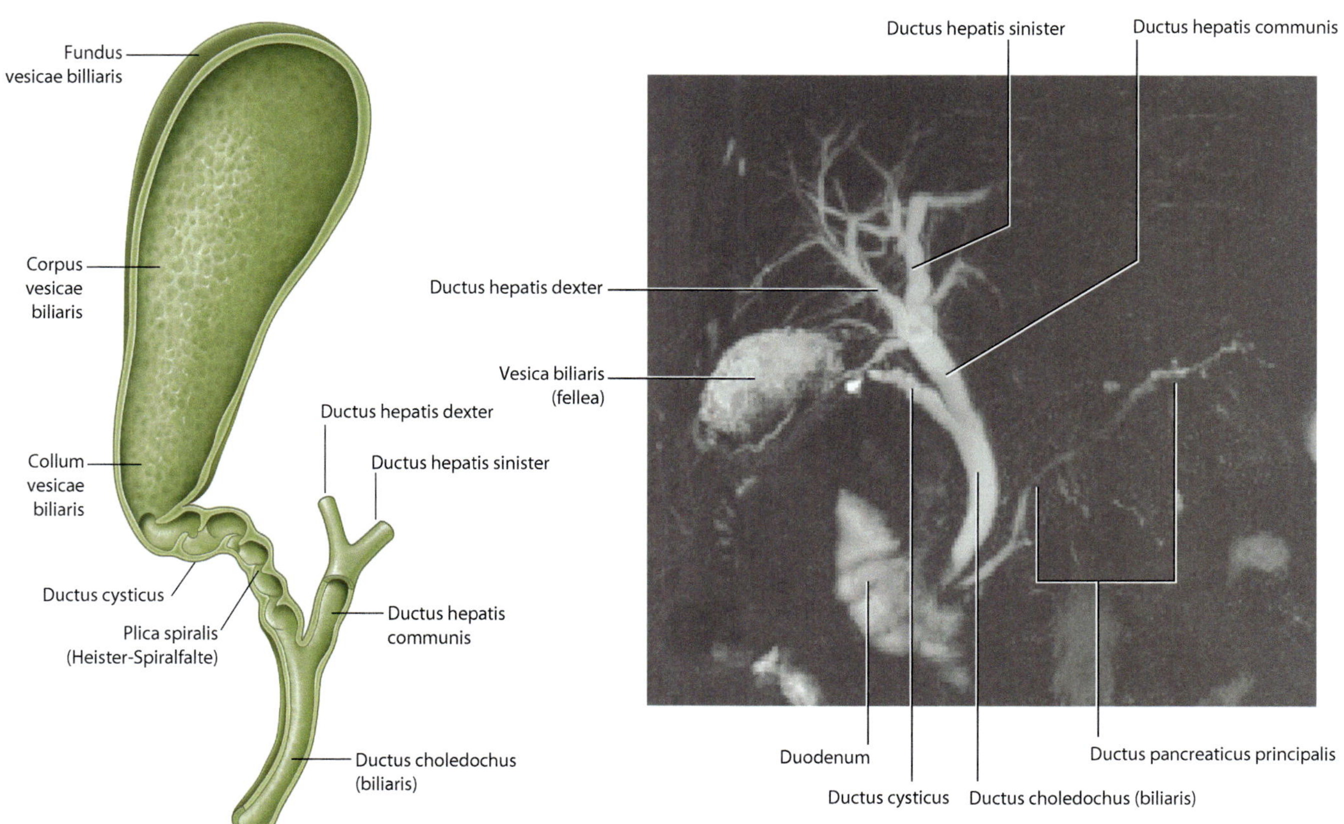

Schnitt durch die Gallenblase, Vesica biliaris (fellea), und Gallengänge
Section through gallbladder and bile ducts

Gallengangssystem; perkutane transhepatische Cholangiographie (PTC)
Bile duct system. Percutaneous transhepatic cholangiogram

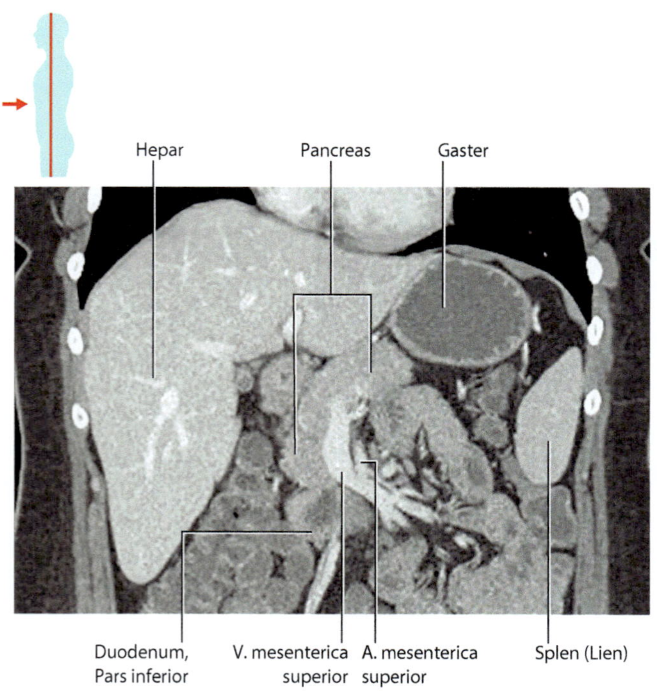

Lage der Bauchspeicheldrüse, Pancreas, im Verhältnis zu anderen Strukturen; Kontrastmittel-CT in Koronarebene
Positioning of the pancreas in relation to other structures. CT image, with contrast, in coronal plane

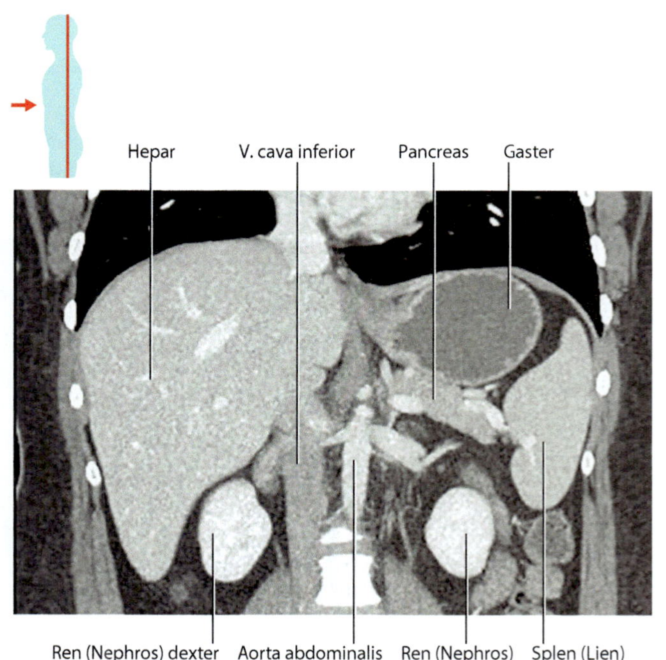

Bauchspeicheldrüse, Pancreas, im Verhältnis zu Magen, Gaster, und Milz, Splen (Lien); Kontrastmittel-CT in Koronarebene
Relationship of pancreas to the stomach and spleen. CT image, with contrast, in coronal plane

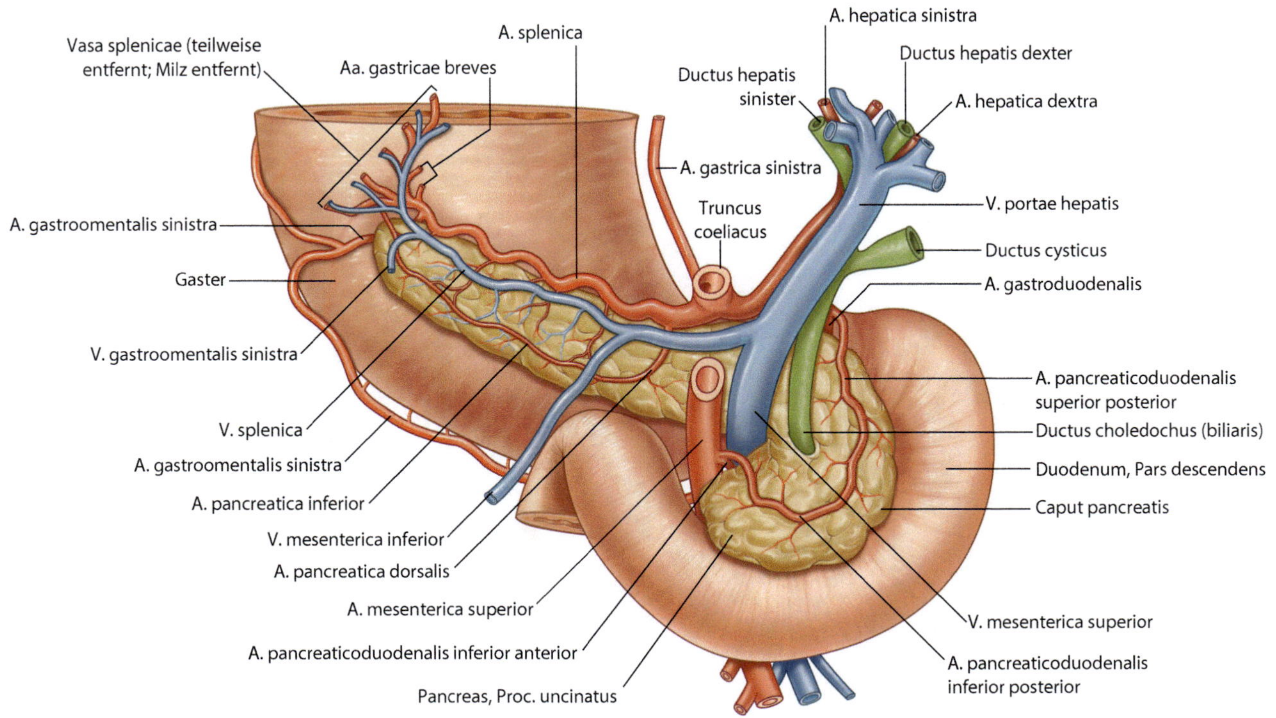

Gefäßversorgung der Bauchspeicheldrüse, Pancreas, Ansicht von dorsal
Vasculature of the pancreas posterior view

A. hepatica dextra
Ductus hepatis communis
A. hepatica sinistra
Vesica biliaris (fellea)
Hepar
A. cystica
Ductus cysticus
A. gastroduodenalis
Ductus choledochus (biliaris)
A. supraduodenalis
Caput pancreatis
Duodenum, Pars descendens
V. mesenterica superior
V. cava inferior
V. portae hepatis
A. hepatica propria
A. hepatica communis
Truncus coeliacus
A. gastrica sinistra
A. splenica
V. splenica
A. gastrica dextra
Gaster
A. mesenterica superior
Pancreas, Proc. uncinatus
Aorta abdominalis

Aufzweigung der A. hepatica communis
Distribution of the common hepatic artery

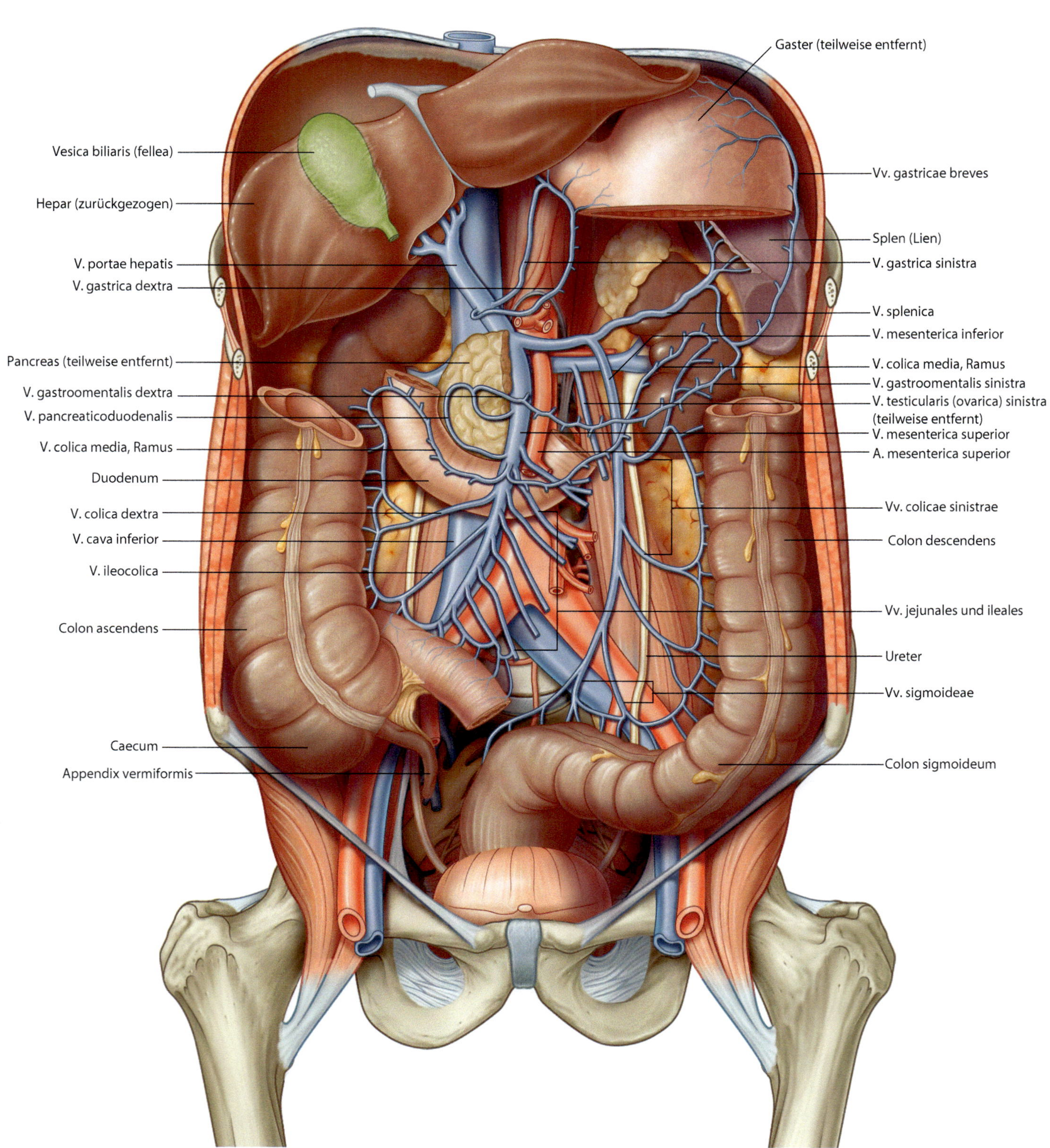

Venöser Abfluss des abdominalen Gastrointestinaltrakts in situ
Venous drainage of the abdominal portion of the gastrointestinal tract in situ

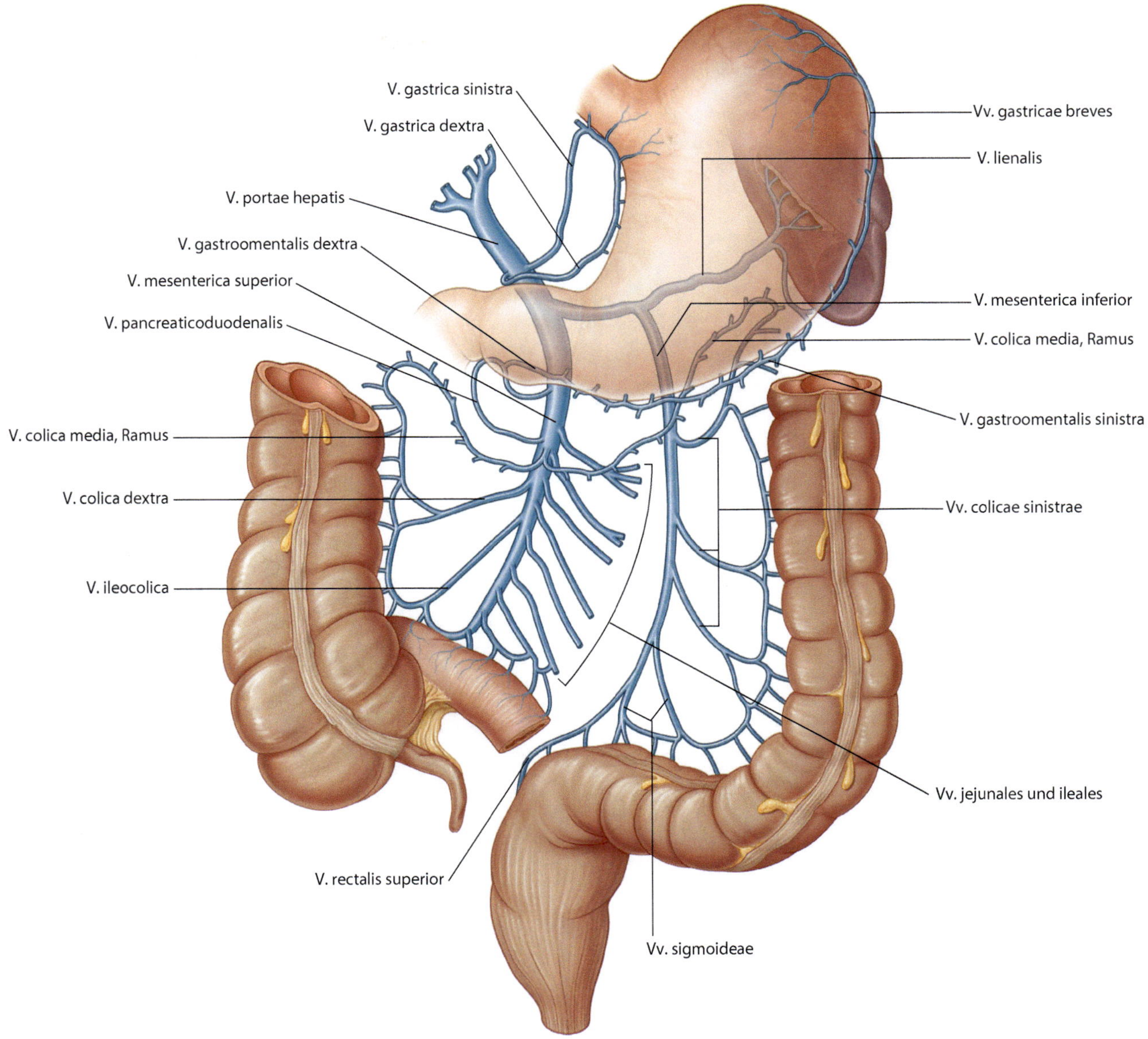

V. gastrica sinistra
V. gastrica dextra
V. portae hepatis
V. gastroomentalis dextra
V. mesenterica superior
V. pancreaticoduodenalis
V. colica media, Ramus
V. colica dextra
V. ileocolica
V. rectalis superior
Vv. sigmoideae
Vv. gastricae breves
V. lienalis
V. mesenterica inferior
V. colica media, Ramus
V. gastroomentalis sinistra
Vv. colicae sinistrae
Vv. jejunales und ileales

Venöser Abfluss des abdominalen Gastrointestinaltrakts
Venous drainage of the abdominal portion of the gastrointestinal tract

Hepar
V. portae hepatis
V. mesenterica superior
Pancreas
Duodenum, Pars inferior
Gaster
Pancreas
V. splenica
V. mesenterica inferior (mündet knapp anterior dieser Ansicht in die V. mesenterica superior ein)
Splen (Lien)
A. mesenterica superior

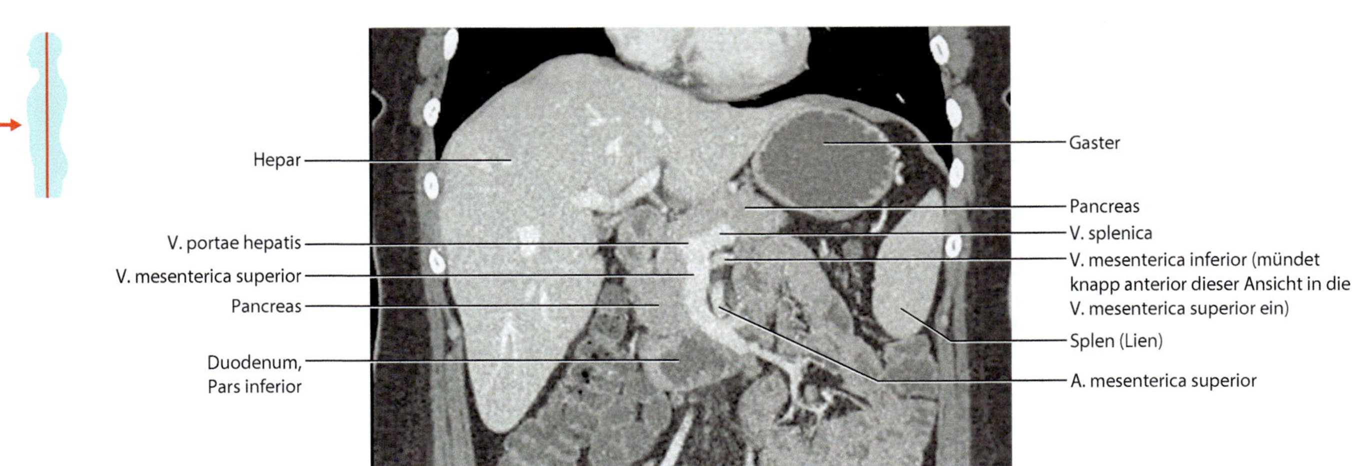

V. portae hepatis; Kontrastmittel-CT in Koronarebene
Formation of the portal vein. CT image, with contrast, in coronal plane

1 Esophageal varices: swollen connections between systemic and portal systems at inferior end of esophagus
2 Hemorrhoids: swollen connections between systemic and portal systems at inferior end of rectum and anal canal
3 Caput medusae: swollen connections between systemic and portal systems around umbilicus
4 Swollen connections between systemic and portal systems at bare area of liver
5 Swollen connections between veins associated with retroperitoneal parts of the gastro-intestinal tract and the body wall

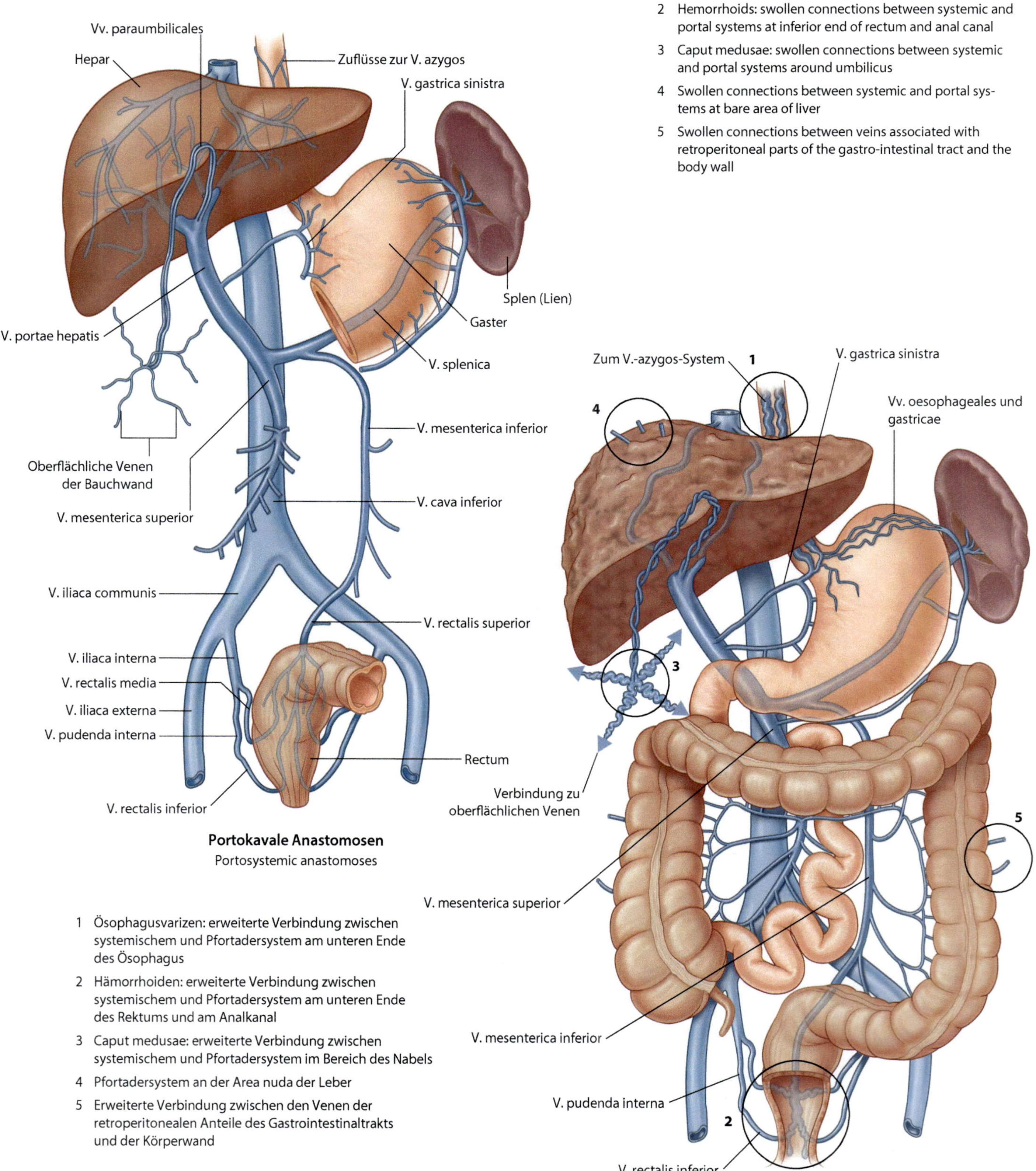

Portokavale Anastomosen
Portosystemic anastomoses

1 Ösophagusvarizen: erweiterte Verbindung zwischen systemischem und Pfortadersystem am unteren Ende des Ösophagus
2 Hämorrhoiden: erweiterte Verbindung zwischen systemischem und Pfortadersystem am unteren Ende des Rektums und am Analkanal
3 Caput medusae: erweiterte Verbindung zwischen systemischem und Pfortadersystem im Bereich des Nabels
4 Pfortadersystem an der Area nuda der Leber
5 Erweiterte Verbindung zwischen den Venen der retroperitonealen Anteile des Gastrointestinaltrakts und der Körperwand

Erweiterung der Venen bei Pfortaderhochdruck (Varizen)
Venous enlargement in portal hypertension (varices)

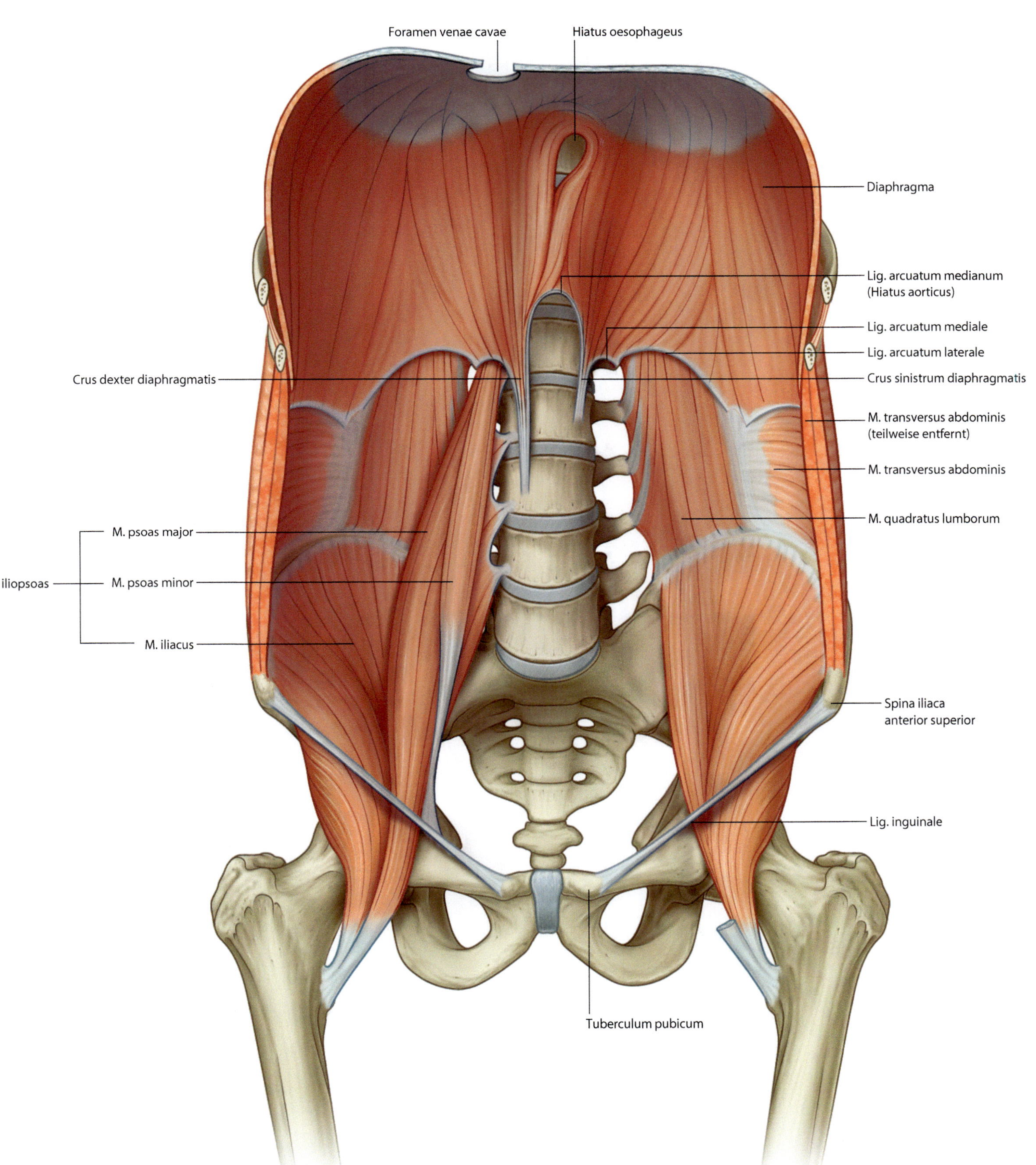

Muskeln der hinteren Bauchwand
Muscles of the posterior abdominal wall

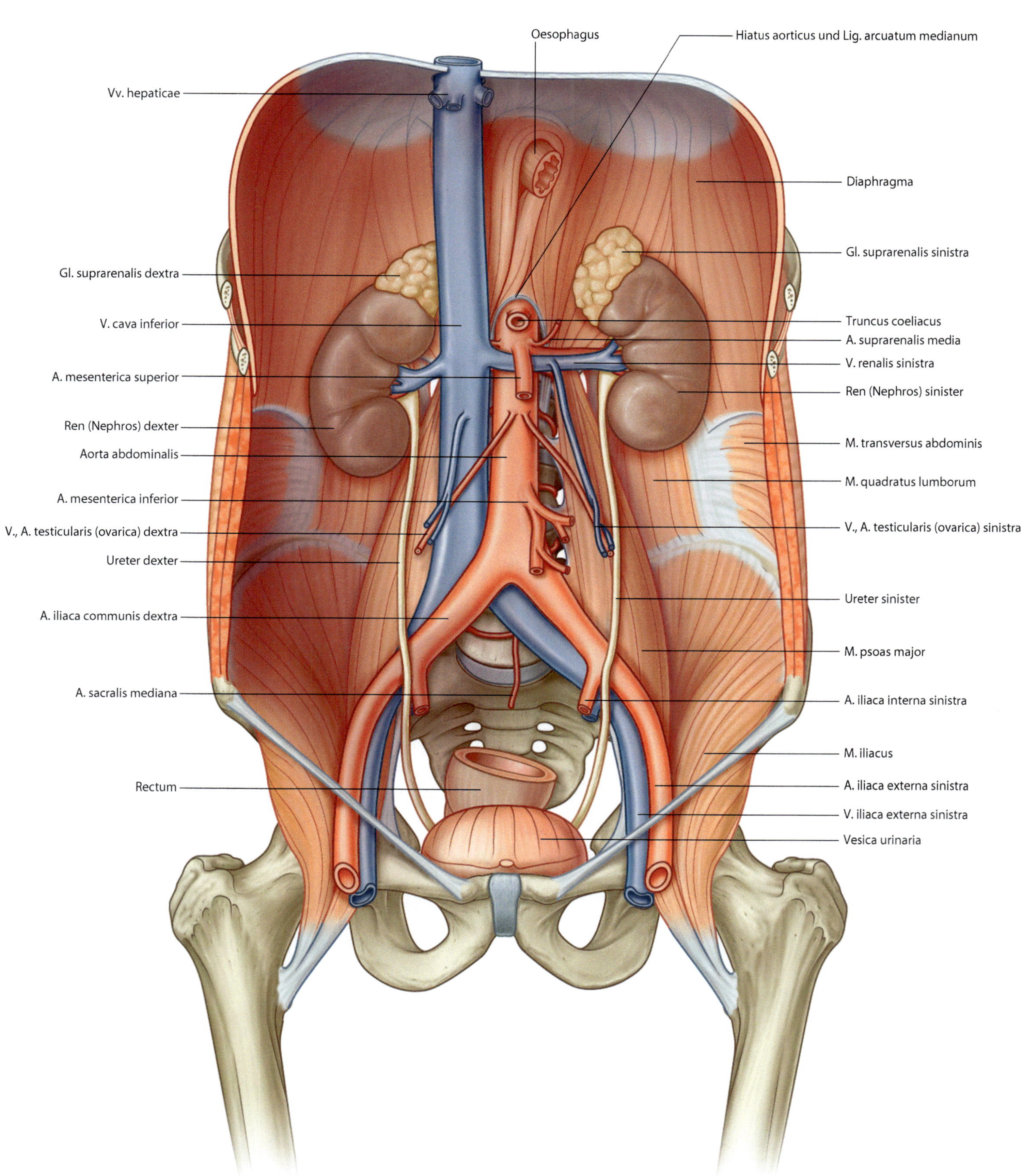

Blutgefäße der hinteren Bauchwand
Vessels and their relationship to the posterior abdominal wall

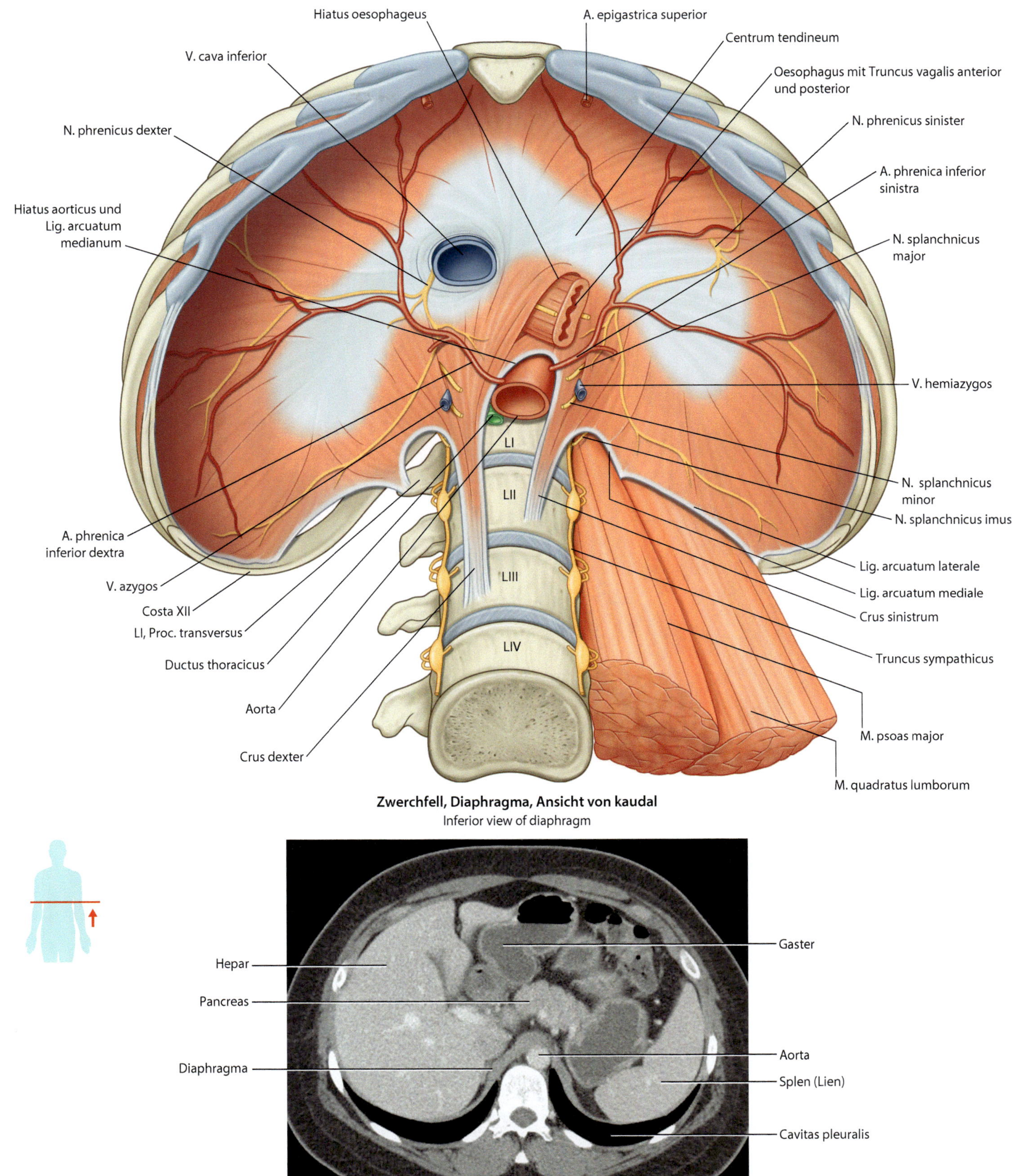

Zwerchfell, Diaphragma, Ansicht von kaudal
Inferior view of diaphragm

Lage des Zwerchfells, Diaphragma, im Verhältnis zu anderen anatomischen Strukturen; Kontrastmittel-CT in Axialebene
Positioning of the diaphragm in relation to other structures. CT image, with contrast, in axial plane

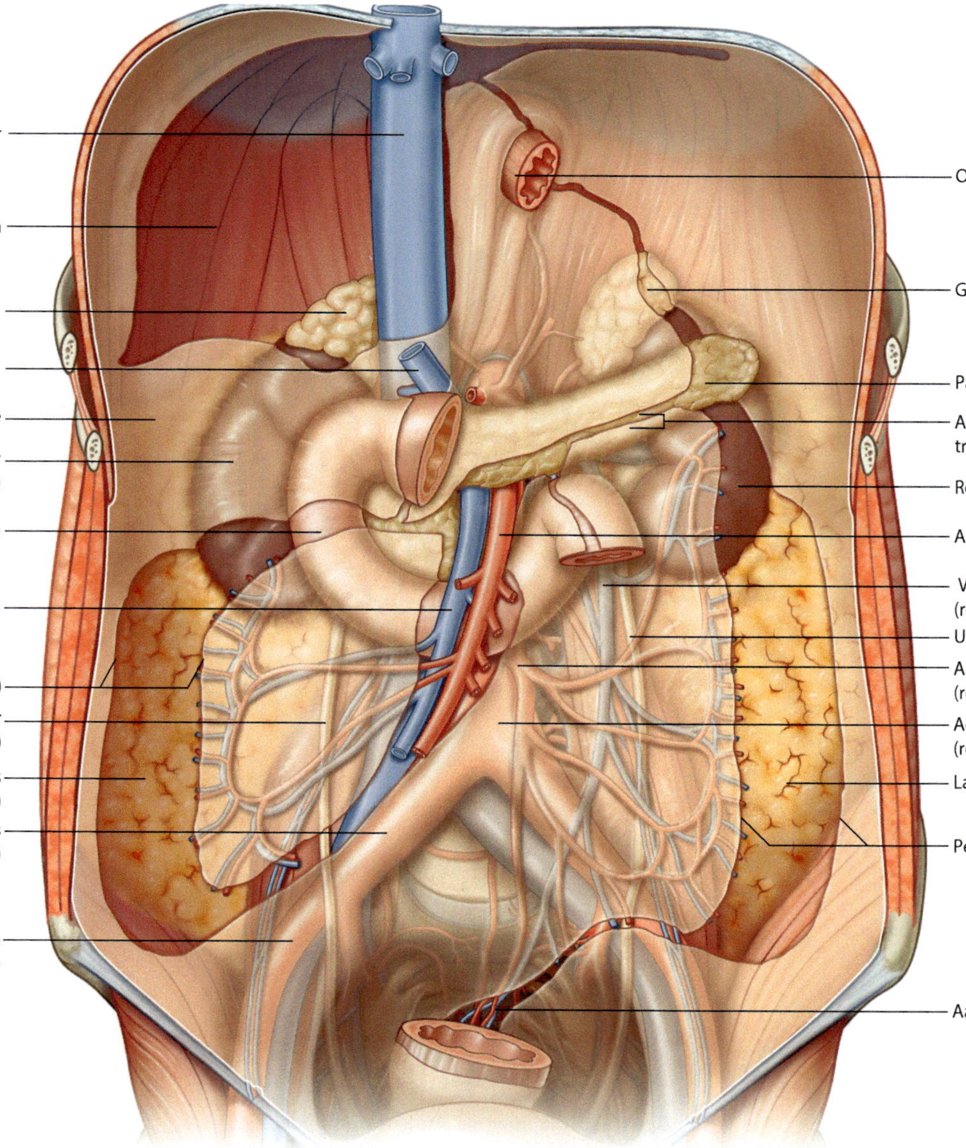

V. cava inferior
Diaphragma
Gl. suprarenalis dextra
V. portae hepatis
Peritoneum parietale
Ren (Nephros) dexter (retroperitoneal)
Duodenum
V. mesenterica superior
Peritoneum (Schnittränder)
Ureter dexter (retroperitoneal)
Lage des Colon ascendens (oben entfernt)
A. iliaca communis (retroperitoneal)
A. ilica exerna (retroperitoneal)
Oesophagus
Gl. suprarenalis sinistra
Pancreas (retroperitoneal)
Anheftung des Mesocolon transversum
Ren (Nephros) sinister
A. mesenterica superior
V. mesenterica inferior (retroperitoneal)
Ureter sinister (retroperitoneal)
A. mesenterica inferior (retroperitoneal)
Aorta abdominalis (retroperitoneal)
Lage des Colon descendens
Peritoneum (Schnittränder)
Aa., Vv. rectales superiores

Peritoneum und retroperitoneale Lage der Nieren
Peritoneum and the retroperitoneal position of the kidneys

M. transversus abdominis
M. obliquus internus abdominis
M. obliquus externus abdominis
Fascia renalis
Capsula adiposa
Ren (Nephros)
Fascia transversalis
Capsula adiposa
M. quadratus lumborum
Peritoneum
V. cava inferior
Aorta abdominalis
A., V. renalis
Pelvis renalis
M. psoas major

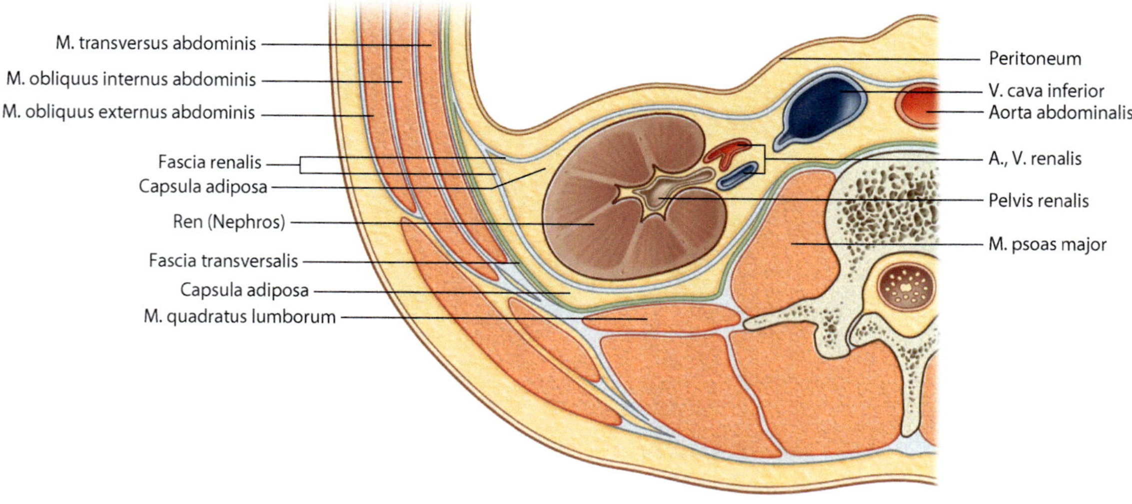

Aufbau der die Nieren umgebenden Fascia renalis und Capsula adiposa
Organization of fat and fascia surrounding the kidneys

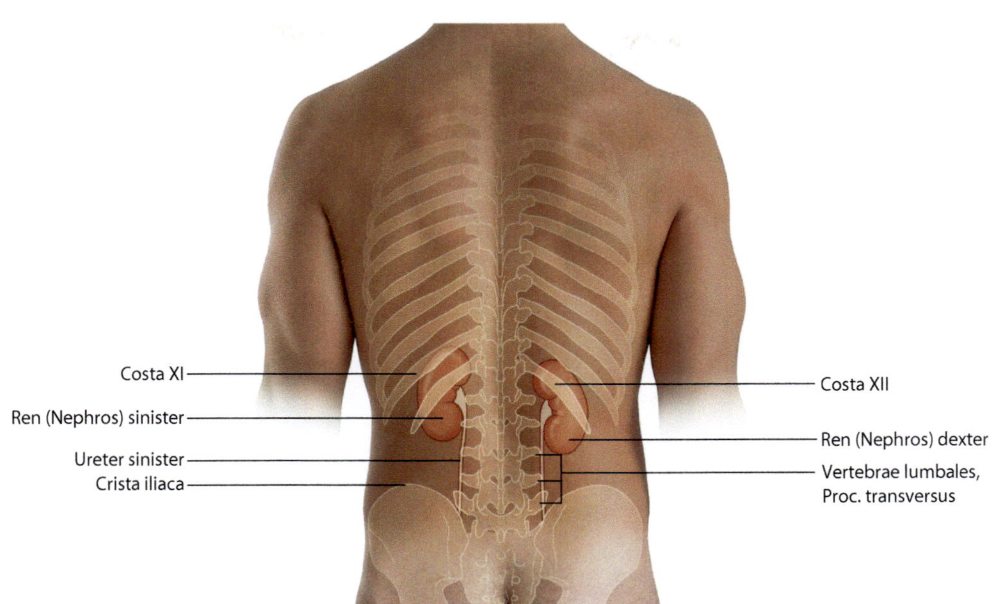

Oberflächenprojektion von Nieren und Ureter, Ansicht von dorsal
Surface projection of the kidneys and ureters (posterior view)

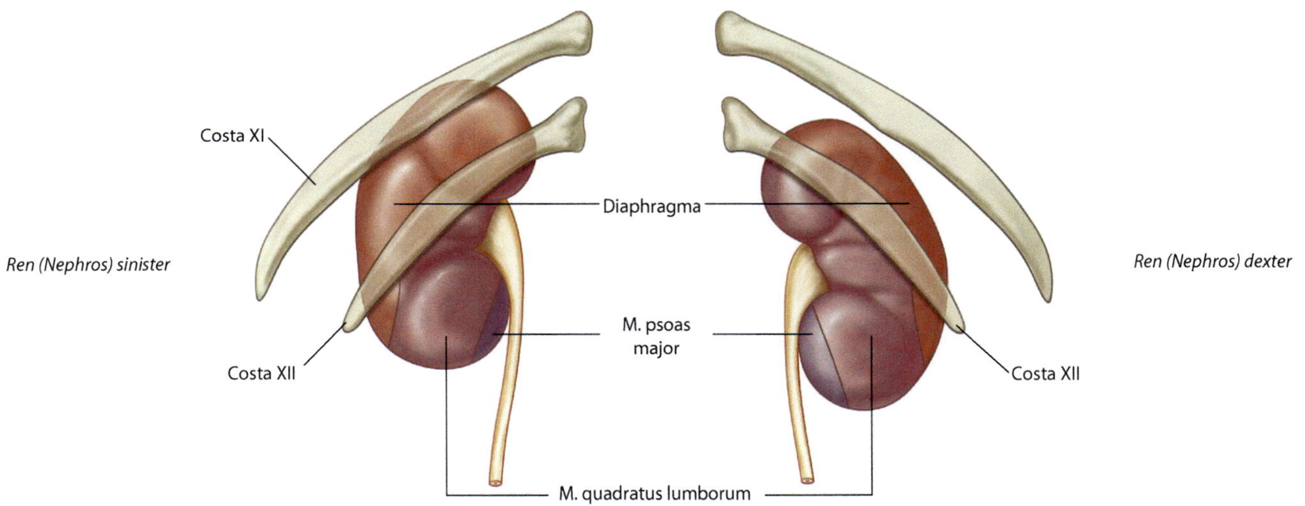

Strukturen, die an die hintere Oberfläche der Nieren grenzen
Structures related to the posterior surface of each kidney

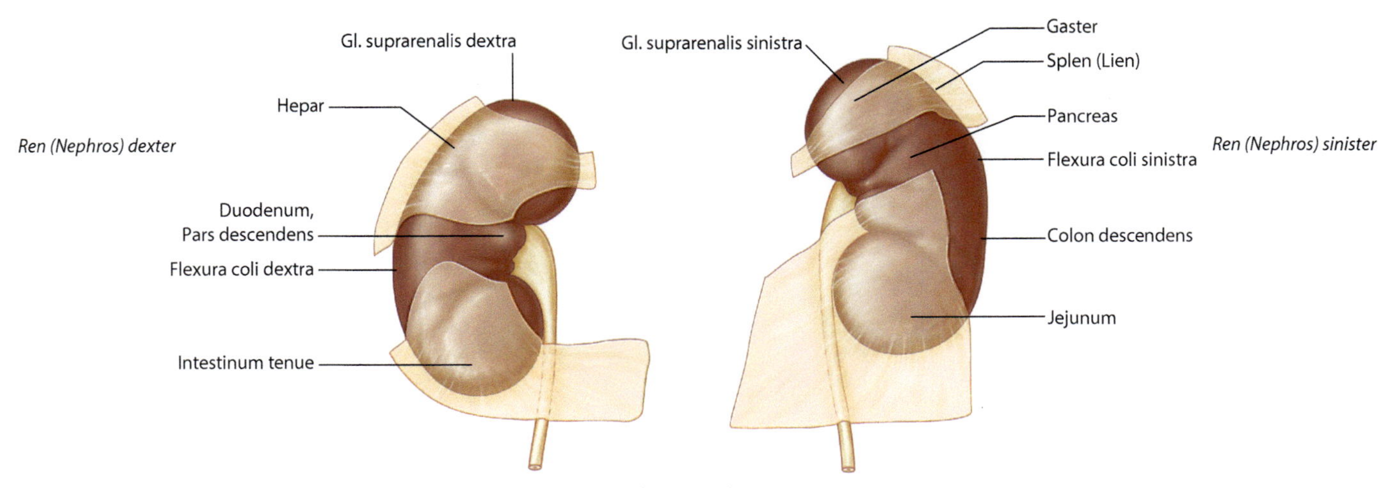

Strukturen, die an die vordere Oberfläche der Nieren grenzen
Structures related to the anterior surface of each kidney

Polus superior
Tunica fibrosa
Margo lateralis
Polus inferior
Margo medialis
A. renalis
V. renalis
Pelvis renalis
Ureter

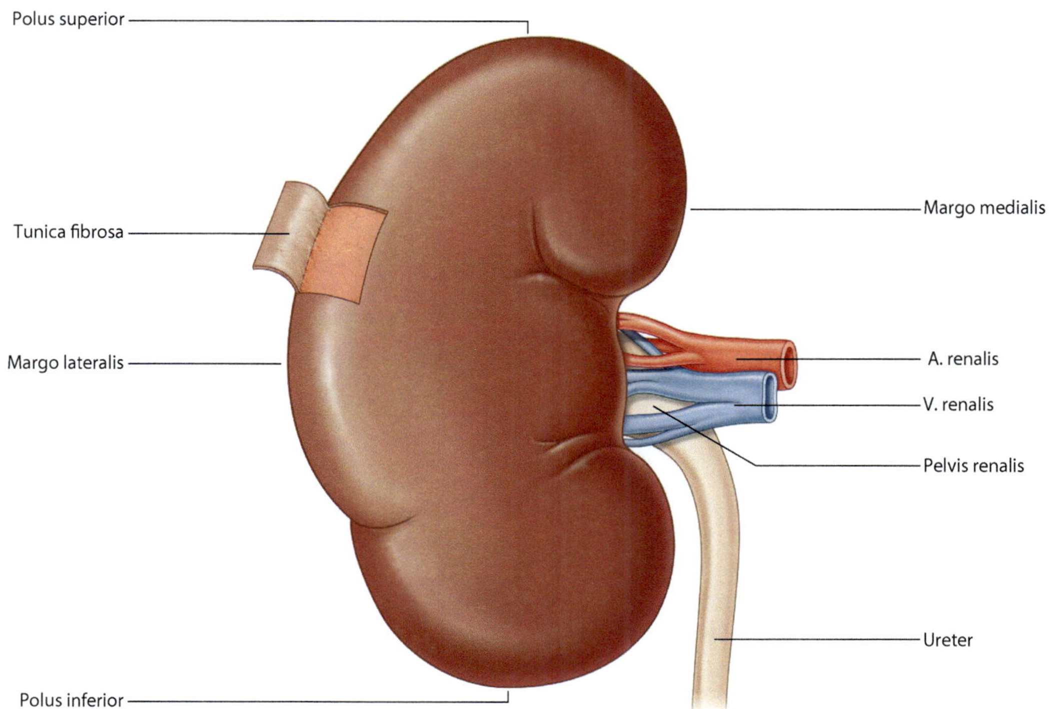

Ventrale Oberfläche der rechten Niere
Anterior surface of right kidney

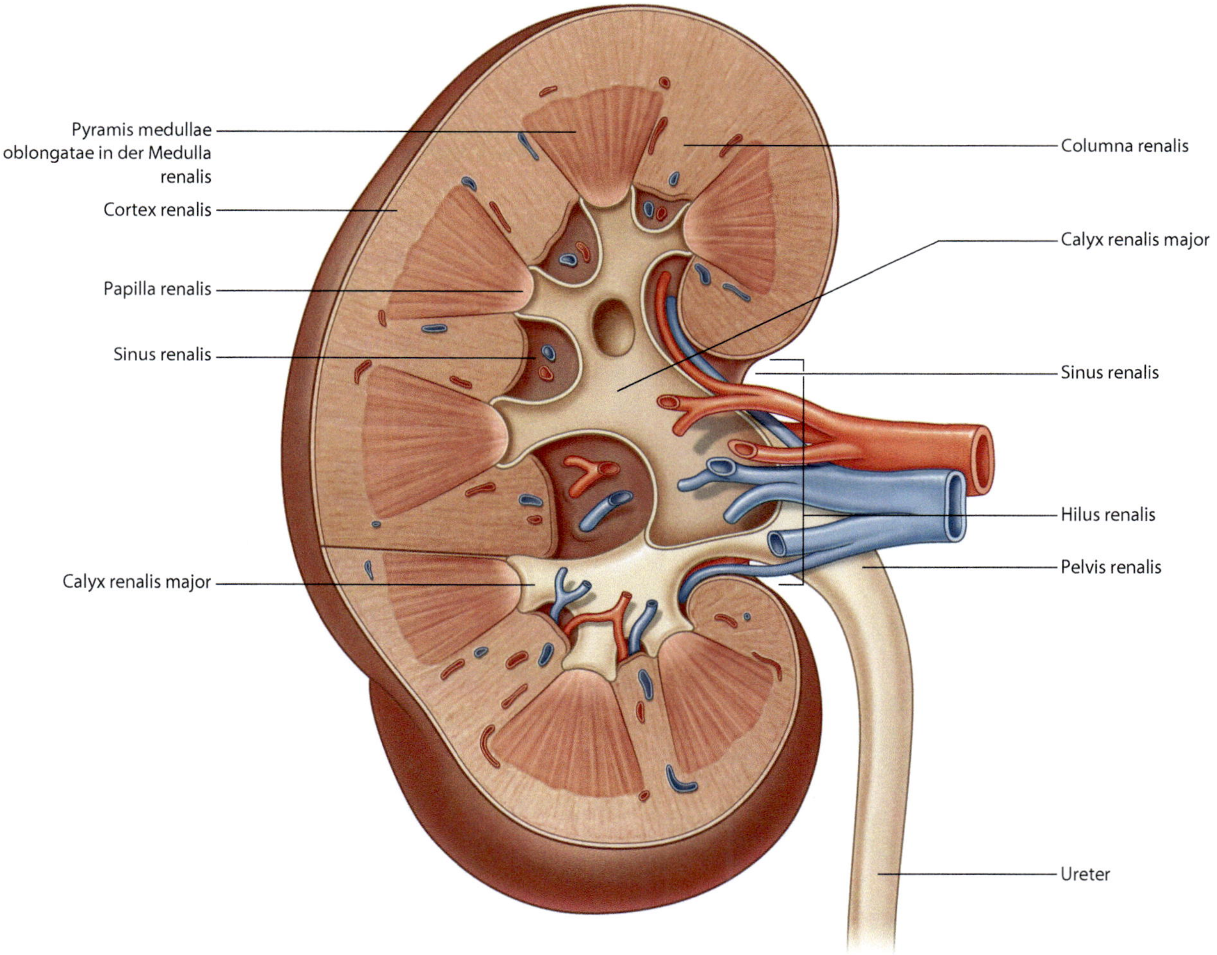

Pyramis medullae oblongatae in der Medulla renalis
Cortex renalis
Papilla renalis
Sinus renalis
Calyx renalis major
Columna renalis
Calyx renalis major
Sinus renalis
Hilus renalis
Pelvis renalis
Ureter

Aufbau der rechten Niere
Internal structure of the right kidney

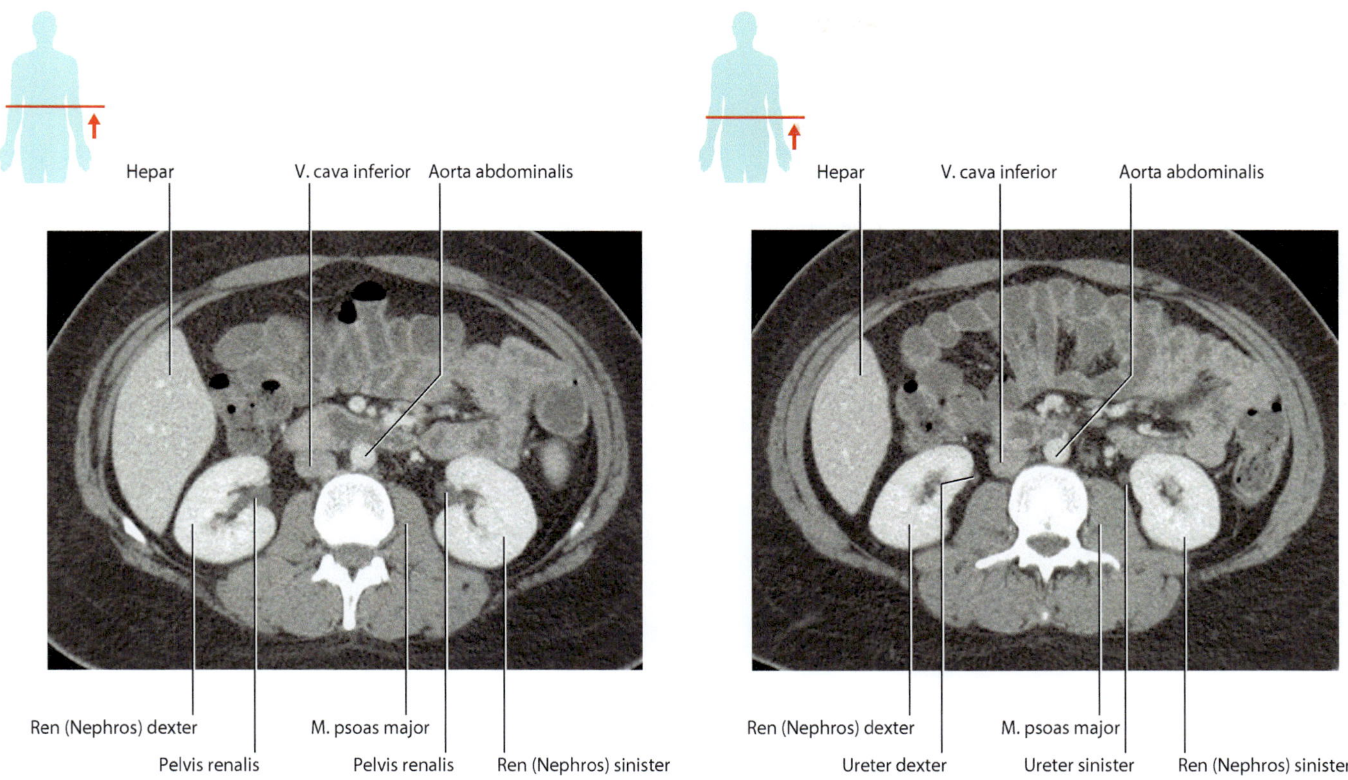

Nierenbecken, Pelvis renalis; Kontrastmittel-CT in Axialebene
Renal pelvis. CT image, with contrast, in axial plane

Lage der Harnleiter, Ureter; Kontrastmittel-CT in Axialebene
Location of ureters. CT image, with contrast, in axial plane

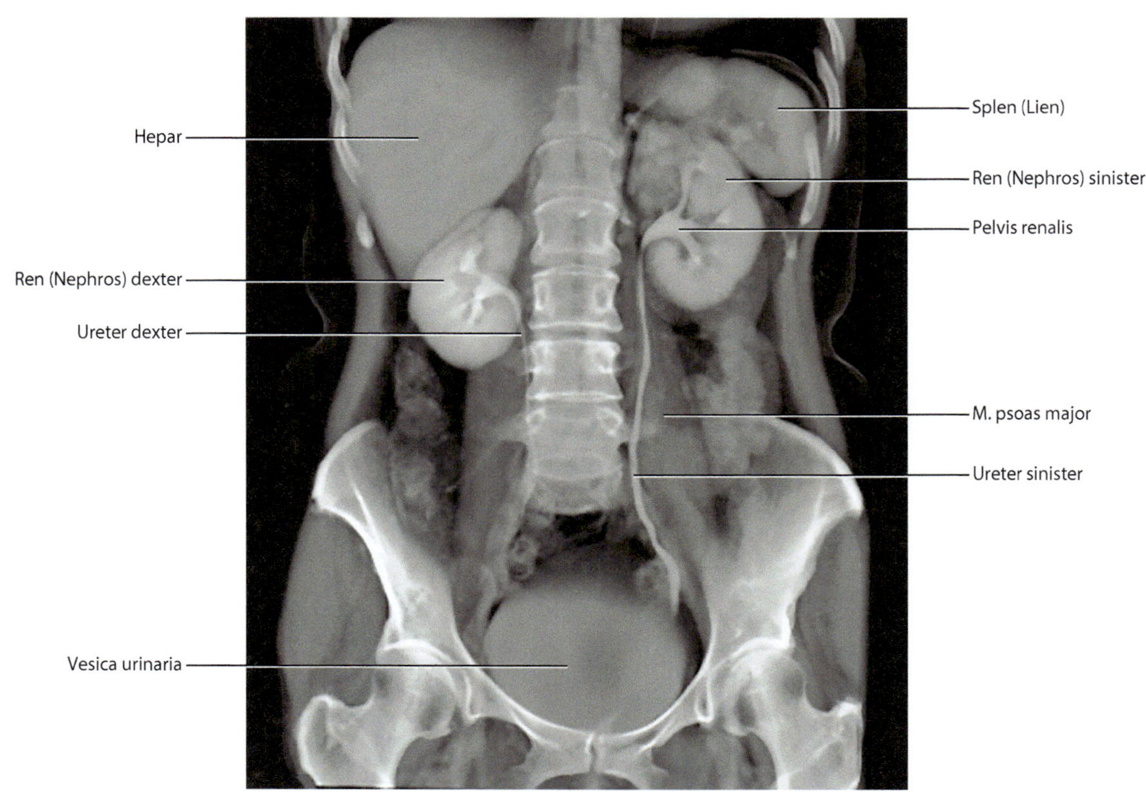

Verlauf der Harnleiter, Ureter, in Bezug zu anderen anatomischen Strukturen; 3D-Urogramm mithilfe der Mehrschicht-Computertomographie, Ansicht von ventral
Pathway of ureter in relation to other structures. Coronal view of 3-D urogram using multidetector computed tomography

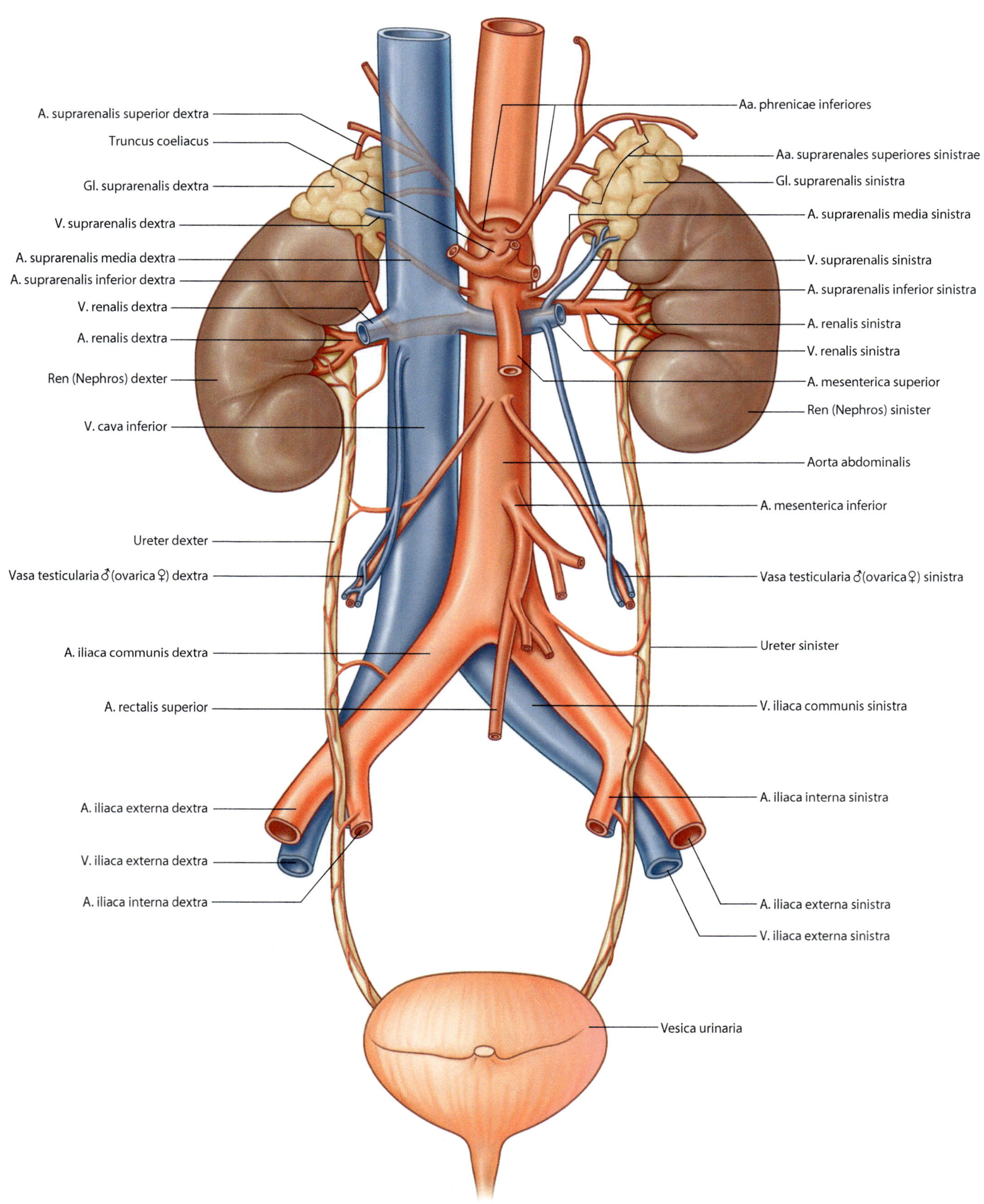

Gefäßversorgung der Nieren, Nebennieren, Gl. suprarenalis, und Harnleiter, Ureter
Vasculature relating to kidneys, suprarenal glands, and ureters

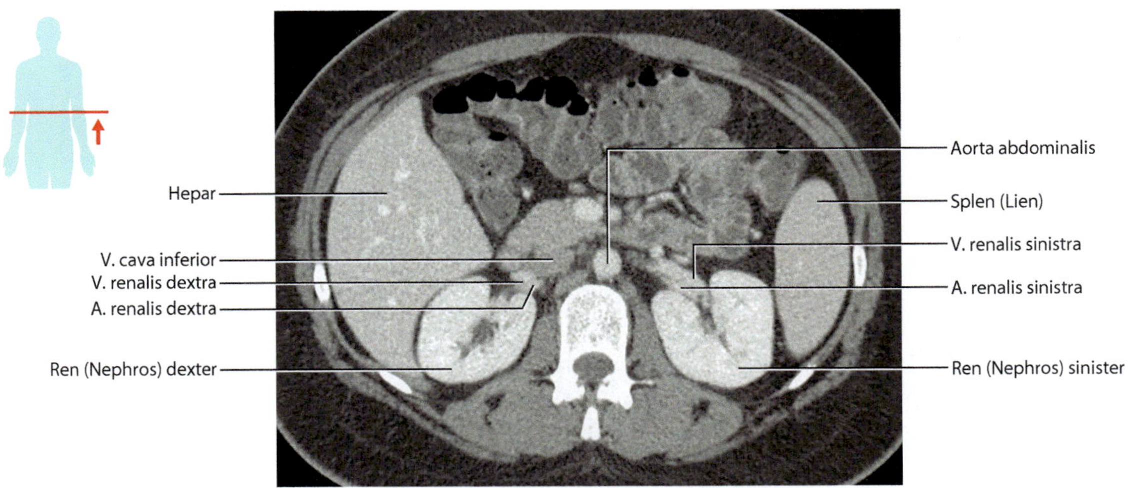

Gefäßversorgung der Nieren; Kontrastmittel-CT in Axialebene
Renal vasculature. CT image, with contrast, in axial plane

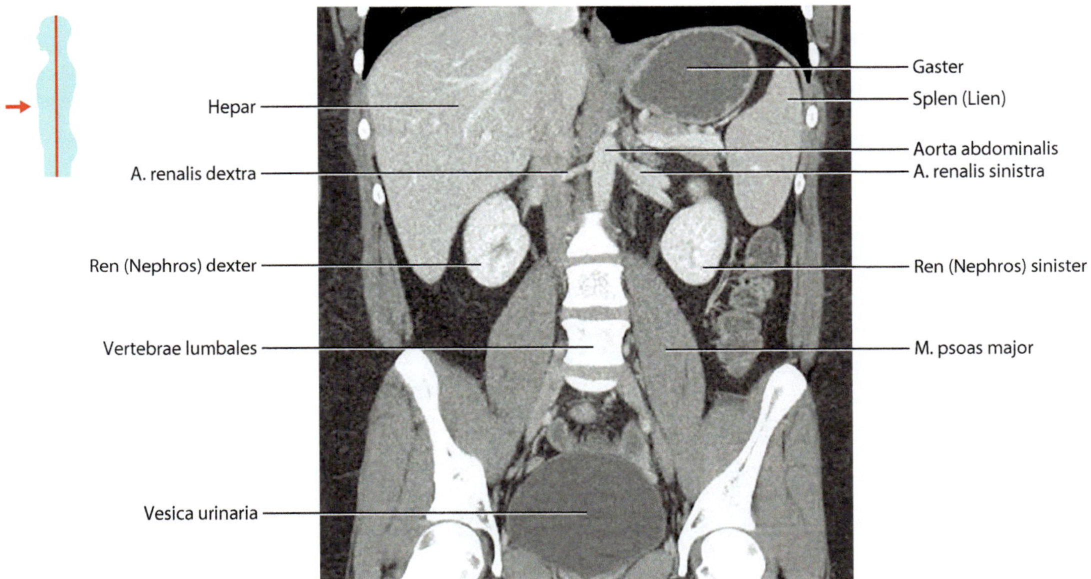

Nierenarterien; Kontrastmittel-CT in Koronarebene
Renal arteries. CT image, with contrast, in coronal plane

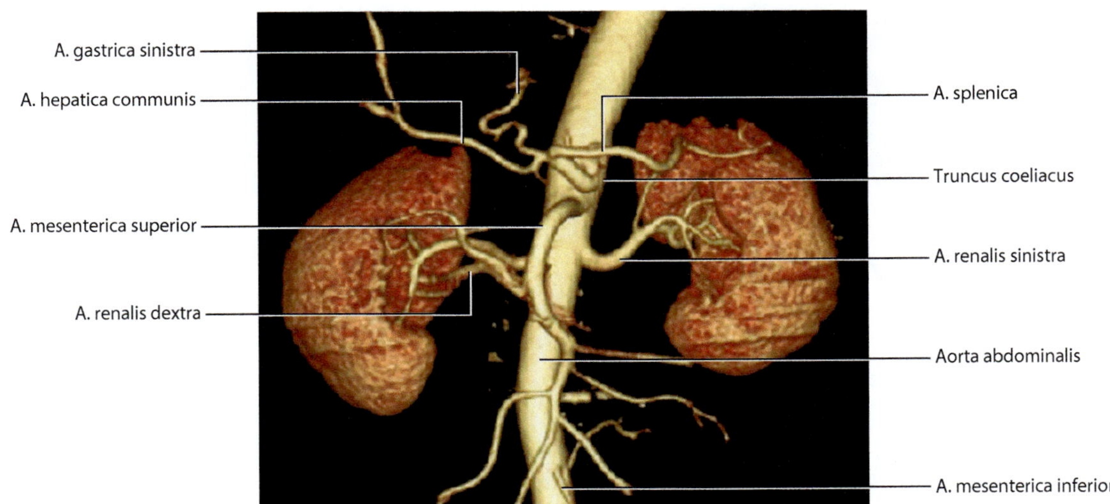

Nierenarterien; Volumenrekonstruktion (VRT) Mehrschicht-CT, Ansicht von ventral
Renal arteries. Volume-rendered anterior view using multidetector computer tomography

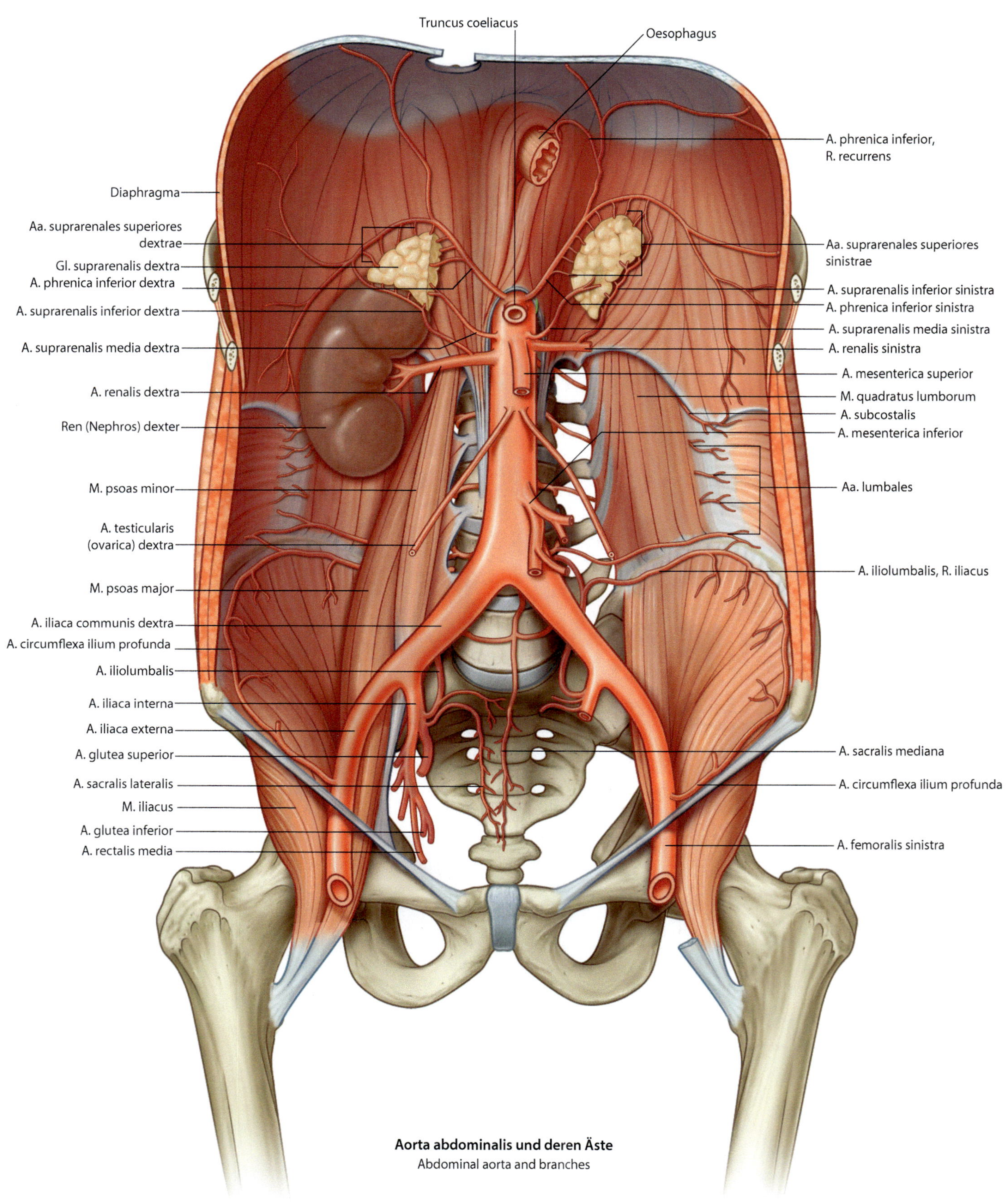

Aorta abdominalis und deren Äste
Abdominal aorta and branches

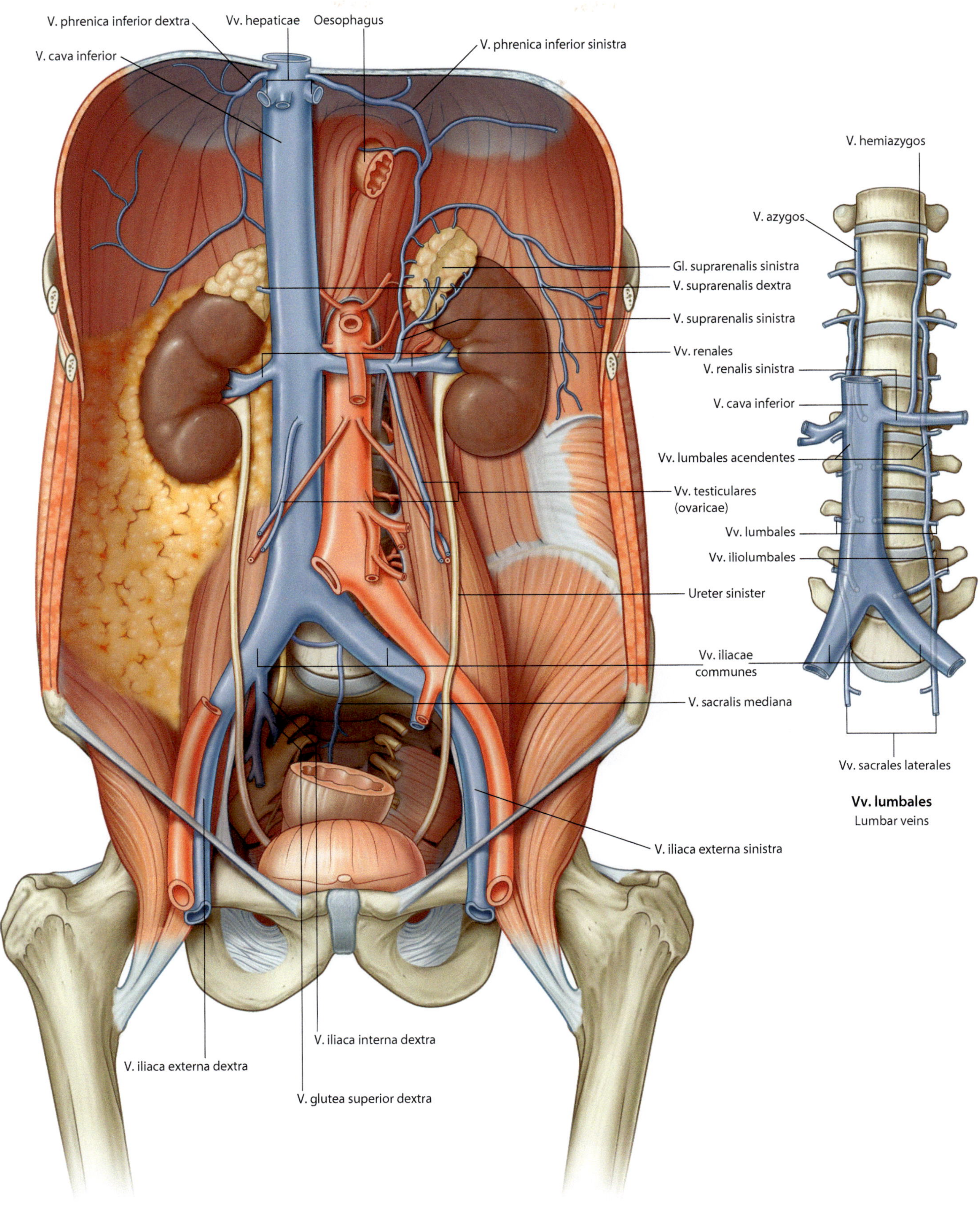

Vv. lumbales
Lumbar veins

V. cava inferior und deren Zuflüsse
Inferior vena cava and tributaries

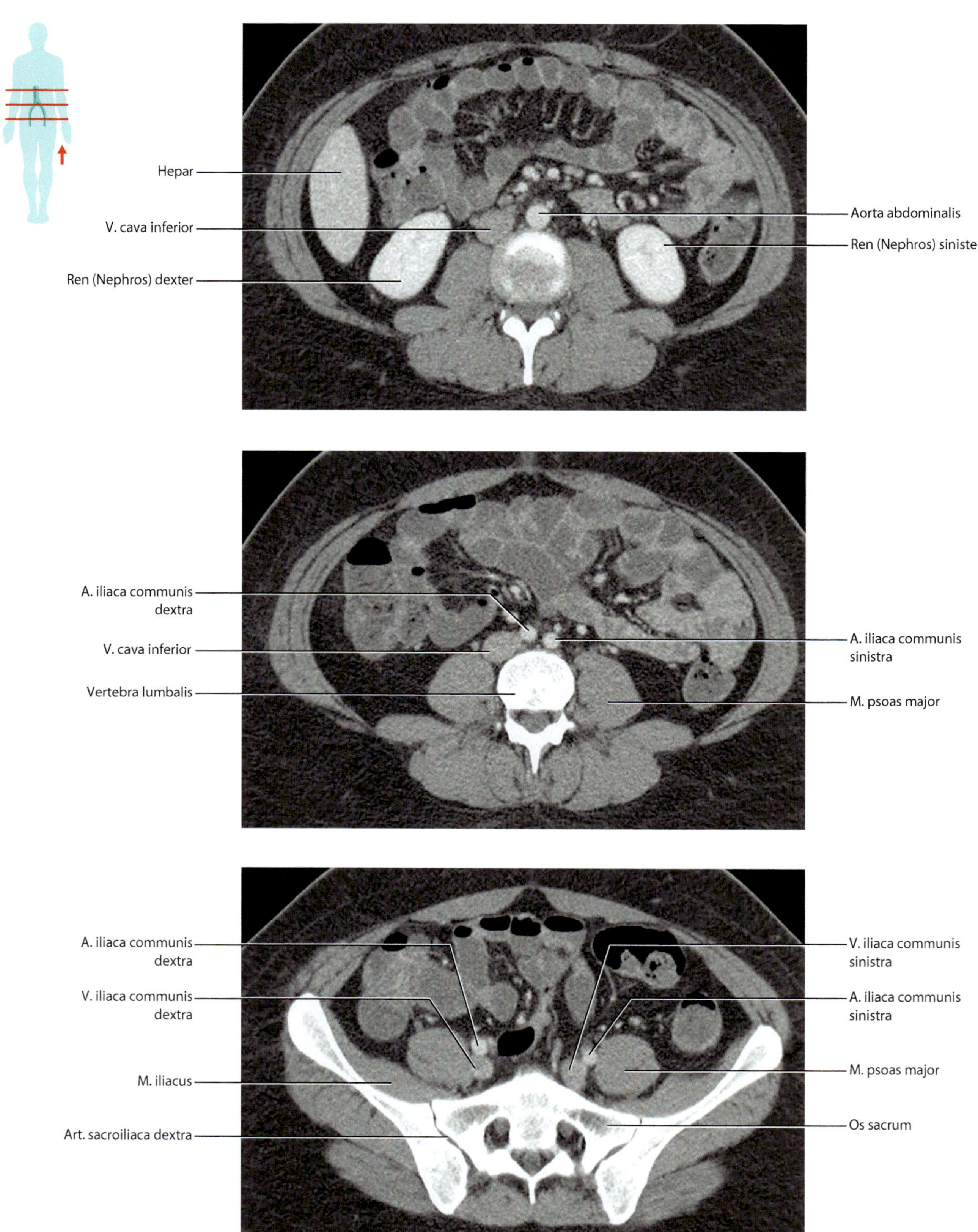

Aorta abdominalis und V. cava inferior; Kontrastmittel-CTs in Axialebene
Abdominal aorta and inferior vena cava. CT images, with contrast, in axial plane

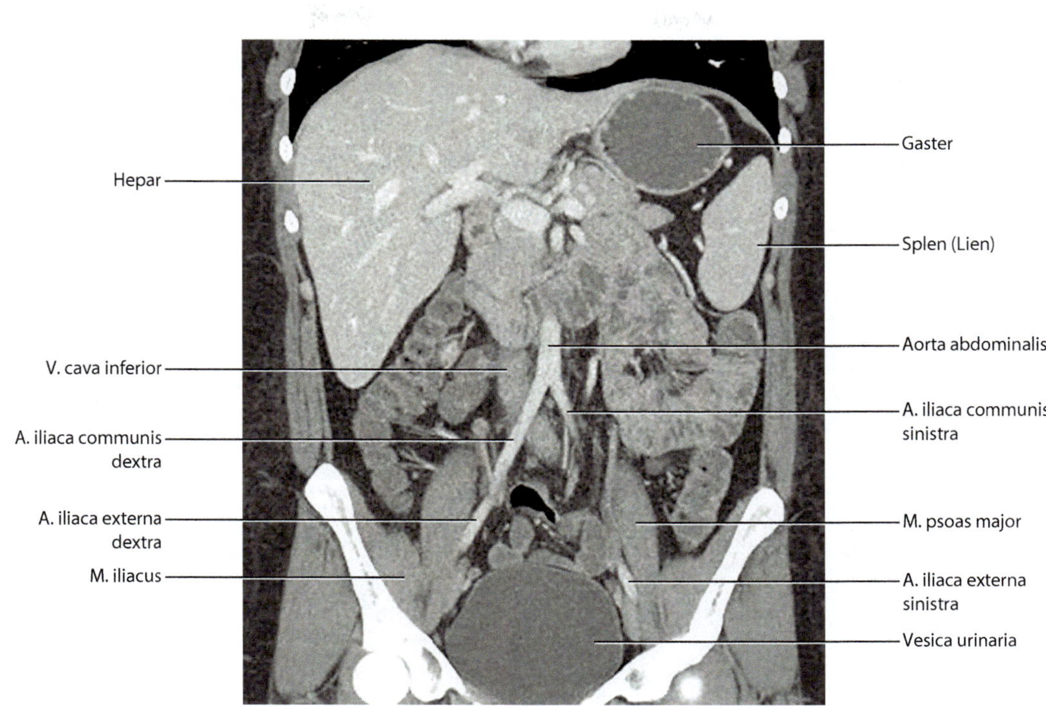

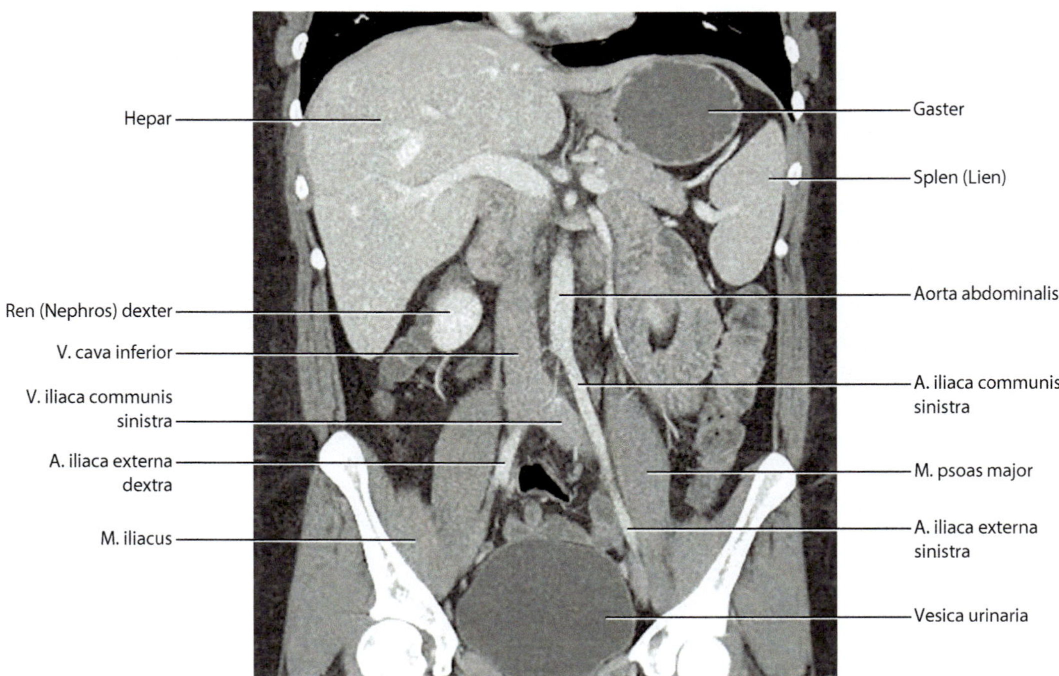

Lage der Aorta abdominalis und V. cava inferior in Bezug auf andere anatomische Strukturen; Kontrastmittel-CTs in Koronarebene

Positioning of the abdominal aorta and inferior vena cava in relation to other structures. CT images, with contrast, in coronal plane

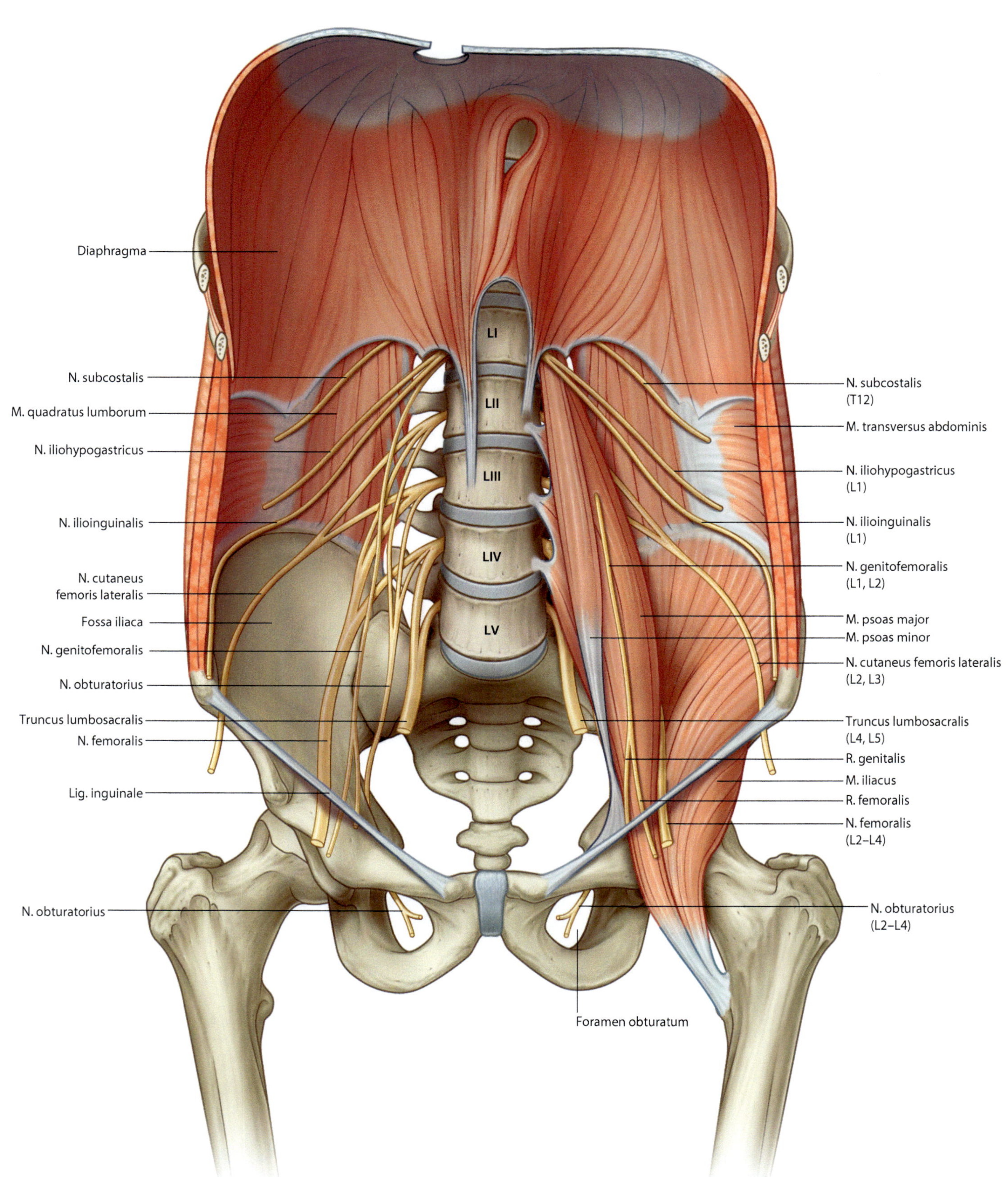

Plexus lumbalis
Lumbar plexus

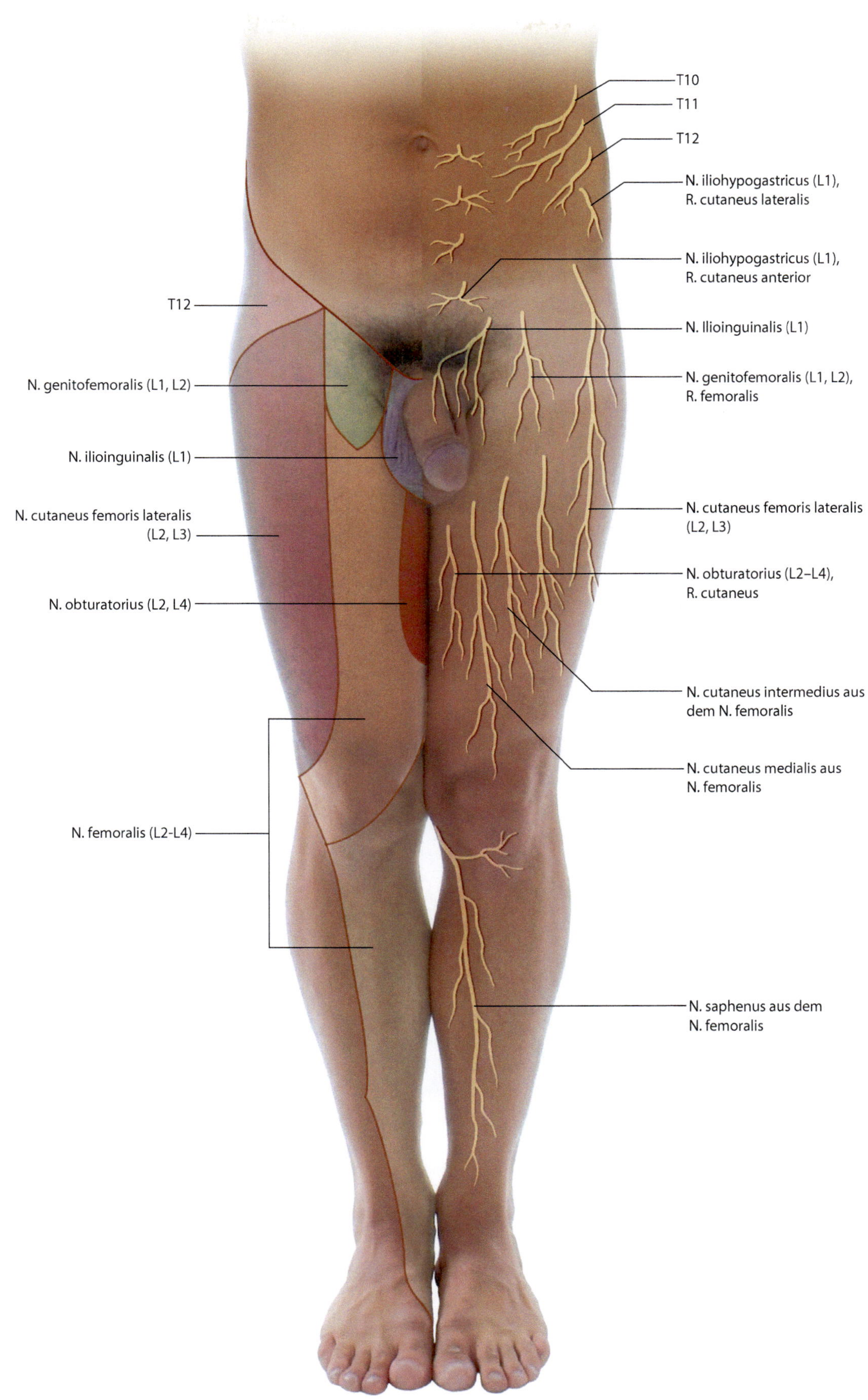

Sensible Innervation der Haut des Plexus lumbalis
Cutaneous distribution of the nerves from the lumbar plexus

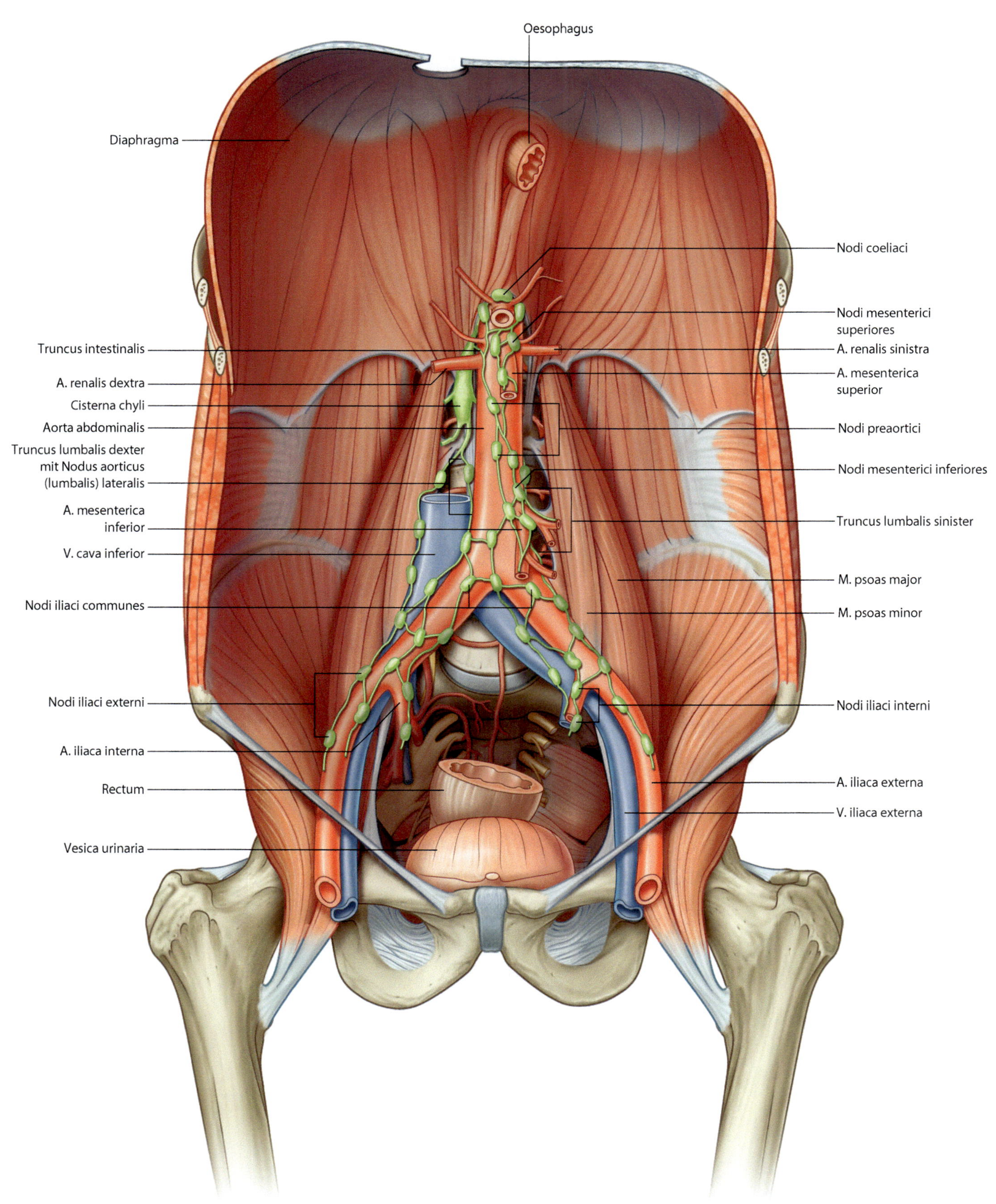

Abdominale Lymphgefäße
Abdominal lymphatics

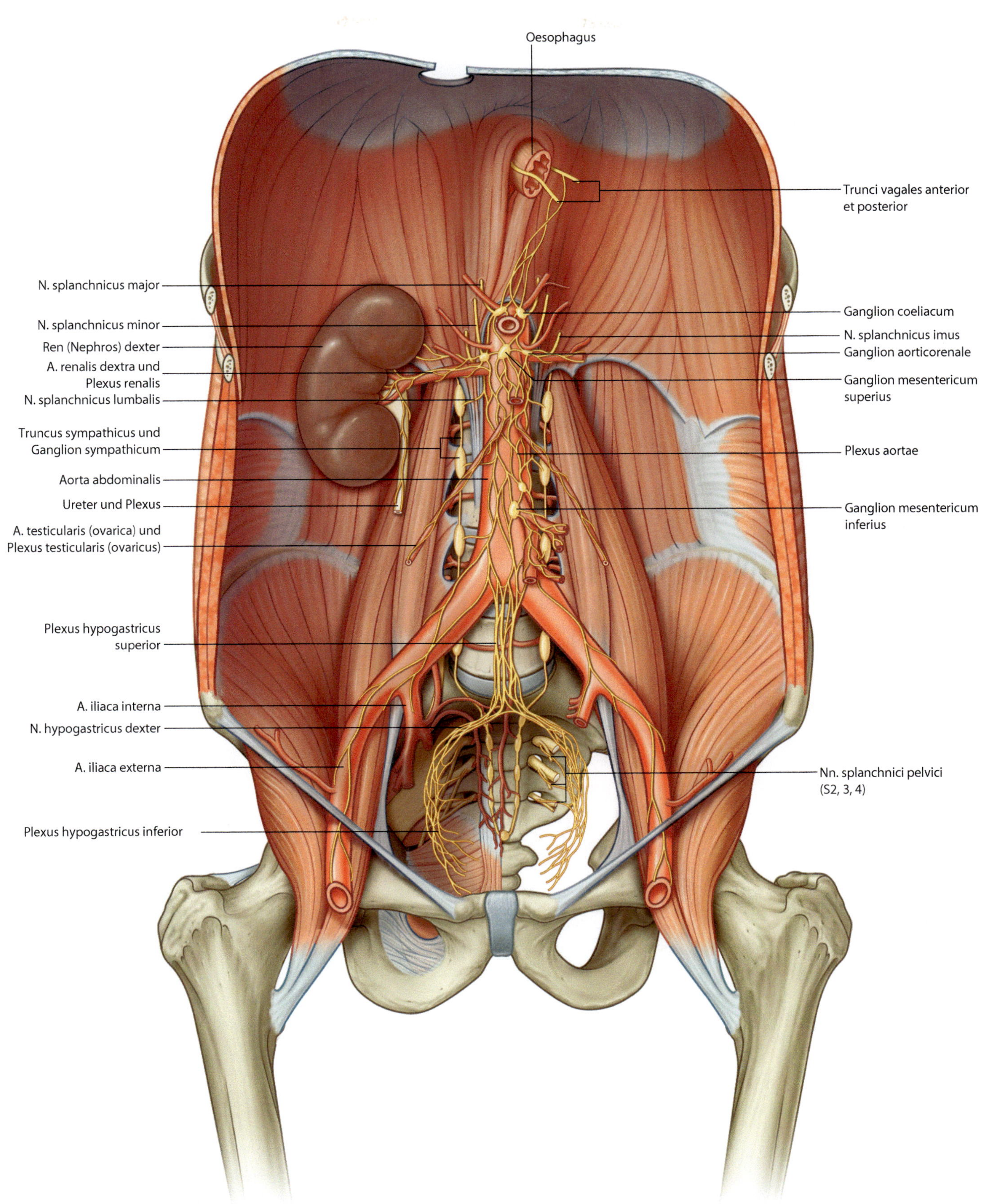

Plexus und Ganglia prevertebralia mit Trunci sympathici
Prevertebral plexuses and ganglia with sympathetic trunks

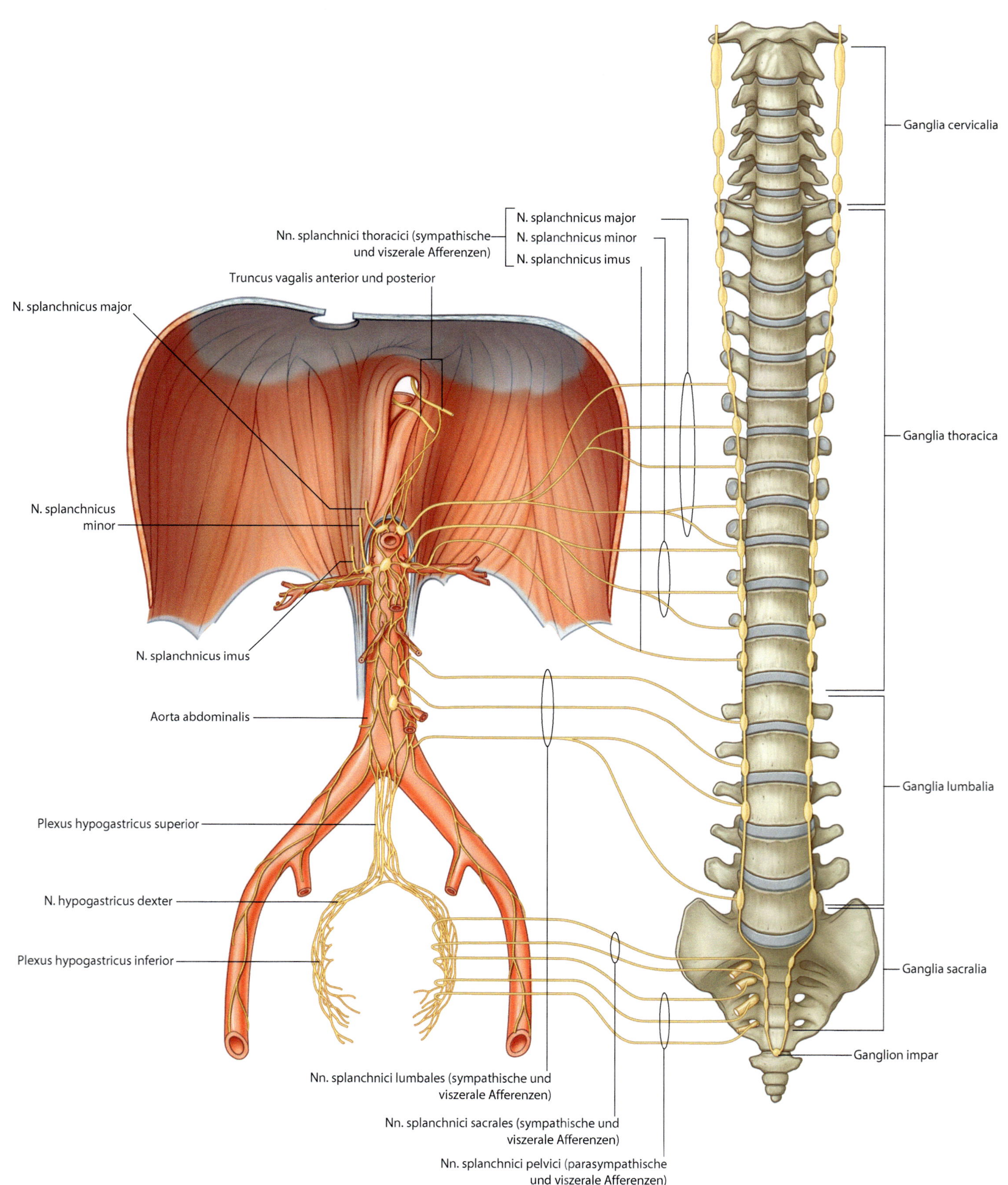

Eingeweidenerven, Nn. splanchnici
Splanchnic nerves

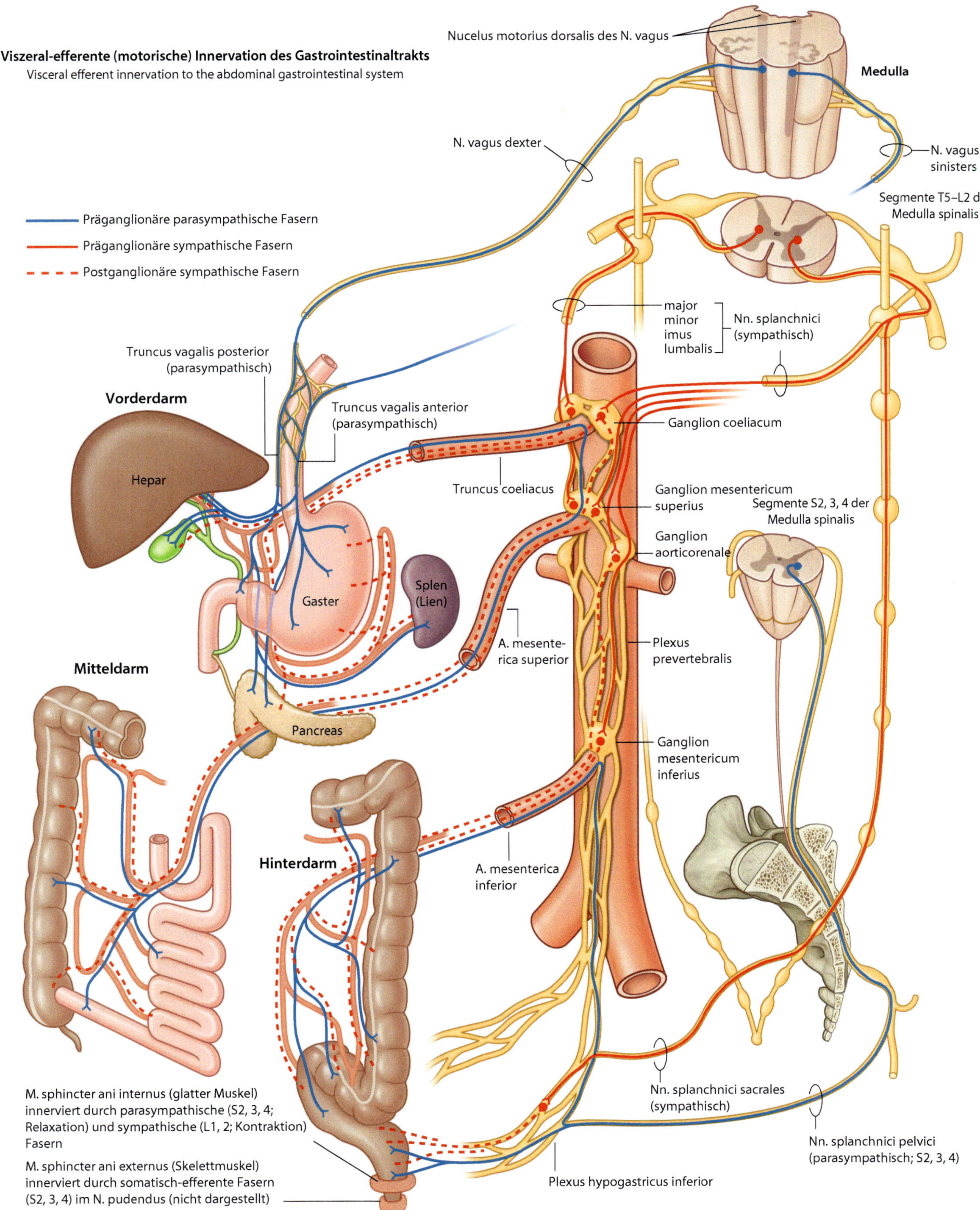
Viszeral-efferente (motorische) Innervation des Gastrointestinaltrakts
Visceral efferent innervation to the abdominal gastrointestinal system
Präganglionäre parasympathische Fasern
Präganglionäre sympathische Fasern
Postganglionäre sympathische Fasern
Nucelus motorius dorsalis des N. vagus
Medulla
N. vagus dexter
N. vagus sinisters
Segmente T5–L2 der Medulla spinalis
major
minor
imus
lumbalis
Nn. splanchnici (sympathisch)
Truncus vagalis posterior (parasympathisch)
Vorderdarm
Truncus vagalis anterior (parasympathisch)
Ganglion coeliacum
Hepar
Truncus coeliacus
Ganglion mesentericum superius
Segmente S2, 3, 4 der Medulla spinalis
Ganglion aorticorenale
Gaster
Splen (Lien)
A. mesenterica superior
Plexus prevertebralis
Mitteldarm
Pancreas
Ganglion mesentericum inferius
Hinterdarm
A. mesenterica inferior
M. sphincter ani internus (glatter Muskel) innerviert durch parasympathische (S2, 3, 4; Relaxation) und sympathische (L1, 2; Kontraktion) Fasern
M. sphincter ani externus (Skelettmuskel) innerviert durch somatisch-efferente Fasern (S2, 3, 4) im N. pudendus (nicht dargestellt)
Nn. splanchnici sacrales (sympathisch)
Nn. splanchnici pelvici (parasympathisch; S2, 3, 4)
Plexus hypogastricus inferior

Viszeral-afferente (sensible) Innervation und ausstrahlender Schmerz

Visceral afferent (sensory) innervation and referred pain diagram

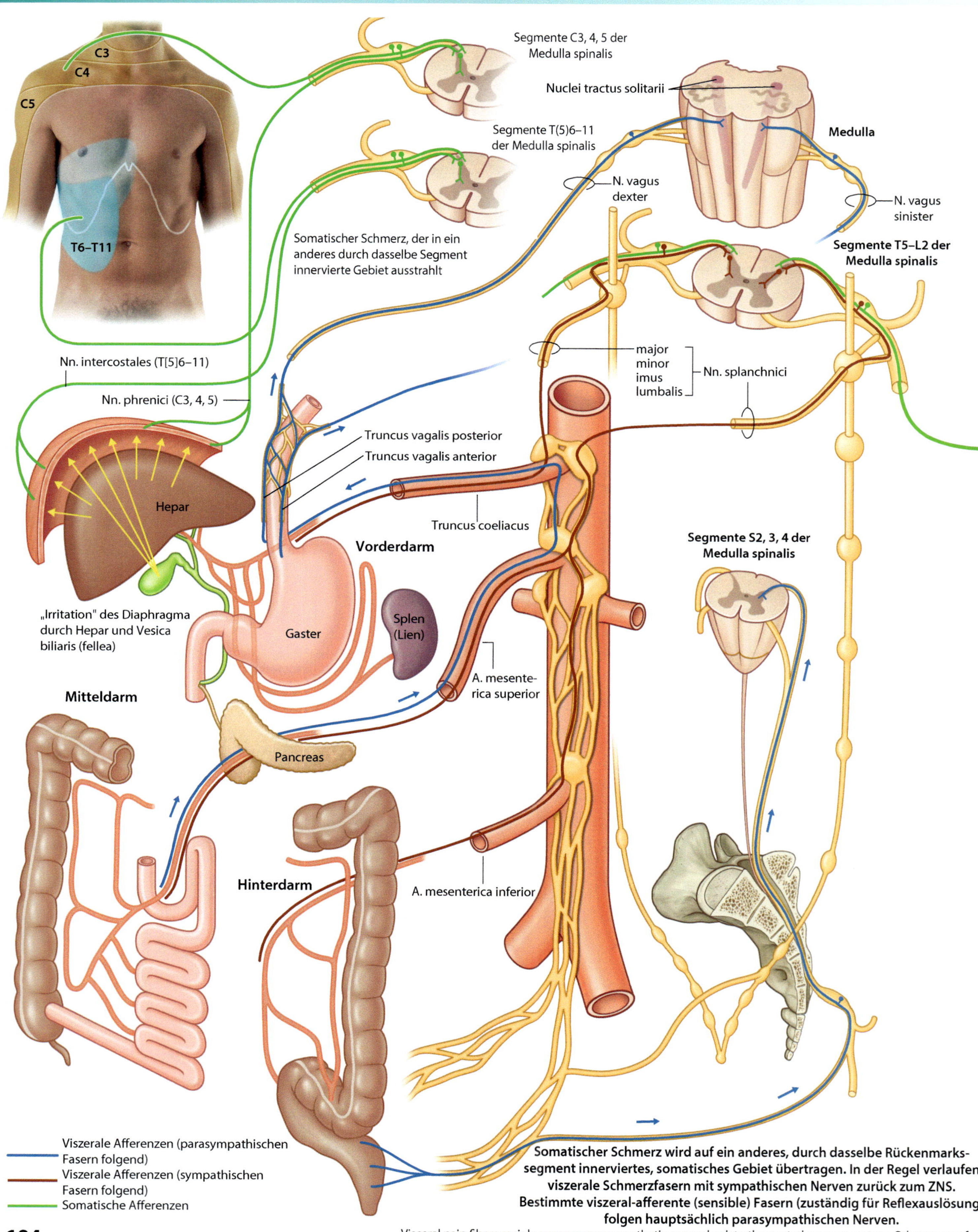

Somatischer Schmerz wird auf ein anderes, durch dasselbe Rückenmarkssegment innerviertes, somatisches Gebiet übertragen. In der Regel verlaufen viszerale Schmerzfasern mit sympathischen Nerven zurück zum ZNS. Bestimmte viszeral-afferente (sensible) Fasern (zuständig für Reflexauslösung) folgen hauptsächlich parasympathischen Nerven.

Visceral pain fibers mainly accompany sympathetic nerves back to the central nervous system. Other types of visceral sensory (afferent) fibers (related to reflex activities) follow mainly parasympathetic nerves

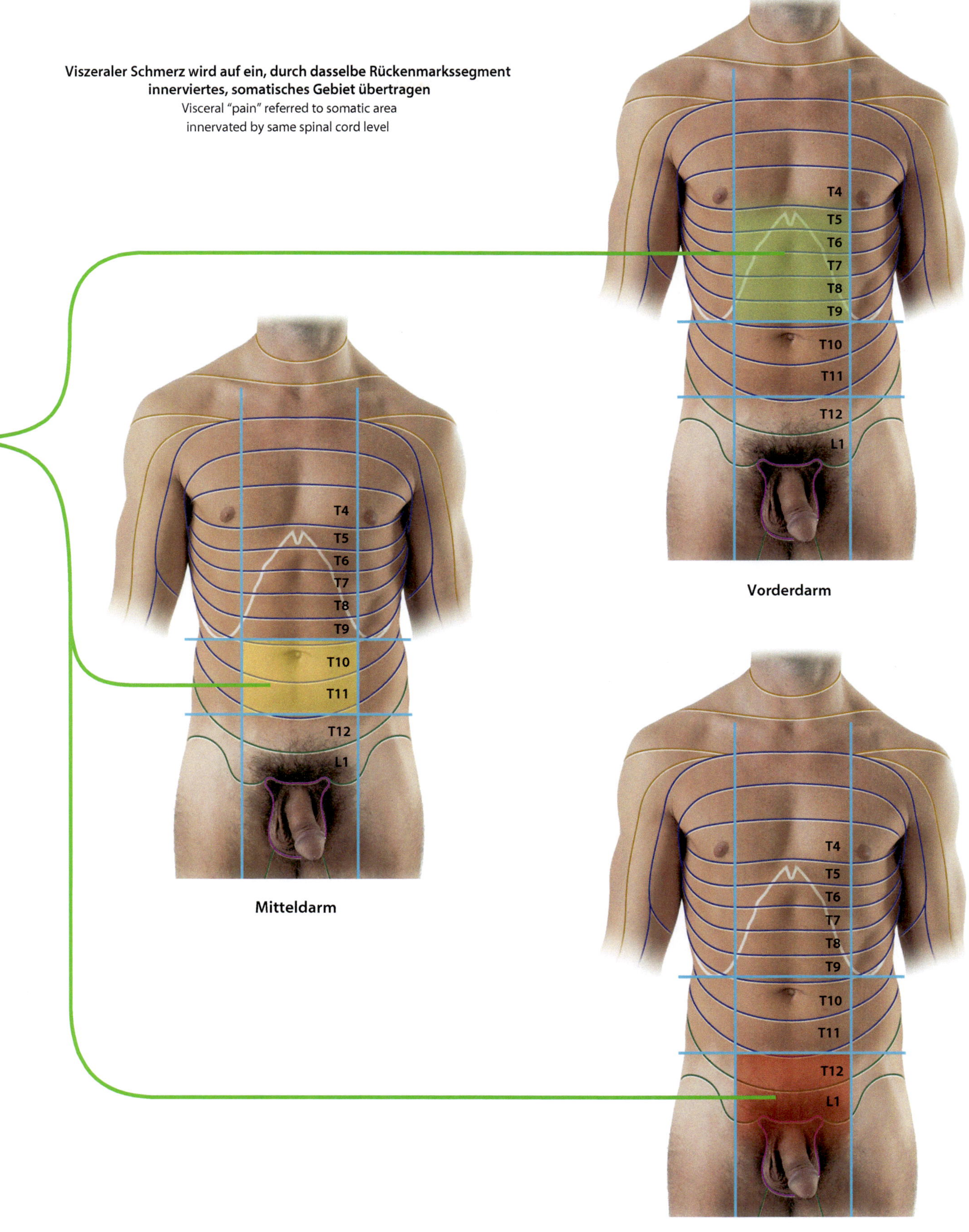

Vorderdarm

Mitteldarm

Hinterdarm

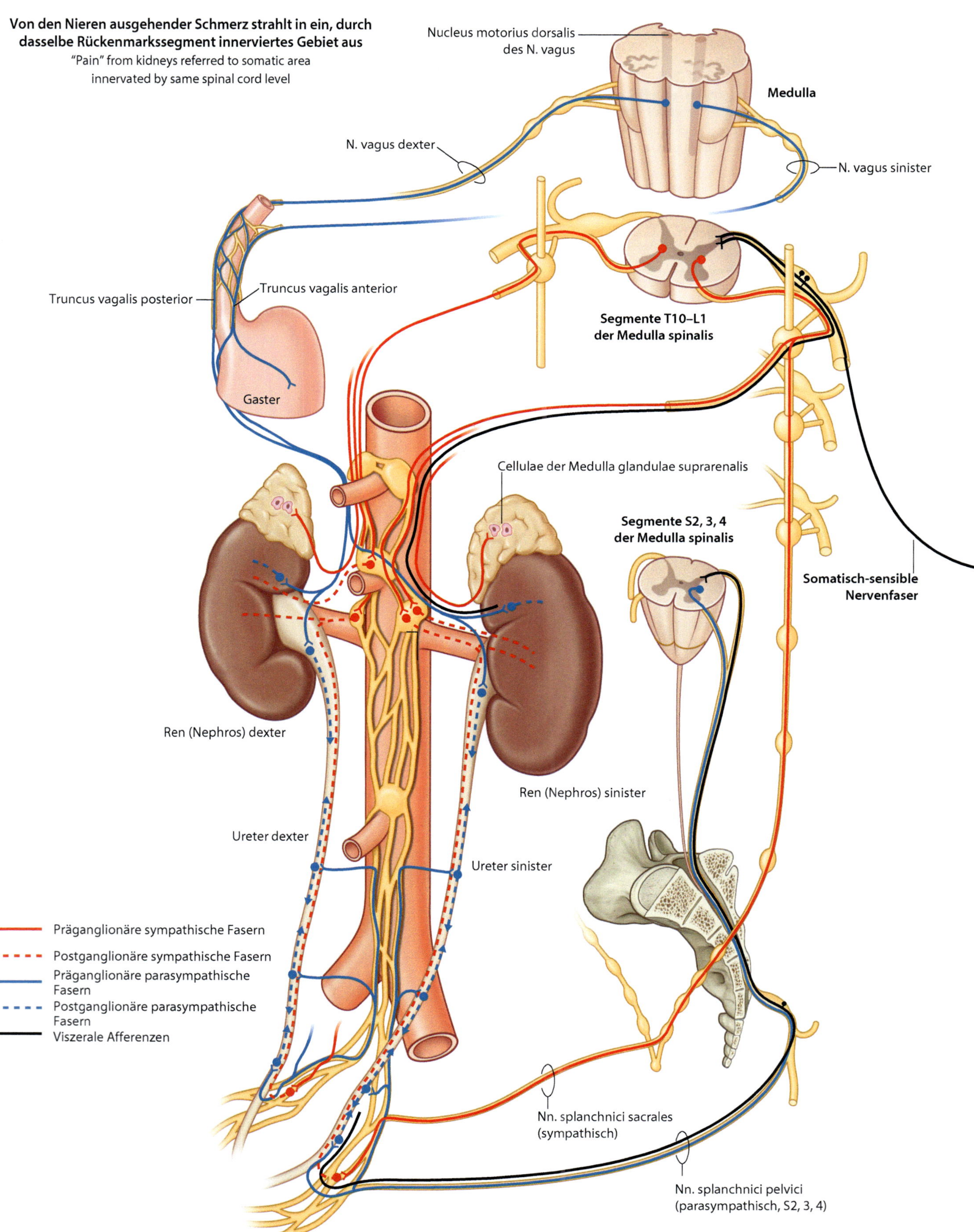

Von den Nieren ausgehender Schmerz strahlt in ein, durch dasselbe Rückenmarkssegment innerviertes Gebiet aus
"Pain" from kidneys referred to somatic area innervated by same spinal cord level
Nucleus motorius dorsalis des N. vagus
Medulla
N. vagus dexter
N. vagus sinister
Truncus vagalis posterior
Truncus vagalis anterior
Segmente T10–L1 der Medulla spinalis
Gaster
Cellulae der Medulla glandulae suprarenalis
Segmente S2, 3, 4 der Medulla spinalis
Somatisch-sensible Nervenfaser
Ren (Nephros) dexter
Ren (Nephros) sinister
Ureter dexter
Ureter sinister
Präganglionäre sympathische Fasern
Postganglionäre sympathische Fasern
Präganglionäre parasympathische Fasern
Postganglionäre parasympathische Fasern
Viszerale Afferenzen
Nn. splanchnici sacrales (sympathisch)
Nn. splanchnici pelvici (parasympathisch, S2, 3, 4)

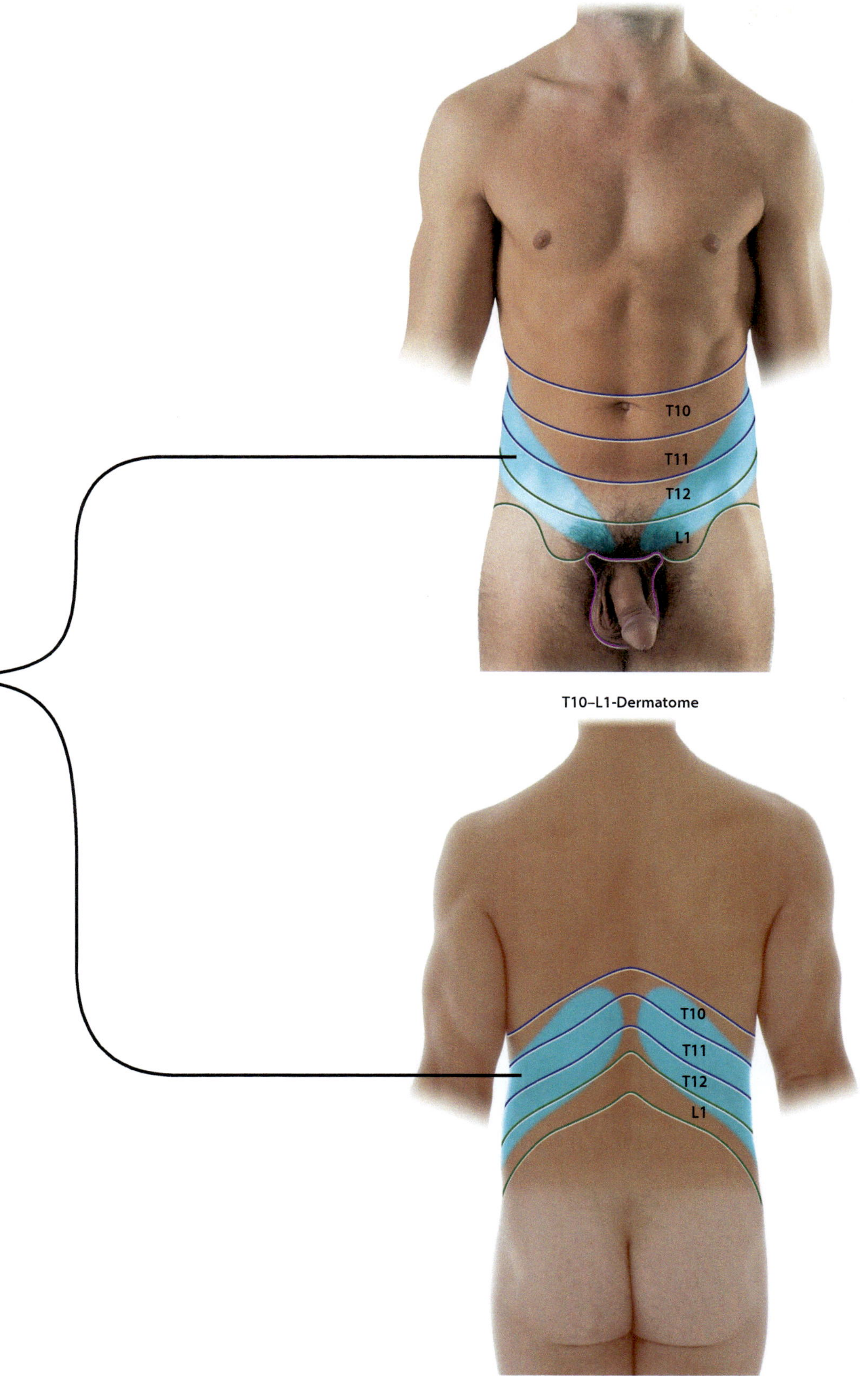

T10–L1-Dermatome

Schmerzfasern folgen in der Regel sympathischen Nerven zum ZNS. Dieser Schmerz wird durch das ZNS in die somatischen Gebiete, die durch dieselben Rückenmarkssegmente innerviert werden, übertragen. Andere Arten viszeral-afferenter (sensibler) Fasern (zuständig für Reflexauslösung) folgen hauptsächlich parasympathischen Nerven

Pain fibers mainly follow sympathetic nerves to the central nervous system (CNS). This pain is 'reerred' by the CNS to the somatic area innervated by the same spinal levels. Other types of viseral afferent (sensory) fibers (related to reflex activities) follow mainly parasympathetic nerves

Muskulatur der vorderen Bauchwand

Muskel		Ursprung	Ansatz	Innervation	Funktion
M. obliquus externus abdominis	1	Außenfläche der unteren acht Rippen (V bis XII)	Labium externum der Crista iliaca; Rektusscheide	Rami anteriores der unteren sechs Nn. thoracici (T7 bis T12)	beidseitige Kontraktion: Bauchpresse, Ventralflexion des Rumpfes; einseitige Kontraktion: ipsilaterale Lateralflexion und/oder kontralaterale Rotation des Rumpfes
M. obliquus internus abdominis	2	Fascia thoracolumbalis; Crista iliaca zwischen den Ursprüngen des M. obliquus externus abdominis und des M. transversus abdominis; laterale zwei Drittel des Lig. inguinale	Unterrand der unteren drei oder vier Rippen; Rektusscheide; Pecten ossis pubis; Crista pubica	Rami anteriores der unteren sechs Nn. thoracici (T7 bis T12) und L1	beidseitige Kontraktion: Bauchpresse, Ventralflexion des Rumpfes; einseitige Kontraktion: ipsilaterale Lateralflexion und Rotation des Rumpfes
M. transversus abdominis	3	Fascia thoracolumbalis; Labium internum der Crista iliaca; laterales Drittel des Lig. inguinale; Cartilagines costae der unteren sechs Rippen (VII bis XII)	Rektusscheide; Pecten ossis pubis; Crista pubica	Rami anteriores der unteren sechs Nn. thoracici (T7 bis T12) und L1	Bauchpresse
M. rectus abdominis	4	Os pubis im Bereich der Symphysis pubica	Cartilagines costae der Rippen V bis VII; Proc. xiphoideus	Rami anteriores der unteren sechs Nn. thoracici (T7 bis T12)	Bauchpresse; Ventralflexion der Wirbelsäule; Spannen der Bauchwand
M. pyramidalis	5	Os pubis im Bereich der Symphysis pubica	Linea alba	Ramus anterior von T12	Spannen der Linea alba

Muskulatur der hinteren Bauchwand

Muskel		Ursprung	Ansatz	Innervation	Funktion
M. psoas major	6	laterale Flächen der Wirbelkörper von TXII und LI bis LV, Procc. costales der Lendenwirbel, Disci intervertebrales zwischen den Wirbeln TXII und LI bis LV	Trochanter minor des Femur	Rami anteriores von L1 bis L3	Flexion des Oberschenkels im Hüftgelenk
M. psoas minor	7	laterale Flächen der Wirbelkörper von TXII und LI sowie dazwischen liegende Disci intervertebrales	Pecten ossis pubis und Eminentia iliopubica	Ramus anterior von L1	schwache Flexion der Lendenwirbelsäule
M. quadratus lumborum	8	Proc. transversus von Wirbel LV, Lig. iliolumbale, Crista iliaca	Procc. transversi der Wirbel LI bis LIV und Unterrand der Rippe XII	Rami anteriores von T12 und L1 bis L4	Senken und Stabilisieren der Rippe XII; ipsilaterale Lateralflexion des Rumpfes
M. iliacus	9	obere zwei Drittel der Fossa iliaca, Ligg. sacroiliaca anteriora und Ligg. iliolumbales; oberer Bereich der Pars lateralis ossis sacri	Trochanter minor des Femur	N. femoralis (L2 bis L4)	Flexion des Oberschenkels im Hüftgelenk

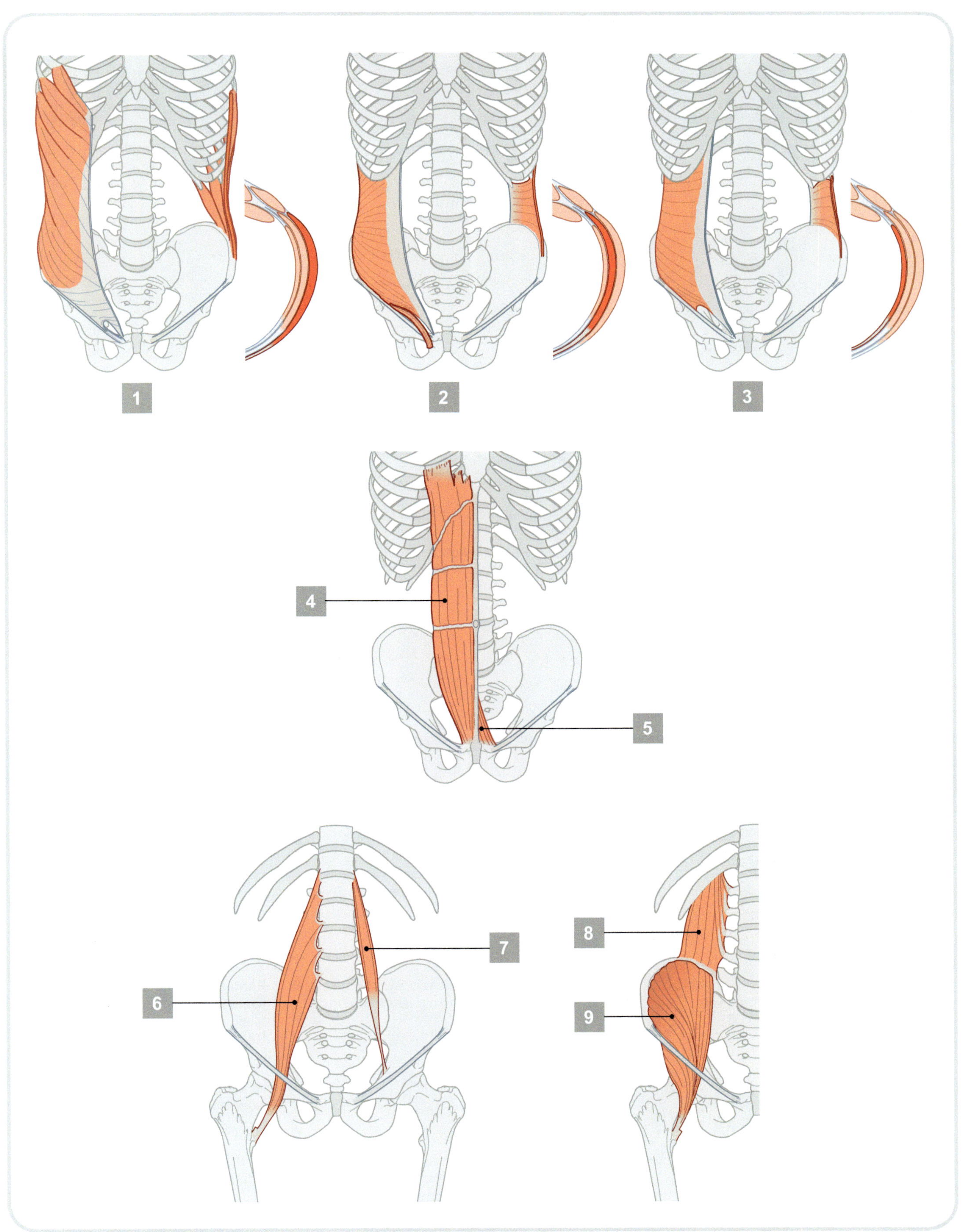
1
2
3
4
5
6
7
8
9

Äste der Aorta abdominalis

Arterie		Abgangsrichtung aus Aorta	Ursprung	Versorgungsgebiet
Truncus coeliacus	1	anterior	unterhalb des Hiatus aorticus des Zwerchfells	abdomineller Teil des Vorderdarms
A. mesenterica superior	2	anterior	unterhalb des Truncus coeliacus	Mitteldarm
A. mesenterica inferior	3	anterior	unterhalb der A. renalis	Hinterdarm
A. suprarenalis media	4	lateral	oberhalb der A. renalis	Nebennieren
A. renalis	5	lateral	unterhalb der A. mesenterica superior	Nieren
A. testicularis/ ovarica	6	anterior (paarig)	unterhalb der A. renalis	Mann: Hoden; Frau: Ovarien
A. phrenica inferior	7	lateral	unterhalb des Hiatus aorticus	Zwerchfell
A. lumbalis	8	posterior	vier paarige Äste auf Höhe von LI bis LIV	Hinterwand des Abdomens und Rückenmarks
A. sacralis mediana	9	posterior	oberhalb der Aortenbifurkation, zieht nach unten über die Lendenwirbel, bis zum Os sacrum	
A. iliaca communis	10	terminal	Aortenbifurkation auf Höhe von Wirbel LIV	

Äste des Plexus lumbalis

Nerv		Ursprung	Rückenmarkssegmente	Motorische Innervation	Sensible Innervation
N. iliohypogastricus	1	Ramus anterior von L1	L1	M. obliquus internus abdominis und M. transversus abdominis	hintere und seitliche Gesäßhaut sowie Haut der Schamregion
N. ilioinguinalis	2	Ramus anterior von L1	L1	M. obliquus internus abdominis und M. transversus abdominis	Haut der des medial-oberen Oberschenkels, **Mann**: Haut der Peniswurzel und des vorderen Skrotums, **Frau**: Haut des Mons pubis und der Labia majora
N. genitofemoralis	3	Rami anteriores von L1 und L2	L1, L2	Ramus genitalis: M. cremaster des Mannes (Cremasterreflex)	**Ramus genitalis:** Haut des vorderen Skrotums oder Haut des Mons pubis und der Labia majora; **Ramus femoralis:** Haut des vorderen oberen Oberschenkels
N. cutaneus femoris lateralis	4	Rami anteriores von L2 und L3	L2, L3		vordere und laterale Oberschenkelhaut bis zum Knie
N. obturatorius	5	Rami anteriores von L2 bis L4	L2 bis L4	M. obturatorius externus, M. pectineus und Muskeln der medialen Loge des Oberschenkels	Haut der medialen Seite des Oberschenkels
N. femoralis	6	Rami anteriores von L2 bis L4	L2 bis L4	M. iliacus, M. pectineus und Muskeln der vorderen Loge des Oberschenkels	Haut der Vorderseite des Oberschenkels und der medialen Seite des Unterschenkels

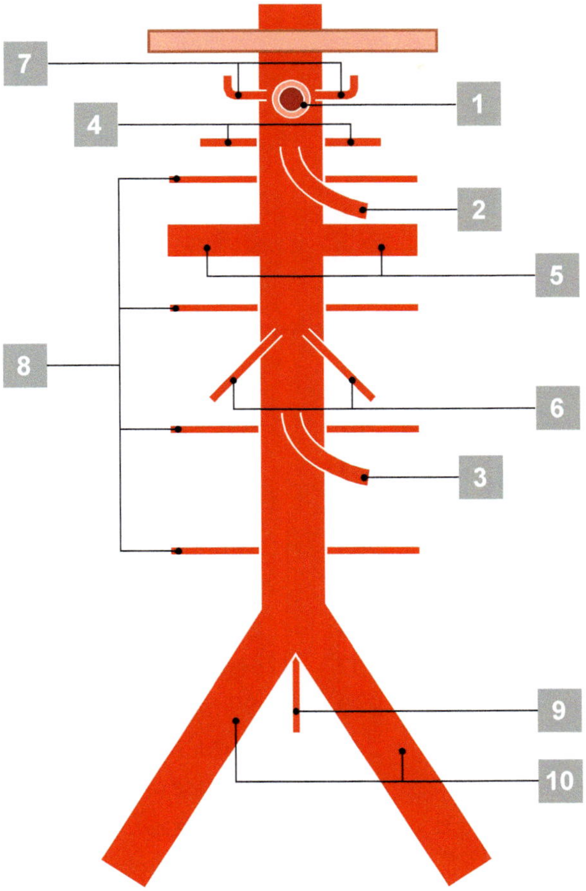

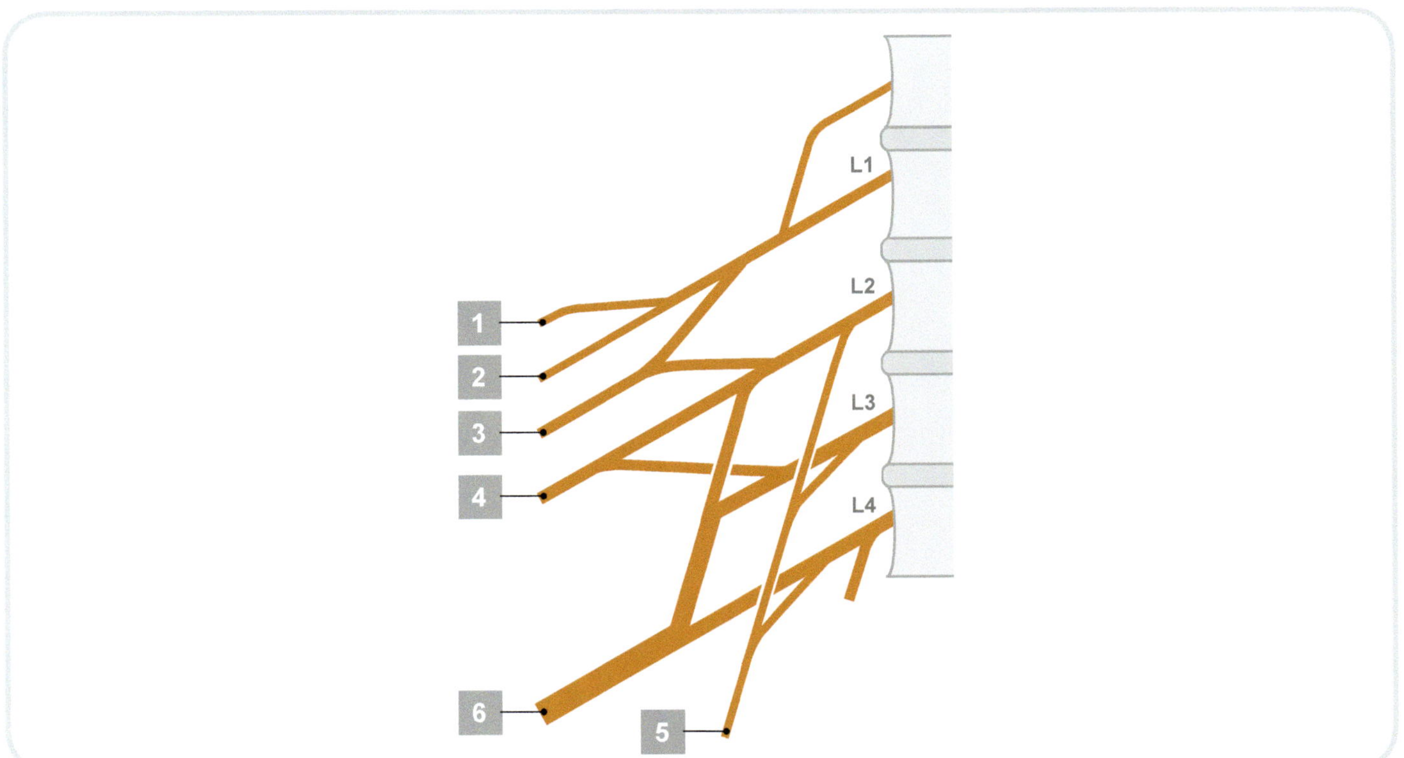

L1
L2
L3
L4
1
2
3
4
6
5

The Body

CONTENTS

5

BECKEN UND PERINEUM

INHALT

Umbilicus
Spina iliaca anterior superior
Tuberculum pubicum
Scrotum
Glans penis
Spina iliaca anterior superior
Spina iliaca anterior inferior
Lig. inguinale (= Poupart-Band)
Tuberculum pubicum
Foramen obturatum
Ramus ossis ischii
Ramus inferior ossis pubis

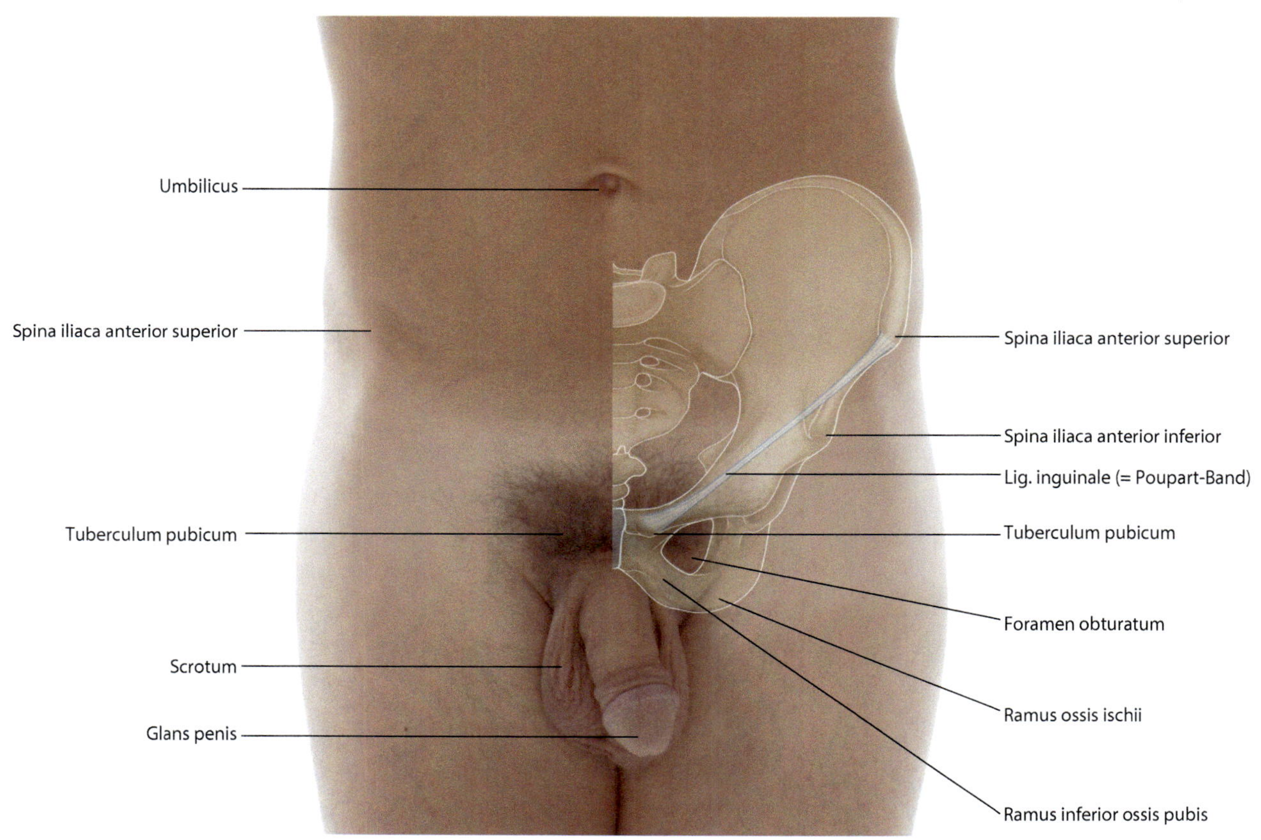

Oberflächenanatomie mit Projektion der Knochen, Ansicht von ventral
Surface anatomy with bones (anterior view)

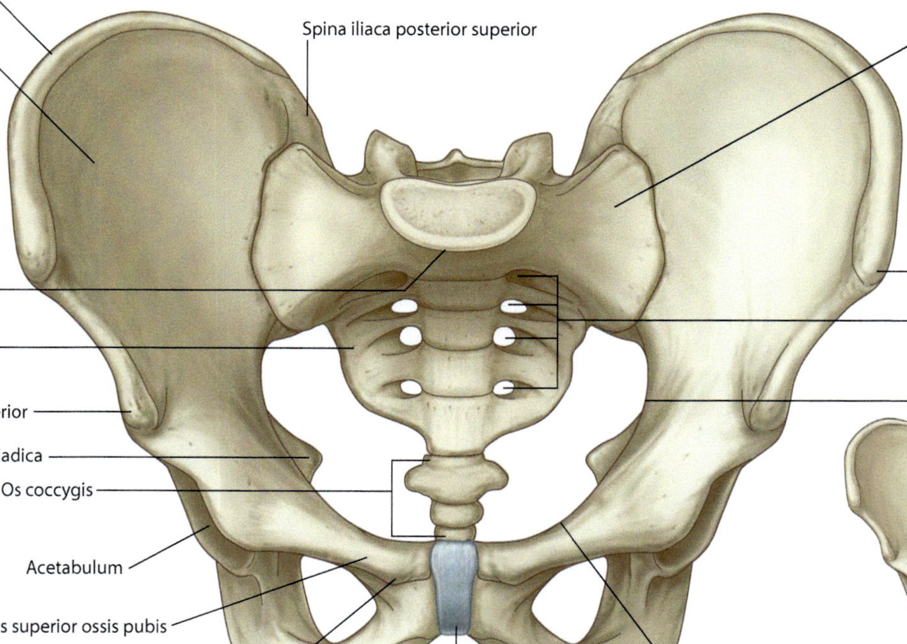

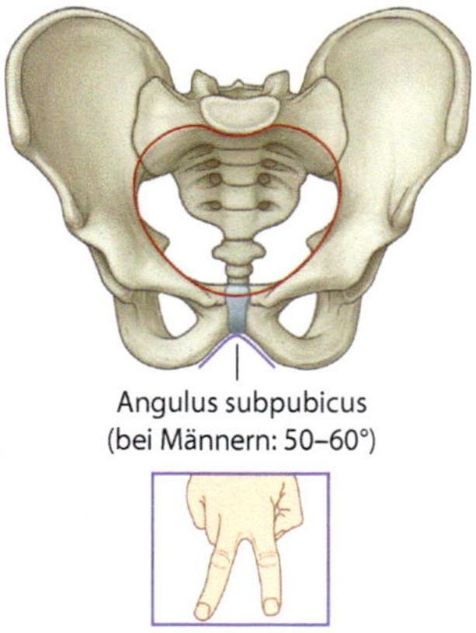

Crista iliaca
Fossa iliaca
Spina iliaca posterior superior
Ala ossis sacri
Spina iliaca anterior superior
Promontorium
Foramina sacralia anteriora
Os sacrum
Linea arcuata
Spina iliaca anterior inferior
Spina ischiadica
Os coccygis
Acetabulum
Ramus superior ossis pubis
Ramus ossis ischii
Tuberculum pubicum
Ramus inferior ossis pubis
Symphysis pubica
Pecten ossis pubis
(Linea pectinea)

Angulus subpubicus
(bei Männern: 50–60°)

Gelenkverbindungen des Beckens, Ansicht von ventral
Articulated pelvis (anterior view)

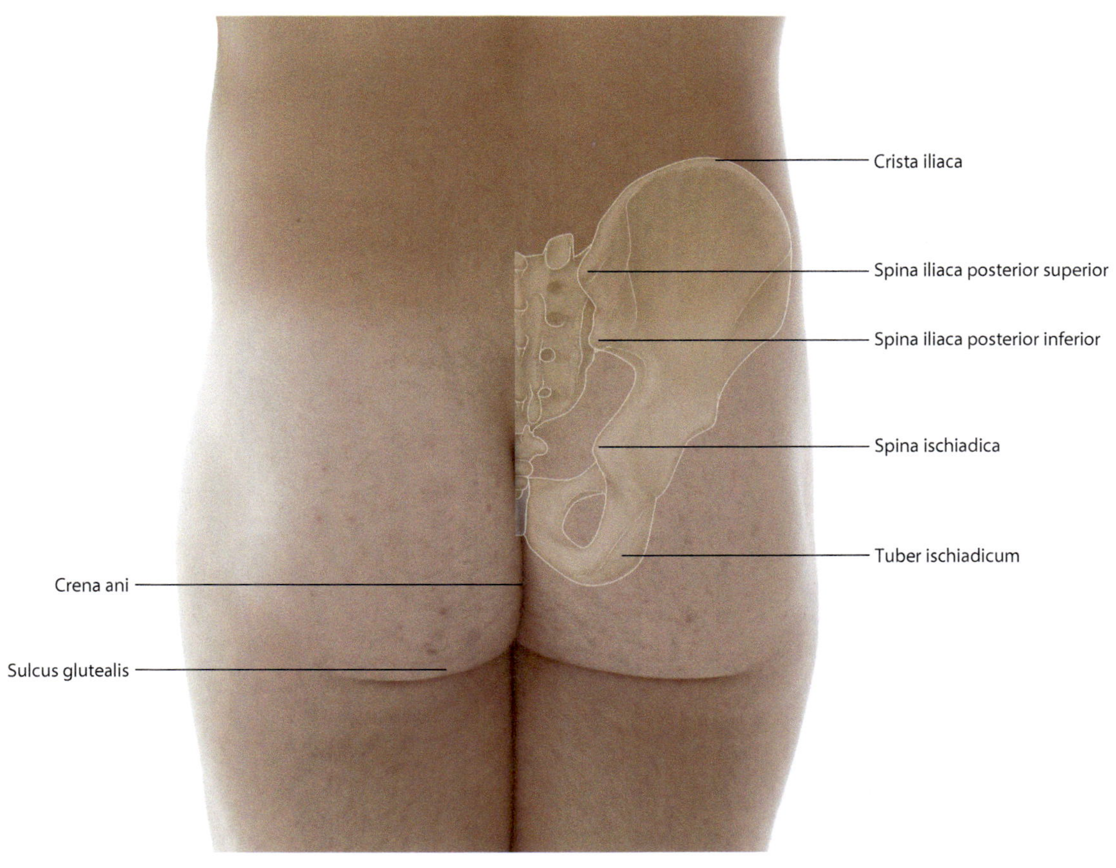

Oberflächenanatomie mit Projektion der Knochen, Ansicht von dorsal
Surface anatomy with bones (posterior view)

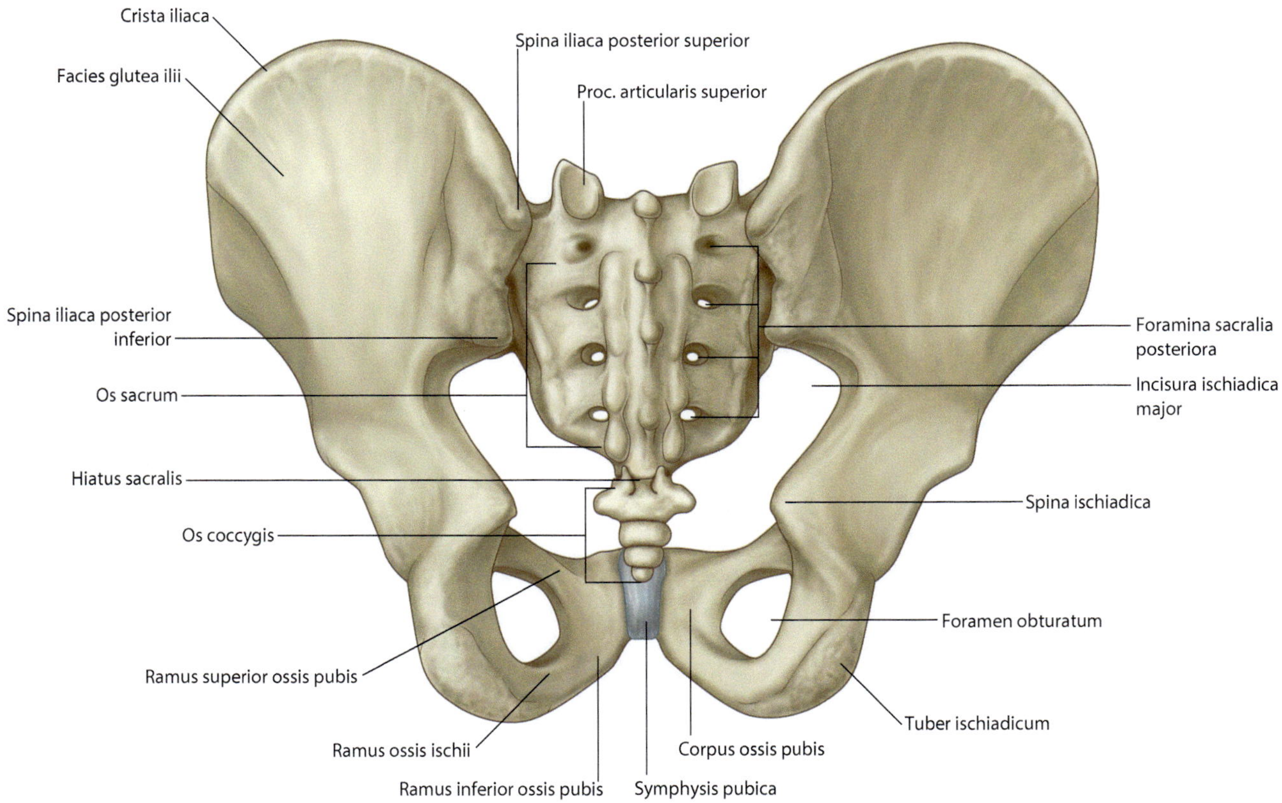

Gelenkverbindungen des Beckens, Ansicht von dorsal
Articulated pelvis (posterior view)

Umbilicus
Spina iliaca anterior superior
Tuberculum pubicum
Crista iliaca
Spina iliaca anterior superior
Spina iliaca anterior inferior
Lig. inguinale
Tuberculum pubicum
Foramen obturatum
Ramus ossis ischii
Ramus inferior ossis pubis

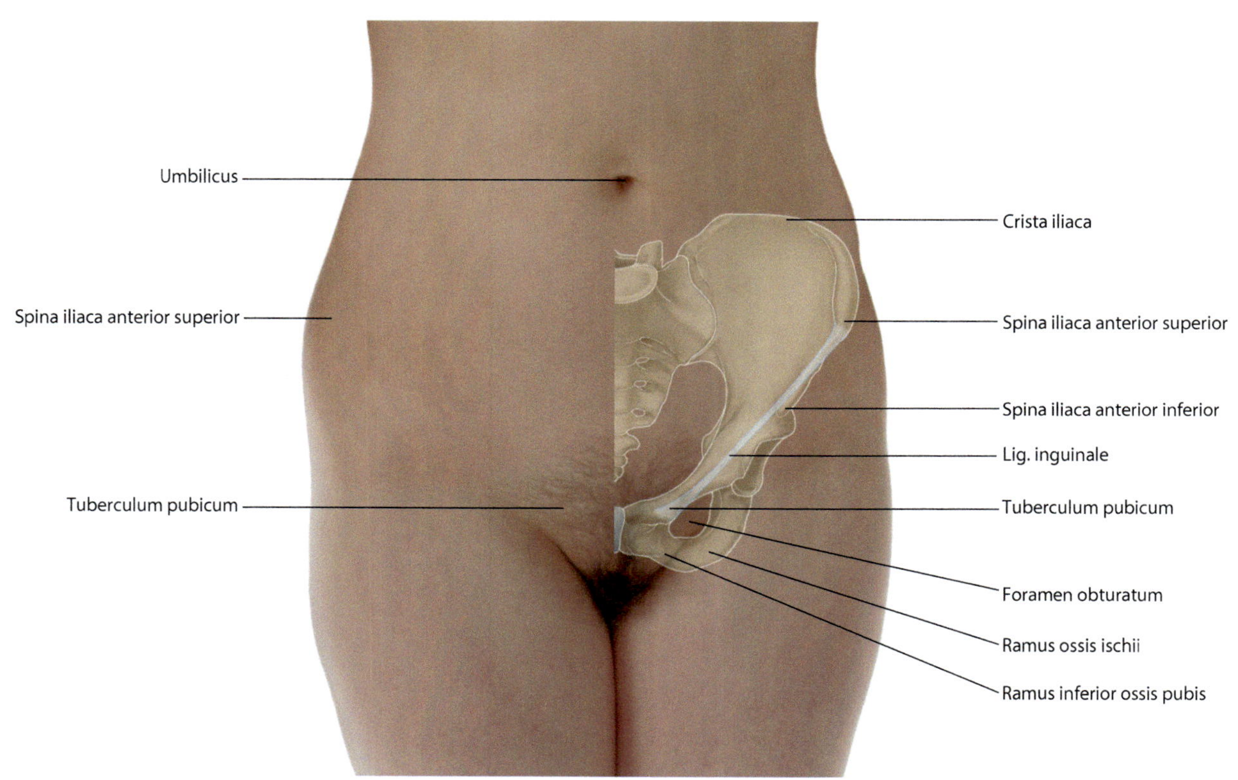

Oberflächenanatomie mit Projektion der Knochen, Ansicht von ventral
Surface anatomy with bones (anterior view)

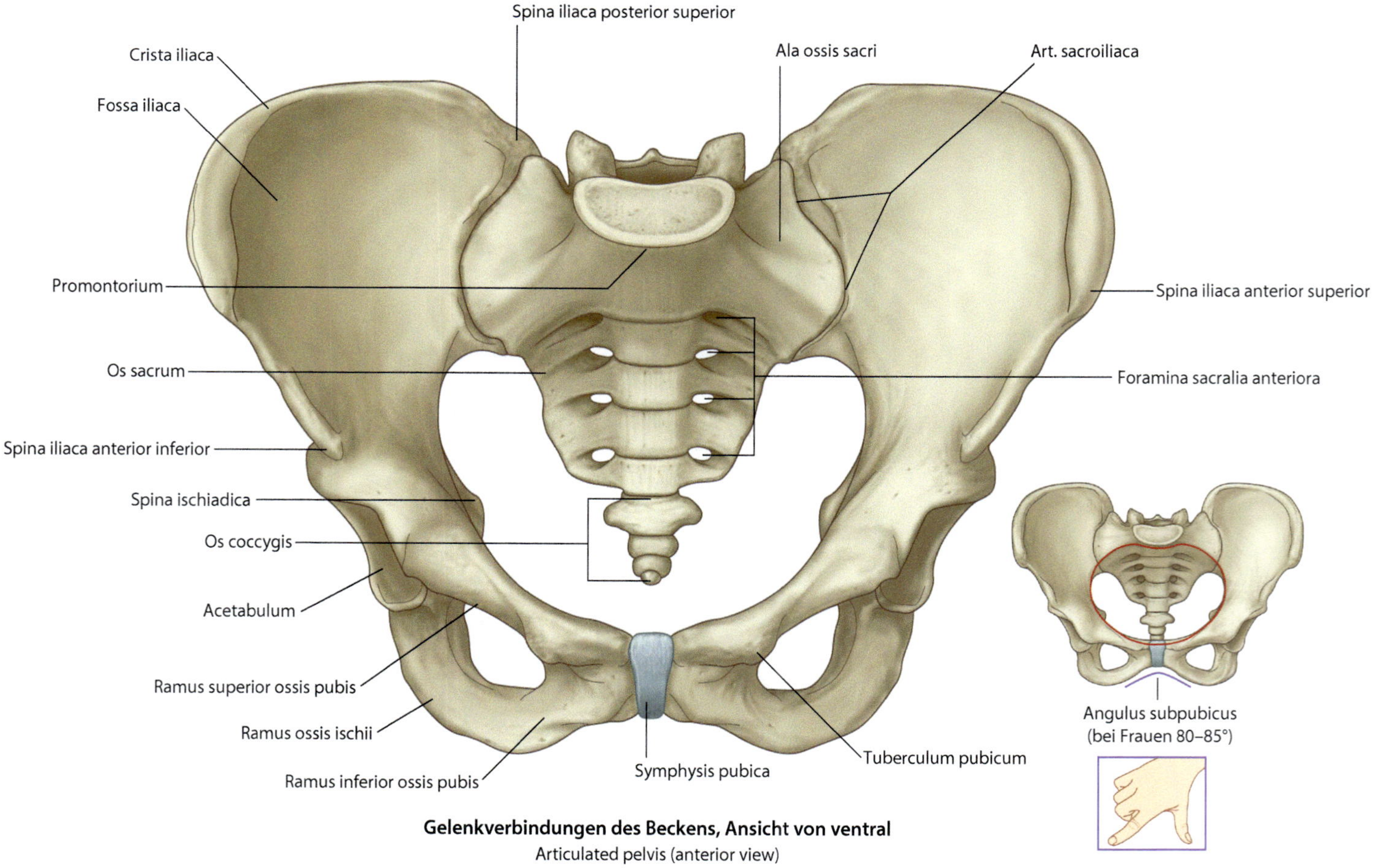

Spina iliaca posterior superior
Crista iliaca
Fossa iliaca
Ala ossis sacri
Art. sacroiliaca
Promontorium
Spina iliaca anterior superior
Os sacrum
Foramina sacralia anteriora
Spina iliaca anterior inferior
Spina ischiadica
Os coccygis
Acetabulum
Ramus superior ossis pubis
Ramus ossis ischii
Ramus inferior ossis pubis
Symphysis pubica
Tuberculum pubicum
Angulus subpubicus
(bei Frauen 80–85°)

Gelenkverbindungen des Beckens, Ansicht von ventral
Articulated pelvis (anterior view)

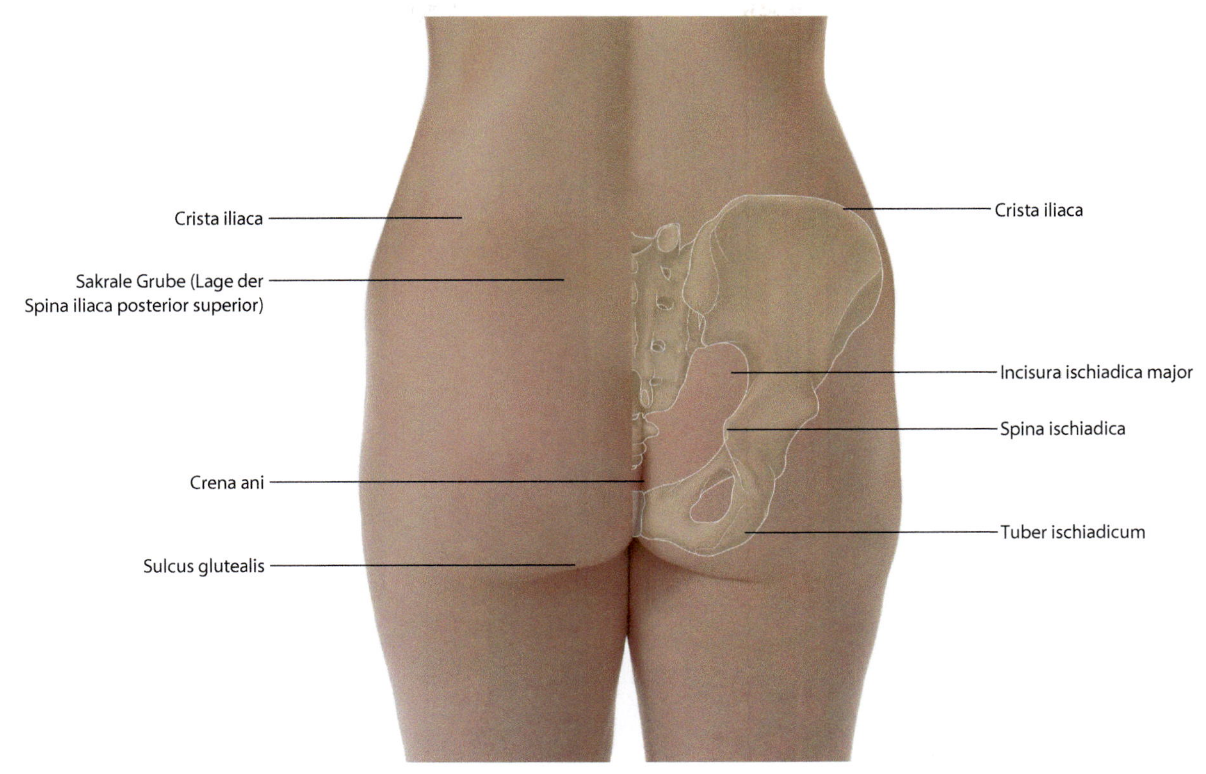

Oberflächenanatomie mit Projektion der Knochen, Ansicht von dorsal
Surface anatomy with bones (posterior view)

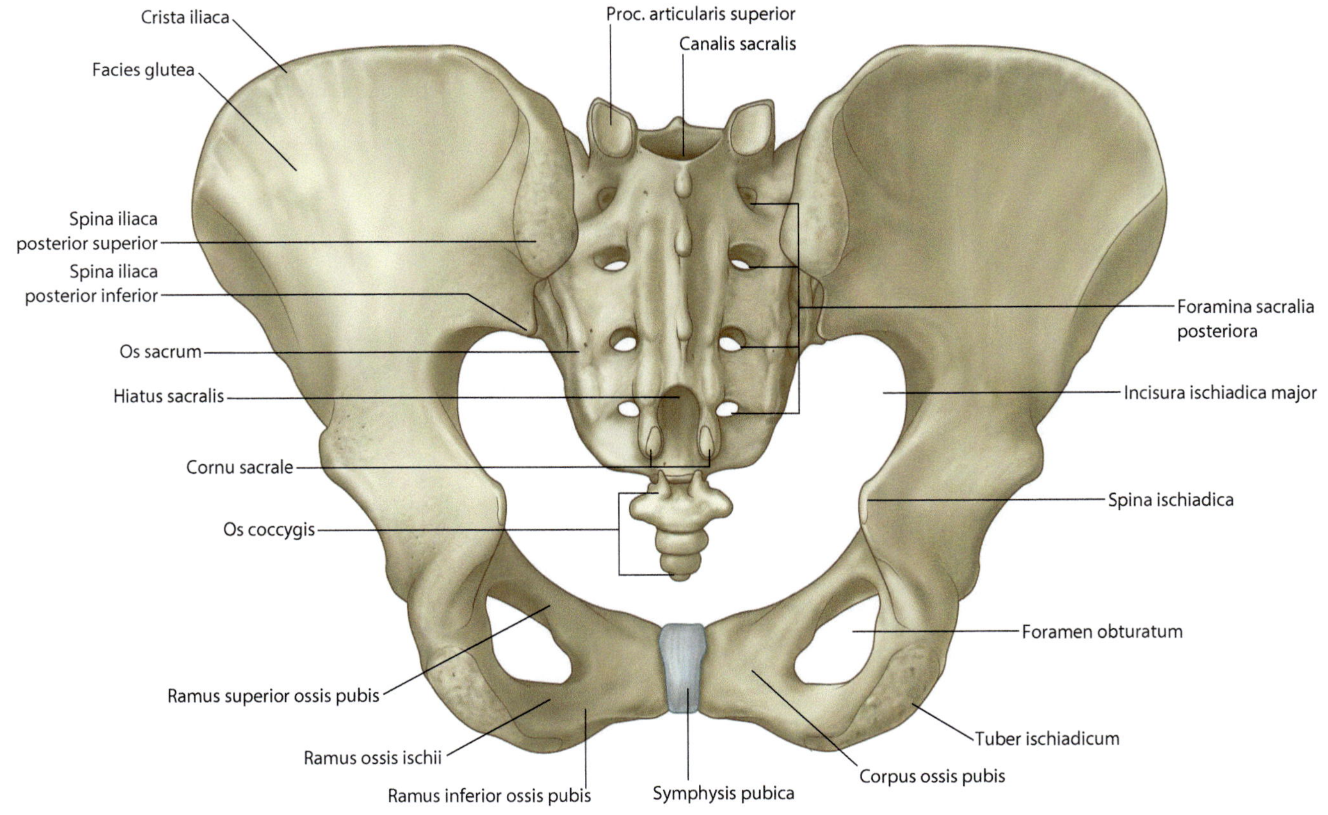

Gelenkverbindungen des Beckens, Ansicht von dorsal
Articulated pelvis (posterior view)

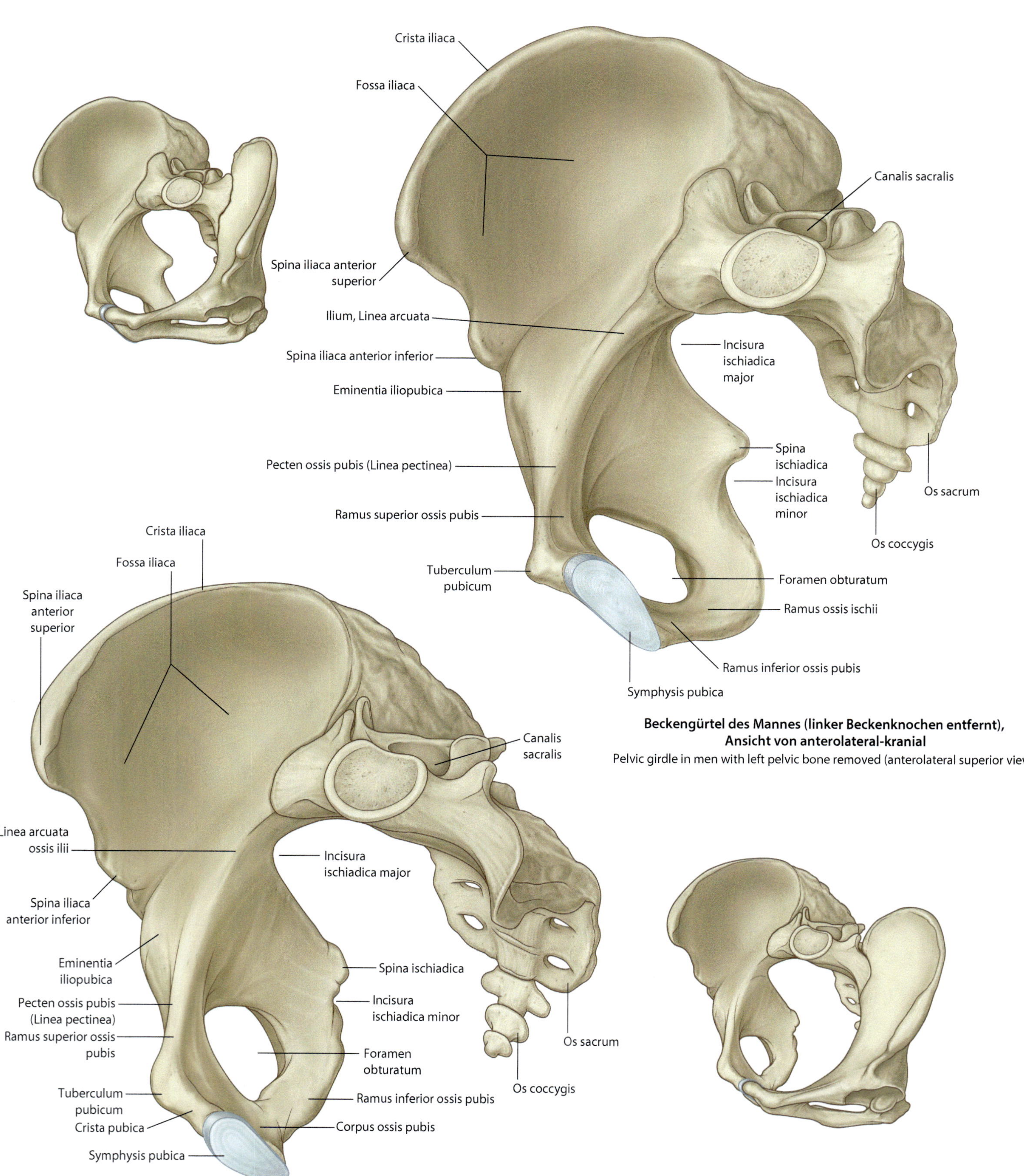

Beckengürtel des Mannes (linker Beckenknochen entfernt), Ansicht von anterolateral-kranial
Pelvic girdle in men with left pelvic bone removed (anterolateral superior view)

Beckengürtel der Frau (linker Beckenknochen entfernt), Ansicht von anterolateral-kranial
Pelvic girdle in women with left pelvic bone removed (anterolateral superior view)

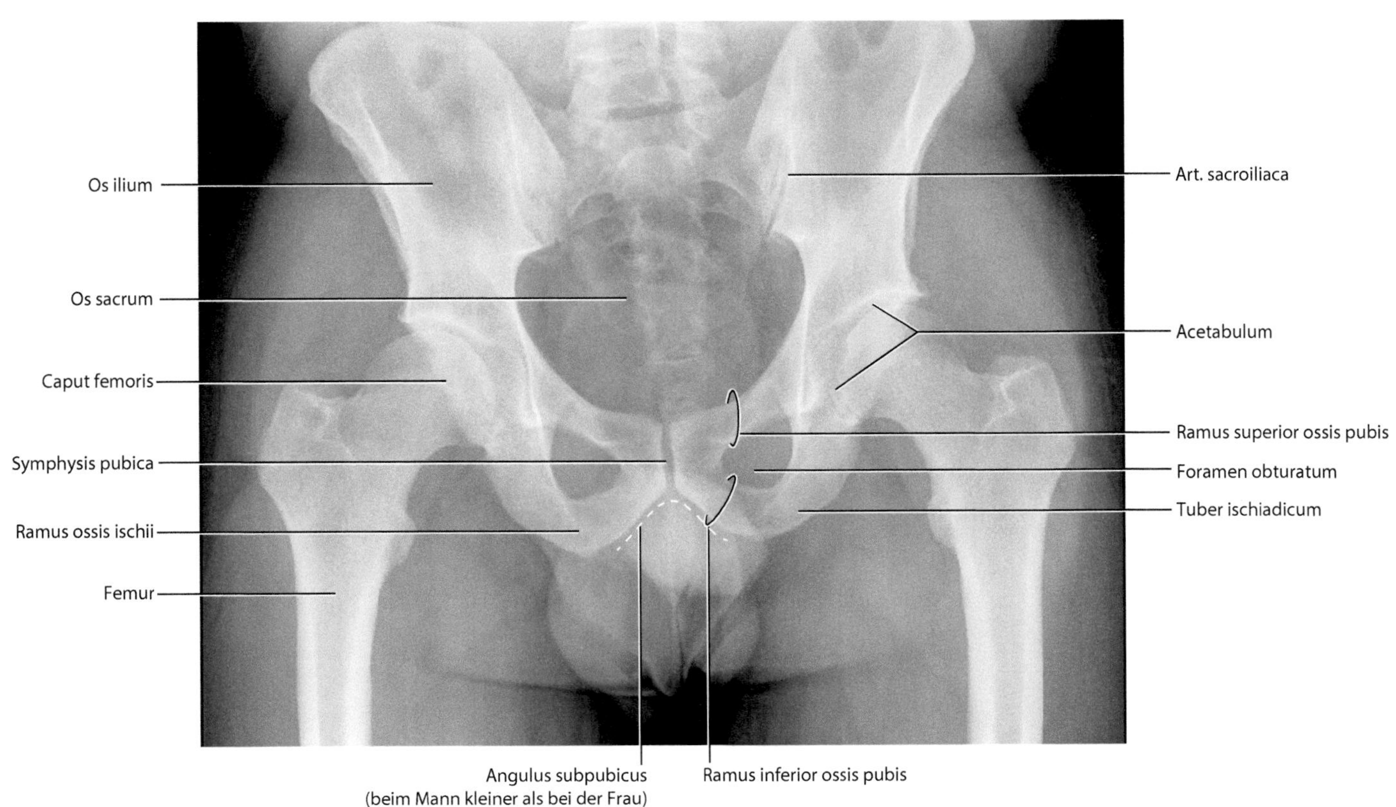

Knöchernes Becken des Mannes; Röntgenbild im anterior-posterioren Strahlengang
Male bony pelvis. Radiograph, anterior-posterior view

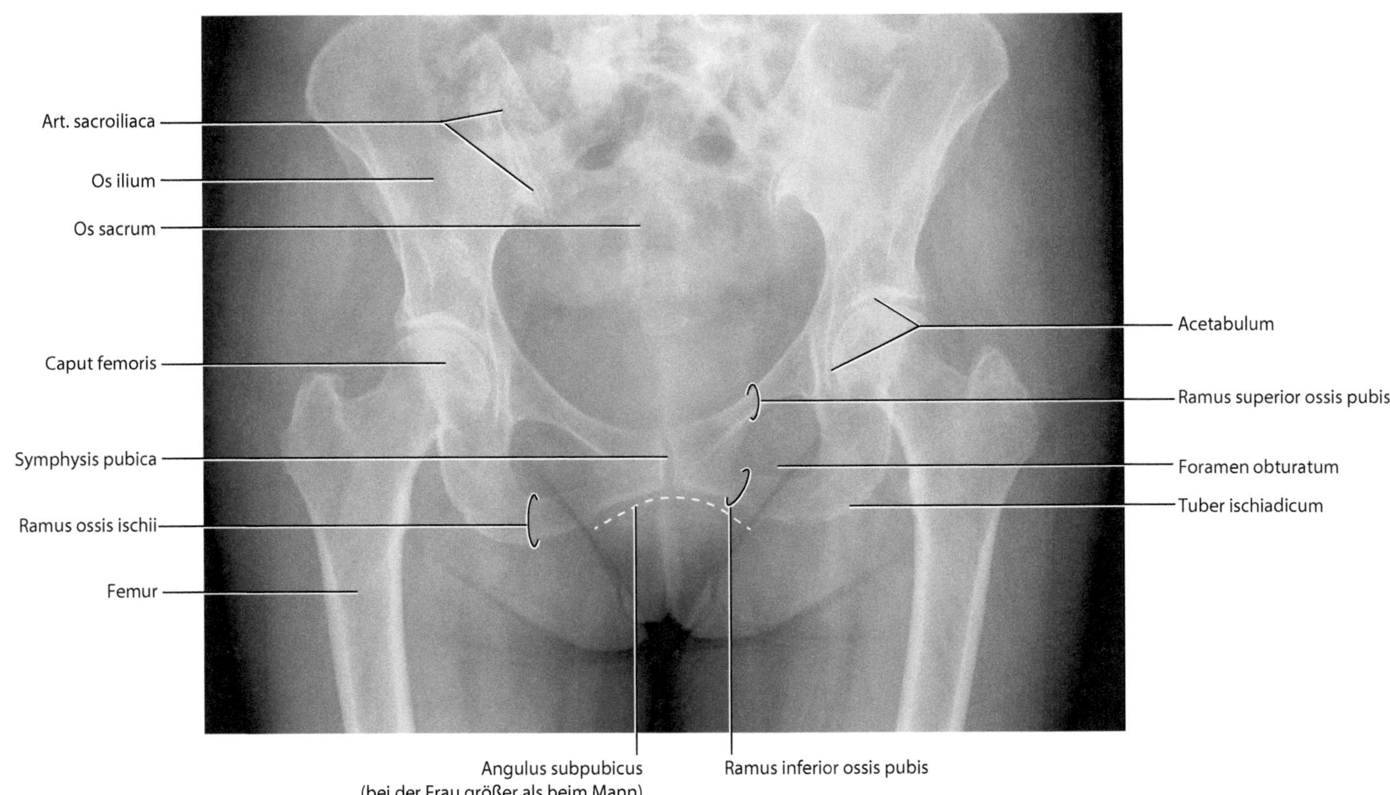

Knöchernes Becken der Frau; Röntgenbild im anterior-posterioren Strahlengang
Female bony pelvis. Radiograph, anterior-posterior view

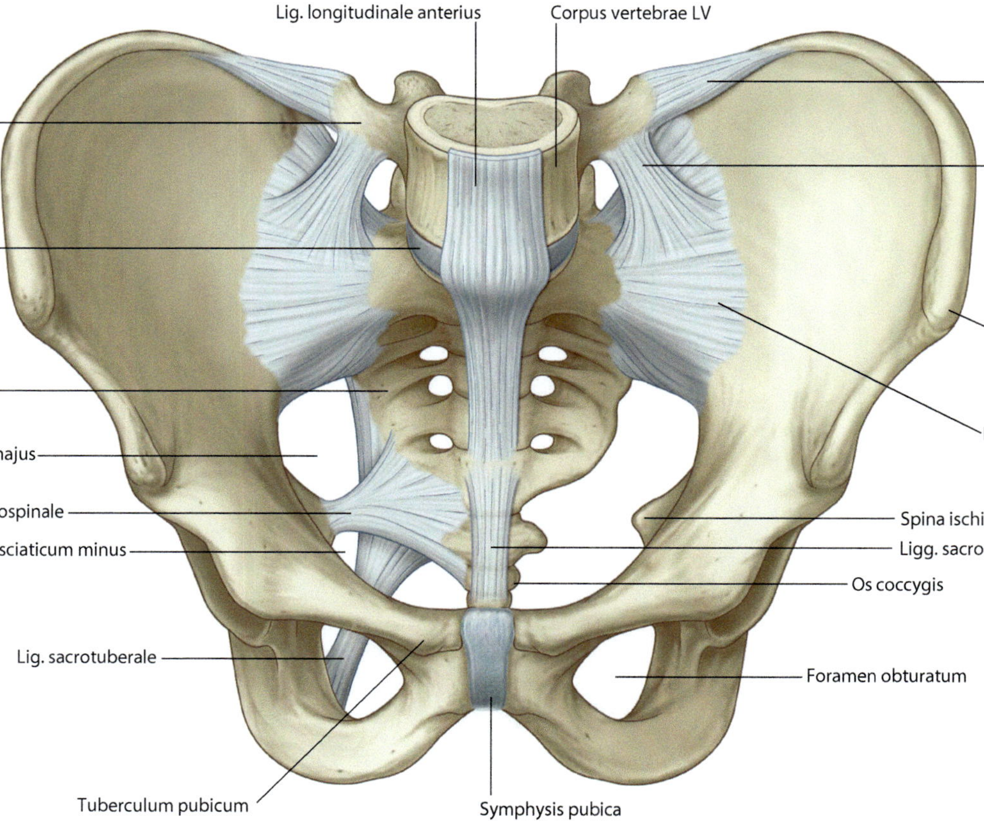

Artt. lumbosacrales und zugehörige Bänder, Ansicht von ventral
Lumbosacral joints and associated ligaments (anterior view)

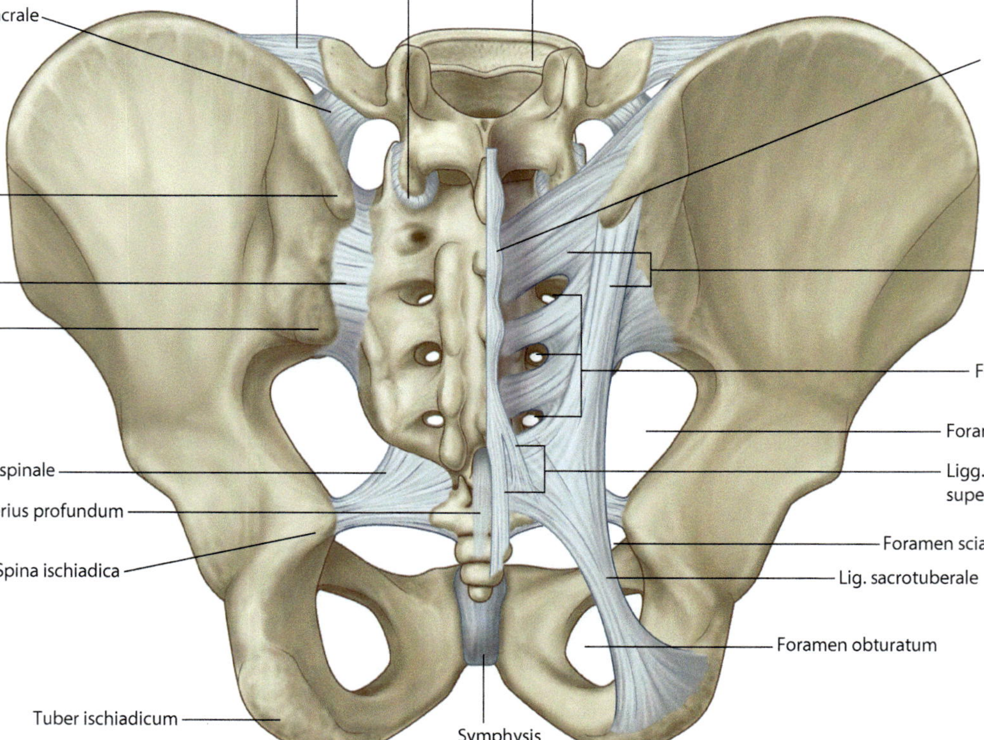

Artt. lumbosacrales und zugehörige Bänder, Ansicht von dorsal
Lumbosacral joints and associated ligaments (posterior view)

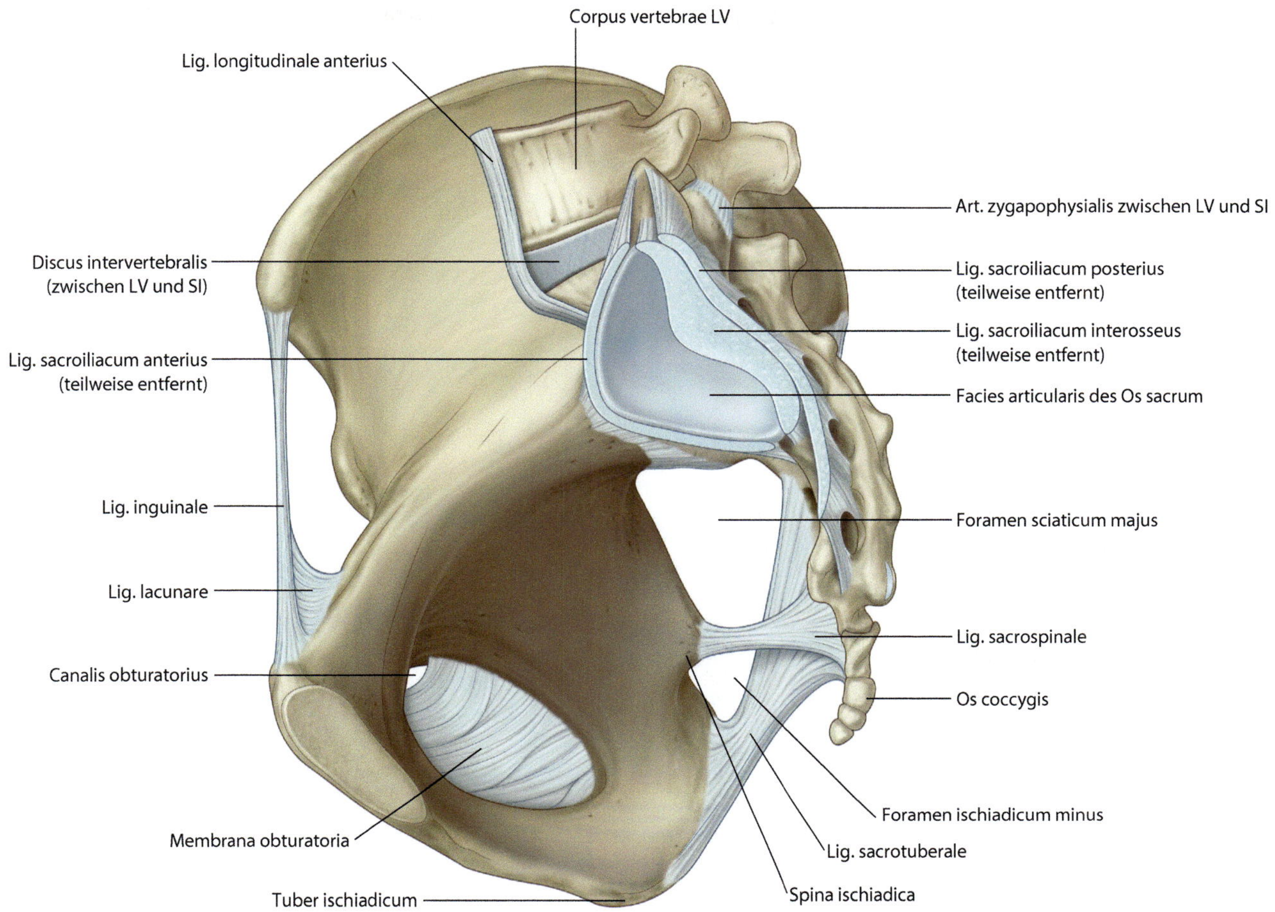

Corpus vertebrae LV
Lig. longitudinale anterius
Art. zygapophysialis zwischen LV und SI
Discus intervertebralis (zwischen LV und SI)
Lig. sacroiliacum posterius (teilweise entfernt)
Lig. sacroiliacum interosseus (teilweise entfernt)
Lig. sacroiliacum anterius (teilweise entfernt)
Facies articularis des Os sacrum
Lig. inguinale
Foramen sciaticum majus
Lig. lacunare
Lig. sacrospinale
Canalis obturatorius
Os coccygis
Foramen ischiadicum minus
Membrana obturatoria
Lig. sacrotuberale
Tuber ischiadicum
Spina ischiadica

Artt. sacroiliaca und zugehörige Bänder (linker Beckenknochen entfernt), Ansicht von lateral
Sacro-iliac joints and associated ligaments (lateral view with left pelvic bone removed)

Symphysis pubica
Tuberculum pubicum
Crista pubica
Ligg. sacrococcygea anteriores
Spina ischiadica
Spina iliaca anterior superior
Os coccygis
Ilium, Linea arcuata
Lig. longitudinale anterius
Lig. sacrospinale
Lig. sacrotuberale
SI, Corpus
Lig. sacroiliacum anterius
Lig. sacroiliacum posterius

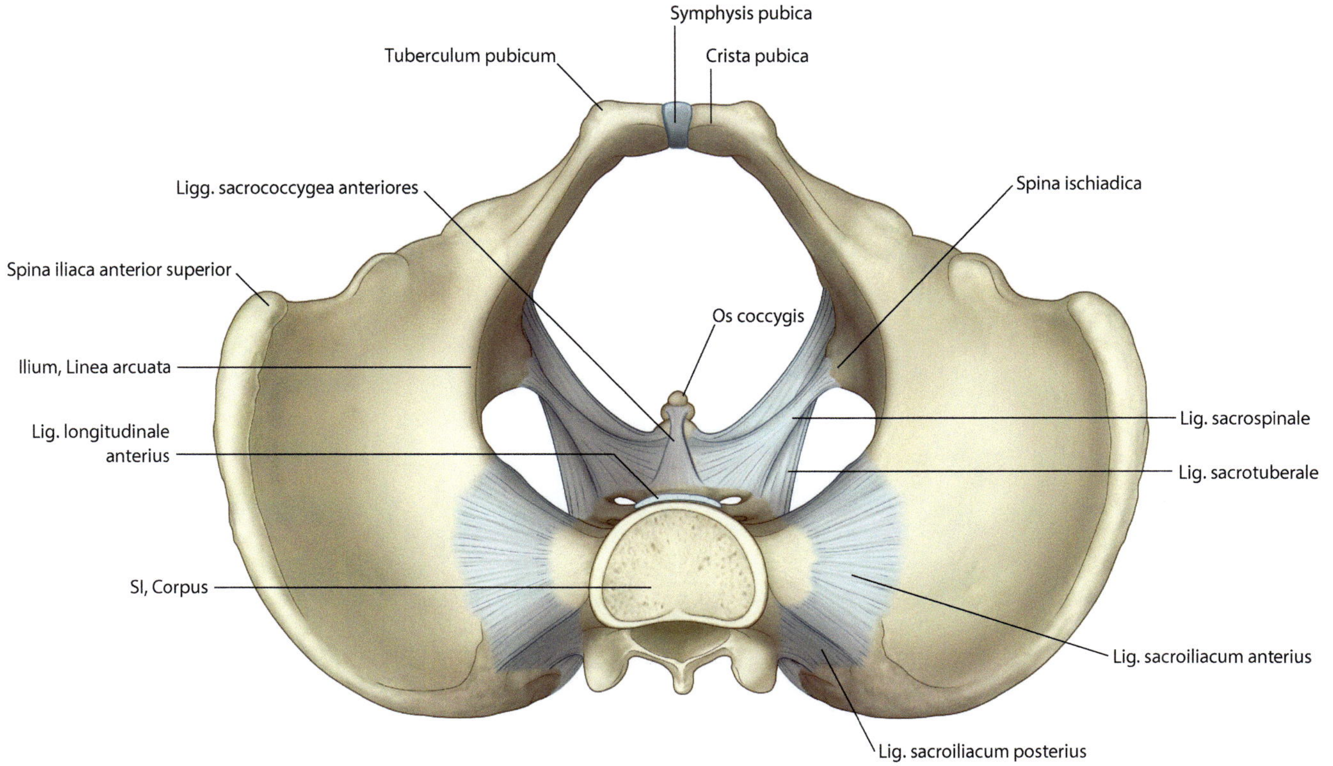

Artt. sacroiliaca, Ansicht von ventral-kranial
Sacro-iliac joints (anterosuperior view)

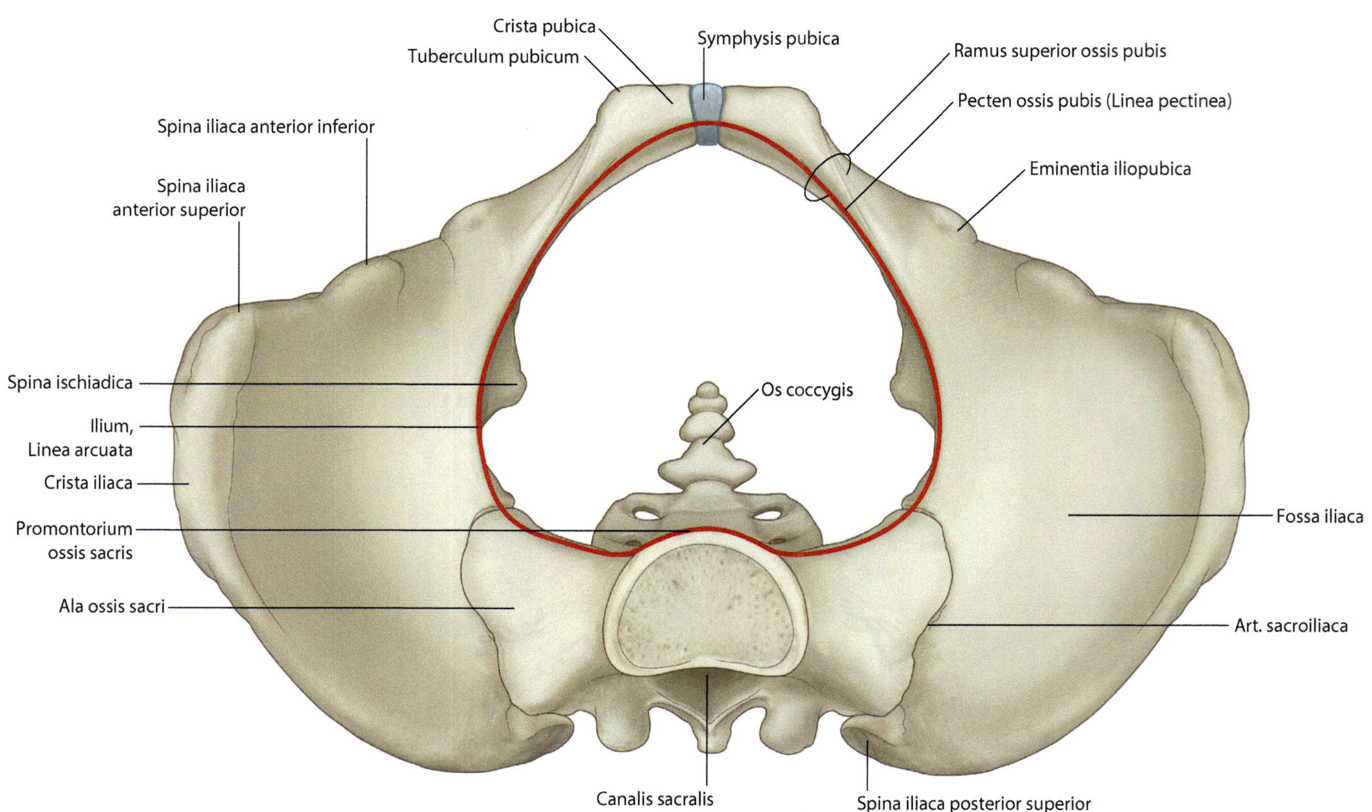

Beckeneingang (rot), Ansicht von ventral-kranial
Pelvic inlet (shown in red; anterosuperior view)

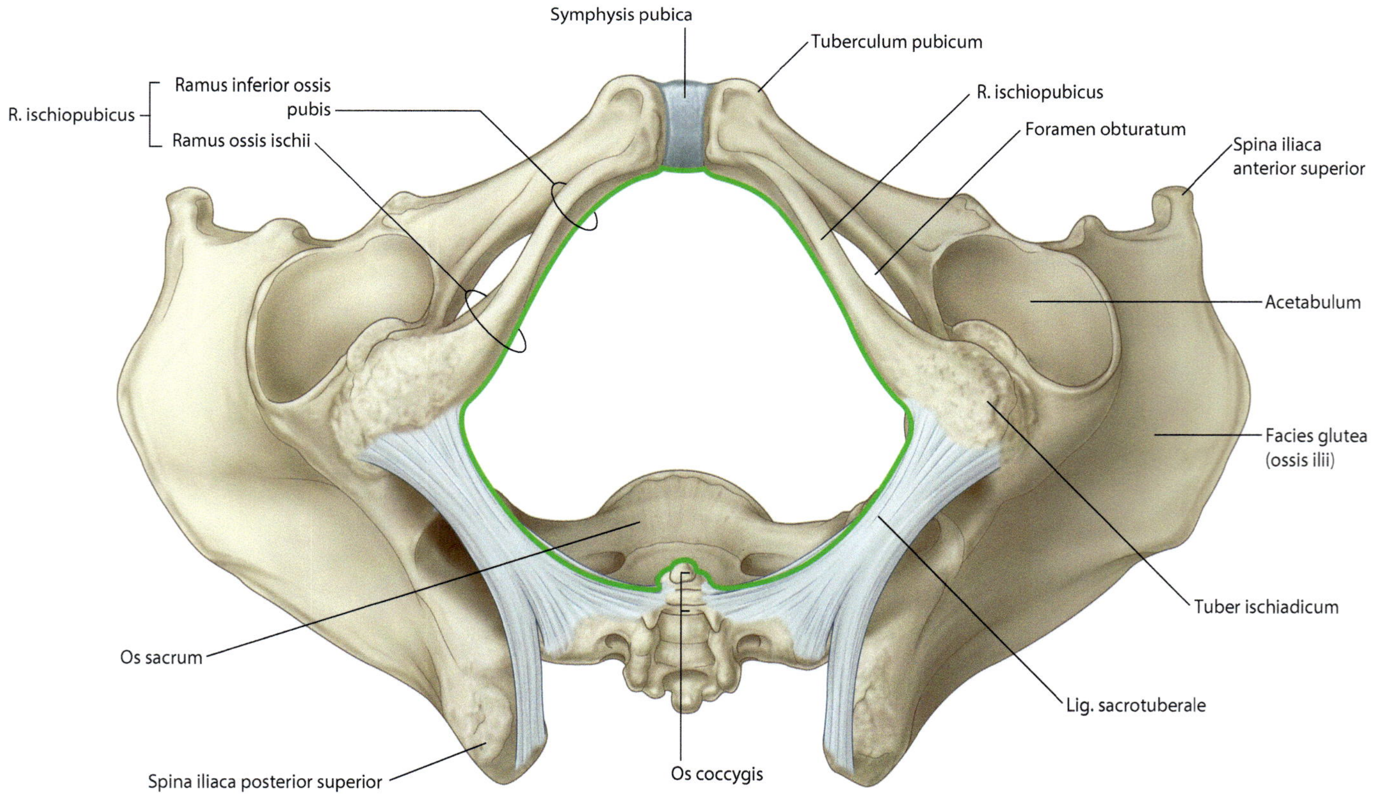

Beckenausgang (grün), Ansicht von ventral-kaudal
Pelvic outlet (shown in green; anteroinferior view)

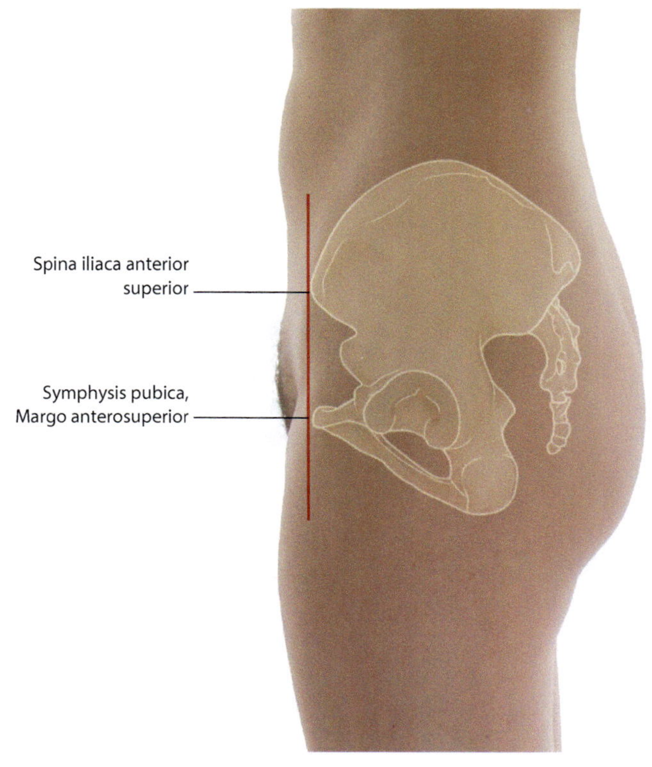

Ausrichtung des Beckens in anatomischer Position, Ansicht von lateral
Pelvic orientation in anatomical position (lateral view)

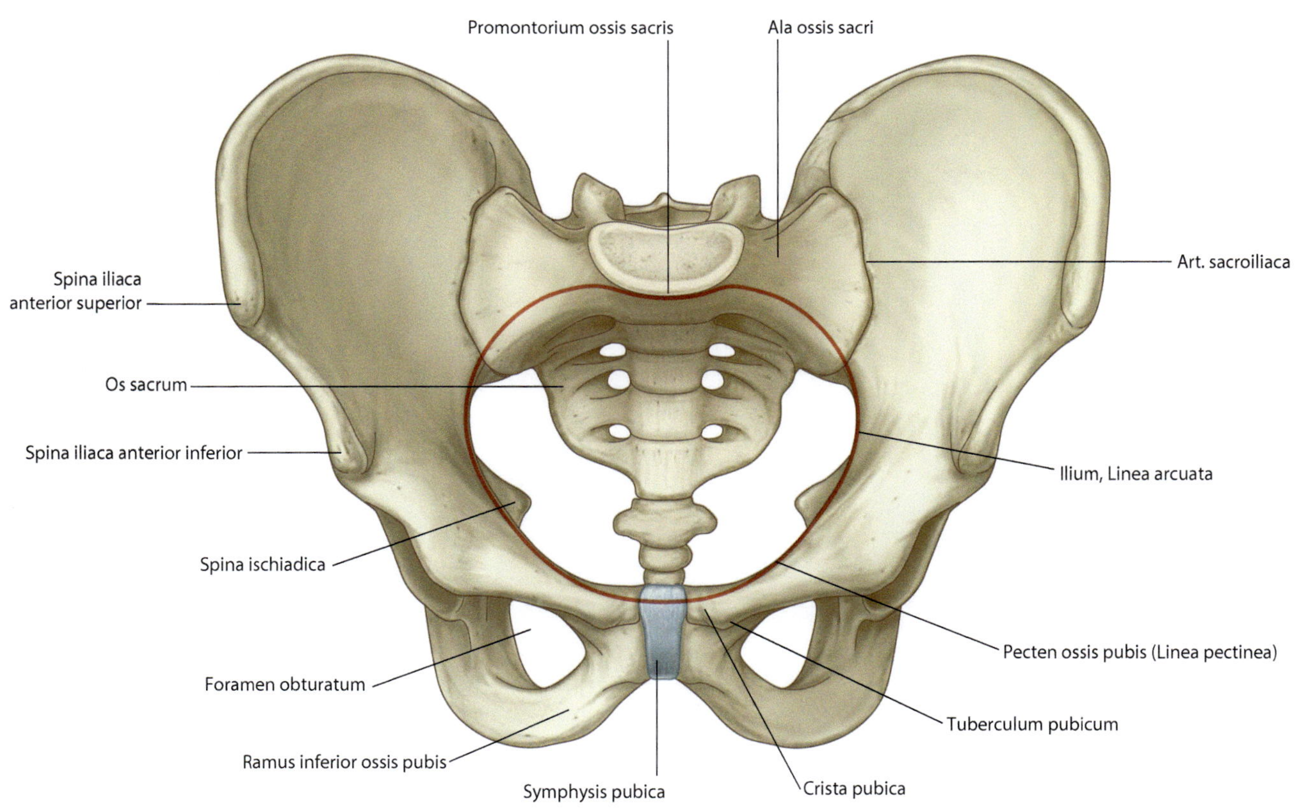

Beckenrand (rot), Ansicht von ventral
Pelvic brim (shown in red; anterior view)

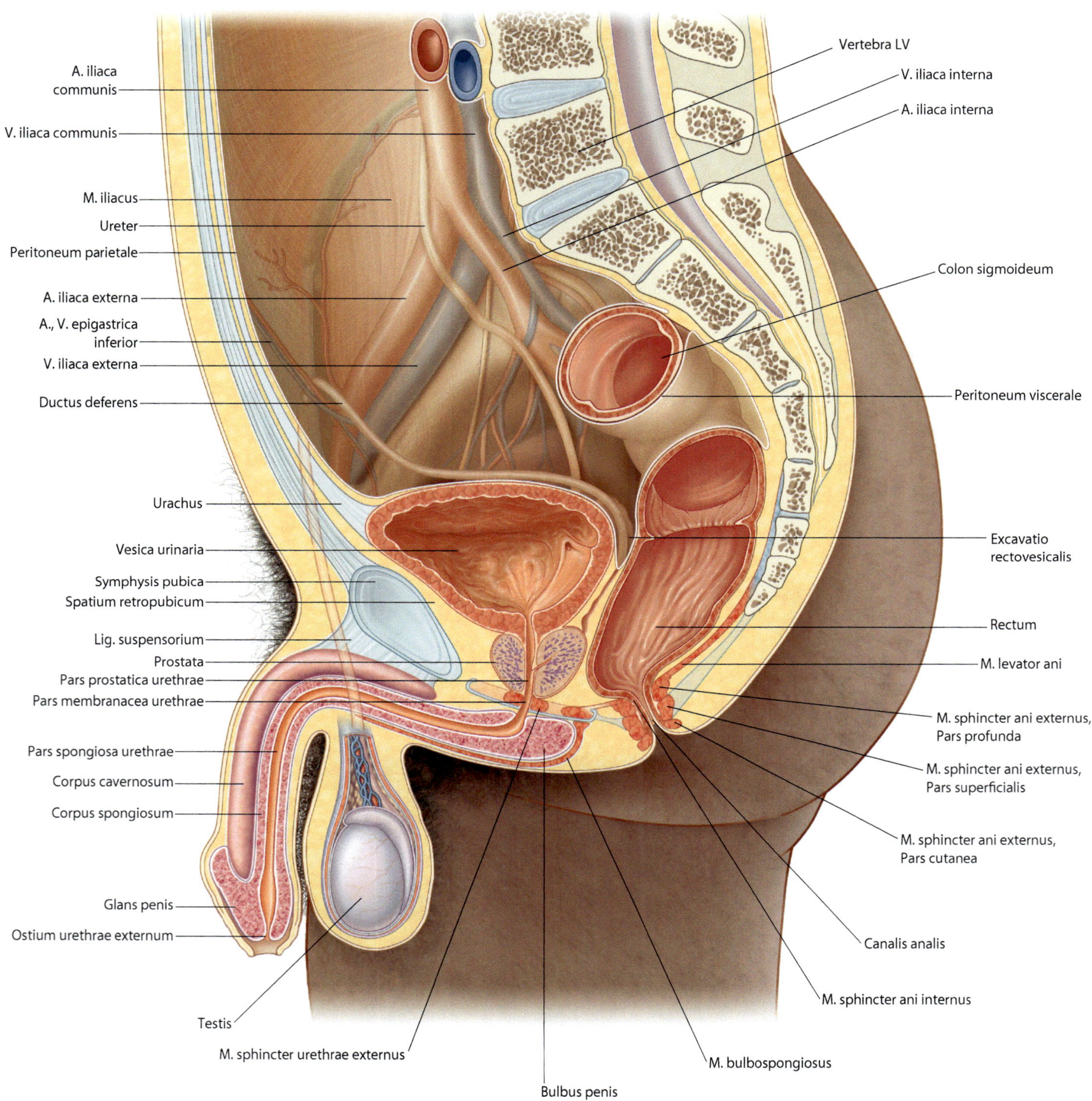

Beckenorgane und Perineum (Dammregion) des Mannes in situ (Sagittalschnitt)
Pelvic viscera and perineum in men in situ (sagittal section)

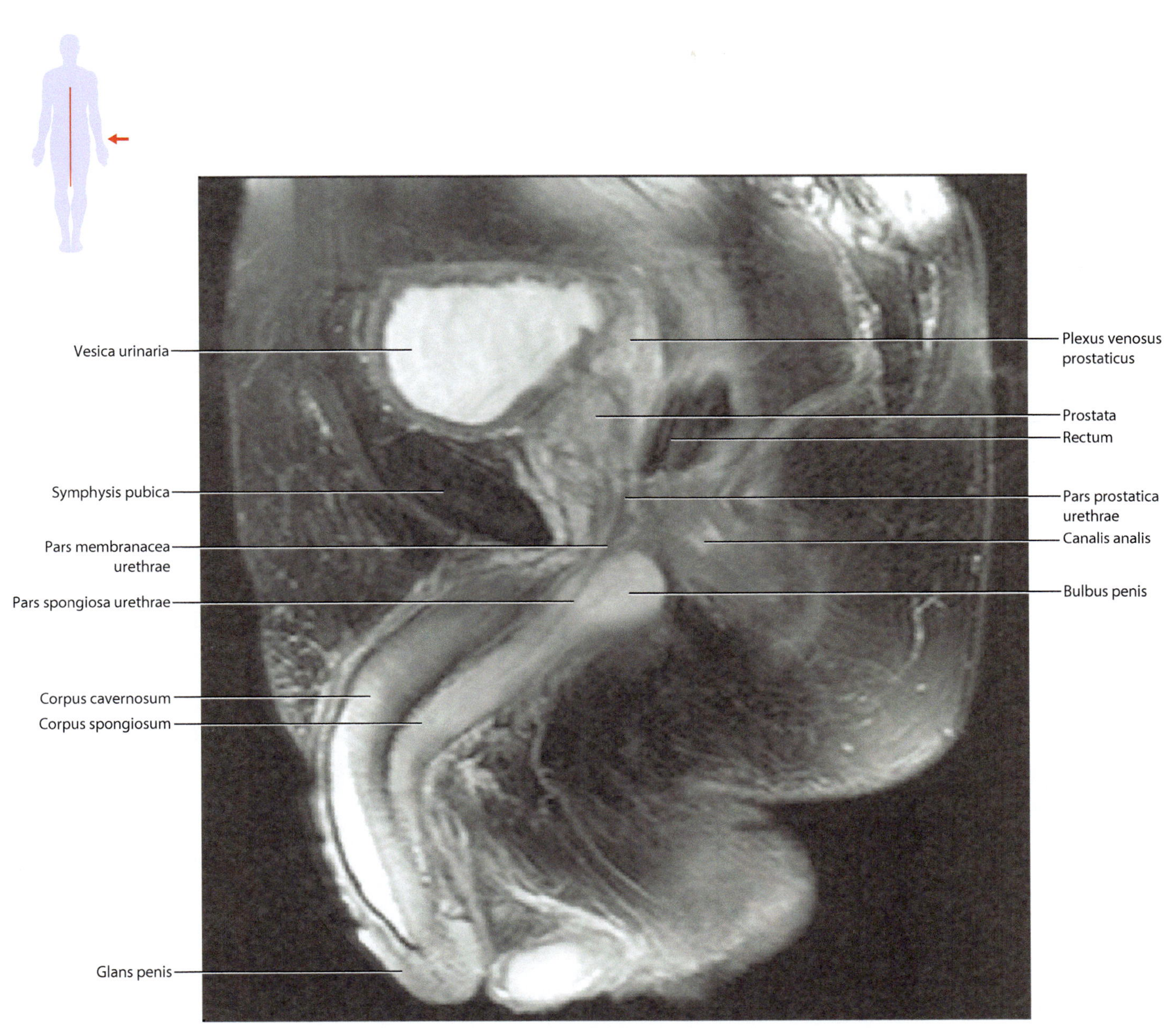

Beckenorgane des Mannes; T2-gewichtetes MRT in Sagittalebene
Pelvic viscera in men. T2-weighted MR image in sagittal plane

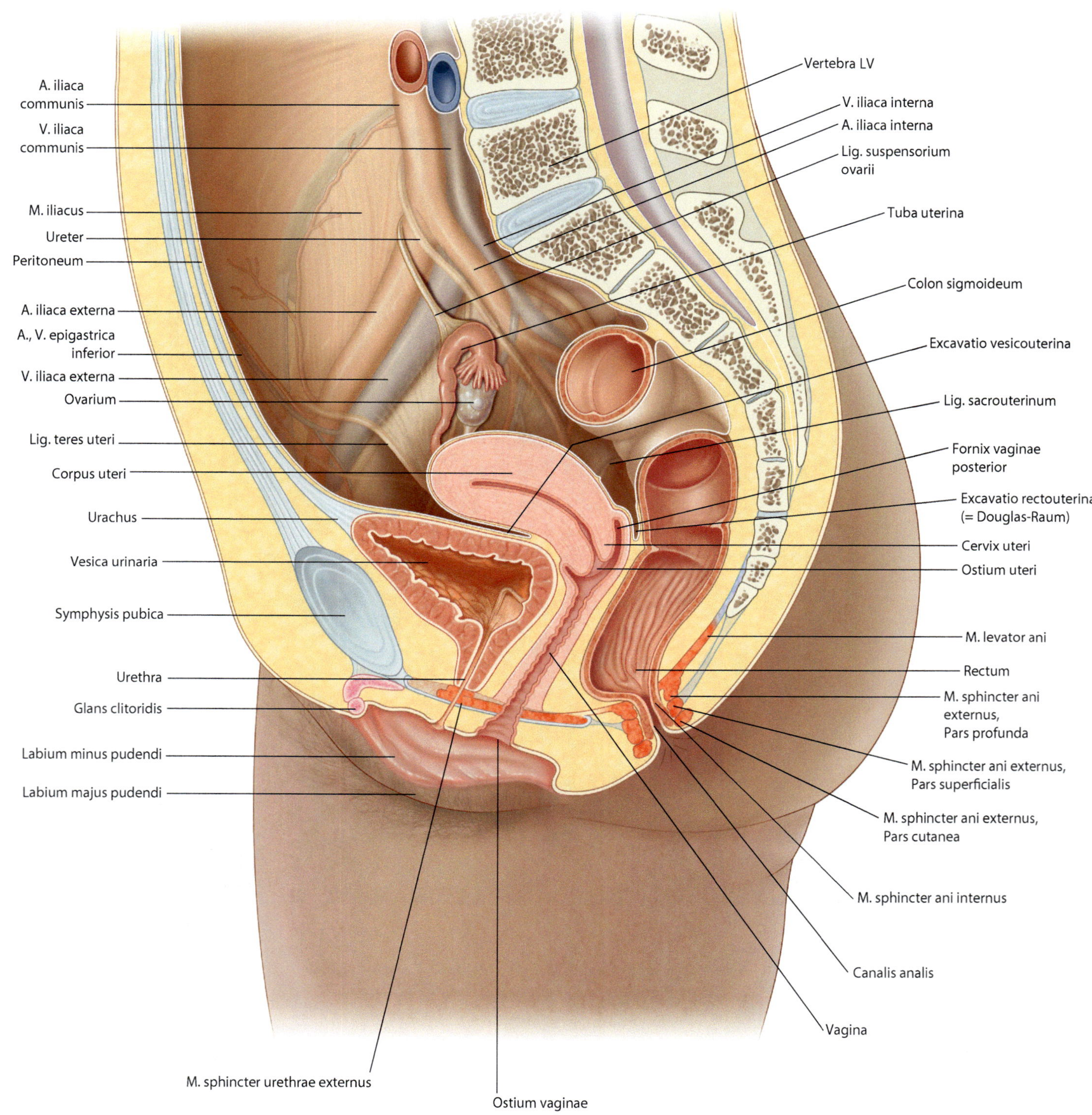

Beckenorgane und Perineum (Dammregion) der Frau in situ (Sagittalschnitt)
Pelvic viscera and perineum in women in situ (sagittal section)

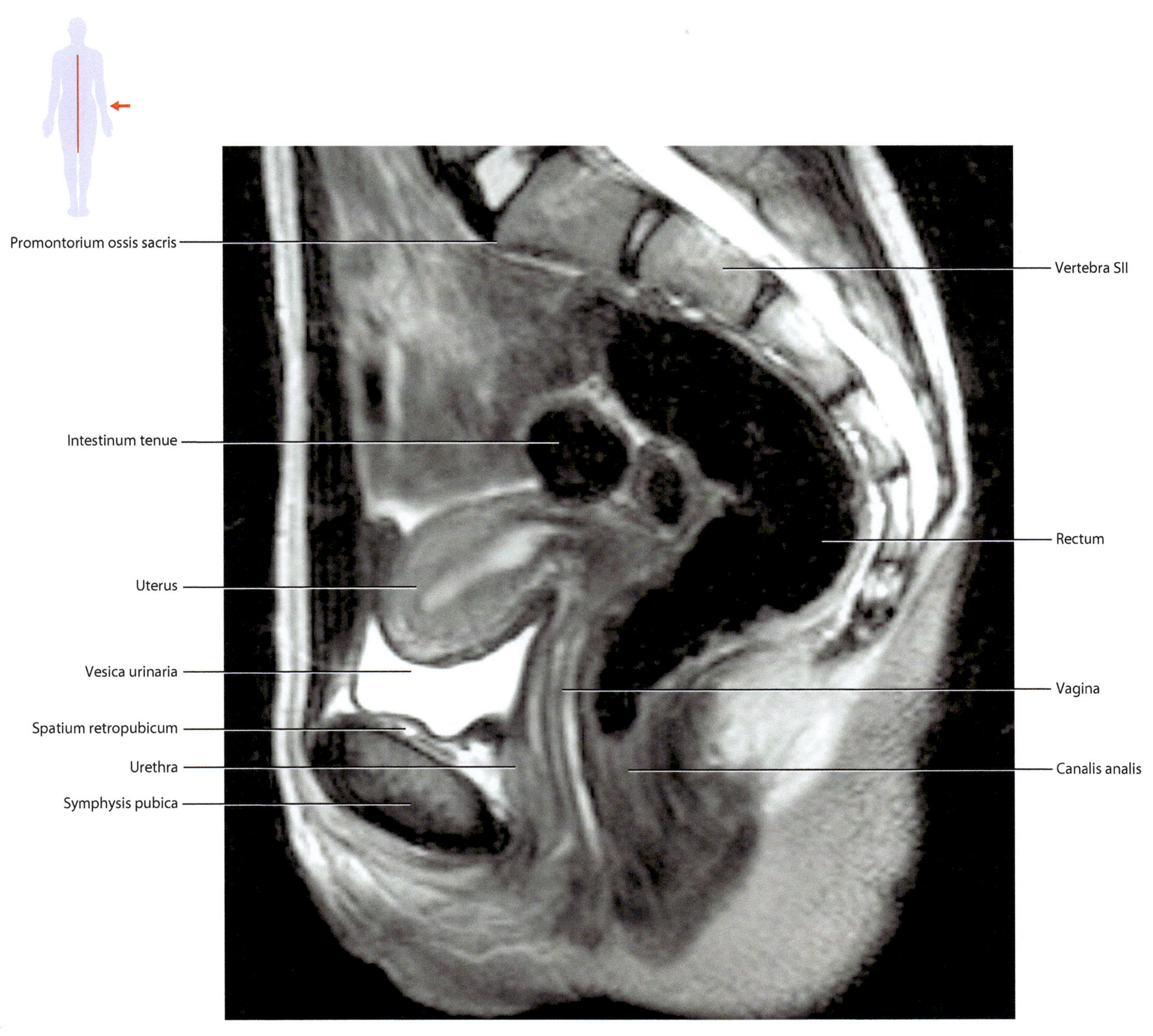

Beckenorgane der Frau; T2-gewichtetes MRT in Sagittalebene
Pelvic viscera in women. T2-weighted MR image in sagittal plane

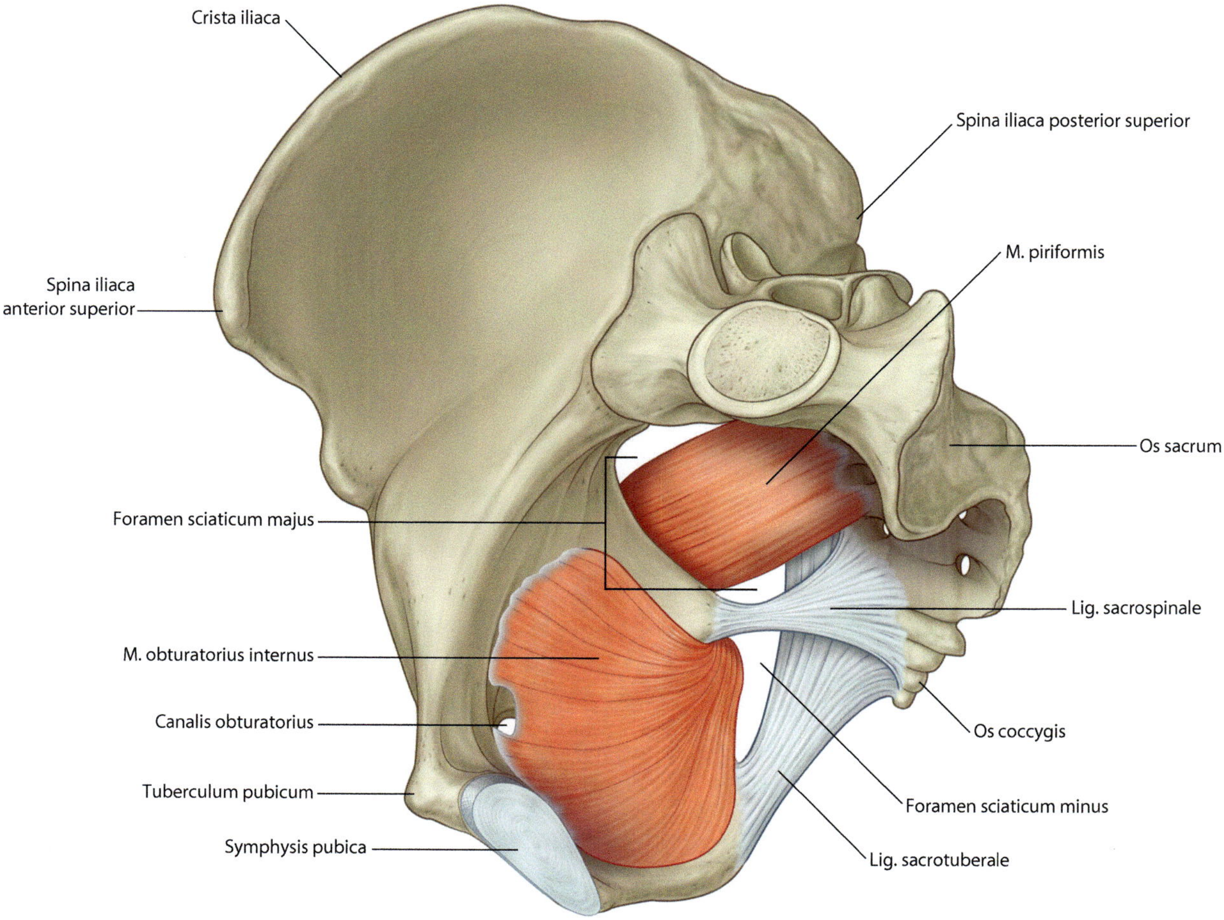

Crista iliaca
Spina iliaca posterior superior
M. piriformis
Spina iliaca anterior superior
Os sacrum
Foramen sciaticum majus
Lig. sacrospinale
M. obturatorius internus
Canalis obturatorius
Os coccygis
Tuberculum pubicum
Foramen sciaticum minus
Symphysis pubica
Lig. sacrotuberale

Mm. obturator internus und piriformis, Ansicht von schräg medial
Obturator internus and piriformis muscles (oblique medial view)

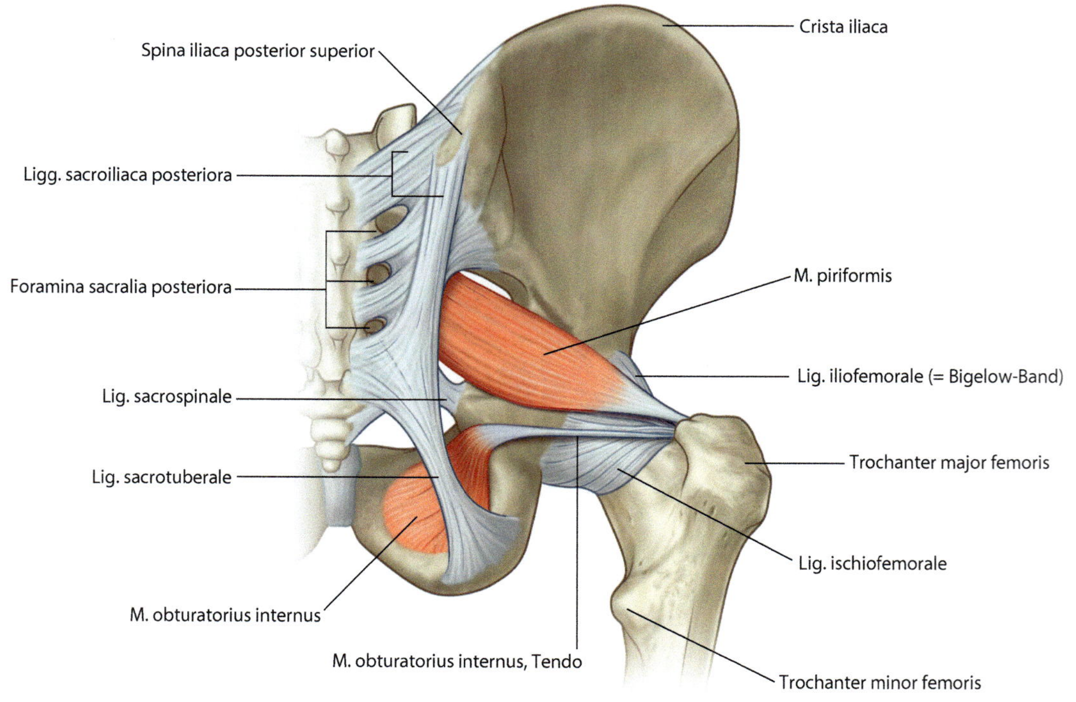

Crista iliaca
Spina iliaca posterior superior
Ligg. sacroiliaca posteriora
Foramina sacralia posteriora
M. piriformis
Lig. iliofemorale (= Bigelow-Band)
Lig. sacrospinale
Trochanter major femoris
Lig. sacrotuberale
Lig. ischiofemorale
M. obturatorius internus
M. obturatorius internus, Tendo
Trochanter minor femoris

Mm. obturator internus und piriformis, Ansicht von dorsal
Obturator internus and piriformis muscles (posterior view)

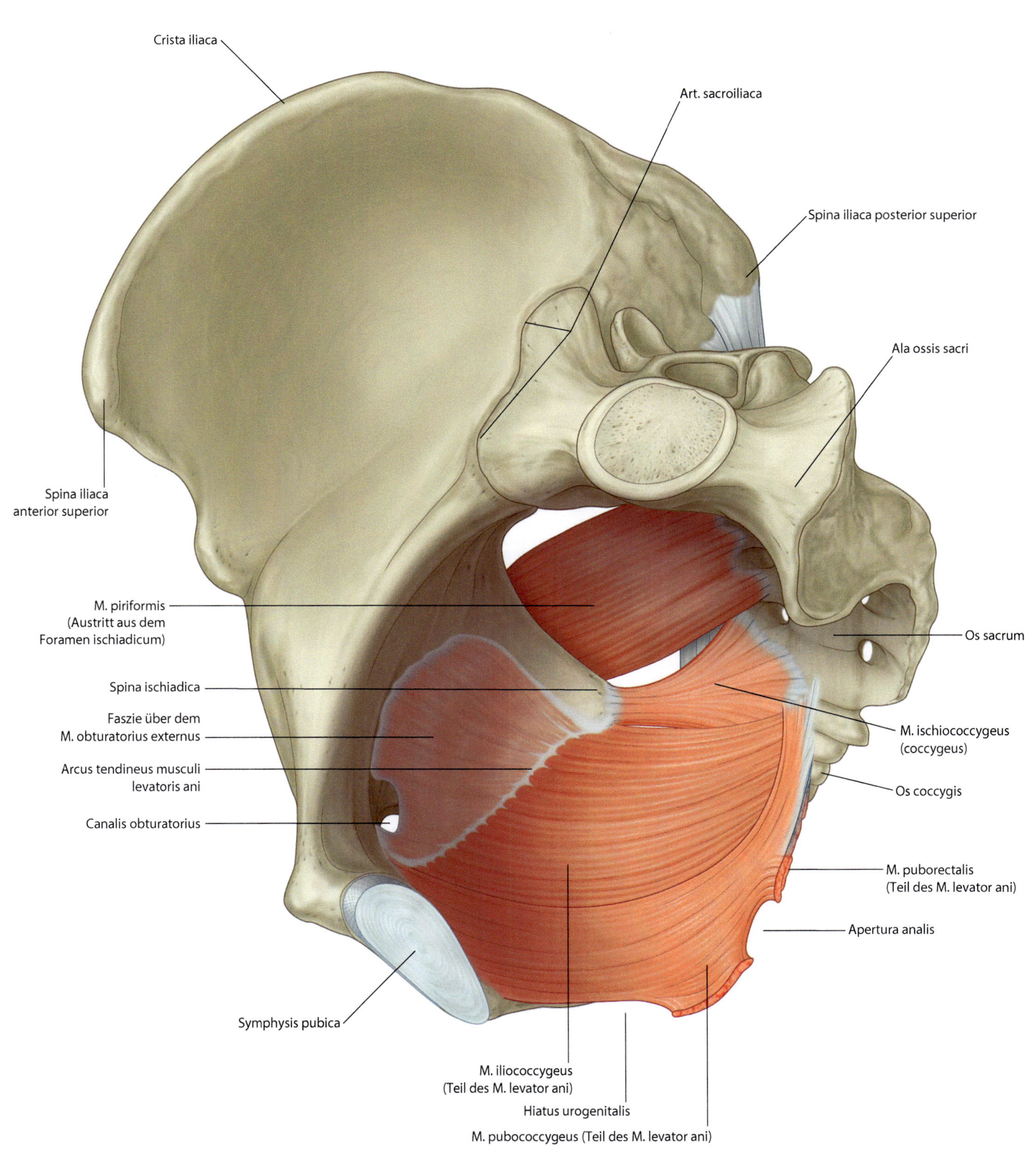

Mm. levator ani und ischiococcygeus (coccygeus), Ansicht von schräg sagittal
Levator ani and ischiococcygeus (coccygeus) muscles (oblique sagittal view)

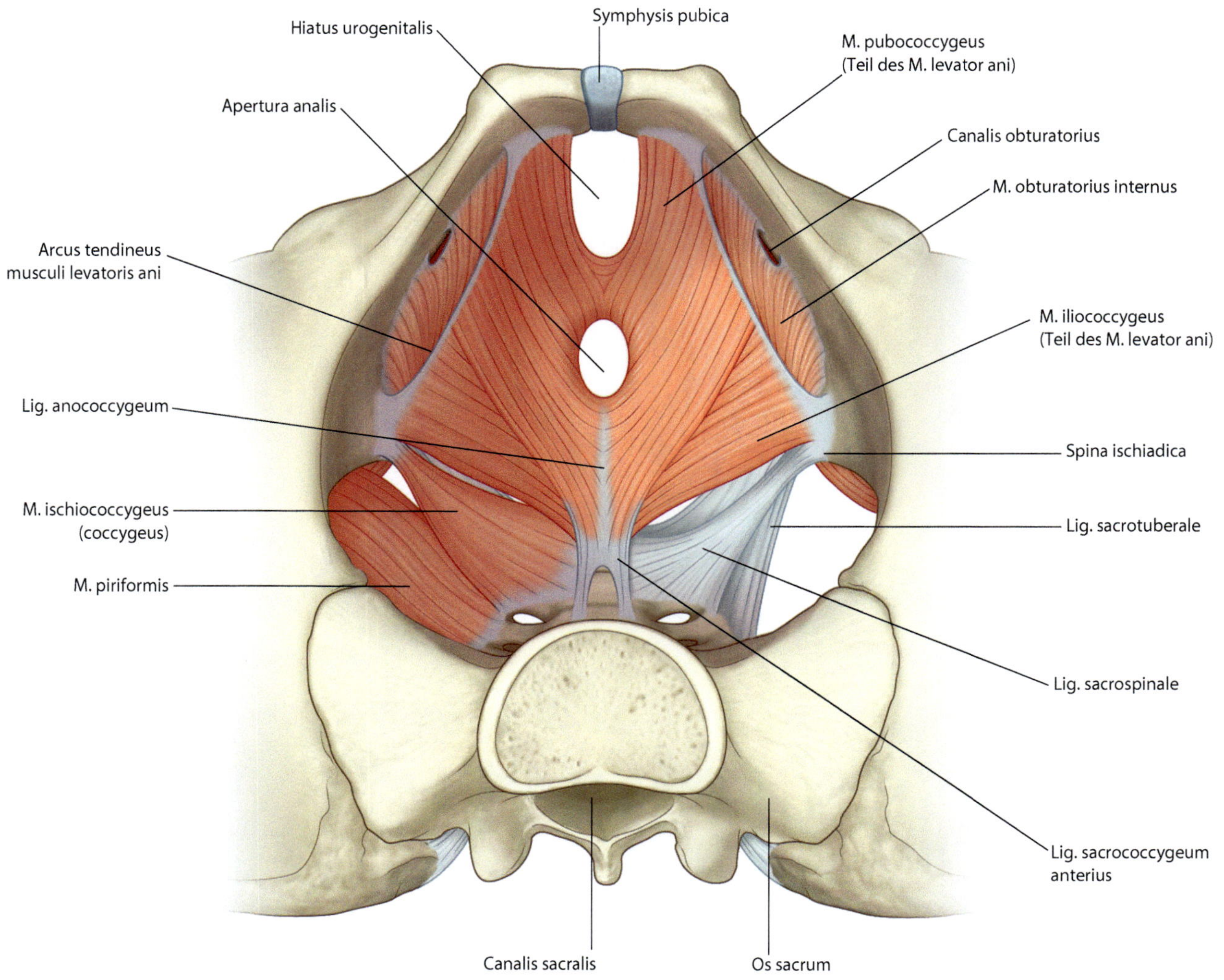

Hiatus urogenitalis
Symphysis pubica
M. pubococcygeus
(Teil des M. levator ani)
Apertura analis
Canalis obturatorius
M. obturatorius internus
Arcus tendineus
musculi levatoris ani
M. iliococcygeus
(Teil des M. levator ani)
Lig. anococcygeum
Spina ischiadica
M. ischiococcygeus
(coccygeus)
Lig. sacrotuberale
M. piriformis
Lig. sacrospinale
Lig. sacrococcygeum
anterius
Canalis sacralis
Os sacrum

Mm. levator ani und ischiococcygeus (coccygeus), Ansicht von ventral-kranial
Levator ani and ischiococcygeus (coccygeus) muscles (anterosuperior view)

Os ilium
Intestinum tenue
Cartilago epiphysialis
Rectum
M. obturatorius internus
Os ischii
Diaphragma pelvis
(M. levator ani und ischiococcygeus)
Fossa ischioanalis
Regio analis

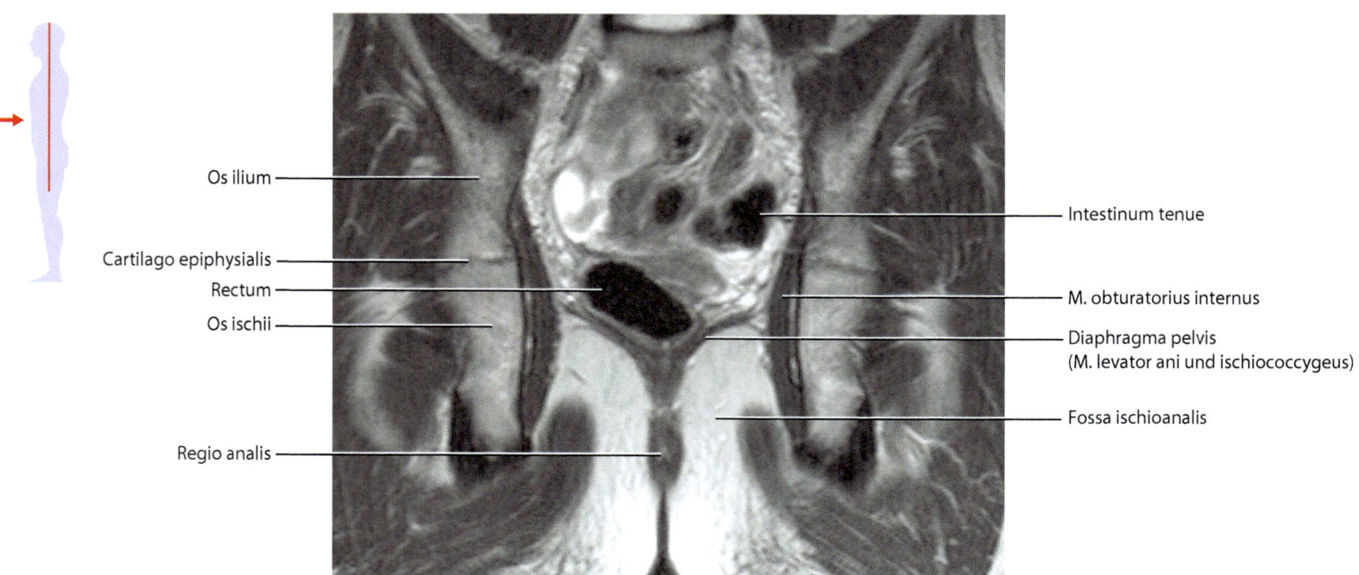

Diaphragma pelvis im Verhältnis zu den übrigen Strukturen in Beckenhöhle und Perineum; T2-gewichtetes MRT in Sagittalebene
Pelvic diaphragm in relation to other structures in the pelvic cavity and perineum. T2-weighted MR image in coronal plane

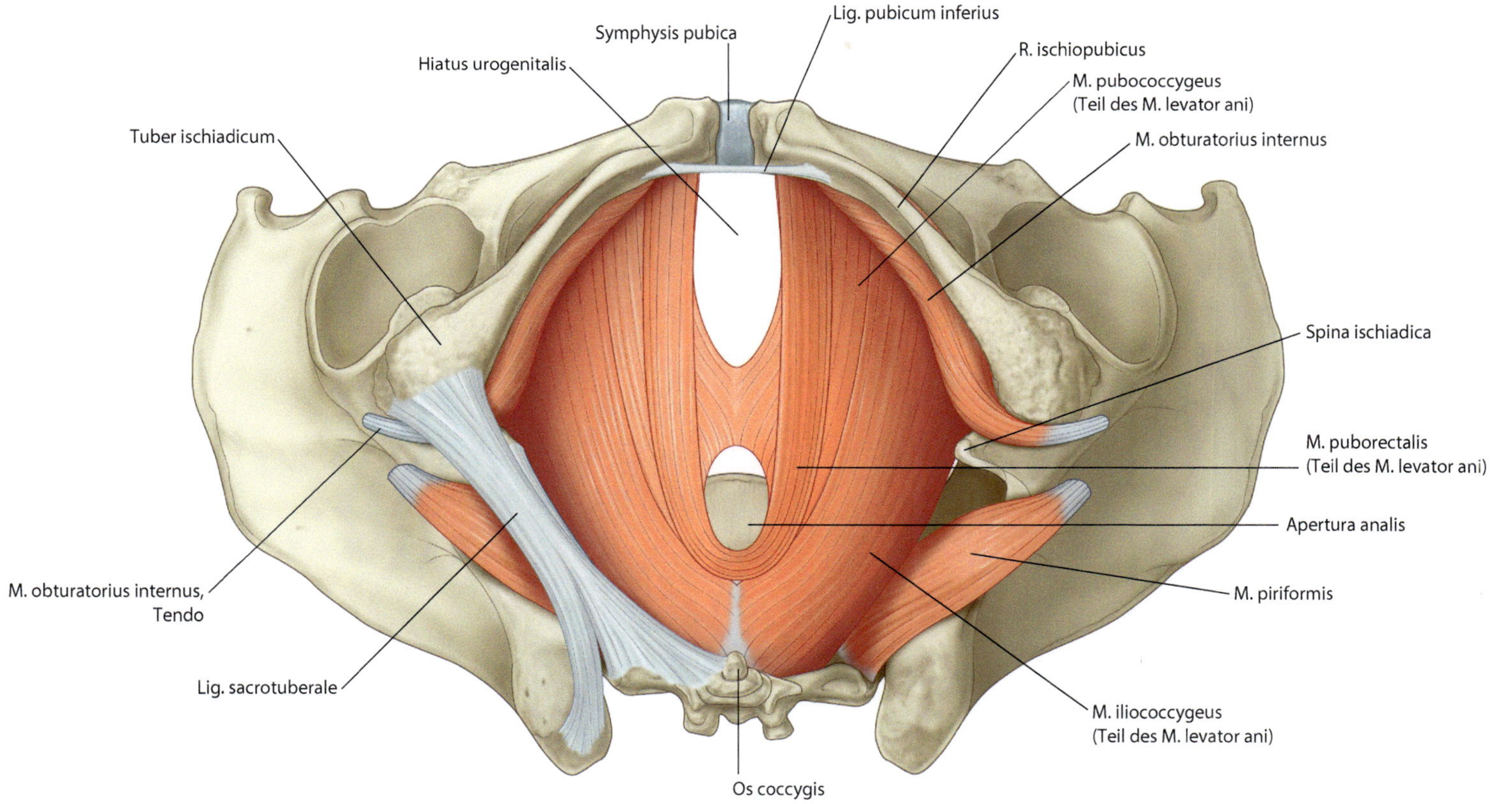

Lig. pubicum inferius
Symphysis pubica
Hiatus urogenitalis
R. ischiopubicus
M. pubococcygeus
(Teil des M. levator ani)
Tuber ischiadicum
M. obturatorius internus
Spina ischiadica
M. puborectalis
(Teil des M. levator ani)
Apertura analis
M. obturatorius internus,
Tendo
M. piriformis
Lig. sacrotuberale
M. iliococcygeus
(Teil des M. levator ani)
Os coccygis

M. levator ani, Ansicht von kaudal
Levator ani muscle (inferior view)

Vesica urinaria
Caput femoris
Vagina
Trochanter major
Canalis pudendalis
M. obturatorius internus
Tuber ischiadicum
M. gluteus maximus
Rectum

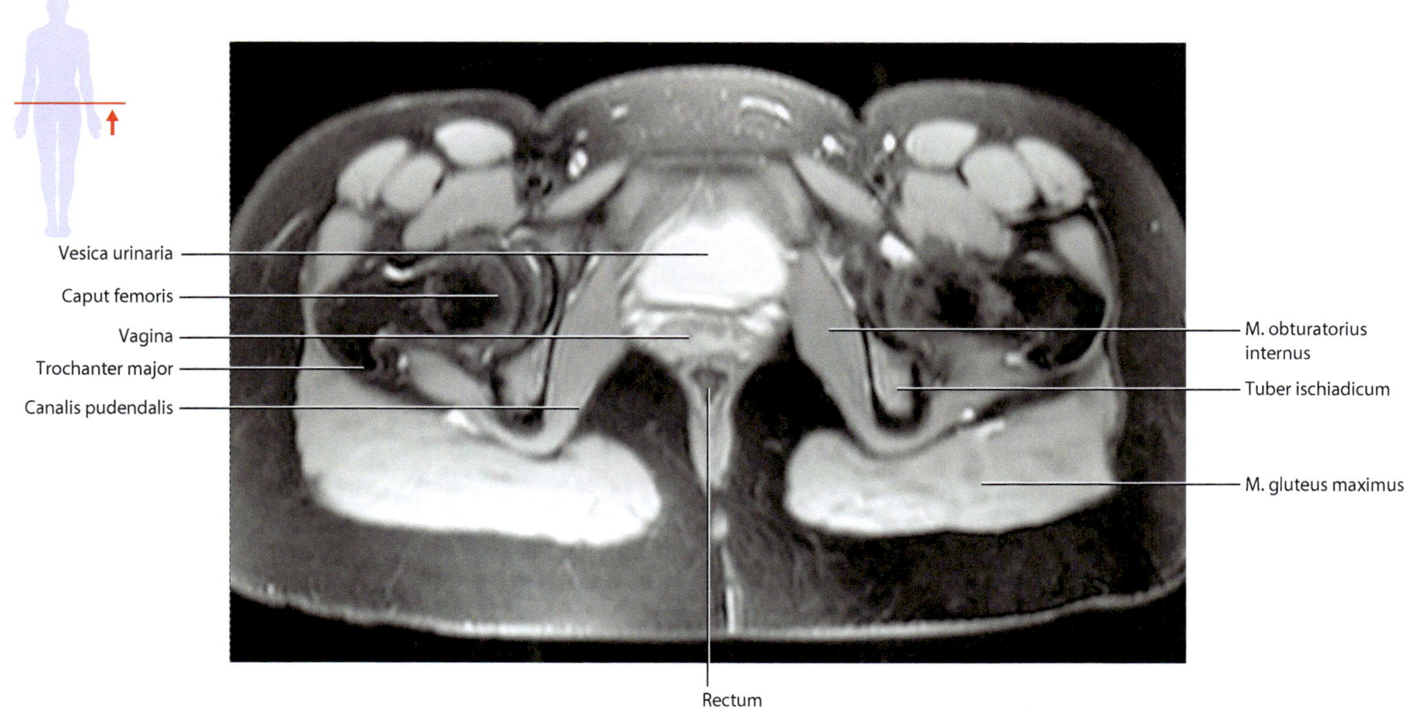

M. obturator internus im Verhältnis zu anderen anatomischen Strukturen des Beckens; T2-gewichtetes MRT in Axialebene
Obturator internus muscle and its relationship to other pelvic structures. T2-weighted MR image in axial plane

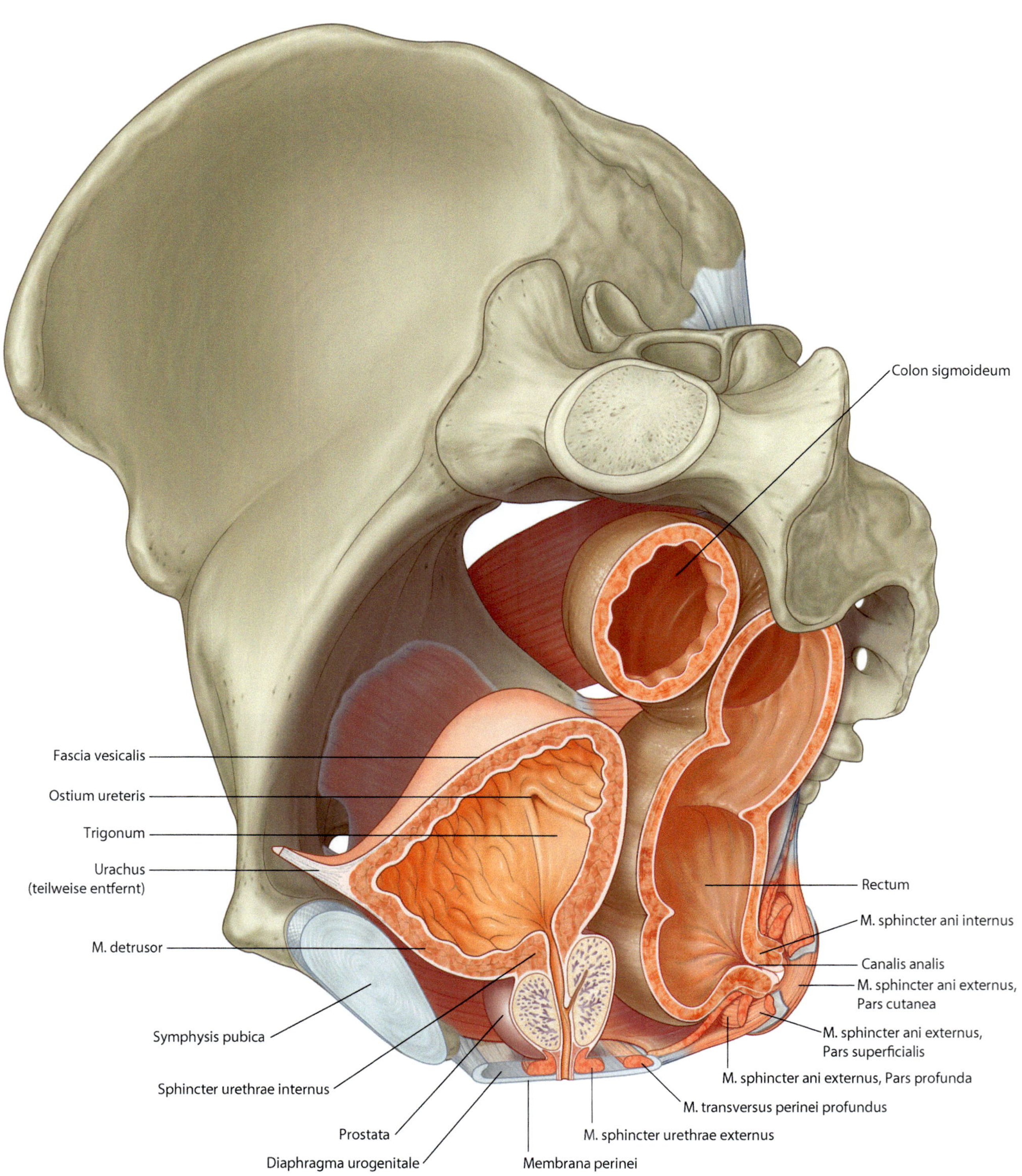

Beckenhöhle des Mannes mit Harnblase, Prostata und Rektum, Ansicht von schräg sagittal
Bladder, prostate, and rectum within pelvic cavity in men (oblique sagittal view)

Uterus
Vesica urinaria
Vagina
Rectum

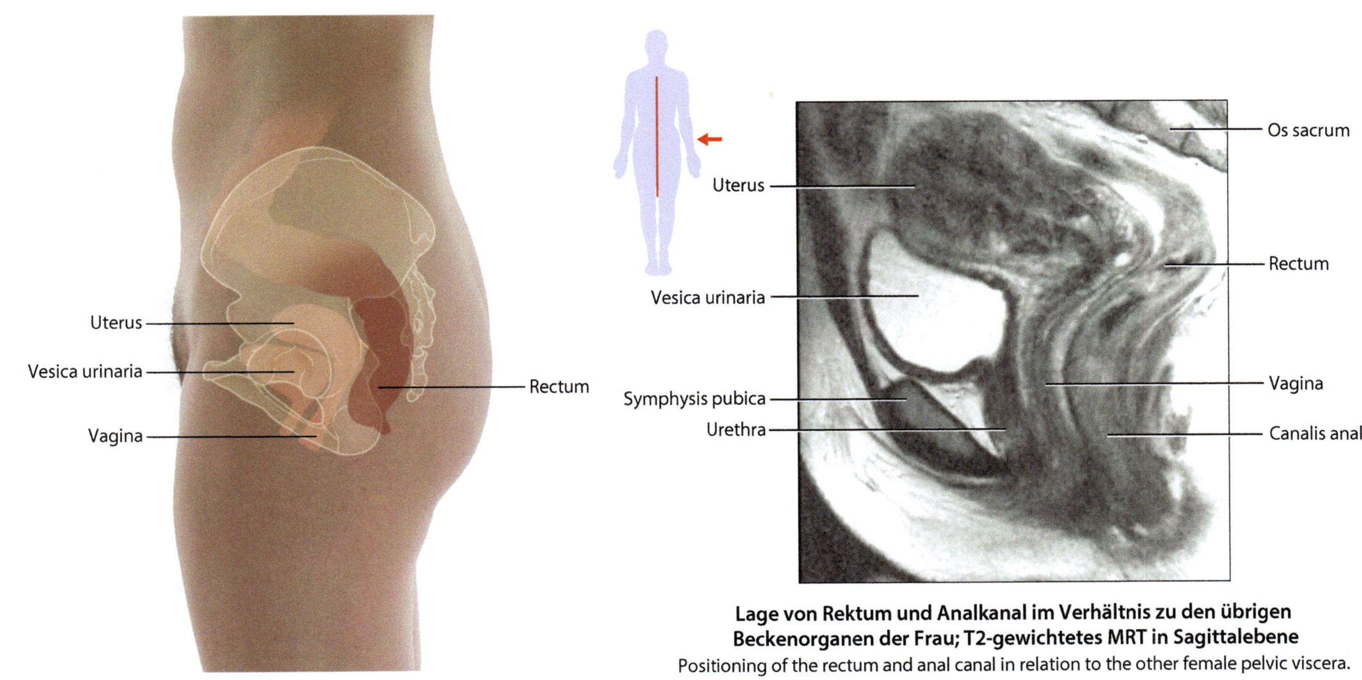

Oberflächenprojektion des Rektums bei der Frau
Surface projection of the rectum in women

Uterus
Vesica urinaria
Symphysis pubica
Urethra
Os sacrum
Rectum
Vagina
Canalis analis

Lage von Rektum und Analkanal im Verhältnis zu den übrigen Beckenorganen der Frau; T2-gewichtetes MRT in Sagittalebene
Positioning of the rectum and anal canal in relation to the other female pelvic viscera. T2-weighted MR image in sagittal plane

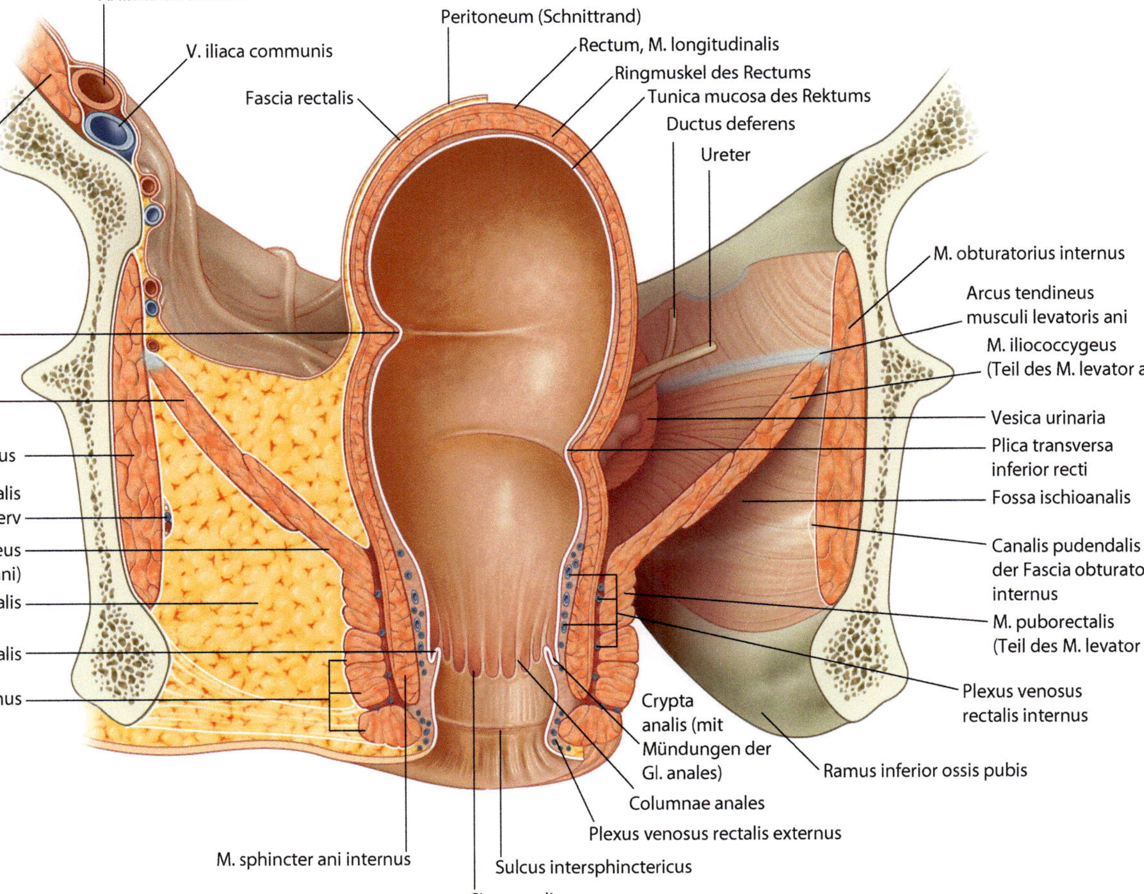

A. iliaca communis
V. iliaca communis
Peritoneum (Schnittrand)
Rectum, M. longitudinalis
Ringmuskel des Rectums
Tunica mucosa des Rektums
Ductus deferens
Ureter
Fascia rectalis
M. iliacus
Plica transversa media recti (= Kohlrausch-Falte)
M. iliococcygeus (Teil des M. levator ani)
M. obturatorius internus
Canalis pudendalis mit Gefäßen und Nerv
M. pubococcygeus (Teil des M. levator ani)
Corpus adiposum fossae ischioanalis
Valvula analis
M. sphincter ani externus
M. sphincter ani internus
Sinus analis
Sulcus intersphinctericus
Plexus venosus rectalis externus
Columnae anales
Crypta analis (mit Mündungen der Gl. anales)
Ramus inferior ossis pubis
Plexus venosus rectalis internus
M. puborectalis (Teil des M. levator ani)
Canalis pudendalis in der Fascia obturatoria internus
Fossa ischioanalis
Plica transversa inferior recti
Vesica urinaria
M. iliococcygeus (Teil des M. levator ani)
Arcus tendineus musculi levatoris ani
M. obturatorius internus

Koronarschnitt durch Rektum und Analkanal, Ansicht von dorsal
Coronal section through rectum and anal canal (posterior view)

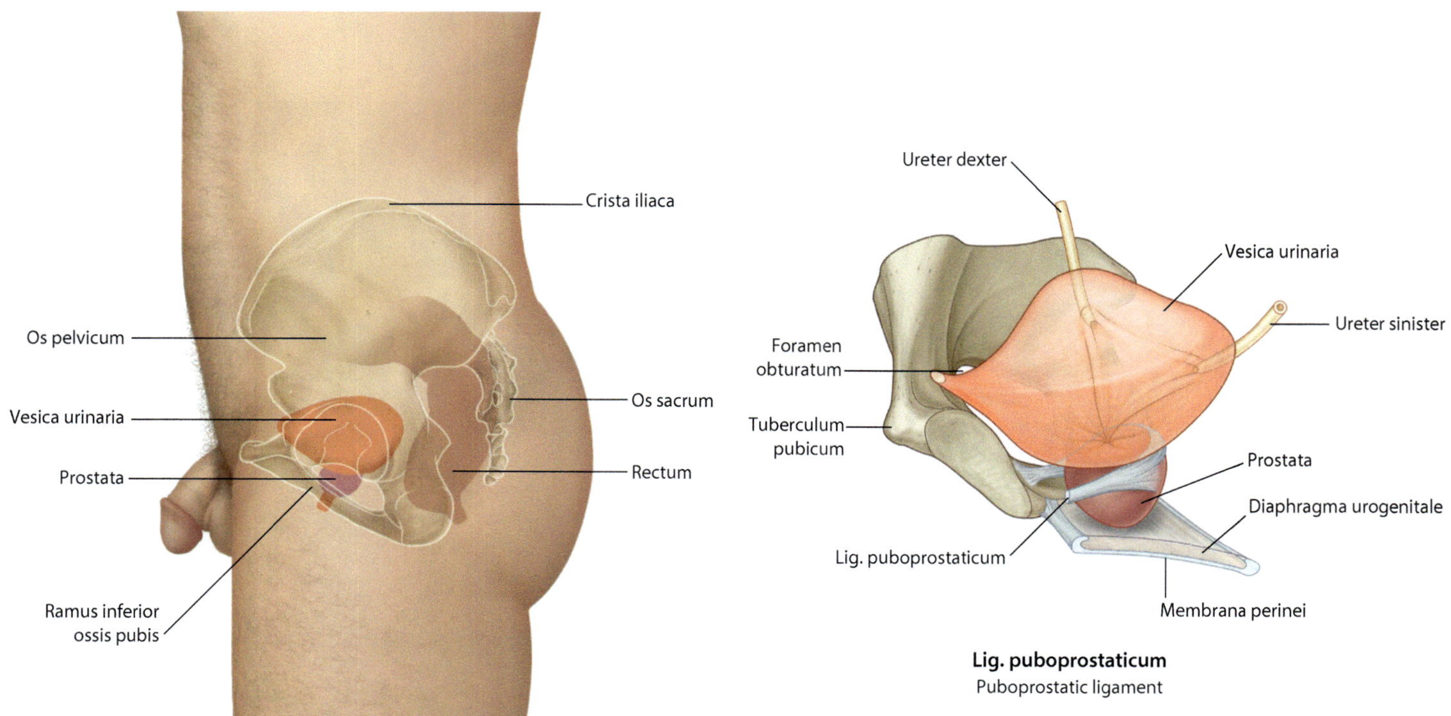

Oberflächenprojektion der Harnblase beim Mann, Ansicht von lateral
Surface projection of the bladder in men (lateral view)

Lig. puboprostaticum
Puboprostatic ligament

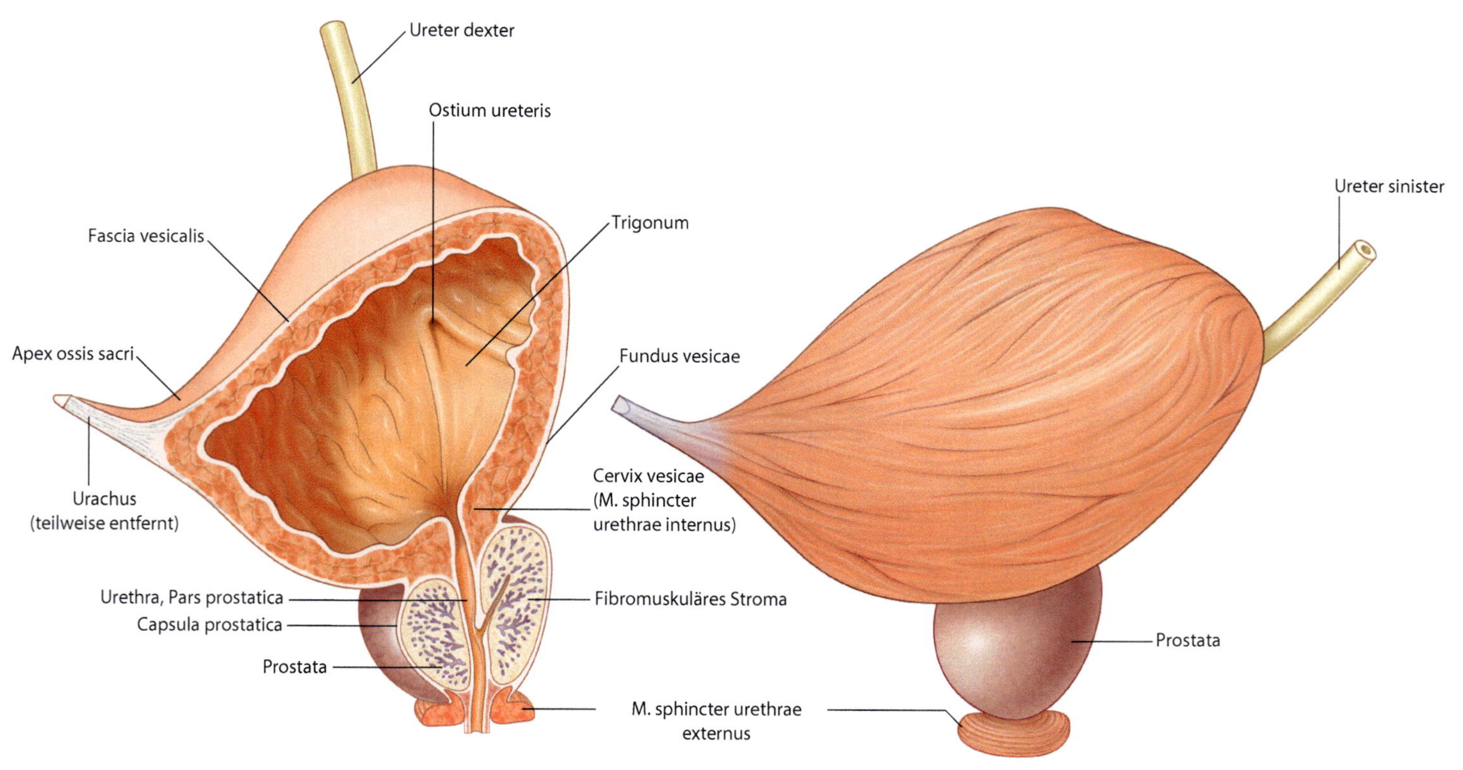

Harnblase des Mannes
Urinary bladder in men

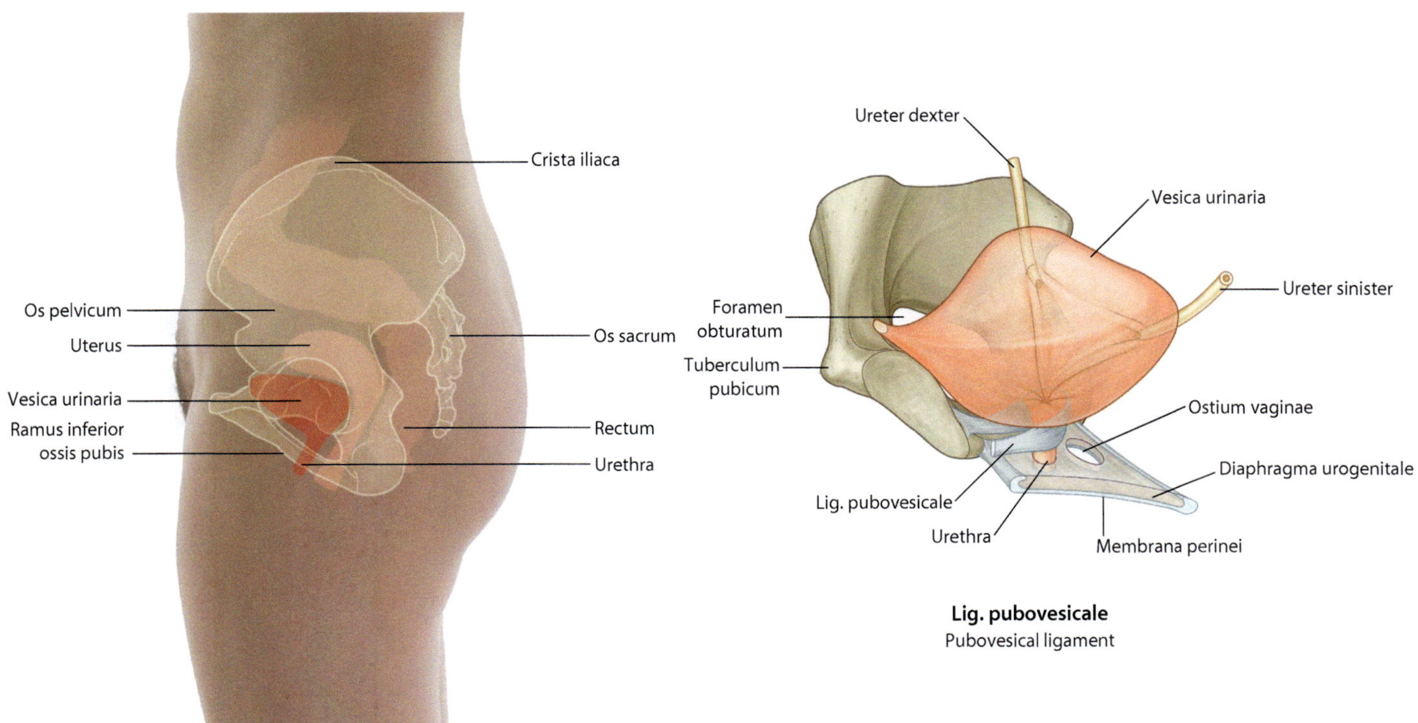

Lig. pubovesicale
Pubovesical ligament

Oberflächenprojektion der Harnblase der Frau, Ansicht von lateral
Surface projection of the bladder in women (lateral view)

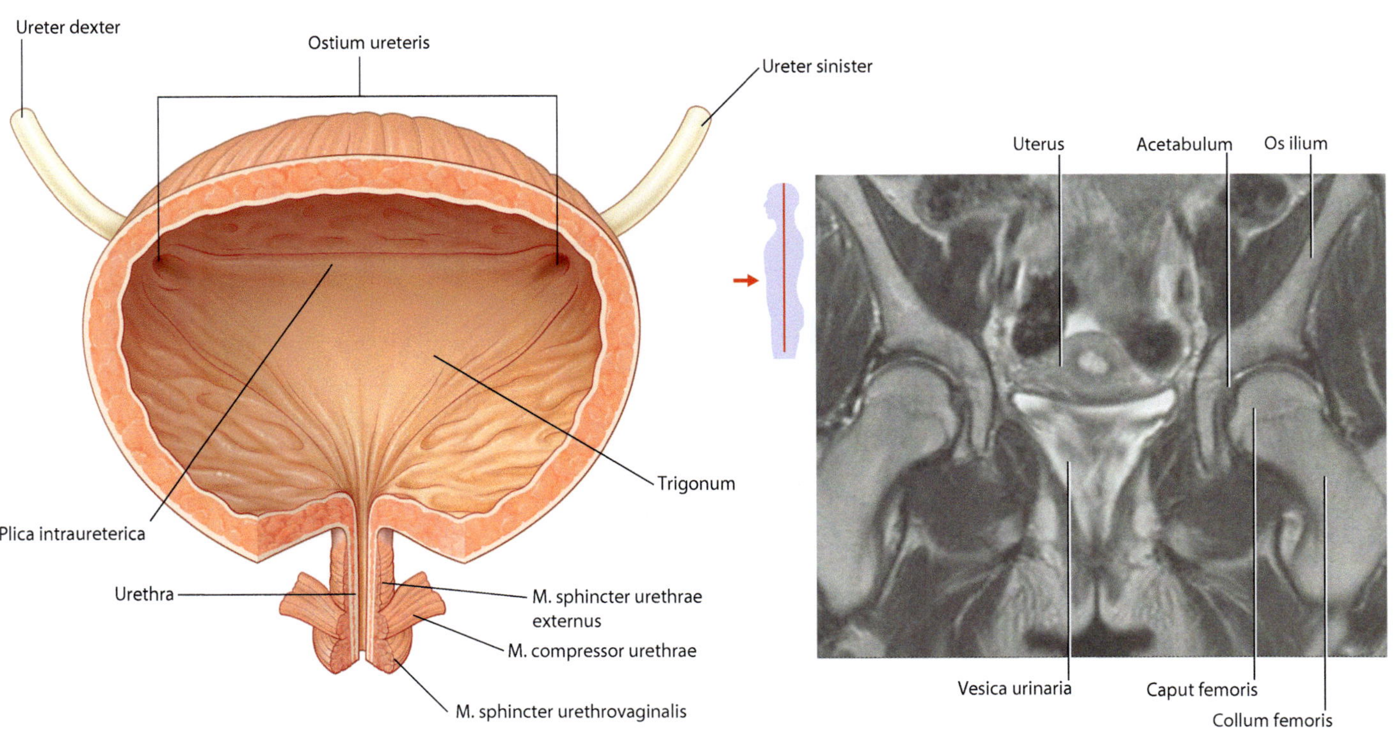

Harnblase und Mm. sphincter urethrae der Frau, Hinterwand in der Ansicht von ventral
Urinary bladder and urethral sphincter muscles in women (anterior view of posterior wall)

Erscheinungsbild und Lage der Harnblase im Vergleich zu den übrigen Strukturen der Beckenhöhle der Frau; T2-gewichtetes MRT in Koronarebene
Appearance and positioning of the bladder in relation to other structures in the female pelvic cavity. T2-weighted MR image in coronal plane

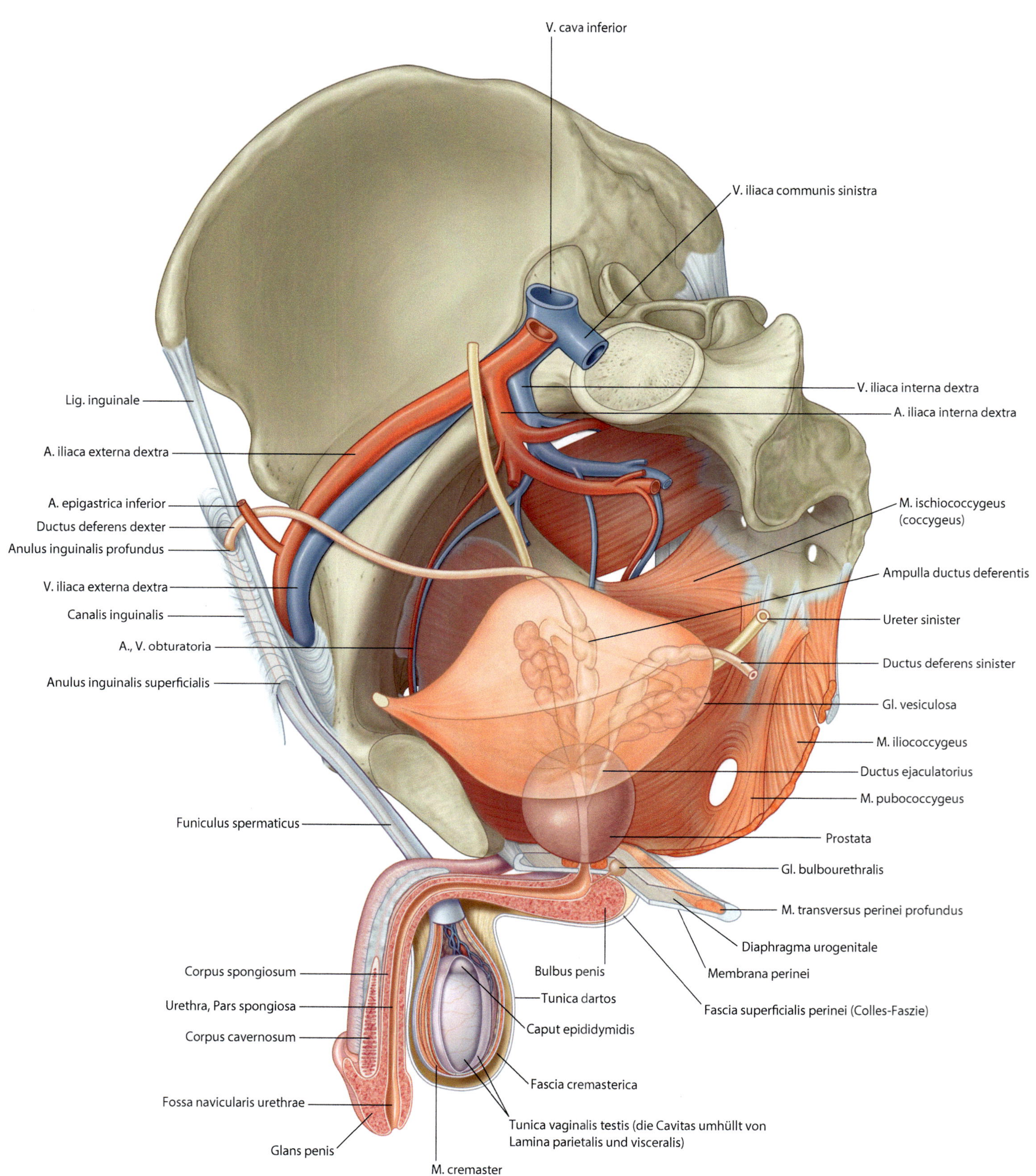

Männliche Geschlechtsorgane, Ansicht von schräg sagittal
Reproductive system in men (oblique sagittal view)

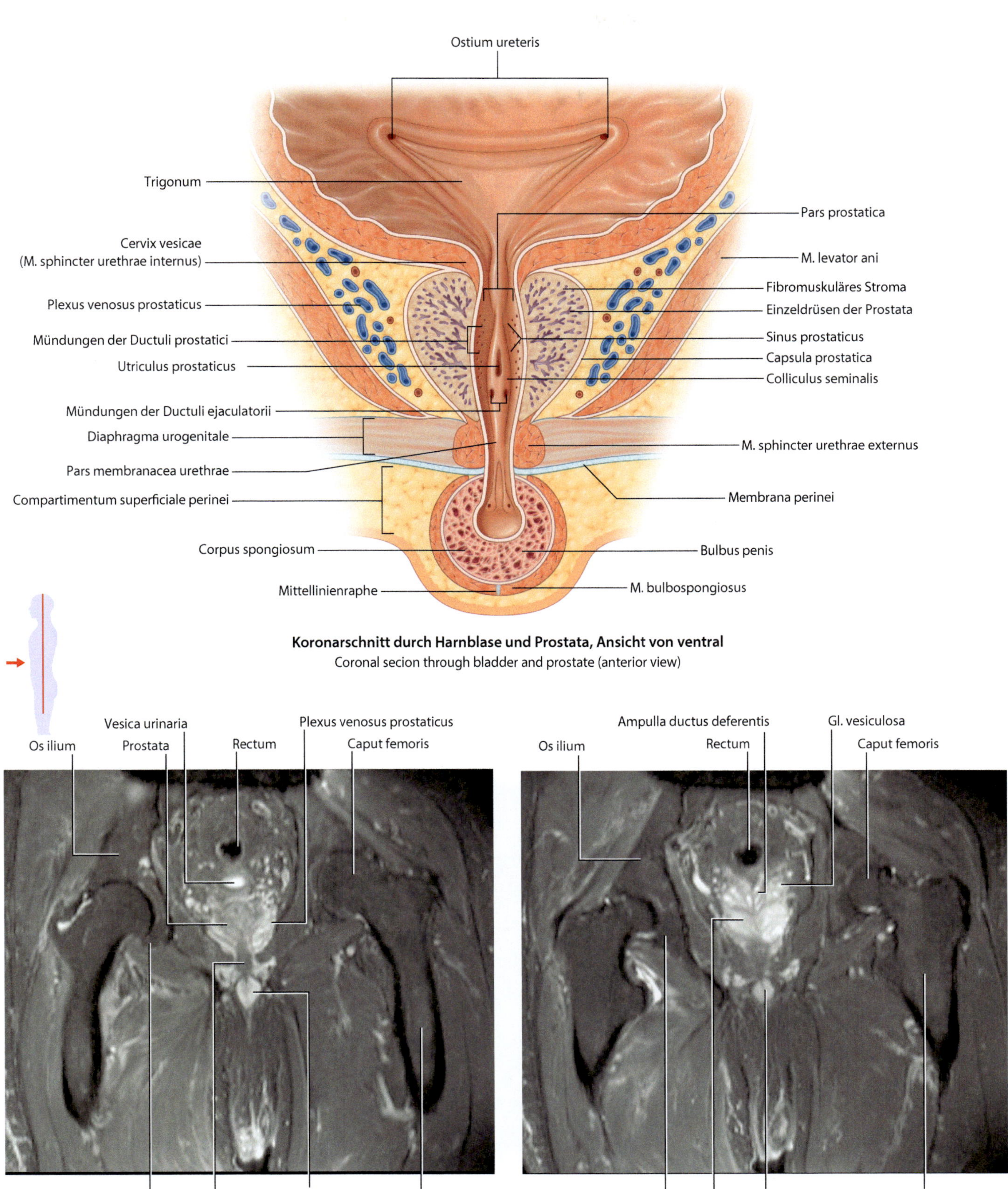

Koronarschnitt durch Harnblase und Prostata, Ansicht von ventral
Coronal secion through bladder and prostate (anterior view)

Erscheinungsbild und Lage von Harnblase und Prostata im Vergleich zu den übrigen Strukturen in Becken und Perineum des Mannes; T2-gewichtetes MRT in Koronarebene
Appearance and positioning of bladder and prostate in relation to other structures in the male pelvis and perineum. T2-weighted MR image in coronal plane

Erscheinungsbild und Lage von Samenleiter, Ductus deferens, und Samenbläschen, Vesicula seminalis, im Vergleich zu übrigen Strukturen in Becken und Perineum des Mannes; T2-gewichtetes MRT in Koronarebene
Appearance and positioning of ductus deferens, and seminal vesicles in relation to other structures in the male pelvis and perineum. T2-weighted MR image in coronal plane

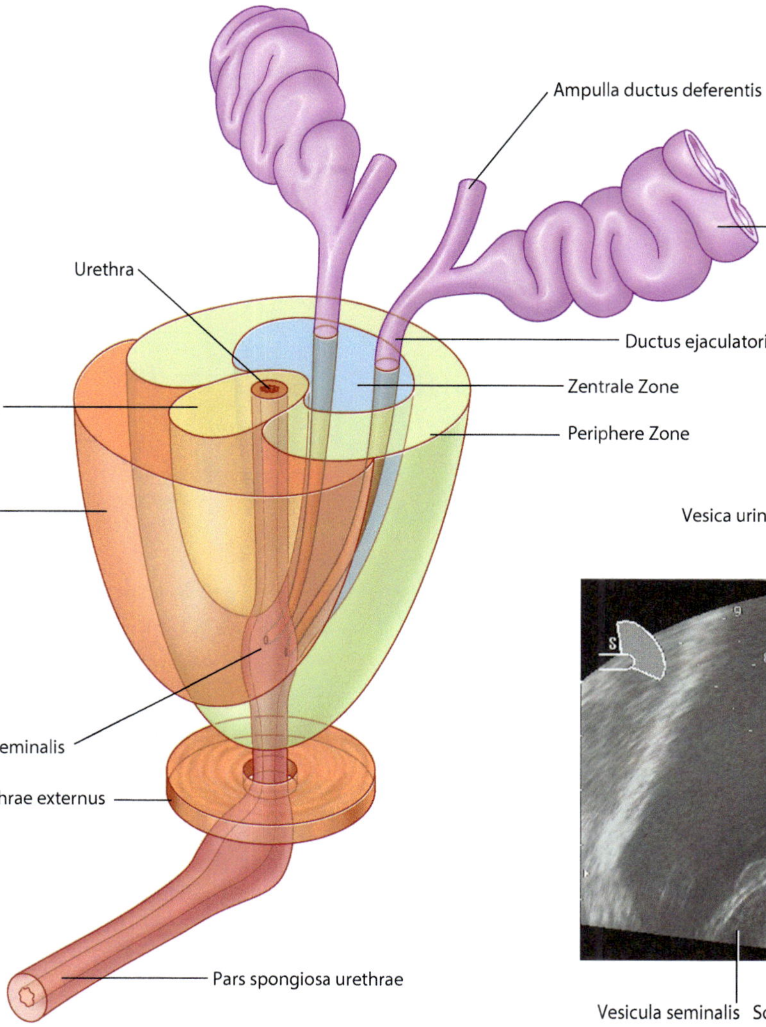

Ampulla ductus deferentis
Gl. vesiculosa
Urethra
Ductus ejaculatorius
Zentrale Zone
Übergangszone
Periphere Zone
Regio anterior (nicht-glandulär)
Gebiet des Colliculus seminalis
M. sphincter urethrae externus
Pars spongiosa urethrae

Unterteilung der Prostata in verschiedene Zonen. Die meisten Karzinome haben ihren Ursprung in der peripheren Zone, während die benigne Prostatahypertrophie (BPH) in erster Linie die Übergangszone betrifft
Zonal anatomy of the prostate gland. Most carcinomas originate in the peripheral zone. Benign prostatic hypertrophy (BPH) affects mainly the transitional zone

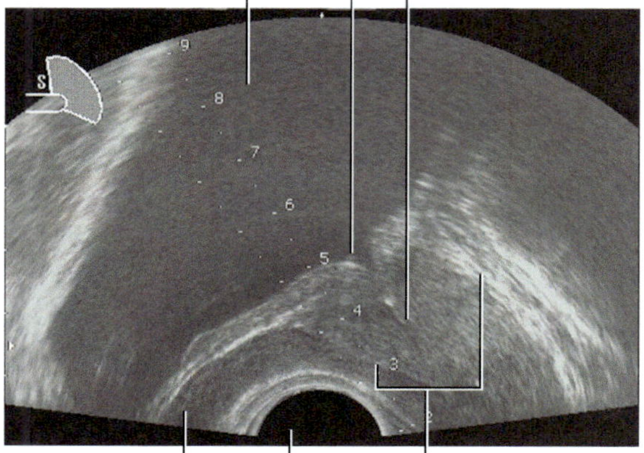

Austritt der Urethra aus der Vesica urinaria
Vesica urinaria
Pars prostatica urethrae
Vesicula seminalis
Sonde im Rektum
Prostata

Prostata, Harnblase, Vesica urinaria, und Samenbläschen, Vesicula seminalis , sowie die Harnröhre; rektaler Ultraschall, Ansicht von sagittal
Rectal ultrasound imaging of the prostate, bladder, and seminal vesicle. Sagittal view also showing the urethra

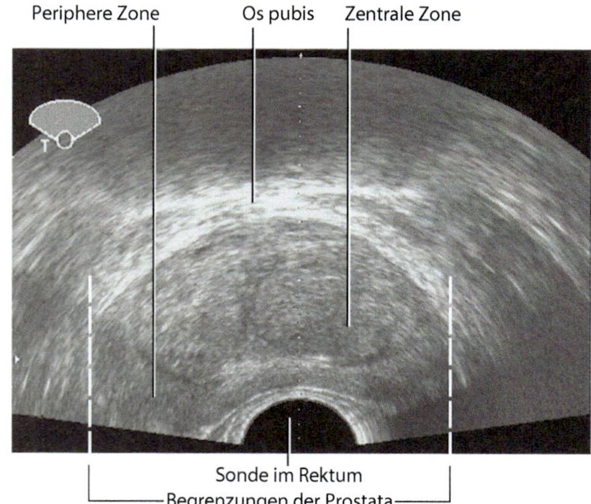

Prostata im rektalen Ultraschall. In der Ansicht von axial sind die zentrale und die periphere Zone sichtbar
Rectal ultrasound imaging of the prostate.
Axial view showing the central and peripheral zones

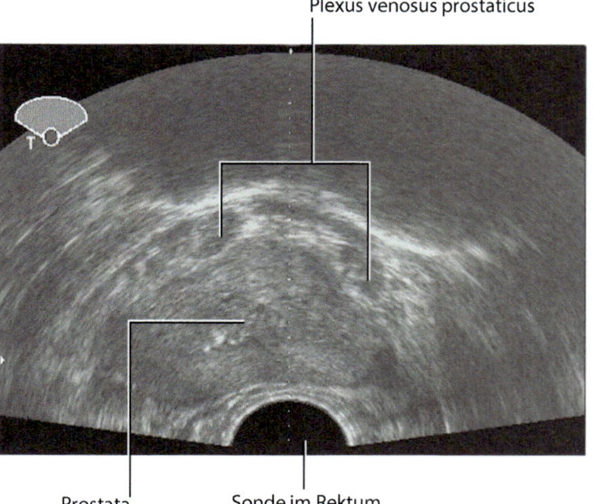

Prostata im rektalen Ultraschall. In der Ansicht von axial ist der umgebende Venenplexus erkennbar
Rectal ultrasound imaging of the prostate.
Axial view showing the surrounding plexus of veins

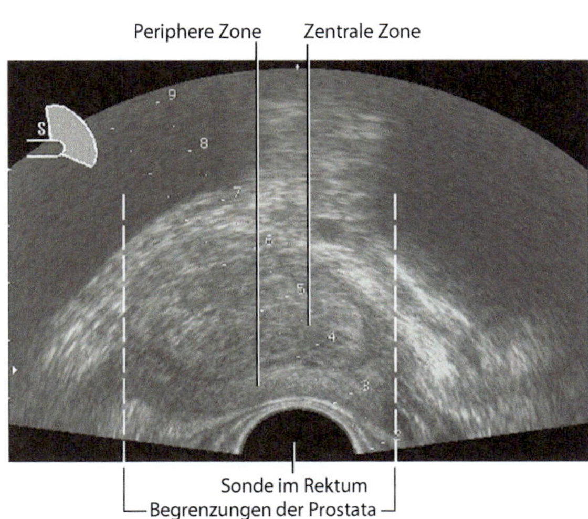

Periphere Zone
Zentrale Zone
Sonde im Rektum
Begrenzungen der Prostata

Prostata im rektalen Ultraschall. In der Ansicht von sagittal sind die zentrale und die periphere Zone sichtbar
Rectal ultrasound imaging of the prostate.
Sagittal view showing the central and peripheral zones

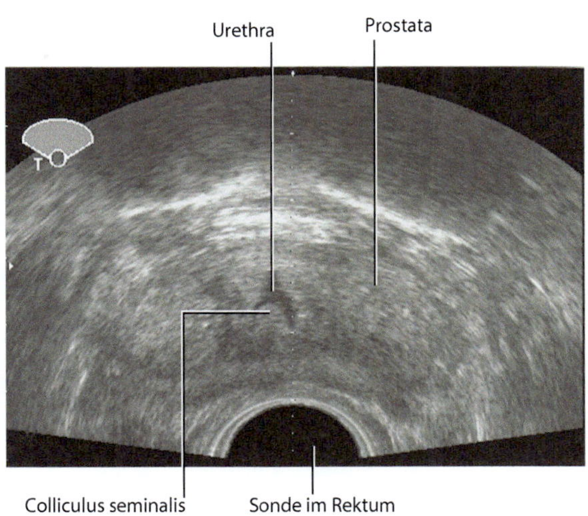

Urethra
Prostata
Colliculus seminalis
Sonde im Rektum

Prostata im rektalen Ultraschall. In der Ansicht von axial sind Harnröhre, Urethra, und Samenbläschen, Vesicula seminalis, erkennbar
Rectal ultrasound imaging of the prostate.
Axial view showing the urethra and seminal colliculus

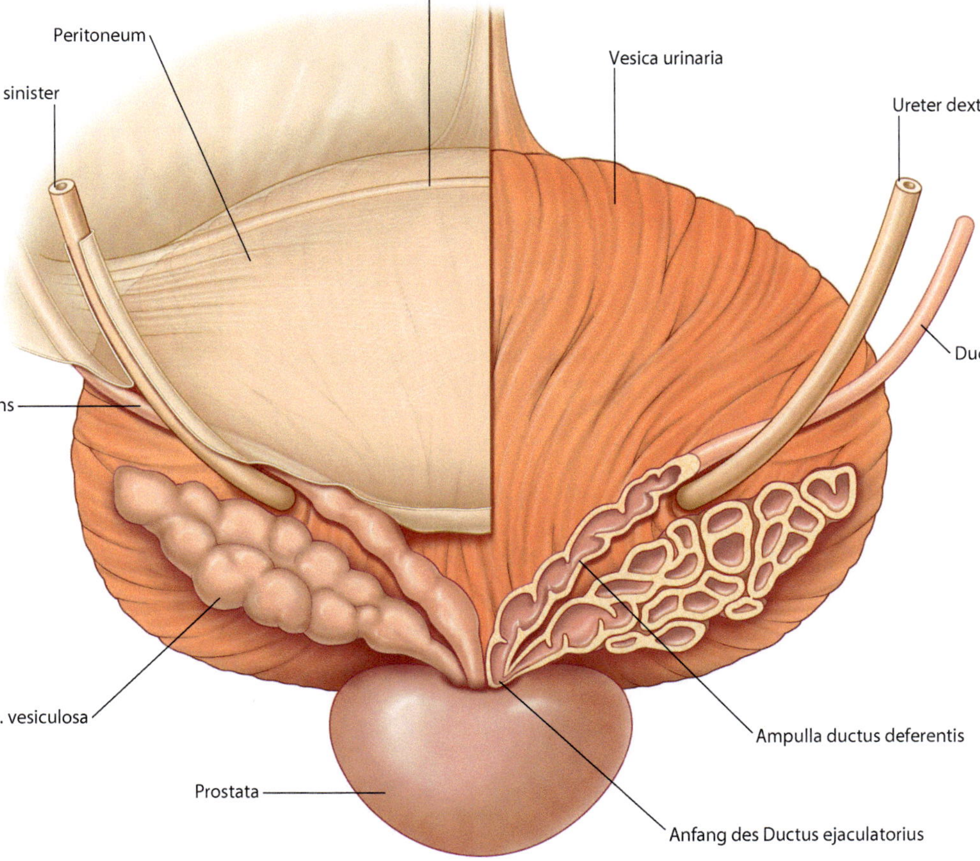

Plica vesicalis transversa
Peritoneum
Vesica urinaria
Ureter sinister
Ureter dexter
Ductus deferens
Ductus deferens
Gl. vesiculosa
Ampulla ductus deferentis
Prostata
Anfang des Ductus ejaculatorius

Harnblase und Prostata, Ansicht von dorsal
Bladder and prostate (posterior view)

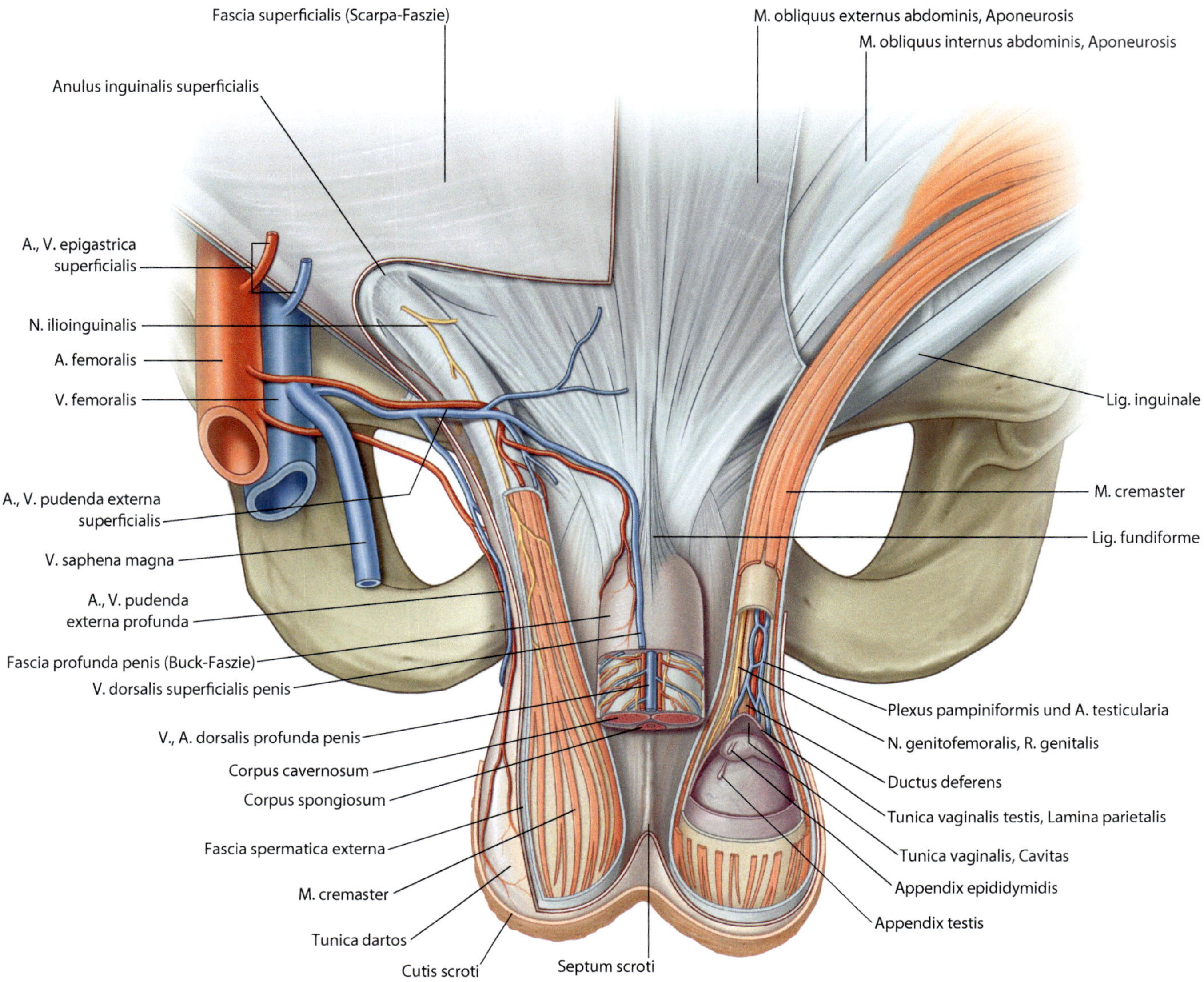

Fascia superficialis (Scarpa-Faszie)
M. obliquus externus abdominis, Aponeurosis
M. obliquus internus abdominis, Aponeurosis
Anulus inguinalis superficialis
A., V. epigastrica superficialis
N. ilioinguinalis
A. femoralis
V. femoralis
Lig. inguinale
A., V. pudenda externa superficialis
M. cremaster
Lig. fundiforme
V. saphena magna
A., V. pudenda externa profunda
Fascia profunda penis (Buck-Faszie)
V. dorsalis superficialis penis
Plexus pampiniformis und A. testicularia
V., A. dorsalis profunda penis
N. genitofemoralis, R. genitalis
Corpus cavernosum
Ductus deferens
Corpus spongiosum
Tunica vaginalis testis, Lamina parietalis
Fascia spermatica externa
Tunica vaginalis, Cavitas
M. cremaster
Appendix epididymidis
Tunica dartos
Appendix testis
Cutis scroti
Septum scroti

Bestandteile des Scrotums, Ansicht von ventral
Contents of the scrotum (anterior view)

Ductus deferens
Tunica dartos
A. testicularis
Plexus pampiniformis
Corpus epididymidis
Tunica vaginalis testis
Lamina parietalis
Cavitas
Lamina visceralis
Lobuli testis
Fascia spermatica interna
Fascia spermatica externa
M. cremaster
Cutis scroti

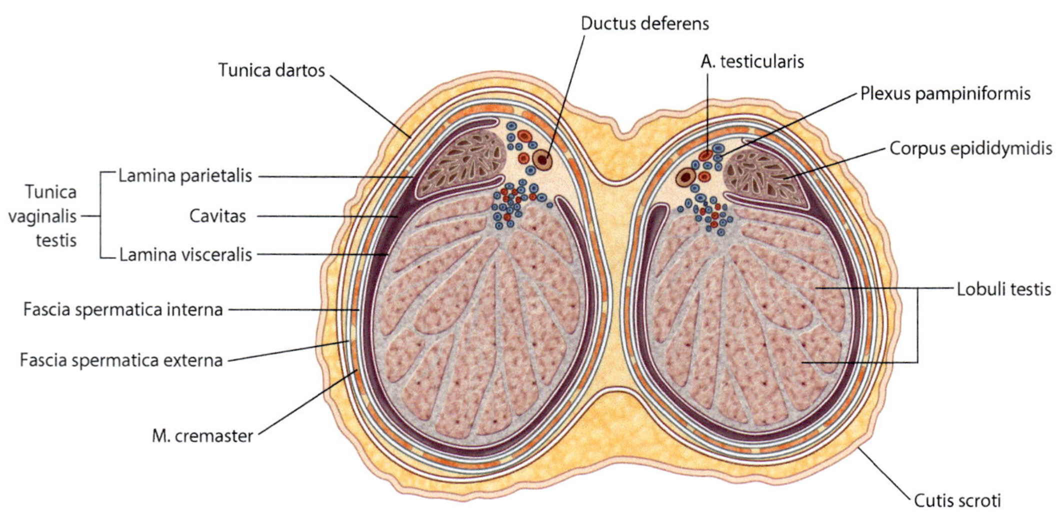

Transversalschnitt durch Scrotum und Testes
Transverse section through the scrotum and testes

Symphysis pubica
Vesica urinaria
Funiculus spermaticus
Testis
Penis
Testis
Funiculus spermaticus

Symphysis pubica
Vesica urinaria
Vasa femoralia
Funiculus spermaticus
Testis
Penis
Testis
Funiculus spermaticus

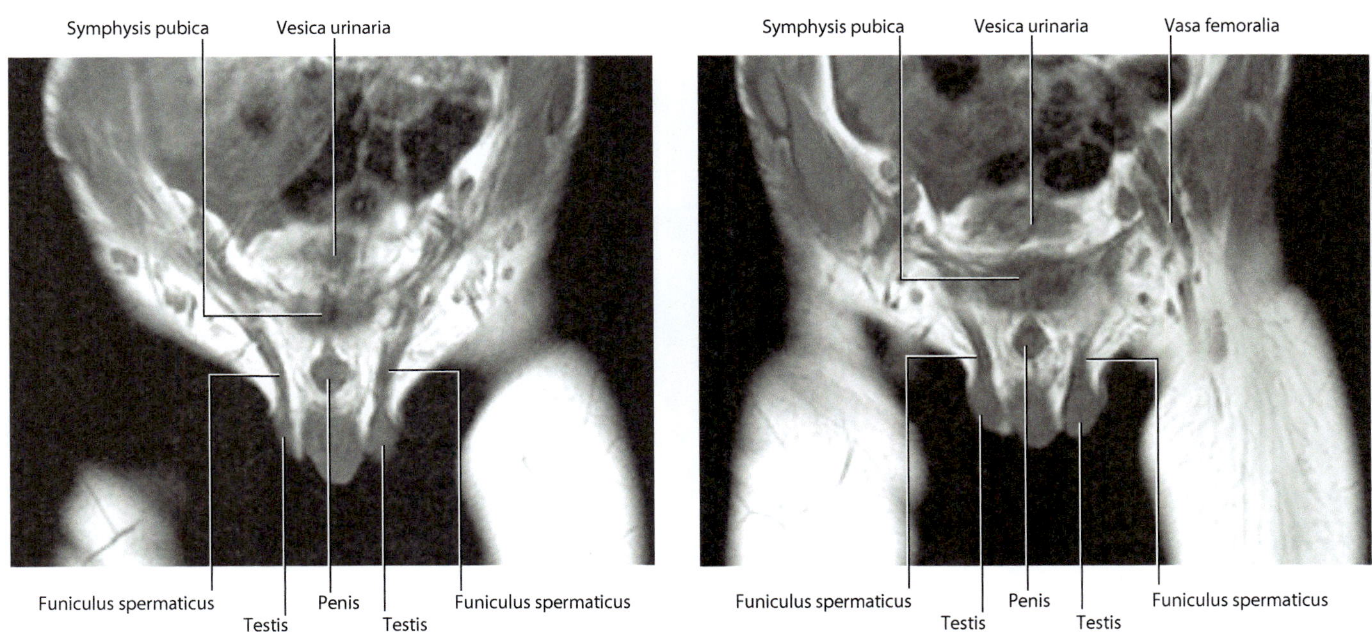

Äußeres Erscheinungsbild und Lage der Samenstränge, bei einem jungen Mann; T1-gewichtetes MRT in Koronarebene
Spermatic cord appearance and positioning in a young male. T1-weighted MR images in coronal plane

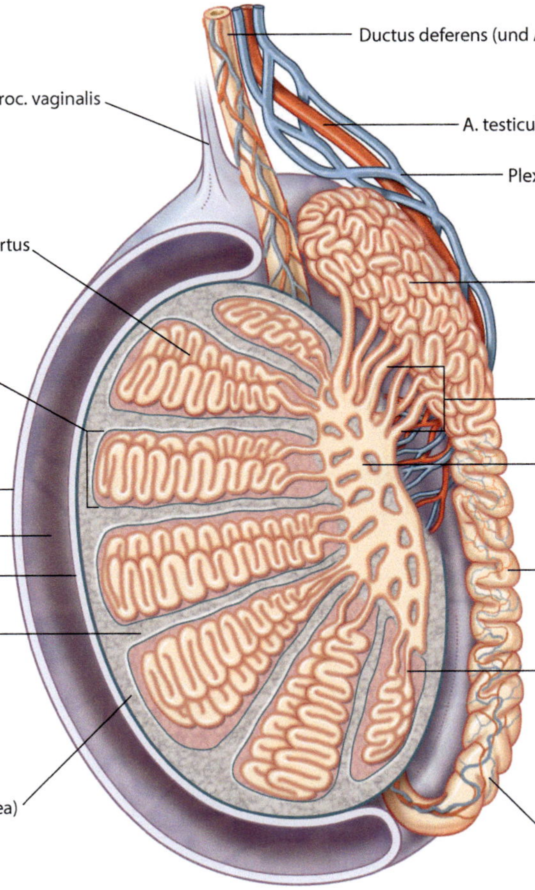

Ductus deferens (und A.ductus deferentis)
Bandartiger Rest des Proc. vaginalis
A. testicularis
Plexus pampiniformis
Tubulus seminiferus contortus
Caput epididymidis
Lobulus
Ductuli efferentes testis
Rete testis im Mediastinum testis
Lamina parietalis
Tunica vaginalis testis
Cavitas
Lamina visceralis
Corpus epididymidis
Septum
Tubulus rectus
Capsula (Tunica albuginea)
Cauda epididymidis

Hoden, Testis, und benachbarte Strukturen
Testis and surrounding structures

Haut des Penis
Fascia superficialis penis
Corpus cavernosum
Lig. suspensorium
Fascia profunda penis (Buck-Faszie)
Lig. fundiforme
Tunica albuginea corporum cavernosorum
Corpus spongiosum
Mittellinienraphe
Glans penis
M. bulbospongiosus
M. ischiocavernosus
M. obturatorius internus
Ostium urethrae externum
Preputium penis
Frenulum preputii penis
Membrana perinei
M. transversus perinei superficialis
Corpus perineale

Aufbau des Penis
Structure of the penis

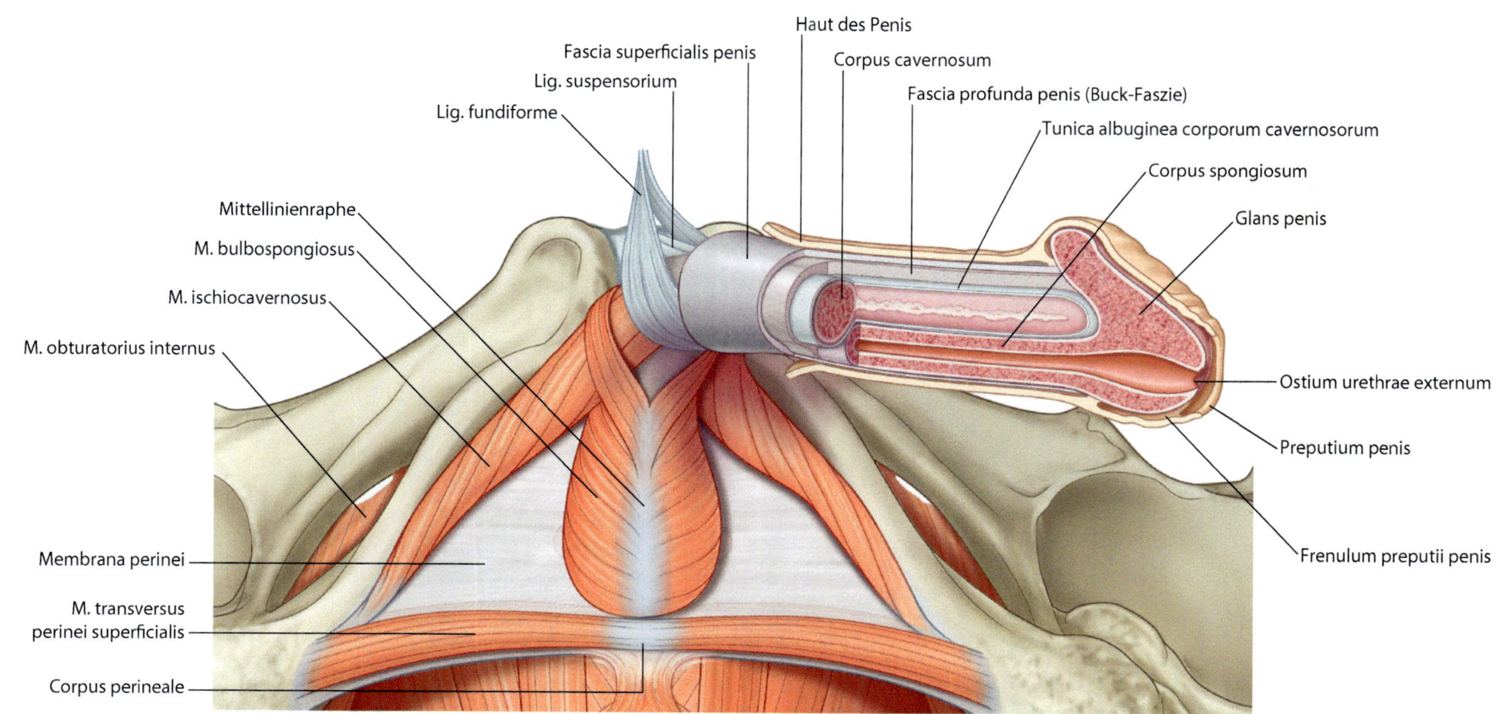

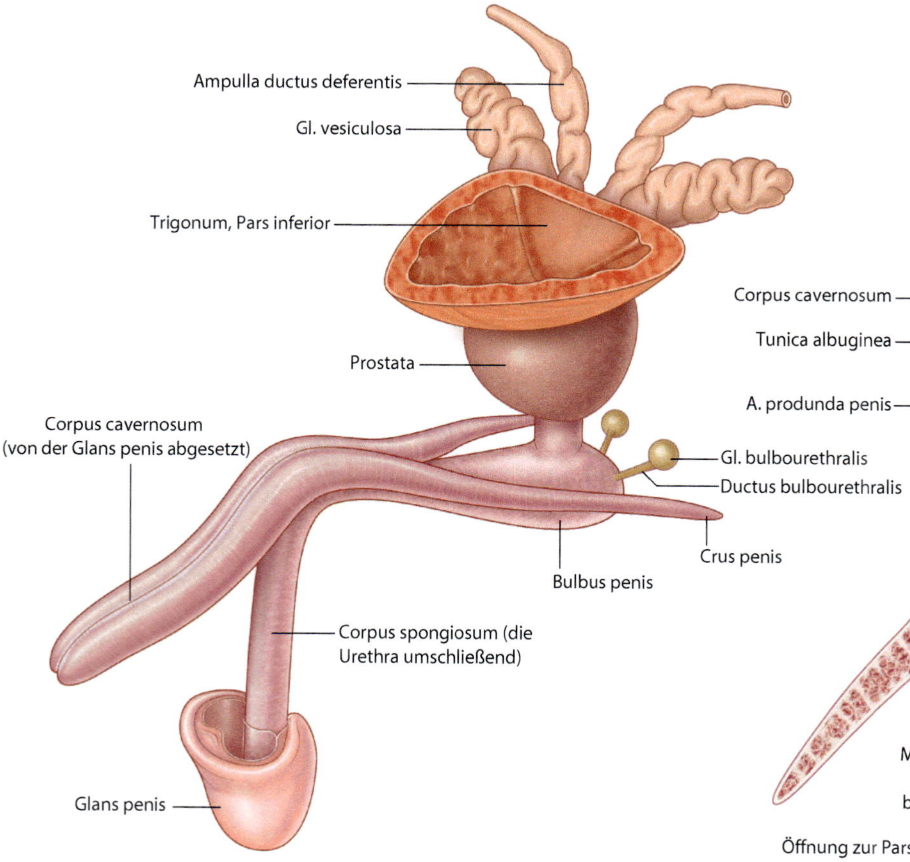

Ampulla ductus deferentis
Gl. vesiculosa
Trigonum, Pars inferior
Prostata
Corpus cavernosum (von der Glans penis abgesetzt)
Gl. bulbourethralis
Ductus bulbourethralis
Crus penis
Bulbus penis
Corpus spongiosum (die Urethra umschließend)
Glans penis

Aufbau des Penis
Structure of the penis

Ostium urethrae externum
Fossa navicularis urethrae
Glans penis
Corpus spongiosum
Tunica albuginea
Corpus cavernosum
Tunica albuginea
A. produnda penis
Crus penis
Mündungen der Ductuli bulbourethrales
Bulbus penis
Öffnung zur Pars membranacea der Urethra

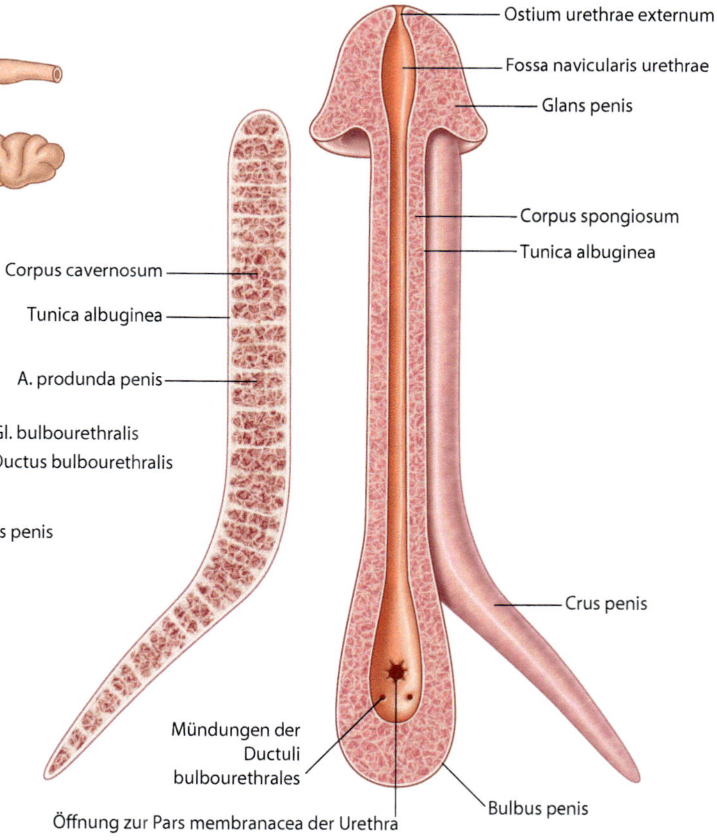

Pars spongiosa der Urethra, Ansicht von kaudal
Roof of spongy urethra (inferior view)

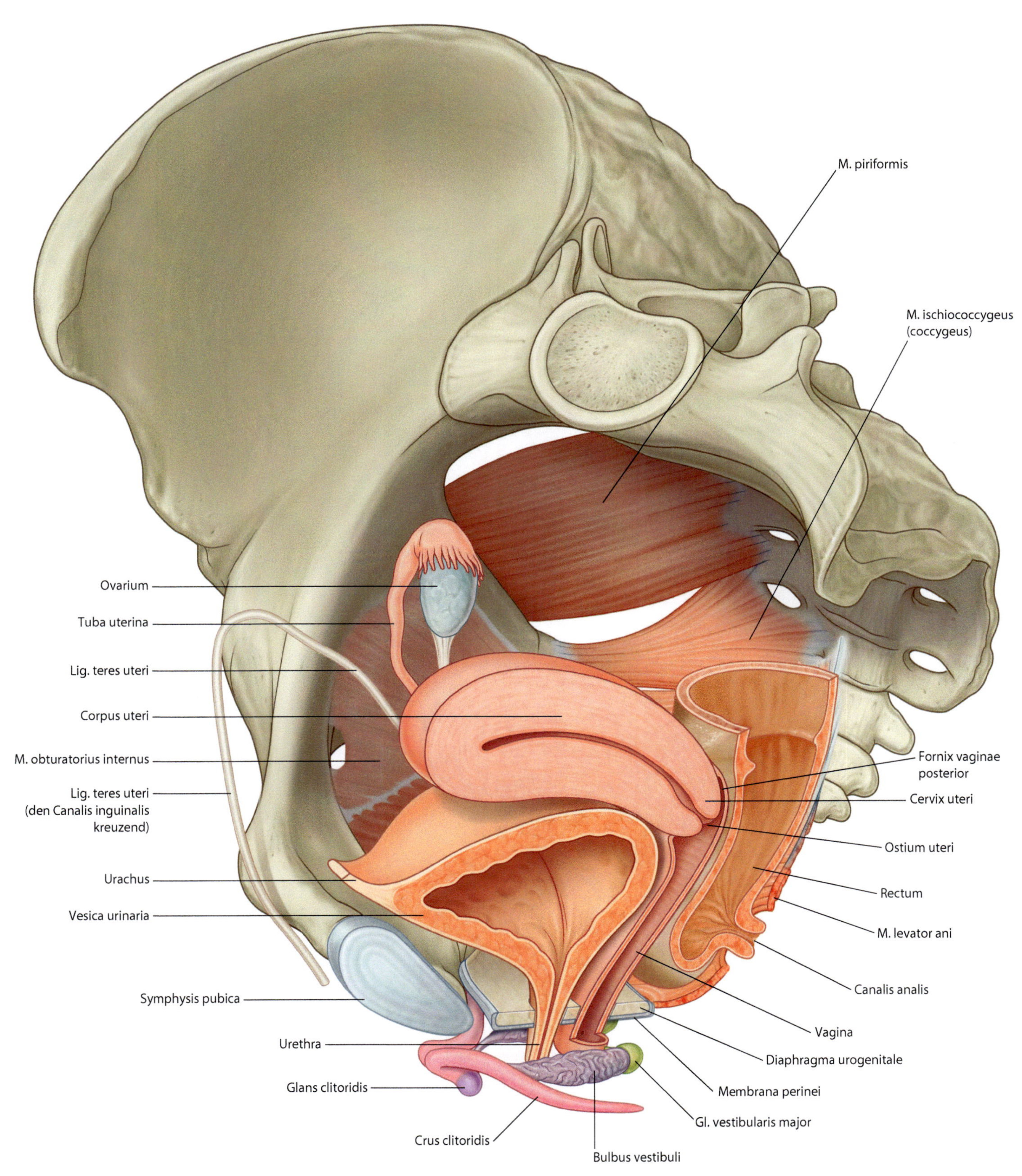

Weibliche Geschlechtsorgane, Ansicht von schräg sagittal
Reproductive system in women (oblique sagittal view)

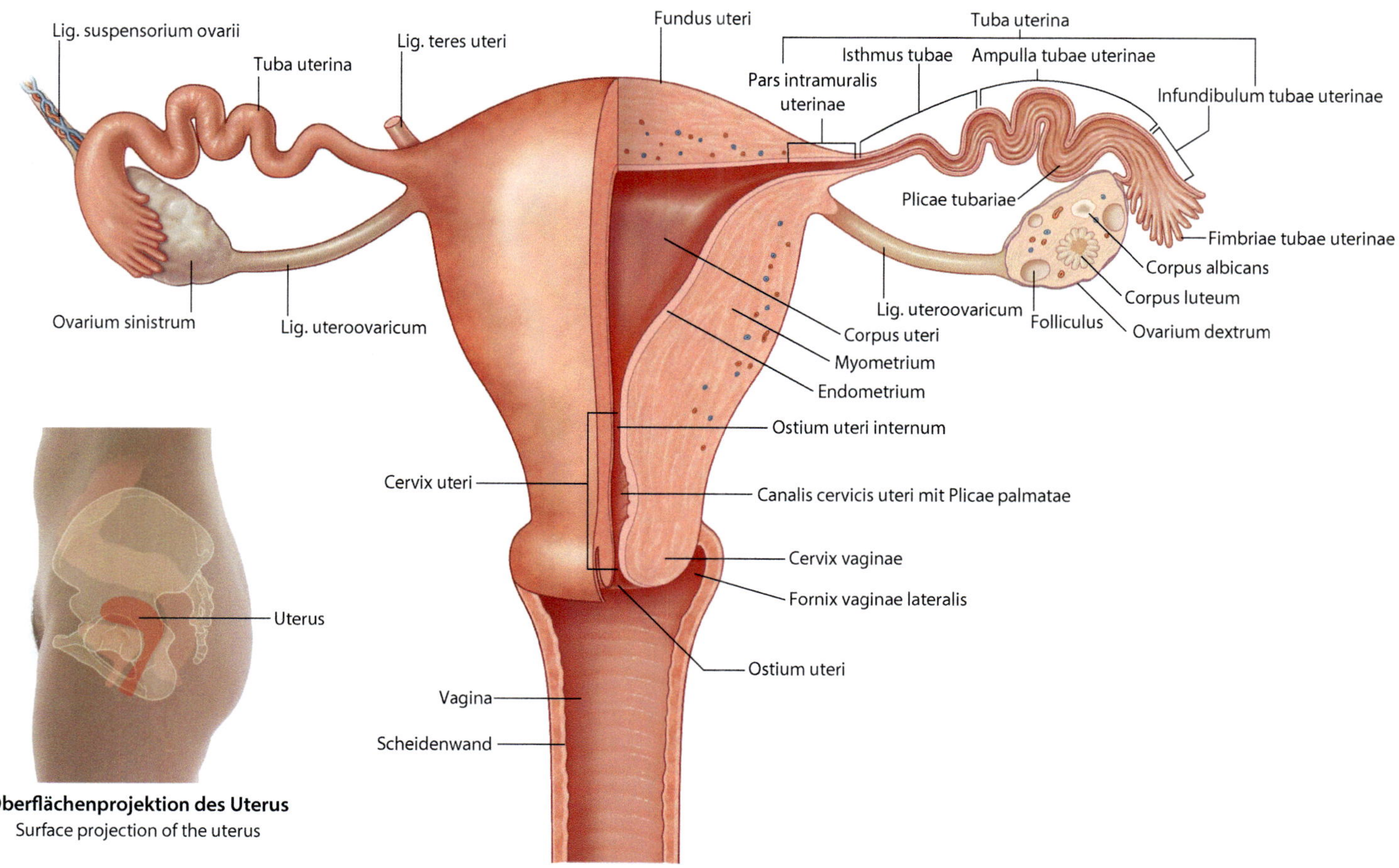

Lig. suspensorium ovarii
Tuba uterina
Lig. teres uteri
Fundus uteri
Tuba uterina
Isthmus tubae
Ampulla tubae uterinae
Pars intramuralis uterinae
Infundibulum tubae uterinae
Plicae tubariae
Fimbriae tubae uterinae
Corpus albicans
Corpus luteum
Ovarium dextrum
Folliculus
Lig. uteroovaricum
Corpus uteri
Myometrium
Endometrium
Ovarium sinistrum
Lig. uteroovaricum
Ostium uteri internum
Cervix uteri
Canalis cervicis uteri mit Plicae palmatae
Cervix vaginae
Fornix vaginae lateralis
Ostium uteri
Vagina
Scheidenwand
Uterus

Oberflächenprojektion des Uterus
Surface projection of the uterus

Aufbau von Uterus und Eierstöcken, Ansicht von dorsal
Structure of the uterus and ovaries (posterior view)

Tuba uterina
Plicae tubariae
Lig. suspensorium ovarii
Corpus atreticum
Sekundärfollikel
Hilum
Primordialfollikel
Primärfollikel
Lig. uteroovaricum
Oberflächenepithel des Ovars
Corpus albicans
Tunica albuginea
Sich zurückbildendes Corpus luteum
Fimbriae tubae uterinae
Vasa ovaricae
Eizelle zum Zeitpunkt der Ovulation
Rupturierter Follikel
Tertiärfollikel (Graaf-Follikel)
Aktives Corpus luteum

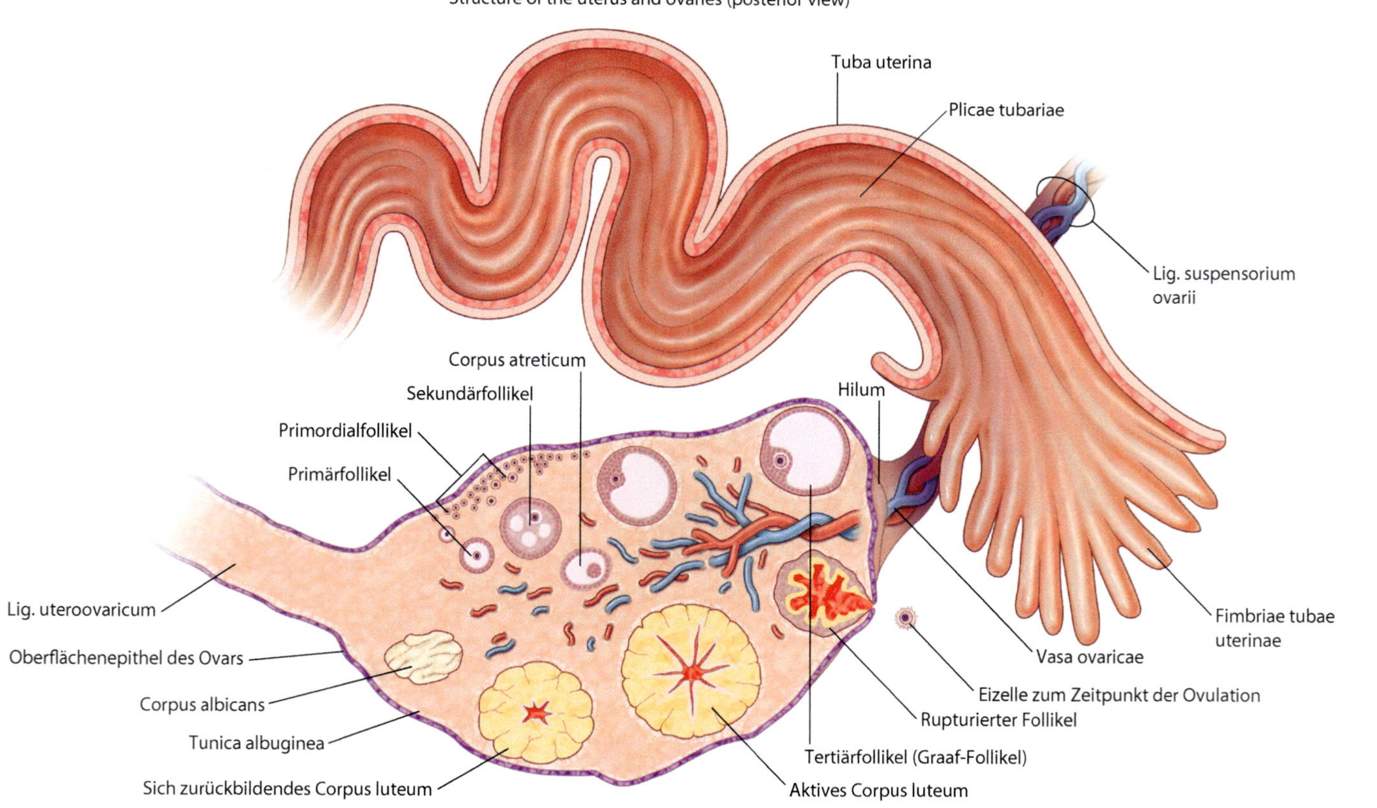

Aufbau von Eileiter, Tuba uterina, und Eierstock, Ovarium, Ansicht von dorsal
Structure of the uterine tube and ovary (posterior view)

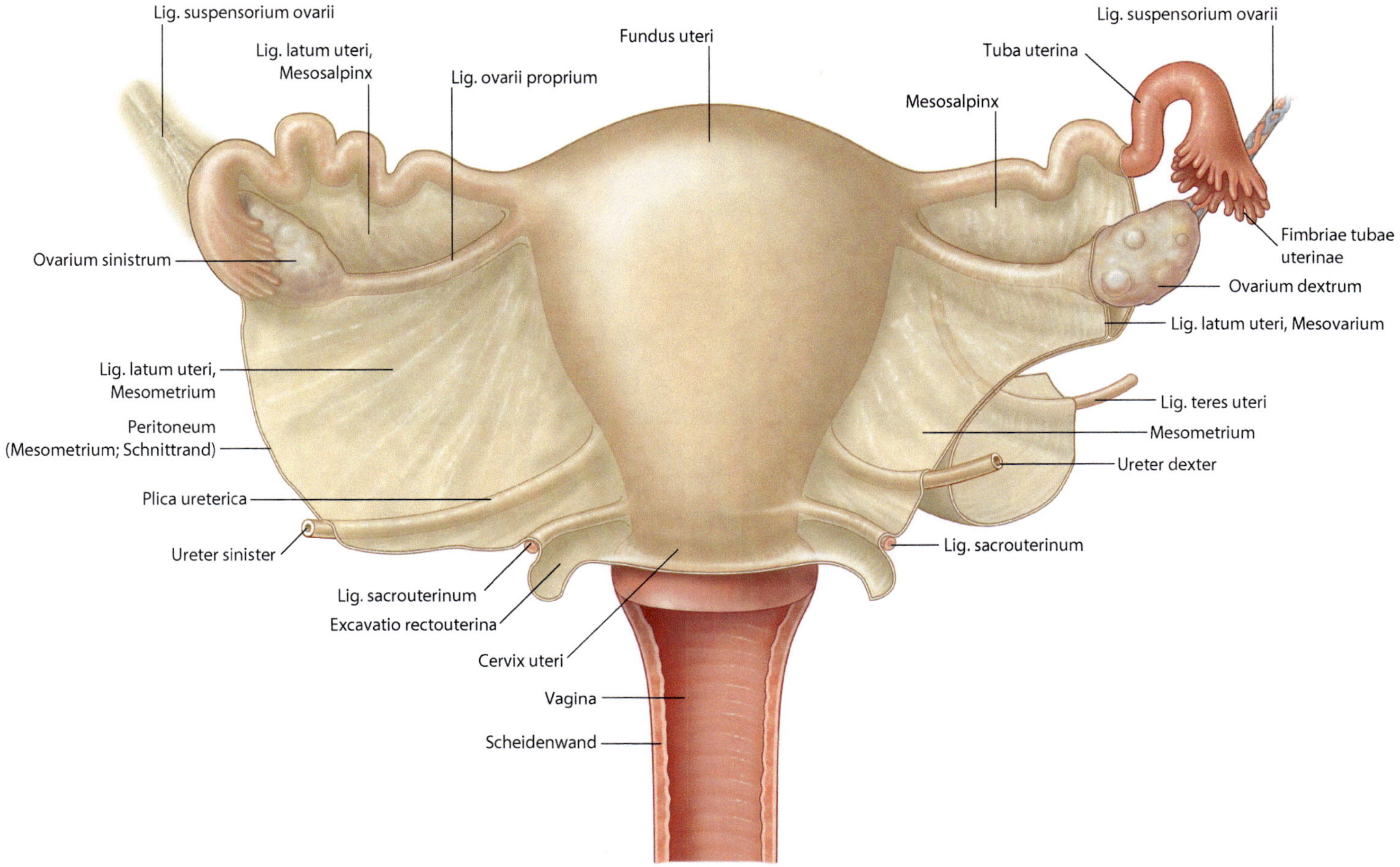

Lig. suspensorium ovarii
Lig. latum uteri, Mesosalpinx
Lig. ovarii proprium
Fundus uteri
Lig. suspensorium ovarii
Tuba uterina
Mesosalpinx
Ovarium sinistrum
Fimbriae tubae uterinae
Ovarium dextrum
Lig. latum uteri, Mesovarium
Lig. latum uteri, Mesometrium
Lig. teres uteri
Peritoneum (Mesometrium; Schnittrand)
Mesometrium
Ureter dexter
Plica ureterica
Ureter sinister
Lig. sacrouterinum
Lig. sacrouterinum
Excavatio rectouterina
Cervix uteri
Vagina
Scheidenwand

Uterus und Lig. latum uteri, Ansicht von dorsal
Uterus and broad ligament (posterior view)

Tuba uterina
Appendix vesiculosa
Epoophoron
Mesosalpinx
Lig. ovarii proprium
Ostium abdominale
Ovarium (= überzogen von Peritoneum viscerale; Müller-Epithel)

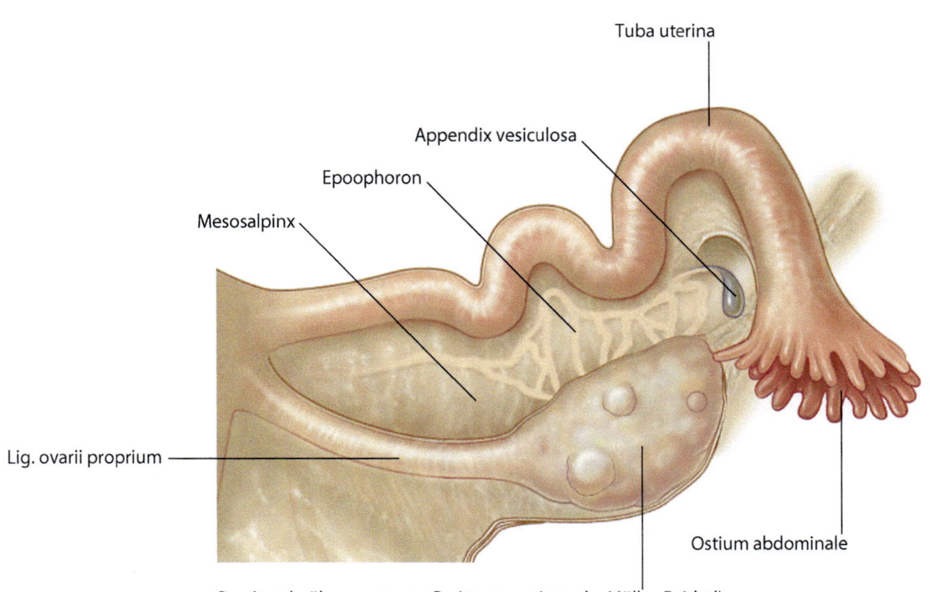

Eileiter, Tuba uterina, und Eierstock, Ovarium, Ansicht von dorsal
Uterine tube and ovary (posterior view)

A

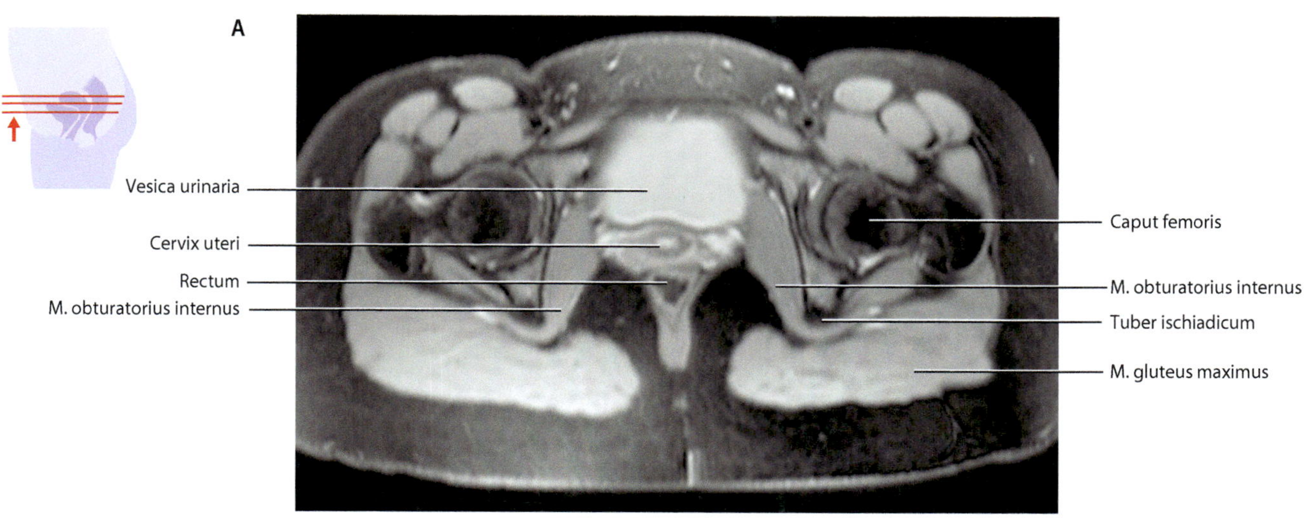

B

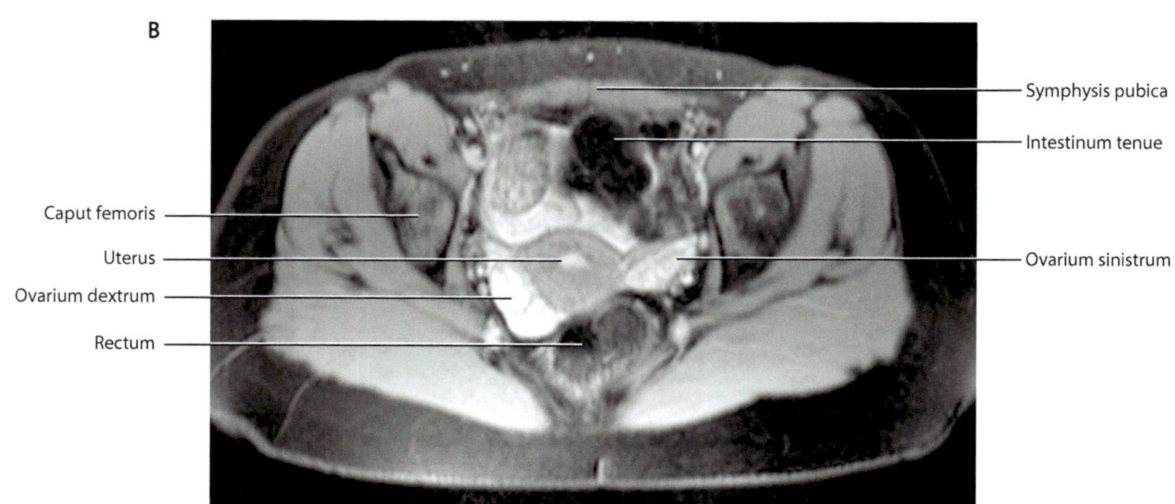

C

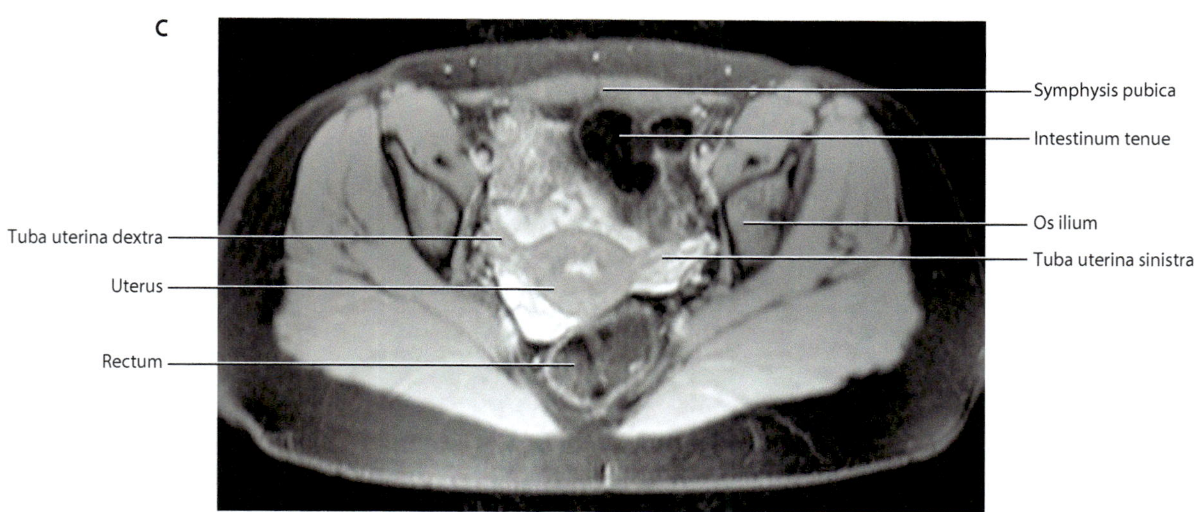

Erscheinungsbild von Gebärmutterhals, Gebärmutter, Uterus, Eierstöcken und Eileiter im Vergleich zu anderen Strukturen des Beckens; T2-gewichtetes MRT in Axialebene

Appearance of cervix of uterus, uterus, ovaries, and uterine tubes in relation to other pelvic structures. T2-weighted MR images in axial plane

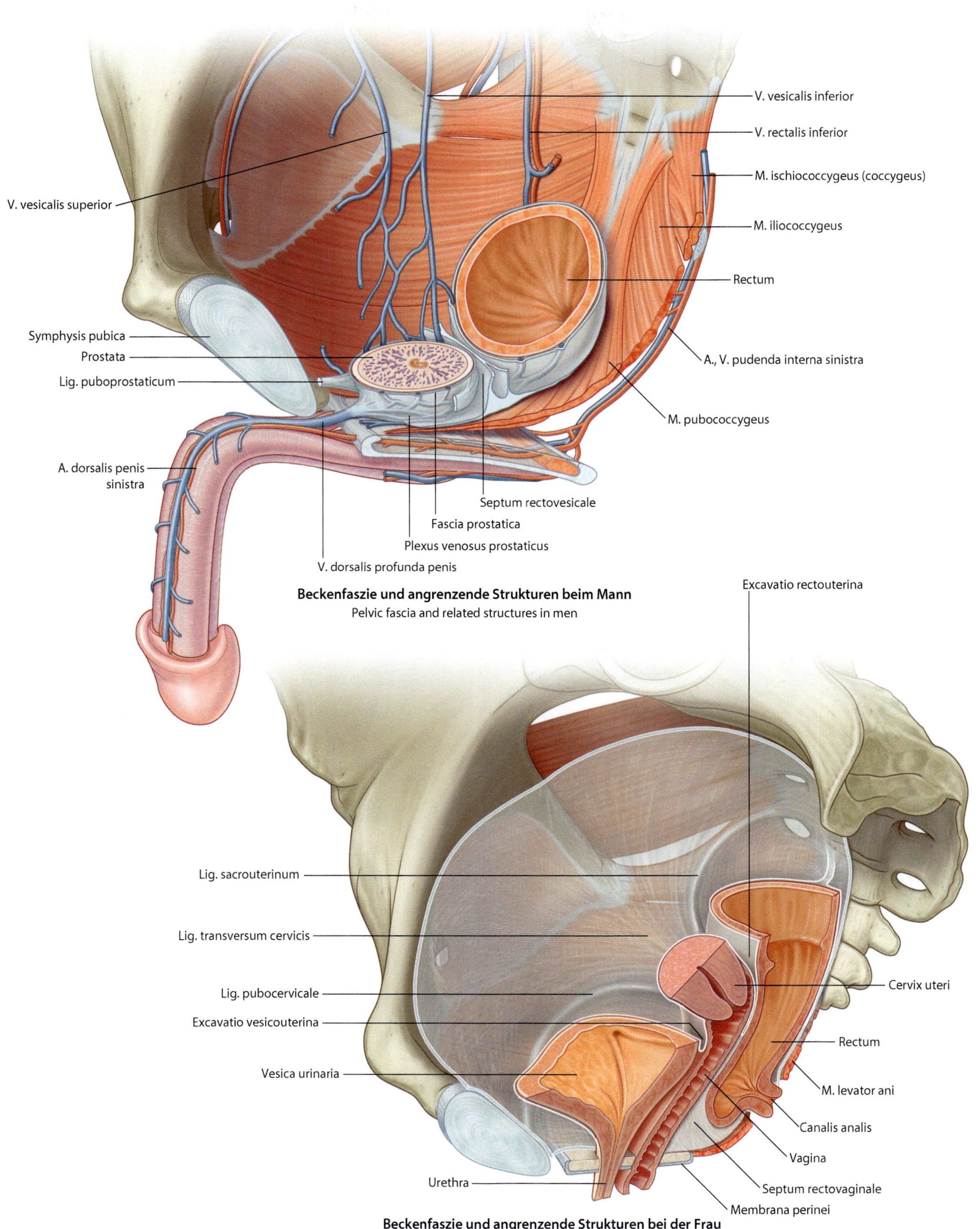

Beckenfaszie und angrenzende Strukturen beim Mann
Pelvic fascia and related structures in men

Beckenfaszie und angrenzende Strukturen bei der Frau
Pelvic fascia and related structures in women

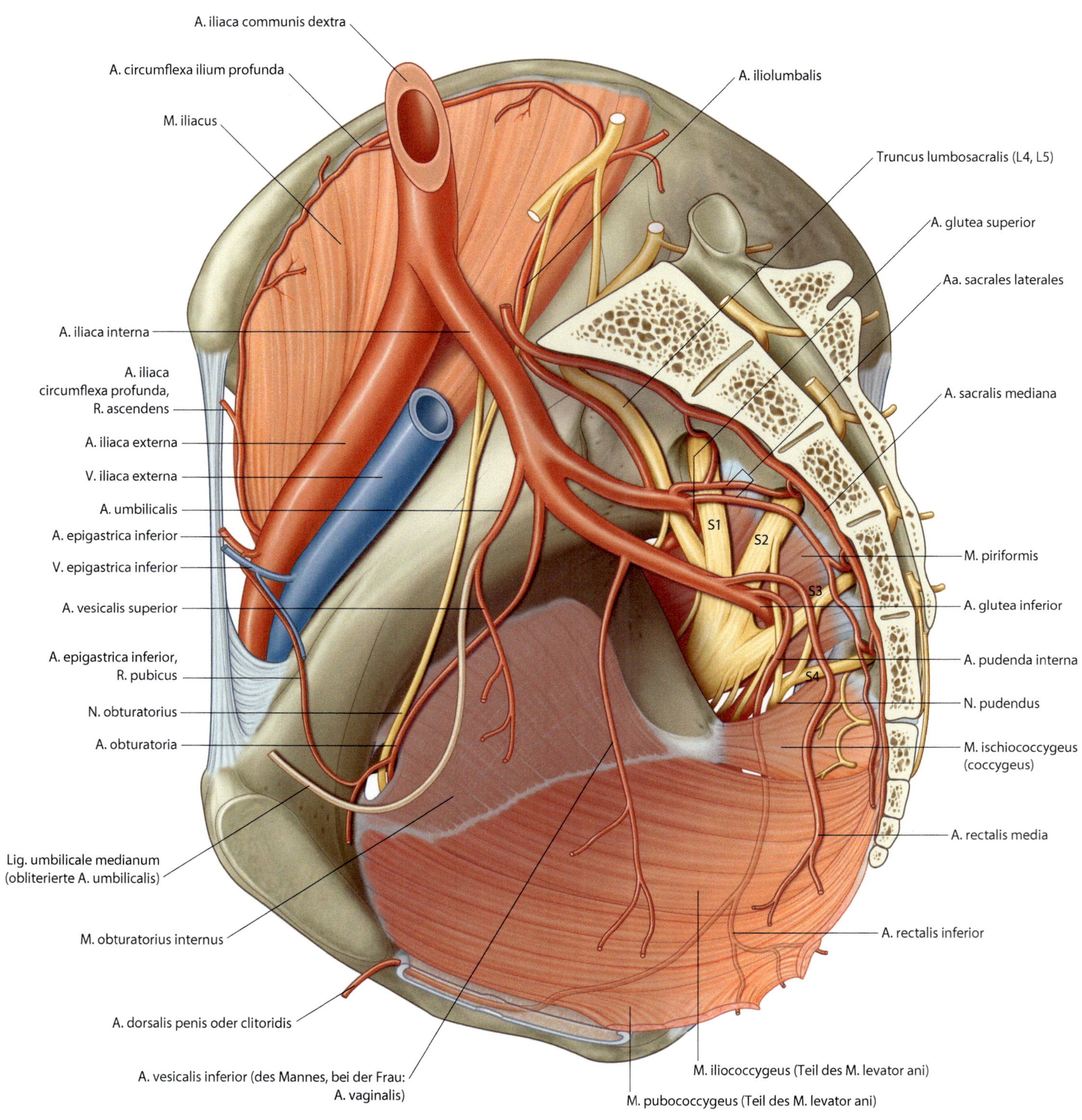

Arterielle Versorgung des Beckens, Ansicht von rechts sagittal
Arterial supply to the pelvis (right side sagittal view)

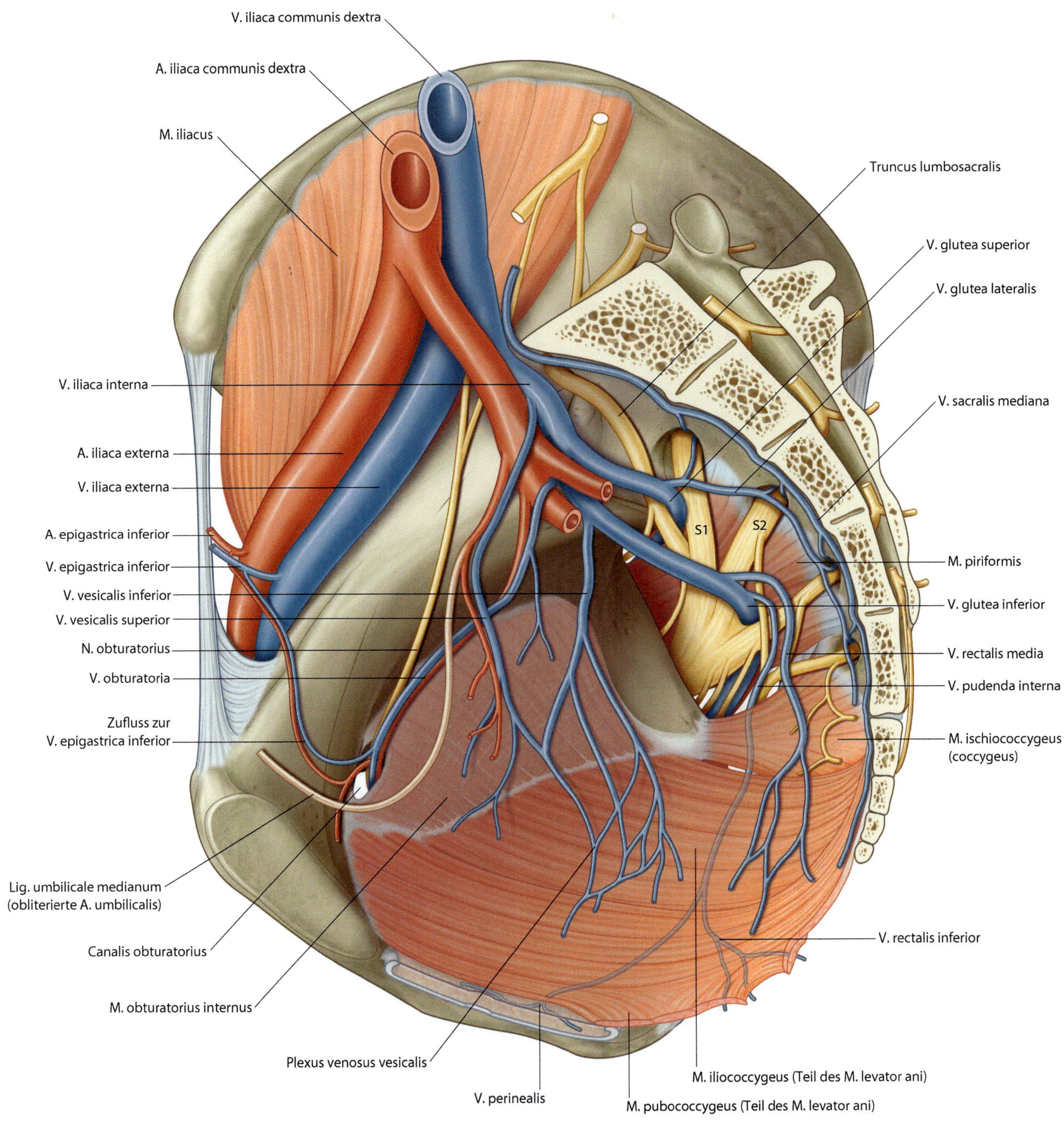

Venöser Abfluss des Beckens, Ansicht von rechts sagittal
Veins of the pelvis (right side sagittal view)

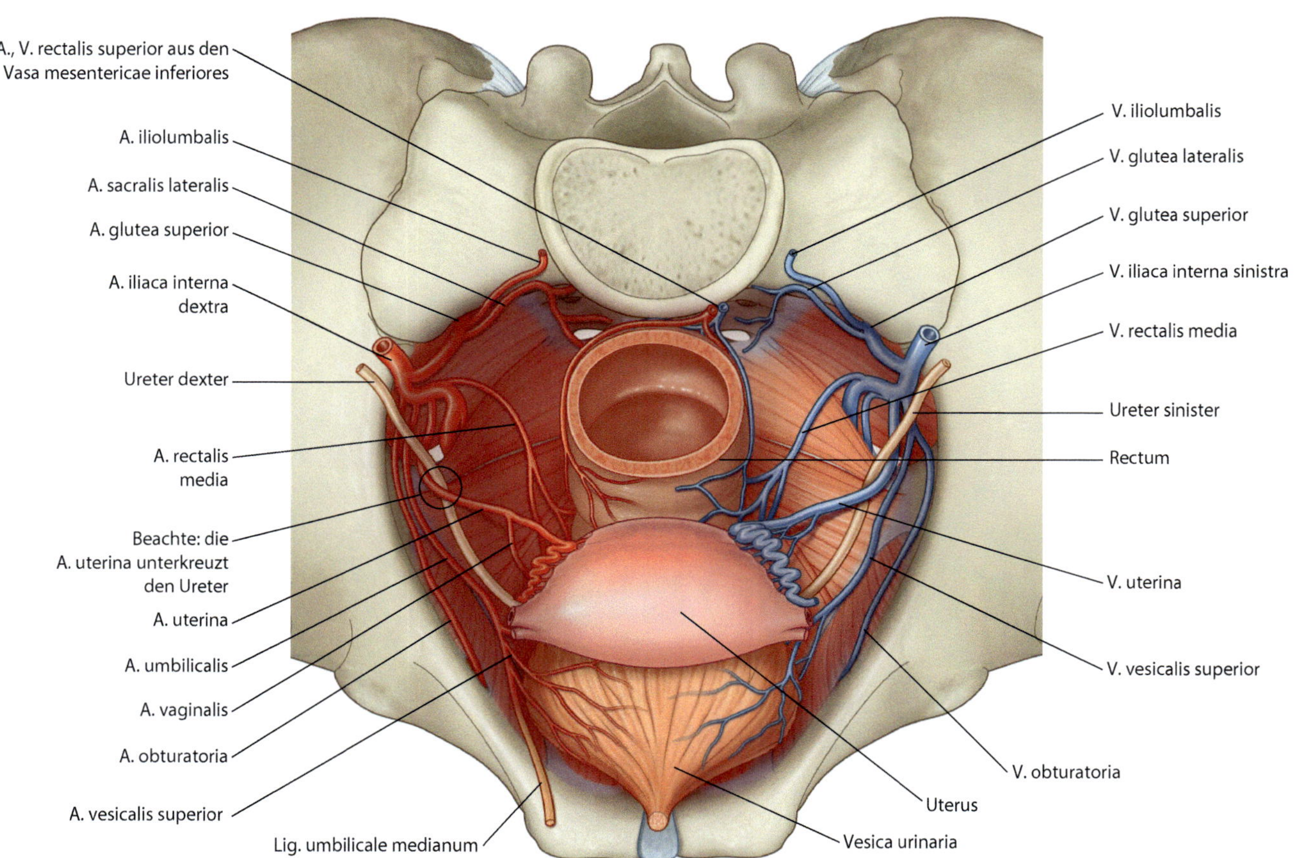

Gefäßversorgung der weiblichen Beckenorgane, Ansicht von kranial
Vasculature of the pelvic viscera in women (superior view)

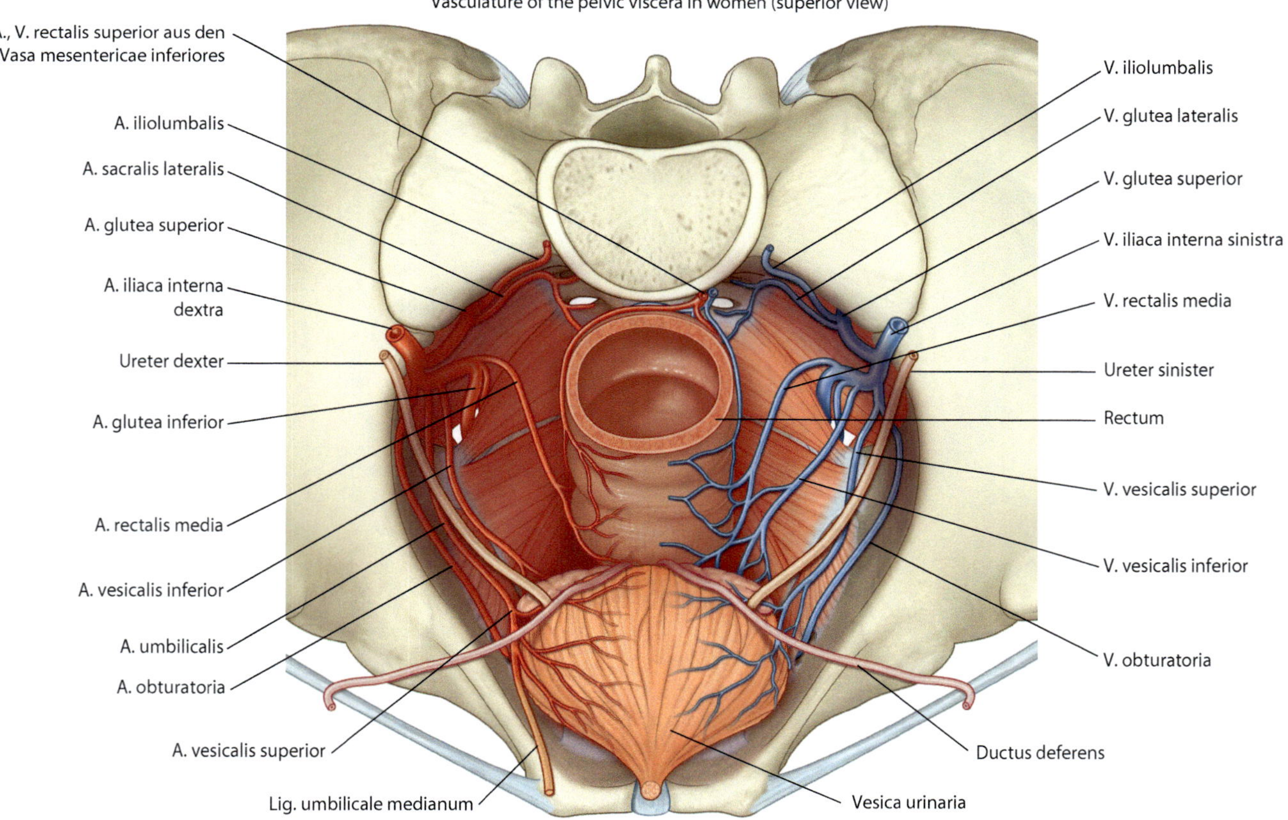

Gefäßversorgung der männlichen Beckenorgane, Ansicht von kranial
Vasculature of the pelvic viscera in men (superior view)

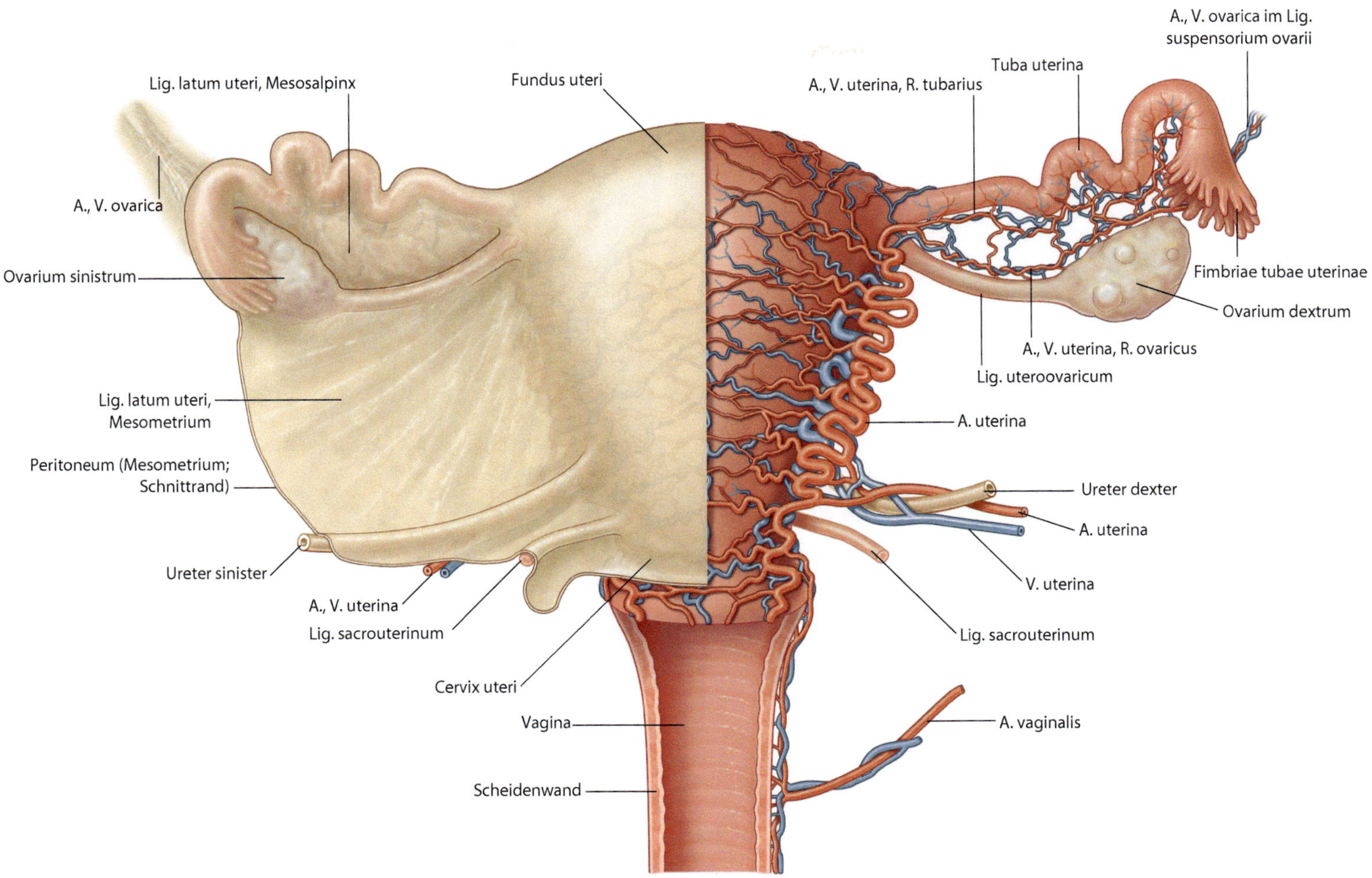

A., V. ovarica im Lig. suspensorium ovarii
Tuba uterina
A., V. uterina, R. tubarius
Fundus uteri
Lig. latum uteri, Mesosalpinx
A., V. ovarica
Ovarium sinistrum
Fimbriae tubae uterinae
Ovarium dextrum
A., V. uterina, R. ovaricus
Lig. uteroovaricum
Lig. latum uteri, Mesometrium
A. uterina
Peritoneum (Mesometrium; Schnittrand)
Ureter dexter
A. uterina
Ureter sinister
V. uterina
A., V. uterina
Lig. sacrouterinum
Lig. sacrouterinum
Cervix uteri
Vagina
A. vaginalis
Scheidenwand

Gefäßversorgung des Uterus, Ansicht von dorsal
Vascular supply to uterus (posterior view)

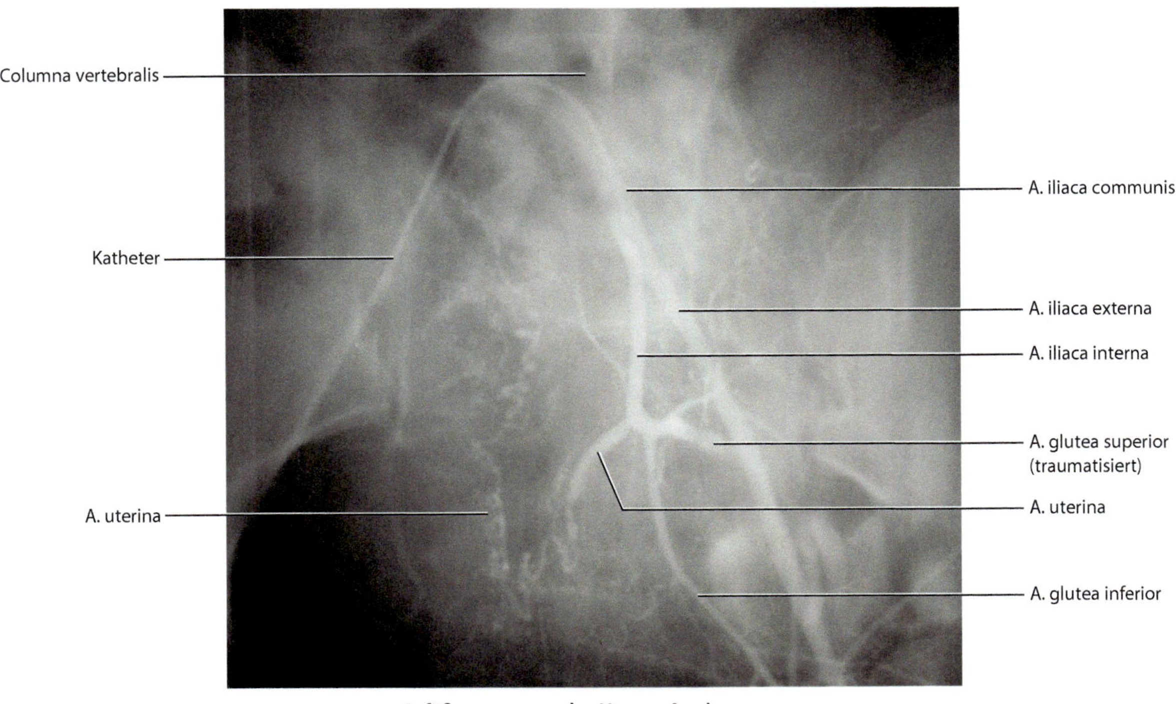

Columna vertebralis
A. iliaca communis
Katheter
A. iliaca externa
A. iliaca interna
A. glutea superior (traumatisiert)
A. uterina
A. uterina
A. glutea inferior

Gefäßversorgung des Uterus; Angiogramm
Vascular supply to uterus. Angiogram

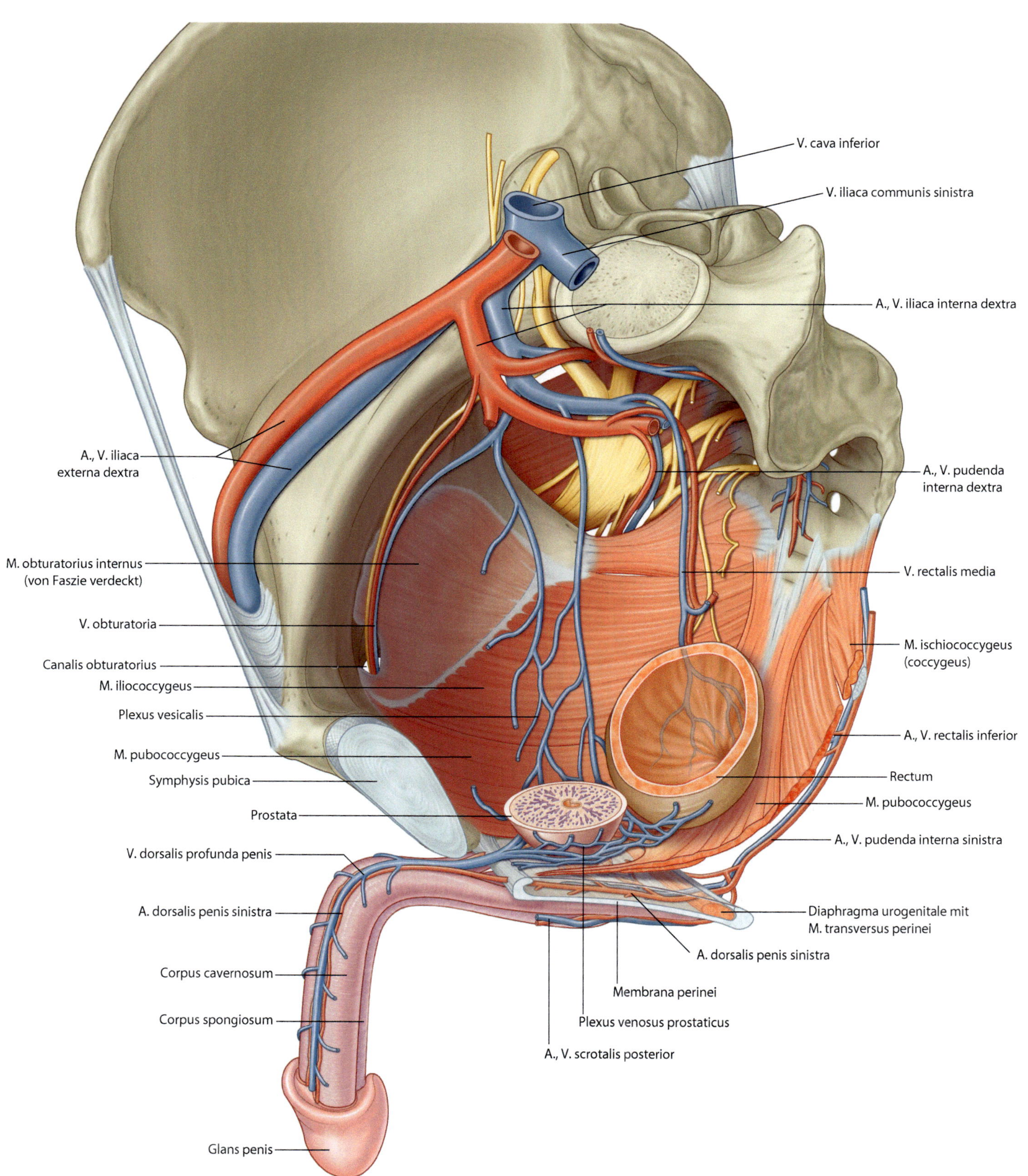

Venöser Abfluss der Beckenorgane des Mannes, Ansicht von schräg sagittal
Venous drainage of pelvic viscera in men (oblique sagittal view)

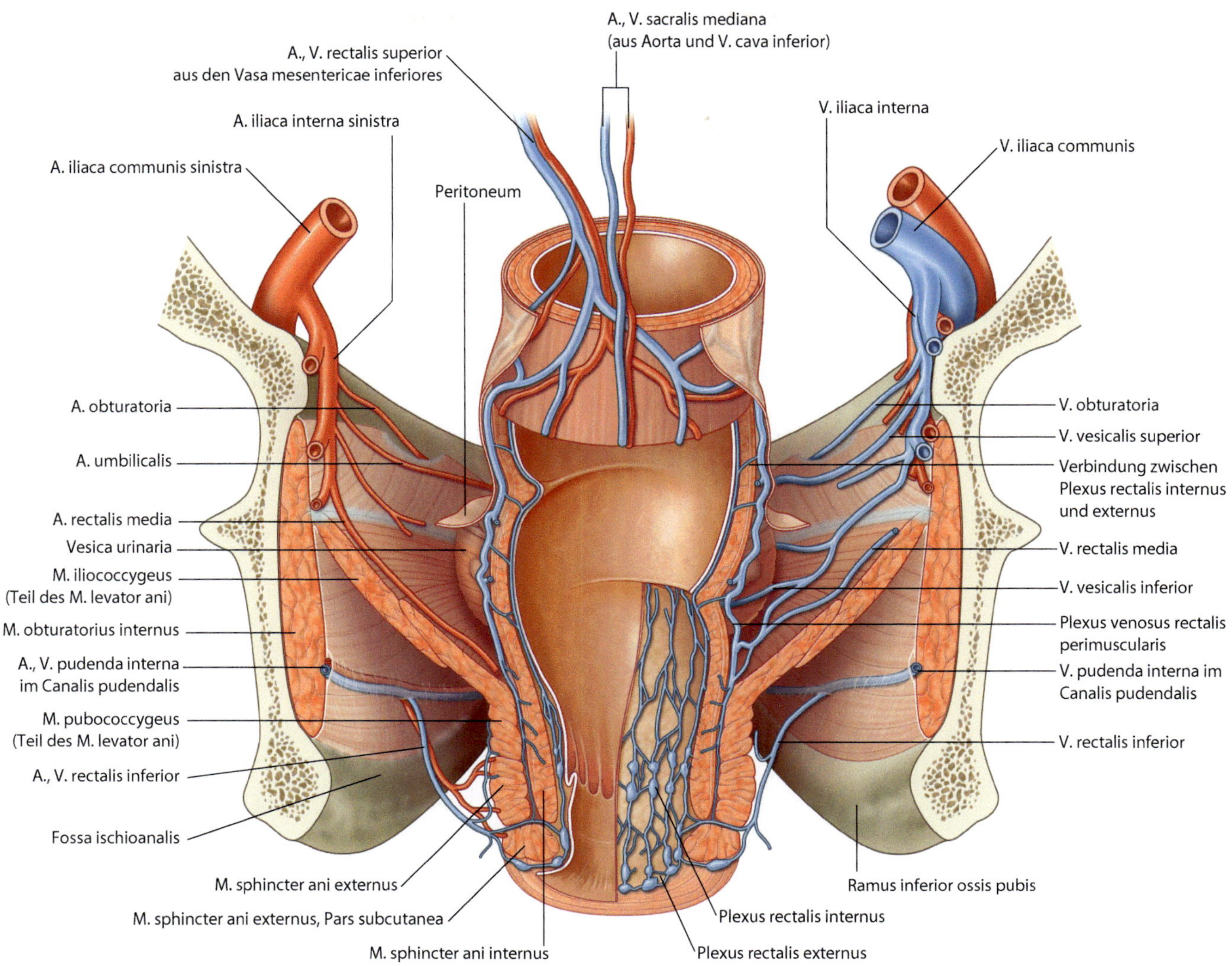

A., V. sacralis mediana
(aus Aorta und V. cava inferior)
A., V. rectalis superior
aus den Vasa mesentericae inferiores
A. iliaca interna sinistra
V. iliaca interna
V. iliaca communis
A. iliaca communis sinistra
Peritoneum
A. obturatoria
A. umbilicalis
A. rectalis media
Vesica urinaria
M. iliococcygeus
(Teil des M. levator ani)
M. obturatorius internus
A., V. pudenda interna
im Canalis pudendalis
M. pubococcygeus
(Teil des M. levator ani)
A., V. rectalis inferior
Fossa ischioanalis
M. sphincter ani externus
M. sphincter ani externus, Pars subcutanea
M. sphincter ani internus
V. obturatoria
V. vesicalis superior
Verbindung zwischen
Plexus rectalis internus
und externus
V. rectalis media
V. vesicalis inferior
Plexus venosus rectalis
perimuscularis
V. pudenda interna im
Canalis pudendalis
V. rectalis inferior
Ramus inferior ossis pubis
Plexus rectalis internus
Plexus rectalis externus

Gefäßversorgung des Rektums, Ansicht von dorsal
Vasculature of the rectum (posterior view)

Symphysis pubica
Urethra
Vagina
Canalis pudendalis
Regio analis
Femur
M. obturatorius internus
Tuber ischiadicum
M. gluteus maximus
R. rectalis inferior ad Regio analis

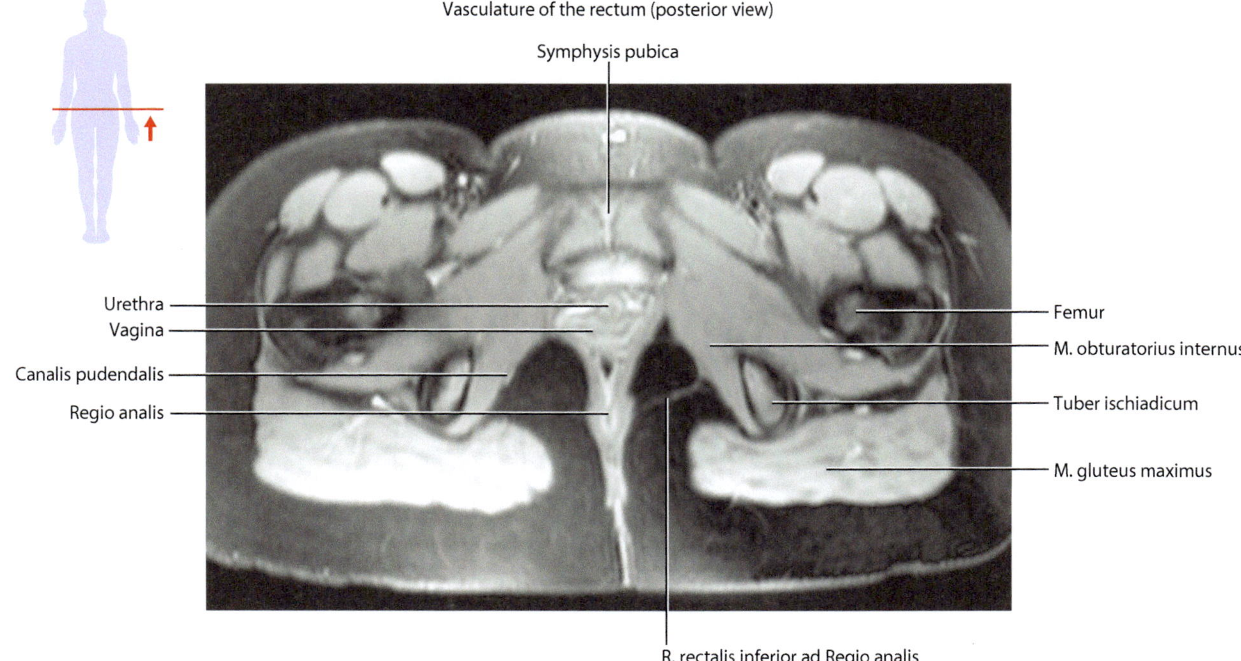

Das untere neurovaskuläre Bündel kreuzt die Fossa ischioanalis; T2-gewichtetes MRT in Axialebene
Inferior rectal neurovascular bundle crossing the ischio-anal fossa. T2-weighted MR image in axial plane

Dorsale Anteile
Ventrale Anteile
Nn. spinales, Rr. anteriores
L4
Truncus lumbosacralis
L5
N. gluteus superior
S1
N. gluteus inferior
Nerv zum M. piriformis
S2
N. splanchnicus pelvicus (präganglionäre parasympathische Fasern aus S2)
N. ischiadicus
Pars tibialis
Pars fibularis communis
S3
N. cutaneus perforans
S4
Nervenäste zu Mm. levator ani, ischiococcygeus und sphincter ani externus
S5
Co
Nn. anococcygeae
Nervenäste zum M. quadratus femoris und M. gemellus inferior
Nervenäste zum M. obturator internus und M. gemellus superior
N. cutaneus femoris posterior
Nn. splanchnici pelvici (präganglionäre parasympathische Fasern aus S3–4)
N. pudendus
Plexus sacralis
Plexus coccygeus

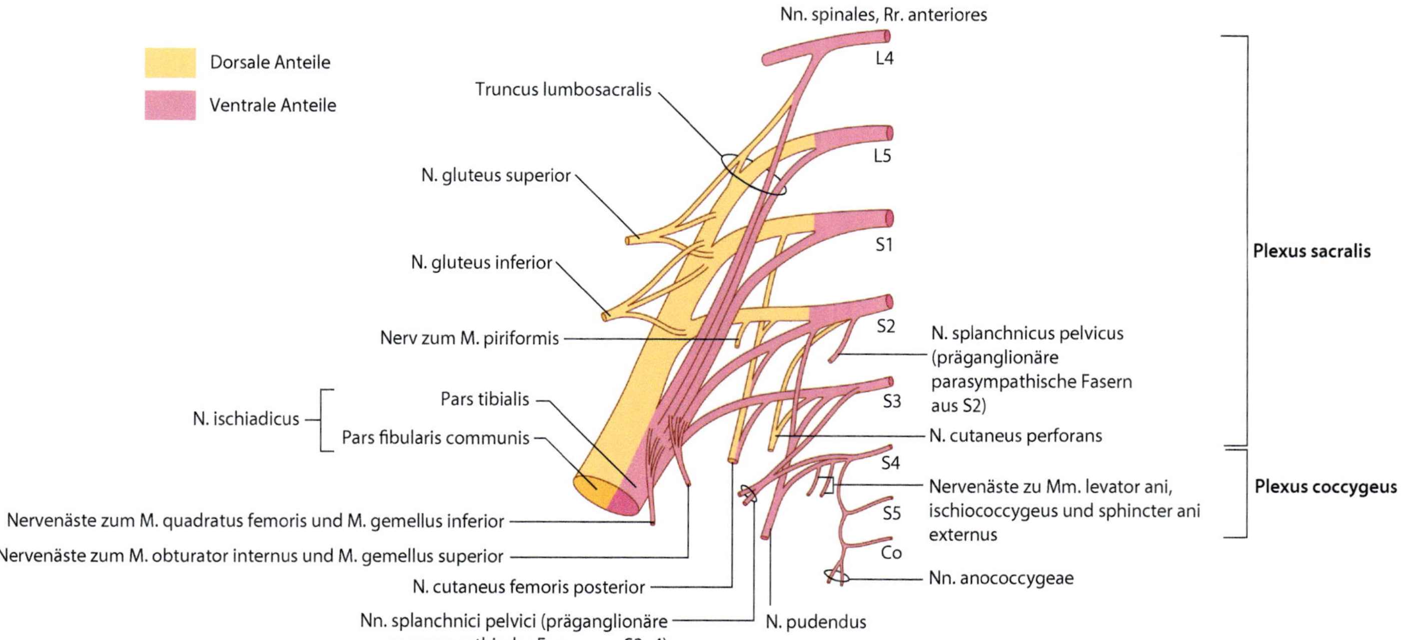

Bestandteile und Äste der Plexus sacralis und coccygeus
Components and branches of the sacral and coccygeal nerve plexuses

L4
L5
Truncus lumbosacralis
S1
S2
S3
S4
N. musculi piriformis
N. gluteus superior
N. gluteus inferior
N. cutaneus perforans
N. ischiadicus
Nn. musculi obturatorii interni und gemellus superior
N. obturatorius (aus dem Plexus lumbalis)
N. musculi quadrati femoris und inferior gemellus
N. cutaneus femoris posterior
Nn. splanchnici pelvici (präganglionäre parasympathische Fasern aus S2–4)
N. pudendus
Plexus coccygeus
Nn. anococcygeae
Nervenäste zu Mm. ischiococcygeus, levator ani und sphincter ani externus

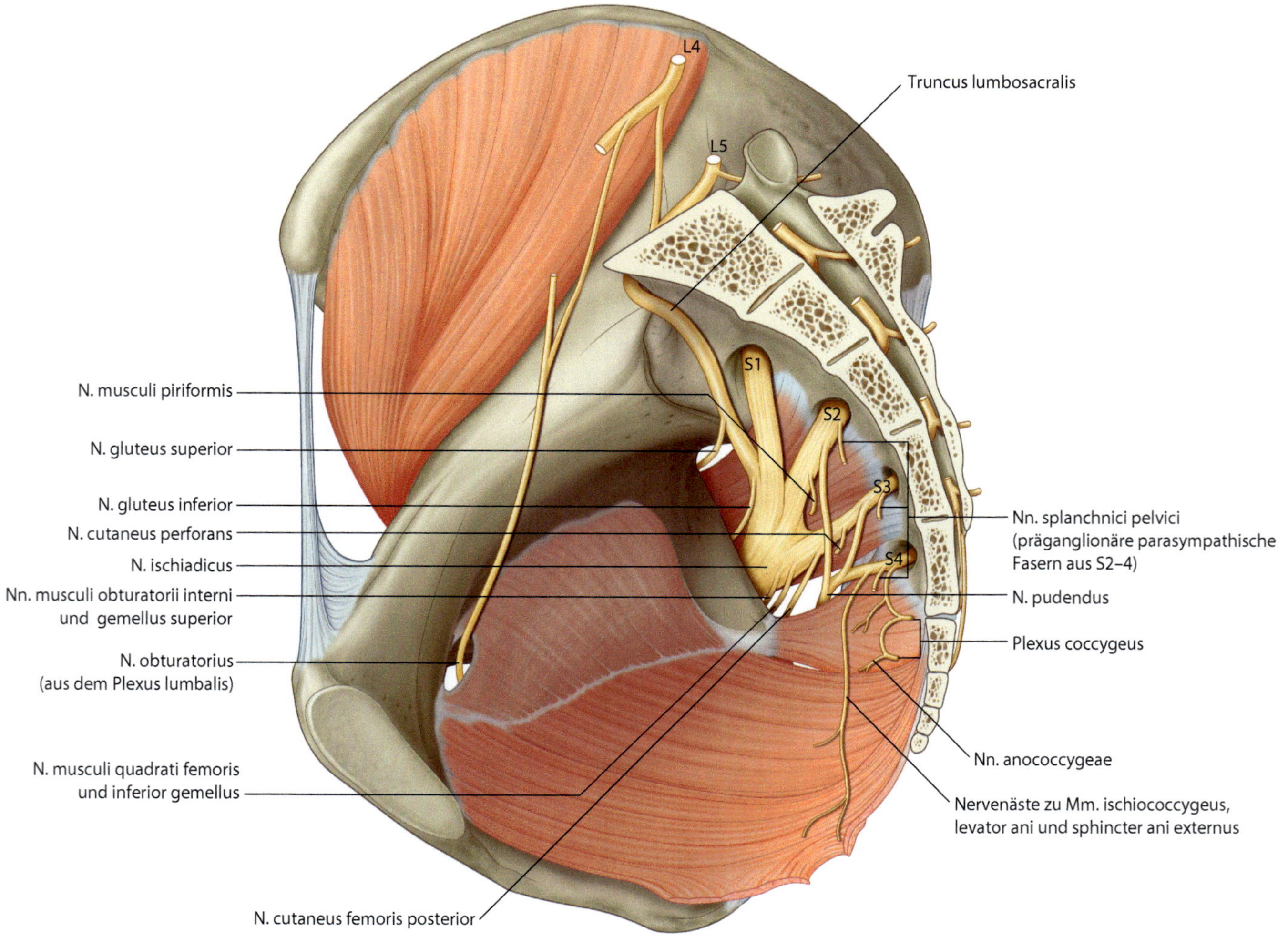

Plexus sacralis und Plexus coccygeus in der Beckenhöhle, Ansicht von sagittal
Sacral and coccygeal nerve plexuses within the pelvic cavity (sagittal view)

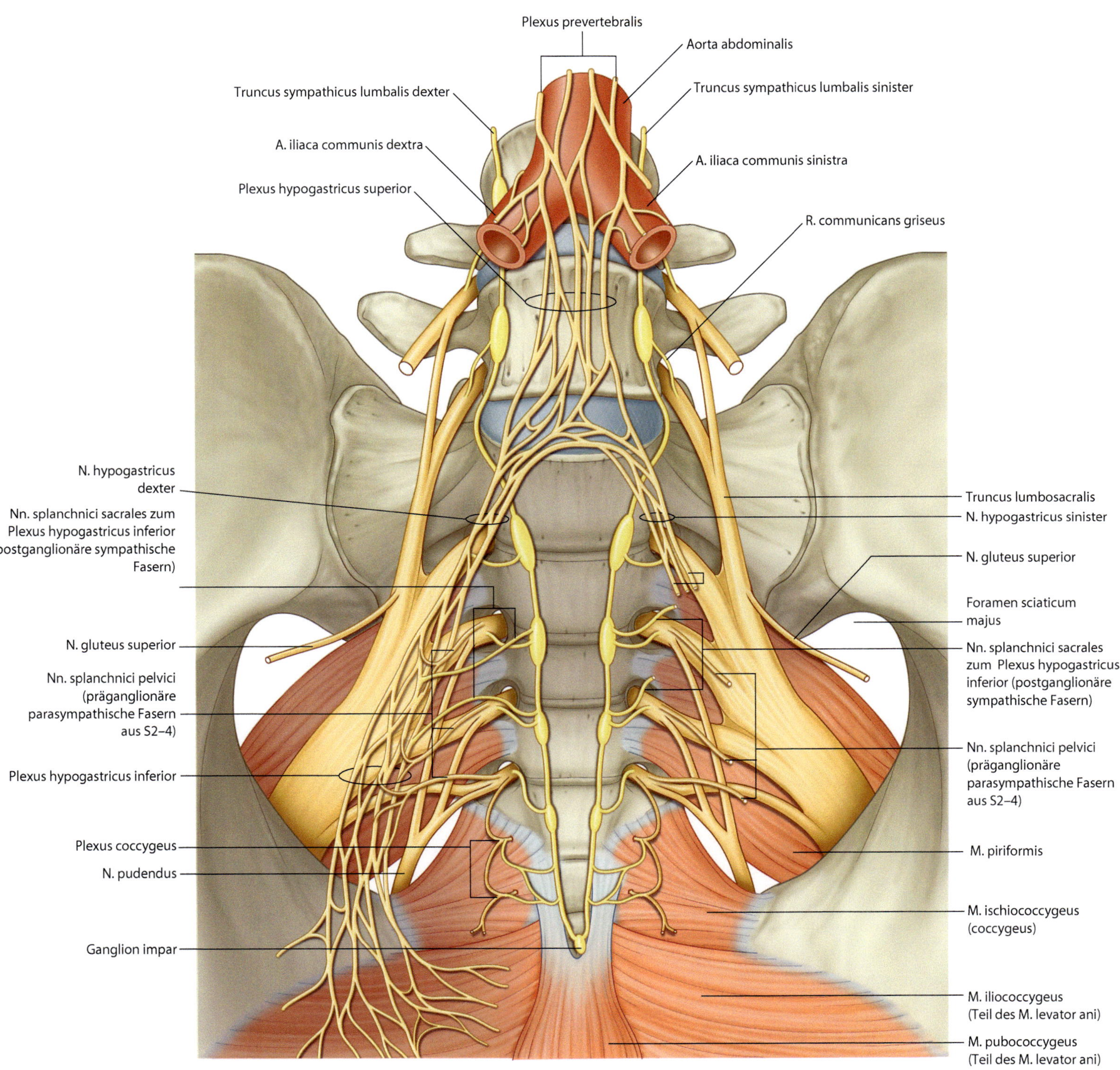

Ausdehnung des Plexus prevertebralis ins Becken, Ansicht von ventral
Pelvic extensions of the prevertebral nerve plexus (anterior view)

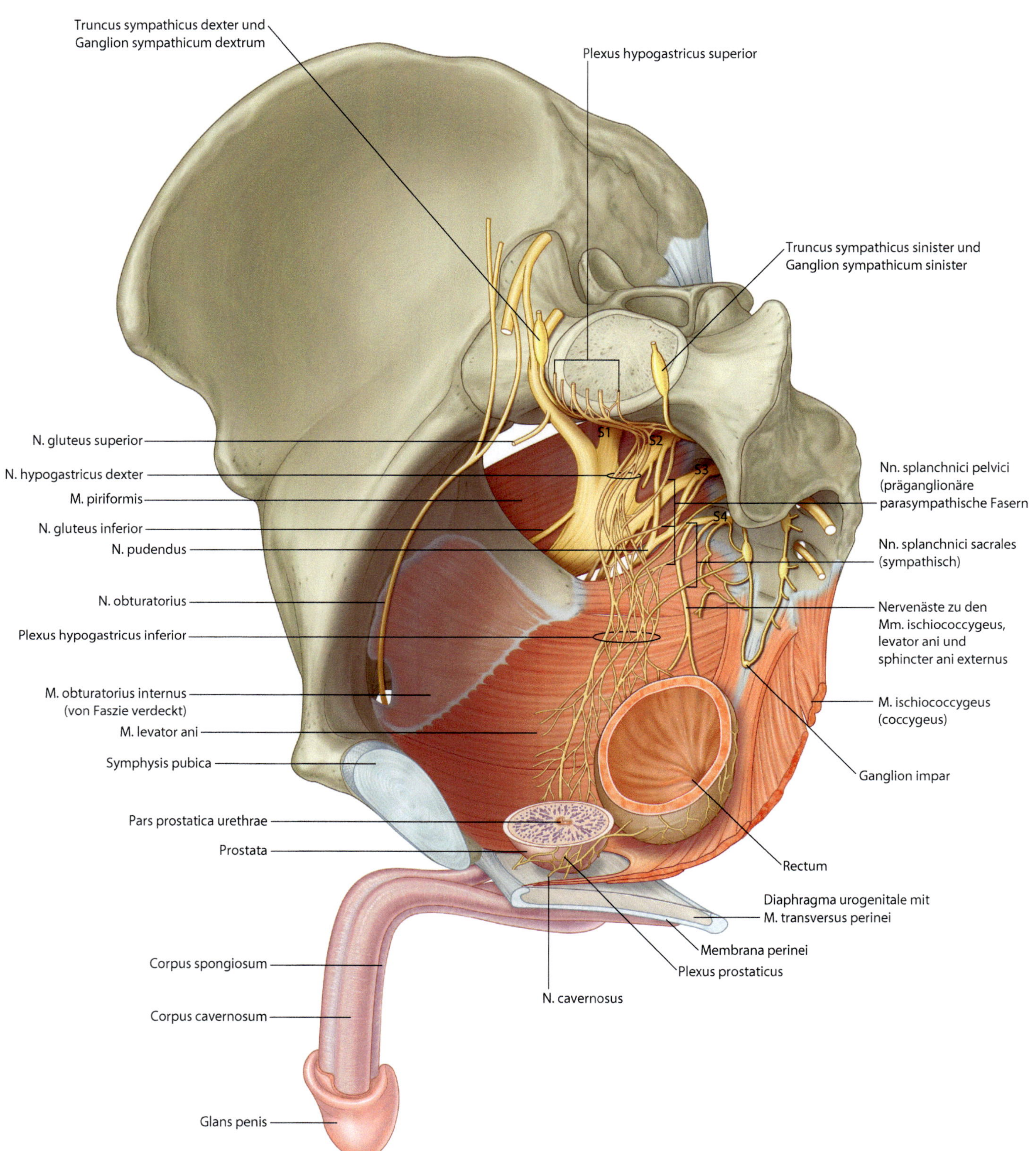

Plexus hypogastricus, Ansicht von schräg sagittal
Hypogastric nerve plexuses (oblique sagittal view)

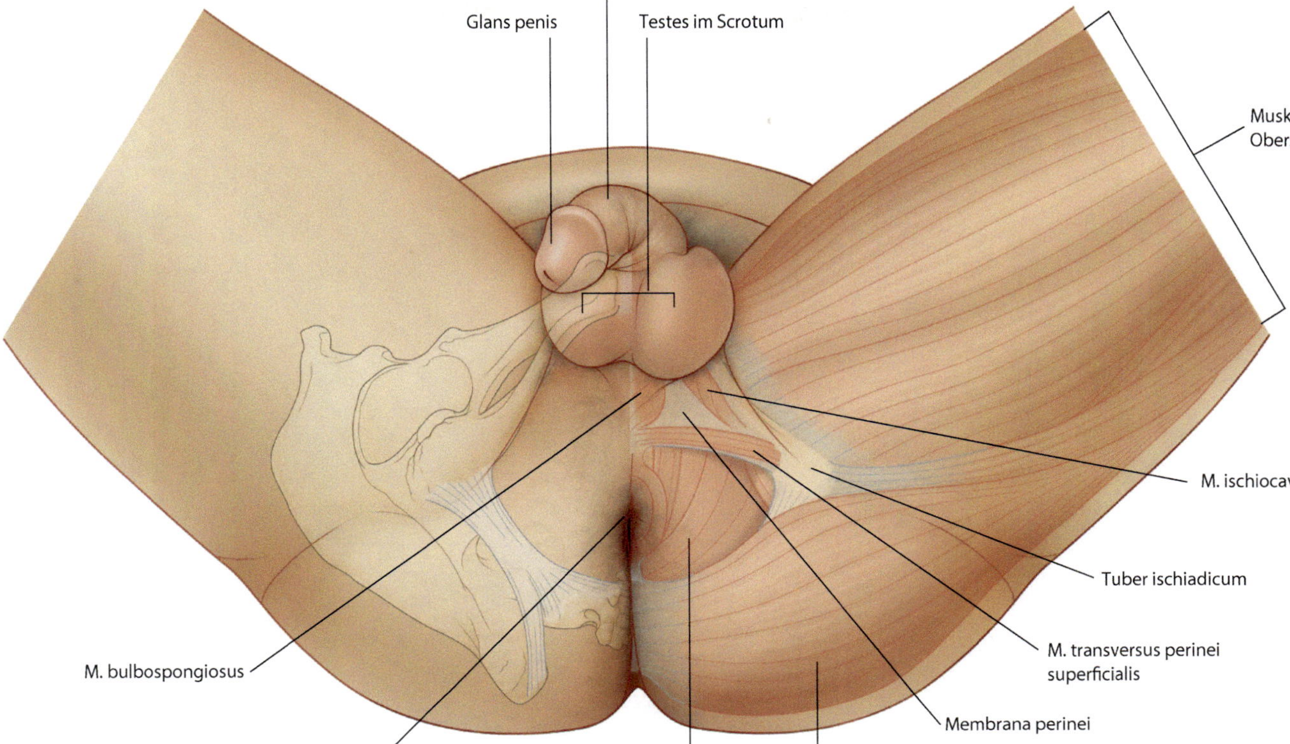

Corpus penis
Glans penis
Testes im Scrotum
Muskeln des Oberschenkels
M. ischiocavernosus
Tuber ischiadicum
M. transversus perinei superficialis
Membrana perinei
M. gluteus maximus
M. levator ani
Apertura analis
M. bulbospongiosus

Oberflächenprojektion des Perineums beim Mann
Structures of the perineum in men

Symphysis pubica
Regio urogenitalis
Tuber ischiadicum
Regio analis
Os coccygis
Ungefähre Lage des Centrum (tendineum) perinei
Tuber ischiadicum

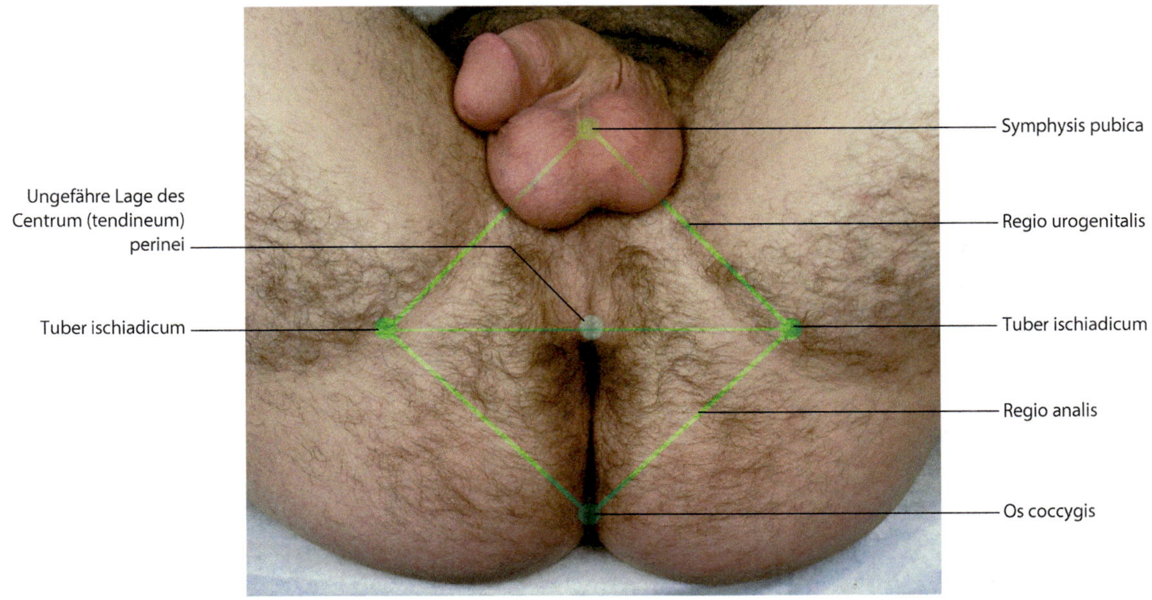

Oberflächenanatomie der Regio perinealis (Dammregion) beim Mann
Surface anatomy of the perineum in men

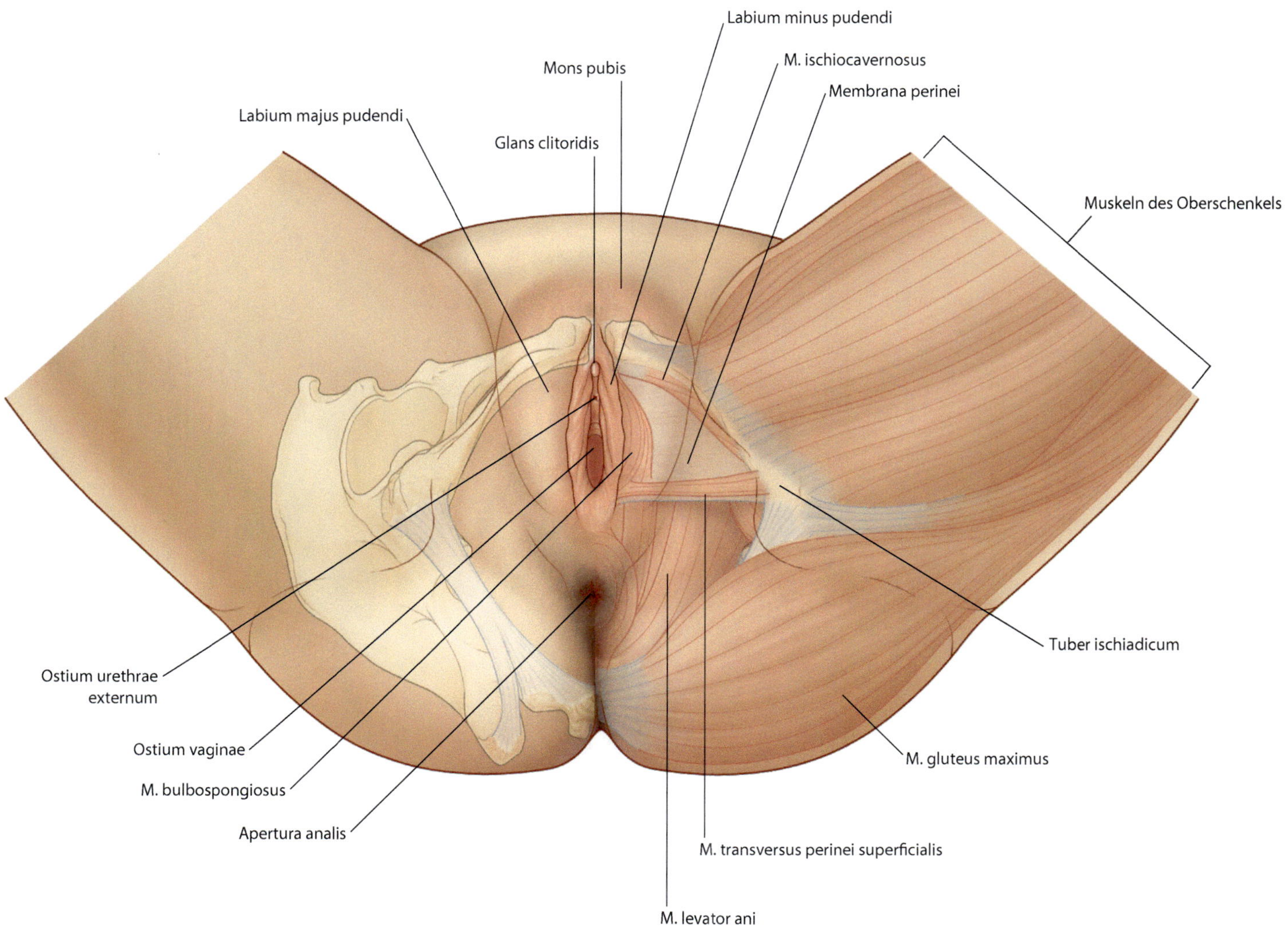

Labium minus pudendi
M. ischiocavernosus
Mons pubis
Membrana perinei
Labium majus pudendi
Glans clitoridis
Muskeln des Oberschenkels
Tuber ischiadicum
Ostium urethrae externum
Ostium vaginae
M. gluteus maximus
M. bulbospongiosus
Apertura analis
M. transversus perinei superficialis
M. levator ani

Oberflächenprojektion des Perineums bei der Frau
Structures of the perineum in women

Mons pubis
Symphysis pubica
Regio urogenitalis
Ungefähre Lage des Centrum (tendineum) perinei
Tuber ischiadicum
Tuber ischiadicum
Regio analis
Os coccygis

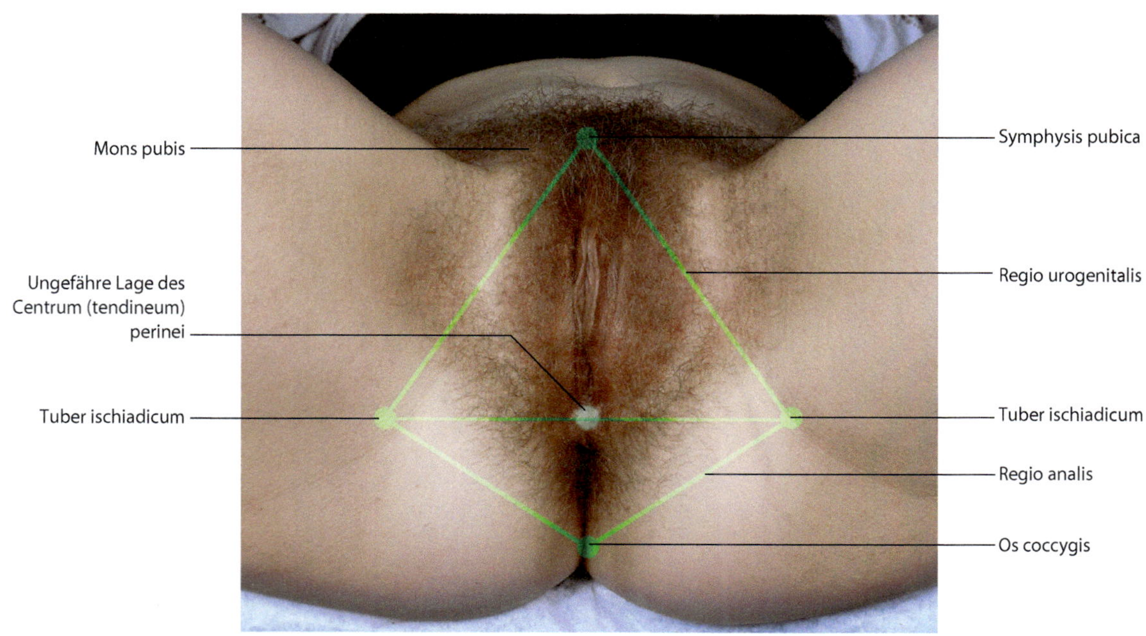

Oberflächenanatomie der Regio perinealis (Dammregion) bei der Frau
Surface anatomy of the perineum in women

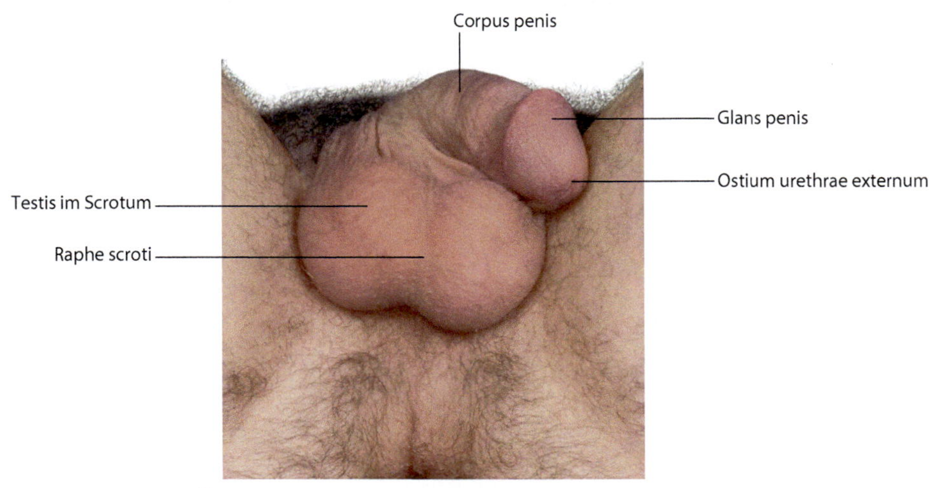

Corpus penis
Glans penis
Ostium urethrae externum
Testis im Scrotum
Raphe scroti

Äußeres Erscheinungsbild des Perineums des Mannes
Superficial features of the perineum in men

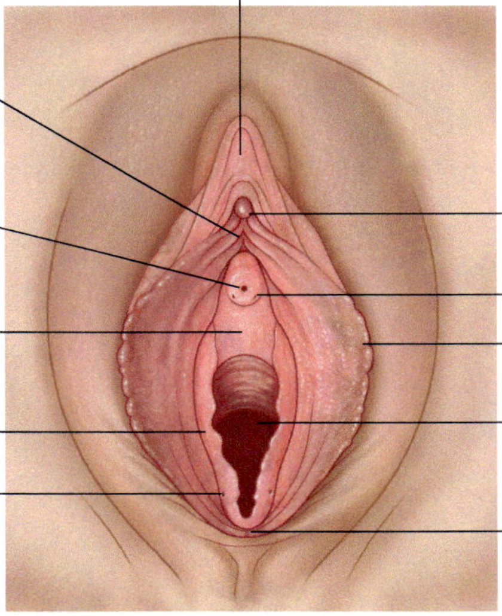

Preputium clitoridis
Frenulum clitoridis
Glans clitoridis
Ostium urethrae externum
Öffnung des Ausführungsgangs der Gl. paraurethralis
Vestibulum vaginae
Labium minus pudendi
Hymen
Ostium vaginae
Öffnung des Ausführungsgangs der Gl. vestibularis major (= Bartholin- Drüse)
Frenulum labiorum pudendum

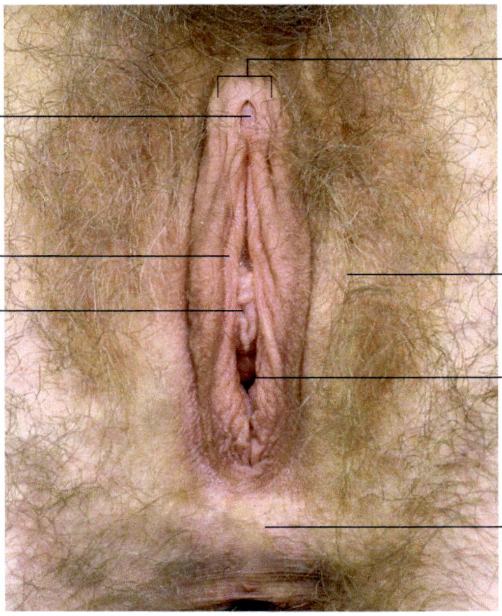

Corpus clitoridis von Haut bedeckt
Glans clitoridis
Labium minus pudendi
Labium majus pudendi
Vestibulum vaginae
Ostium vaginae (Introitus)
Commissura posterior (überlagert das Centrum perinei)

Äußeres Erscheinungsbild des Perineums der Frau
Superficial features of the perineum in women

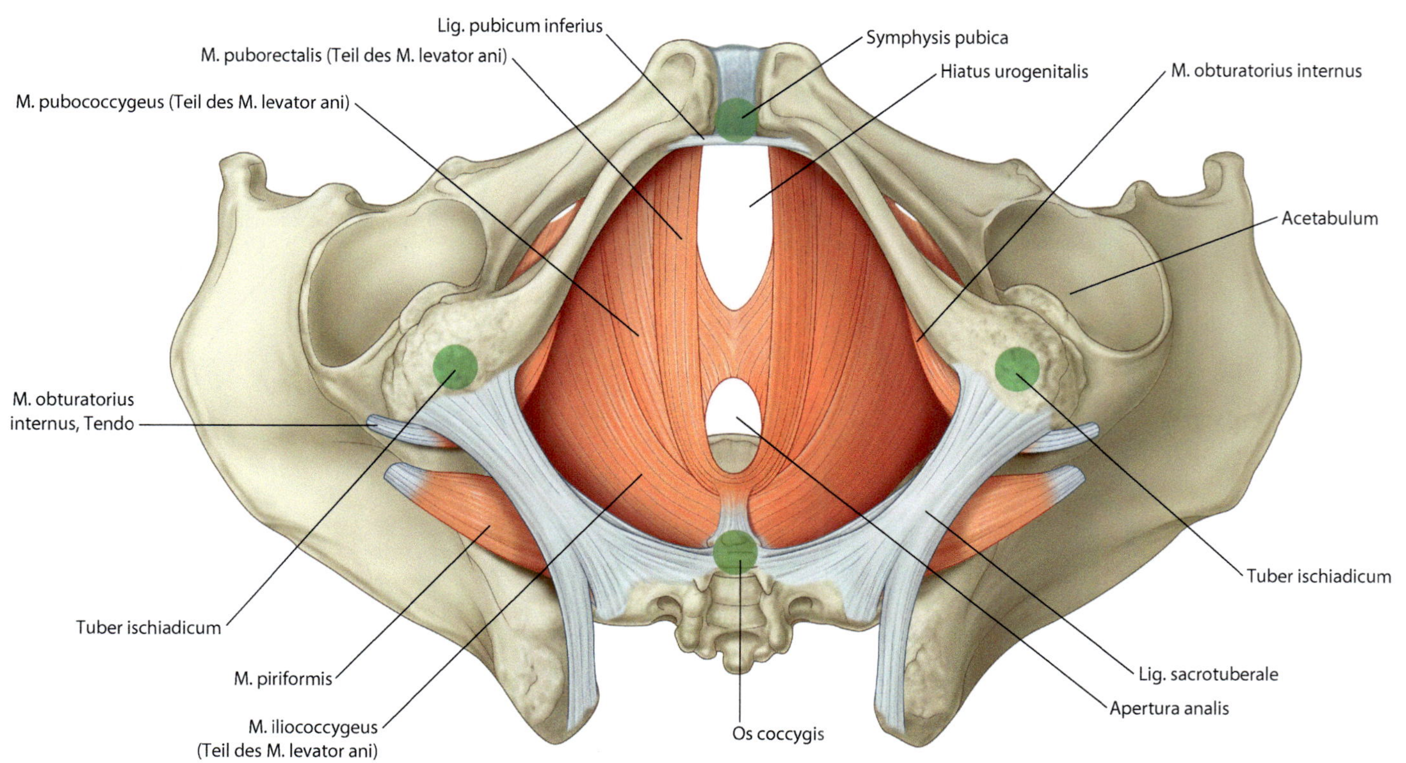

Lig. pubicum inferius
M. puborectalis (Teil des M. levator ani)
M. pubococcygeus (Teil des M. levator ani)
Symphysis pubica
Hiatus urogenitalis
M. obturatorius internus
Acetabulum
M. obturatorius internus, Tendo
Tuber ischiadicum
M. piriformis
M. iliococcygeus (Teil des M. levator ani)
Os coccygis
Tuber ischiadicum
Lig. sacrotuberale
Apertura analis

Grenzen und Dach des Perineums des Mannes
Borders and ceiling of the perineum in men

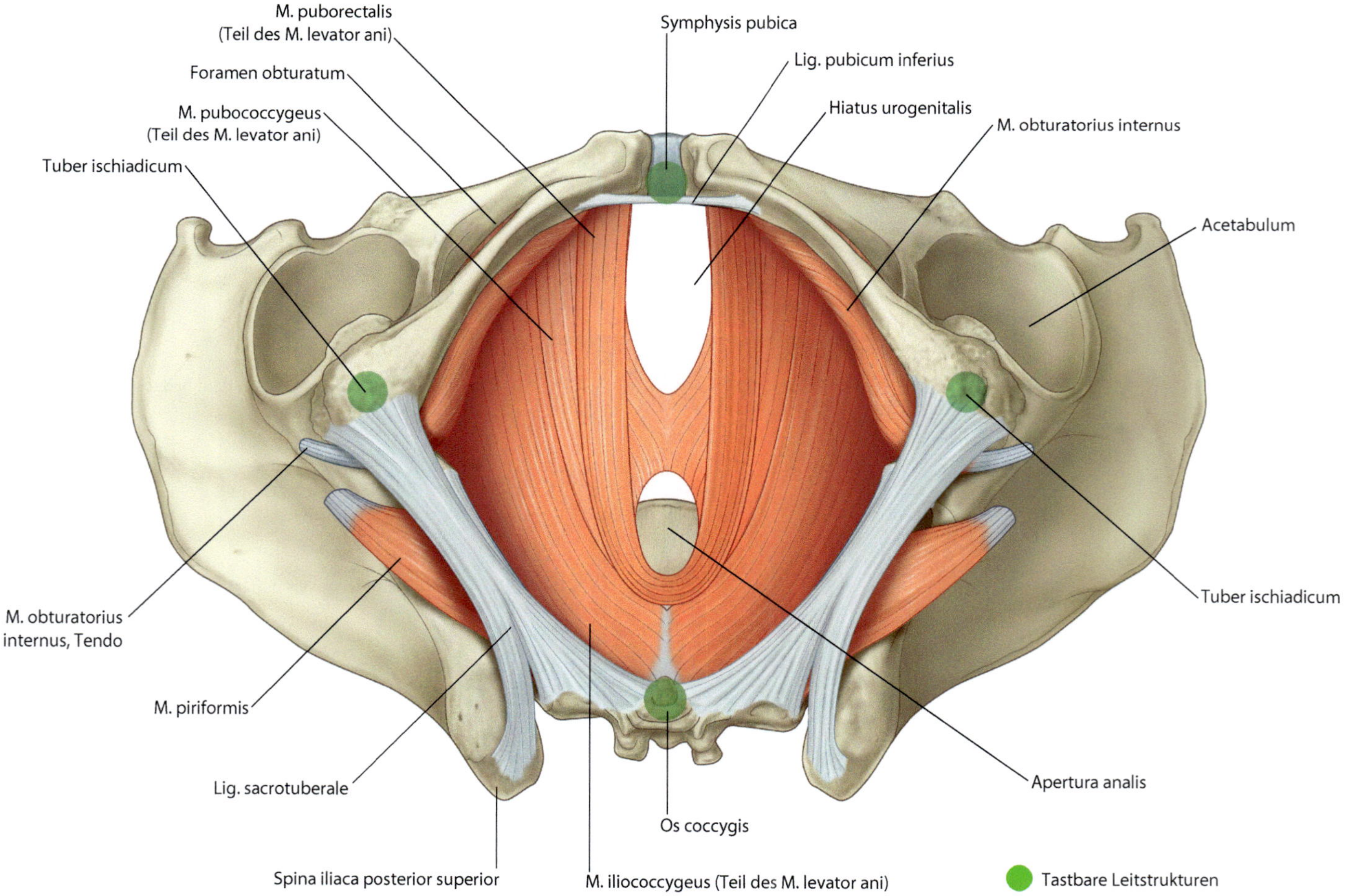

M. puborectalis (Teil des M. levator ani)
Foramen obturatum
M. pubococcygeus (Teil des M. levator ani)
Tuber ischiadicum
Symphysis pubica
Lig. pubicum inferius
Hiatus urogenitalis
M. obturatorius internus
Acetabulum
M. obturatorius internus, Tendo
M. piriformis
Lig. sacrotuberale
Spina iliaca posterior superior
M. iliococcygeus (Teil des M. levator ani)
Os coccygis
Apertura analis
Tuber ischiadicum
Tastbare Leitstrukturen

Grenzen und Dach des Perineums der Frau
Borders and ceiling of the perineum in women

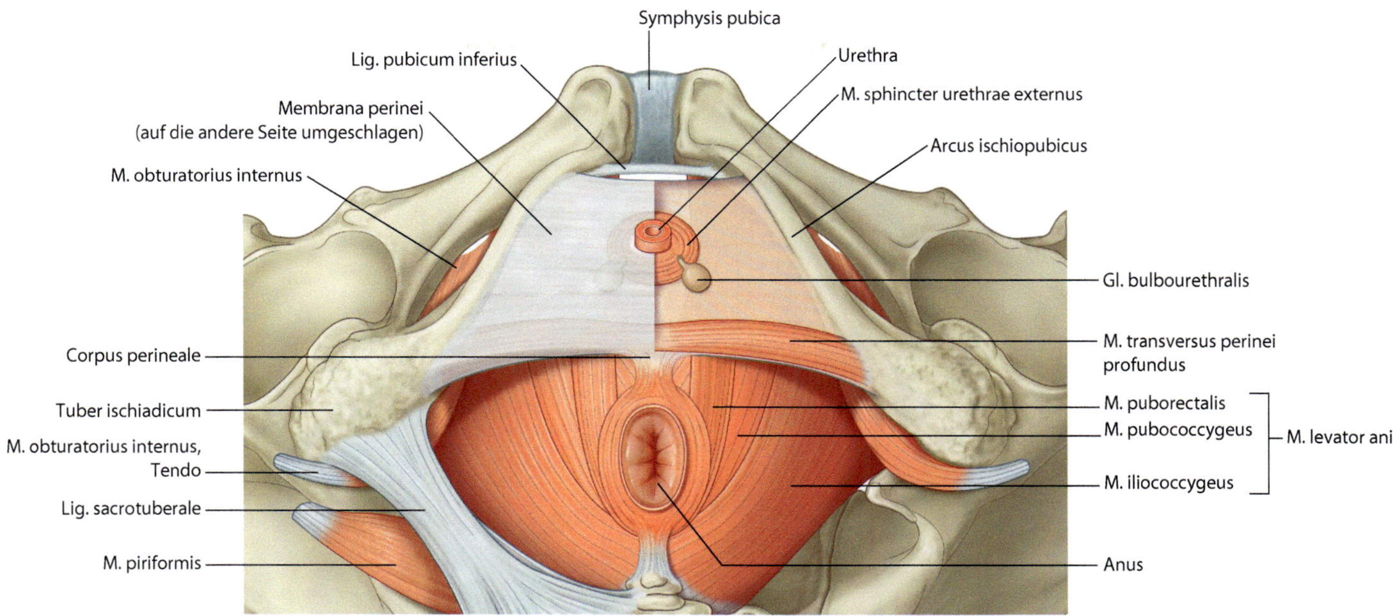

Mm. perinei beim Mann (Membrana perinei links entfernt zur Darstellung des Spatium perinei profundum)
Muscles of deep perineal pouch in men (perineal membrane removed on left side to expose deep perineal pouch)

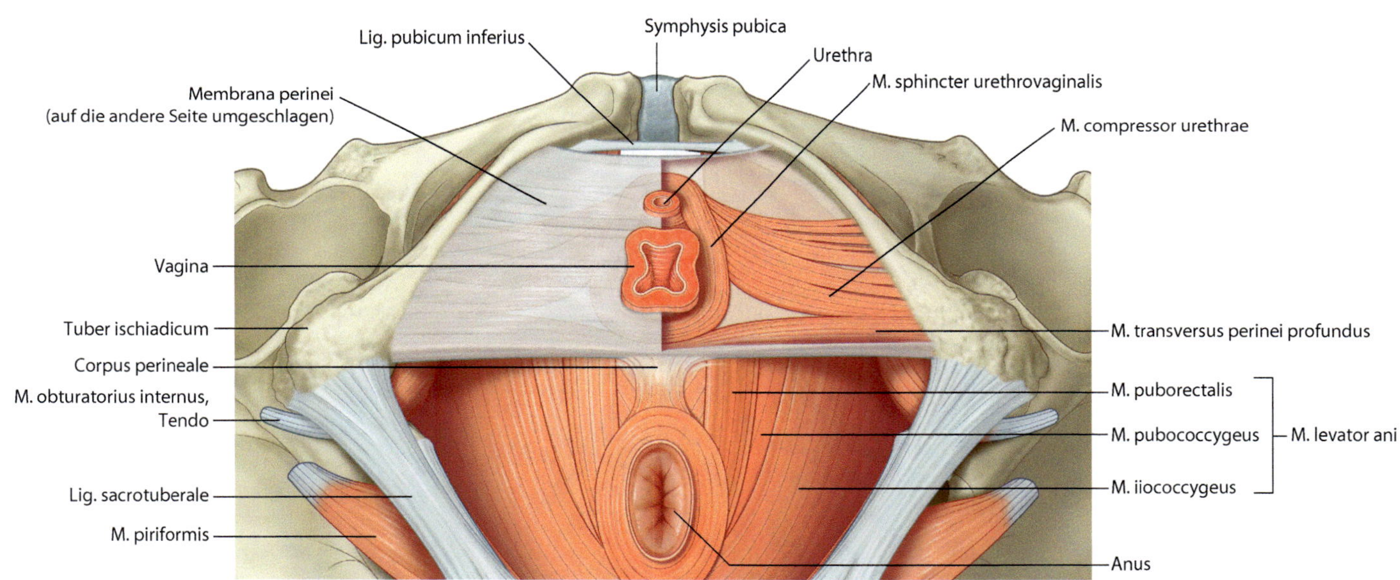

Mm. perinei bei der Frau (Membrana perinei links entfernt zur Darstellung des Spatium perinei profundum)
Muscles of deep perineal pouch in women (perineal membrane removed on left side to expose deep perineal pouch)

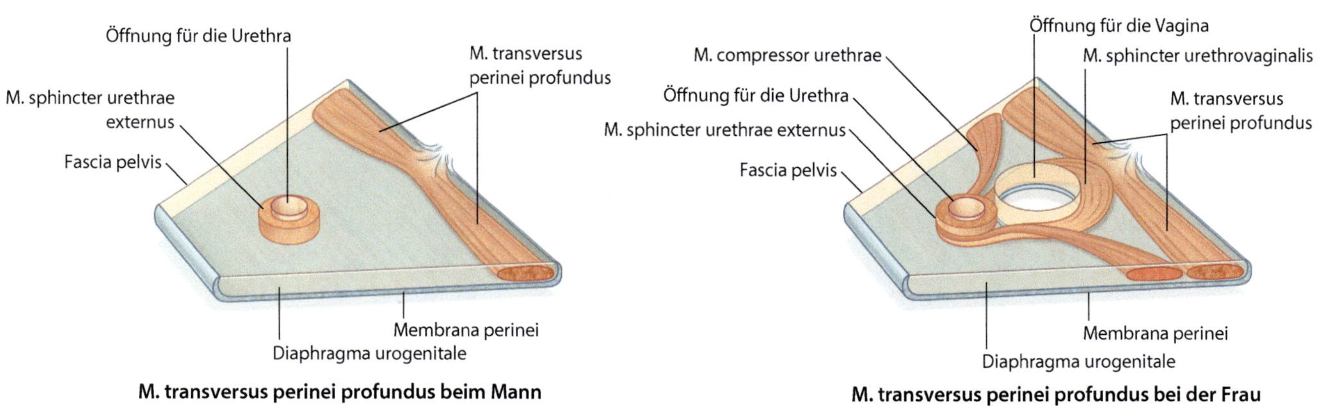

M. transversus perinei profundus beim Mann
Muscles of deep perineal pouch in men

M. transversus perinei profundus bei der Frau
Muscles of deep perineal pouch in women

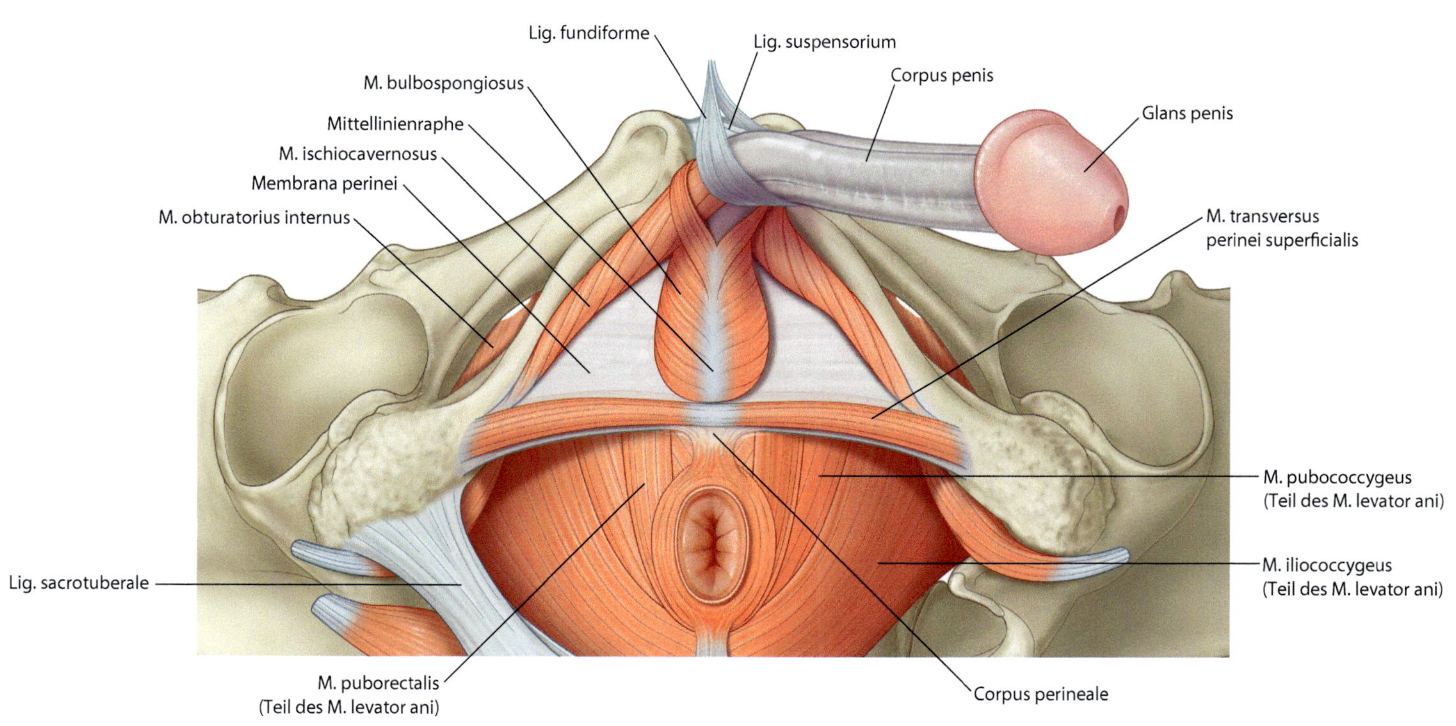

M. transversus perinei superficialis beim Mann
Muscles of the superficial perineal pouch in men

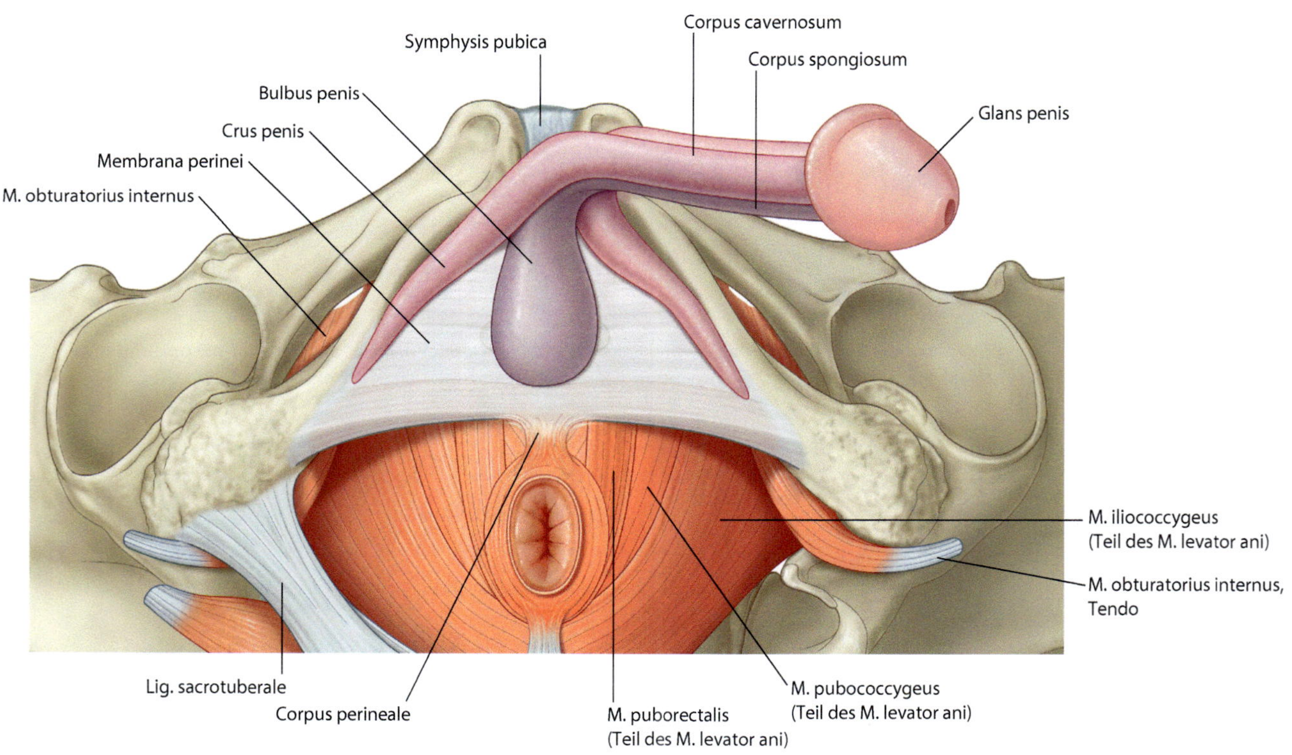

Schwellkörpergewebe des Compartimentum superficiale perinei des Mannes
Erectile tissues of the superficial perineal pouch in men

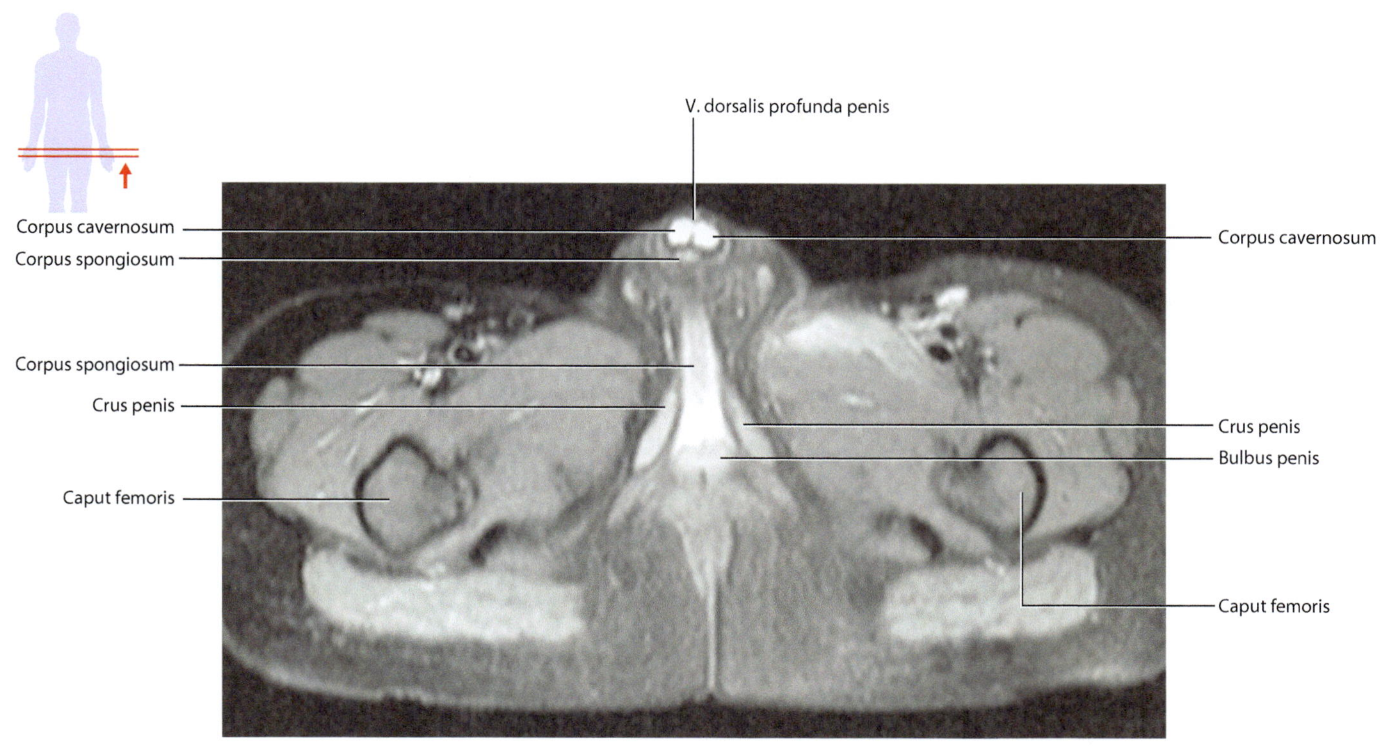

Schwellkörpergewebe im Vergleich zu anderen Strukturen im männlichen Perineum; T2-gewichtetes MRT in Axialebene
Erectile tissues in relation to other structures in the male perineum. T2-weighted MR image in axial plane

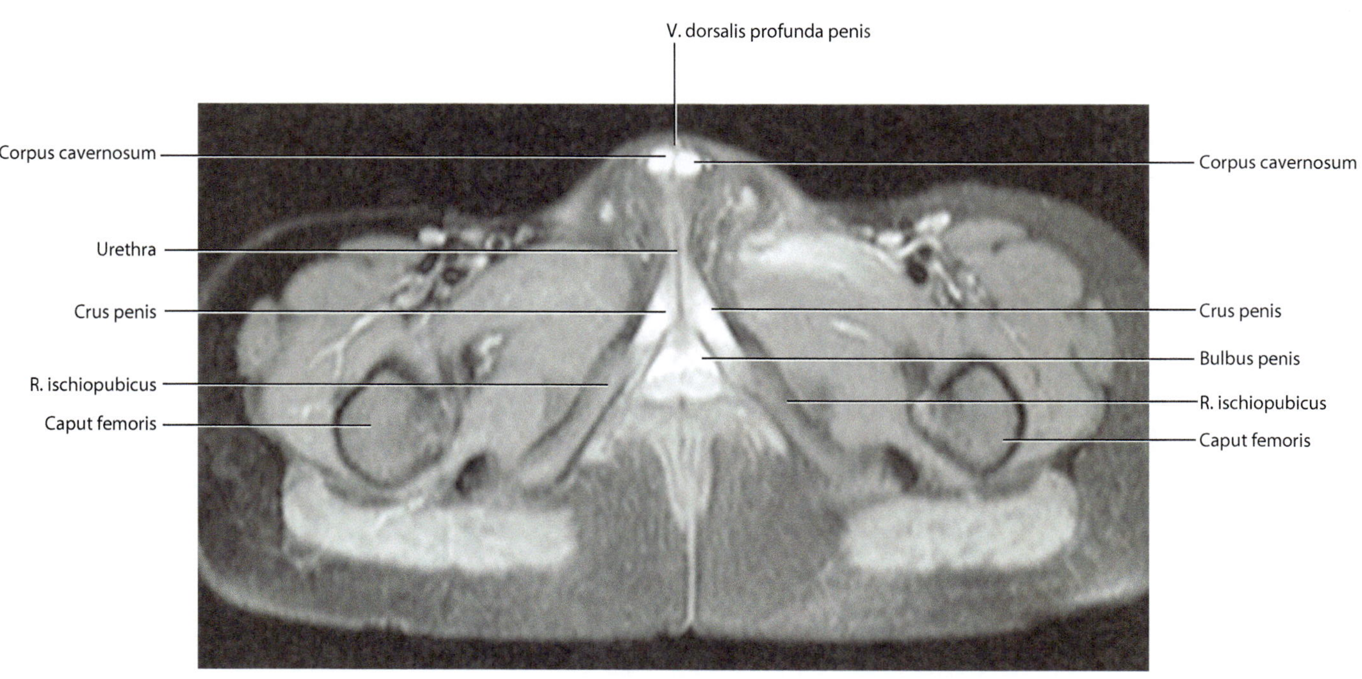

Schwellkörpergewebe im Vergleich zu anderen Strukturen im männlichen Perineum; T2-gewichtetes MRT in Axialebene
Erectile tissues in relation to other structures in the male perineum. T2-weighted MR image in axial plane

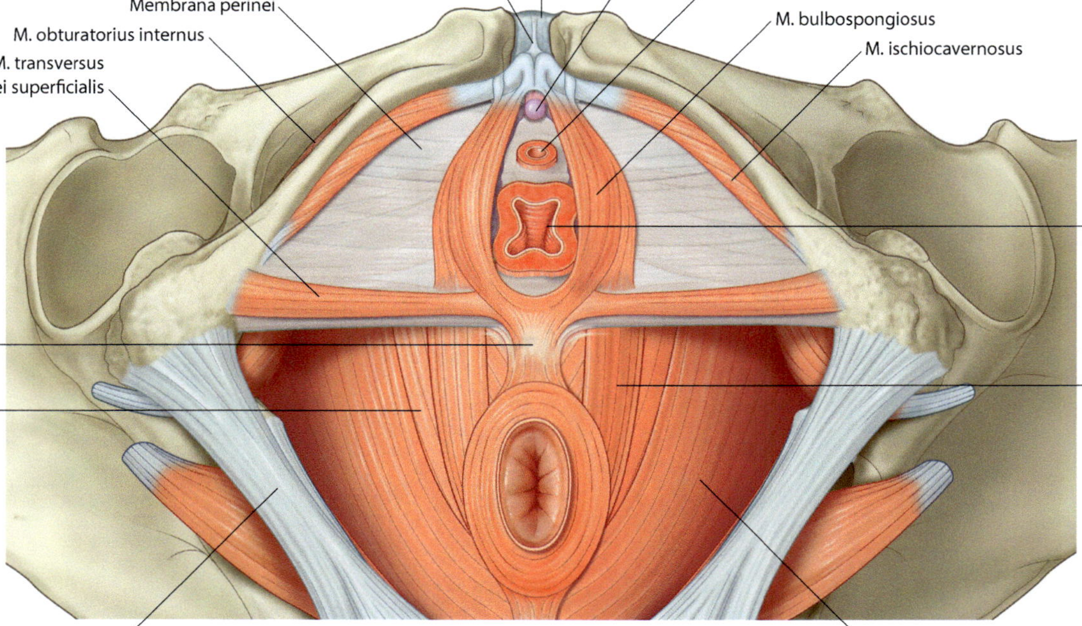

Symphysis pubica
Lig. suspensorium clitoridis
Glans clitoridis
Urethra
Membrana perinei
M. bulbospongiosus
M. obturatorius internus
M. ischiocavernosus
M. transversus perinei superficialis
Vagina
Corpus perineale
M. puborectalis (Teil des M. levator ani)
M. pubococcygeus (Teil des M. levator ani)
Lig. sacrotuberale
M. iliococcygeus (Teil des M. levator ani)

M. transversus perinei superficialis bei der Frau
Muscles of the superficial perineal pouch in women

Symphysis pubica
Corpus clitoridis
Glans clitoridis
Urethra
Bulbus vestibuli
Crus clitoridis
Membrana perinei
Vagina
Corpus perineale
M. obturatorius internus, Tendo
M. iliococcygeus (Teil des M. levator ani)
Lig. sacrotuberale
M. piriformis
Gl. vestibularis major
M. puborectalis (Teil des M. levator ani)
M. pubococcygeus (Teil des M. levator ani)

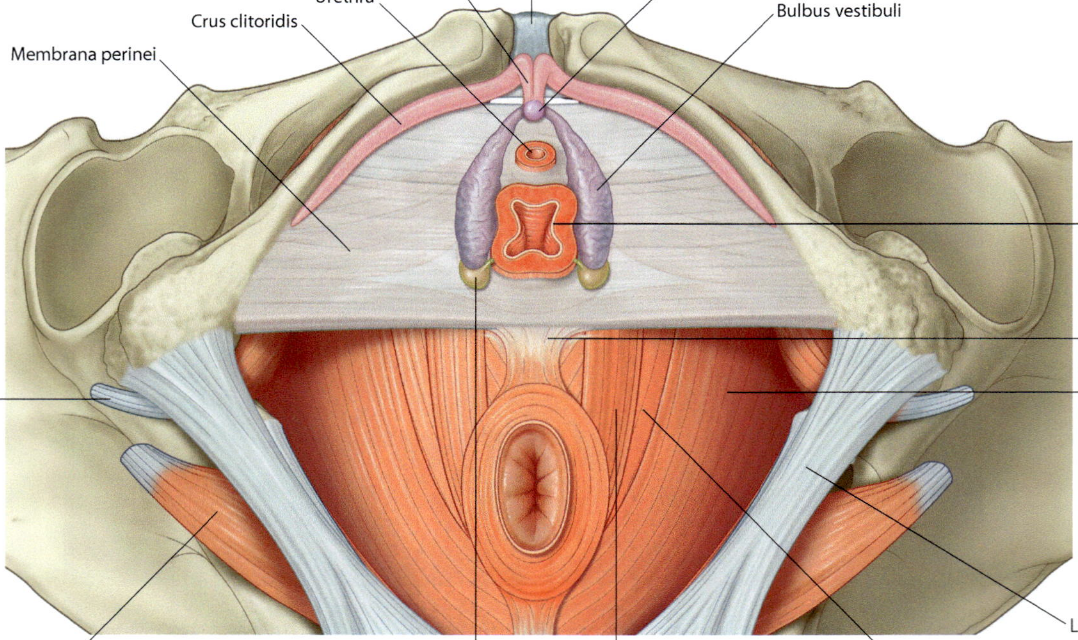

Schwellkörpergewebe des Compartimentum superficiale perinei der Frau
Erectile tissues of the superficial perineal pouch in women

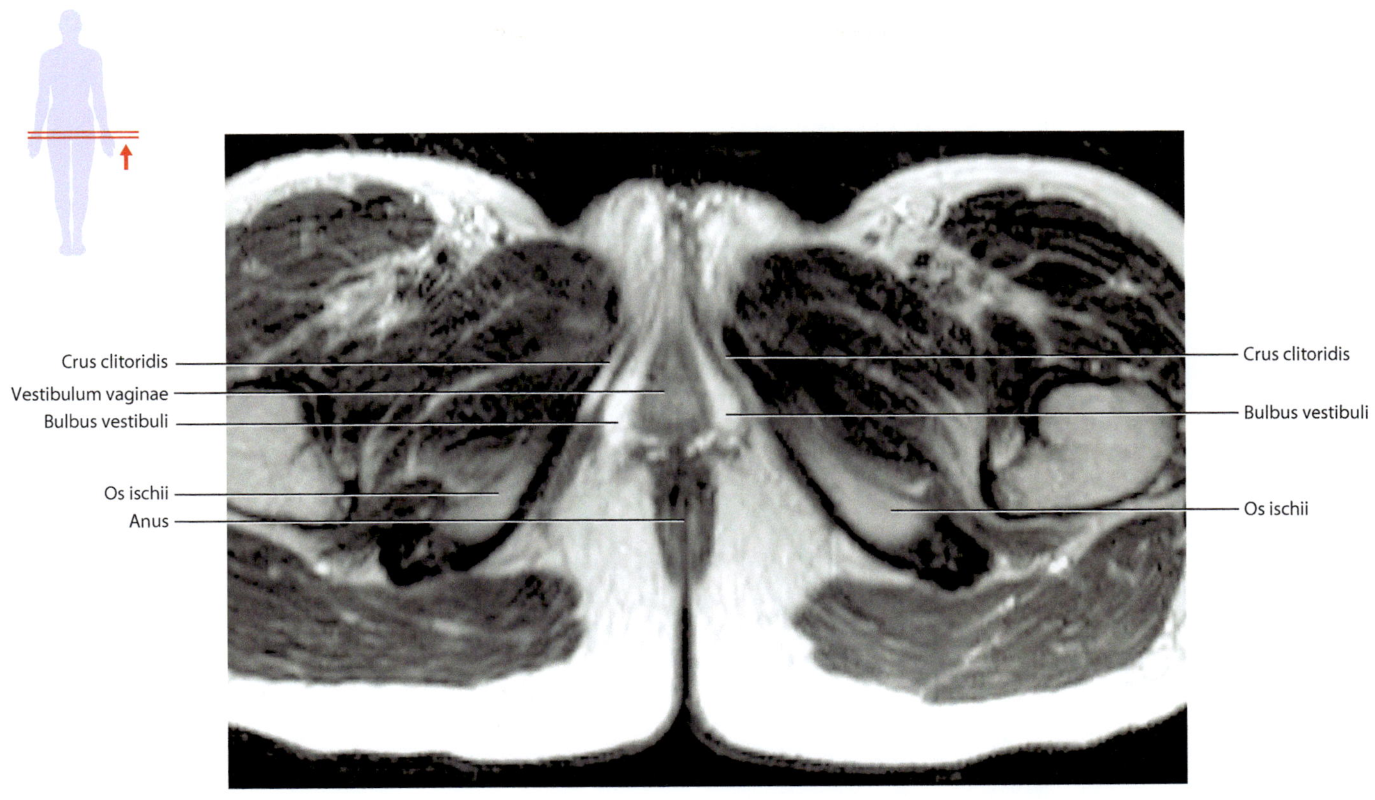

Schwellkörpergewebe im Vergleich zu anderen Strukturen im weiblichen Perineum; axiales T2-gewichtetes MRT
Erectile tissues in relation to other structures in the female perineum. T2-weighted MR image in axial plane

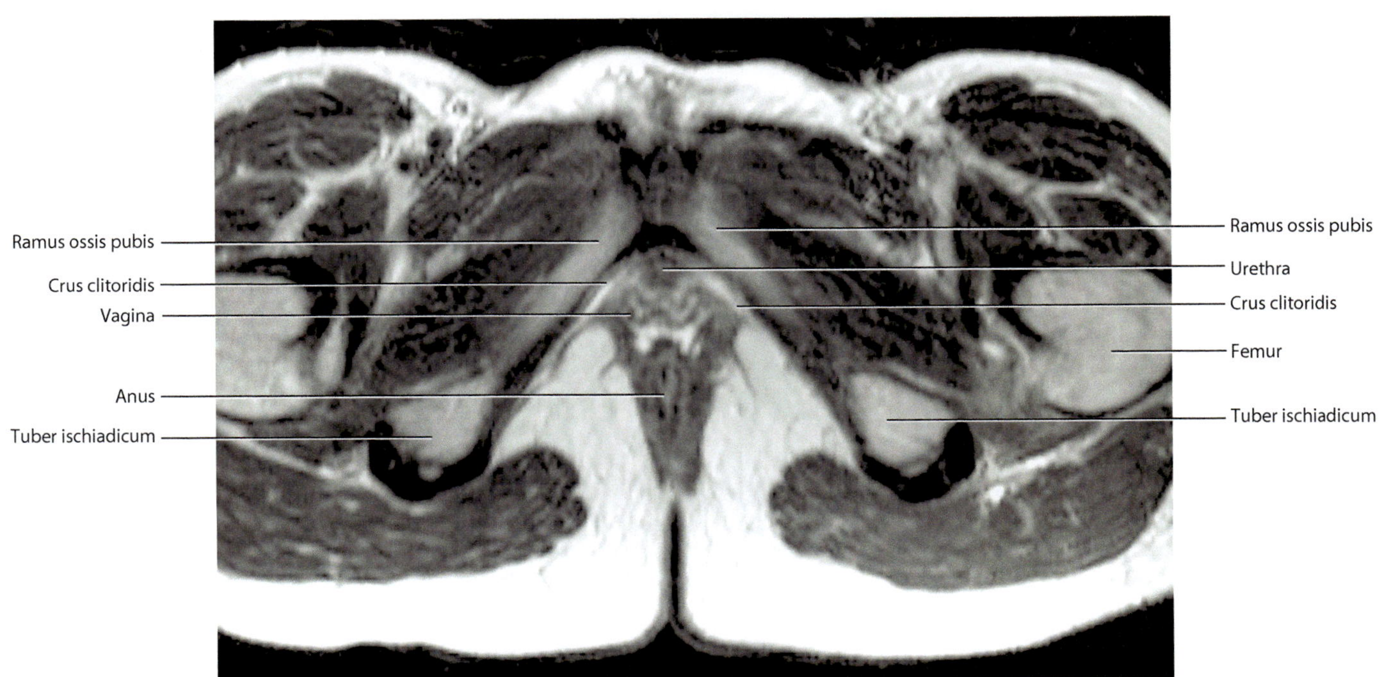

Schwellkörpergewebe im Vergleich zu anderen Strukturen im weiblichen Perineum; axiales T2-gewichtetes MRT
Erectile tissues in relation to other structures in the female perineum. T2-weighted MR image in axial plane

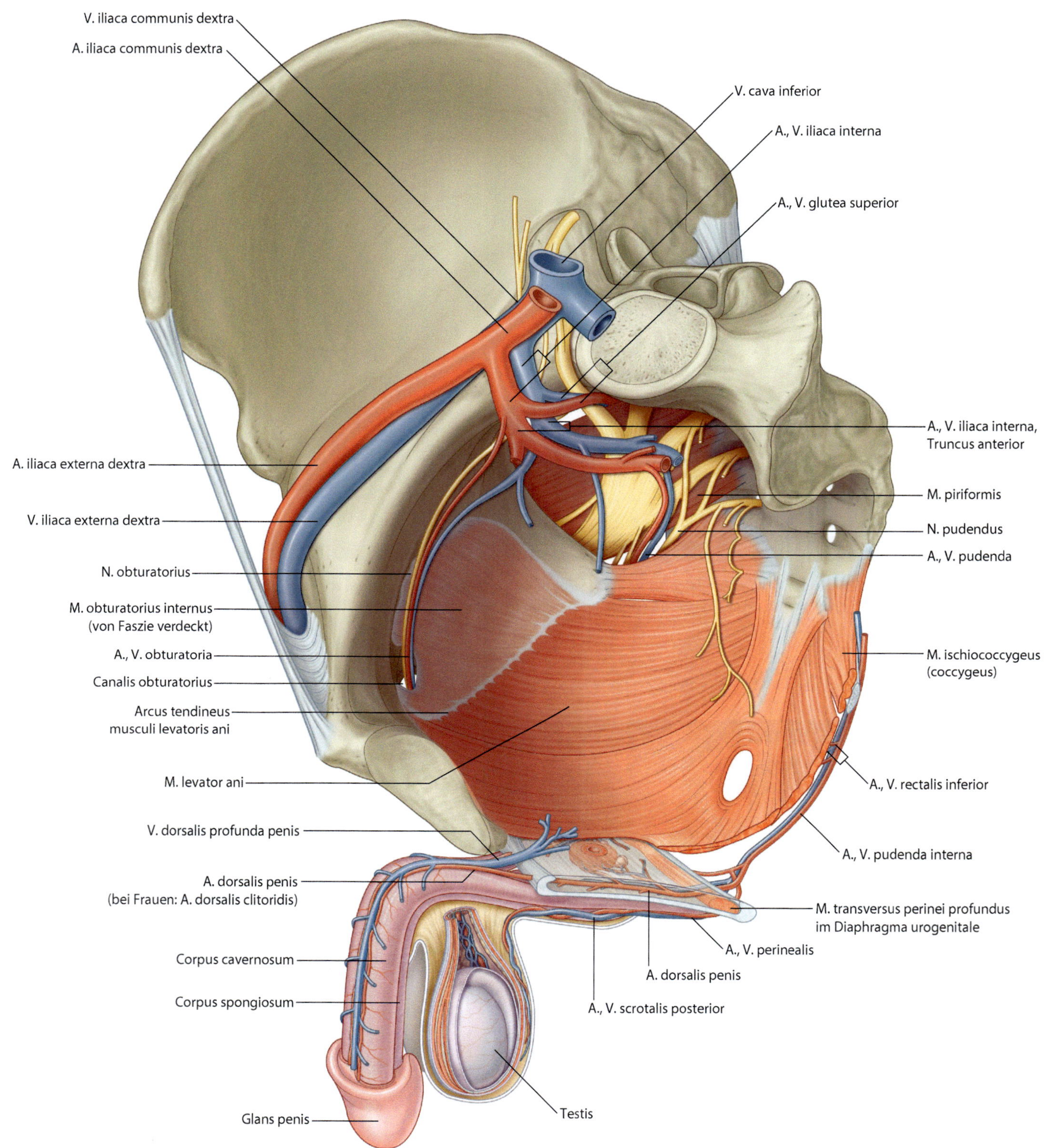

Verlauf der A. und V. pudenda interna beim Mann, Ansicht von schräg sagittal
Course of internal pudendal artery and vein in men (oblique sagittal view)

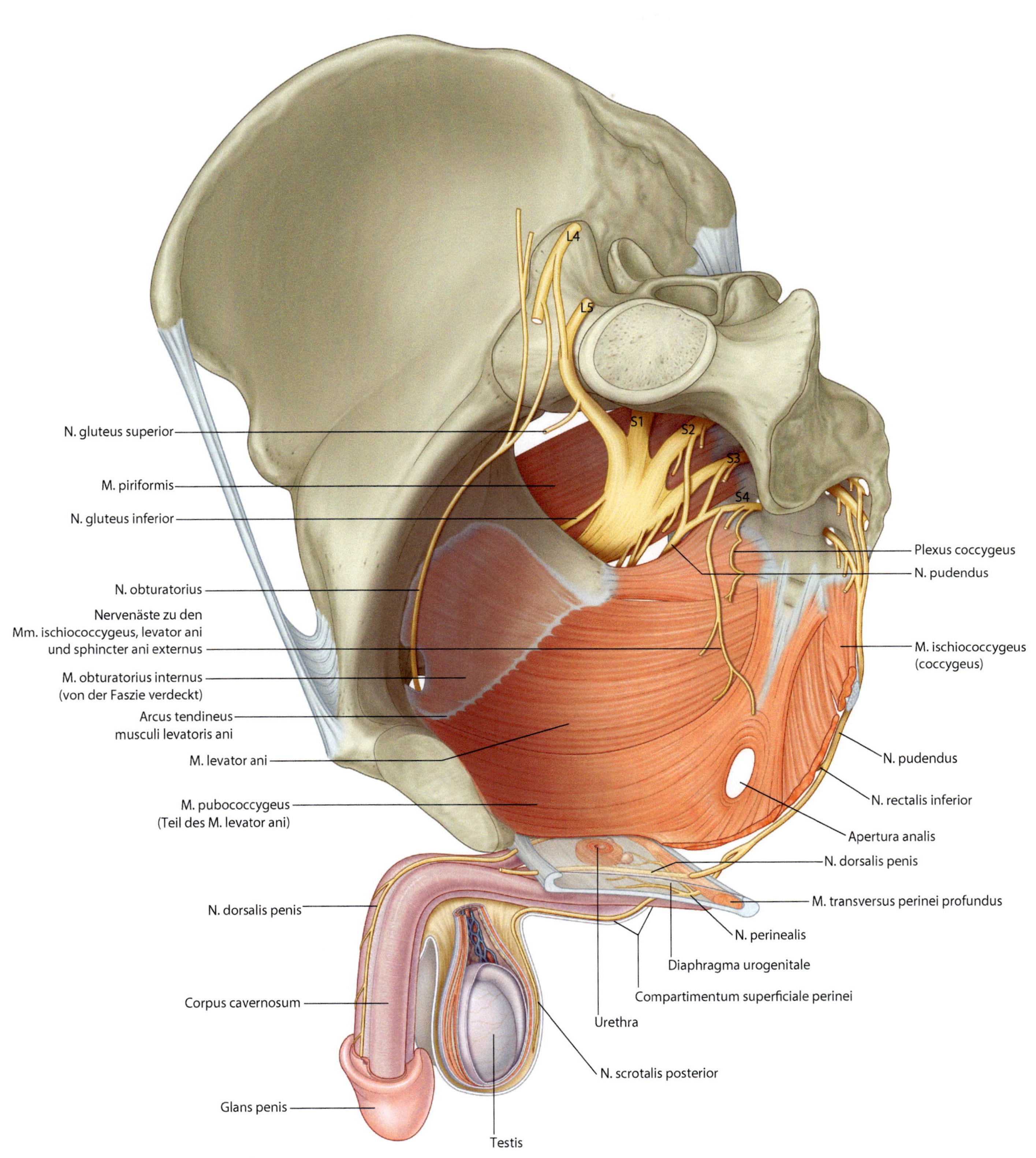

Verlauf des N. pudendus beim Mann, Ansicht von schräg sagittal
Course of pudendal nerve in men (oblique sagittal view)

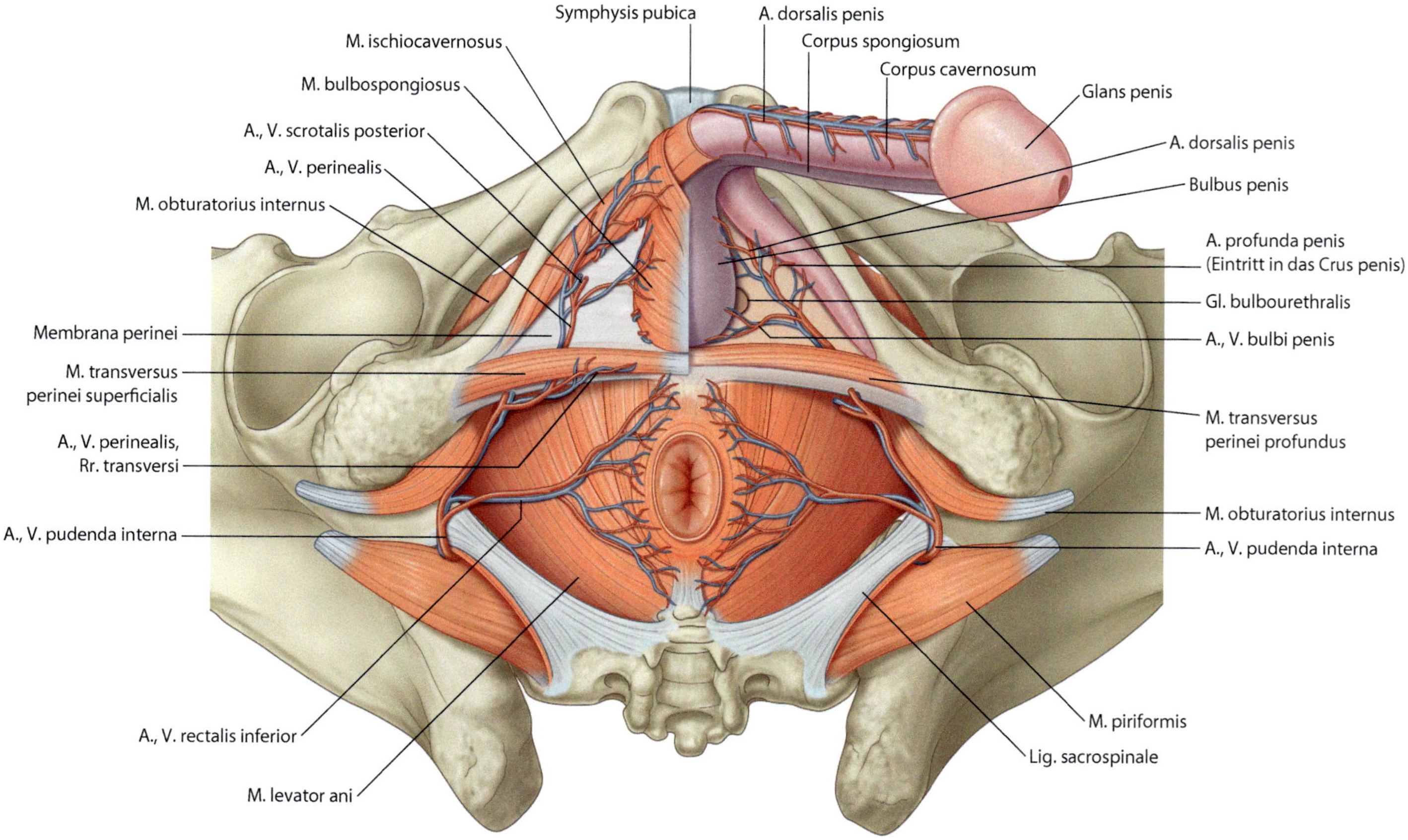

Arterien und Venen des männlichen Perineums (Membrana perinei links entfernt zur Darstellung des Spatium perinei profundum), Ansicht von inferior

Arteries and veins of perineum in men (perineal membrane removed on left side to expose deep perineal pouch, inferior view)

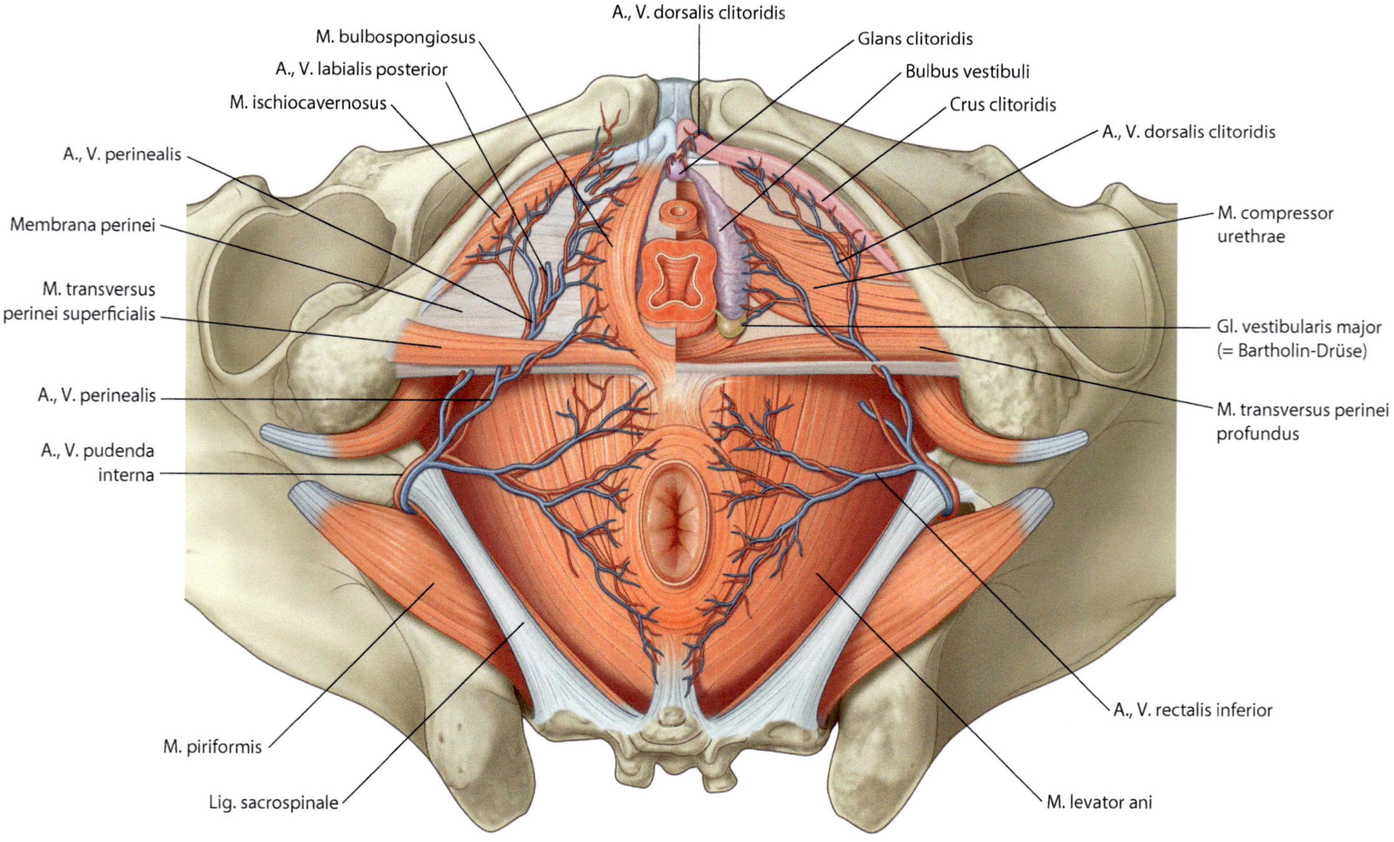

Arterien und Venen des weiblichen Perineums (Membrana perinei links entfernt zur Darstellung des Spatium perinei profundum), Ansicht von inferior

Arteries and veins of perineum in women (perineal membrane removed on left side to expose deep perineal pouch, inferior view)

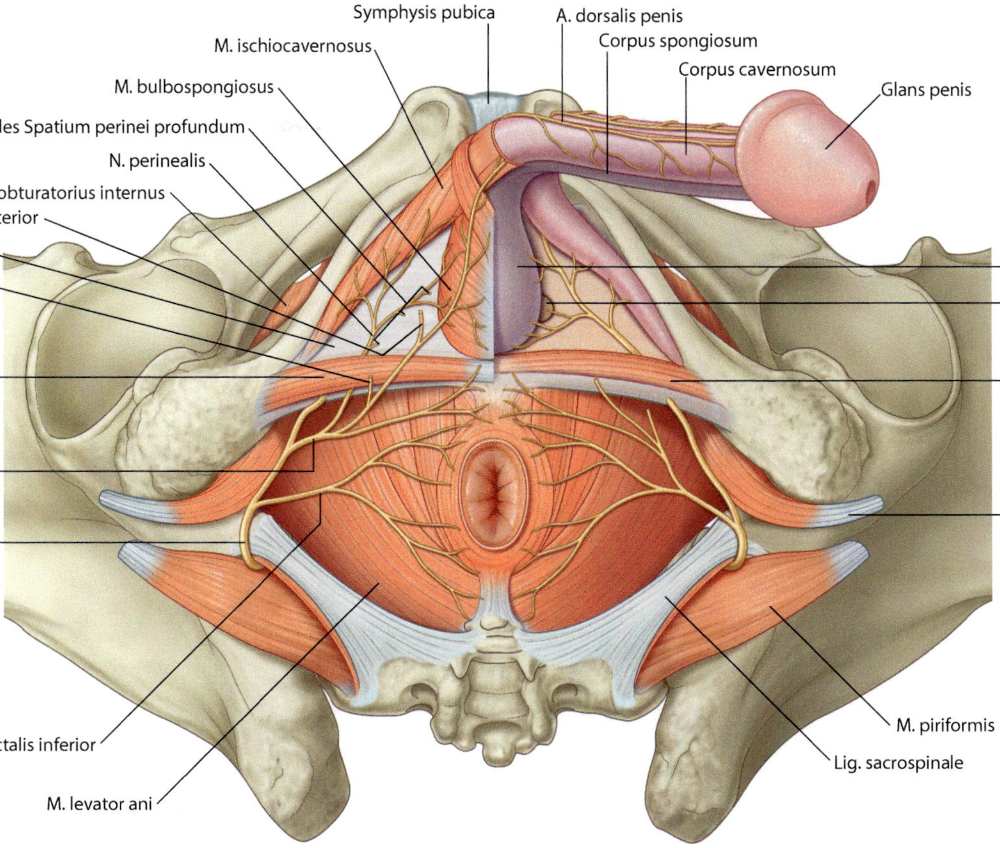

Symphysis pubica
A. dorsalis penis
M. ischiocavernosus
Corpus spongiosum
Corpus cavernosum
M. bulbospongiosus
Glans penis
Rr. motorii zu den Muskeln des Spatium perinei profundum
N. perinealis
M. obturatorius internus
N. scrotalis posterior
Membrana perinei
Bulbus penis
N. perinealis,
R. scrotalis posterior
Gl. bulbourethralis
M. transversus
perinei
superficialis
M. transversus
perinei profundus
N. perinealis
M. obturatorius internus
N. pudendus
M. piriformis
N. rectalis inferior
Lig. sacrospinale
M. levator ani

Nerven des männlichen Perineums (Membrana perinei links entfernt zur Darstellung des Spatium perinei profundum), Ansicht von inferior
Nerves of the perineum in men (perineal membrane removed on left side to expose deep perineal pouch, inferior view)

Glans clitoridis
M. bulbospongiosus
Bulbus vestibuli
M. ischiocavernosus
Rr. motorii zu den Muskeln
des Spatium perinei profundum
Crus clitoridis
N. dorsalis clitoridis
N. perinealis
Membrana perinei
M. compressor
urethrae
M. transversus
perinei superficialis
N. perinealis,
R. labialis posterior
Gl. vestibularis
major
N. perinealis
M. transversus
perinei profundus
N. pudendus
N. rectalis inferior
M. piriformis
M. levator ani
Lig. sacrospinale

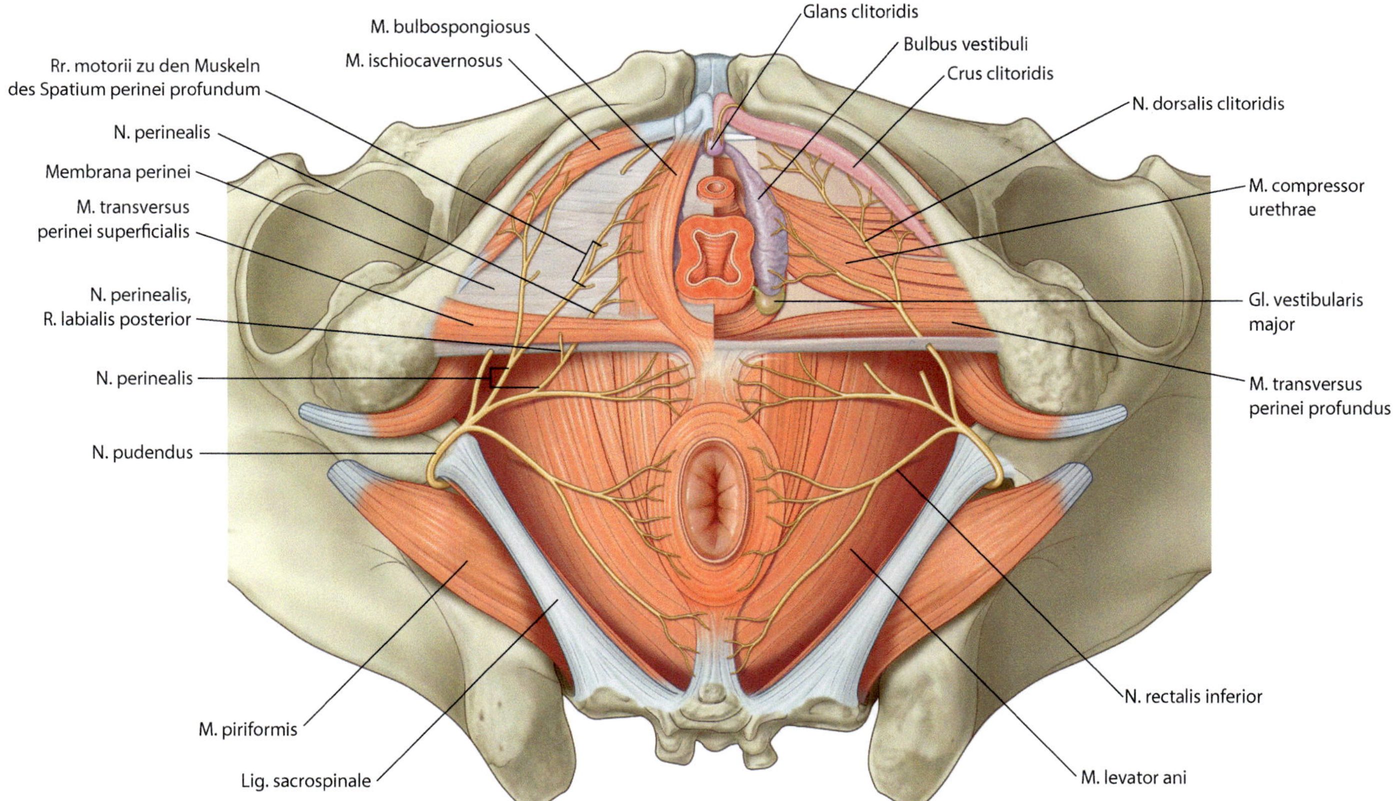

Nerven des weiblichen Perineums (Membrana perinei links entfernt zur Darstellung des Spatium perinei profundum), Ansicht von inferior
Nerves of the perineum in women (perineal membrane removed on left side to expose deep perineal pouch, inferior view)

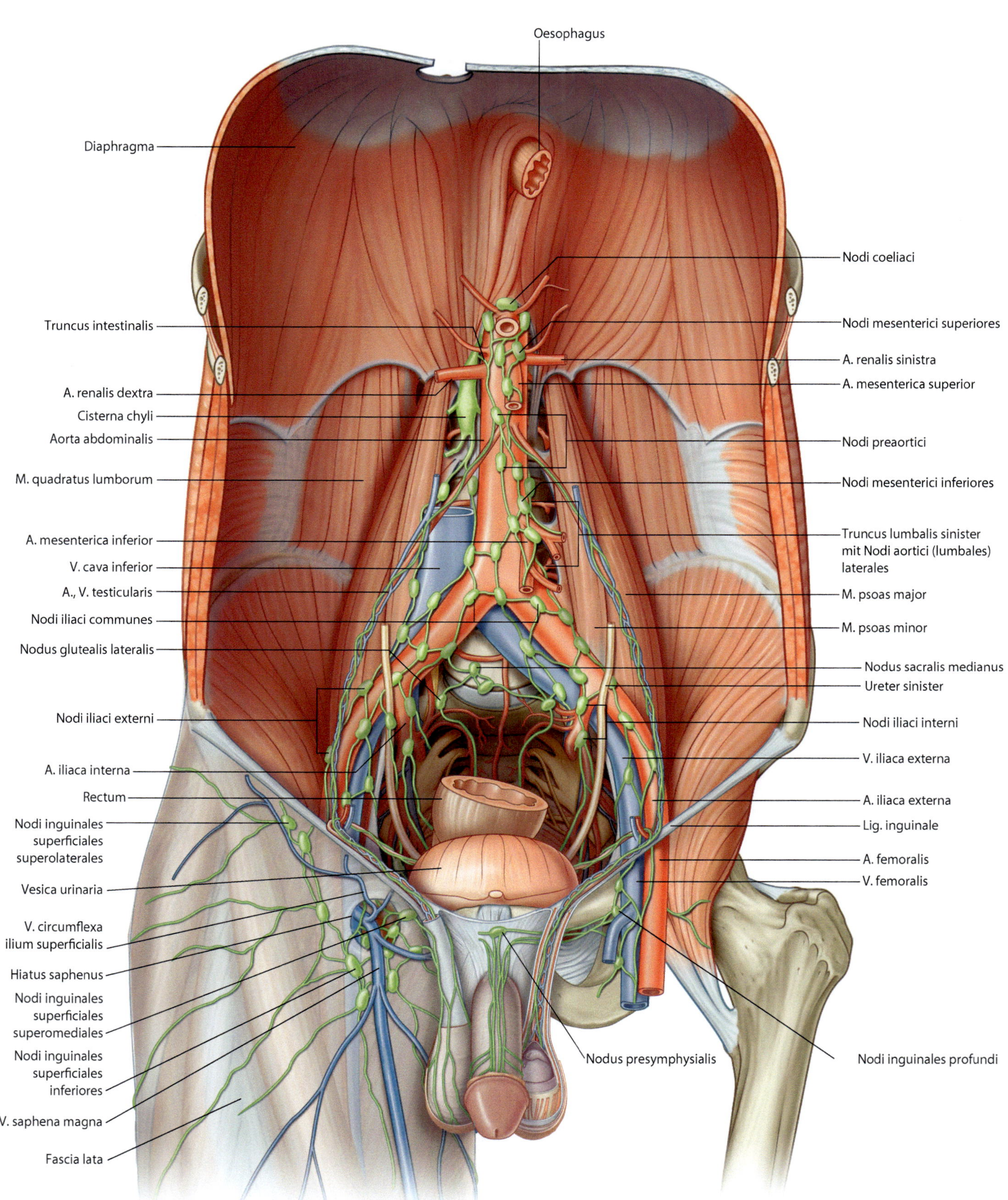

Lymphabfluss von Becken und Perineum des Mannes
Lymphatics of pelvis and perineum in men

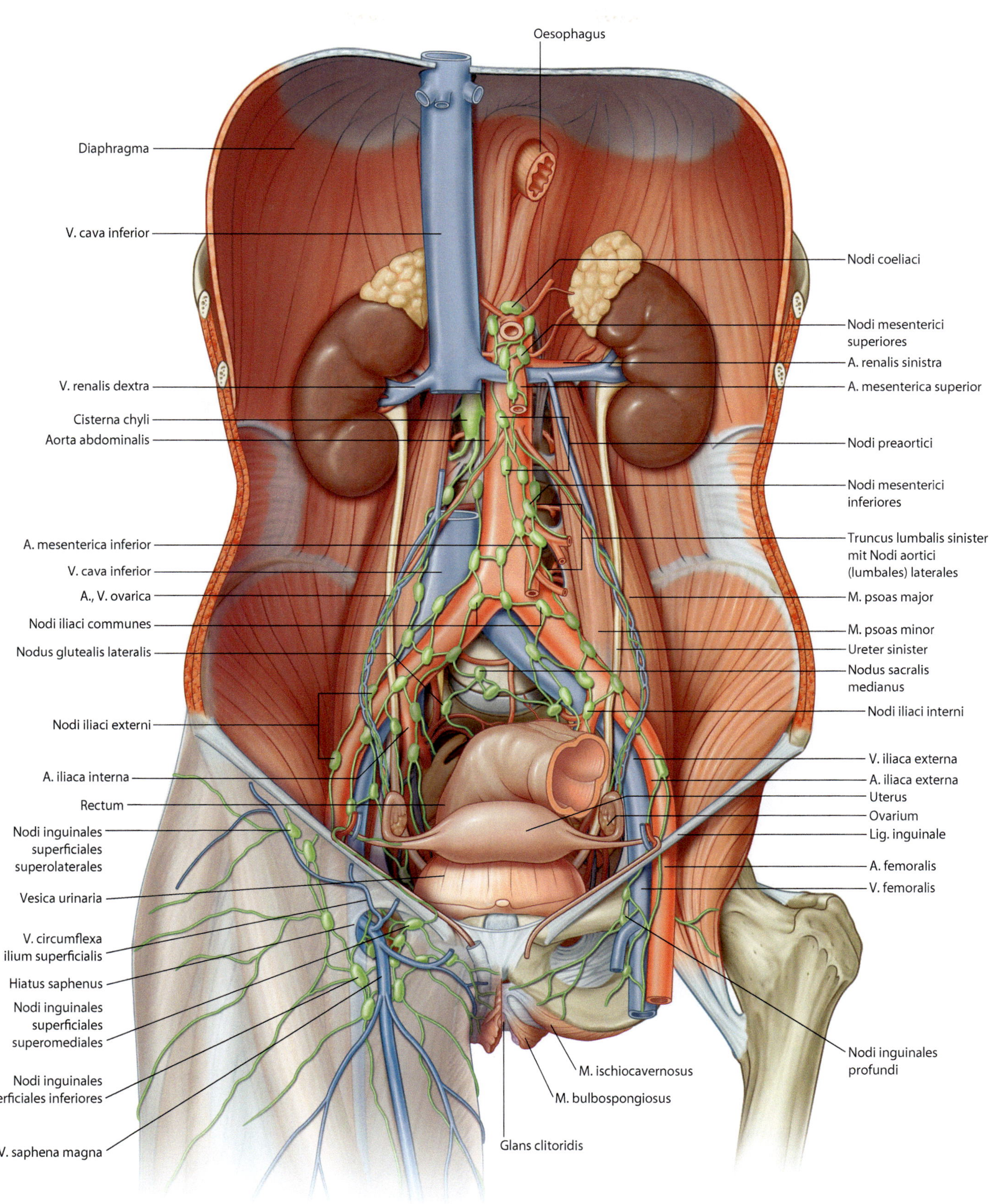

Lymphabfluss von Becken und Perineum der Frau
Lymphatics of pelvis and perineum in women

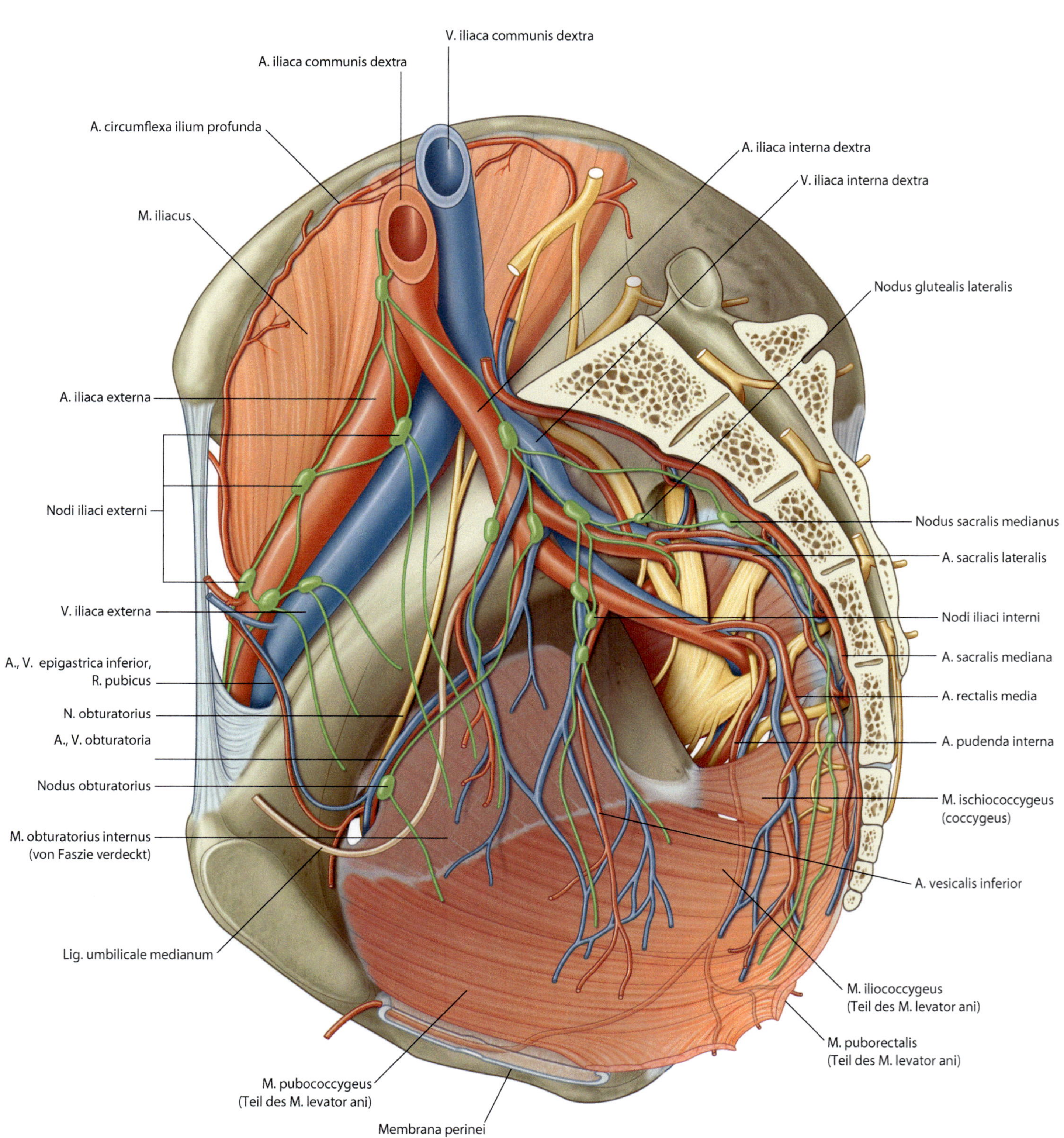

Lymphabfluss der Beckenhöhle, Ansicht von sagittal
Lymphatics of pelvic cavity (sagittal view)

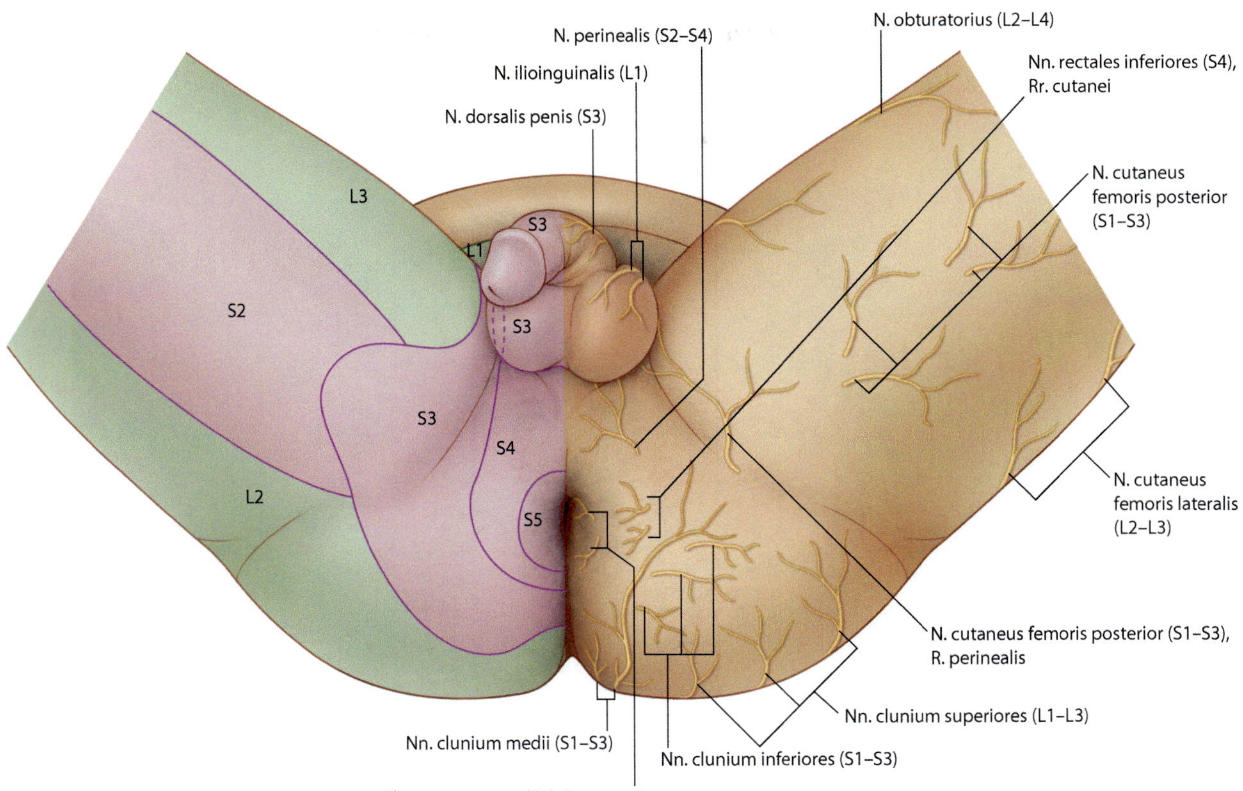

Dermatome und Hautnerven des männlichen Perineums
Dermatomes and cutaneous nerves of perineum in men

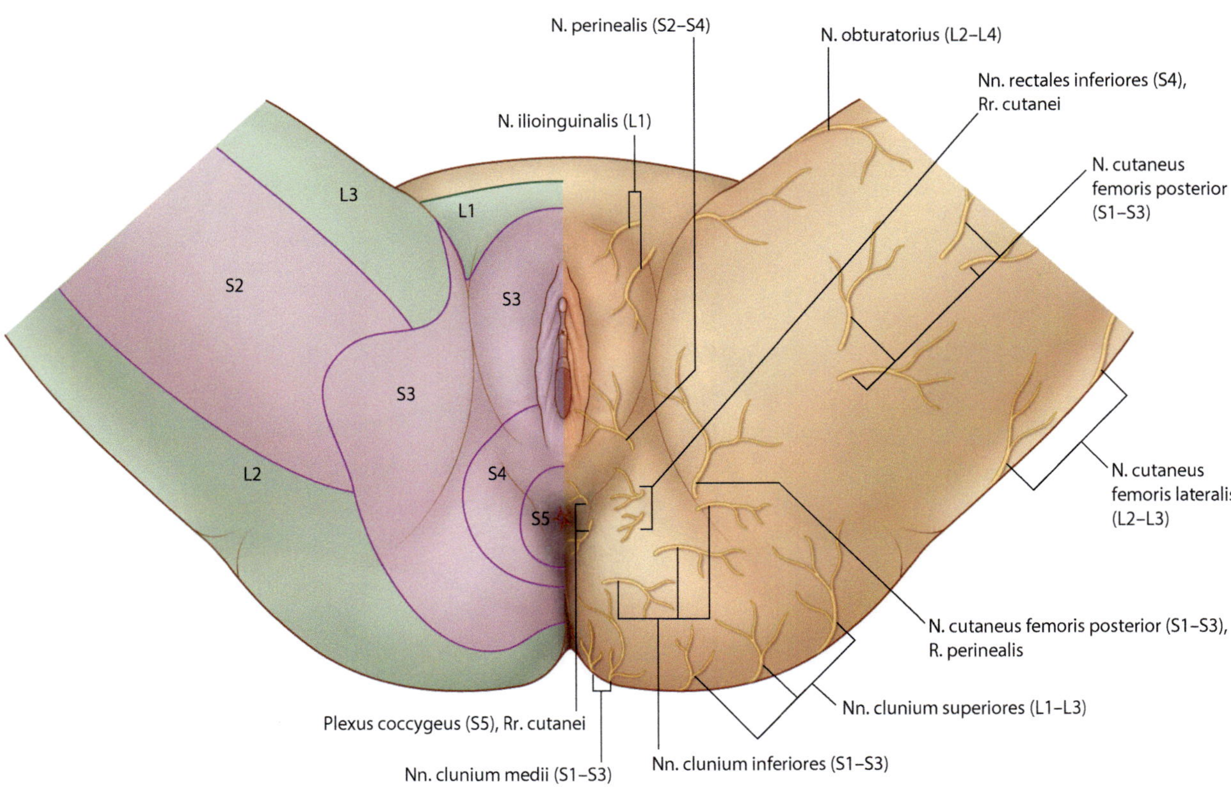

Dermatome und Hautnerven des weiblichen Perineums
Dermatomes and cutaneous nerves of perineum in women

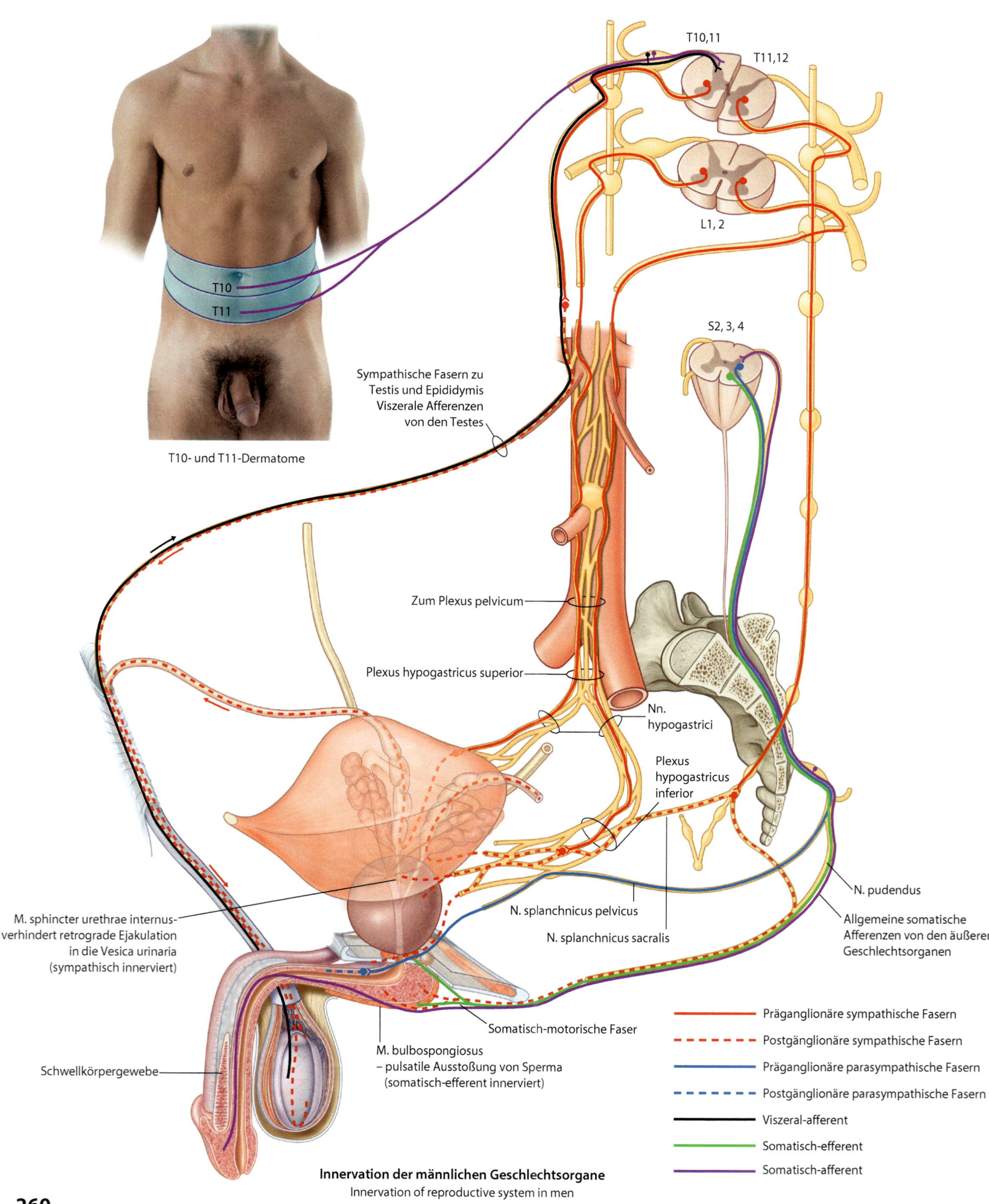

Innervation der männlichen Geschlechtsorgane
Innervation of reproductive system in men

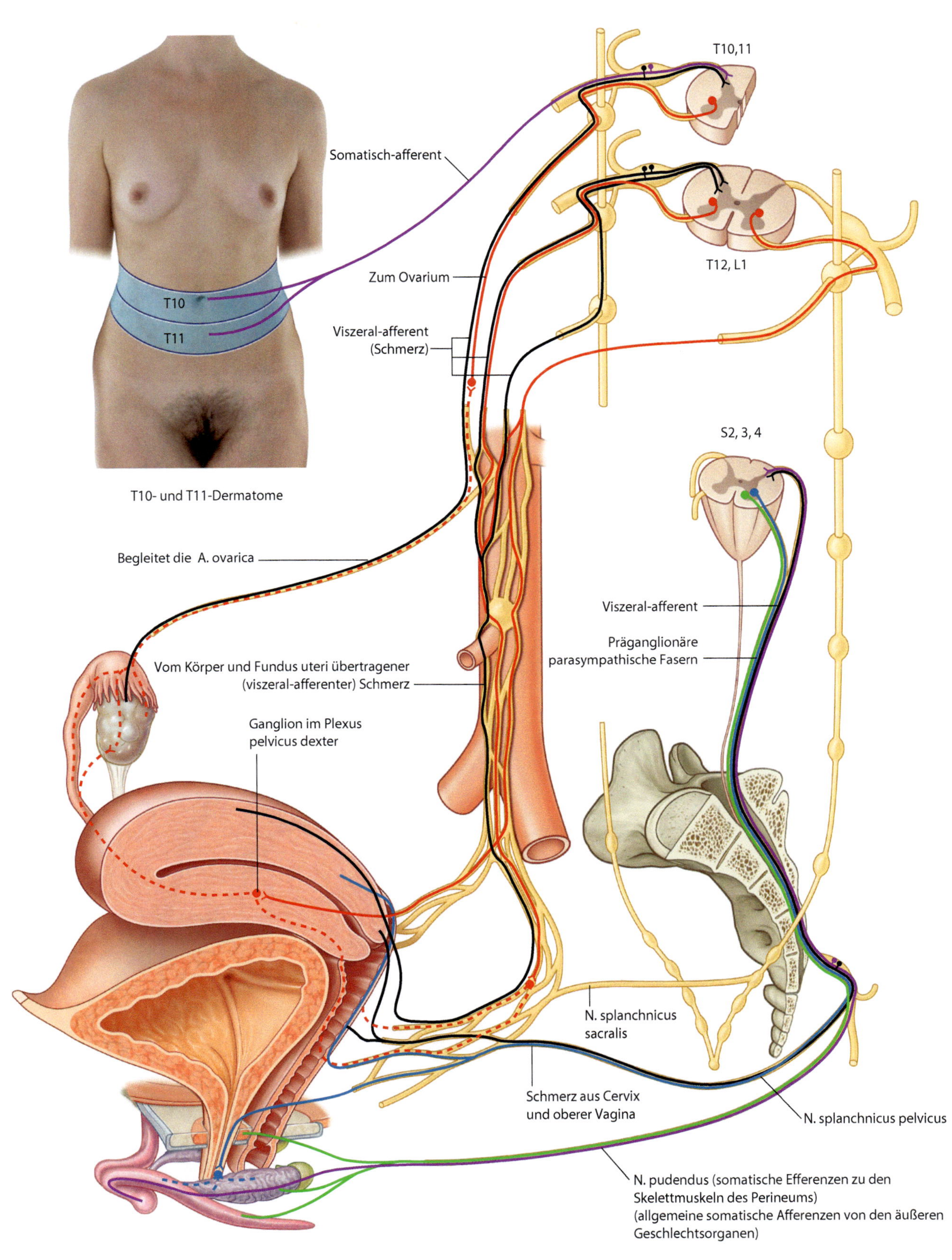

Innervation der weiblichen Geschlechtsorgane
Innervation of reproductive system in women

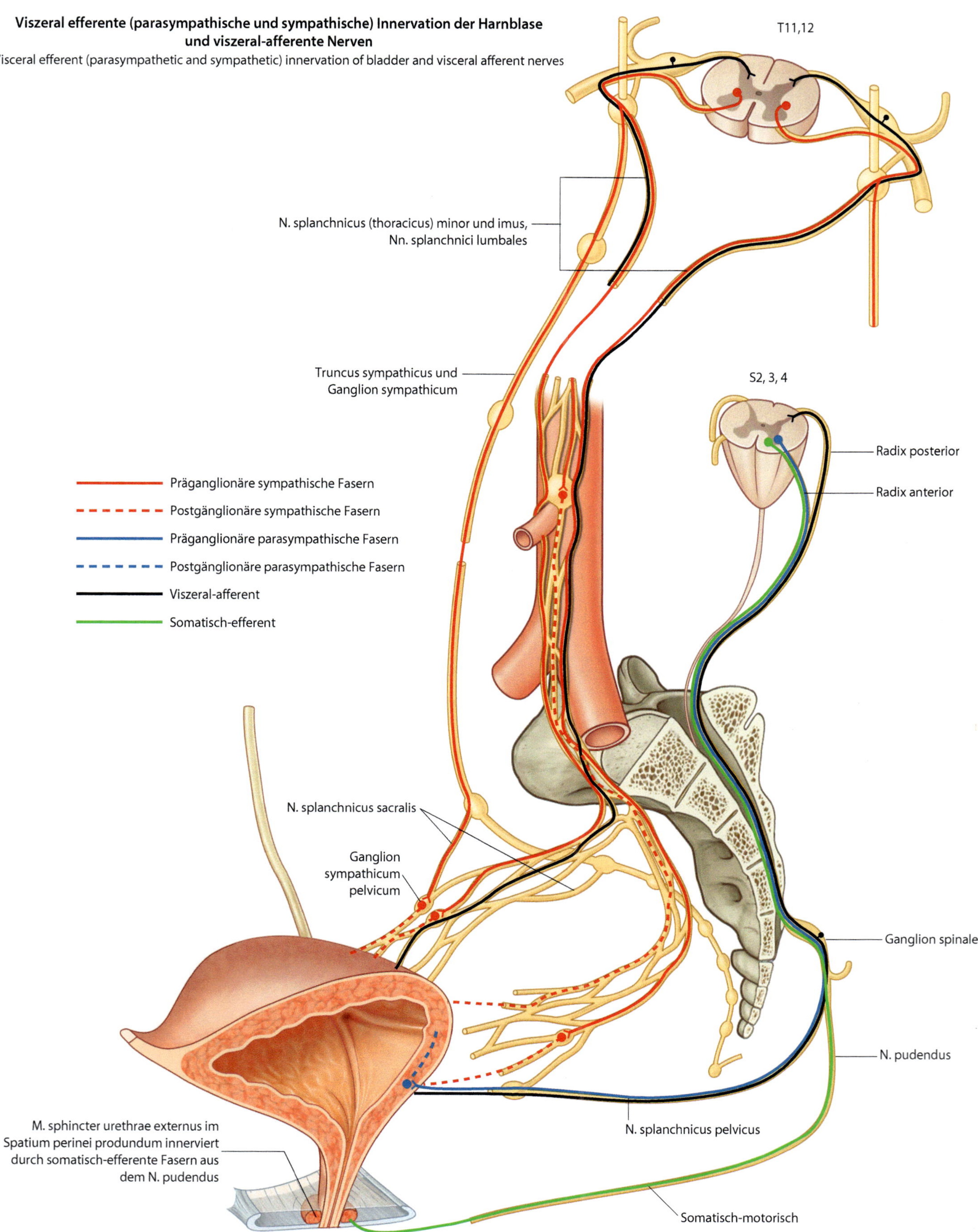
Viszeral efferente (parasympathische und sympathische) Innervation der Harnblase und viszeral-afferente Nerven
Visceral efferent (parasympathetic and sympathetic) innervation of bladder and visceral afferent nerves
T11,12
N. splanchnicus (thoracicus) minor und imus, Nn. splanchnici lumbales
Truncus sympathicus und Ganglion sympathicum
S2, 3, 4
Radix posterior
Radix anterior
Präganglionäre sympathische Fasern
Postgänglionäre sympathische Fasern
Präganglionäre parasympathische Fasern
Postgänglionäre parasympathische Fasern
Viszeral-afferent
Somatisch-efferent
N. splanchnicus sacralis
Ganglion sympathicum pelvicum
Ganglion spinale
N. pudendus
N. splanchnicus pelvicus
M. sphincter urethrae externus im Spatium perinei produndum innerviert durch somatisch-efferente Fasern aus dem N. pudendus
Somatisch-motorisch

A

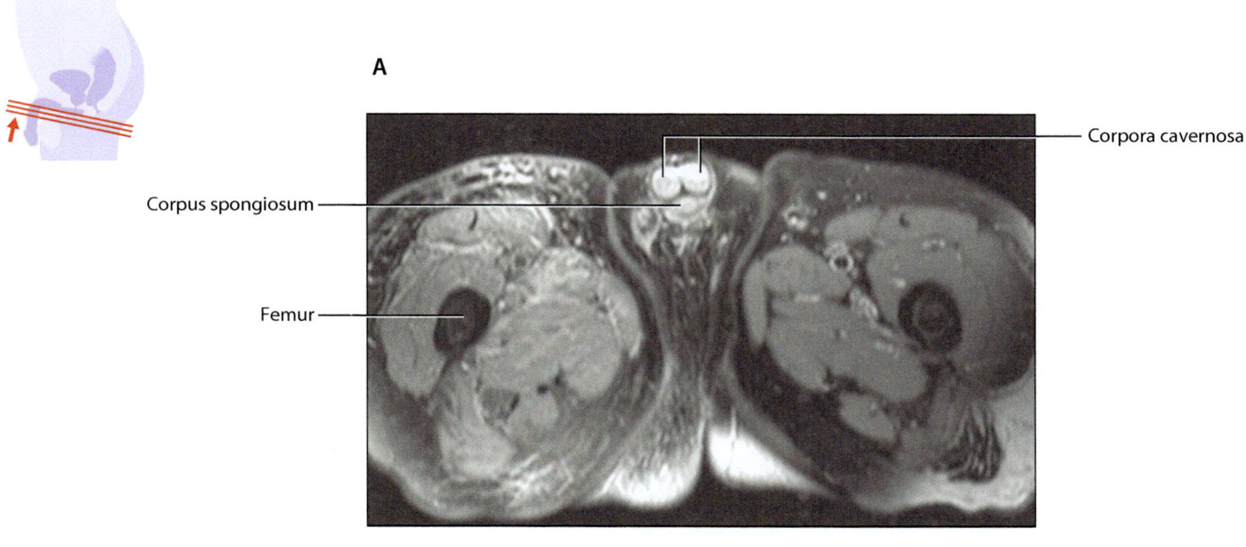

B

Corpora cavernosa
Corpus spongiosum
Femur

C

Corpora cavernosa und Crura penis
Corpus spongiosum und Bulbus penis
Femur
Anus

A bis C – Axiale Schnittbilder der männlichen Beckenhöhle und des Perineums im Verlauf von kaudal nach kranial, die die verschiedenen anatomischen Strukturen und ihr Verhältnis zueinander verdeutlichen; T2-gewichtete MRTs in Axialebene

A through C – Series of axial images that pass through the pelvic cavity and perineum from inferior to superior showing the various structures and their relationships with each other. T2-weighted MR images in axial plane

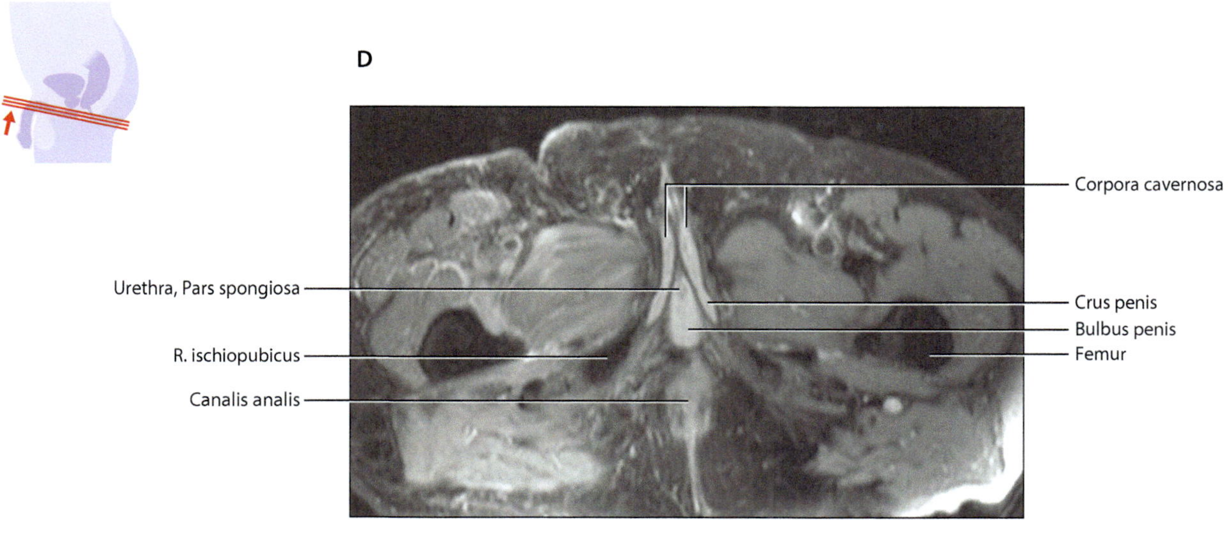

E

R. ischiopubicus
Urethra
Bulbus penis
Femur
Canalis analis

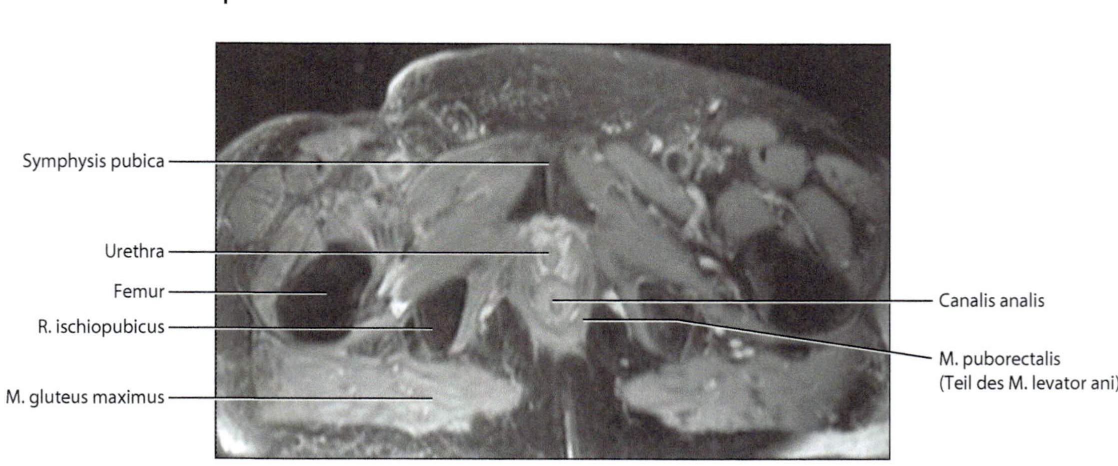

D bis J – Axiale Schnittbilder der Beckenhöhle und des Perineums im Verlauf von inferior nach superior, die die verschiedenen anatomischen Strukturen und ihr Verhältnis zueinander verdeutlichen; T2-gewichtete MRTs in Axialebene

D through J – Series of axial images that pass through the pelvic cavity and perineum from inferior to superior showing the various structures and their relationships with each other. T2-weighted MR images in axial plane

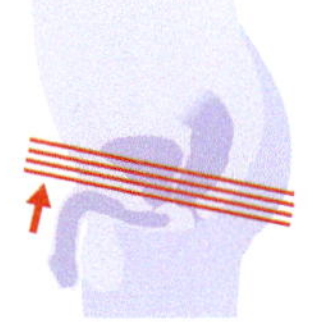

G

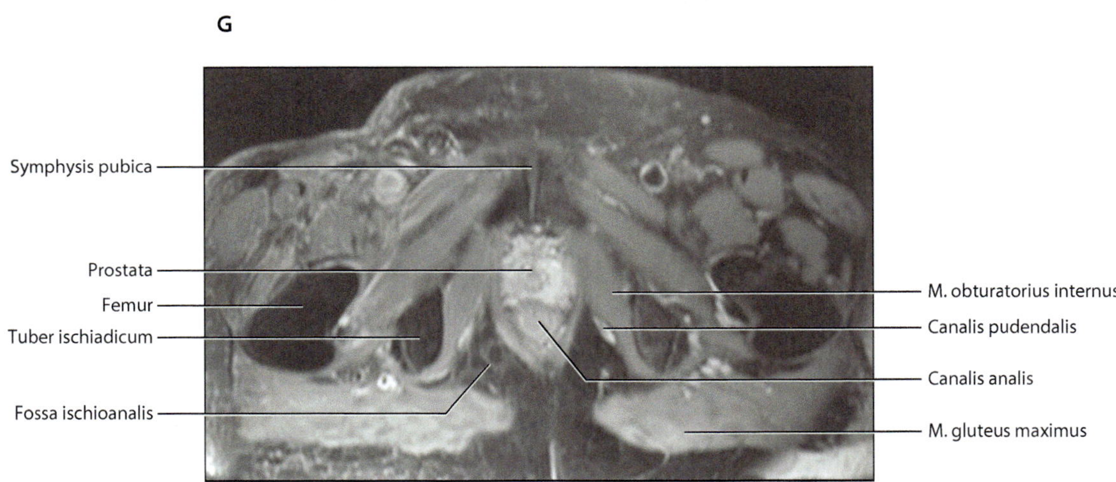
Symphysis pubica
Prostata
Femur
Tuber ischiadicum
Fossa ischioanalis
M. obturatorius internus
Canalis pudendalis
Canalis analis
M. gluteus maximus

H

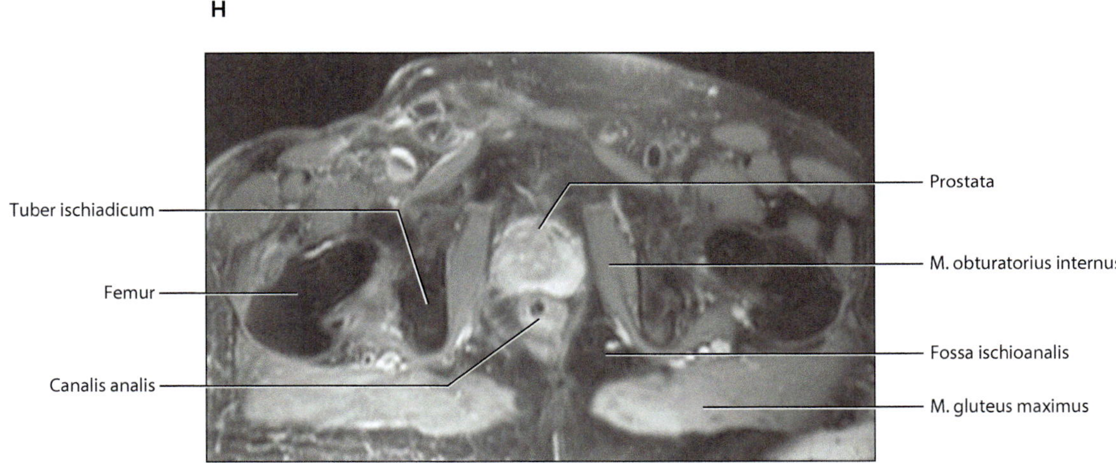
Tuber ischiadicum
Femur
Canalis analis
Prostata
M. obturatorius internus
Fossa ischioanalis
M. gluteus maximus

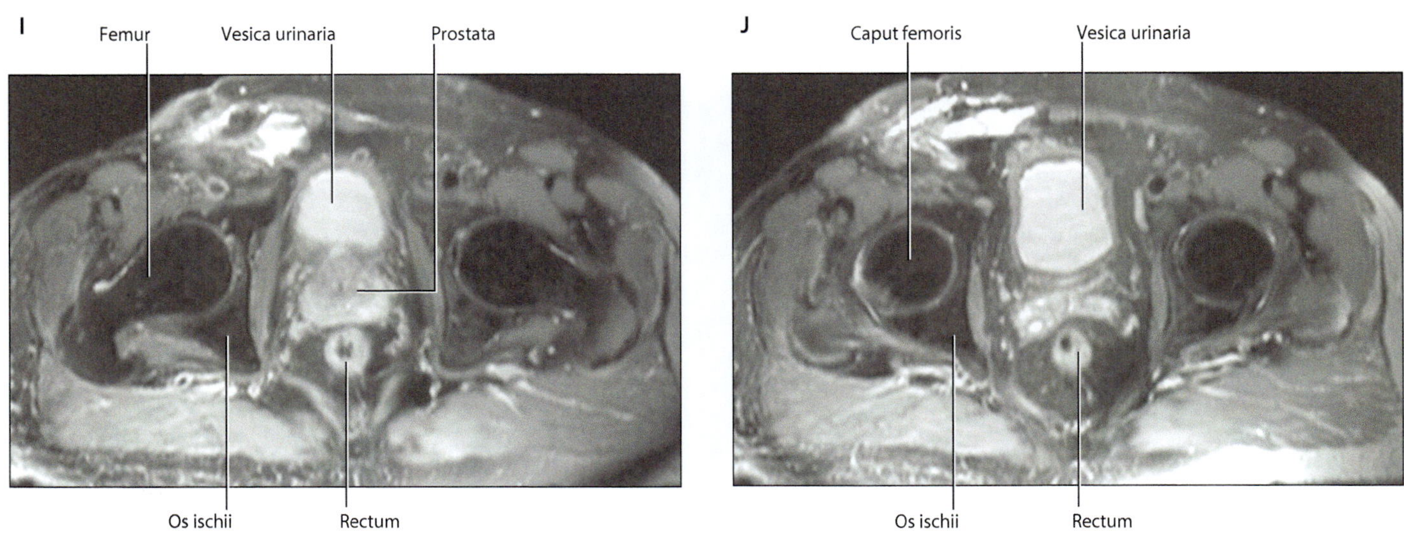
I
Femur
Vesica urinaria
Prostata
Os ischii
Rectum
J
Caput femoris
Vesica urinaria
Os ischii
Rectum

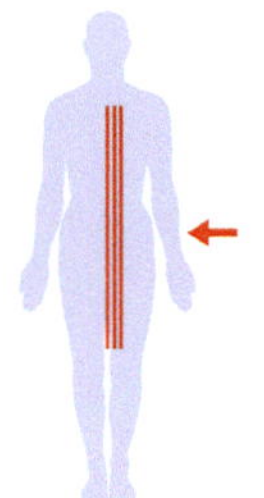

A

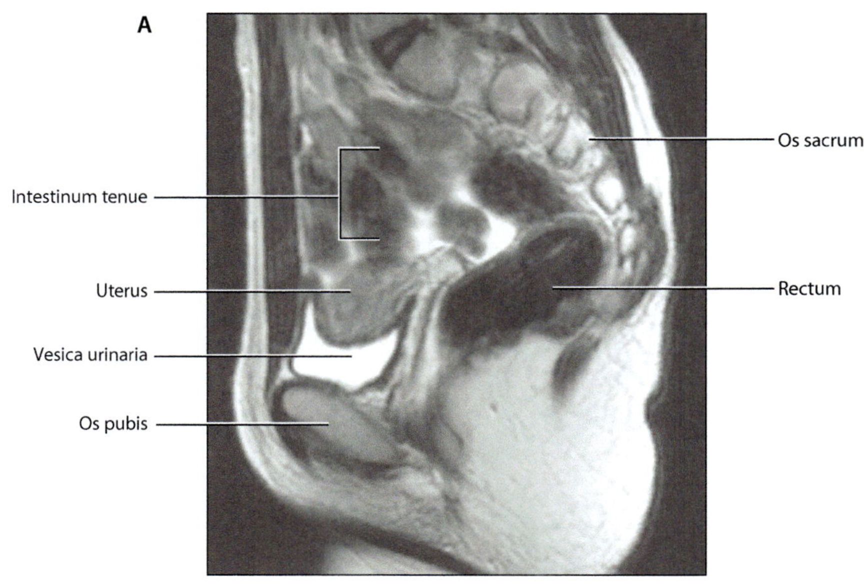

B

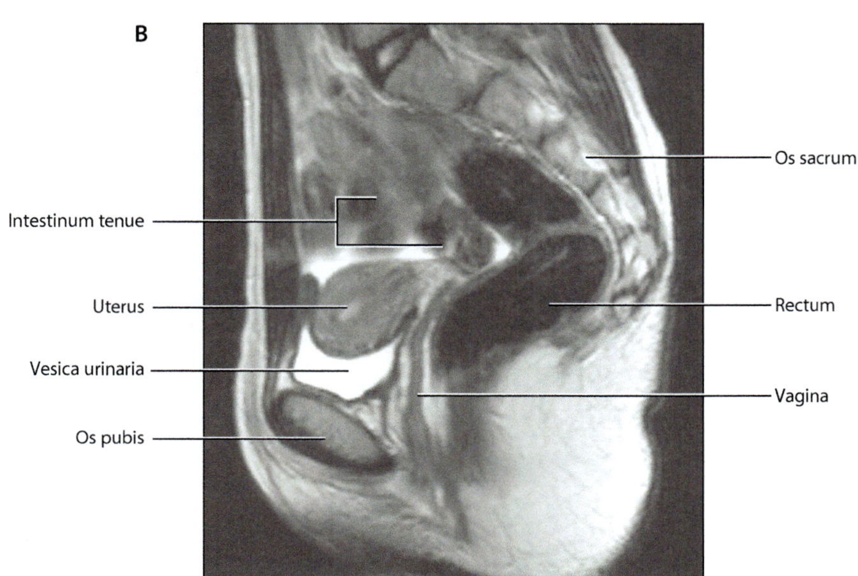

C

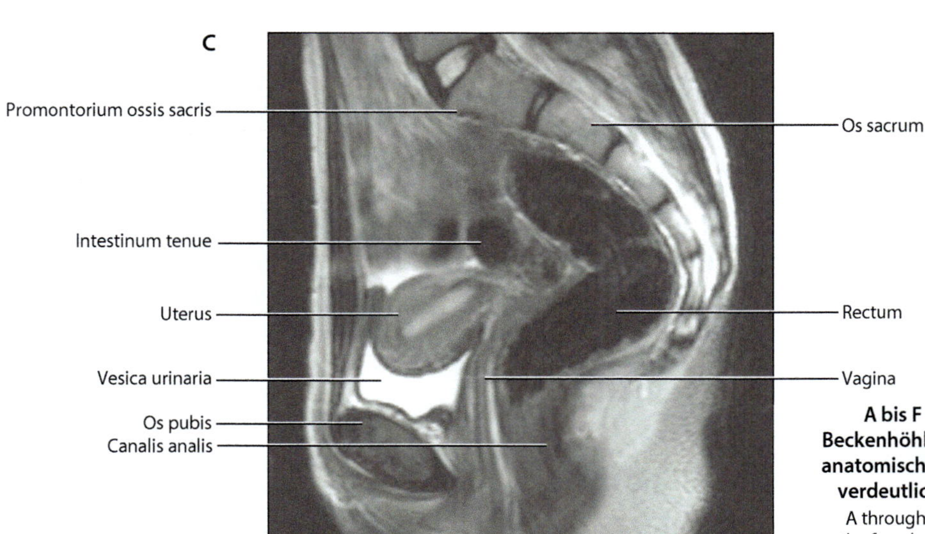

A bis F – Sagittale Schnittbilder der weiblichen Beckenhöhle und des Perineums, die die verschiedene anatomischen Strukturen und ihr Verhältnis zueinande verdeutlichen; T2-gewichtete MRTs in Sagittalebene

A through F – Series of sagittal images that pass through the female pelvic cavity and perineum showing the various structures and their relationships with each other. T2-weighte MR images in sagittal plane

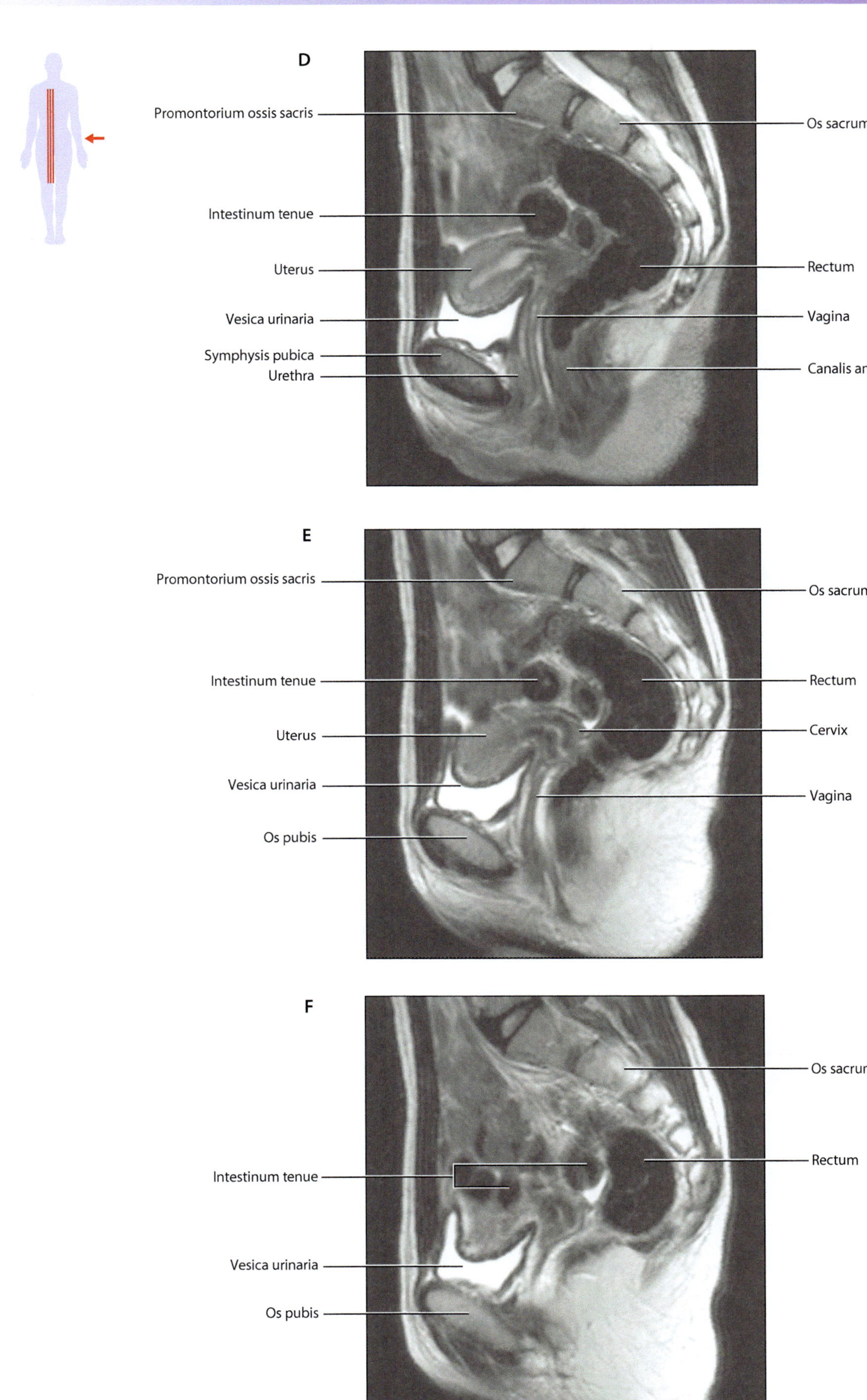
D
Promontorium ossis sacris
Intestinum tenue
Uterus
Vesica urinaria
Symphysis pubica
Urethra
Os sacrum
Rectum
Vagina
Canalis analis
E
Promontorium ossis sacris
Intestinum tenue
Uterus
Vesica urinaria
Os pubis
Os sacrum
Rectum
Cervix
Vagina
F
Intestinum tenue
Vesica urinaria
Os pubis
Os sacrum
Rectum

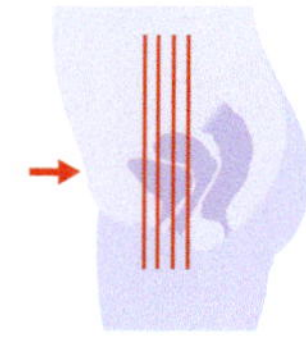

A

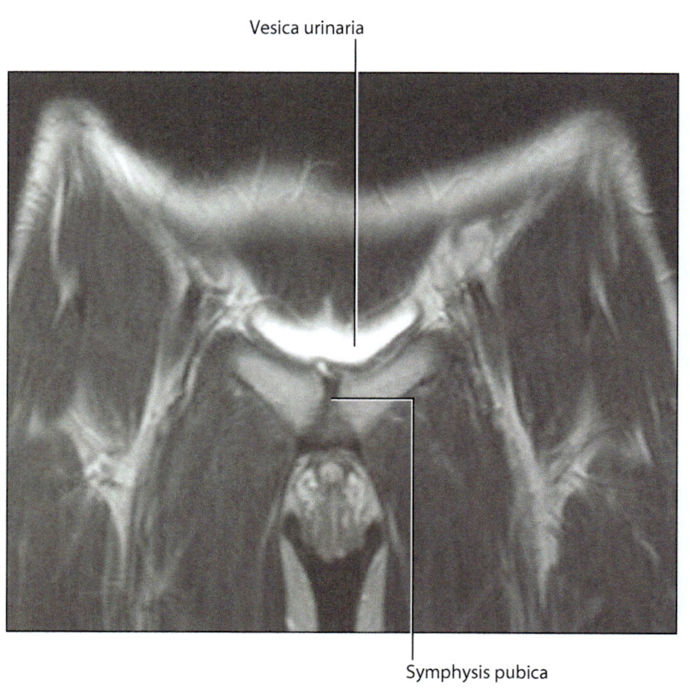

B

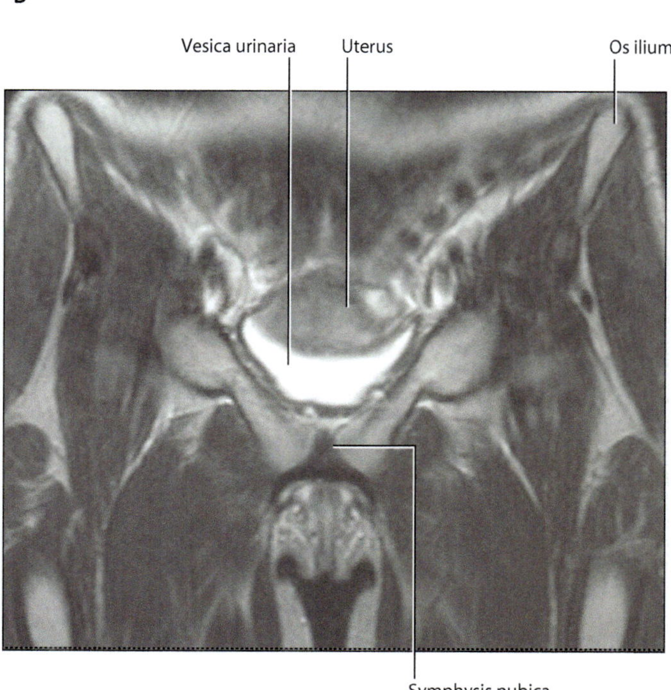

C

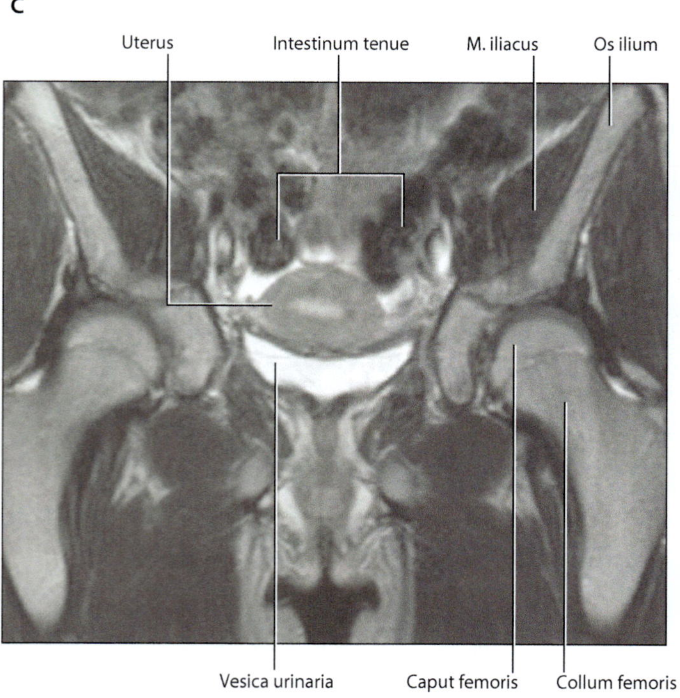

D

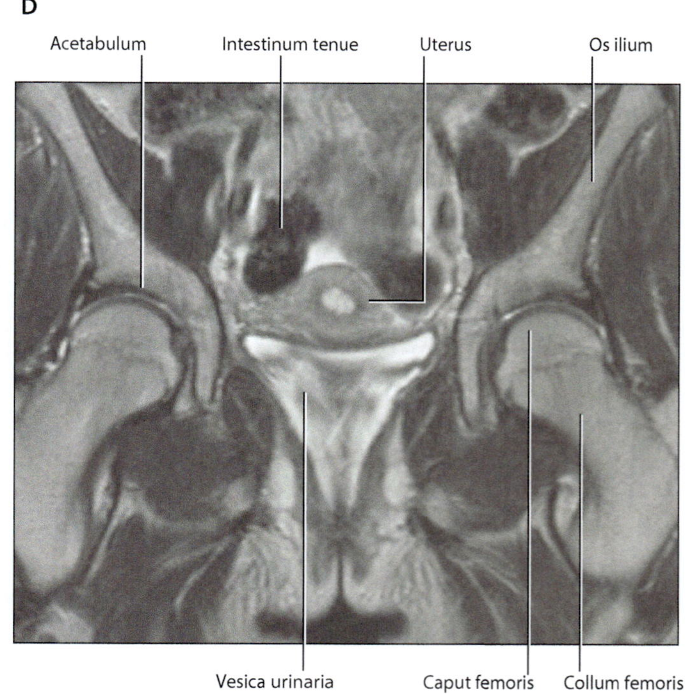

A bis G – Koronare Schnittbilder der weiblichen Beckenhöhle und des Perineums im Verlauf von ventral nach dorsal, die die verschiedenen anatomischen Strukturen und ihr Verhältnis zueinander verdeutlichen; koronare T2-gewichtete MRTs in Koronarebene

A through G – Series of coronal images that pass through the pelvic cavity and perineum from anterior to posterior showing the various structures and their relationships with each other. T2-weighted MR images in coronal plane

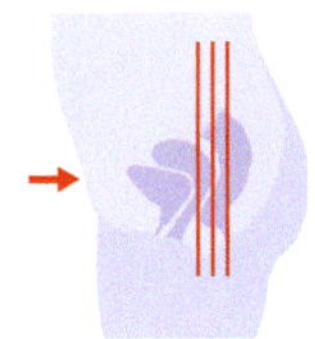

E

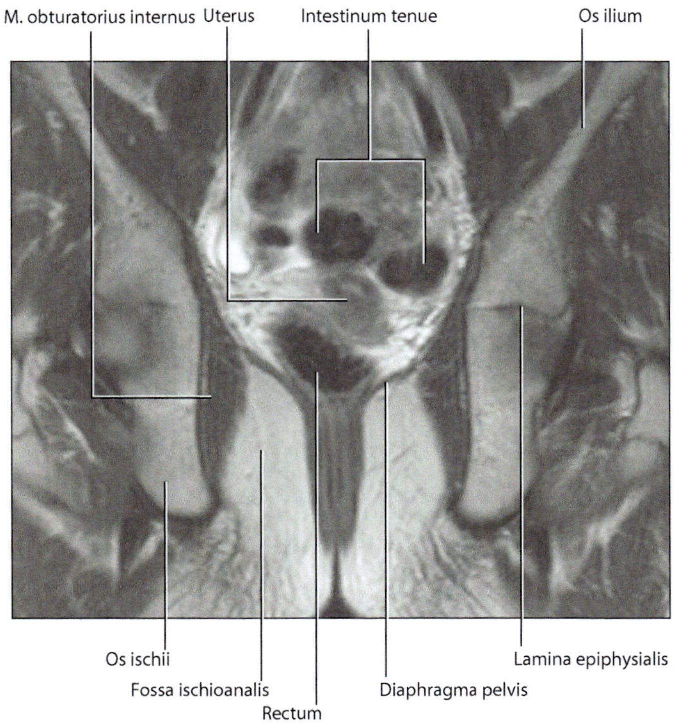

M. obturatorius internus
Uterus
Intestinum tenue
Os ilium
Os ischii
Fossa ischioanalis
Rectum
Diaphragma pelvis
Lamina epiphysialis

F

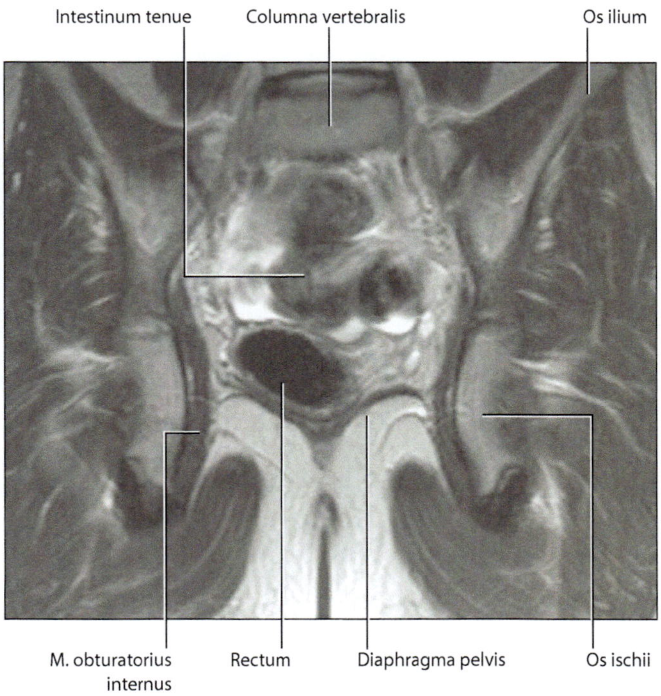

Intestinum tenue
Columna vertebralis
Os ilium
M. obturatorius internus
Rectum
Diaphragma pelvis
Os ischii

G

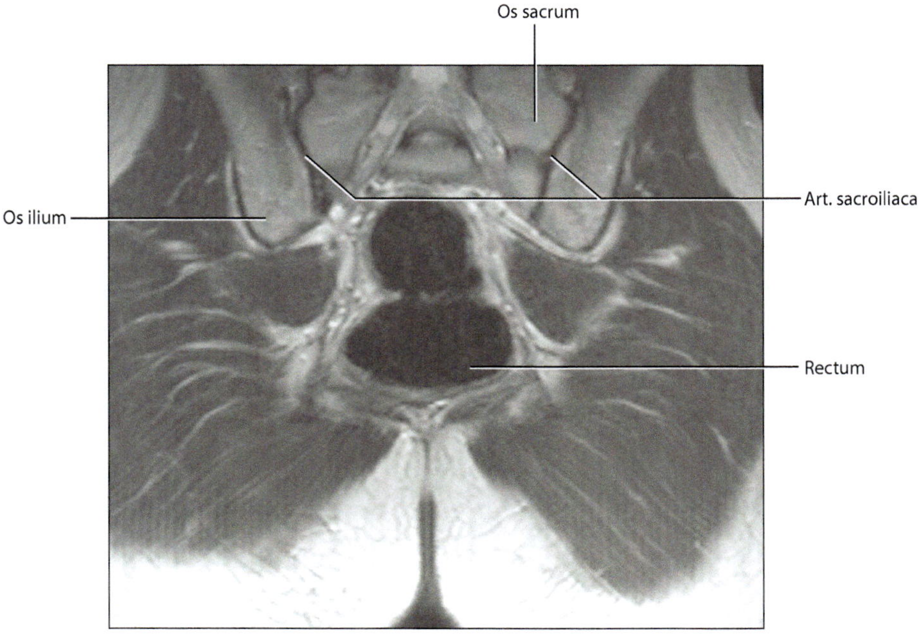

Os sacrum
Art. sacroiliaca
Os ilium
Rectum

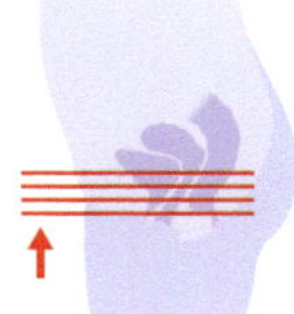

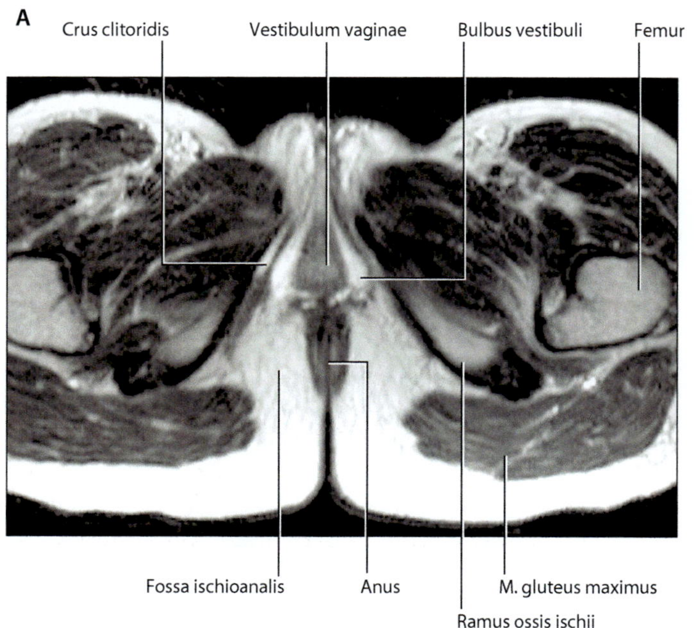

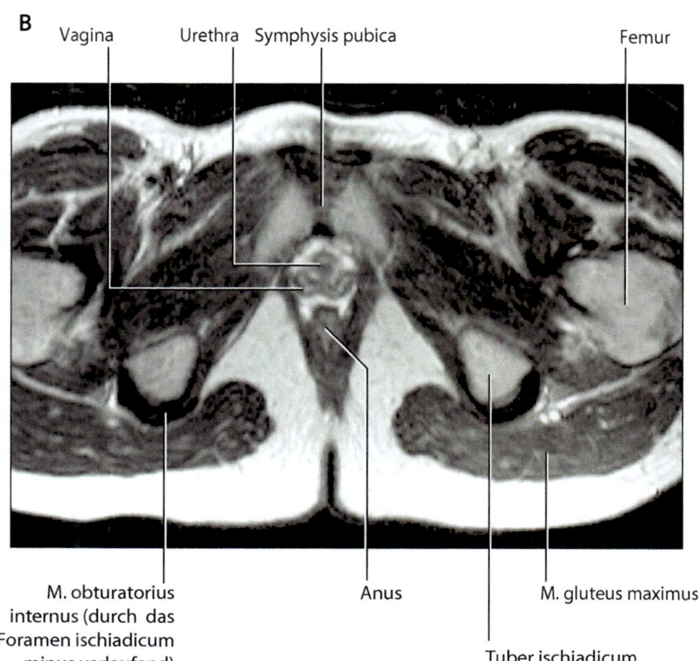

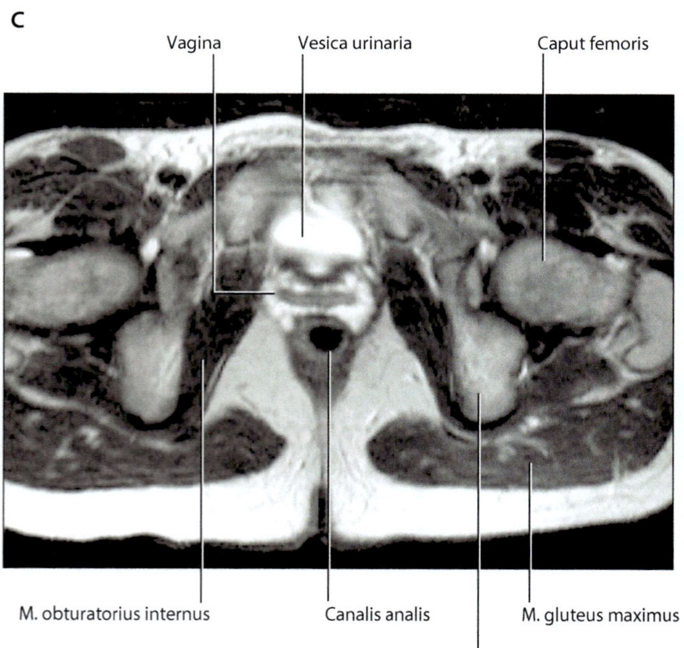

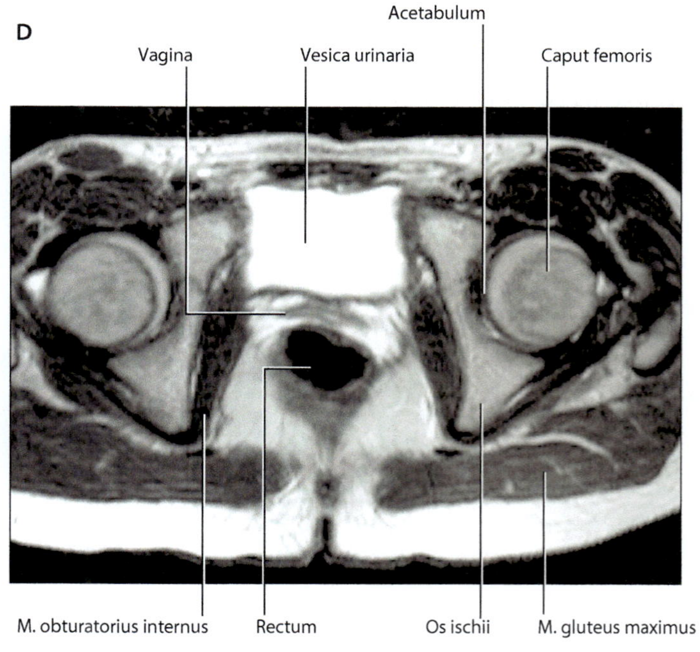

A bis H – Axiale Schnittbilder der männlichen Beckenhöhle und des Perineums im Verlauf von kaudal nach kranial, die die verschiedenen anatomischen Strukturen und ihr Verhältnis zueinander verdeutlichen; T2-gewichtete MRTs in Axialebene

A through H – Series of axial images that pass through the pelvic cavity and perineum from inferior to superior showing the various structures and their relationships with each other. T2-weighted MR images in axial plane

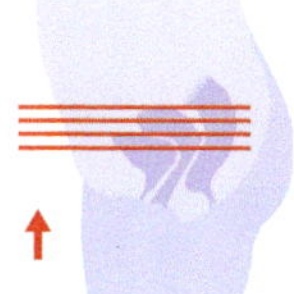

E

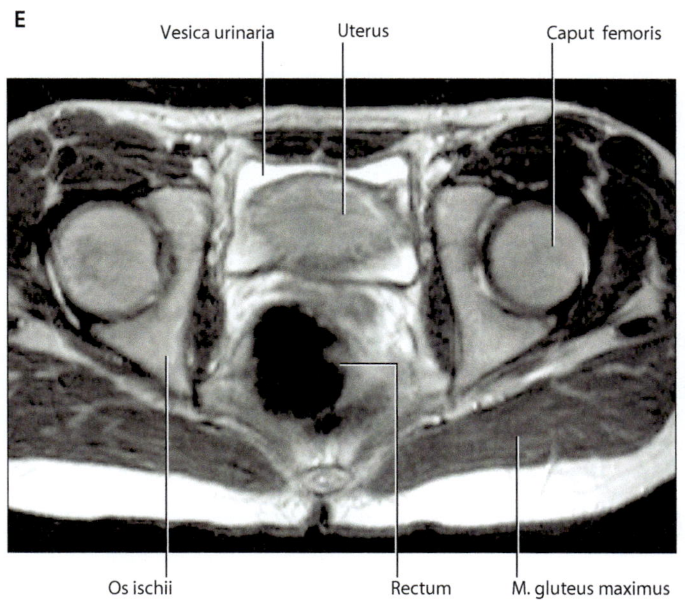
Vesica urinaria
Uterus
Caput femoris
Os ischii
Rectum
M. gluteus maximus

F

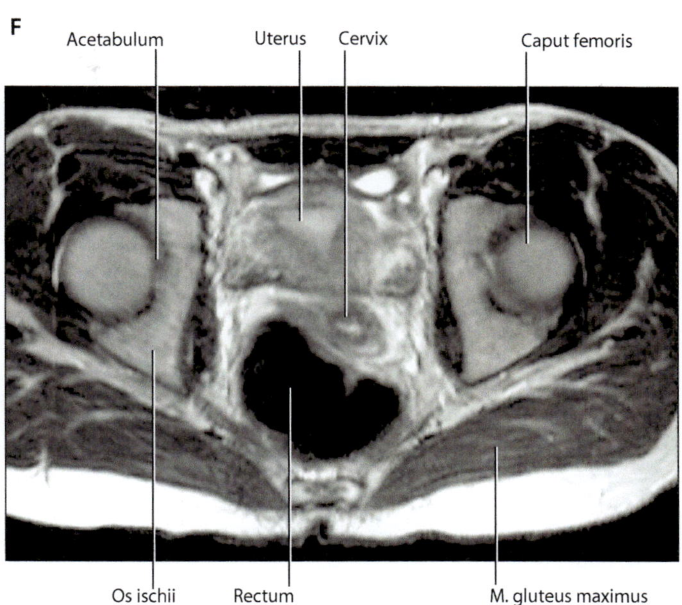
Acetabulum
Uterus
Cervix
Caput femoris
Os ischii
Rectum
M. gluteus maximus

G

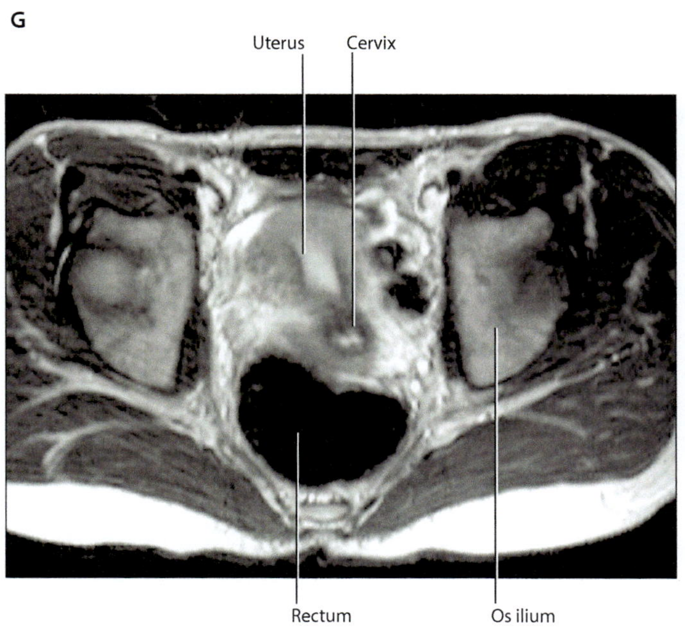
Uterus
Cervix
Rectum
Os ilium

H

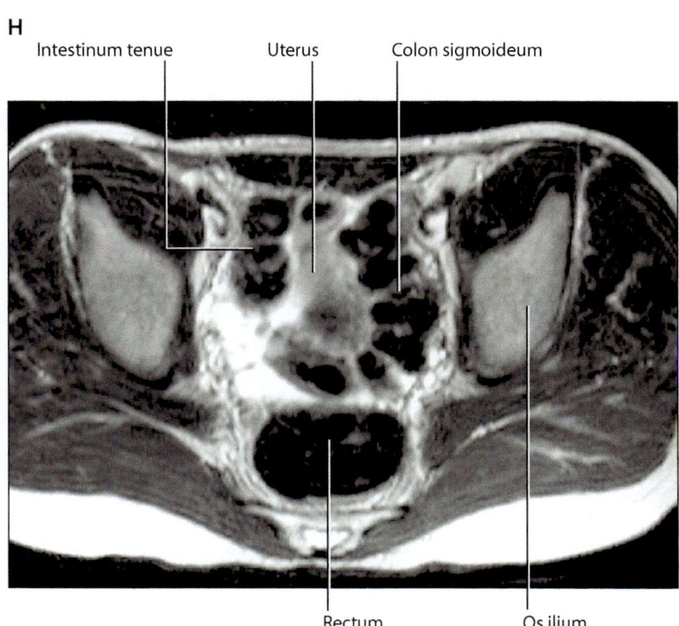
Intestinum tenue
Uterus
Colon sigmoideum
Rectum
Os ilium

Äste des Plexus sacralis

(Rückenmarkssegmente in Klammern sind variabel)

Nerv		Rückenmarkssegmente	Motorische Innervation	Sensible Innervation
N. tibialis	1	L4 bis S3	alle Muskeln der hinteren Oberschenkelloge, bzw. in der Kniekehle (inkl. des dorsalen Anteils des M. adductor magnus) außer Caput breve musculi bicipitis femoris; alle Muskeln der hinteren Unterschenkelloge; alle Muskeln der Fußsohle	Haut der posterolateralen und lateralen Bereiche des Fußes; Haut der Fußsohle
N. fibularis communis	2	L4 bis S2	Caput breve musculi bicipitis femoris; alle Muskeln der vorderen und lateralen Loge des Unterschenkels; M. extensor digitorum brevis des Fußes (außerdem Beteiligung an der Versorgung des ersten M. interosseus dorsalis)	Haut der anterolateralen Seite des Unterschenkels und der dorsalen Fläche des Fußes
N. pudendus	3	S2 bis S4	Muskulatur des Perineums inkl. M. sphincter urethrae externus, M. sphincter ani externus und M. levator ani (bei Versorgung des M. levator ani und des M. sphincter ani externus Überlappung von Ästen, die direkt aus der ventralen Division von S4 kommen)	größter Teil der Haut auf Perineum, Penis und Klitoris
N. gluteus superior	4	L4 bis S1	M. gluteus medius, M. gluteus minimus, M. tensor fasciae latae	
N. gluteus inferior	5	L5 bis S2	M. gluteus maximus	
Muskelast zu M. obturatorius internus und M. gemellus superior	6	L5 bis S2	M. obturatorius internus, M. gemellus superior	
Muskelast zu M. quadratus femoris und M. gemellus inferior	7	L4 bis S1	M. quadratus femoris, M. gemellus inferior	
N. cutaneus femoris posterior	8	S1, S3		Haut des hinteren Oberschenkels
N. cutaneus perforans	9	S2, S3		Haut des Sulcus glutealis (Überlappung mit N. cutaneus femoris posterior)
Muskelast zu M. piriformis	10	(L5), S1, S2	M. piriformis	
Muskeläste zu M. levator ani, M. coccygeus und M. sphincter ani externus	11	S4	M. levator ani, M. coccygeus, M. sphincter ani externus (Überlappung mit N. pudendus)	Hautareal zwischen Anus und Os coccygeum

Nerv		Rückenmarks-segmente	Motorische Innervation	Sensible Innervation
Nn. splanchnici pelvici	12	S2, S3, (S4)	Viszeromotorik: präganglionäre, parasympathische Fasern, die in den pelvinen Anteil der prävertebralen Plexus ziehen; Stimulation der Erektion, Modulation der Peristaltik des Gastrointestinaltrakts distal der Flexura coli sinistra, Hemmung des M. sphincter urethrae internum	Viszeroafferenzen aus den Beckeneingeweiden und dem distalen Kolon; Schmerzweiterleitung aus Cervix uteri, Harnblase und proximaler Urethra

Äste des Plexus coccygeus

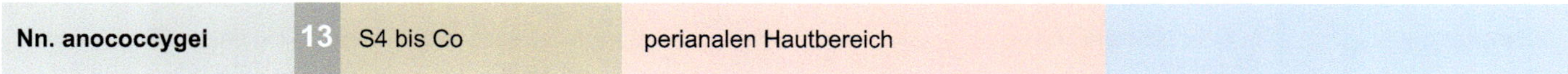

Nn. anococcygei	13	S4 bis Co	perianalen Hautbereich	

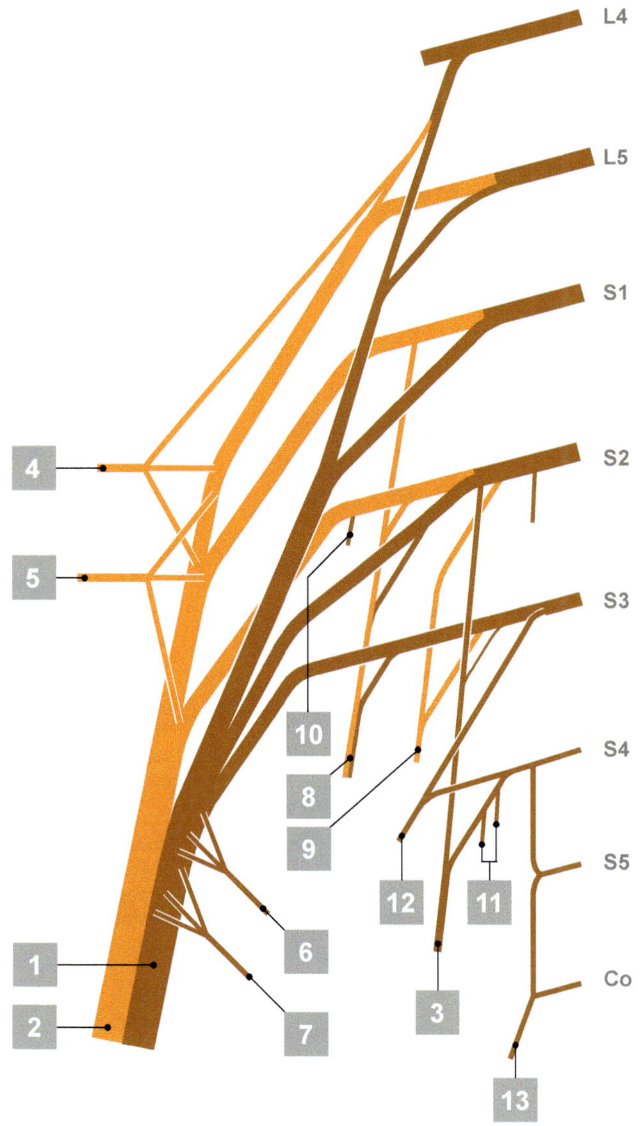

Muskeln der Beckenwände

(die für den jeweiligen Muskel wichtigsten Rückenmarkssegmente sind fettgedruckt)

Muskel		Ursprung	Ansatz	Innervation	Funktion
M. obturatorius internus	1	anterolaterale Wand des kleinen Beckens (Innenfläche der Membrana obturatoria und des umgebenden Knochens)	medialer Bereich des Trochanter major femoris	N. musculi obturatorii interni **L5**, **S1**	Außenrotation im gestreckten Hüftgelenk; Abduktion im gebeugten Hüftgelenk
M. piriformis	2	Vorderfläche des Os sacrum zwischen den Foramina sacralia anteriora	medialer Bereich des Trochanter major femoris	Muskeläste aus L5, **S1**, und **S2**	Außenrotation im gestreckten Hüftgelenk; Abduktion im gebeugten Hüftgelenk

Muskeln des Diaphragma pelvis

Muskel		Ursprung	Ansatz	Innervation	Funktion
M. levator ani	3	in einer Linie entlang der Beckenwand, beginnend auf der Rückseite des Os pubis und als Sehnenbogen über den M. obturatorius internus (Verdickung der Faszie des M. obturatorius internus) bis zur Spina ischiadica	der vordere Anteil ist an der oberen Fläche der Membrana perinei befestigt; der hintere Anteil trifft auf den Muskel der Gegenseite jenseits des Centrum tendineum perinei, des Canalis analis und entlang des Lig. anococcygeum	Muskeläste aus den Rami anteriores von S4; N. rectalis inferior aus dem N. pudendus [S2 bis S4]	Beteiligung an der Bildung des Beckenbodens, der die Beckeneingeweide stützt; Aufrechterhaltung des Winkels zwischen Rektum und Canalis analis; Verstärkung des M. sphincter ani externus; bei Frauen auch Funktion als Vaginalsphinkter
M. coccygeus	4	Spina ischiadica und Innenfläche des Lig. sacrospinale	Rand des Os coccygeum und angrenzender Bereich des Os sacrum	Muskeläste aus den Rami anteriores von S3 und S4	Beteiligung an der Bildung des Beckenbodens, der die Beckeneingeweide stützt; Ziehen des Os coccygeum nach vorne (nach Defäkation)

Muskeln des Spatium profundum perinei

Muskel		Ursprung	Ansatz	Innervation	Funktion
M. sphincter urethrae externus	5	Ramus inferior ossis pubis und angrenzende Wände des Spatium profundum perinei	umgibt die Pars membranacea urethrae	Nn. perineales des N. pudendus [S2 bis S4]	Kompression der Pars membranacea urethrae; Relaxation während Miktion
M. transversus perinei profundus	6	mediale Seite des Ramus ossis ischii	Centrum tendineum perinei	Nn. perineales des N. pudendus [S2 bis S4]	Stabilisierung der Position des Centrum tendineum perinei
M. compressor urethrae (Frau)	7	Ramus ischiopubicus	Muskel der Gegenseite vor der Urethra	Nn. perineales des N. pudendus [S2 bis S4]	akzessorischer Sphinkter der Urethra
M. sphincter urethrovaginalis (Frau)	8	Centrum tendineum perinei	zieht lateral der Vagina nach vorne um sich vor der Urethra mit dem Muskel der Gegenseite zu verbinden	Rami perineales des N. pudendus [S2 bis S4]	akzessorischer Sphinkter der Urethra (kann auch zum Verschluss der Vagina beitragen)

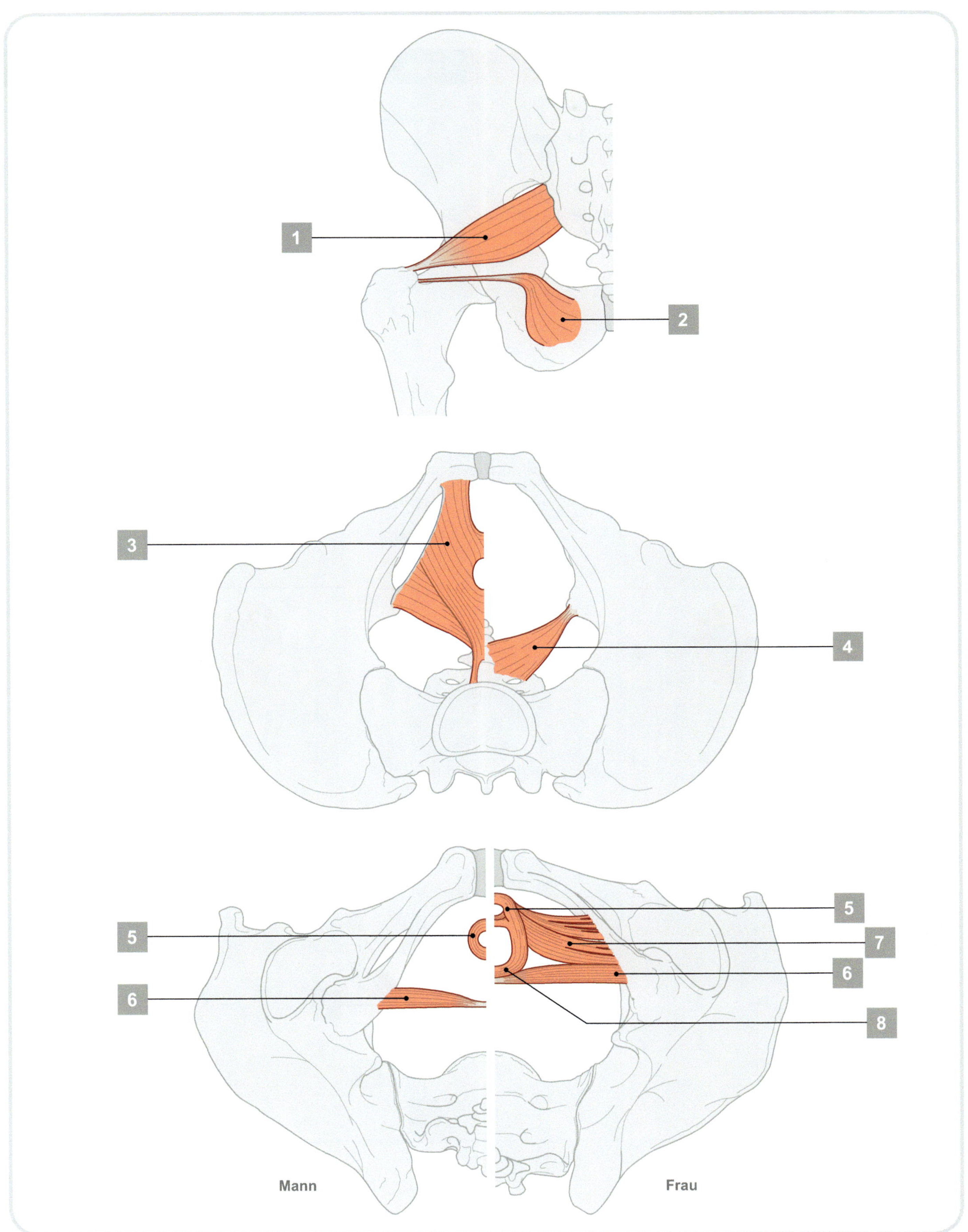
1
2
3
4
5
5
7
6
6
8
Mann
Frau

Muskeln des Trigonum anale (Regio analis)

Muskel		Ursprung	Ansatz	Innervation	Funktion
M. sphincter ani externus **Pars profunda**	1	umgibt den oberen Anteil des Canalis analis		N. pudendus [S2 und S3] und direkte Äste aus S4	Verschluss des Canalis analis
Pars superficialis	2	umgibt den unteren Anteil des Canalis analis	Befestigung am Centrum tendineum perinei und Lig. anococcygeum		
Pars subcutanea	3	umgibt den After			

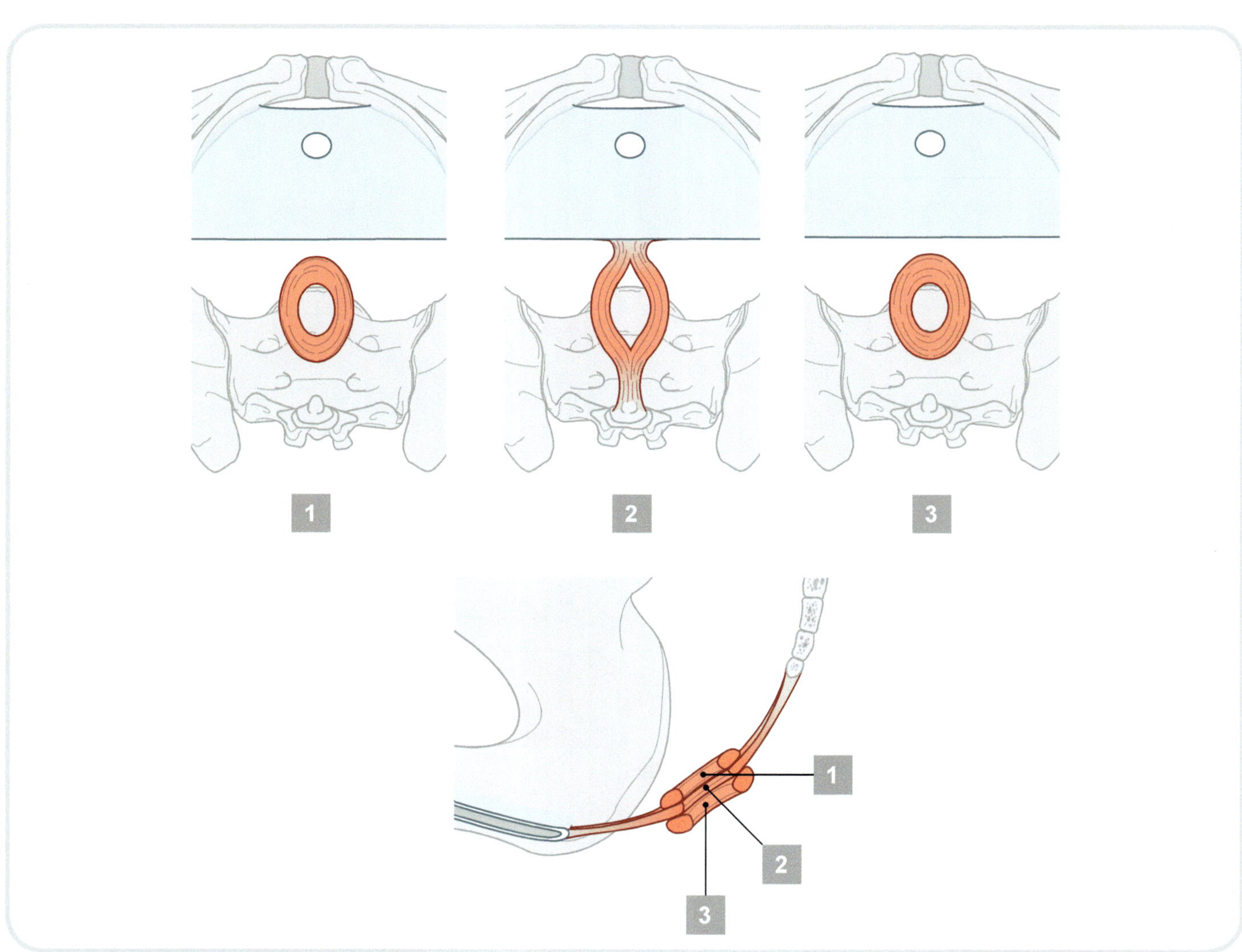

Muskeln des Spatium superficiale perinei

Muskel		Ursprung	Ansatz	Innervation	Funktion
M. ischiocavernosus	1	Tuber ischiadicum und Ramus ossis ischii	Crus penis/clitoridis	N. pudendus [S2 bis S4]	Pressen von Blut aus den Crura in den Corpus des erigierten Penis/der erigierten Klitoris
M. bulbospongiosus	2	**Frau:** Centrum tendineum perinei; **Mann:** Centrum tendineum perinei, Raphe zwischen den beidseitigen Muskeln	**Frau:** Bulbus vestibuli, Membrana perinei, Corpus clitoridis, Corpus cavernosum; **Mann:** M. bulbospongiosus, Membrana perinei, Corpus cavernosum	N. pudendus [S2 bis S4]	Pressen von Blut in die Glans penis/clitoridis; **Mann:** Entfernung von Resturin aus der Urethra nach Miktion; schubartige Emission von Sperma bei der Ejakulation
M. transversus perinei superficialis	3	Tuber ischiadicum und Ramus ossis ischii	Centrum tendineum perinei	N. pudendus [S2 bis S4]	Stabilisierung des Centrum tendineum perinei

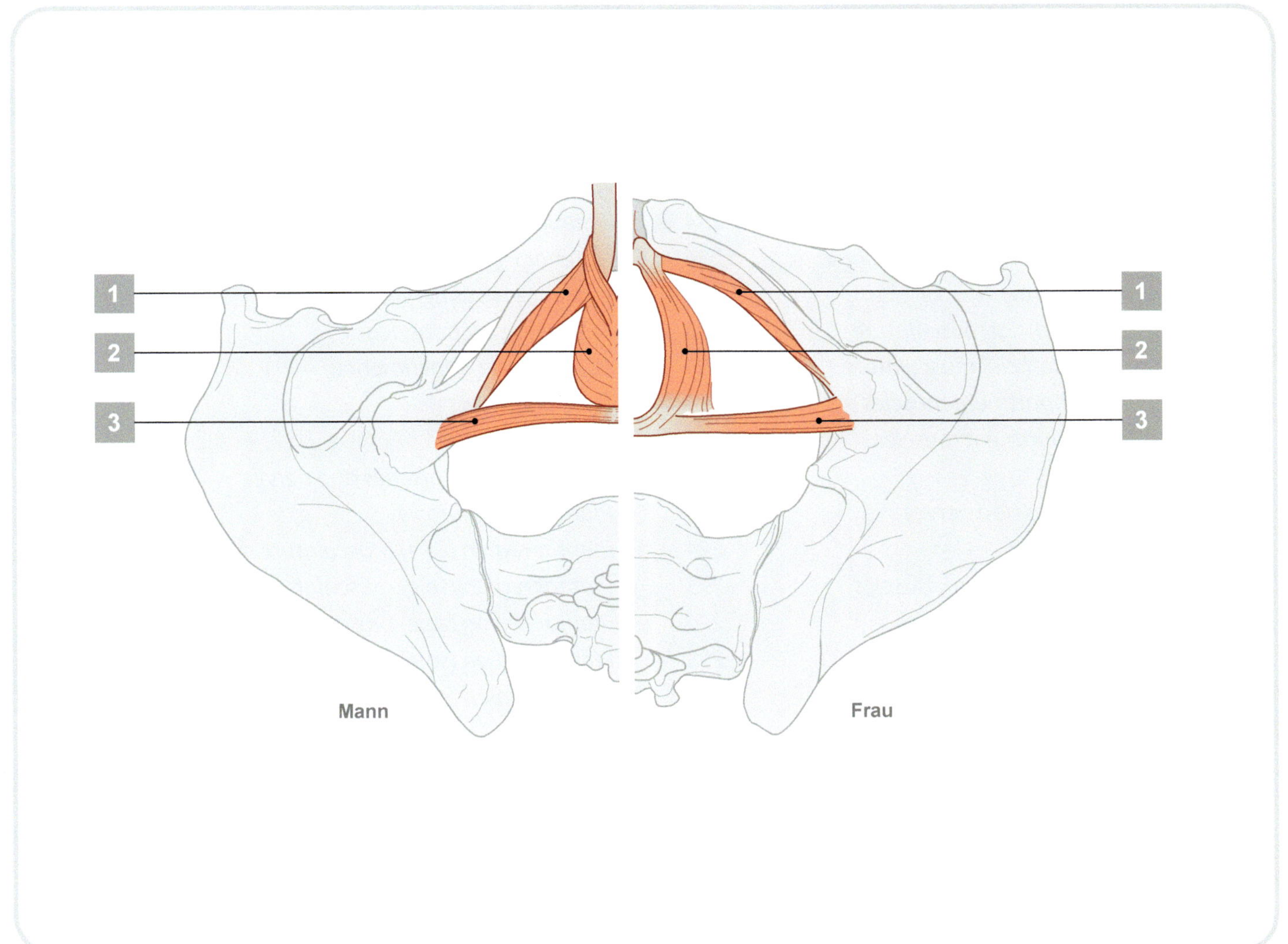

CONTENTS

The Body

6

UNTERE EXTREMITÄT

INHALT

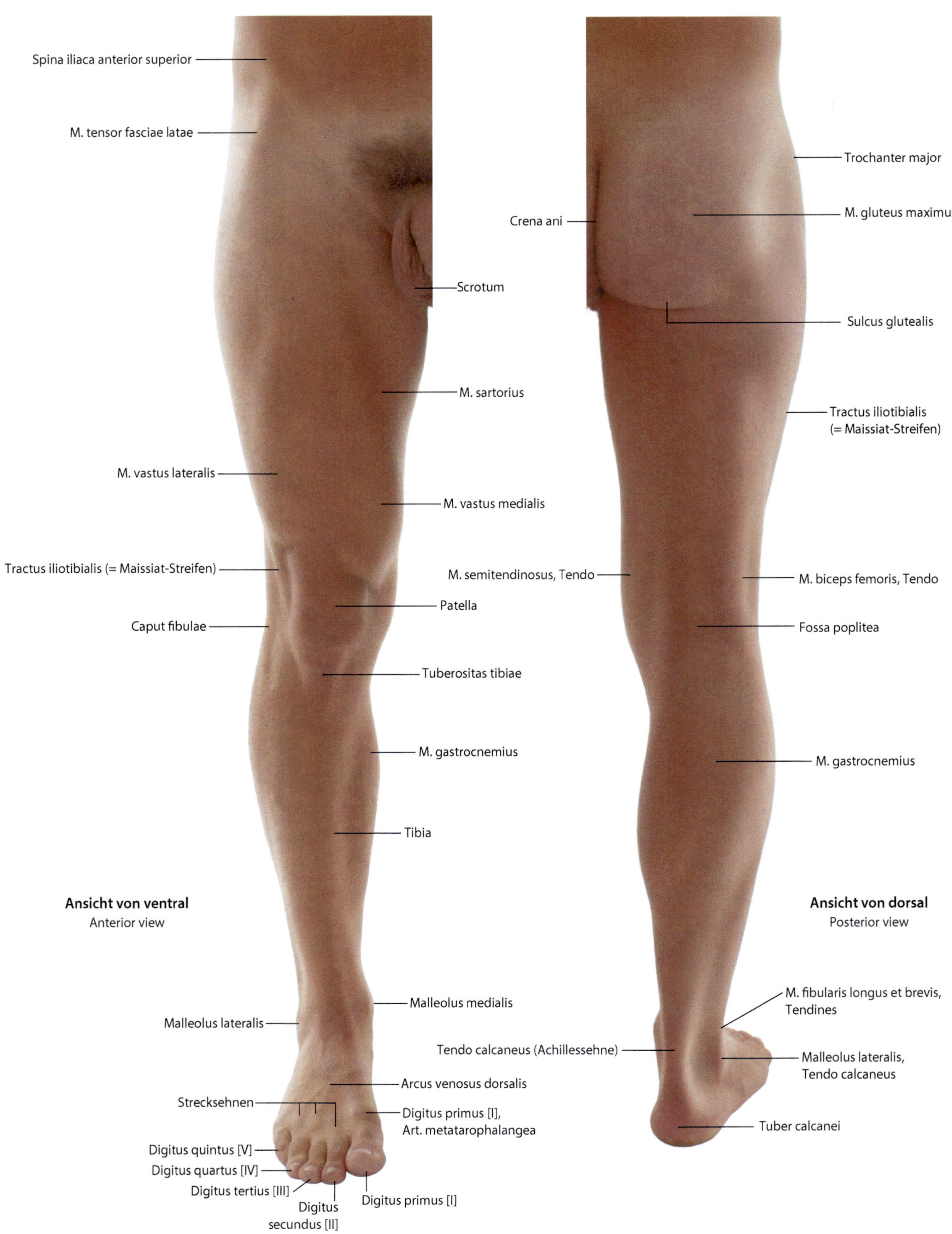

Ansicht von ventral
Anterior view

Ansicht von dorsal
Posterior view

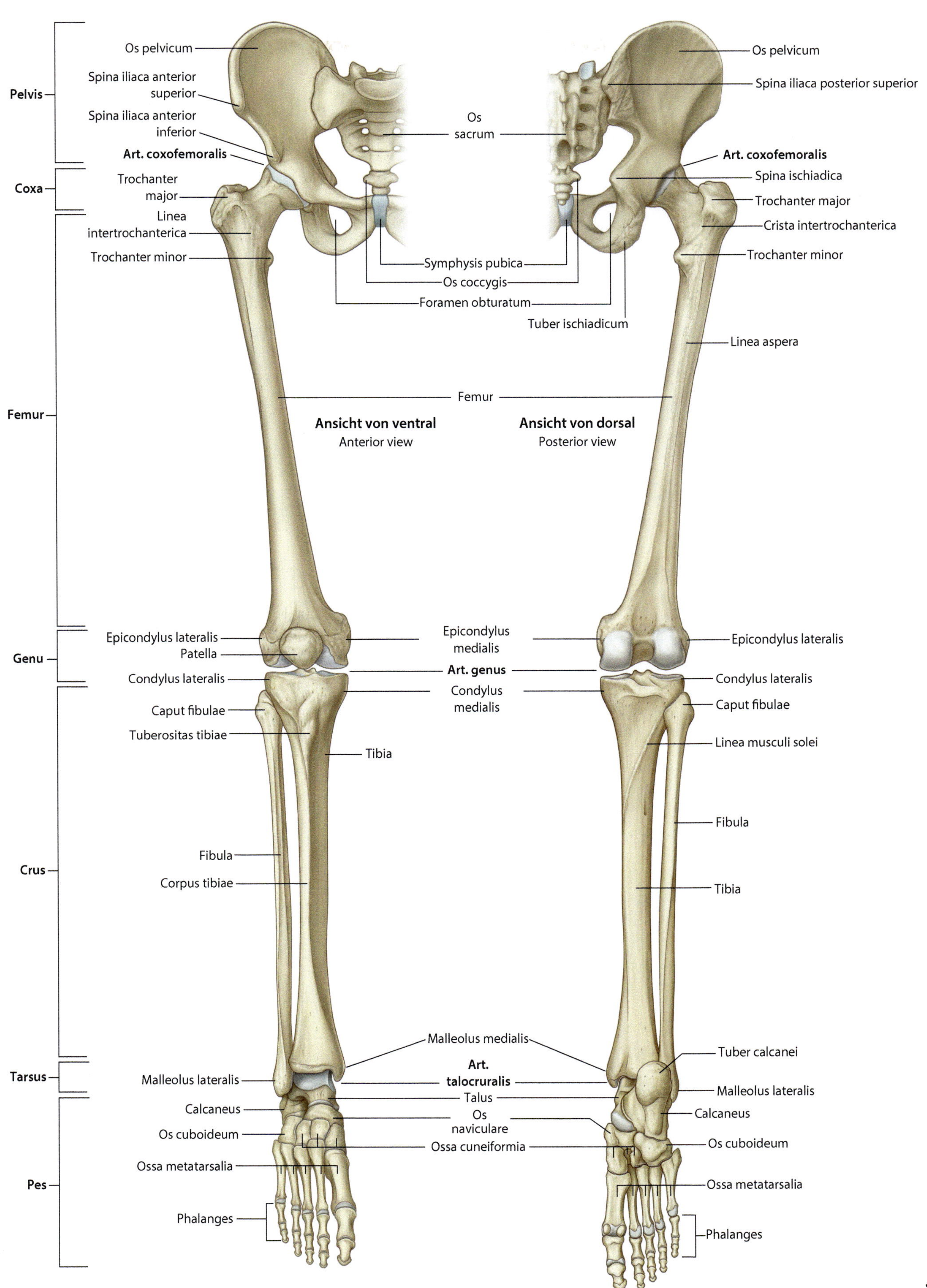
Pelvis
Coxa
Femur
Genu
Crus
Tarsus
Pes
Os pelvicum
Spina iliaca anterior superior
Spina iliaca anterior inferior
Art. coxofemoralis
Trochanter major
Linea intertrochanterica
Trochanter minor
Os sacrum
Symphysis pubica
Os coccygis
Foramen obturatum
Tuber ischiadicum
Os pelvicum
Spina iliaca posterior superior
Art. coxofemoralis
Spina ischiadica
Trochanter major
Crista intertrochanterica
Trochanter minor
Linea aspera
Femur
Ansicht von ventral
Anterior view
Ansicht von dorsal
Posterior view
Epicondylus lateralis
Patella
Epicondylus medialis
Art. genus
Condylus lateralis
Condylus medialis
Caput fibulae
Tuberositas tibiae
Tibia
Epicondylus lateralis
Condylus lateralis
Caput fibulae
Linea musculi solei
Fibula
Fibula
Corpus tibiae
Tibia
Malleolus medialis
Art. talocruralis
Talus
Os naviculare
Ossa cuneiformia
Malleolus lateralis
Calcaneus
Os cuboideum
Ossa metatarsalia
Phalanges
Tuber calcanei
Malleolus lateralis
Calcaneus
Os cuboideum
Ossa metatarsalia
Phalanges

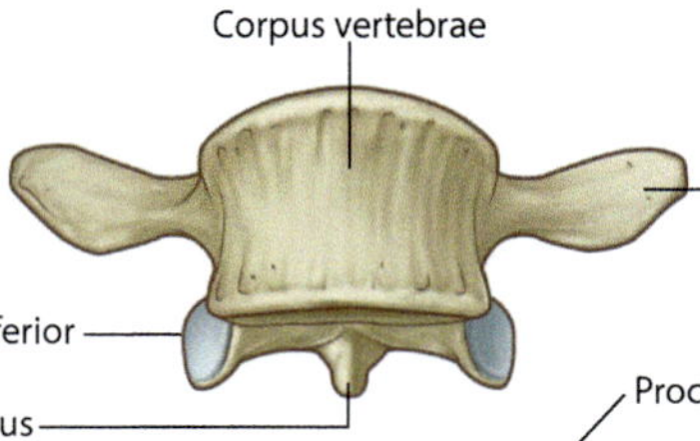

5. Lendenwirbel, Vertebra lumbalis V, Ansicht von anterior
LV (anterior view)

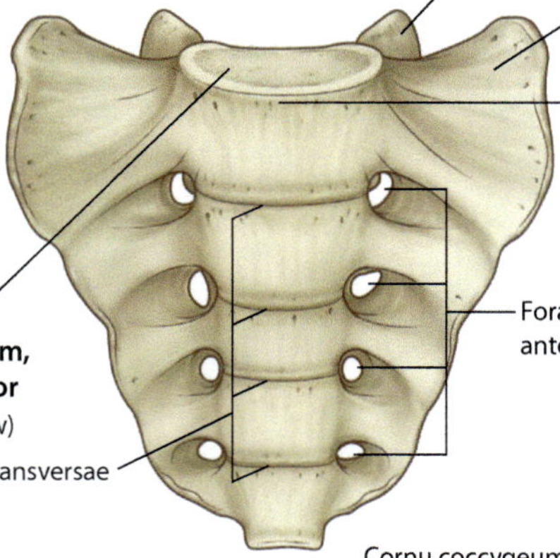

Corpus vertebrae
Proc. transversus
Proc. articularis inferior
Proc. spinosus

Kreuzbein, Os sacrum, Ansicht von anterior
Sacrum (anterior view)

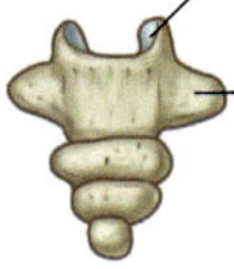

Proc. articularis superior
Ala ossis sacri
Promontorium
Facies articularis lumbosacralis
Foramina sacralia anteriora
Lineae transversae

Steißbein, Os coccygis, Ansicht von anterior
Coccyx (anterior view)

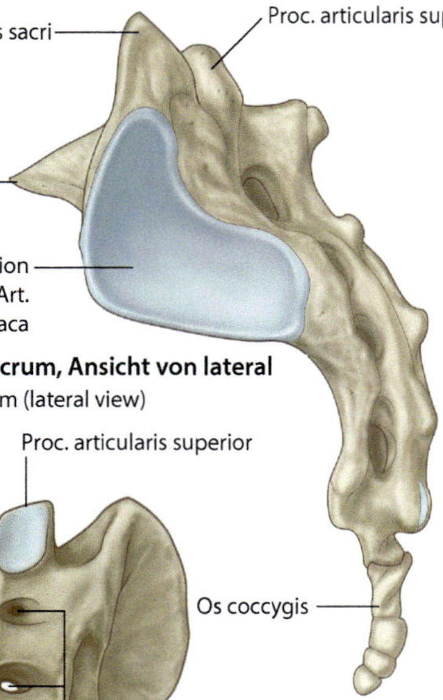

Cornu coccygeum
Proc. transversus

Kreuzbein, Os sacrum, Ansicht von lateral
Sacrum (lateral view)

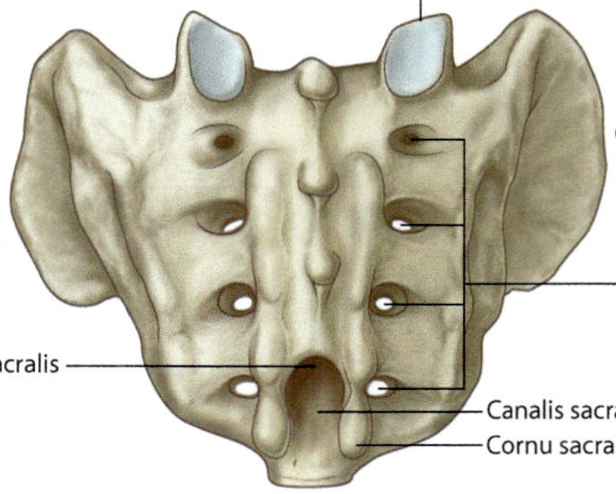

Ala ossis sacri
Proc. articularis superior
Promontorium
Facies articularis zur Artikulation mit dem Os pelvicum an der Art. sacroiliaca
Os coccygis

Kreuzbein, Os sacrum, Ansicht von posterior
Sacrum (posterior view)

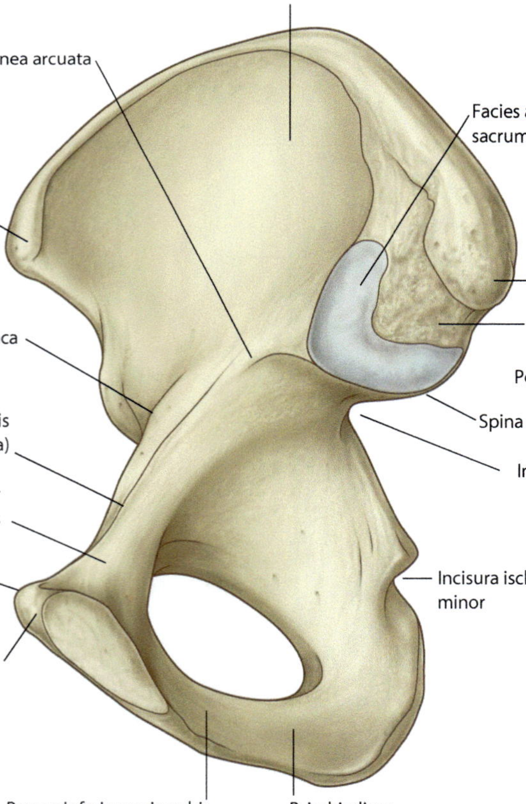

Proc. articularis superior
Foramina sacralia posteriora
Hiatus sacralis
Canalis sacralis
Cornu sacrale

Beckenknochen, Os pelvicum, Ansicht von medial
Pelvic bone (medial view)

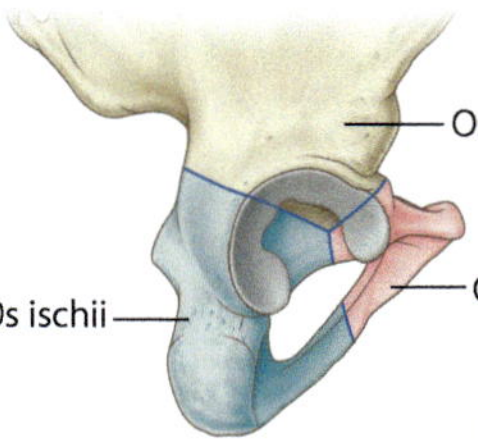

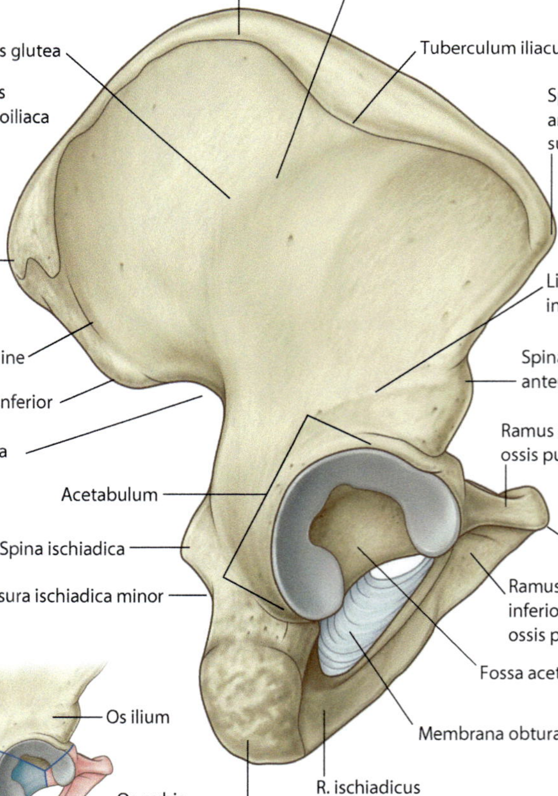

Fossa iliaca
Linea arcuata
Facies articularis des Os sacrum an der Art. sacroiliaca
Spina iliaca anterior superior
Spina iliaca posterior superior
Facies sacropelvina
Tuberositas iliaca
Spina iliaca posterior inferior
Pecten ossis pubis (Linea pectinea)
Incisura ischiadica major
Ramus superior ossis pubis
Tuberculum pubicum
Incisura ischiadica minor
Crista pubica
Ramus inferior ossis pubis
R. ischiadicus
R. ischiopubicus

Beckenknochen, Os pelvicum, Ansicht von lateral
Pelvic bone (lateral view)

Crista iliaca
Linea glutea anterior
Facies glutea
Tuberculum iliacum
Spina iliaca anterior superior
Posterior gluteal line
Linea glutea inferior
Spina iliaca anterior inferior
Ramus superior ossis pubis
Acetabulum
Spina ischiadica
Tuberculum pubicum
Incisura ischiadica minor
Ramus inferior ossis pubis
Fossa acetabuli
Os ilium
Membrana obturatoria
Os ischii
Os pubis
R. ischiadicus
Tuber ischiadicum
R. ischiopubicus

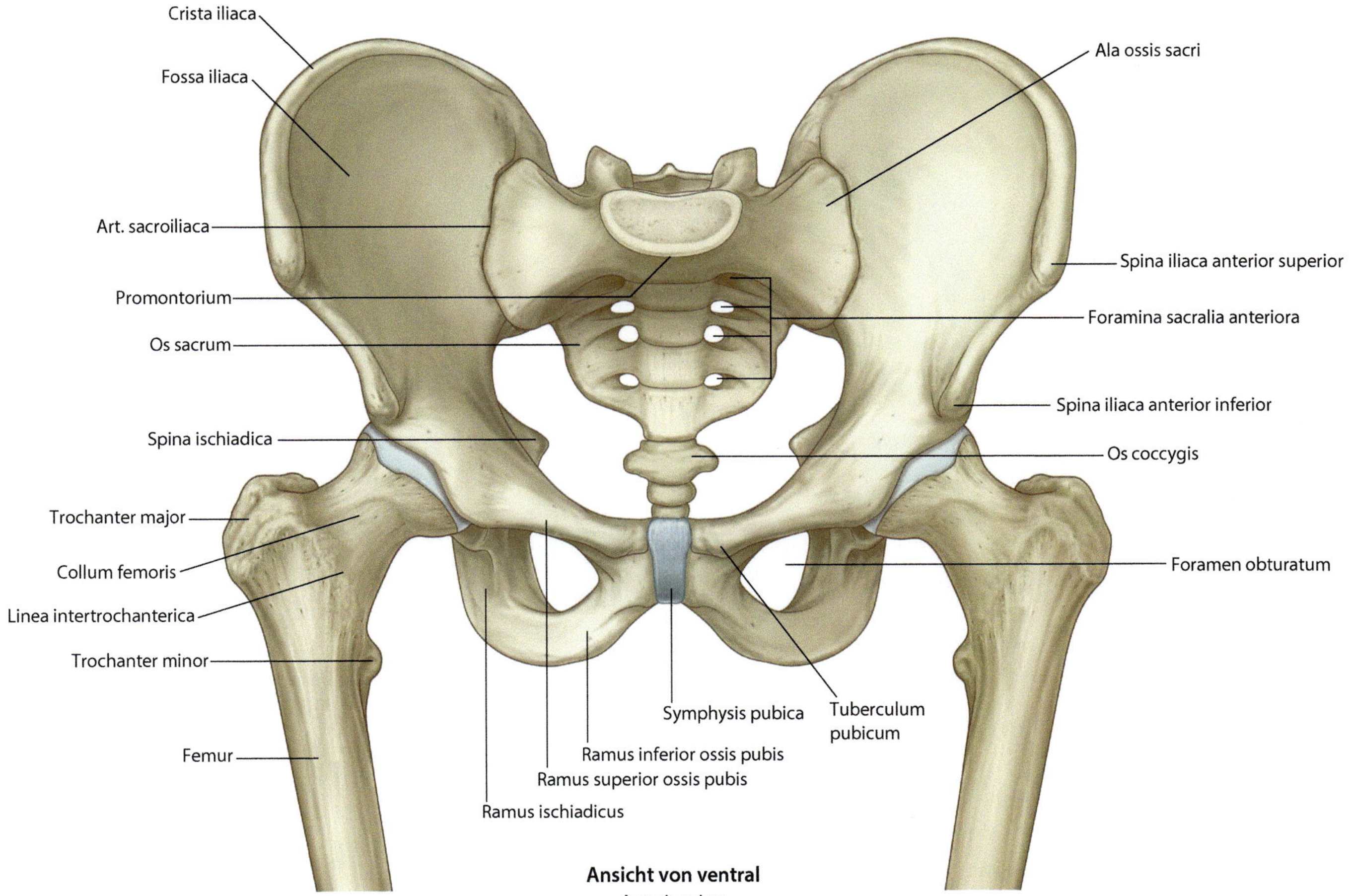

Crista iliaca
Fossa iliaca
Art. sacroiliaca
Promontorium
Os sacrum
Spina ischiadica
Trochanter major
Collum femoris
Linea intertrochanterica
Trochanter minor
Femur
Ala ossis sacri
Spina iliaca anterior superior
Foramina sacralia anteriora
Spina iliaca anterior inferior
Os coccygis
Foramen obturatum
Symphysis pubica
Tuberculum pubicum
Ramus inferior ossis pubis
Ramus superior ossis pubis
Ramus ischiadicus

Ansicht von ventral
Anterior view

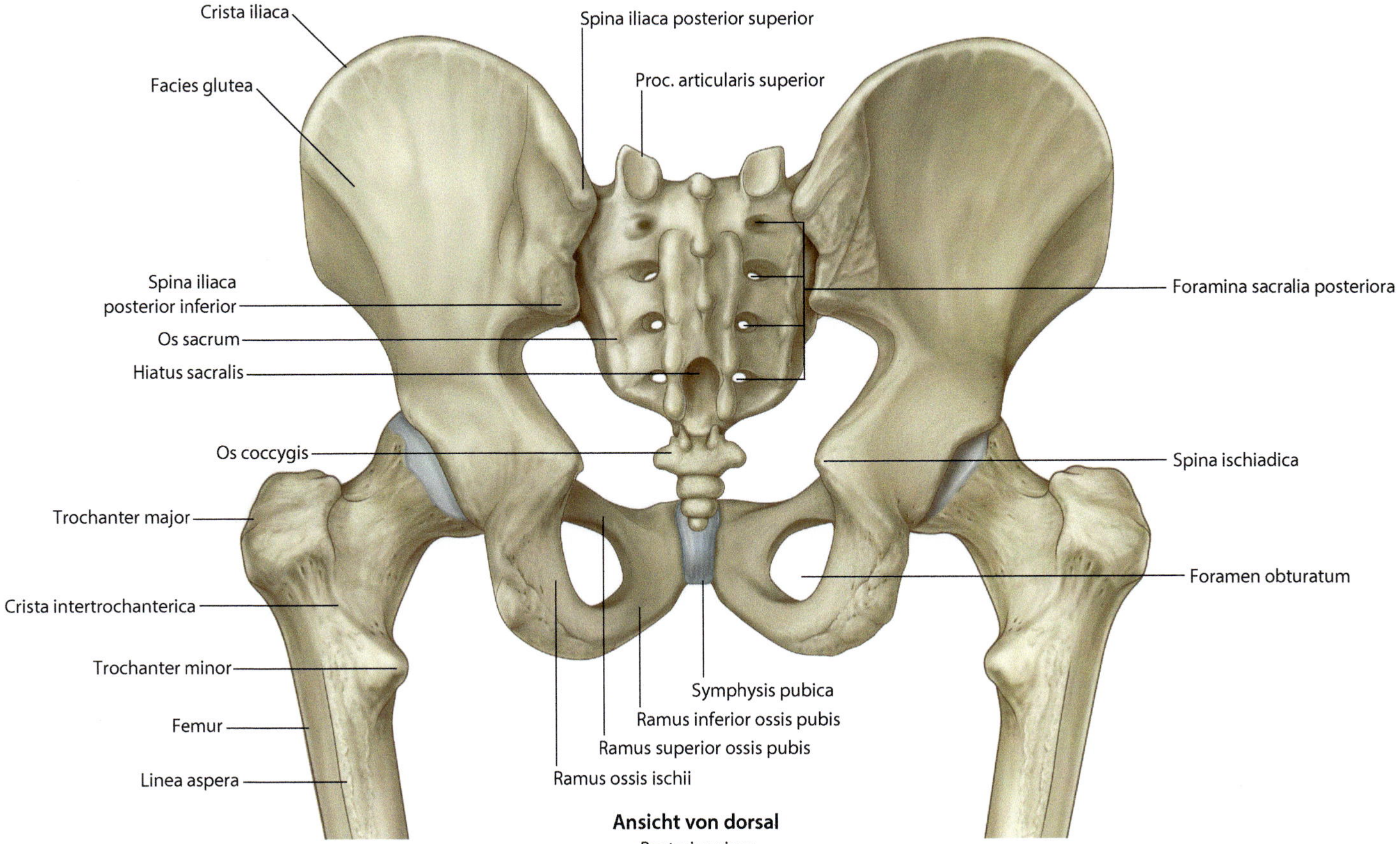

Crista iliaca
Facies glutea
Spina iliaca posterior inferior
Os sacrum
Hiatus sacralis
Os coccygis
Trochanter major
Crista intertrochanterica
Trochanter minor
Femur
Linea aspera
Spina iliaca posterior superior
Proc. articularis superior
Foramina sacralia posteriora
Spina ischiadica
Foramen obturatum
Symphysis pubica
Ramus inferior ossis pubis
Ramus superior ossis pubis
Ramus ossis ischii

Ansicht von dorsal
Posterior view

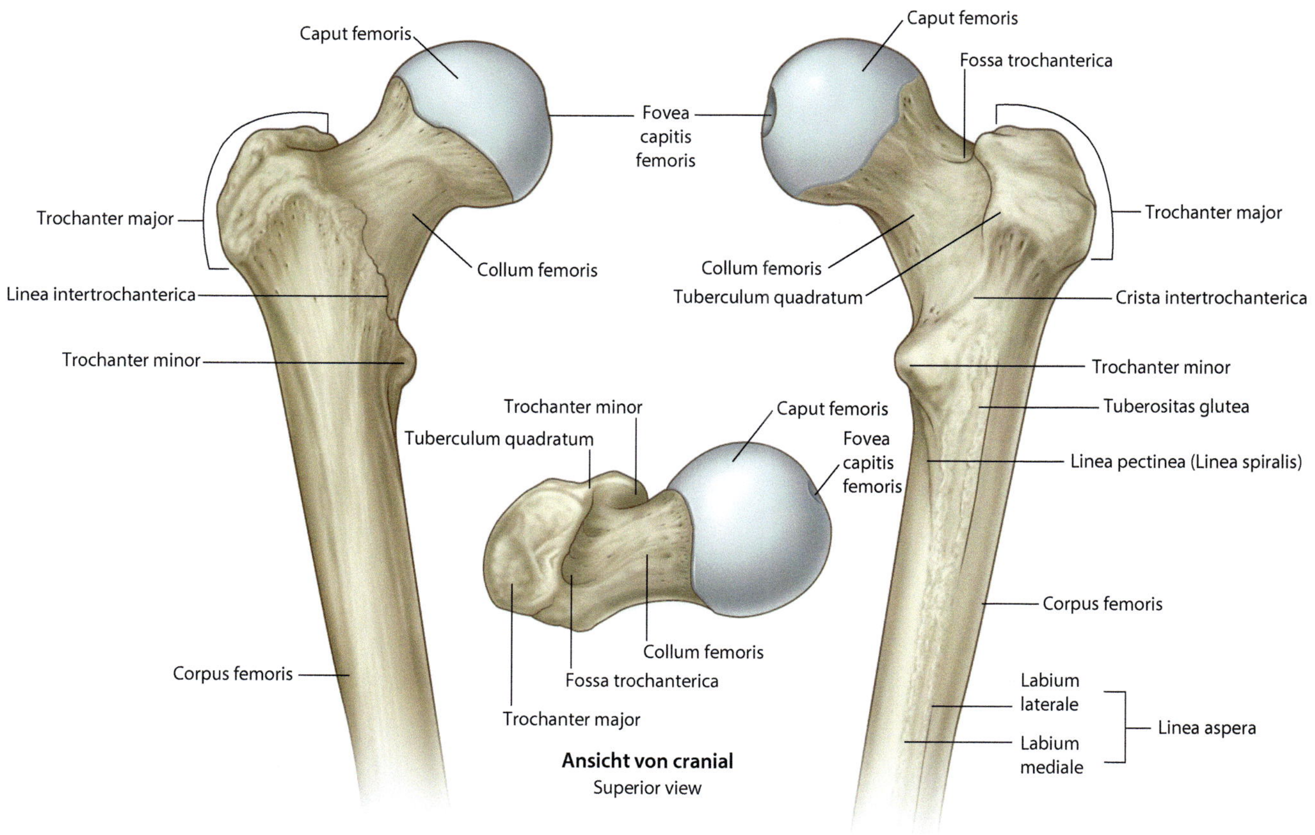

Ansicht von cranial
Superior view

Ansicht von ventral
Anterior view

Ansicht von dorsal
Posterior view

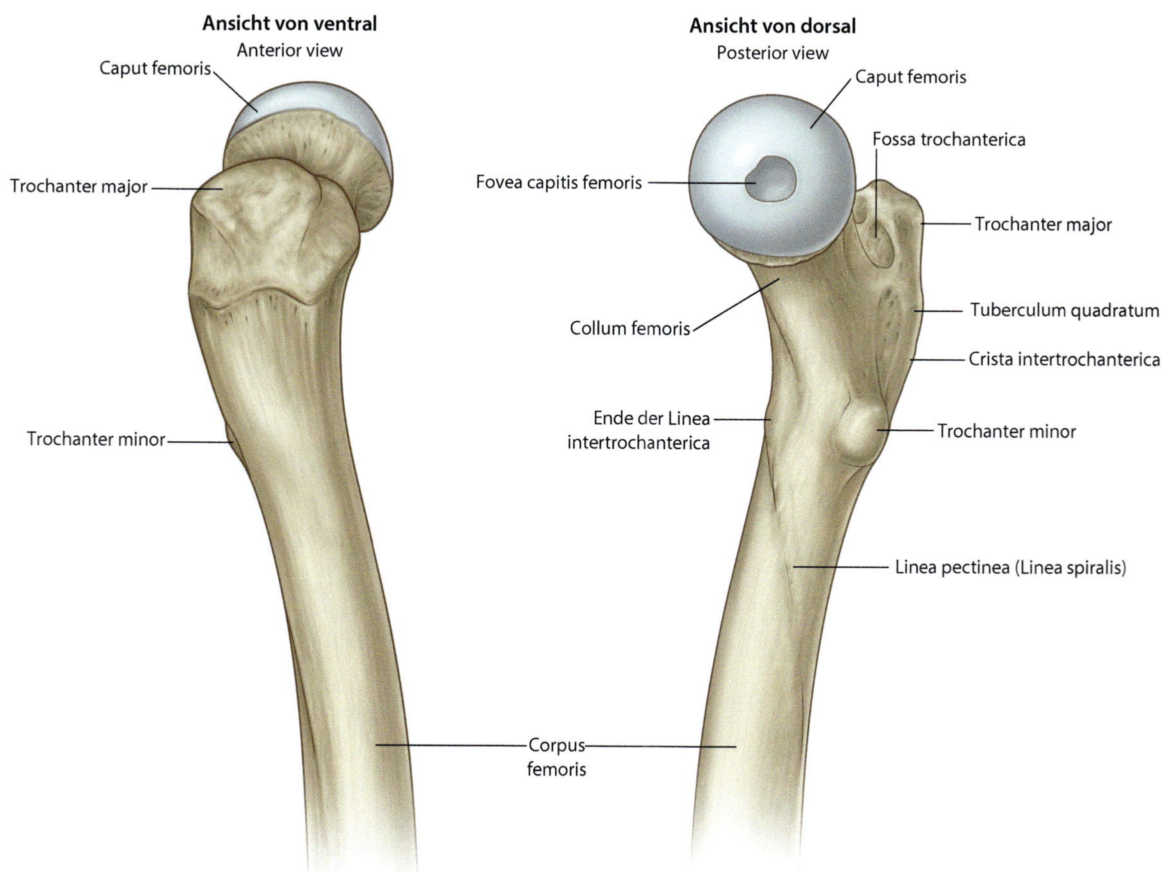

Ansicht von lateral
Lateral view

Ansicht von medial
Medial view

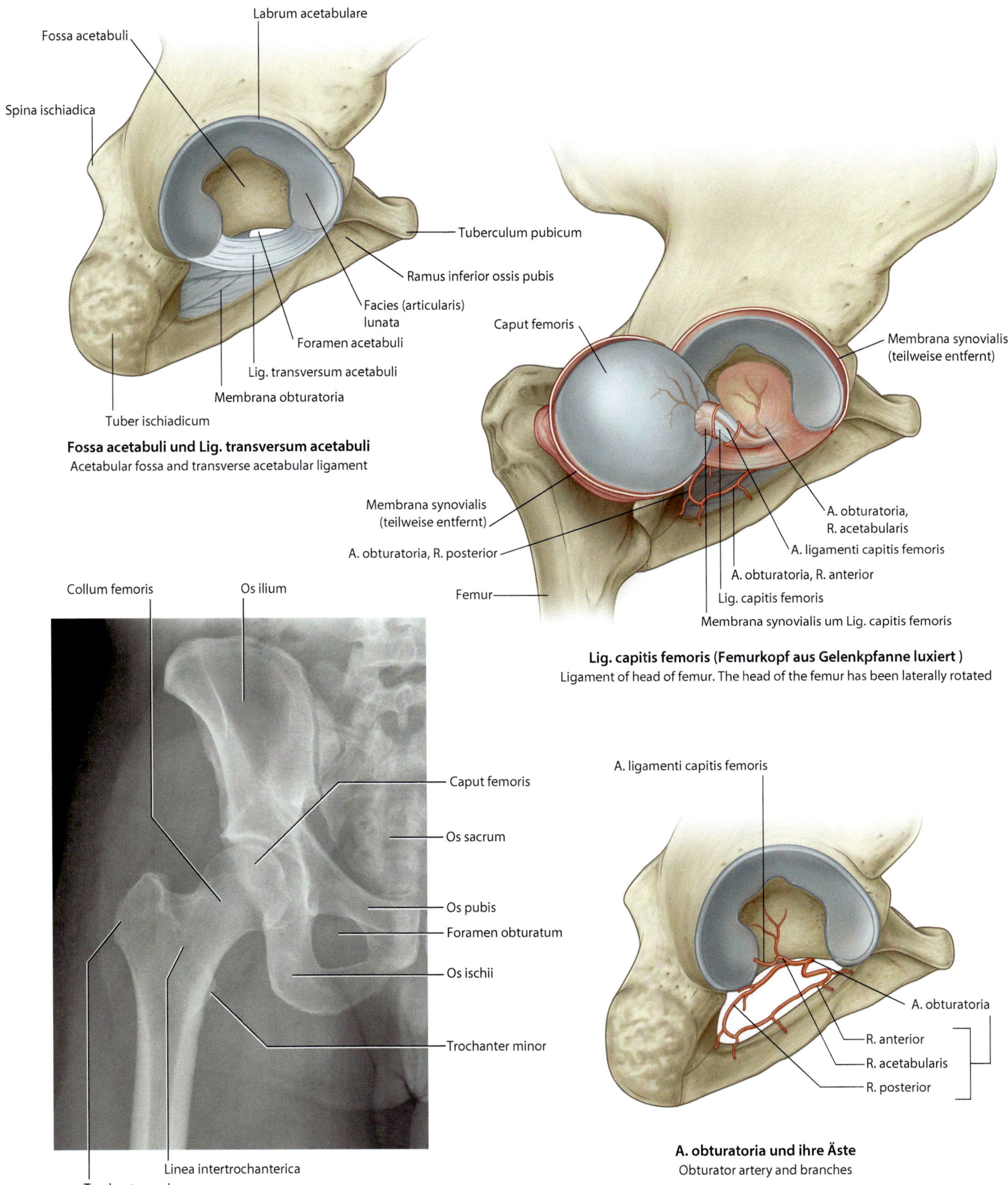

Fossa acetabuli und Lig. transversum acetabuli
Acetabular fossa and transverse acetabular ligament

Lig. capitis femoris (Femurkopf aus Gelenkpfanne luxiert)
Ligament of head of femur. The head of the femur has been laterally rotated

Normales Hüftgelenk; Röntgenbild im anterior-posterioren Strahlengang
Normal hip joint. Radiograph, AP view

A. obturatoria und ihre Äste
Obturator artery and branches

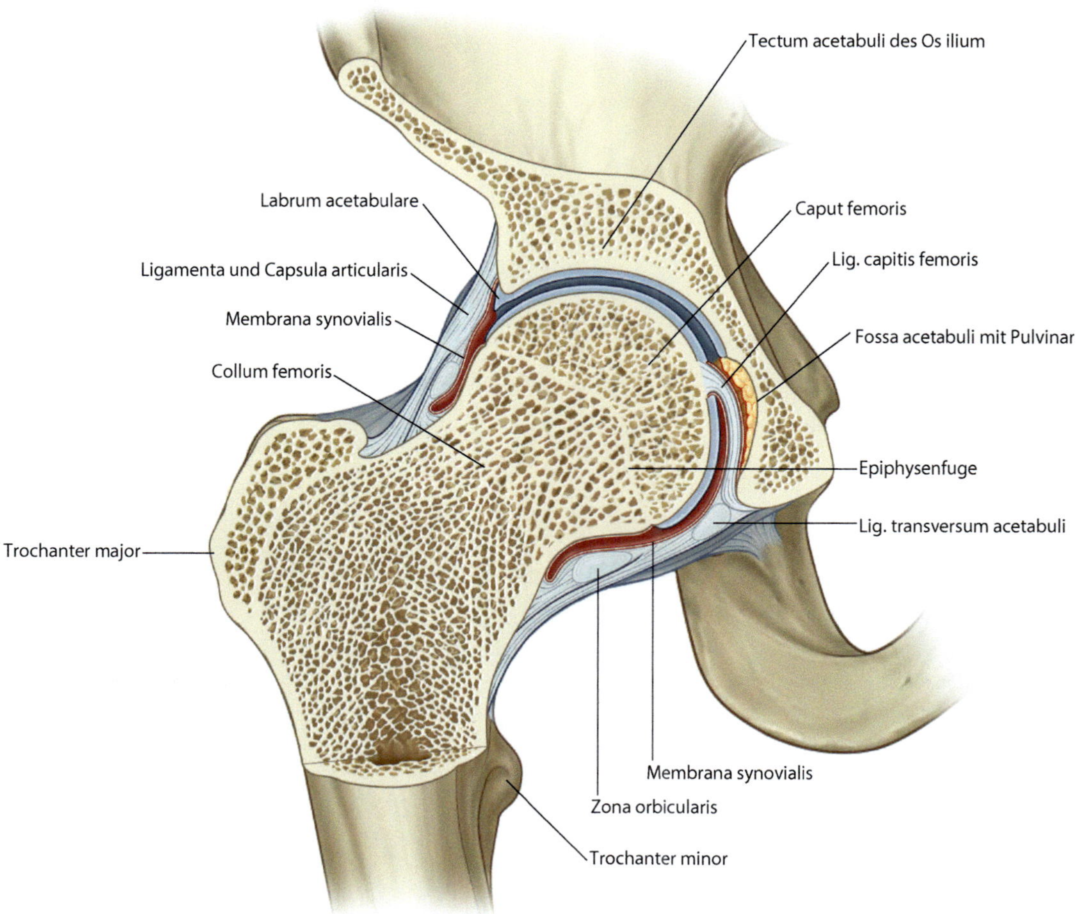

Koronarschnitt durch das Hüftgelenk
Coronal section through hip joint

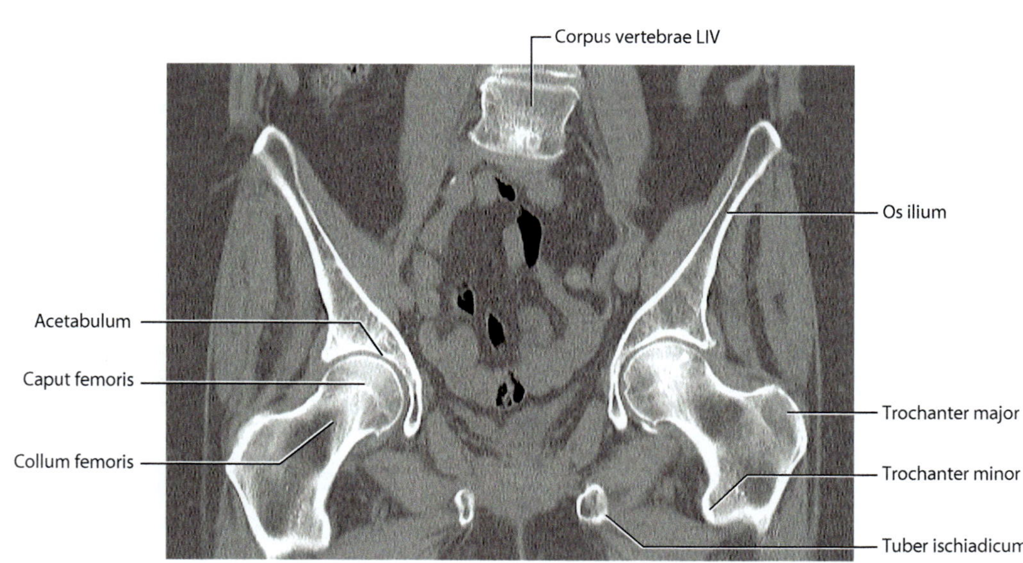

Hüftgelenke; CT in Koronarebene
Hip joints. CT image in coronal plane

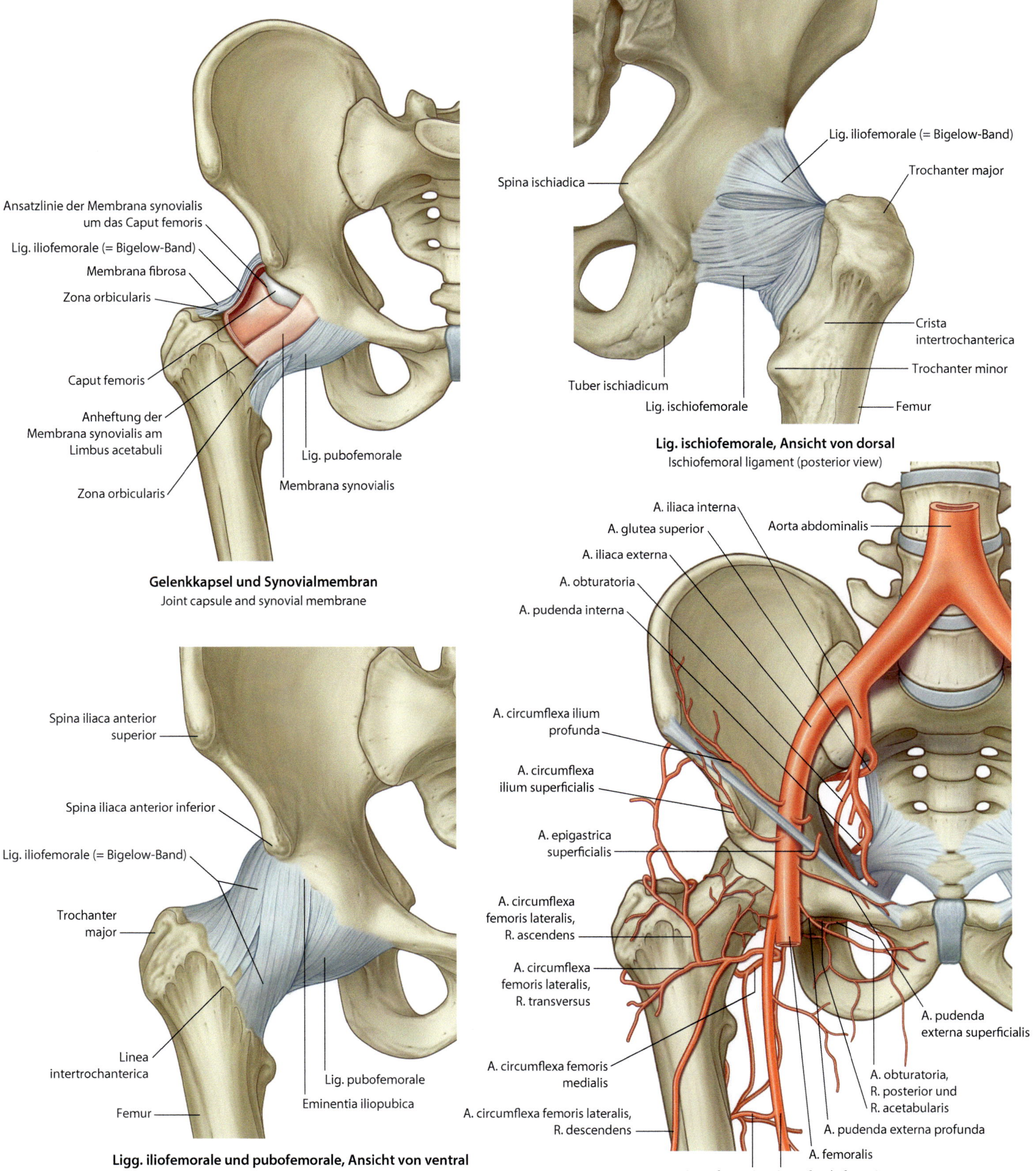

Gelenkkapsel und Synovialmembran
Joint capsule and synovial membrane

Lig. ischiofemorale, Ansicht von dorsal
Ischiofemoral ligament (posterior view)

Ligg. iliofemorale und pubofemorale, Ansicht von ventral
Iliofemoral and pubofemoral ligaments (anterior view)

Arterielle Versorgung des Hüftgelenks
Arterial supply of the hip joint

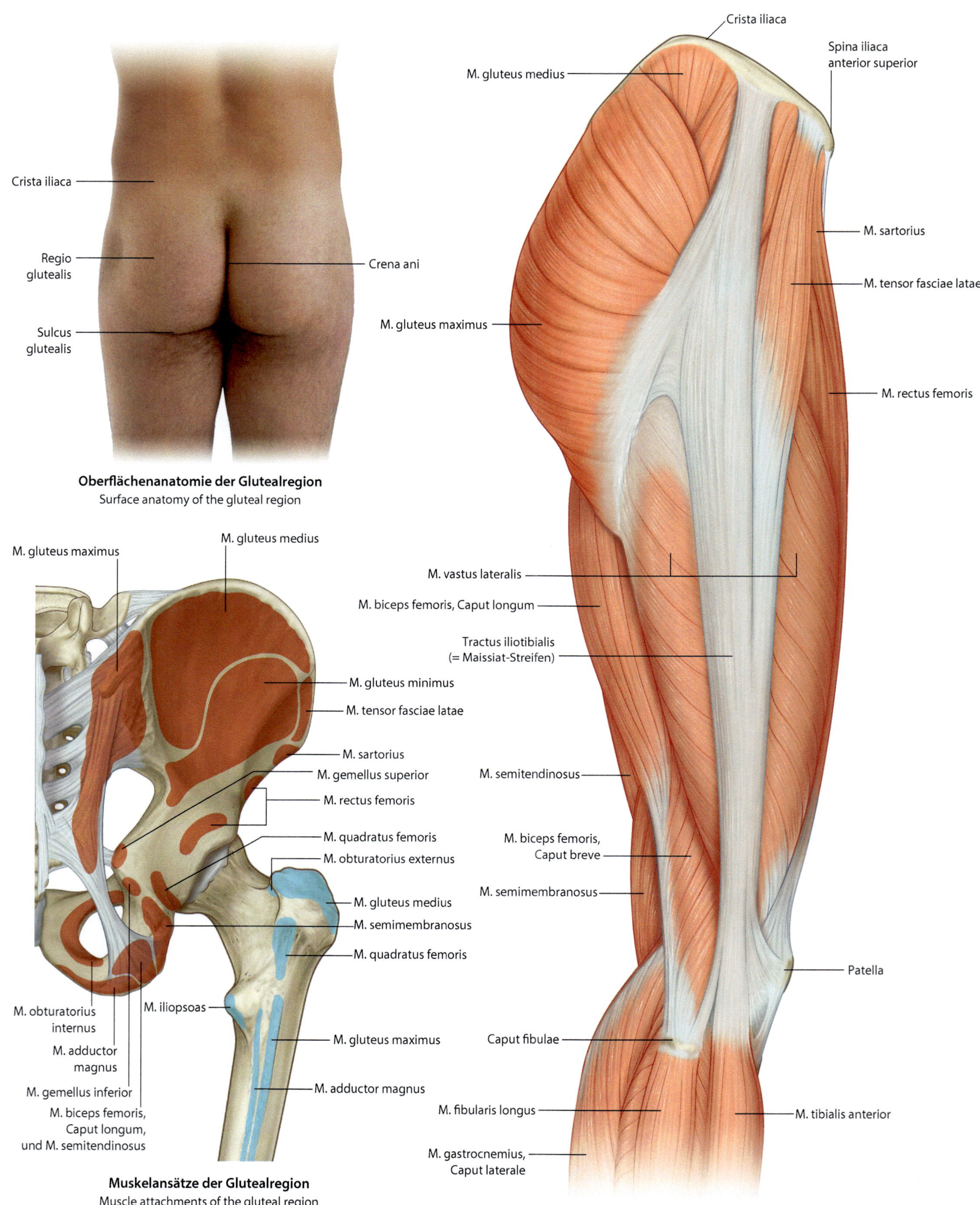

Oberflächenanatomie der Glutealregion
Surface anatomy of the gluteal region

Muskelansätze der Glutealregion
Muscle attachments of the gluteal region

Muskeln von Hüfte und Oberschenkel, Ansicht von lateral
Muscles of the hip and thigh (lateral view)

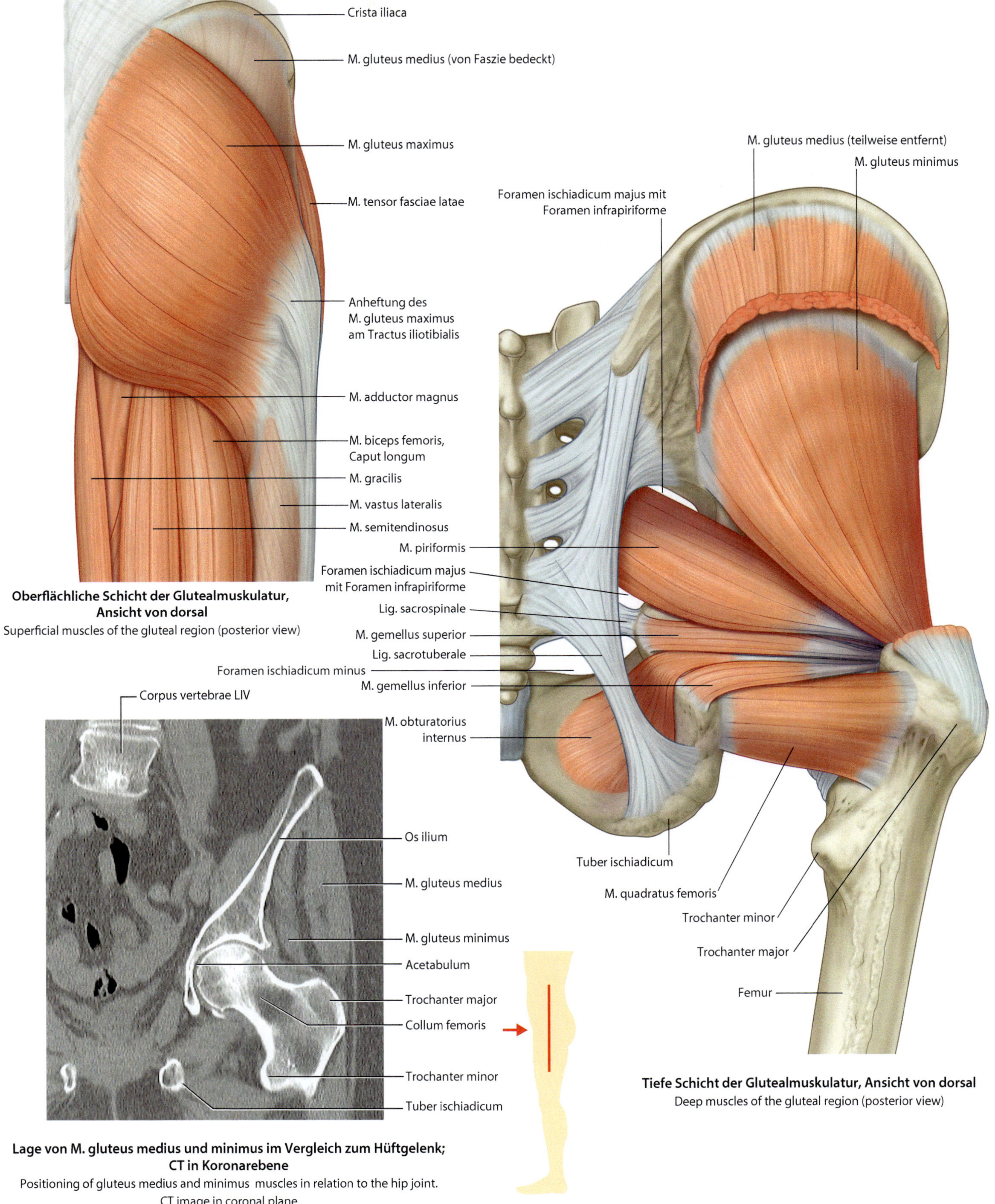

Oberflächliche Schicht der Glutealmuskulatur, Ansicht von dorsal
Superficial muscles of the gluteal region (posterior view)

Tiefe Schicht der Glutealmuskulatur, Ansicht von dorsal
Deep muscles of the gluteal region (posterior view)

Lage von M. gluteus medius und minimus im Vergleich zum Hüftgelenk; CT in Koronarebene
Positioning of gluteus medius and minimus muscles in relation to the hip joint. CT image in coronal plane

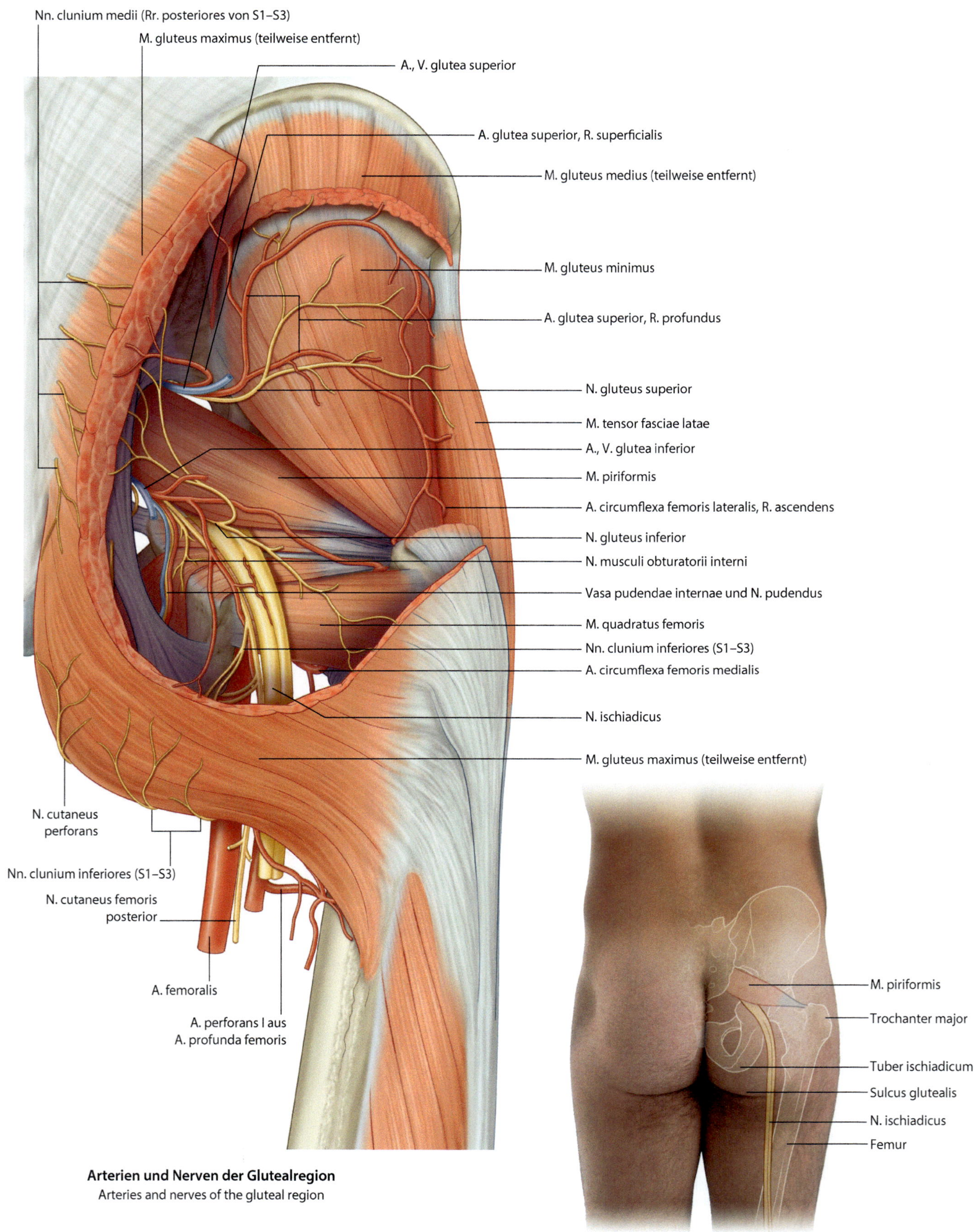

Arterien und Nerven der Glutealregion
Arteries and nerves of the gluteal region

Oberflächenprojektion des N. ischiadicus auf die Glutealregion, Ansicht von dorsal
Sciatic nerve in the gluteal region as it relates to the surface (posterior view)

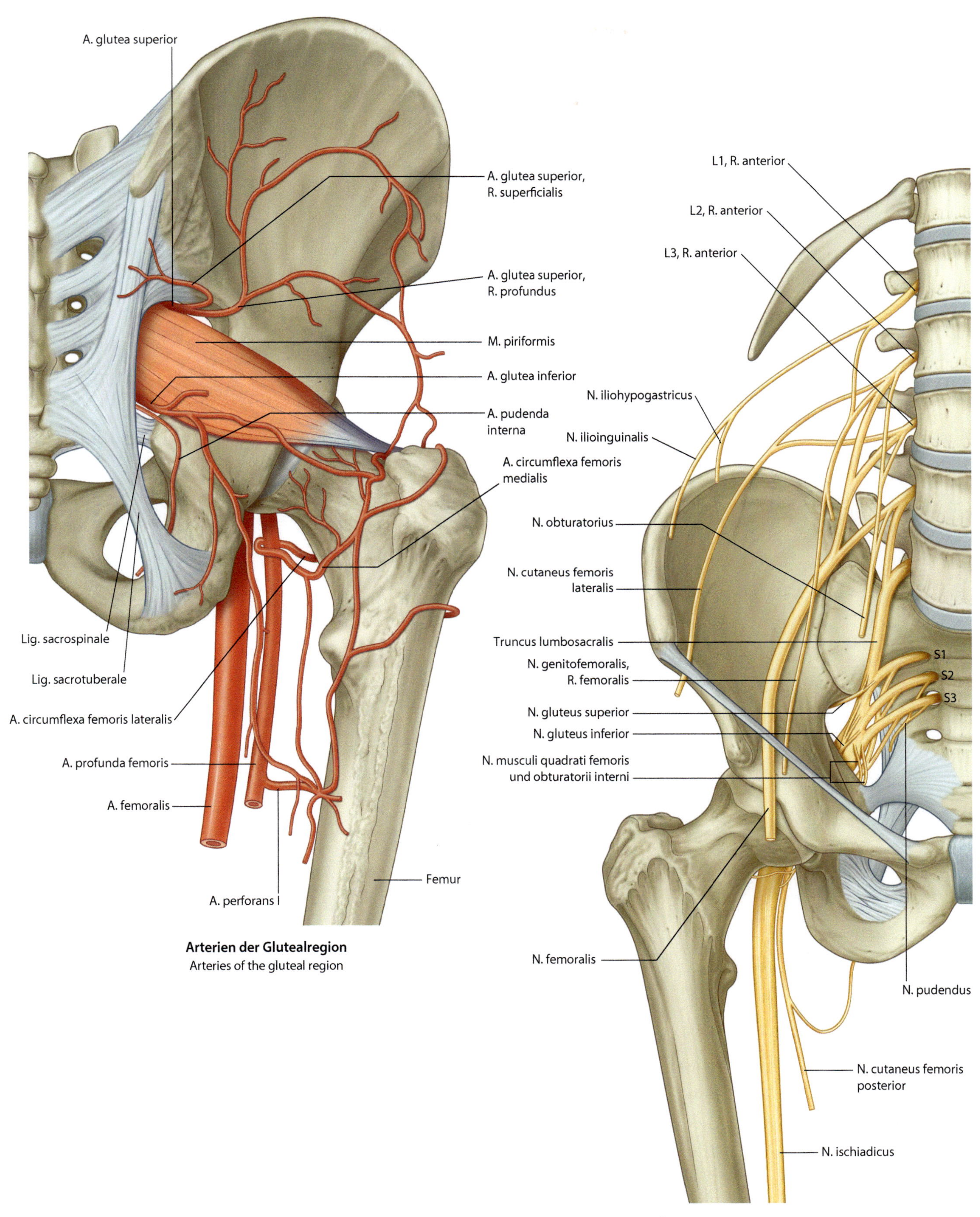

Arterien der Glutealregion
Arteries of the gluteal region

Äste des Plexus lumbosacralis
Branches of the lumbosacral plexus related to lower limb

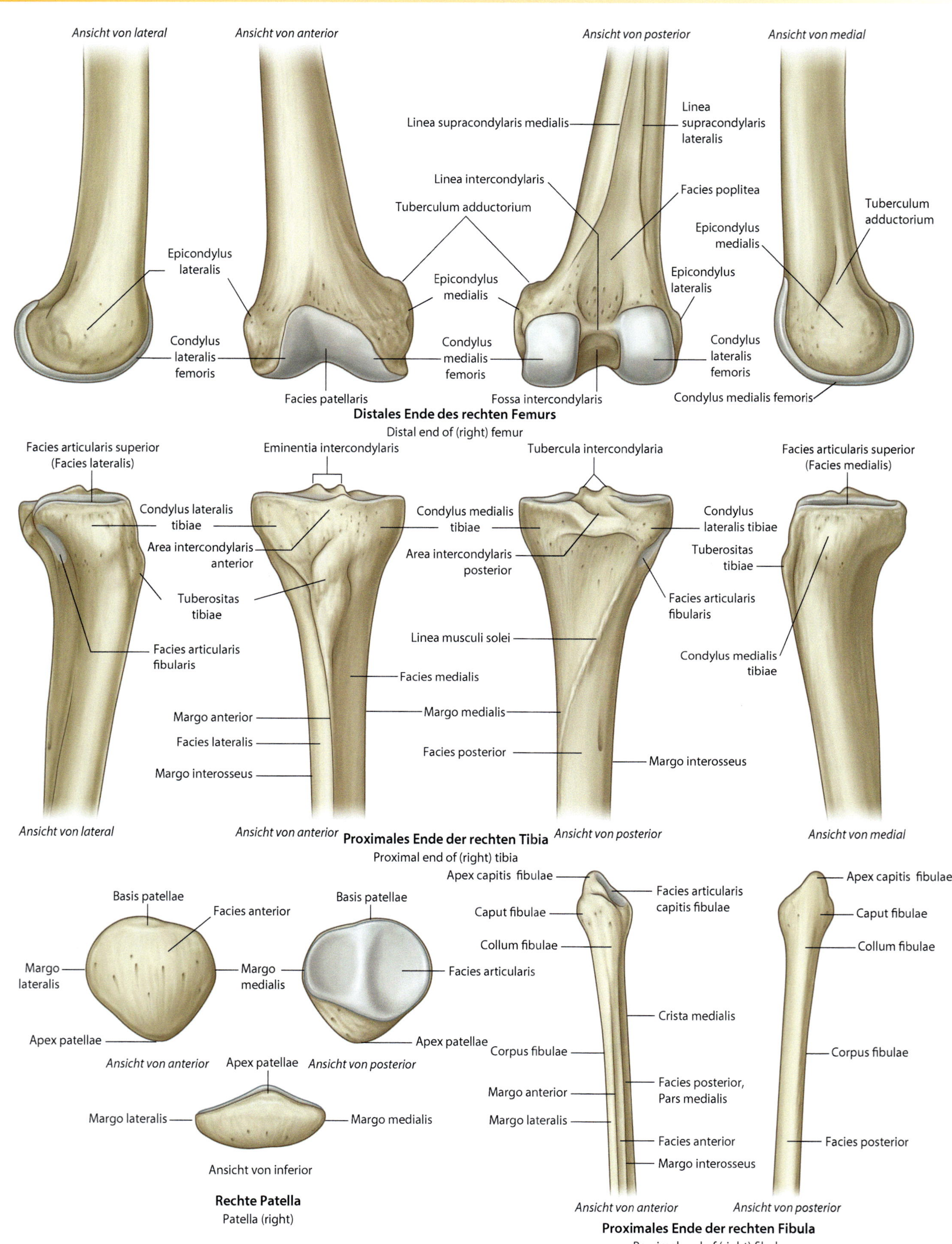

Distales Ende des rechten Femurs
Distal end of (right) femur

Proximales Ende der rechten Tibia
Proximal end of (right) tibia

Rechte Patella
Patella (right)

Proximales Ende der rechten Fibula
Proximal end of (right) fibula

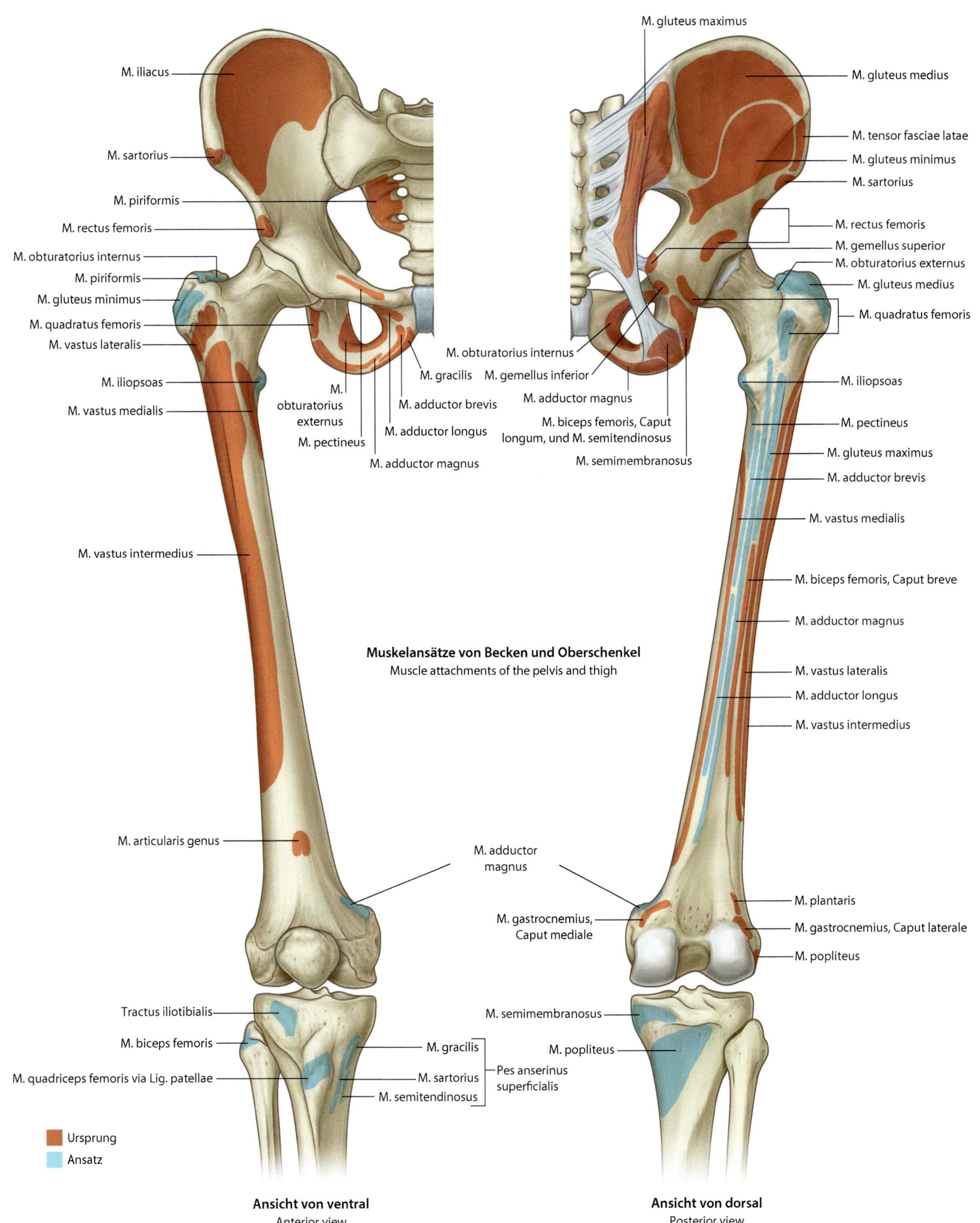

Muskelansätze von Becken und Oberschenkel
Muscle attachments of the pelvis and thigh

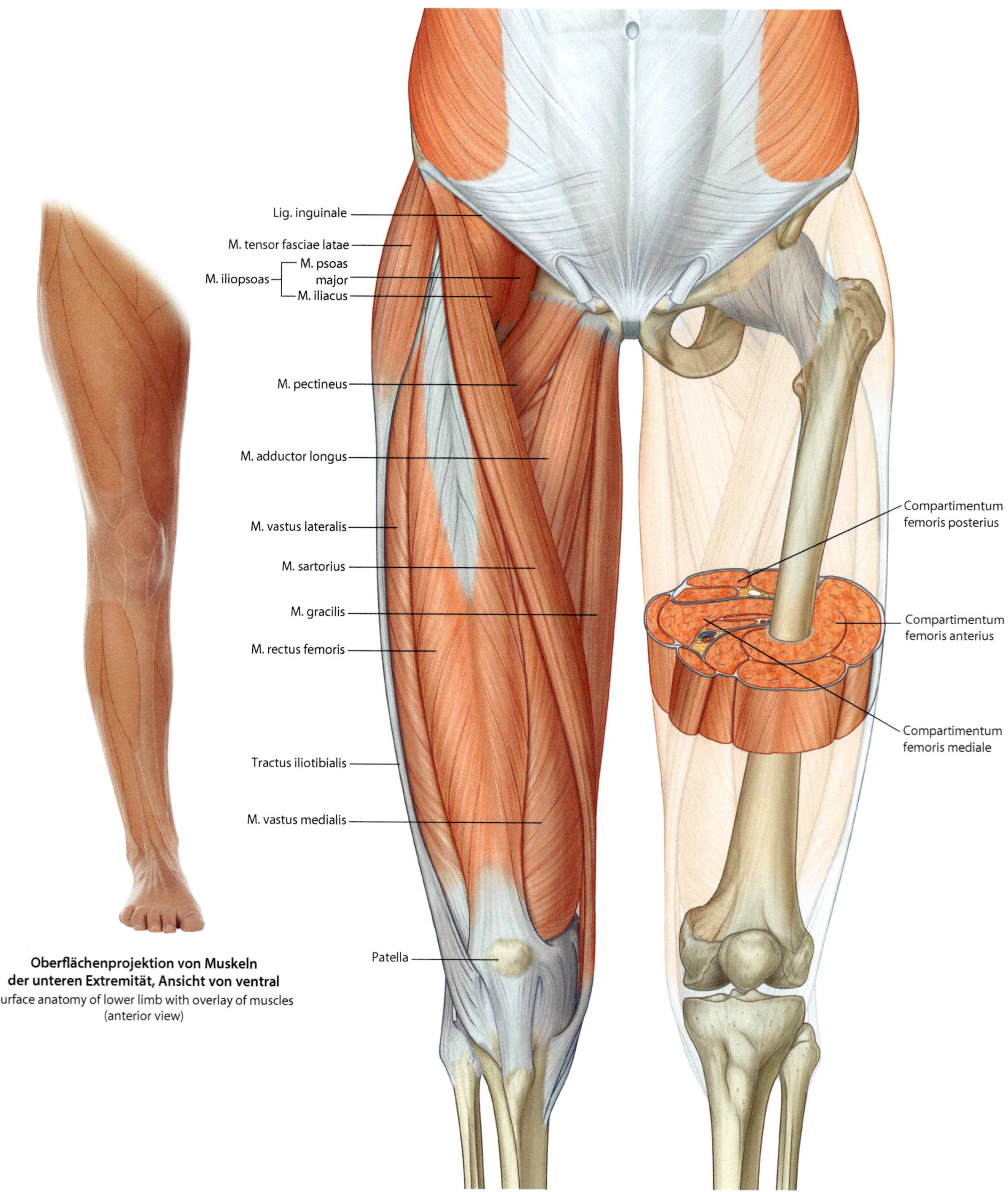

Oberflächenprojektion von Muskeln der unteren Extremität, Ansicht von ventral
Surface anatomy of lower limb with overlay of muscles (anterior view)

Oberflächliche Schicht der Oberschenkelmuskeln, Ansicht von ventral
Superficial muscles of the thigh (anterior view)

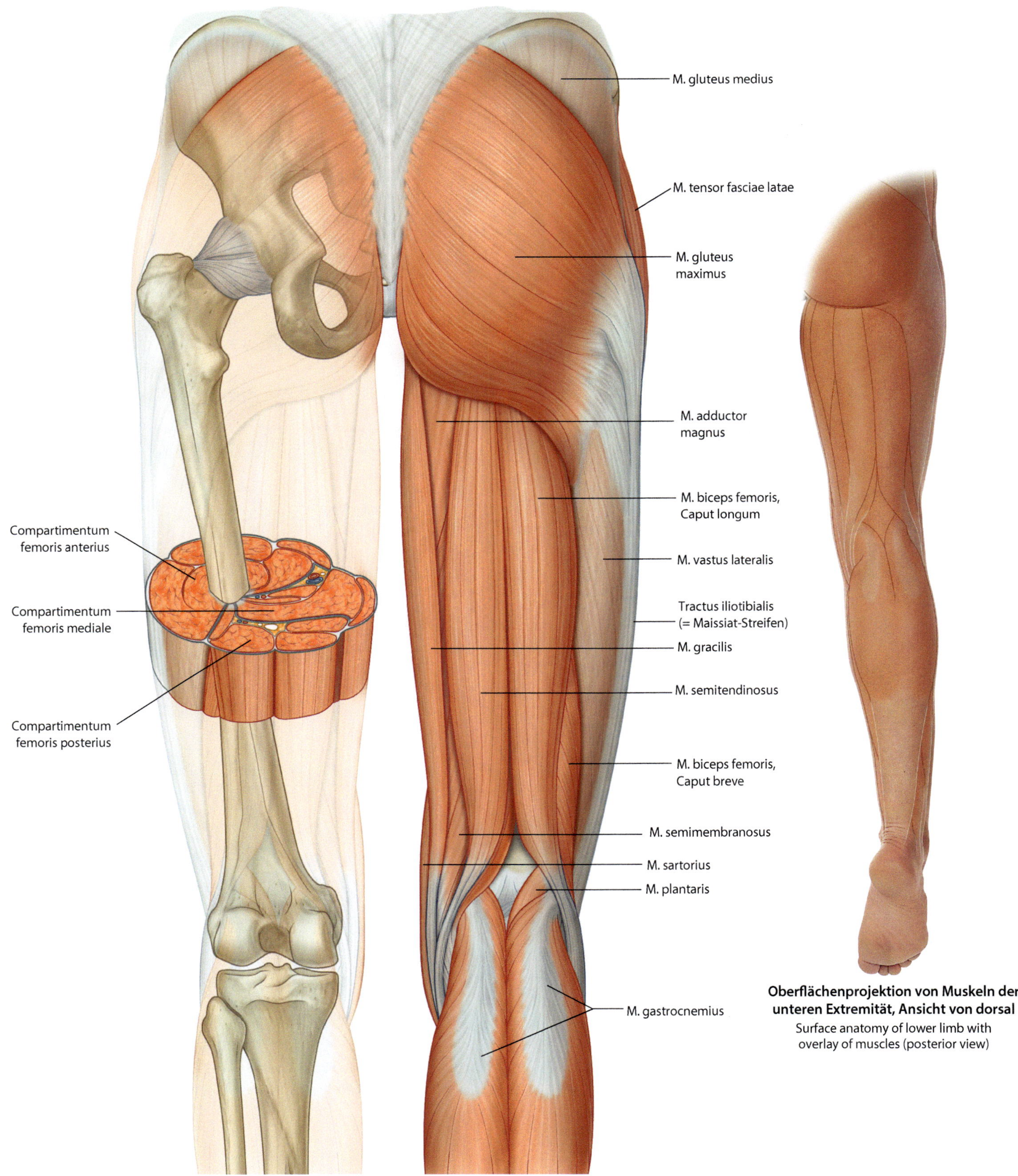

Oberflächliche Schicht der Oberschenkelmuskeln, Ansicht von dorsal
Superficial muscles of the thigh (posterior view)

Oberflächenprojektion von Muskeln der unteren Extremität, Ansicht von dorsal
Surface anatomy of lower limb with overlay of muscles (posterior view)

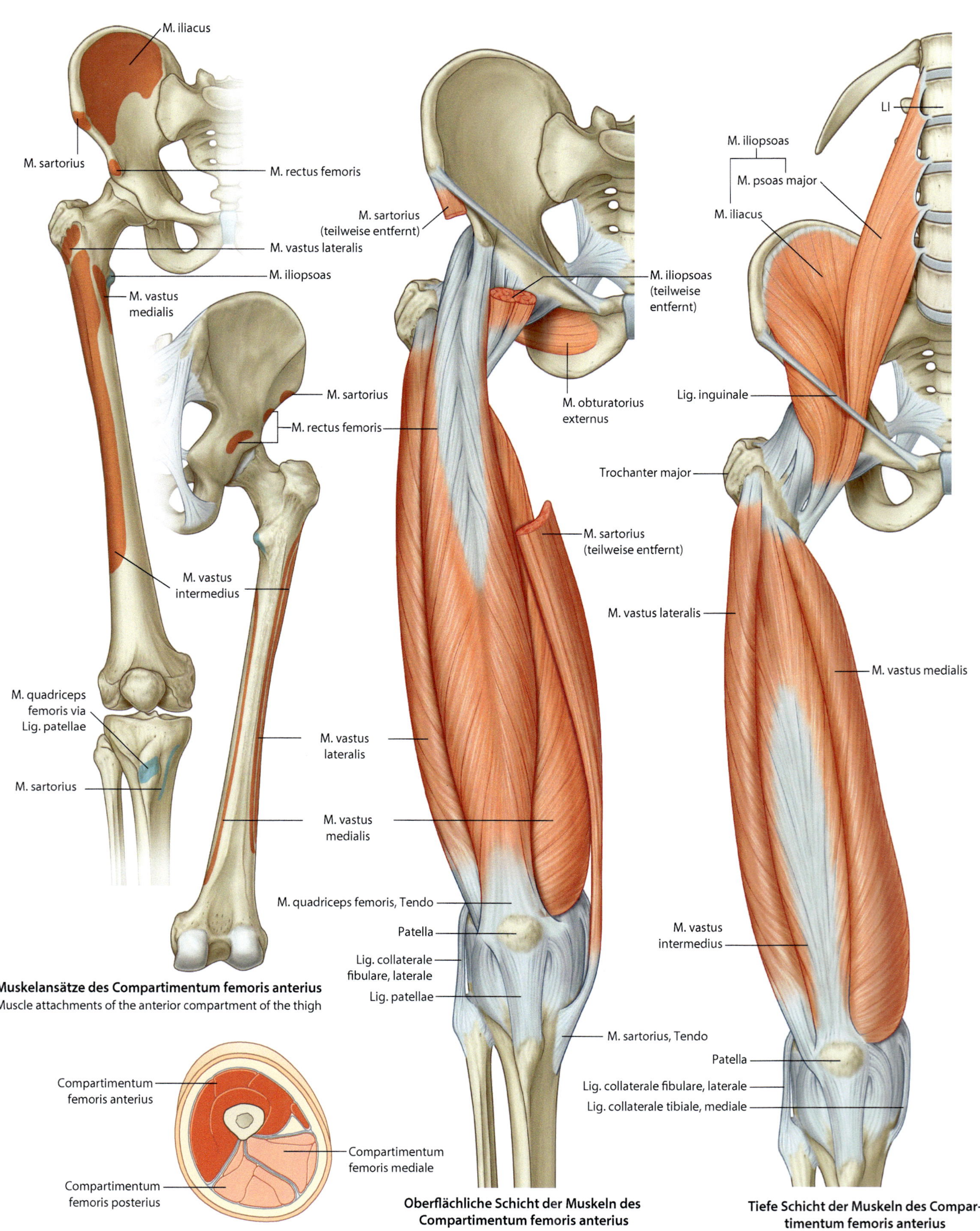

Muskelansätze des Compartimentum femoris anterius
Muscle attachments of the anterior compartment of the thigh

Oberflächliche Schicht der Muskeln des Compartimentum femoris anterius
Superficial muscles of the anterior compartment of the thigh

Tiefe Schicht der Muskeln des Compartimentum femoris anterius
Deep muscles of the anterior compartment of the thigh

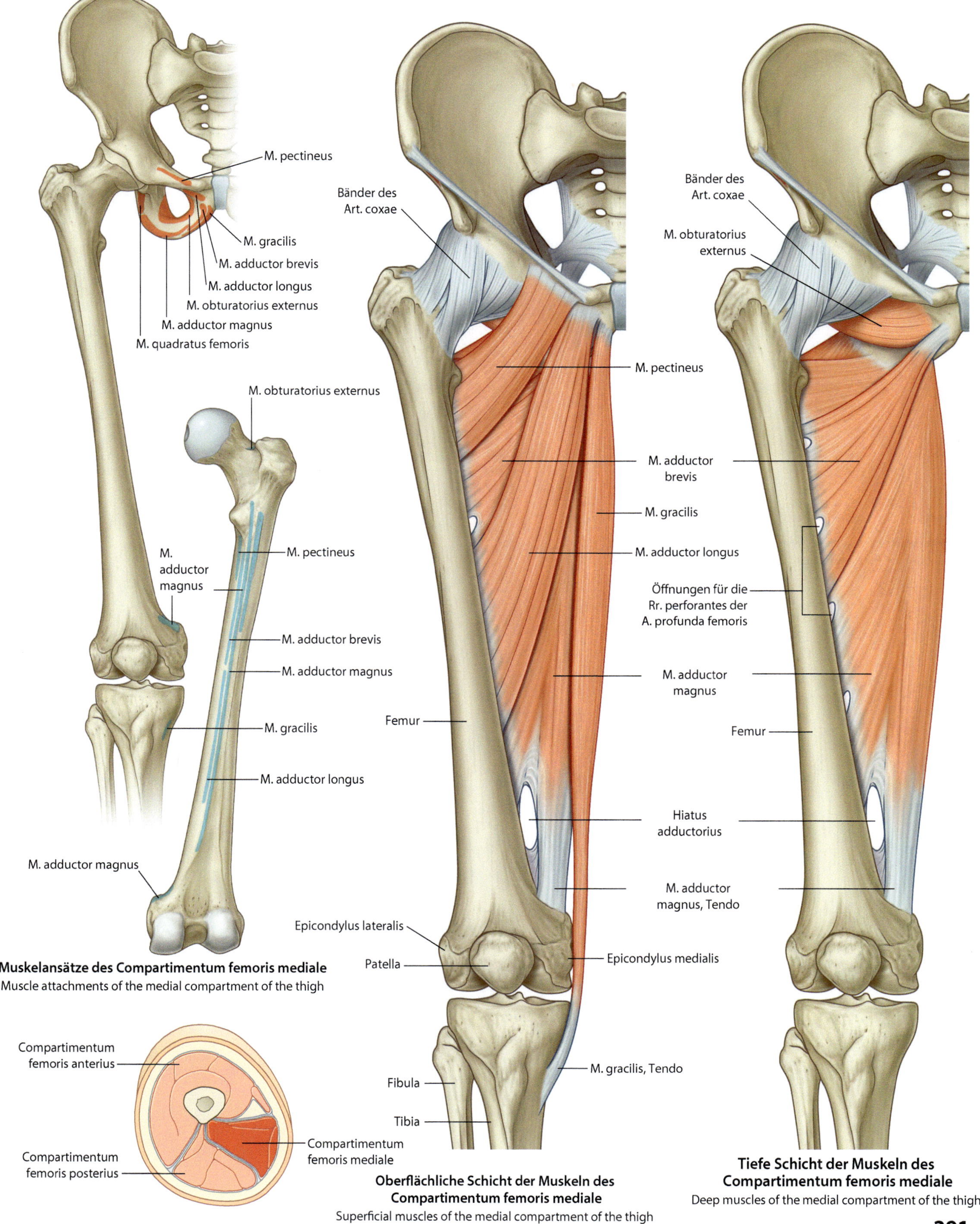

Muskelansätze des Compartimentum femoris mediale
Muscle attachments of the medial compartment of the thigh

Oberflächliche Schicht der Muskeln des Compartimentum femoris mediale
Superficial muscles of the medial compartment of the thigh

Tiefe Schicht der Muskeln des Compartimentum femoris mediale
Deep muscles of the medial compartment of the thigh

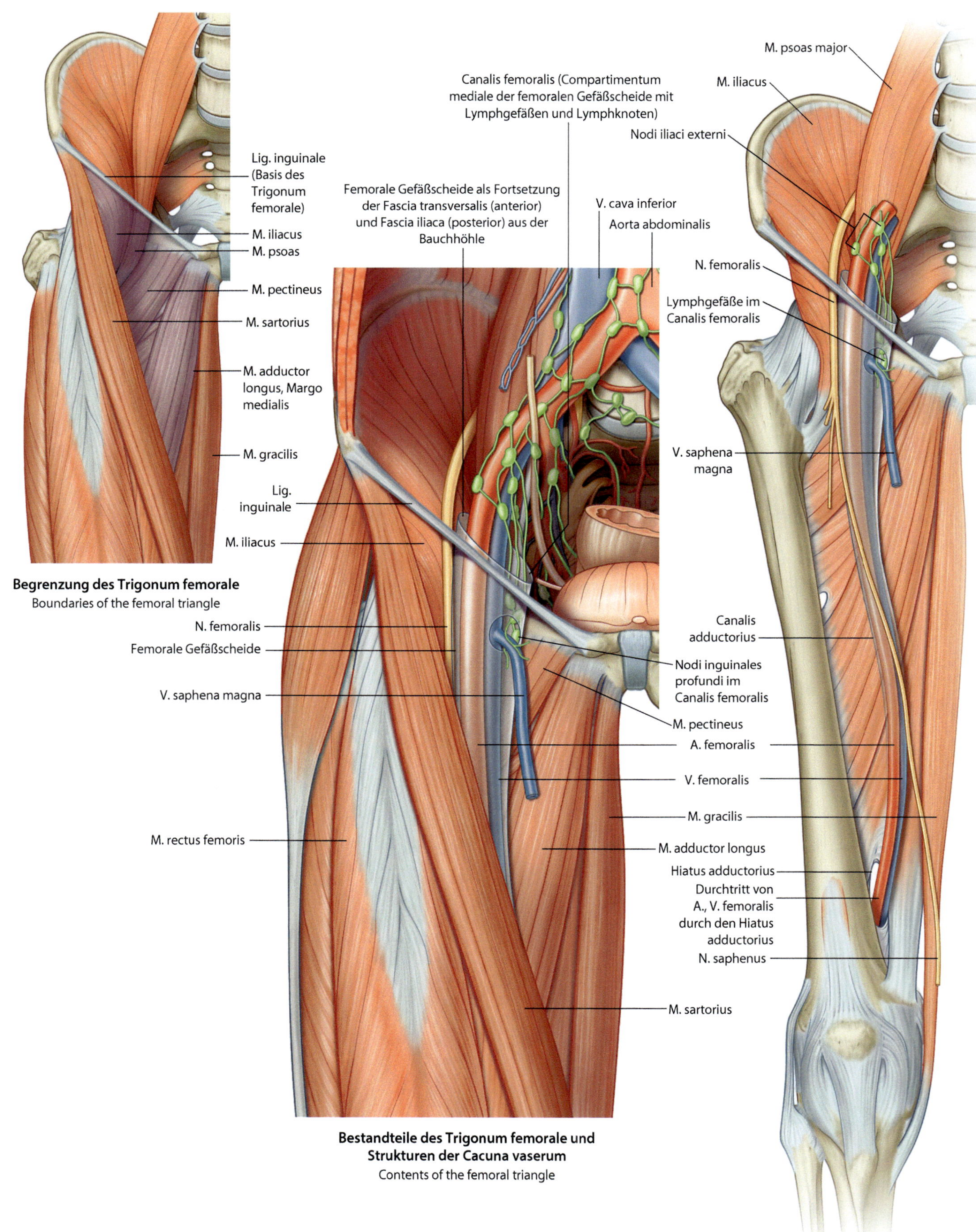

Begrenzung des Trigonum femorale
Boundaries of the femoral triangle

Bestandteile des Trigonum femorale und Strukturen der Cacuna vaserum
Contents of the femoral triangle

Adduktorenkanal (= Hunter-Kanal)
Adductor canal

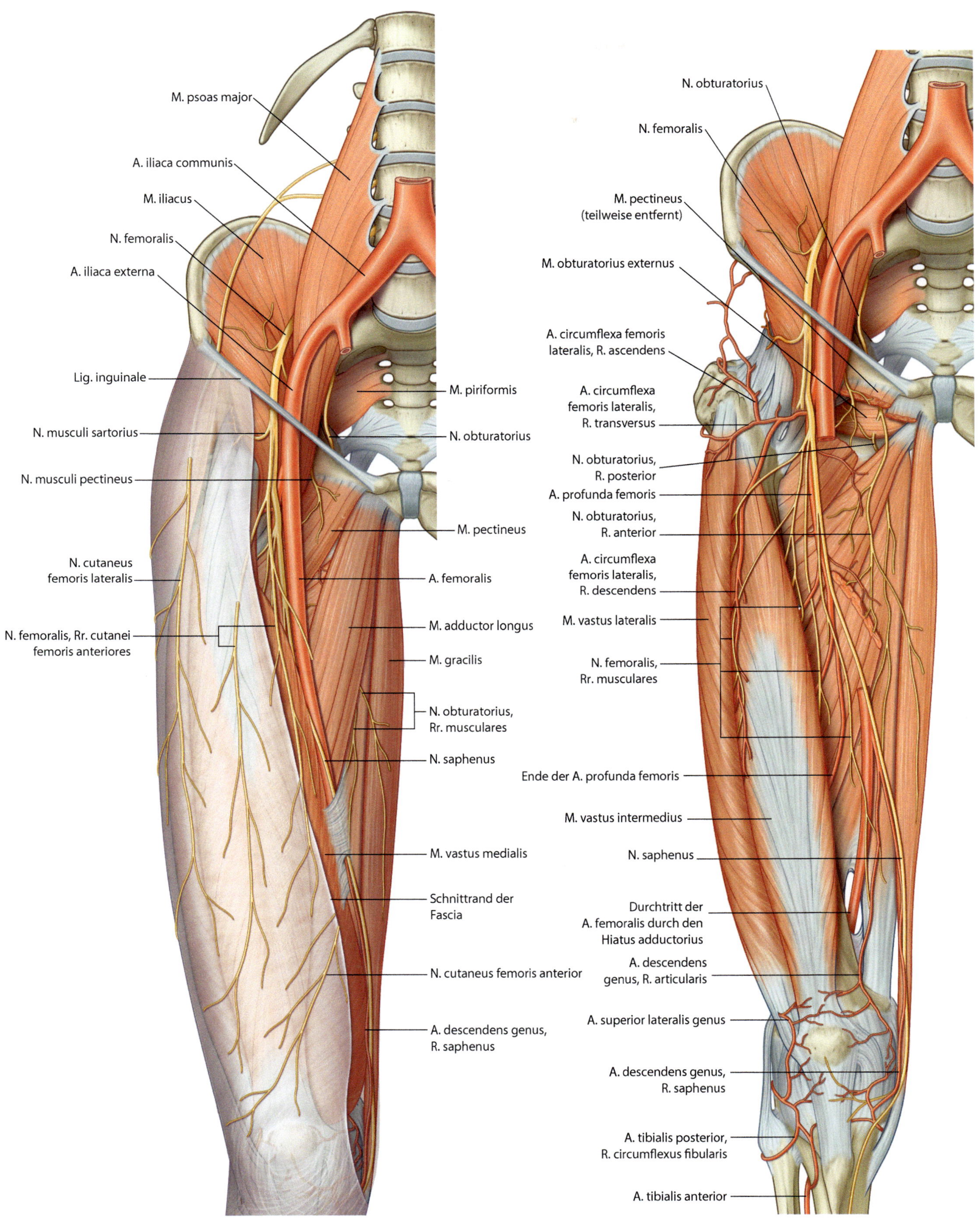

Oberflächliche Arterien und Nerven des Oberschenkels, Ansicht von ventral
Superficial arteries and nerves of the thigh (anterior view)

Tiefe Arterien und Nerven des Oberschenkels, Ansicht von ventral
Deep arteries and nerves of the thigh (anterior view)

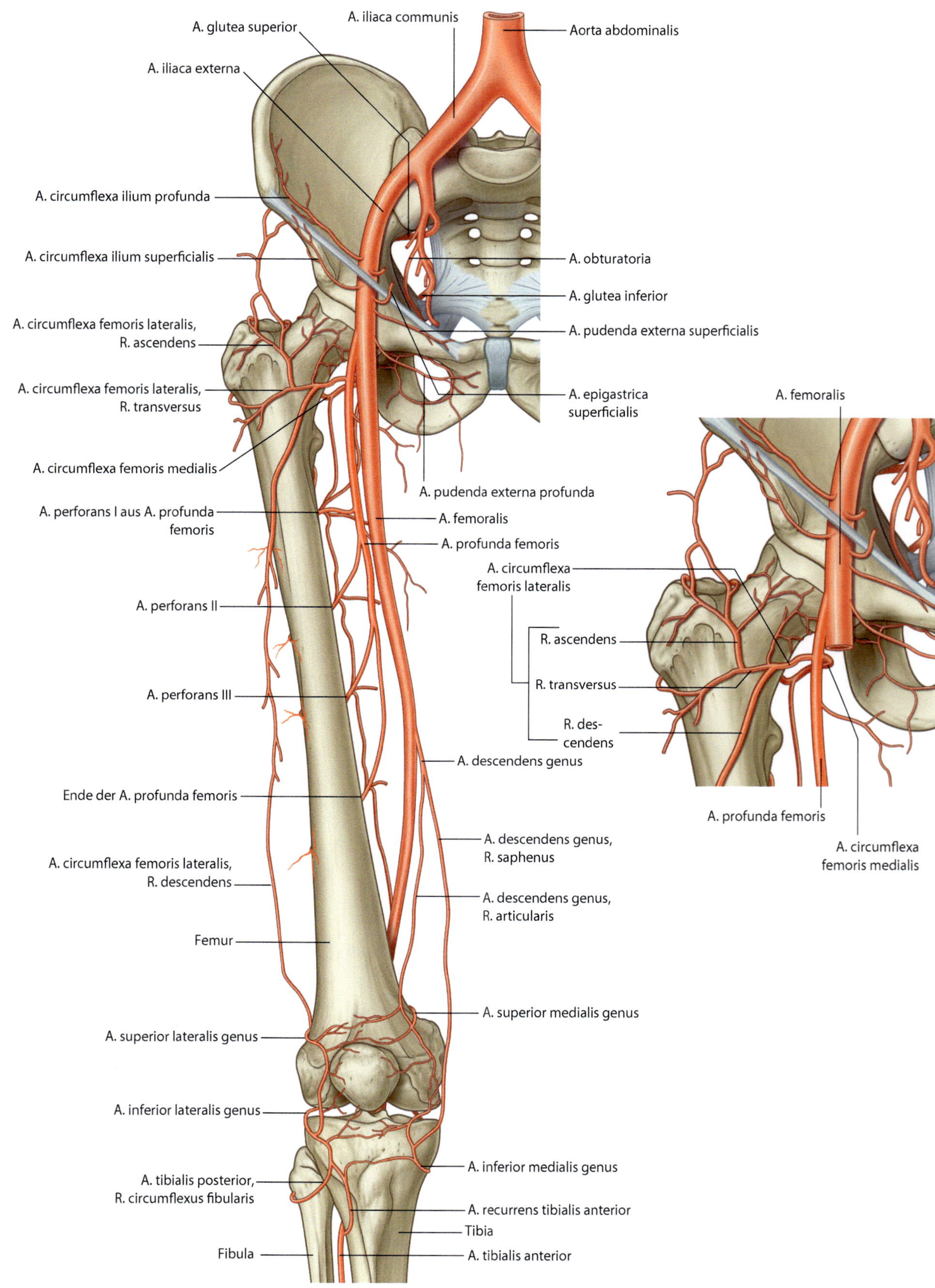

Arterien des Oberschenkels, Ansicht von ventral
Arteries of the thigh (anterior view)

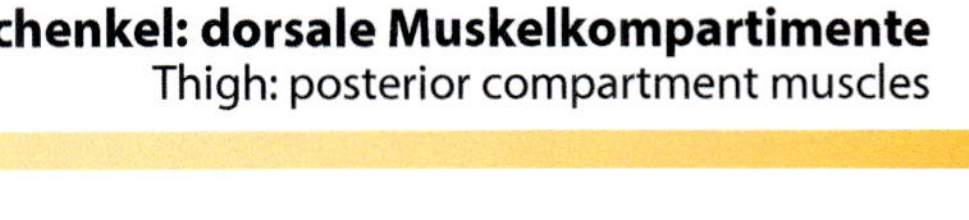

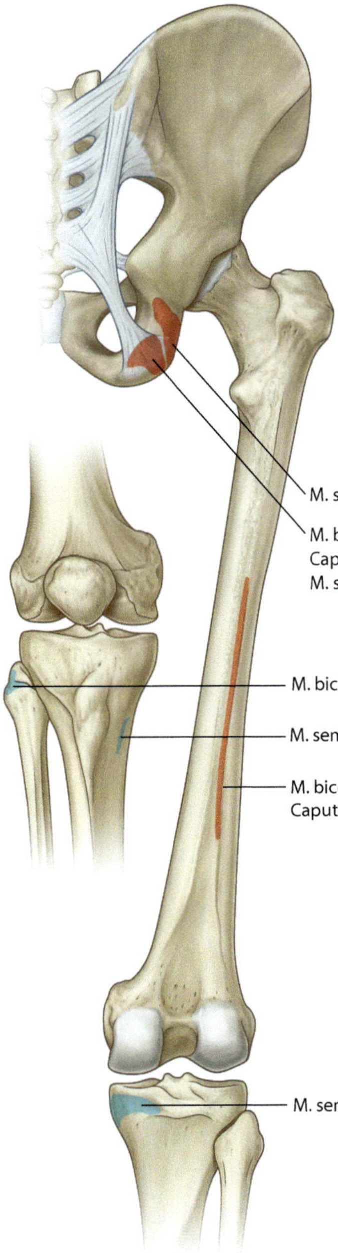

M. semimembranosus
M. biceps femoris, Caput longum, und M. semitendinosus
M. biceps femoris
M. semitendinosus
M. biceps femoris, Caput breve
M. semimembranosus

Muskelansätze des Compartimentum femoris posterius
Muscle attachments of the posterior compartment of the thigh

Compartimentum anterius
Compartimentum mediale
Compartimentum posterius

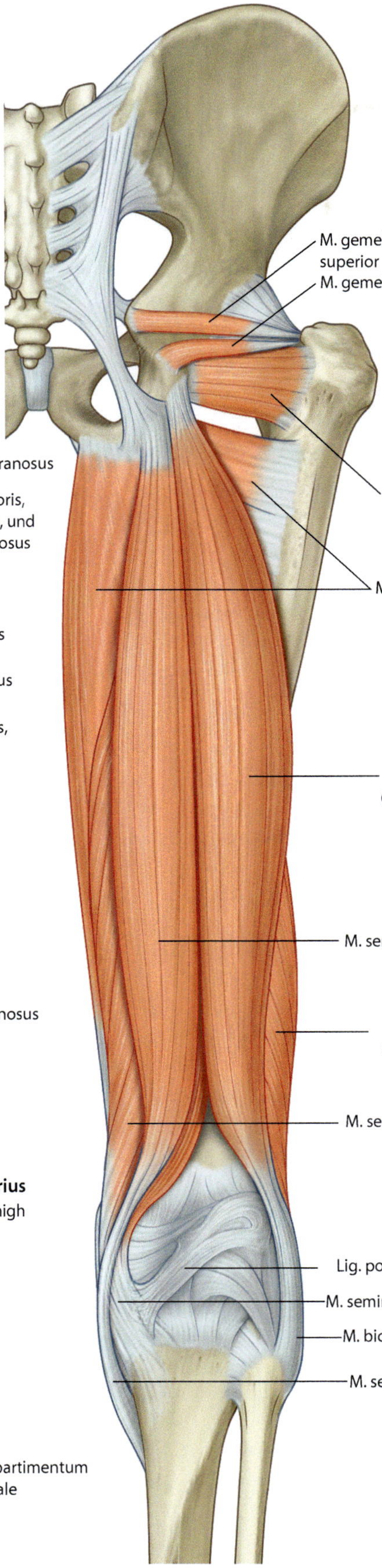

M. gemellus superior
M. gemellus inferior
M. quadratus femoris
M. adductor magnus
M. biceps femoris, Caput longum
M. semitendinosus
M. biceps femoris, Caput breve
M. semimembranosus
Lig. popliteum obliquum
M. semimembranosus, Tendo
M. biceps femoris, Tendo
M. semitendinosus, Tendo

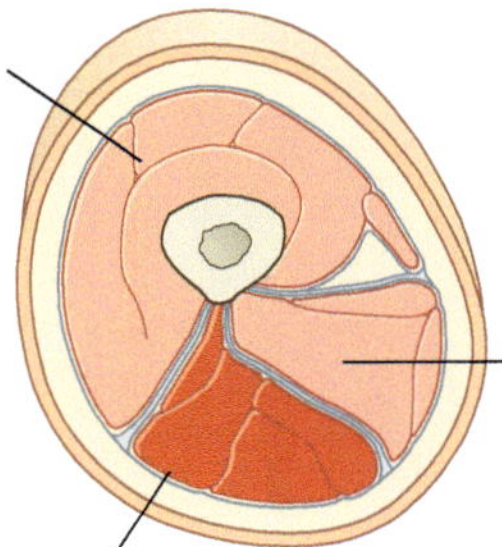

Oberflächliche Schicht der Muskeln des Compartimentum femoris posterius
Superficial muscles of the posterior compartment of the thigh

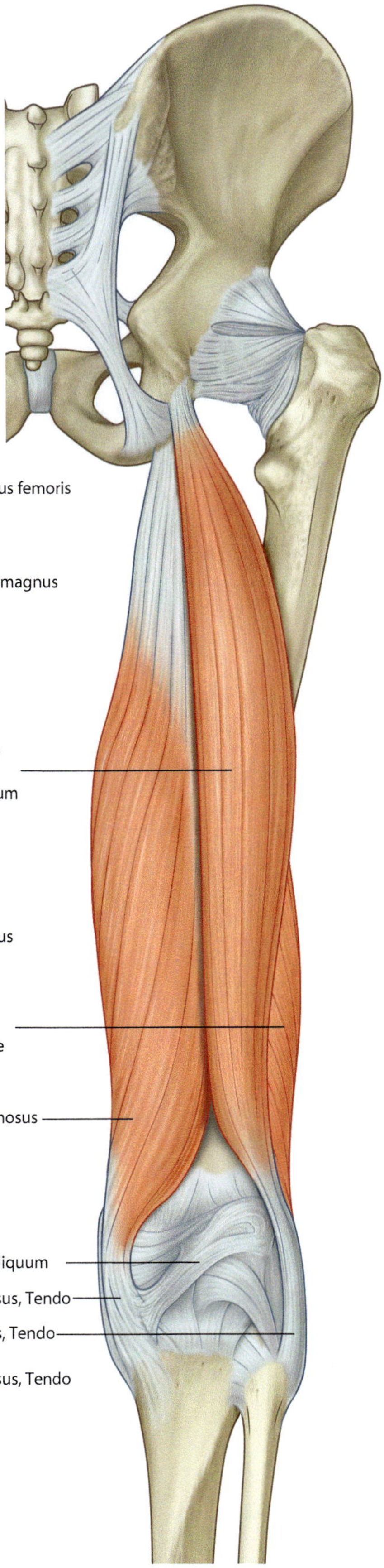

Tiefe Schicht der Muskeln des Compartimentum femoris posterius
Deep muscles of the posterior compartment of the thigh

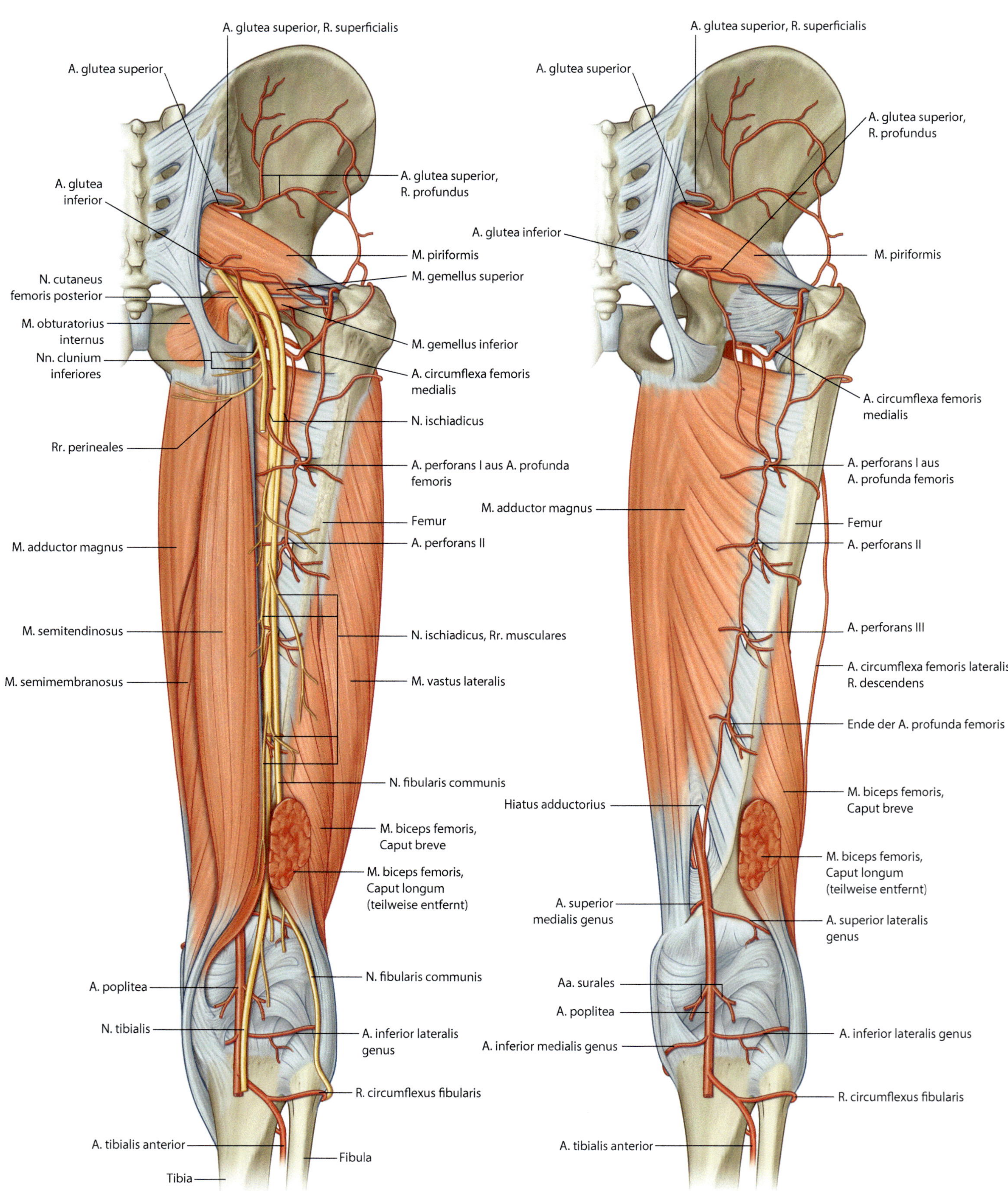

Arterien und Nerven des Oberschenkels, Ansicht von dorsal
Arteries and nerves of the thigh (posterior view)

Tiefe Arterien des Oberschenkels, Ansicht von dorsal
Deep arteries of the thigh (posterior view)

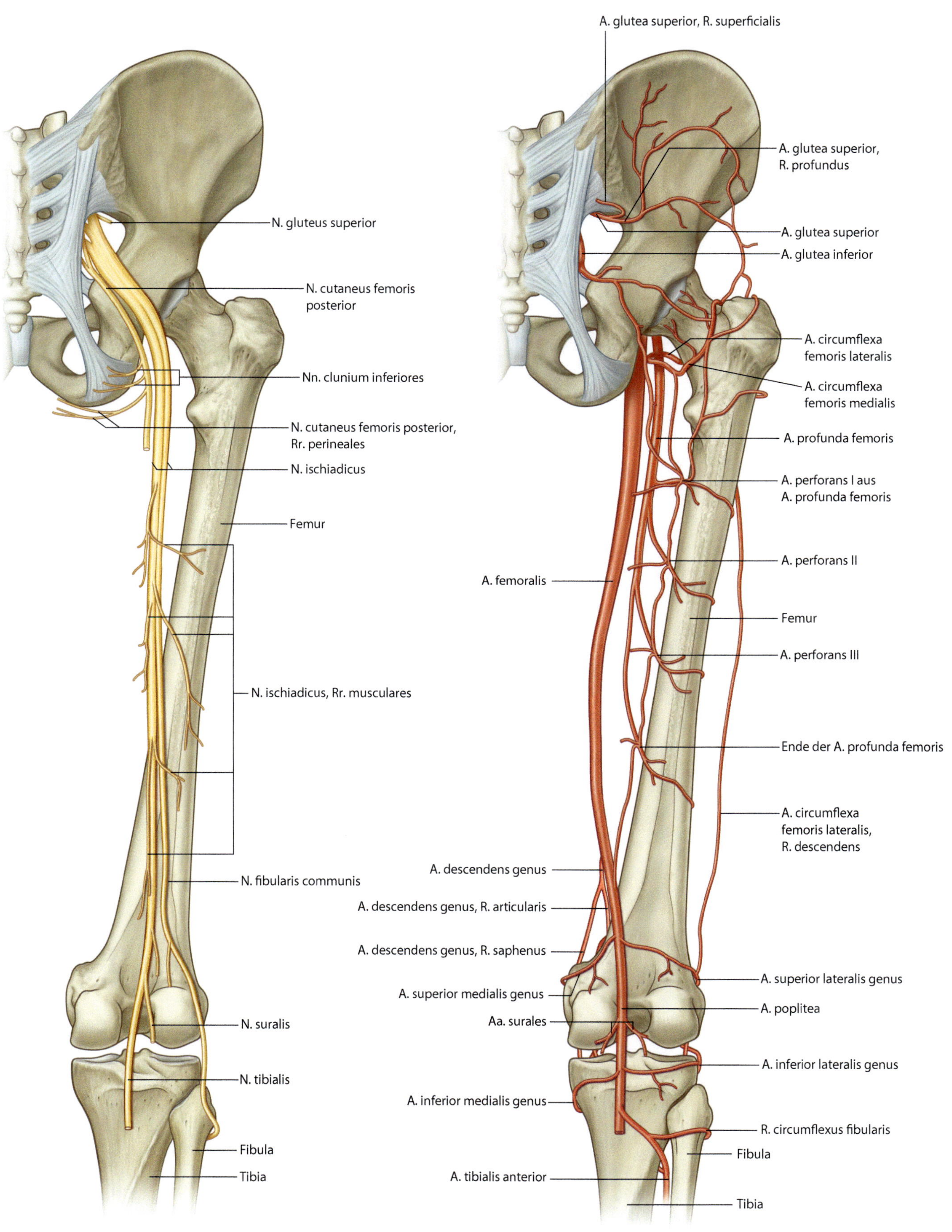

Nerven des Oberschenkels, Ansicht von dorsal
Nerves of the thigh (posterior view)

Arterien des Oberschenkels, Ansicht von dorsal
Arteries of the thigh (posterior view)

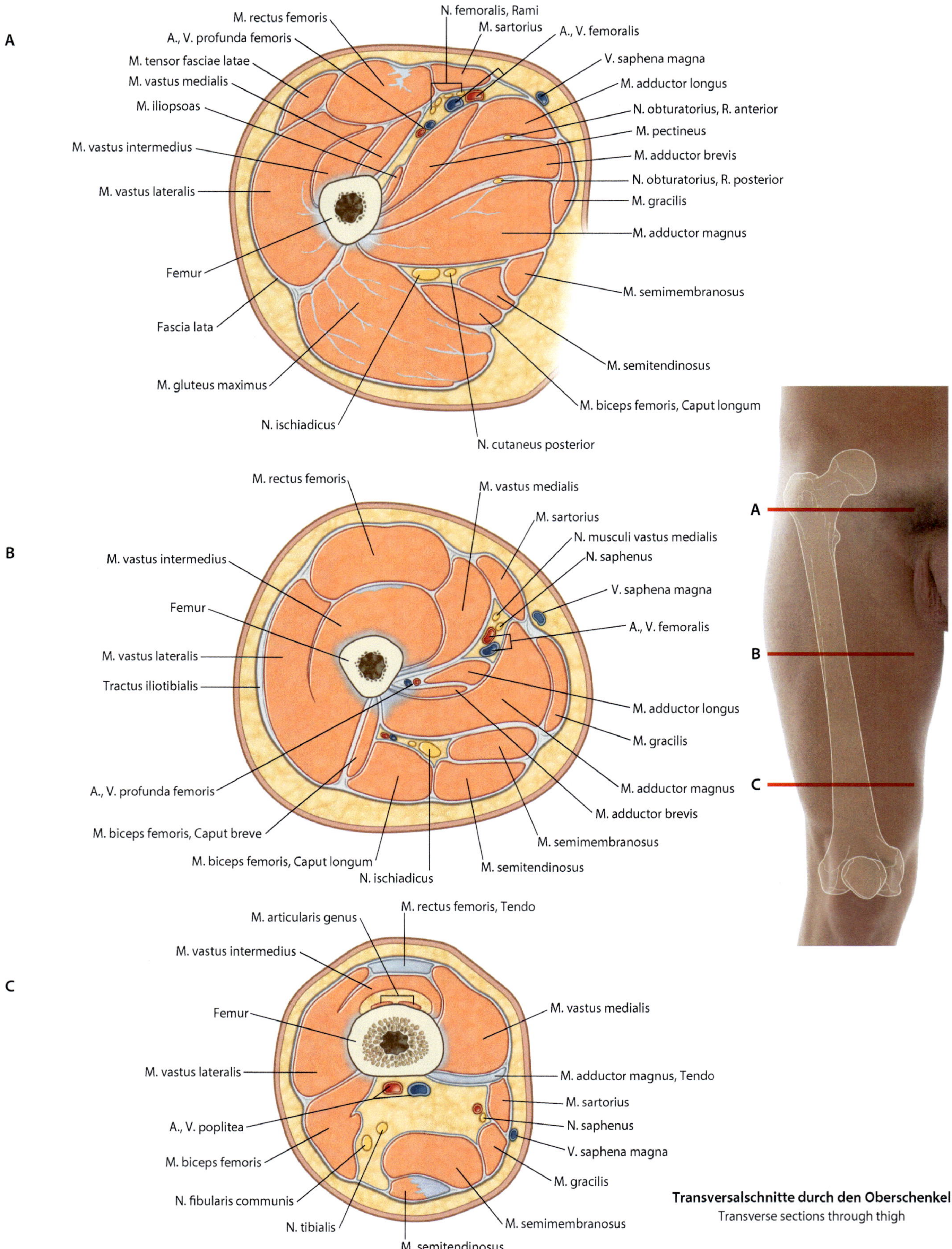

Transversalschnitte durch den Oberschenkel
Transverse sections through thigh

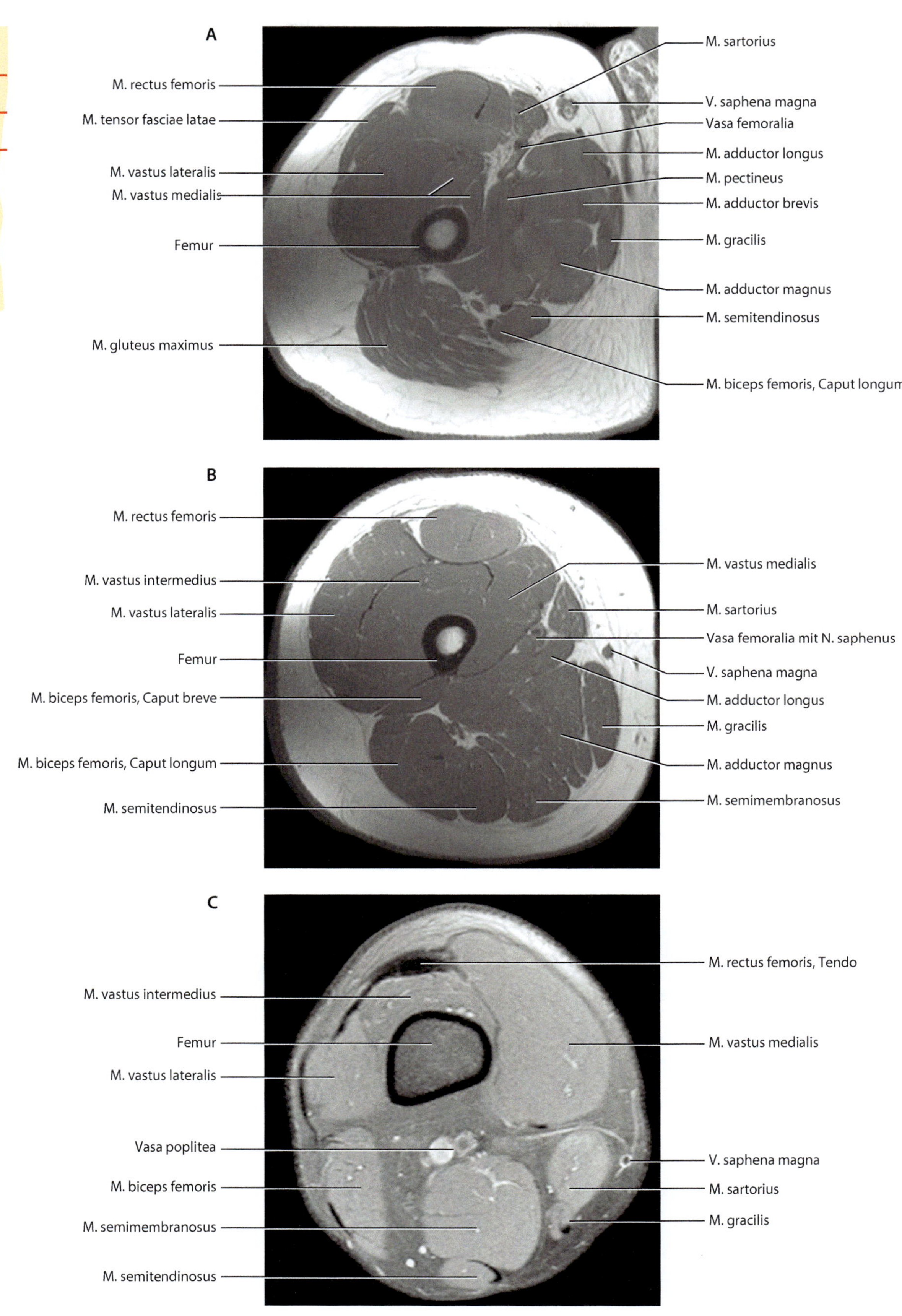

Transversal-/Axialschnitte durch den Oberschenkel.
Transverse/axial sections through the thigh.

A. Proximal/upper thigh. T1-weighted MR image in axial plane
B. Middle thigh. T1-weighted MR image in axial plane
C. Distal/lower thigh. T2-weighted MR image in axial plane

A. Proximaler/oberer Abschnitt des Oberschenkels (T1-gewichtetes MRT in Axialebene).
B. Mittlerer Oberschenkel (T1-gewichtetes MRT in Axialebene).
C. Distaler/unterer Abschnitt des Oberschenkels (T2-gewichtetes MRT in Axialebene).

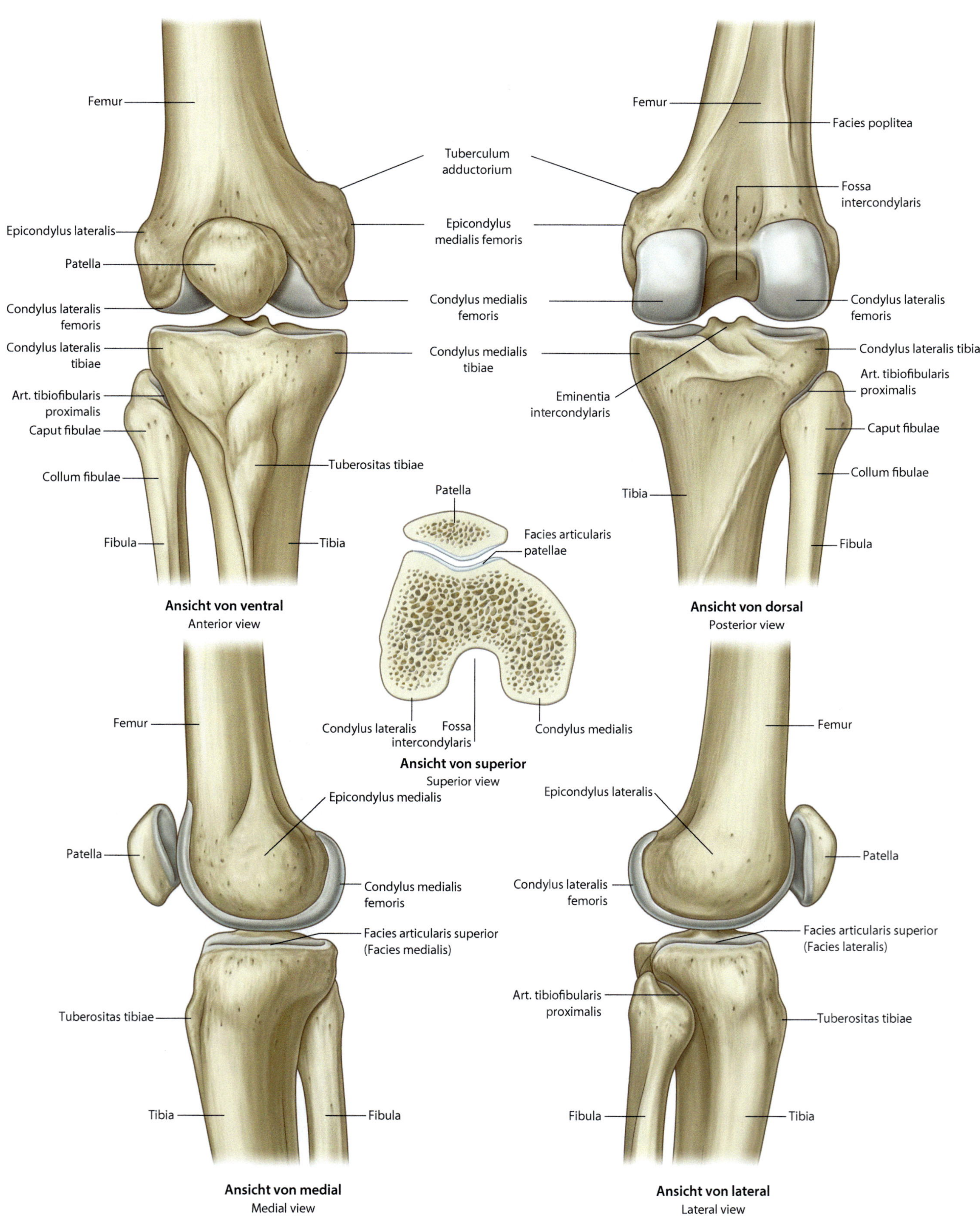

Ansicht von ventral
Anterior view

Ansicht von dorsal
Posterior view

Ansicht von superior
Superior view

Ansicht von medial
Medial view

Ansicht von lateral
Lateral view

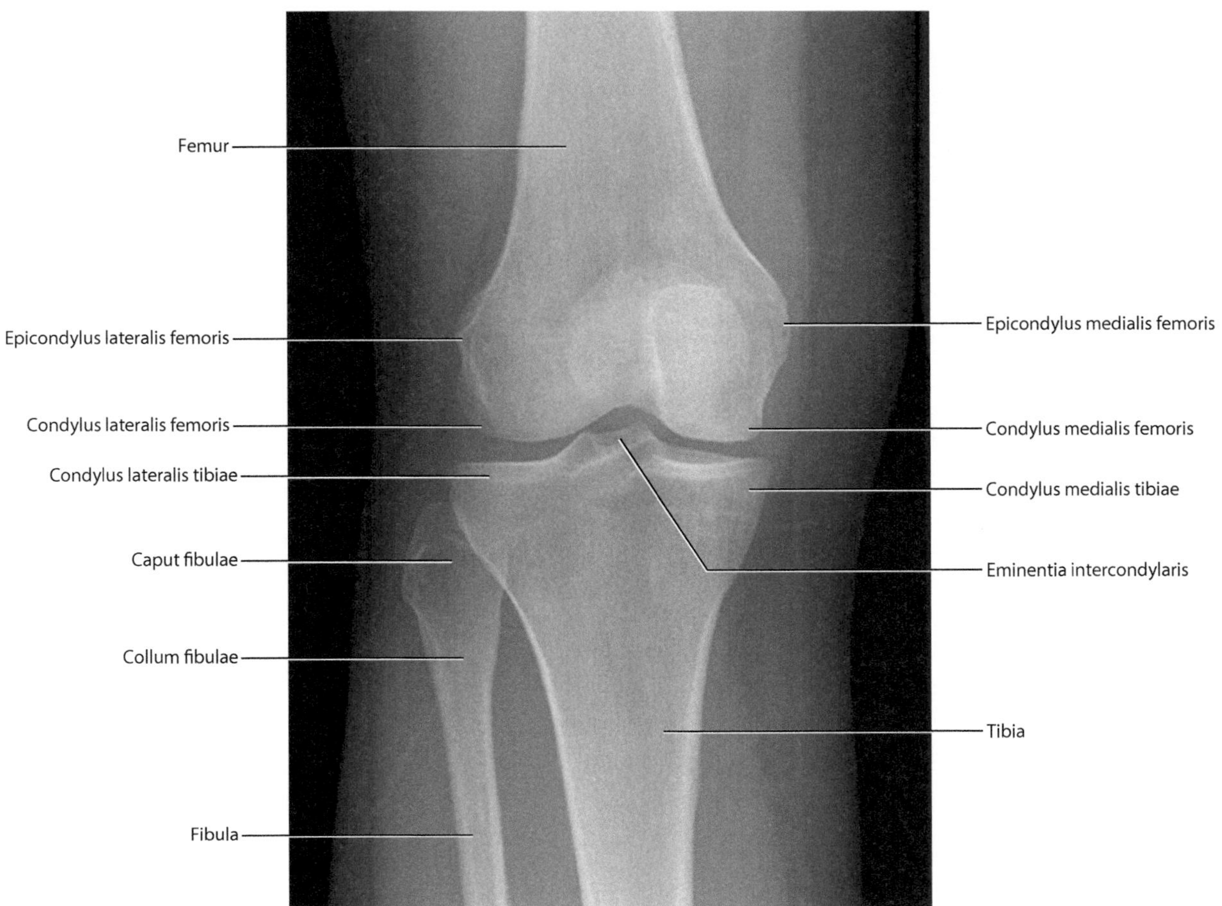

Normales Kniegelenk; Röntgenbild im anterior-posterioren Strahlengang
Normal knee joint. Radiograph, AP view

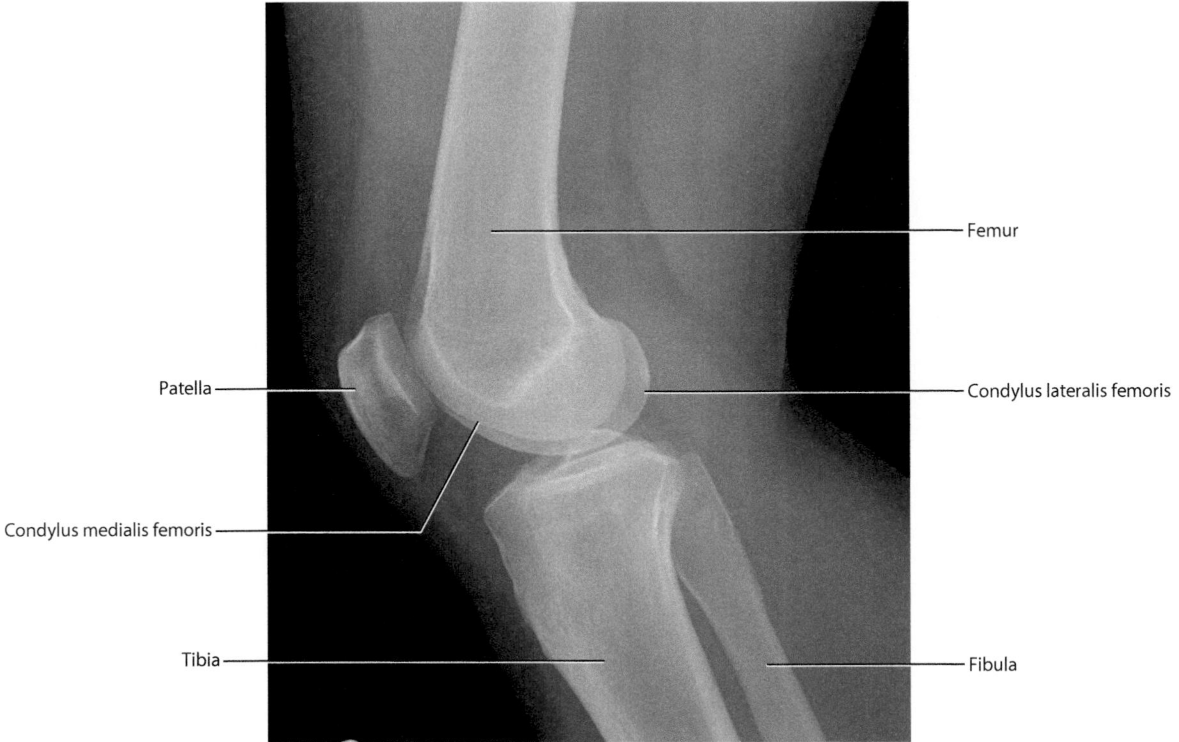

Normales Kniegelenk; Röntgenbild von lateral
Normal knee joint. Radiograph, lateral view

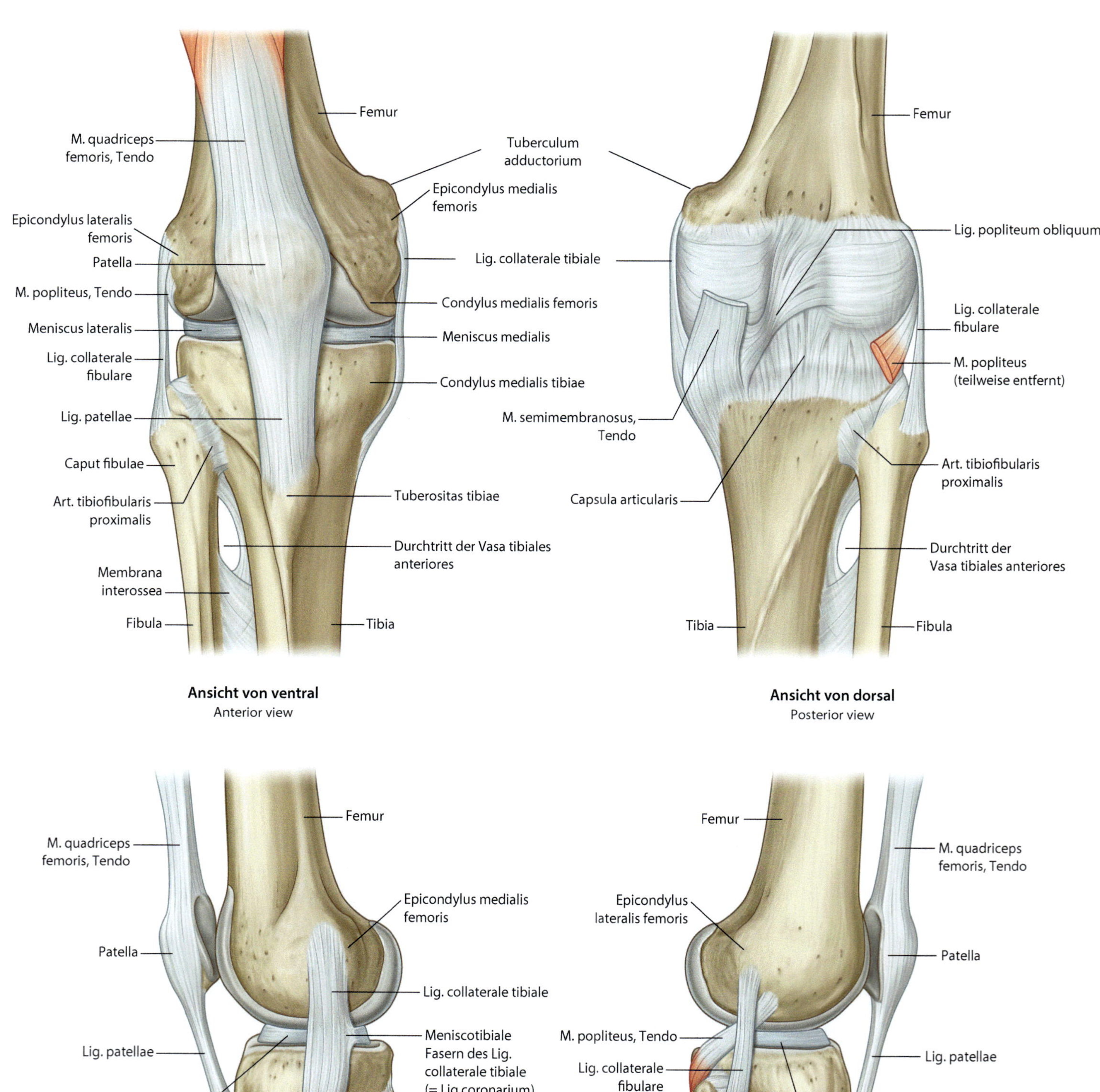

Ansicht von ventral
Anterior view

Ansicht von dorsal
Posterior view

Ansicht von medial
Medial view

Ansicht von lateral
Lateral view

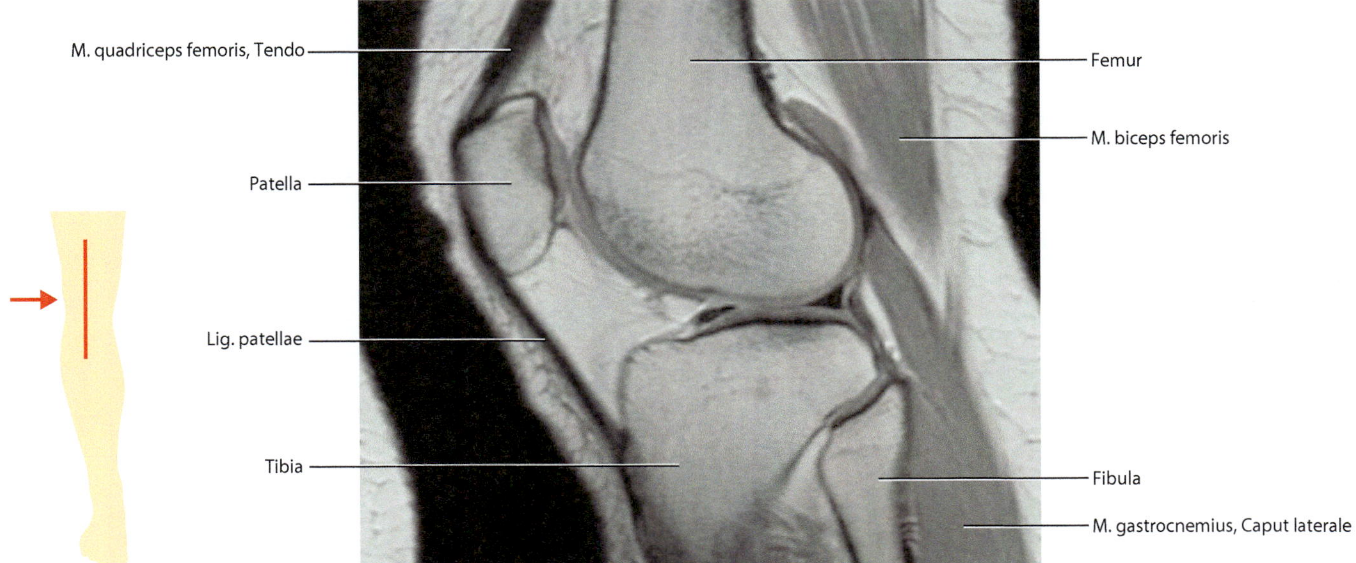

Normales Kniegelenk; T2-gewichtetes MRT in Sagittalebene
Normal knee joint. T2-weighted MR image in sagittal plane

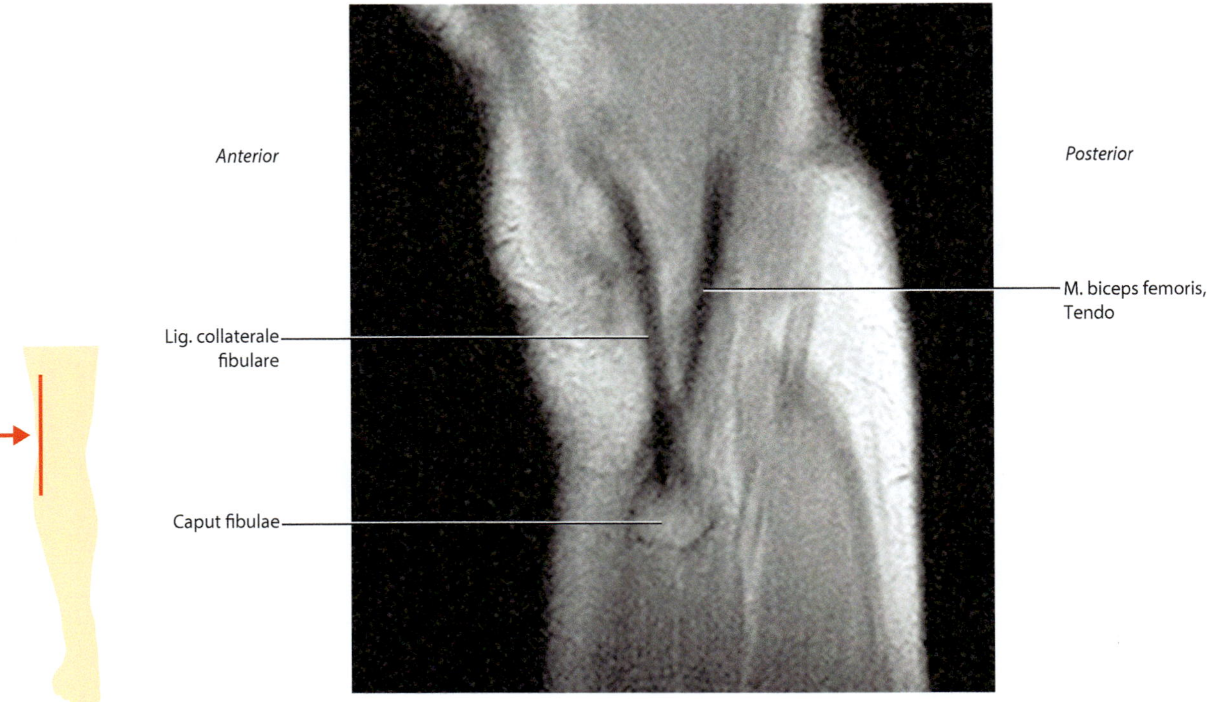

Ansatz des Lig. collaterale fibulare und der Sehne des M. biceps femoris am Fibulakopf; T2-gewichtetes MRT in Sagittalebene
Unique view showing the fibular collateral ligament and the tendon of the biceps femoris muscle attaching to the head of the fibula. T2-weighted MR image in sagittal plane

Lig. collaterale fibulare
M. popliteus, Tendo
Condylus lateralis femoris
Condylus medialis femoris
Meniscus lateralis
Caput fibulae
Tibia
Meniscus medialis

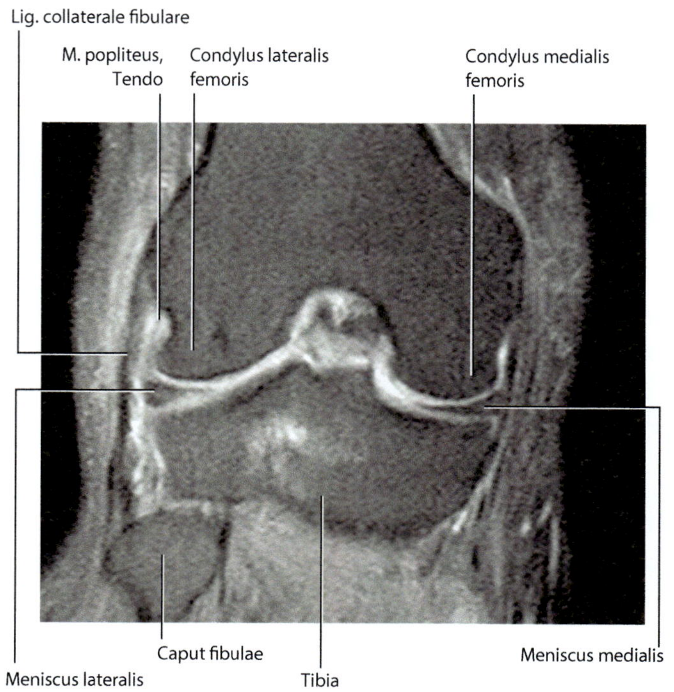

Kniegelenk mit Lig. collaterale fibulare und umgebende Strukturen; T2-gewichtetes MRT in Koronarebene
Coronal view of knee joint showing the fibular collateral ligament and its relationship to surrounding structures. T2-weighted MR image in coronal plane

Lig. cruciatum posterius
Condylus medialis femoris
M. popliteus, Tendo
Condylus lateralis femoris
Lig. collaterale tibiale
Meniscus lateralis
Lig. cruciatum anterius
Tibia
Meniscus medialis

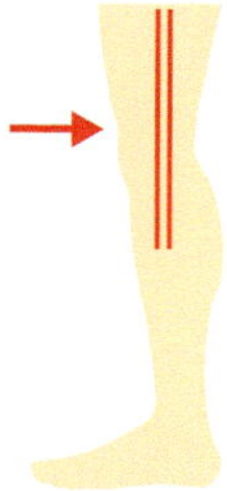

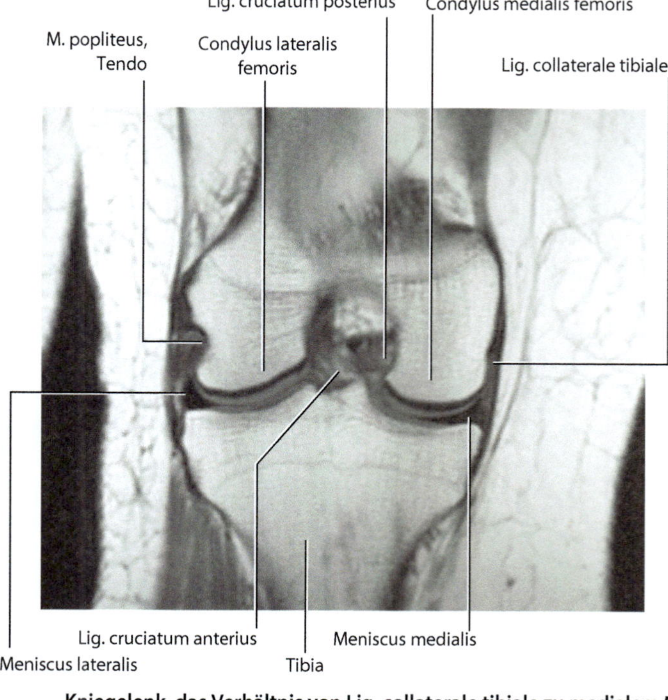

Kniegelenk, das Verhältnis von Lig. collaterale tibiale zu medialem Meniskus verdeutlichend, Ansicht von ventral; T1-gewichtetes MRT in Koronarebene
Anterior view of knee joint showing the relationship between the tibial collateral ligament and the medial meniscus. T1-weighted MR image in coronal plane

Lig. cruciatum anterius
Lig. cruciatum posterius
Condylus lateralis femoris
Condylus medialis femoris
Meniscus lateralis
Meniscus medialis
Condylus lateralis tibiae
Condylus medialis tibiae
Lig. transversa
Fibula
Tibia

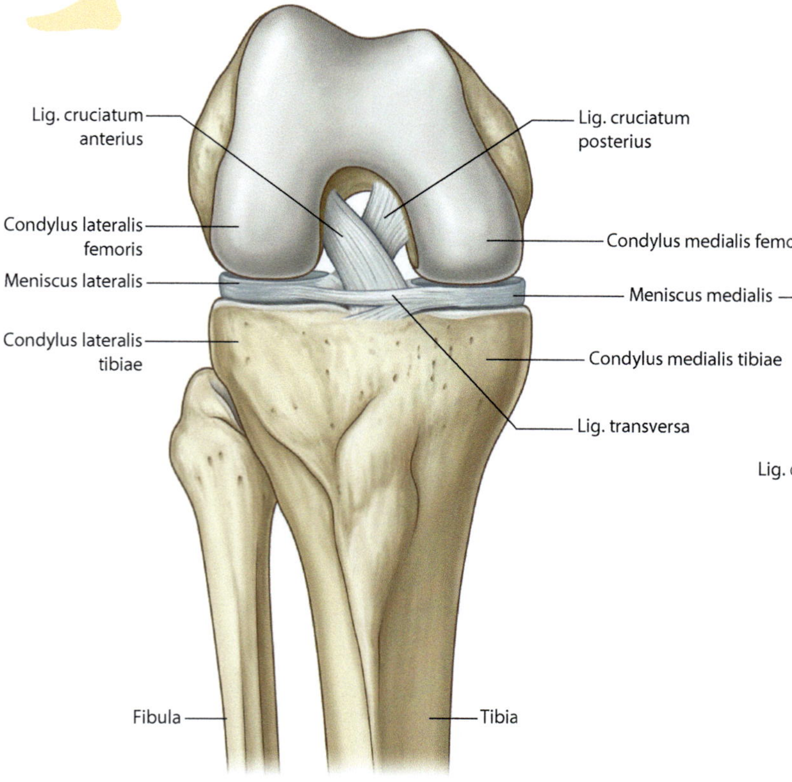

Ansicht von ventral in Flexion
Anterior view (flexed)

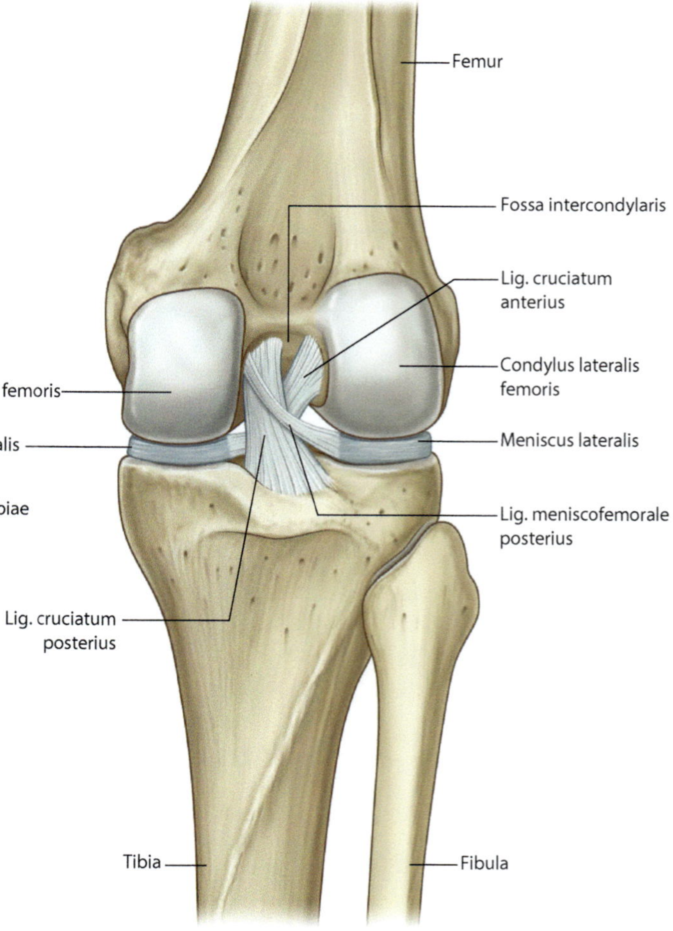

Femur
Fossa intercondylaris
Lig. cruciatum anterius
Condylus medialis femoris
Condylus lateralis femoris
Meniscus medialis
Meniscus lateralis
Lig. meniscofemorale posterius
Lig. cruciatum posterius
Tibia
Fibula

Ansicht von dorsal
Posterior view

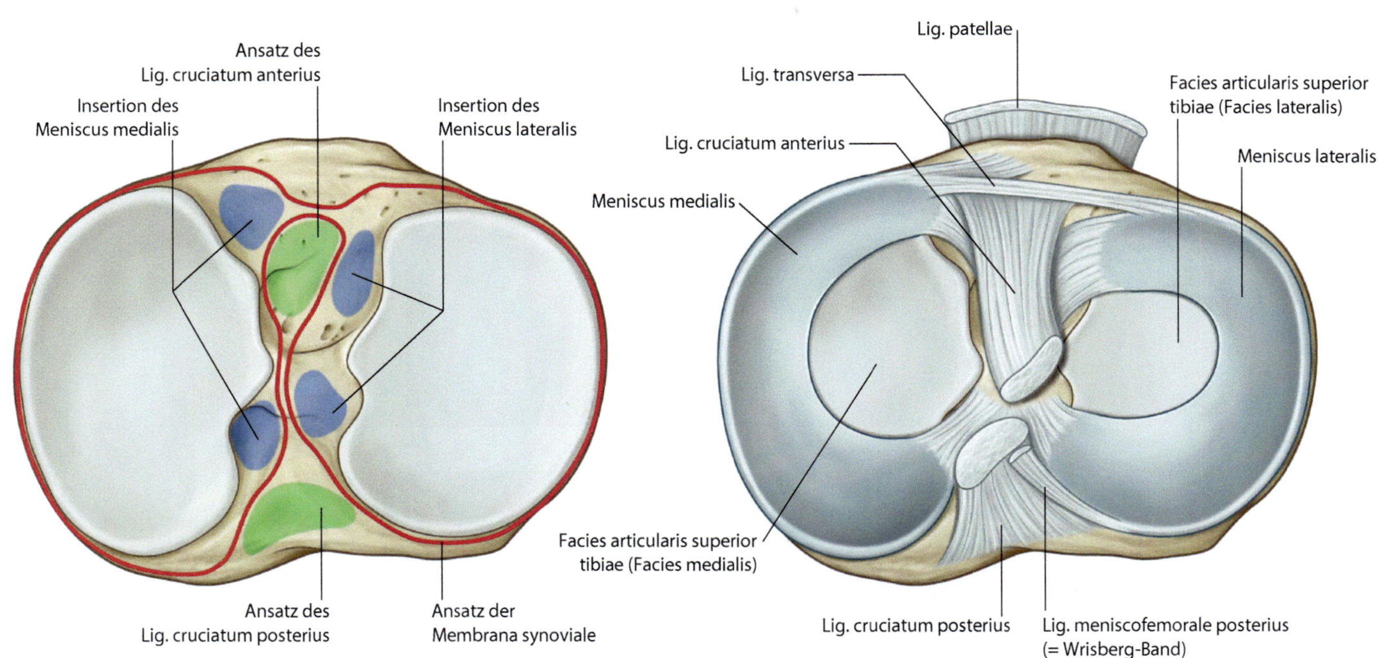

Ansätze von Menisken, Kreuzbändern und Synovialmembran in der rechten Tibia, Ansicht von kranial
Attachments of menisci, cruciate ligaments, and ynovial membrane of the right tibia (superior view)

Menisken des rechten Kniegelenks, Ansicht von dorsal
Menisci of the right knee joint (superior view)

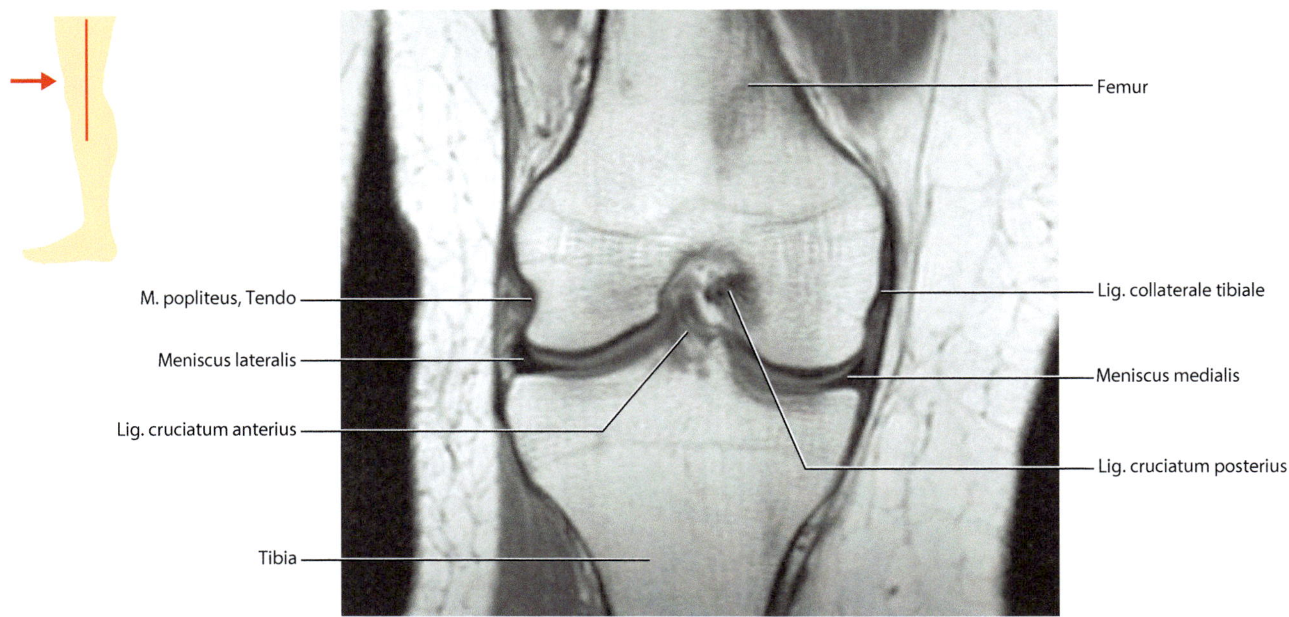

Kniegelenk mit vorderen und hinteren Kreuzbändern, Ansicht von ventral; T2-gewichtetes MRT in Koronarebene
Anterior view of knee joint showing the anterior and posterior cruciate ligaments. T2-weighted MR image in coronal plane

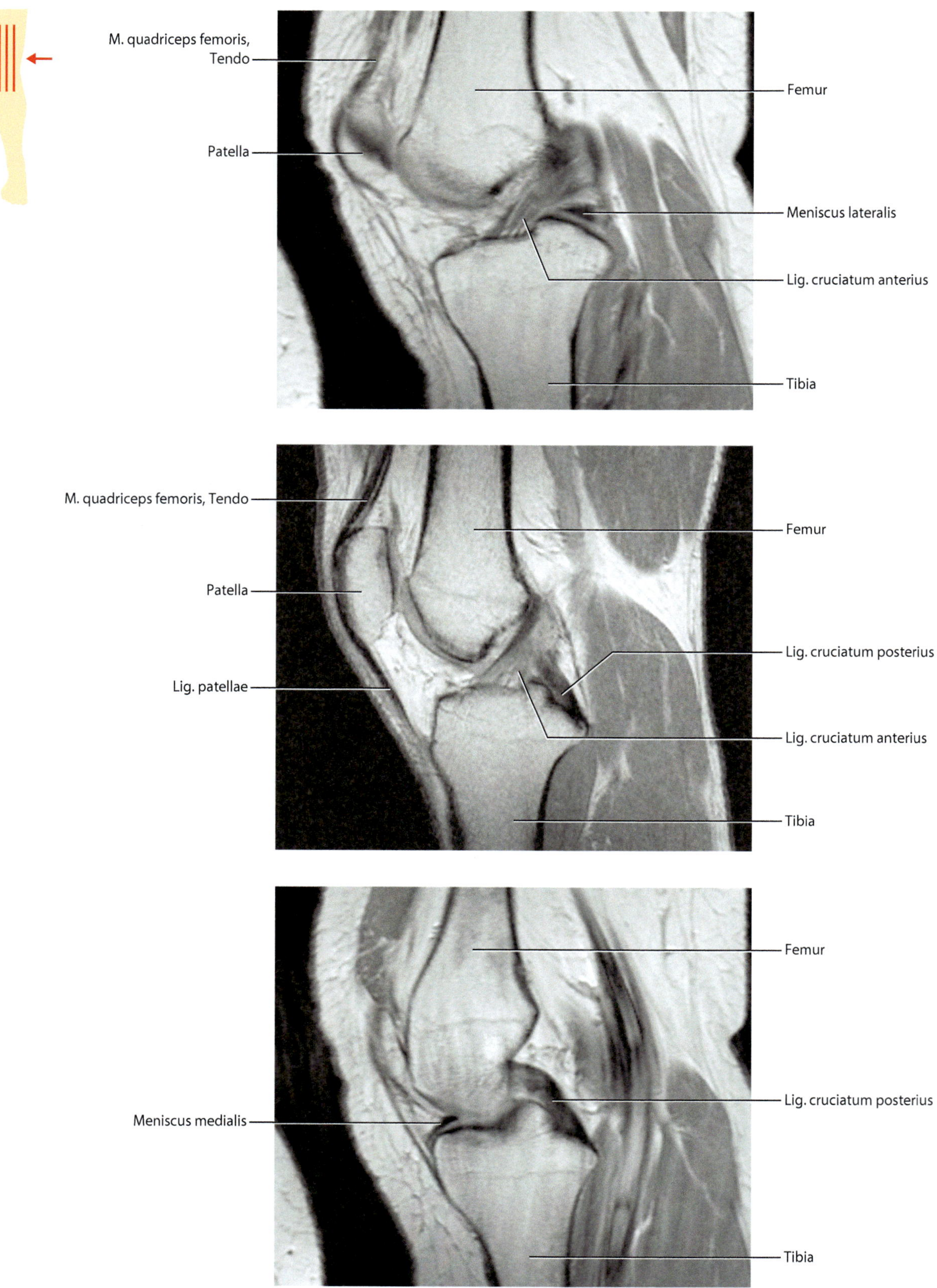

Serienaufnahme von lateral nach medial zur Darstellung des Verhältnisses zwischen vorderen und hinteren Kreuzbändern; T2-gewichtete MRTs in Sagittalebene

A series of images moving from lateral to medial showing the relationship between anterior and posterior cruciate ligaments. T2-weighted MR images in sagittal plane

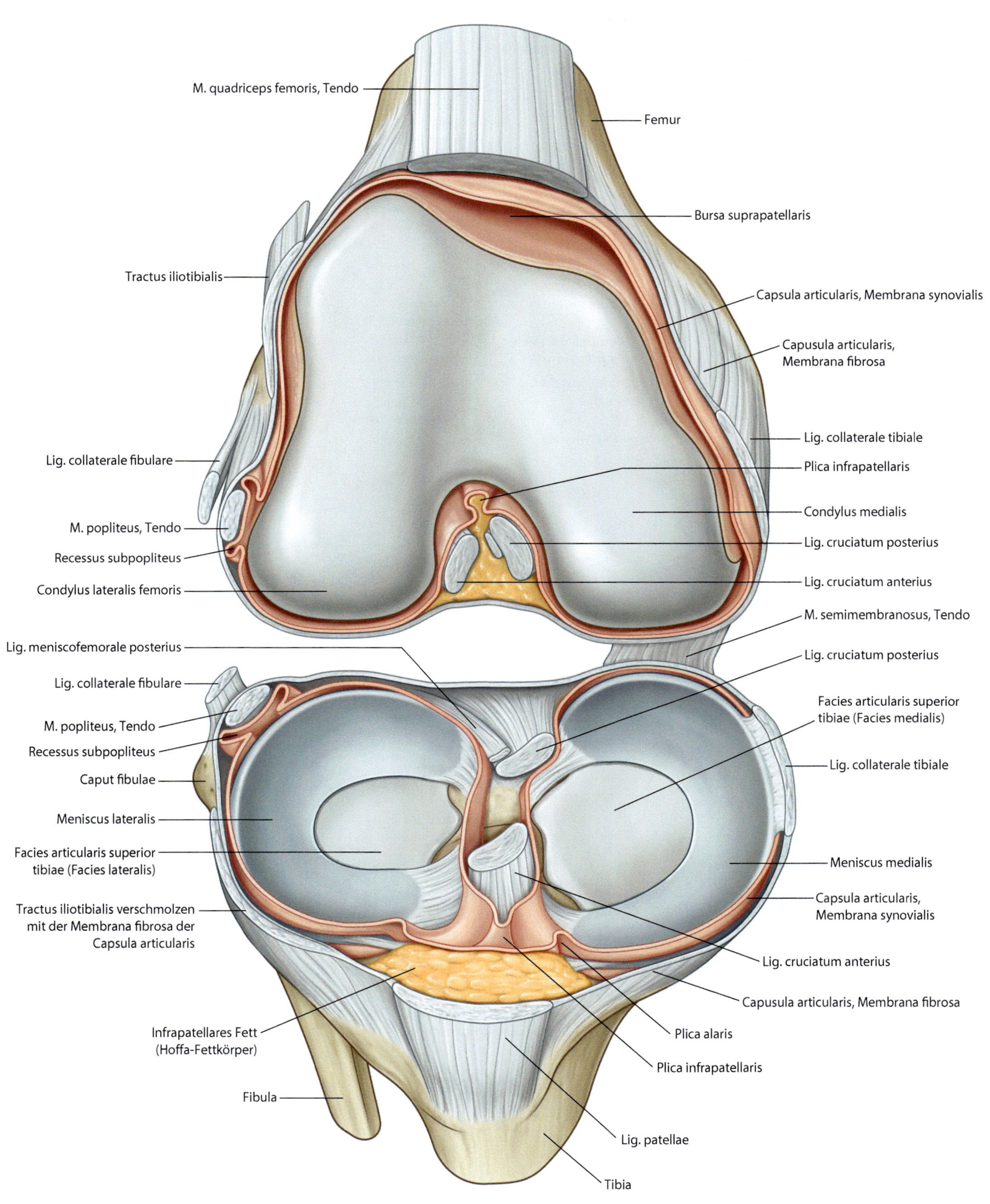

Kniegelenk (ohne Patella), Ansicht von ventral-kranial
Knee joint with patella removed (anterosuperior view)

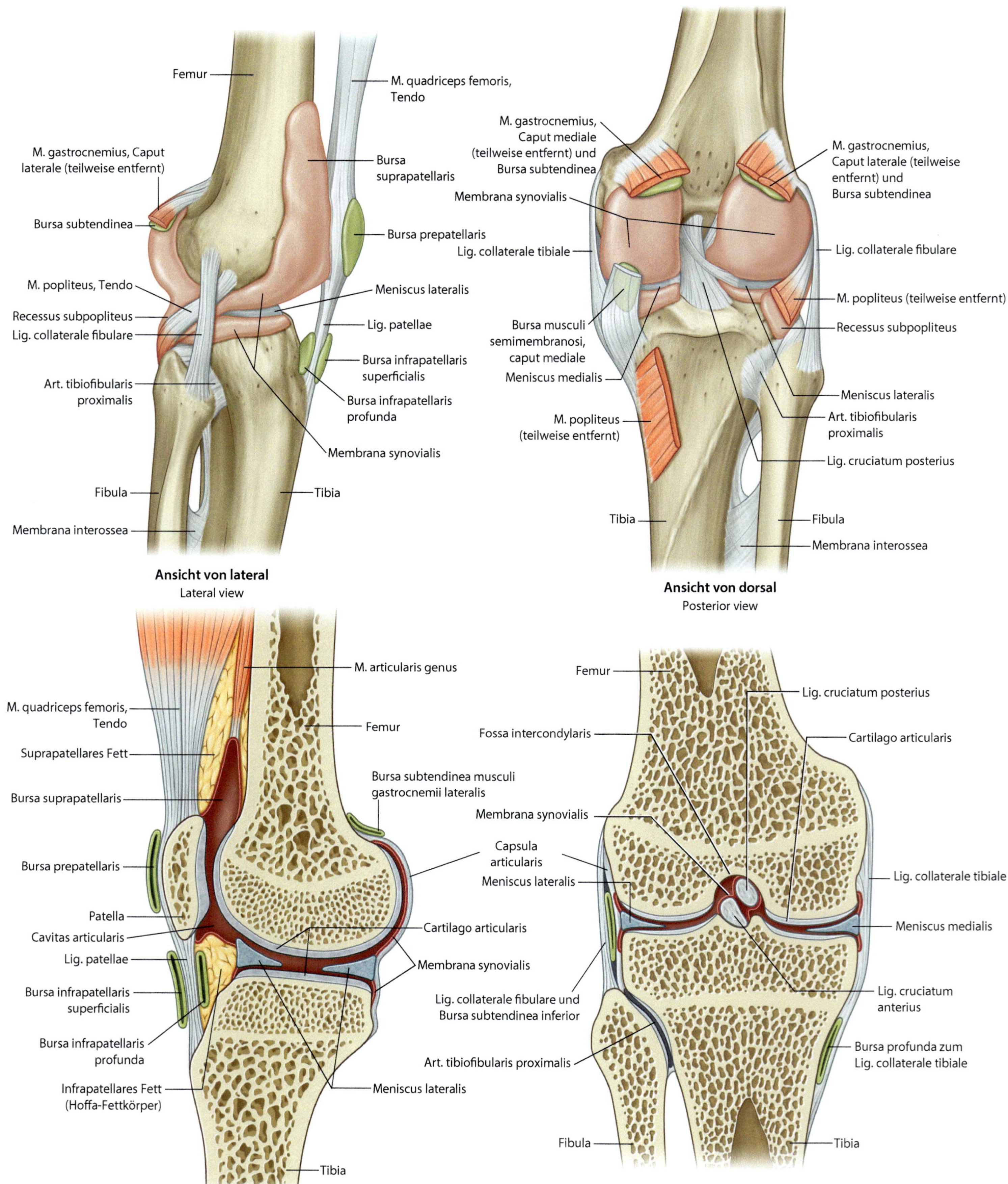

Ansicht von lateral
Lateral view

Ansicht von dorsal
Posterior view

Paramedianer Schnitt durch das Kniegelenk
Paramedian section through knee joint

Koronarer Schnitt durch das Kniegelenk, Ansicht von ventral
Coronal section through knee joint (anterior view)

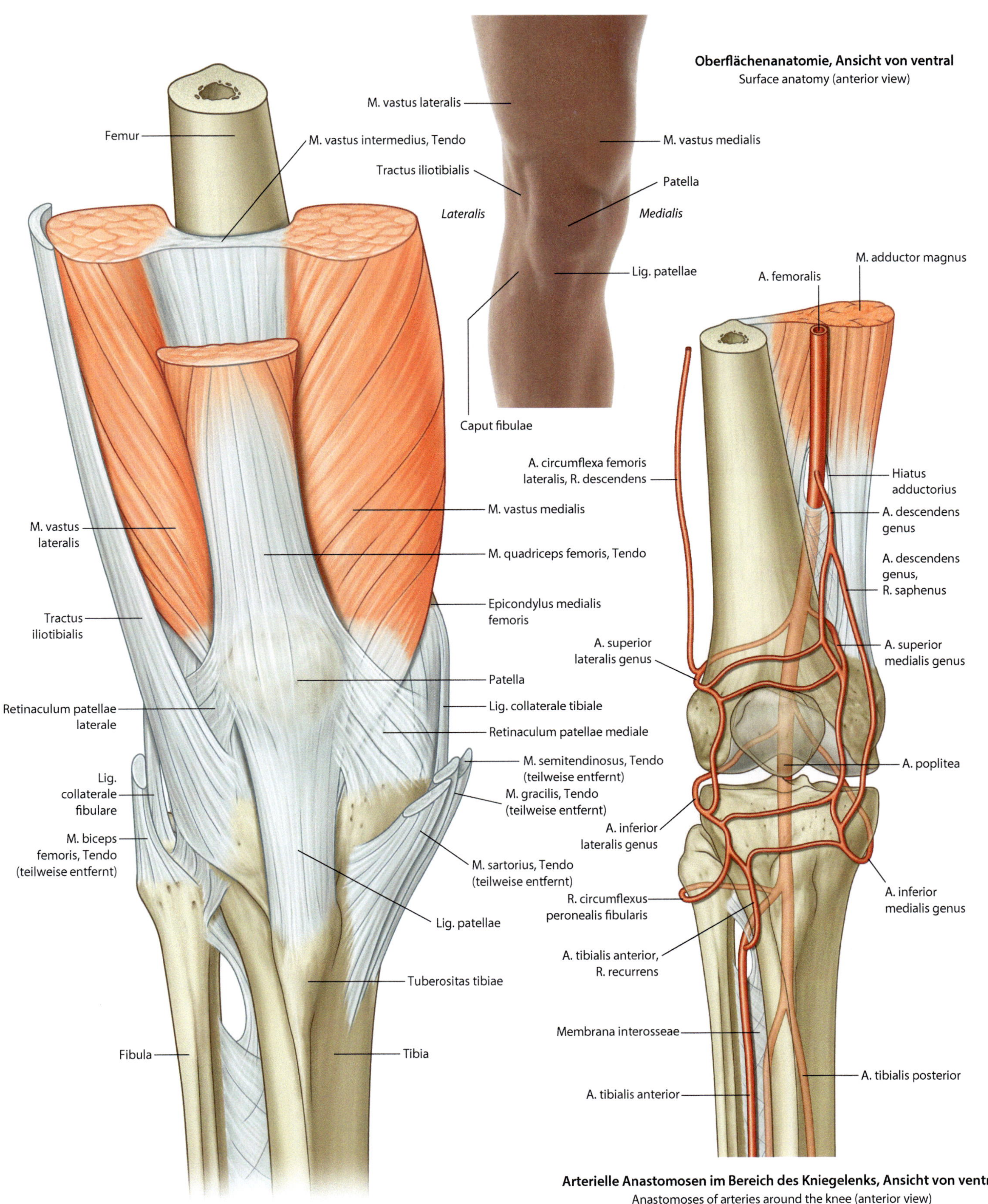

Arterielle Anastomosen im Bereich des Kniegelenks, Ansicht von ventral
Anastomoses of arteries around the knee (anterior view)

Kniegelenkskapsel und benachbarte Strukturen, Ansicht von ventral
Knee joint capsule and related structures (anterior view)

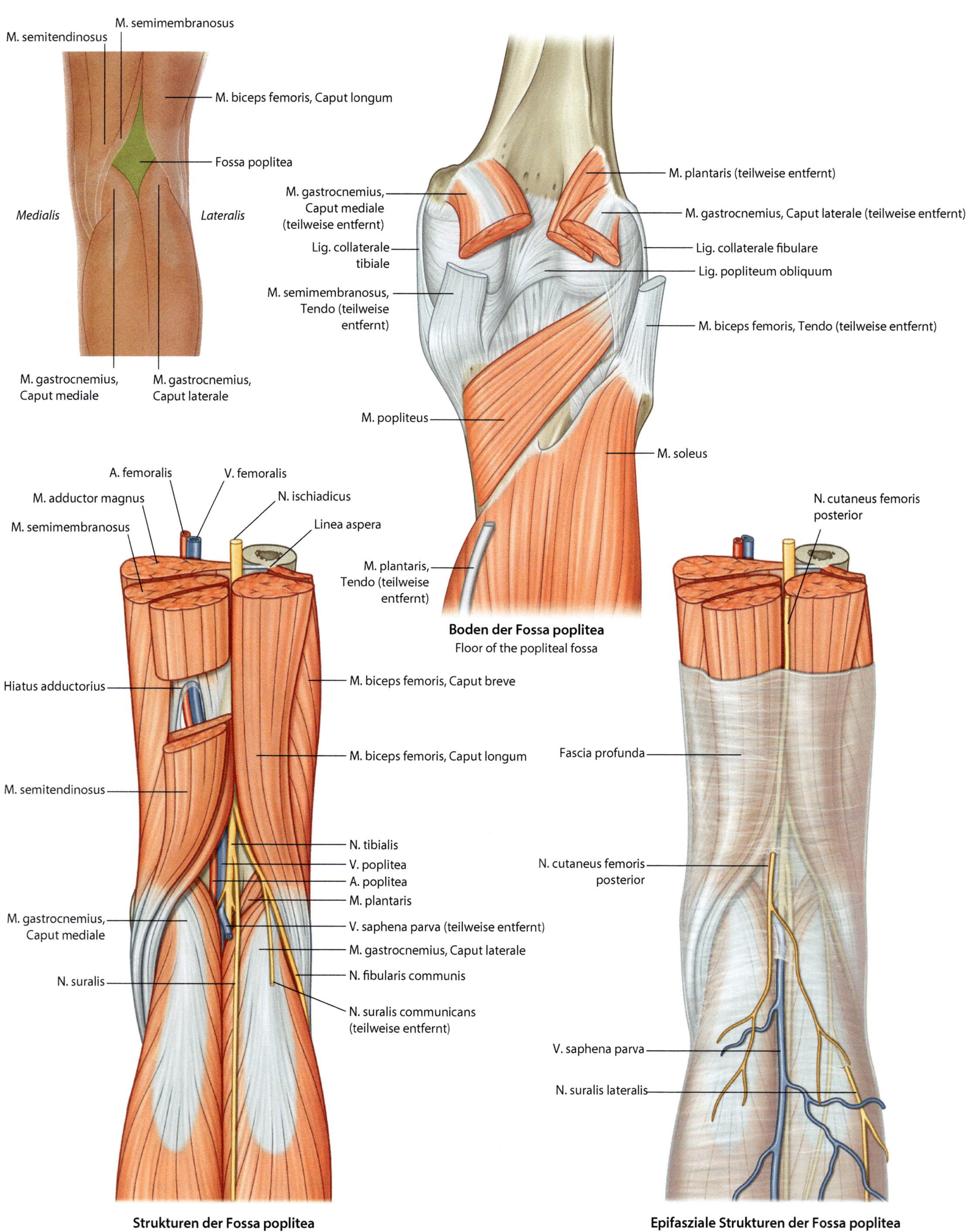

Boden der Fossa poplitea
Floor of the popliteal fossa

Strukturen der Fossa poplitea
Structures in the popliteal fossa

Epifasziale Strukturen der Fossa poplitea
Superficial structures

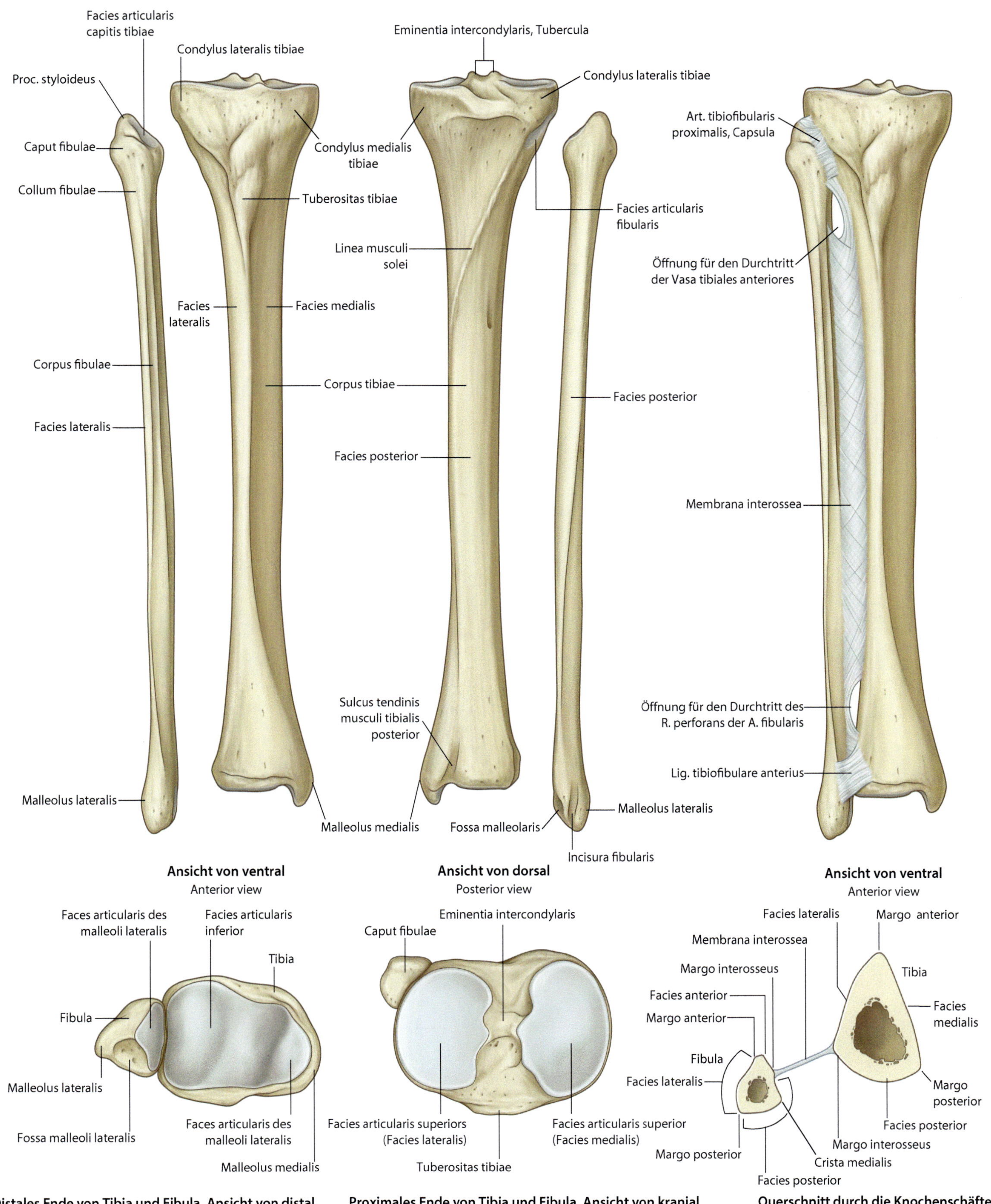

Ansicht von ventral
Anterior view

Ansicht von dorsal
Posterior view

Ansicht von ventral
Anterior view

Distales Ende von Tibia und Fibula, Ansicht von distal
Distal tibia and fibula (inferior view)

Proximales Ende von Tibia und Fibula, Ansicht von kranial
Proximal tibia and fibula (superior view)

Querschnitt durch die Knochenschäfte
Cross section through shafts

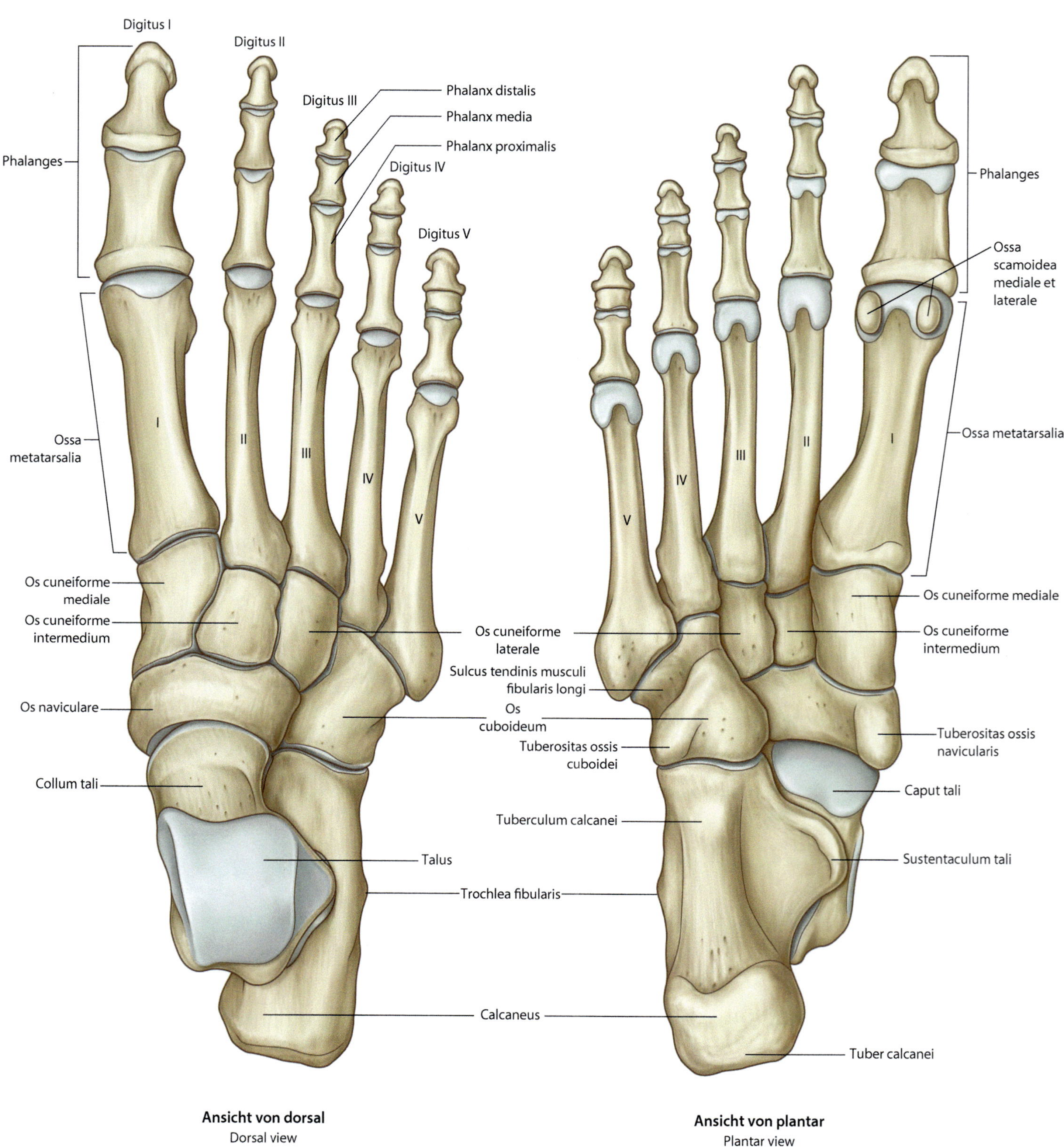

Ansicht von dorsal
Dorsal view

Ansicht von plantar
Plantar view

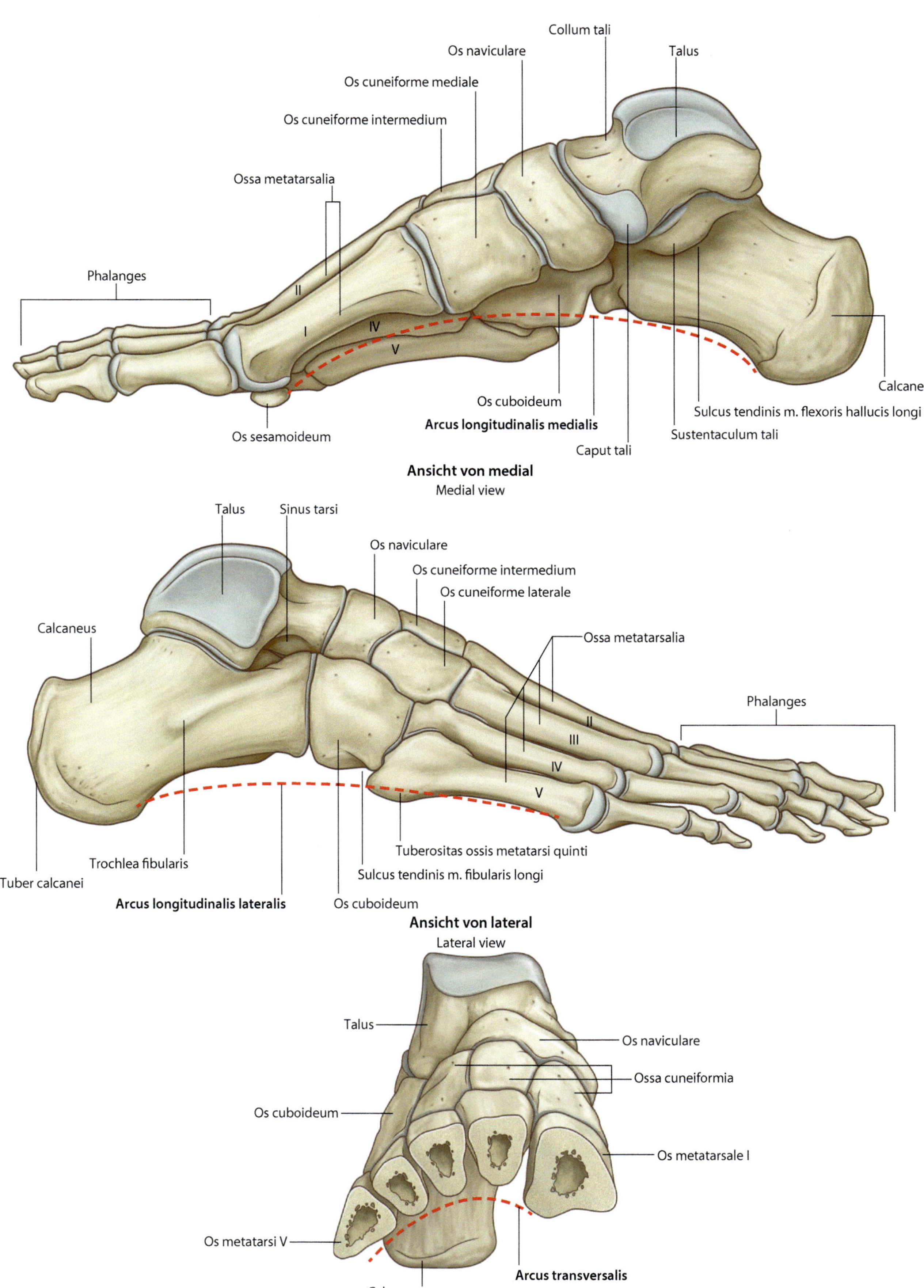

Ansicht von medial
Medial view

Ansicht von lateral
Lateral view

Querschnitt durch die Fußknochen (Querwölbung)
Cross section through the foot bones

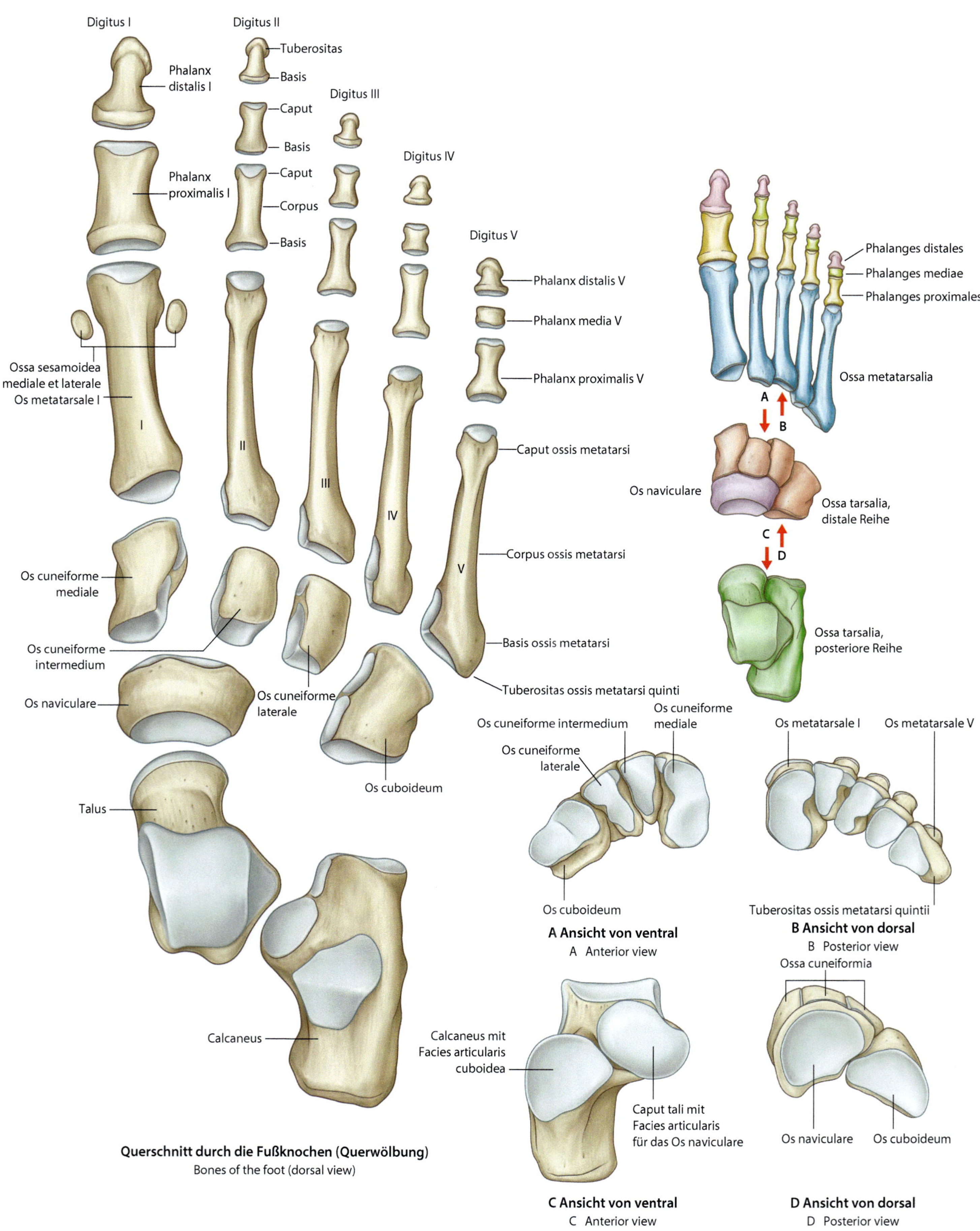

Querschnitt durch die Fußknochen (Querwölbung)
Bones of the foot (dorsal view)

A Ansicht von ventral
A Anterior view

B Ansicht von dorsal
B Posterior view

C Ansicht von ventral
C Anterior view

D Ansicht von dorsal
D Posterior view

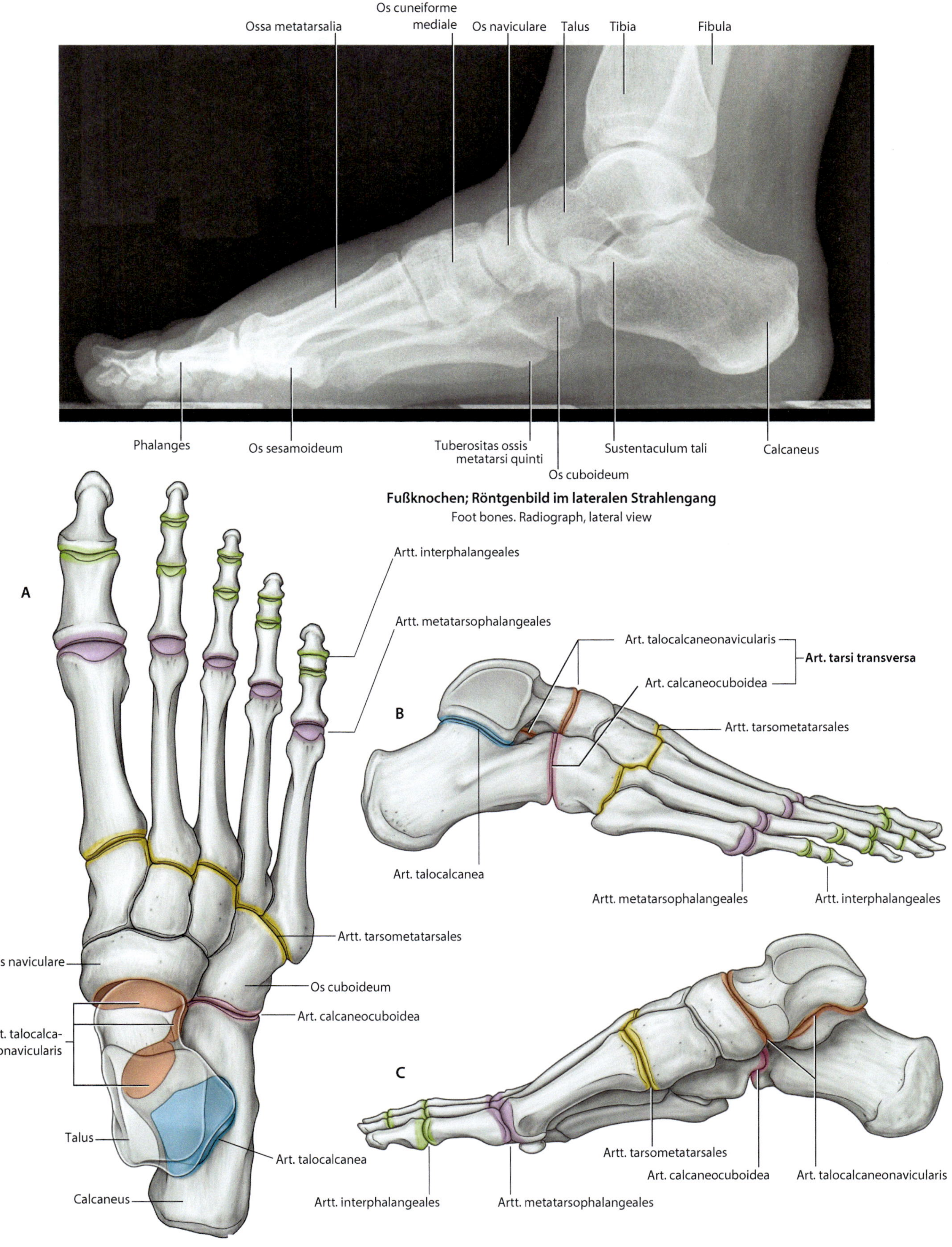

Fußknochen; Röntgenbild im lateralen Strahlengang
Foot bones. Radiograph, lateral view

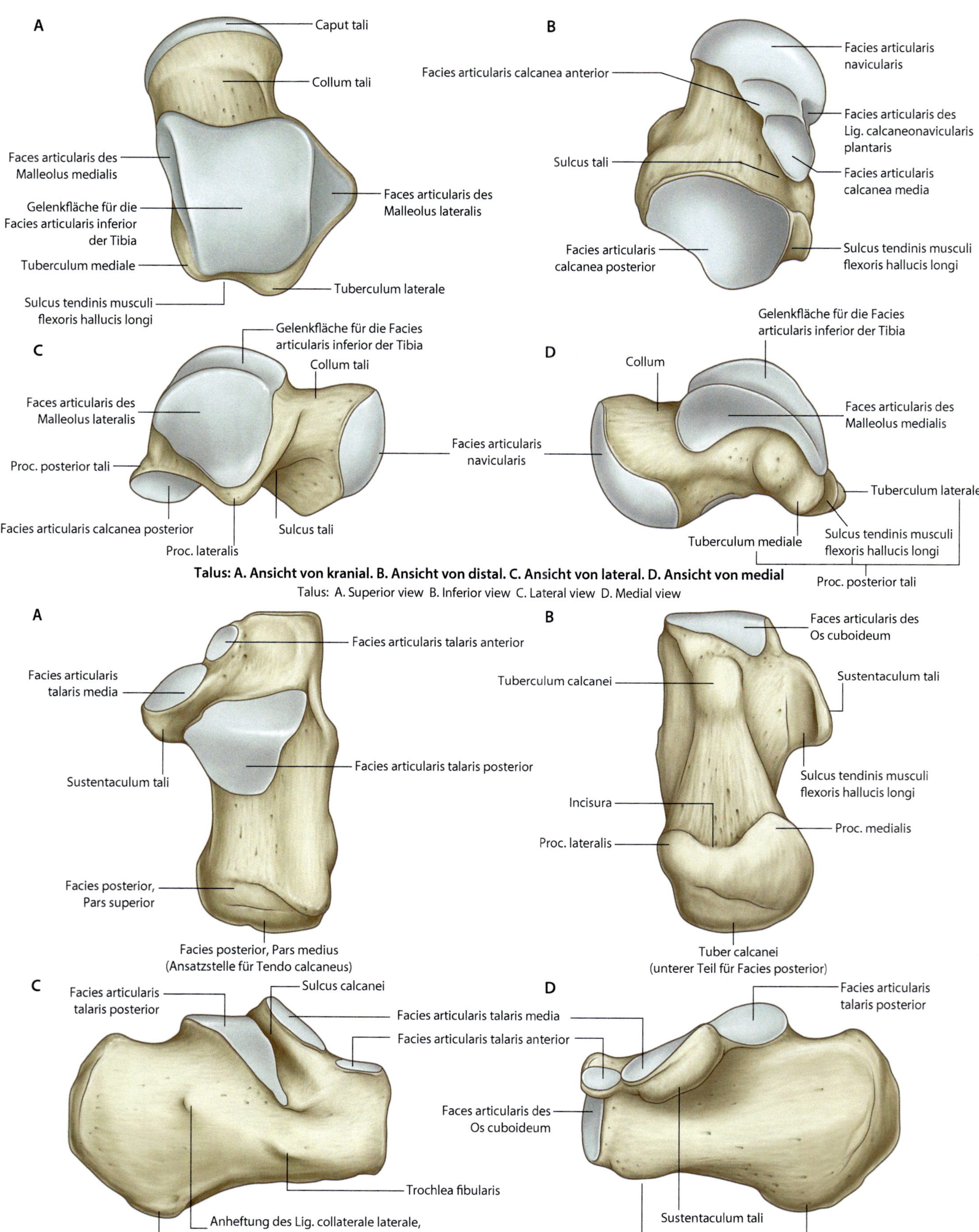

Talus: A. Ansicht von kranial. B. Ansicht von distal. C. Ansicht von lateral. D. Ansicht von medial
Talus: A. Superior view B. Inferior view C. Lateral view D. Medial view

Calcaneus: A. Ansicht von kranial. B. Ansicht von distal. C. Ansicht von lateral. D. Ansicht von medial
Calcaneus: A. Superior view B. Inferior view C. Lateral view D. Medial view

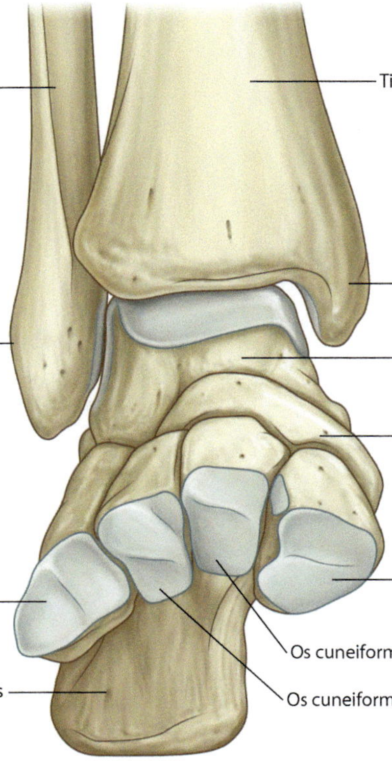

Fibula
Tibia
Malleolus medialis
Malleolus lateralis
Talus
Os naviculare
Os cuneiforme mediale
Os cuboideum
Os cuneiforme intermedium
Calcaneus
Os cuneiforme laterale

Ansicht von ventral (Ossa metatarsalia und Phalanges entfernt)
Anterior view (metatarsals and phalanges removed)

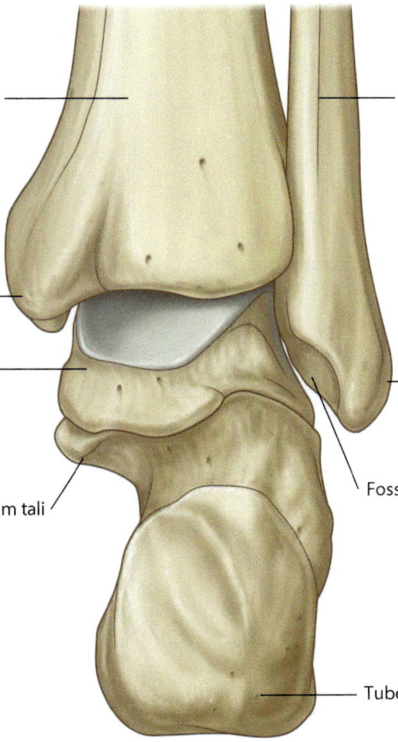

Tibia
Fibula
Malleolus medialis
Talus
Malleolus lateralis
Fossa malleoli lateralis
Sustentaculum tali
Tuber calcanei

Ansicht von dorsal
Posterior view

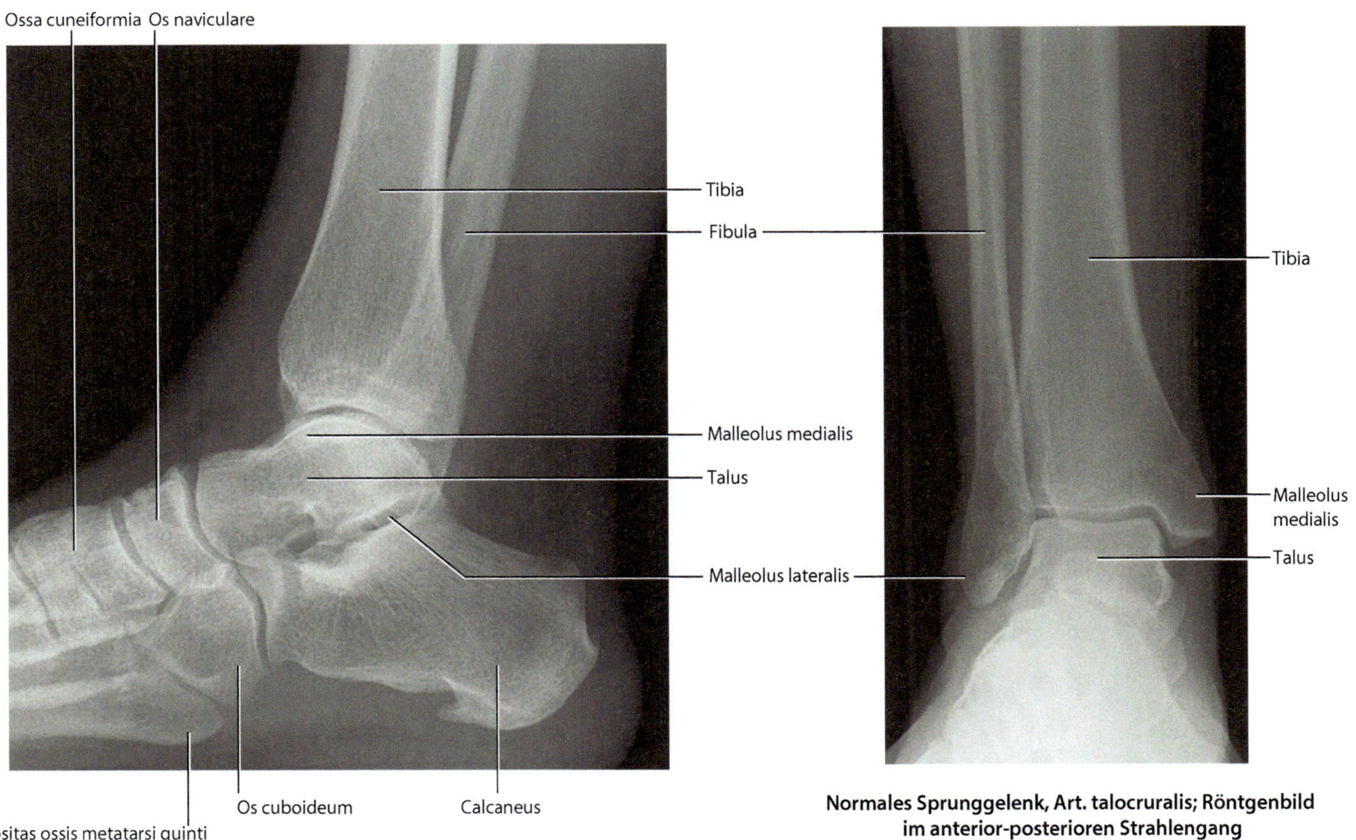

Ossa cuneiformia
Os naviculare
Tibia
Fibula
Malleolus medialis
Talus
Malleolus lateralis
Os cuboideum
Calcaneus
Tuberositas ossis metatarsi quinti

Normales Sprunggelenk, Art. talocruralis; Röntgenbild im lateralen Strahlengang
Normal ankle joint. Radiograph, lateral view

Tibia
Malleolus
medialis
Talus

Normales Sprunggelenk, Art. talocruralis; Röntgenbild im anterior-posterioren Strahlengang
Normal ankle joint. Radiograph, AP view

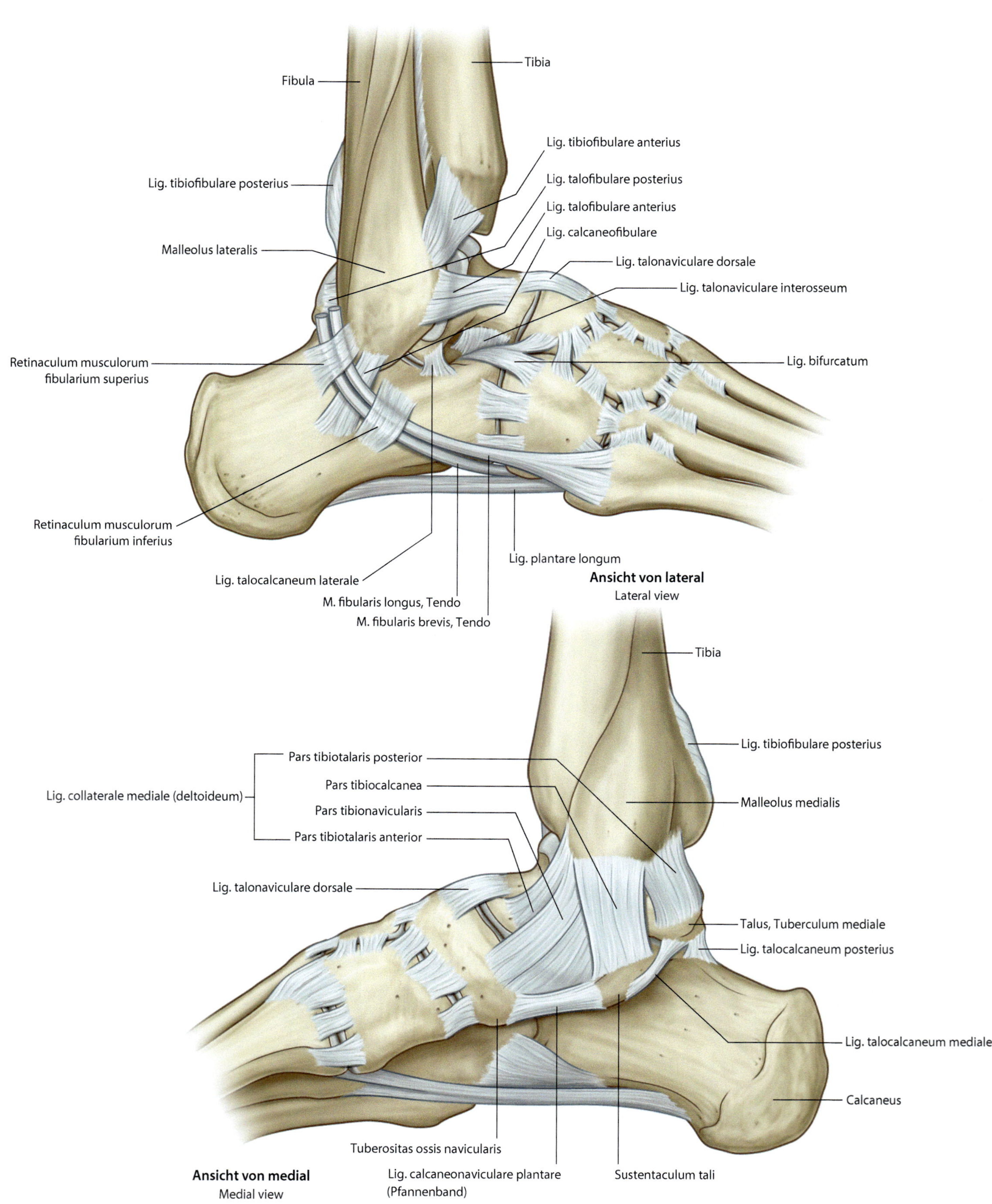

Ansicht von lateral
Lateral view

Ansicht von medial
Medial view

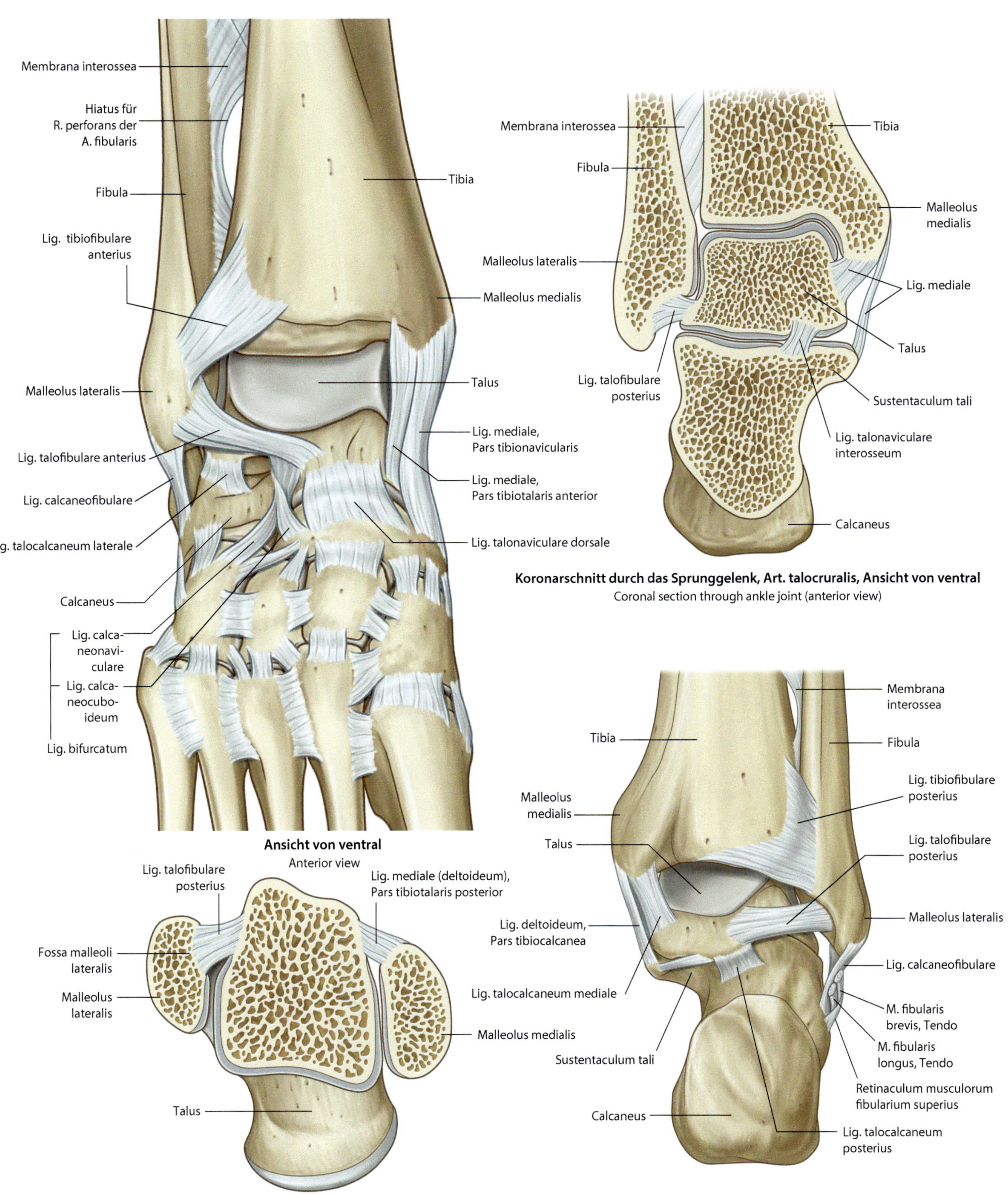

Ansicht von ventral
Anterior view

Koronarschnitt durch das Sprunggelenk, Art. talocruralis, Ansicht von ventral
Coronal section through ankle joint (anterior view)

Transversalschnitt durch das Sprunggelenk, Art. talocruralis, Ansicht von kranial
Transverse section through ankle joint (superior view)

Ansicht von dorsal
Posterior view

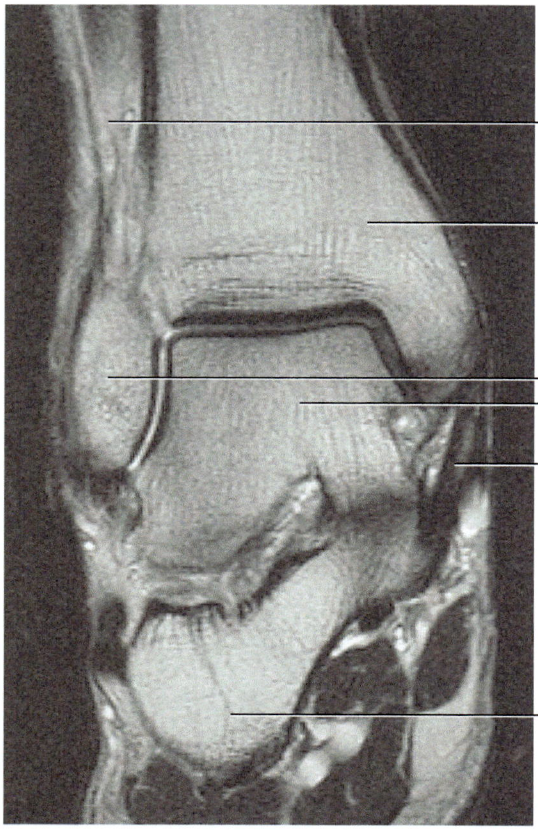

Koronare Ansicht des Sprunggelenks, Art. talocruralis, mit Lig. deltoideum; T2-gewichtetes MRT in Koronarebene

Coronal view of the ankle joint showing the medial ligament of the ankle joint (deltoid ligament). T2-weighted MR image in coronal plane

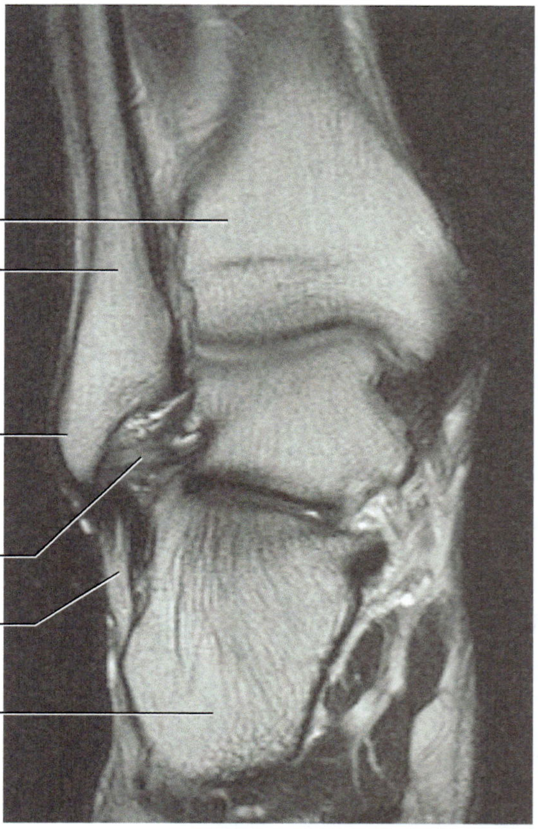

Koronare Ansicht des Sprunggelenks, Art. talocruralis, mit Ligg. talofibulare posterius und calcaneofibulare; T2-gewichtetes MRT in Koronarebene

Coronal view of the ankle joint showing the posterior talofibular and calcaneofibular ligaments. T2-weighted MR image in coronal plane

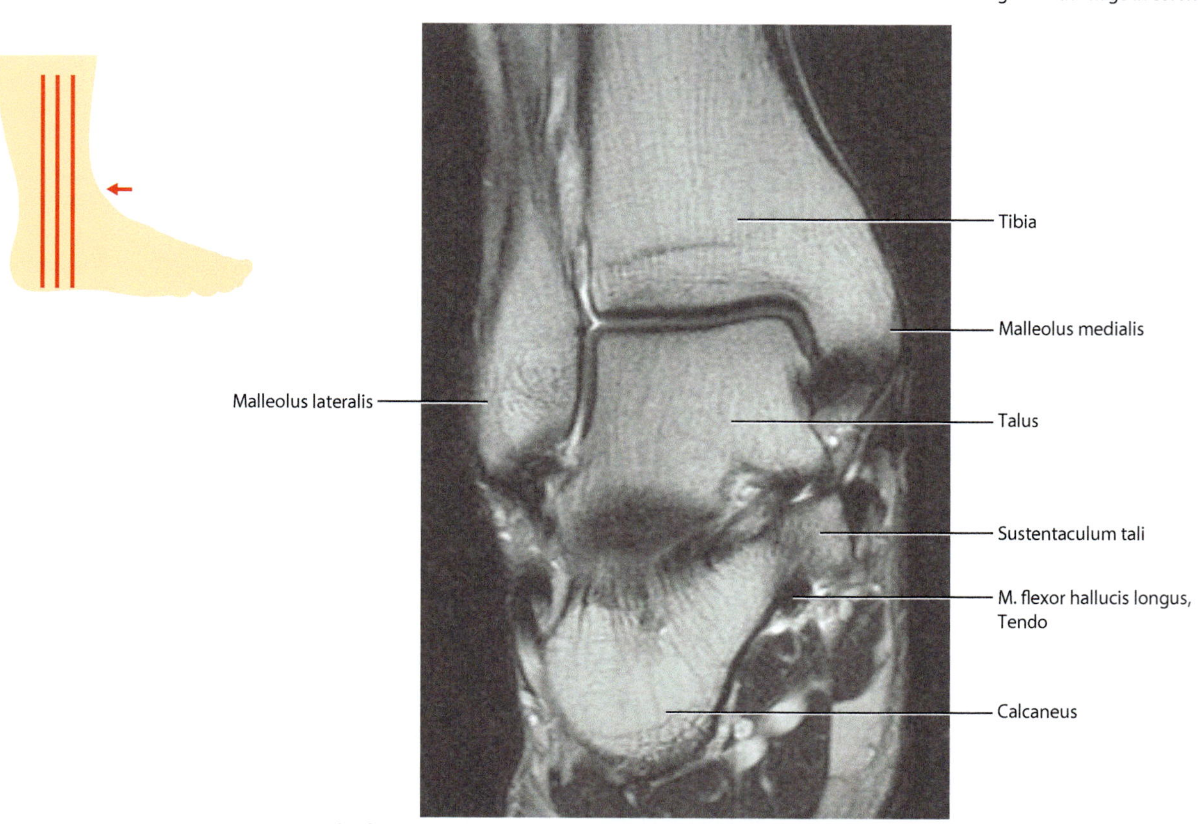

Koronare Ansicht des Sprunggelenks, Art. talocruralis, mit M. flexor hallucis longus, der unterhalb des Sustentaculum tali verläuft; T2-gewichtetes MRT in Koronarebene

Coronal view of the ankle joint showing the flexor hallucis longus passing inferior to the sustentaculum tali. T2-weighted MR image in coronal plane

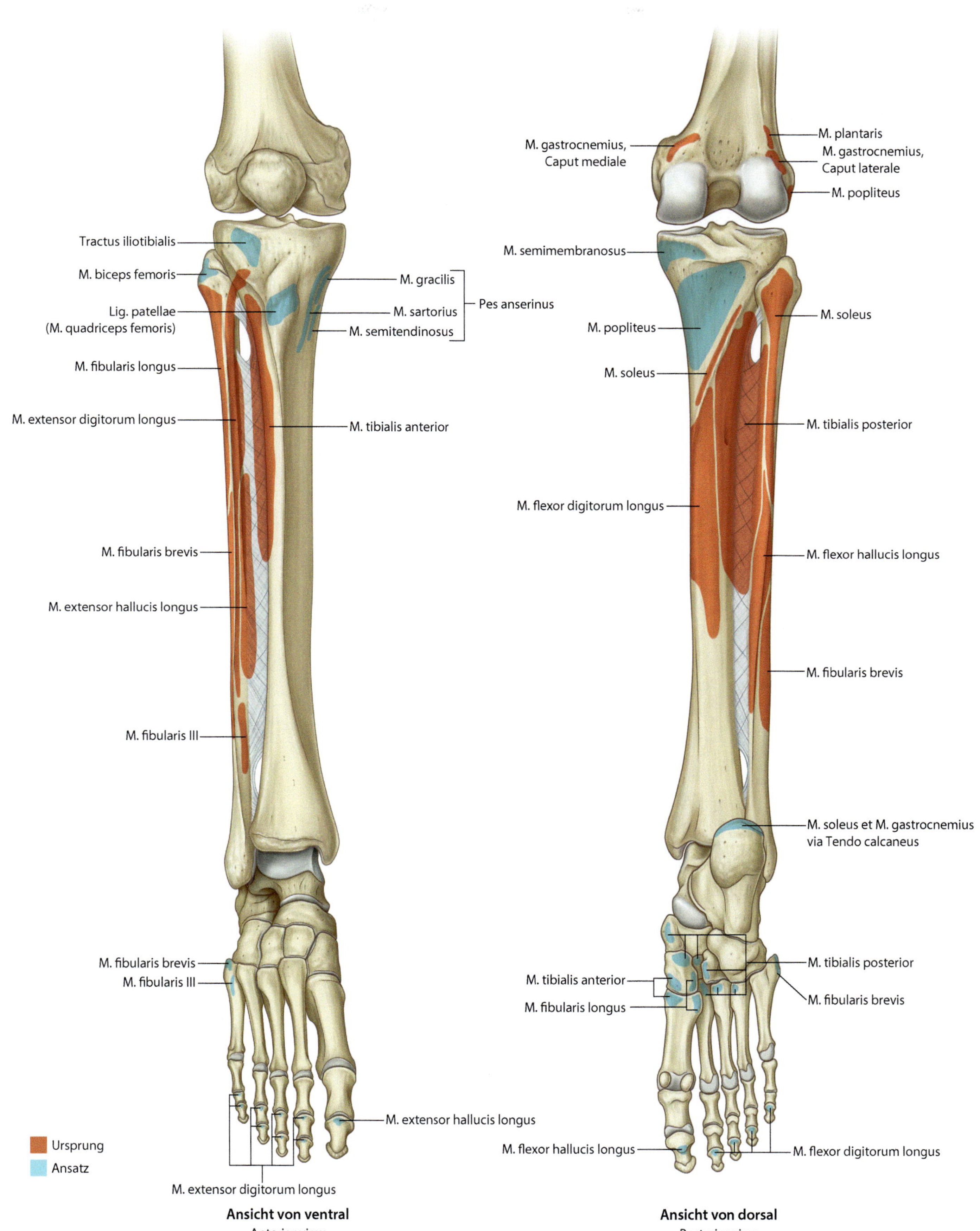

Ansicht von ventral
Anterior view

Ansicht von dorsal
Posterior view

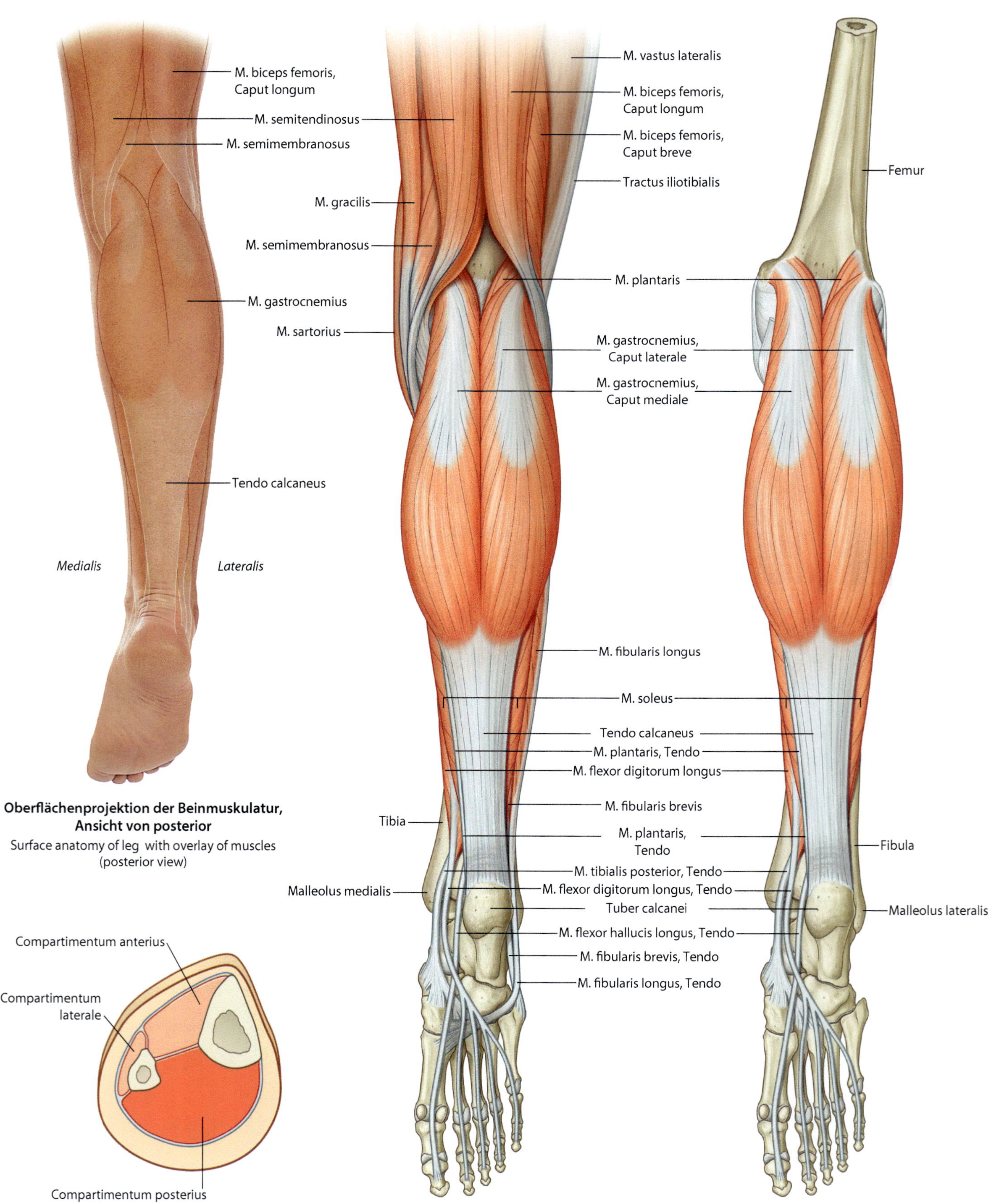

Oberflächenprojektion der Beinmuskulatur, Ansicht von posterior
Surface anatomy of leg with overlay of muscles (posterior view)

Oberflächliche Schicht der Beinmuskulatur, Ansicht von dorsal
Superficial muscles of leg (posterior view)

Oberflächliche Schicht der Muskeln des Compartimentum cruris posteri
Superficial muscles of the posterior compartment of leg

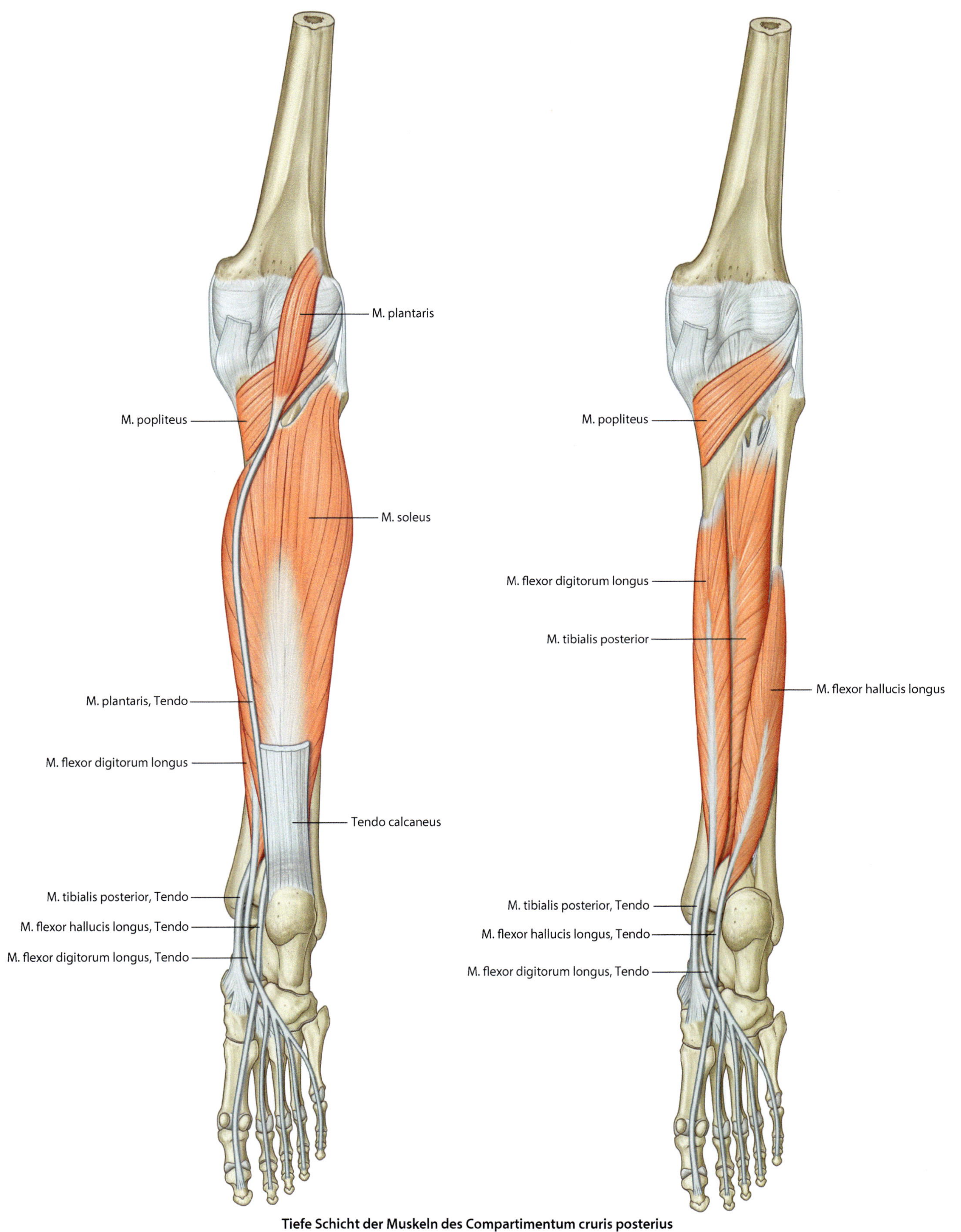

Tiefe Schicht der Muskeln des Compartimentum cruris posterius
Deep muscles of the posterior compartment of leg

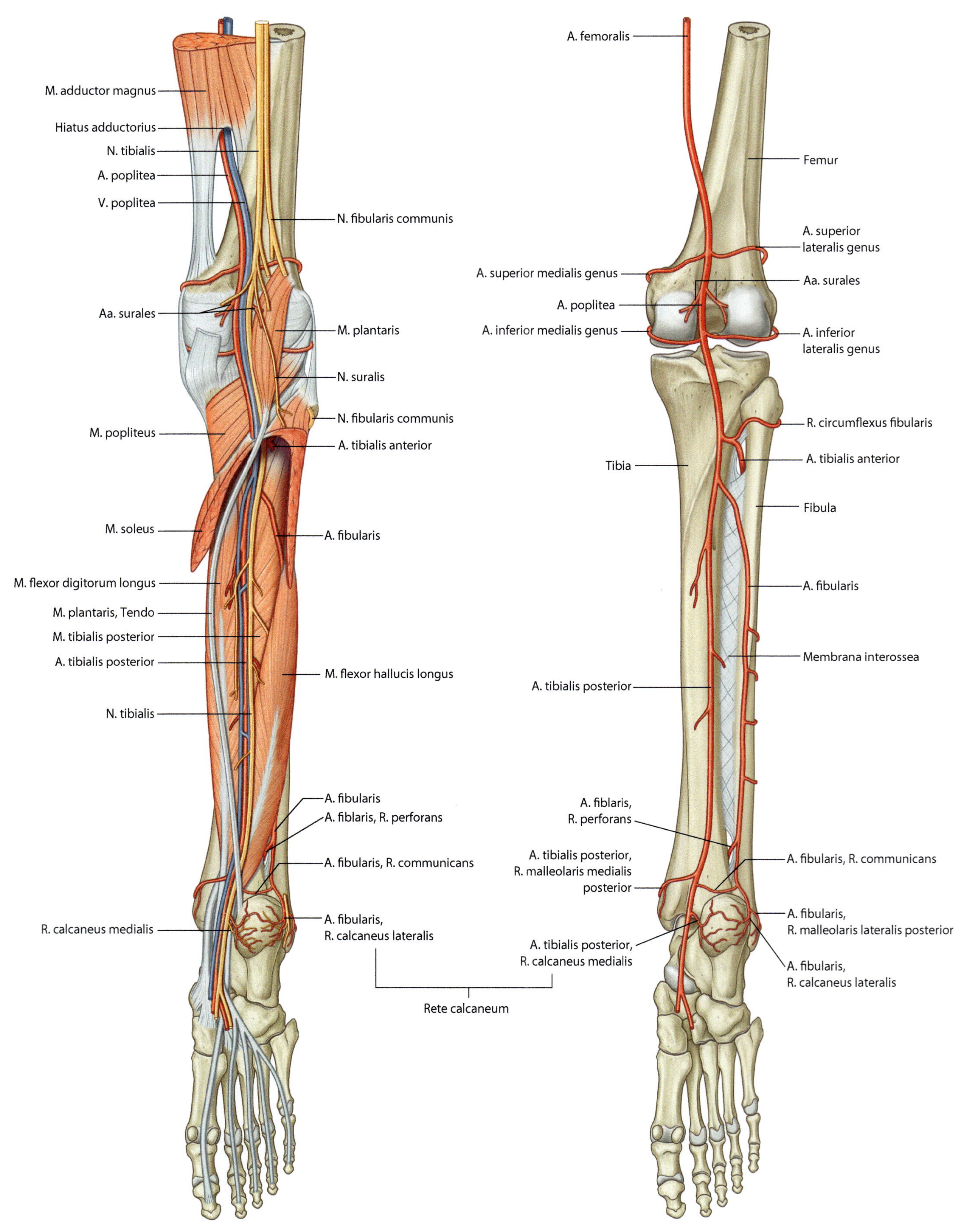

Arterien und Nerven des Beines, Ansicht von dorsal
Arteries and nerves of leg (posterior view)

Arterien des Beines, Ansicht von dorsal
Arteries of leg (posterior view)

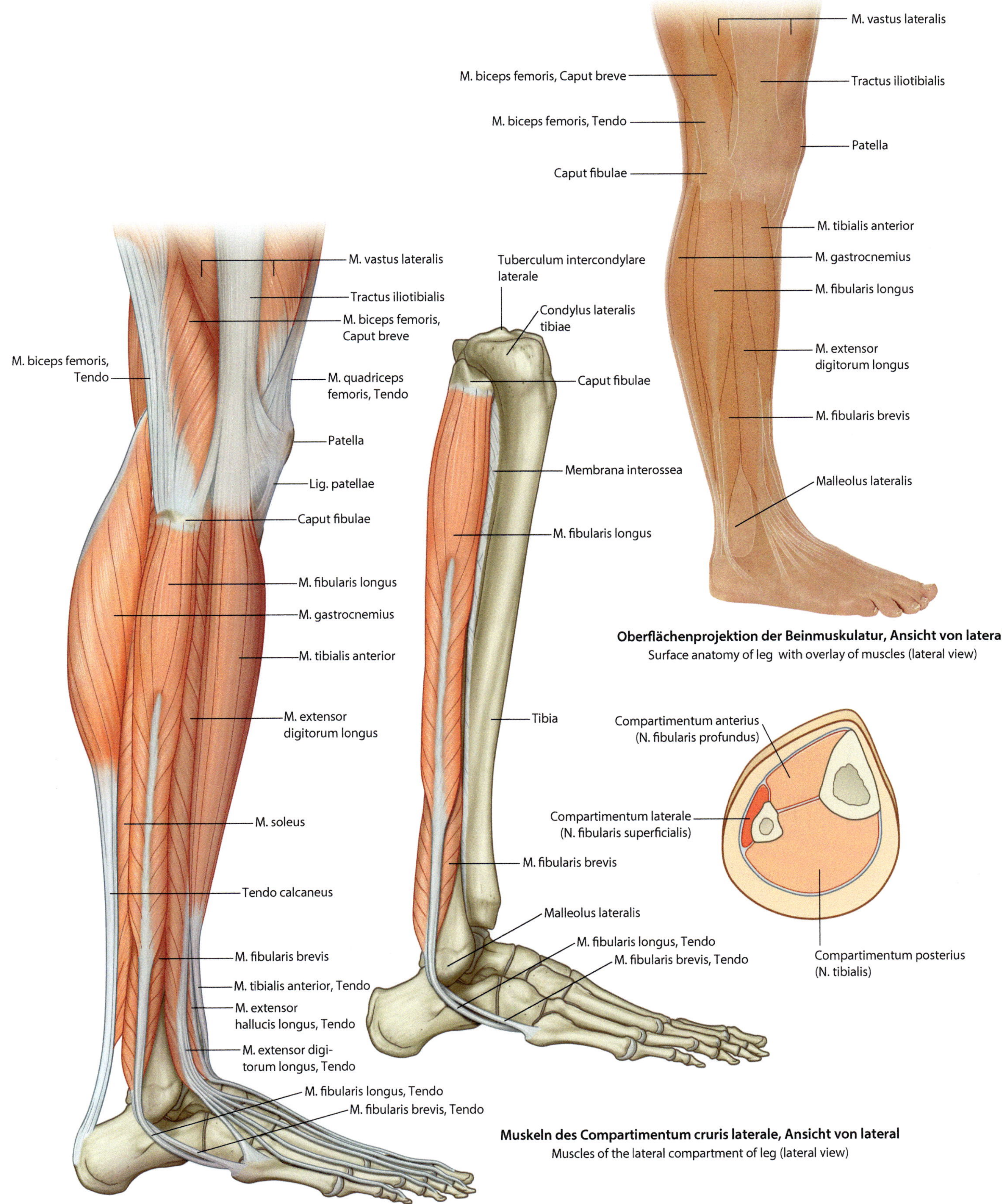

Oberflächenprojektion der Beinmuskulatur, Ansicht von lateral
Surface anatomy of leg with overlay of muscles (lateral view)

Muskeln des Compartimentum cruris laterale, Ansicht von lateral
Muscles of the lateral compartment of leg (lateral view)

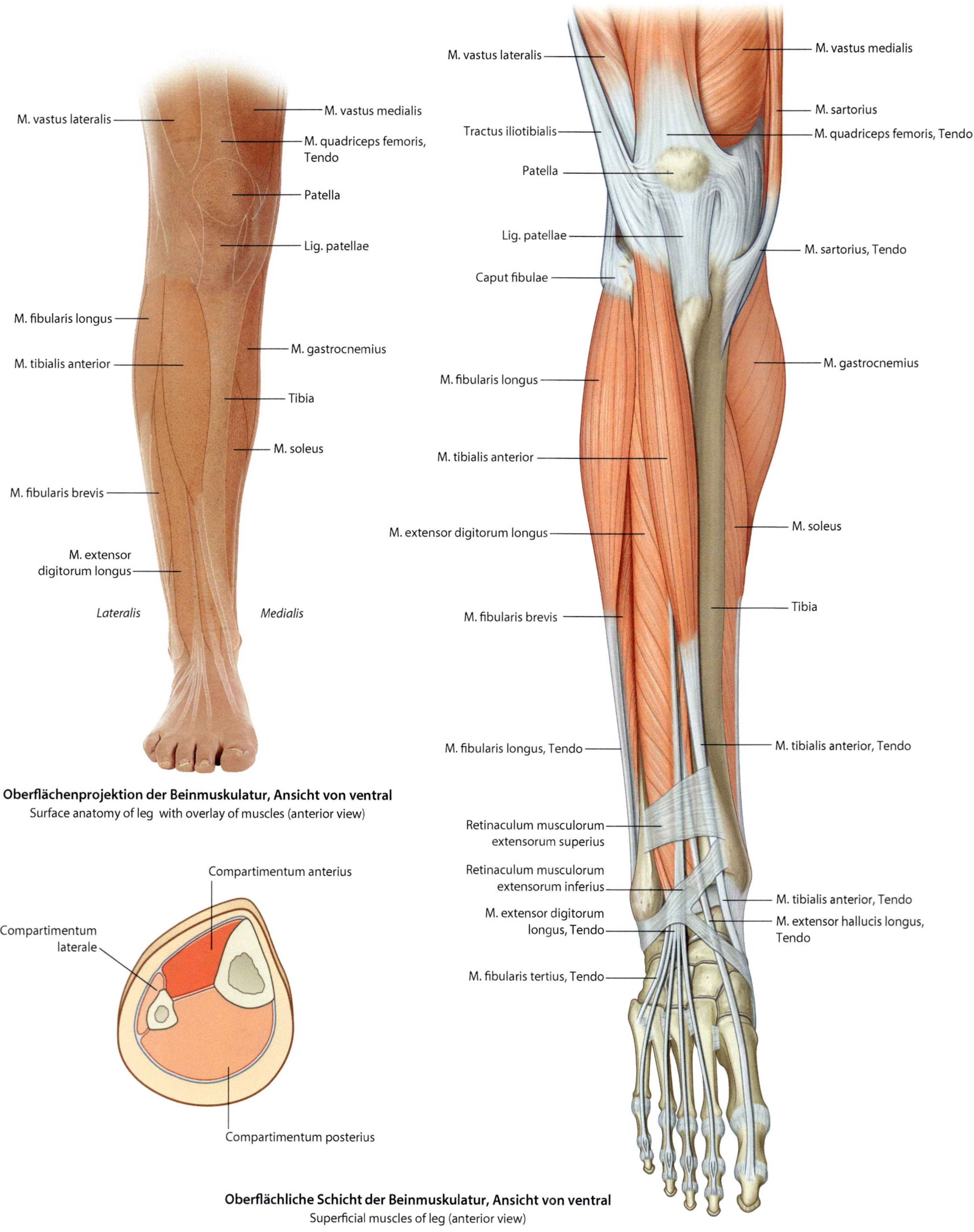

Oberflächenprojektion der Beinmuskulatur, Ansicht von ventral
Surface anatomy of leg with overlay of muscles (anterior view)

Oberflächliche Schicht der Beinmuskulatur, Ansicht von ventral
Superficial muscles of leg (anterior view)

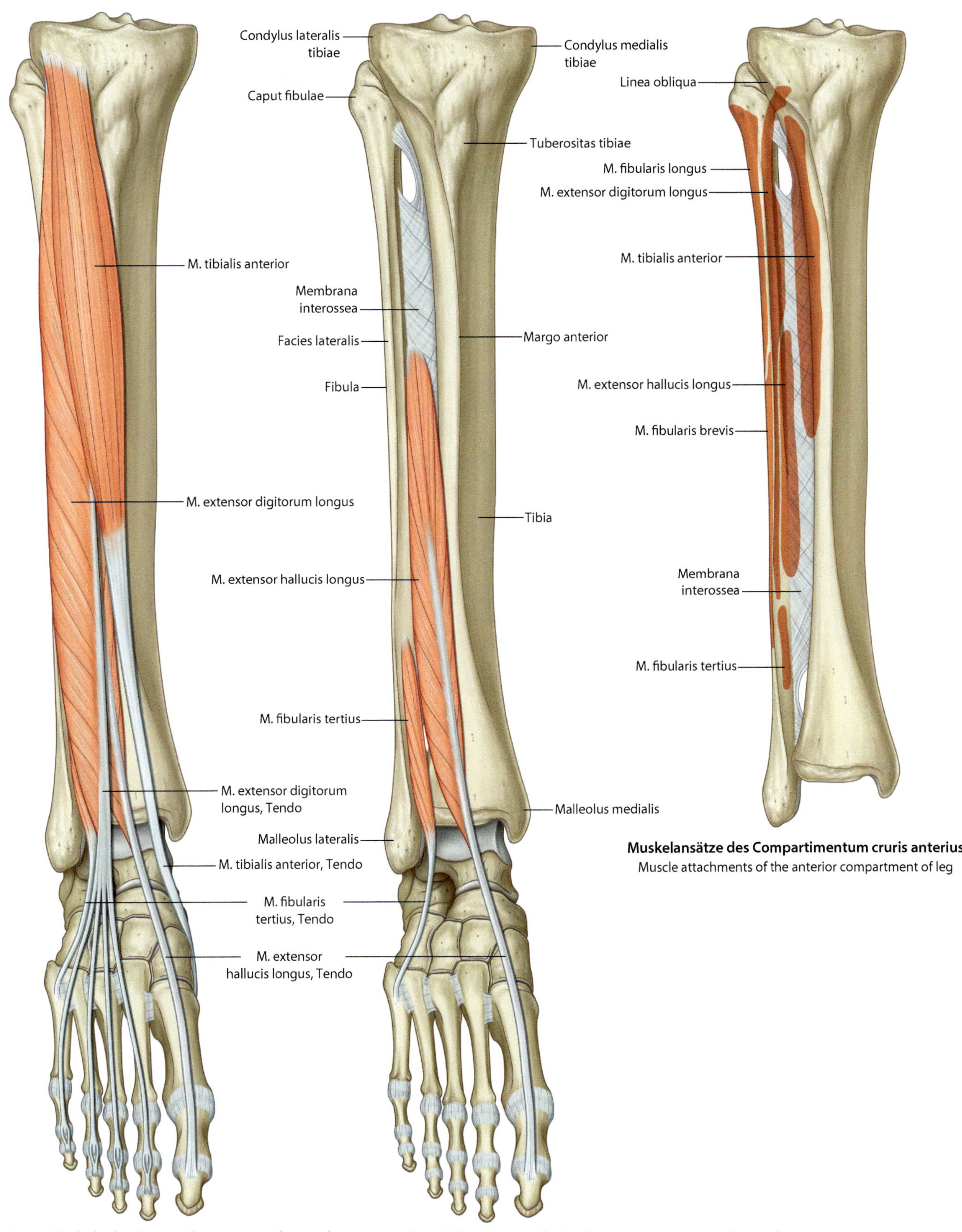

Oberflächliche Schicht der Muskeln des Compartimentum cruris anterius
Superficial muscles of the anterior compartment of leg

Tiefe Schicht der Muskeln des Compartimentum cruris anterius
Deep muscles of the anterior compartment of leg

Muskelansätze des Compartimentum cruris anterius
Muscle attachments of the anterior compartment of leg

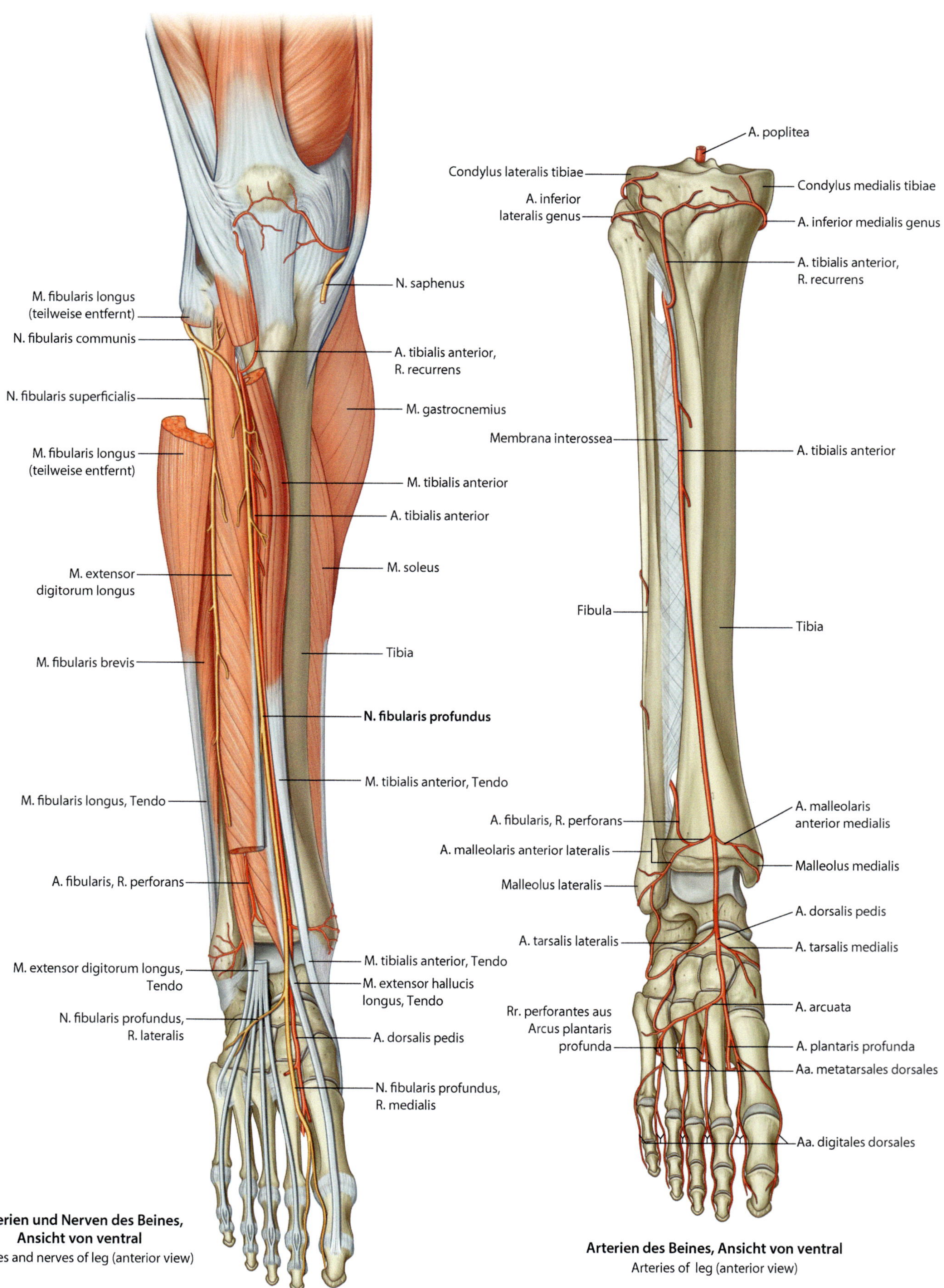

Arterien und Nerven des Beines, Ansicht von ventral
Arteries and nerves of leg (anterior view)

Arterien des Beines, Ansicht von ventral
Arteries of leg (anterior view)

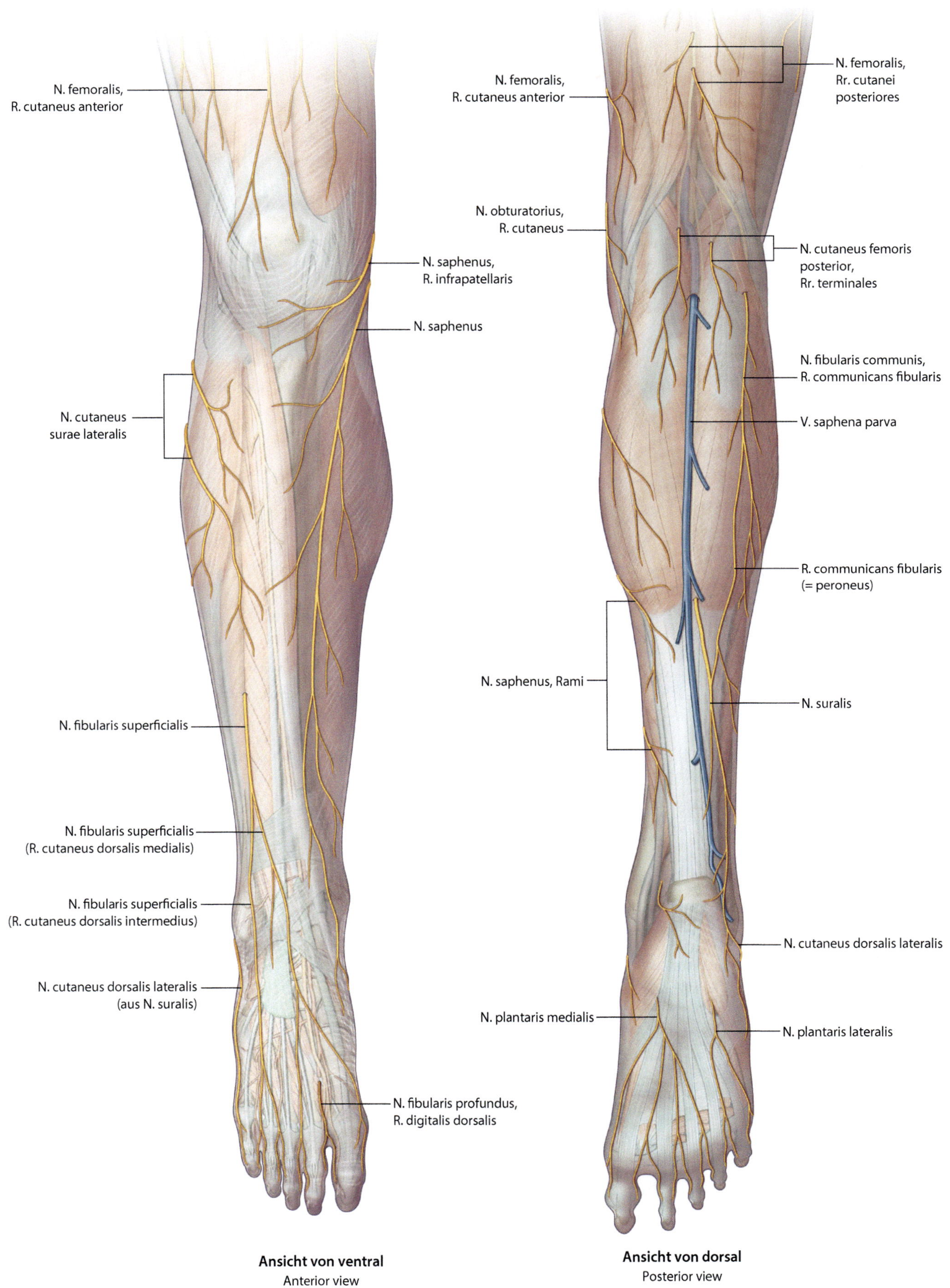

Ansicht von ventral
Anterior view

Ansicht von dorsal
Posterior view

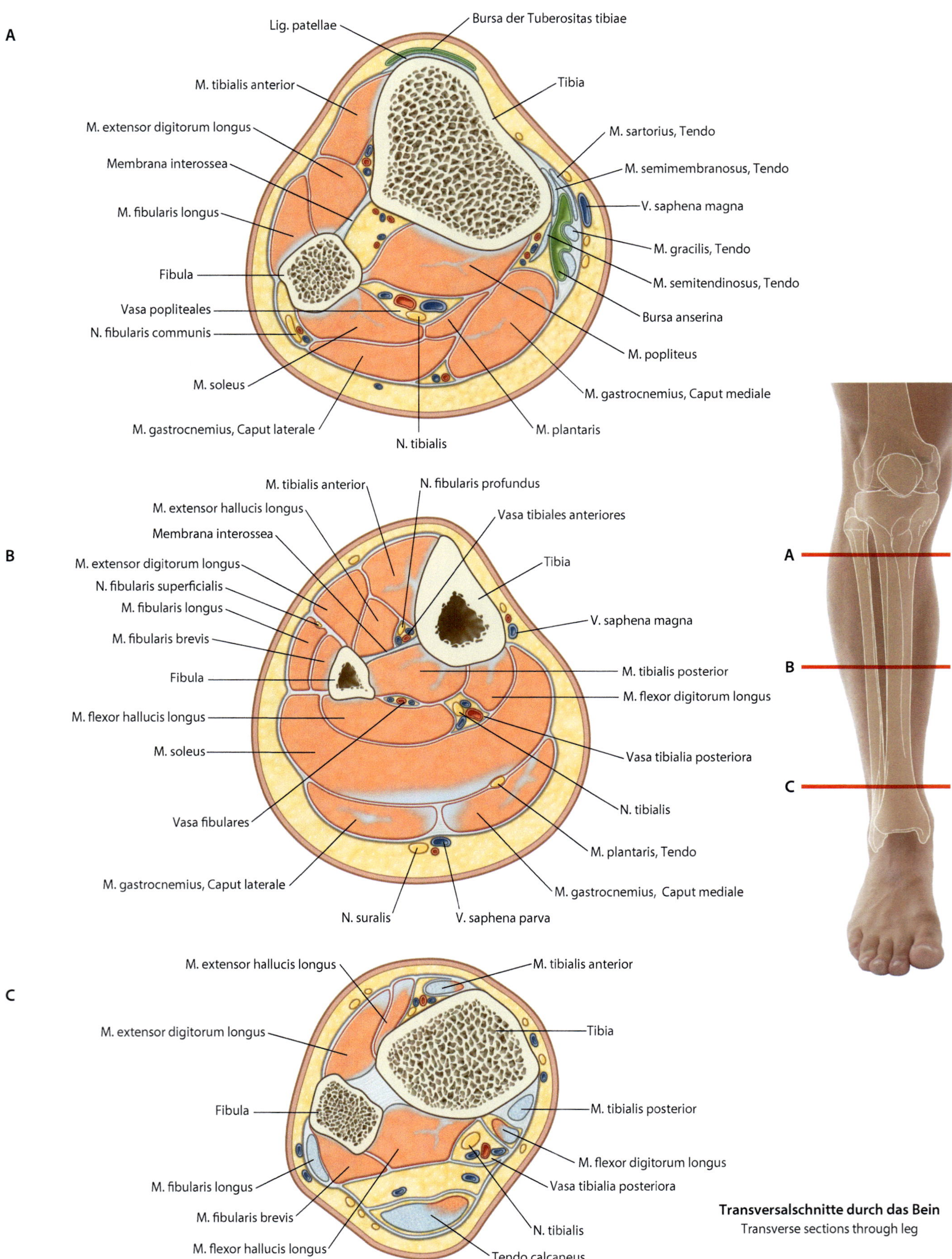

Transversalschnitte durch das Bein
Transverse sections through leg

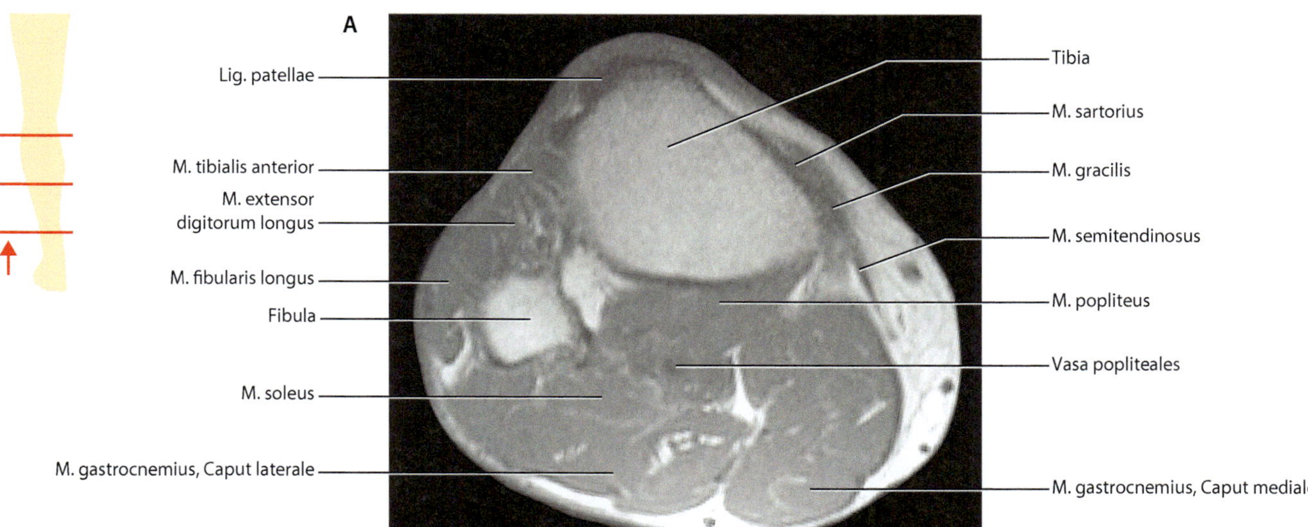

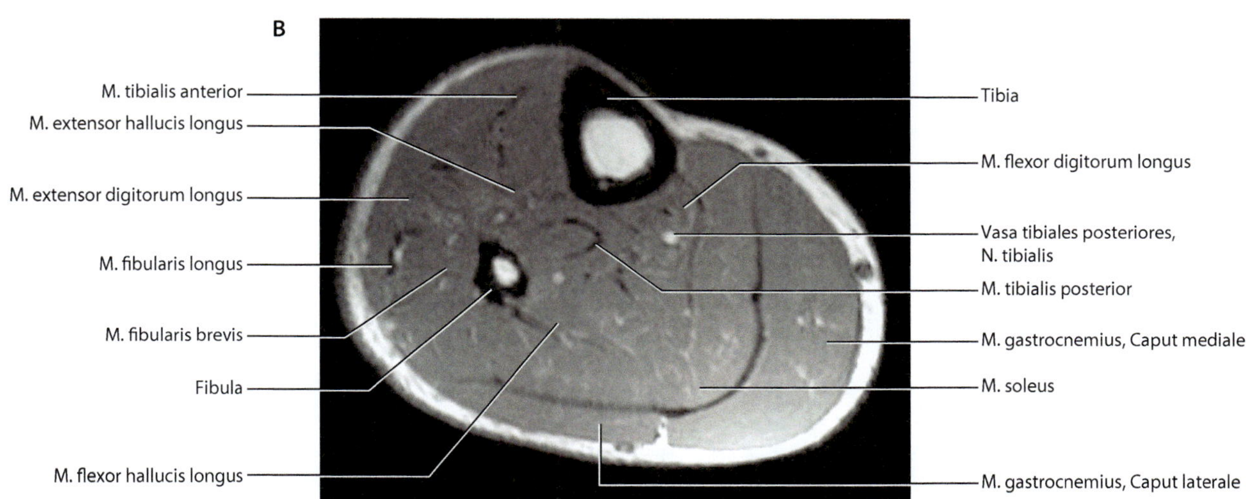

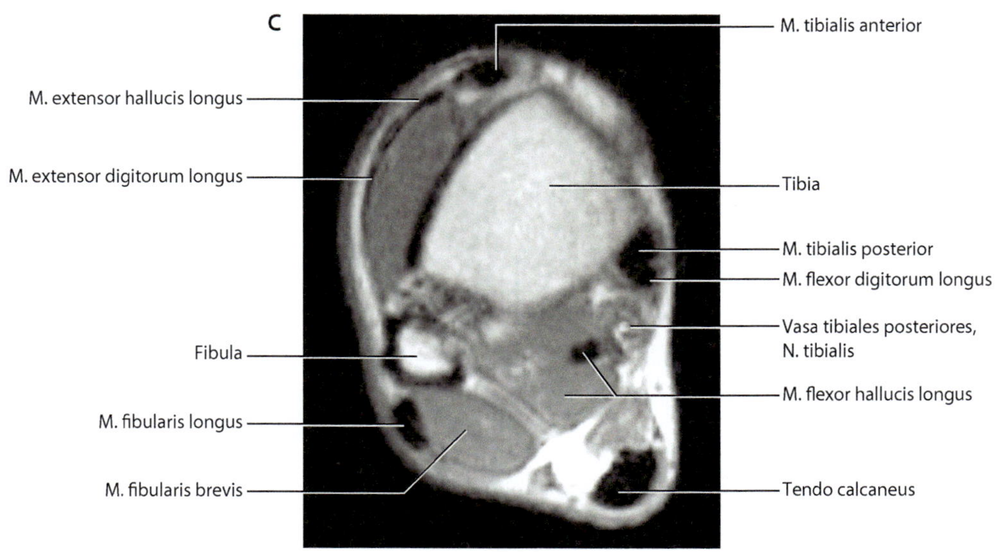

Transversal-/Axialschnitte durch das Bein:
A. Proximales/oberes Bein; T1-gewichtetes MRT in Axialebene.
B. Mittlerer Beinabschnitt; T1-gewichtetes MRT in Axialebene.
C. Distales/unteres Bein; T1-gewichtetes MRT in Axialebene

Transverse/axial sections through the leg.
A. Proximal/upper leg. T1-weighted MR image in axial plane
B. Middle leg. T1-weighted MR image in axial plane
C. Distal/lower leg. T1-weighted MR image in axial plane

Muskelansätze des Fußes
Muscle attachments of the foot

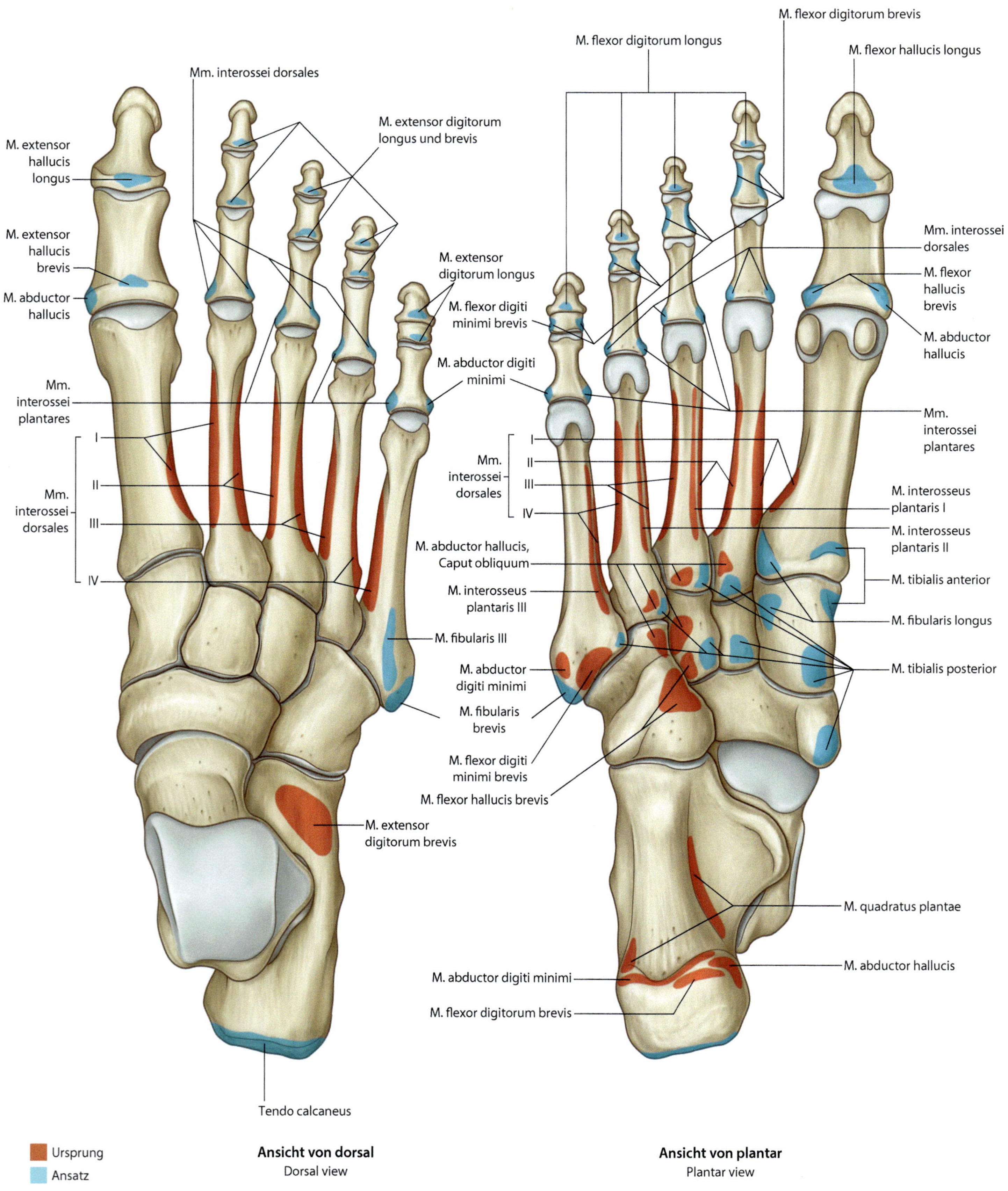

Ansicht von dorsal
Dorsal view

Ansicht von plantar
Plantar view

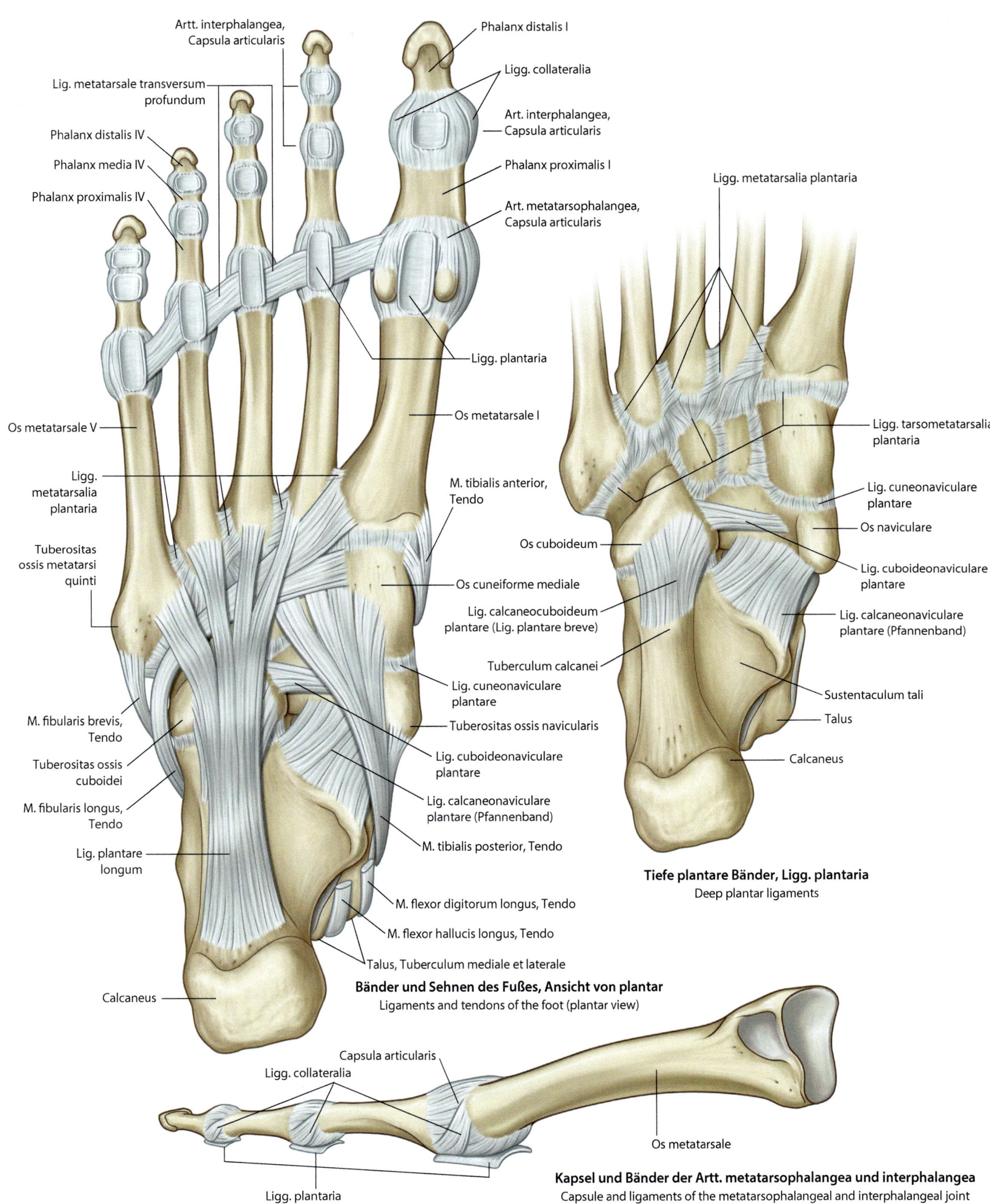

Tiefe plantare Bänder, Ligg. plantaria
Deep plantar ligaments

Bänder und Sehnen des Fußes, Ansicht von plantar
Ligaments and tendons of the foot (plantar view)

Kapsel und Bänder der Artt. metatarsophalangea und interphalangea
Capsule and ligaments of the metatarsophalangeal and interphalangeal joint

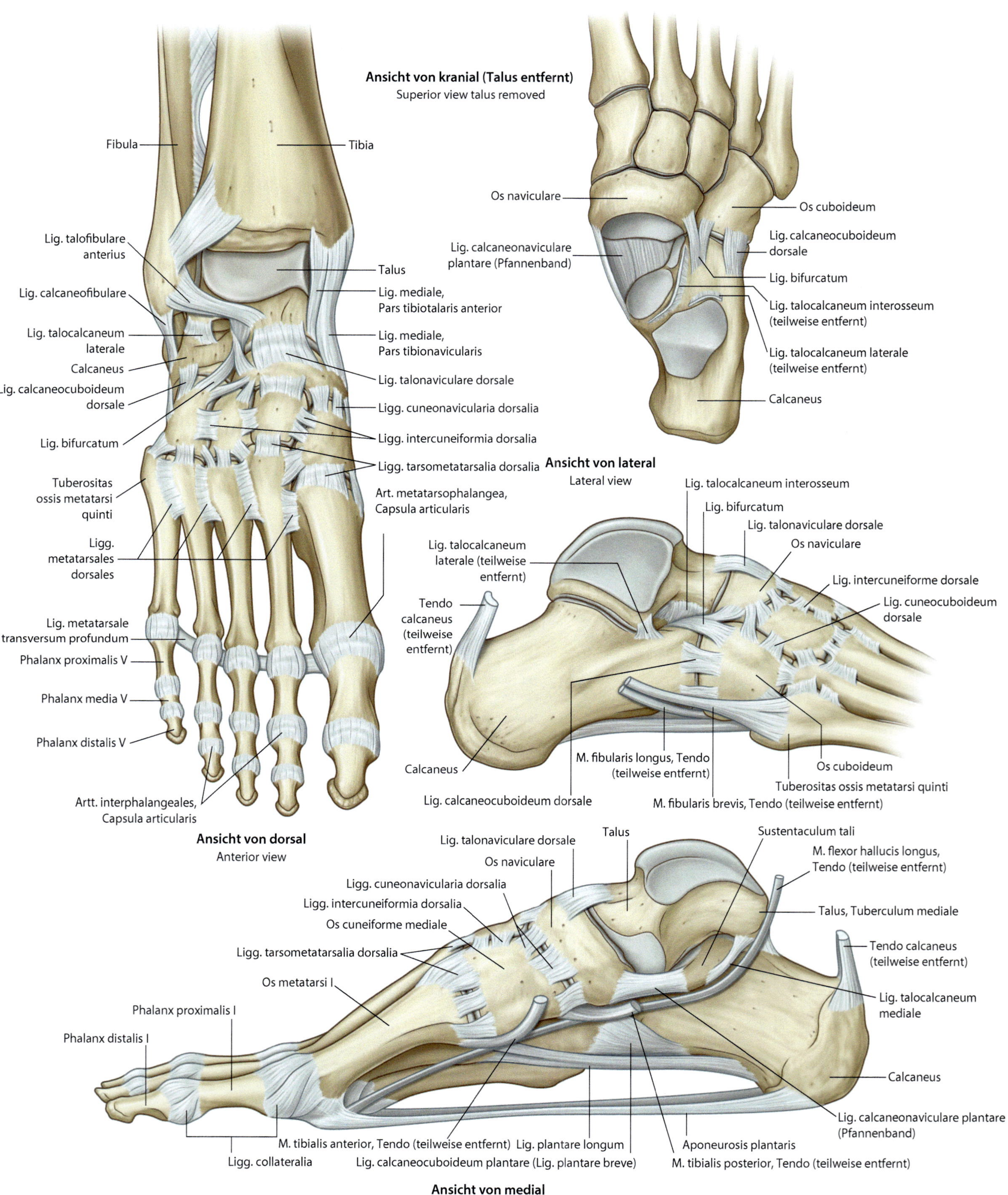
Ansicht von kranial (Talus entfernt)
Superior view talus removed
Os naviculare
Os cuboideum
Lig. calcaneonaviculare plantare (Pfannenband)
Lig. calcaneocuboideum dorsale
Lig. bifurcatum
Lig. talocalcaneum interosseum (teilweise entfernt)
Lig. talocalcaneum laterale (teilweise entfernt)
Calcaneus
Fibula
Tibia
Lig. talofibulare anterius
Talus
Lig. calcaneofibulare
Lig. mediale, Pars tibiotalaris anterior
Lig. talocalcaneum laterale
Lig. mediale, Pars tibionavicularis
Calcaneus
Lig. calcaneocuboideum dorsale
Lig. talonaviculare dorsale
Ligg. cuneonavicularia dorsalia
Lig. bifurcatum
Ligg. intercuneiformia dorsalia
Ligg. tarsometatarsalia dorsalia
Tuberositas ossis metatarsi quinti
Art. metatarsophalangea, Capsula articularis
Ligg. metatarsales dorsales
Lig. metatarsale transversum profundum
Phalanx proximalis V
Phalanx media V
Phalanx distalis V
Artt. interphalangeales, Capsula articularis
Ansicht von dorsal
Anterior view
Ansicht von lateral
Lateral view
Lig. talocalcaneum interosseum
Lig. bifurcatum
Lig. talonaviculare dorsale
Os naviculare
Lig. talocalcaneum laterale (teilweise entfernt)
Lig. intercuneiforme dorsale
Lig. cuneocuboideum dorsale
Tendo calcaneus (teilweise entfernt)
Calcaneus
M. fibularis longus, Tendo (teilweise entfernt)
Os cuboideum
Tuberositas ossis metatarsi quinti
Lig. calcaneocuboideum dorsale
M. fibularis brevis, Tendo (teilweise entfernt)
Talus
Sustentaculum tali
Lig. talonaviculare dorsale
M. flexor hallucis longus, Tendo (teilweise entfernt)
Os naviculare
Ligg. cuneonavicularia dorsalia
Talus, Tuberculum mediale
Ligg. intercuneiformia dorsalia
Os cuneiforme mediale
Tendo calcaneus (teilweise entfernt)
Ligg. tarsometatarsalia dorsalia
Os metatarsi I
Lig. talocalcaneum mediale
Phalanx proximalis I
Phalanx distalis I
Calcaneus
Lig. calcaneonaviculare plantare (Pfannenband)
M. tibialis anterior, Tendo (teilweise entfernt)
Lig. plantare longum
Aponeurosis plantaris
Ligg. collateralia
Lig. calcaneocuboideum plantare (Lig. plantare breve)
M. tibialis posterior, Tendo (teilweise entfernt)
Ansicht von medial
Medial view

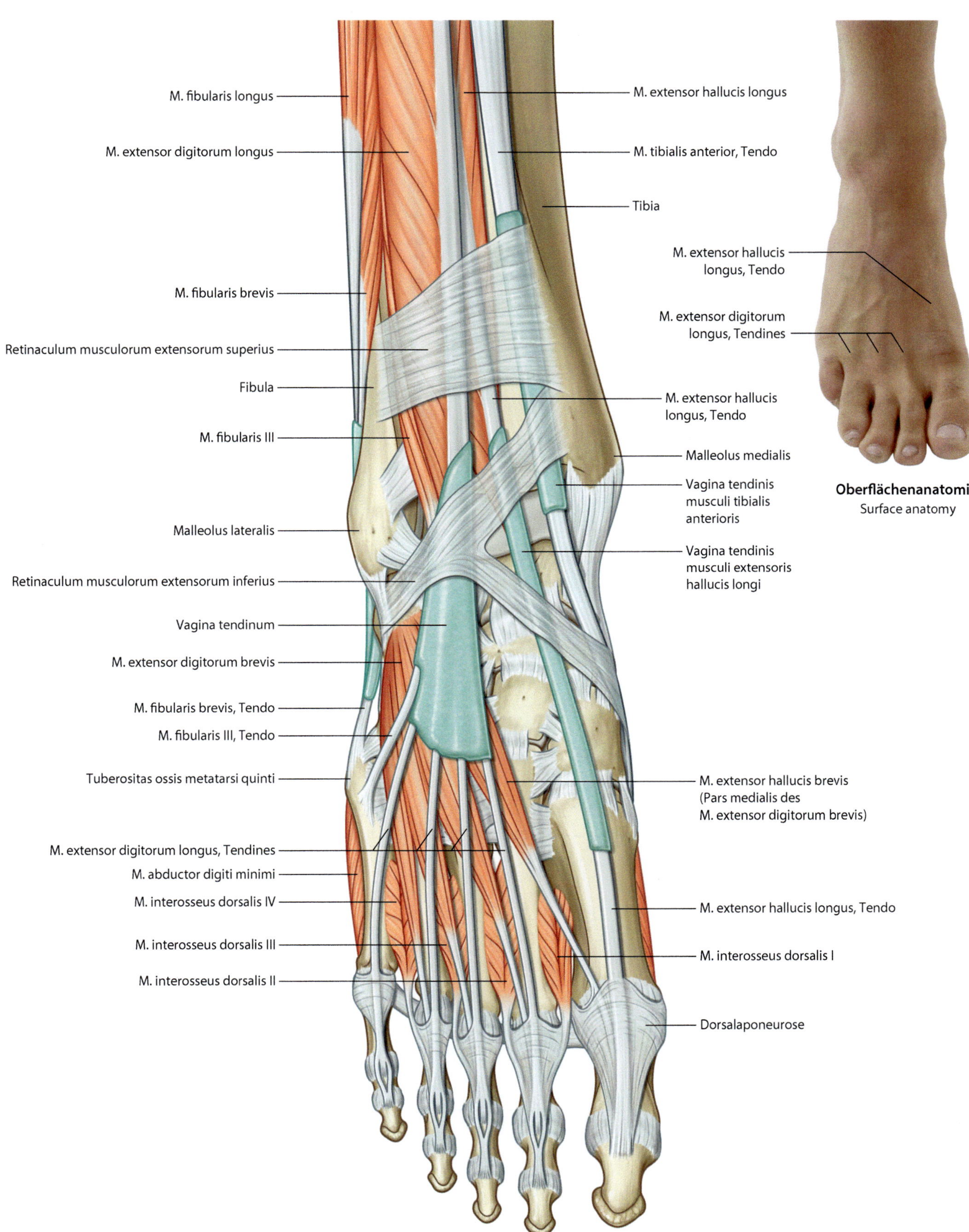

Oberflächenanatomie
Surface anatomy

Oberflächliche Strukturen des Fußes, Ansicht von dorsal
Superficial structures of the foot (dorsal view)

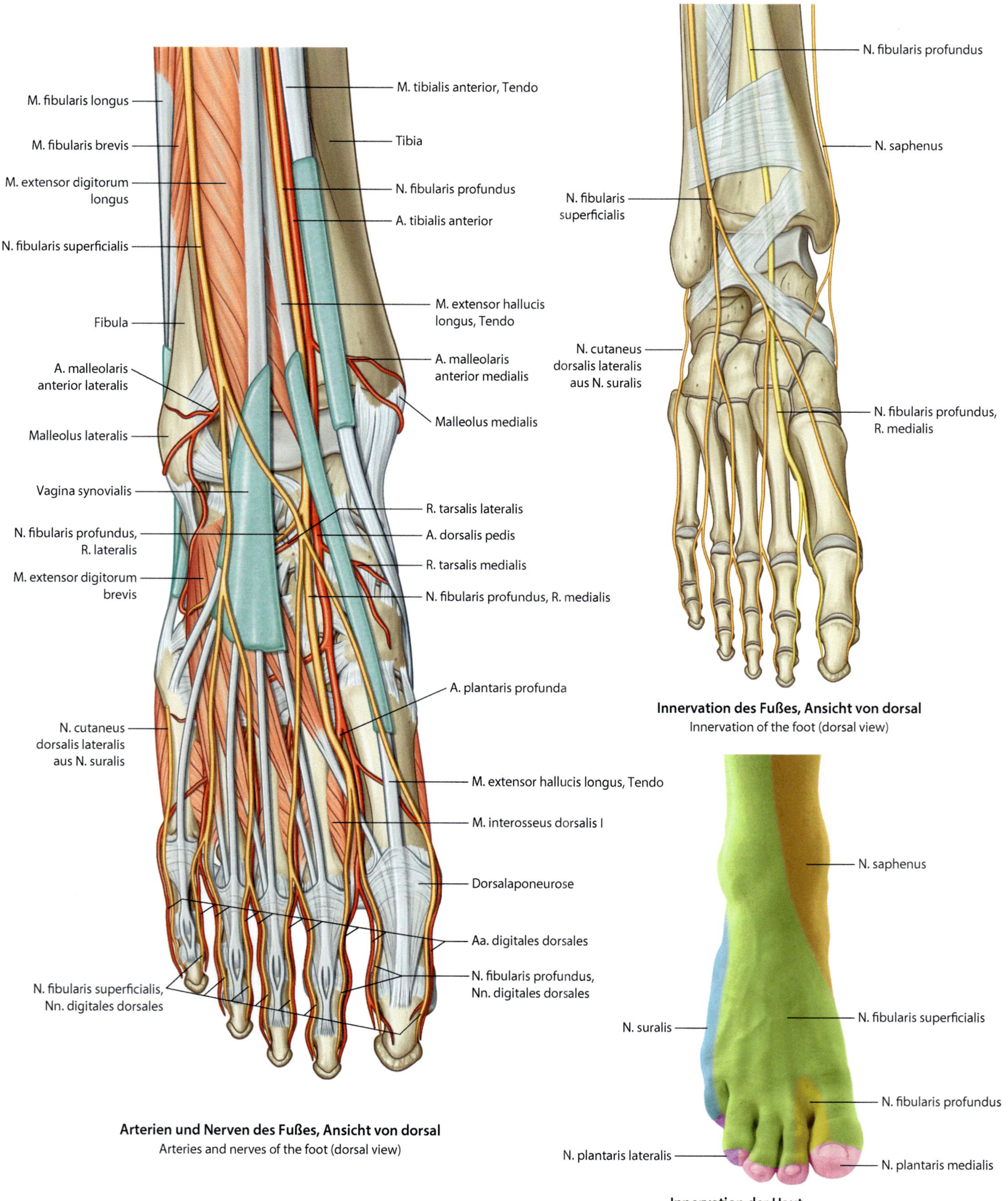

Arterien und Nerven des Fußes, Ansicht von dorsal
Arteries and nerves of the foot (dorsal view)

Innervation des Fußes, Ansicht von dorsal
Innervation of the foot (dorsal view)

Innervation der Haut
Cutaneous distribution

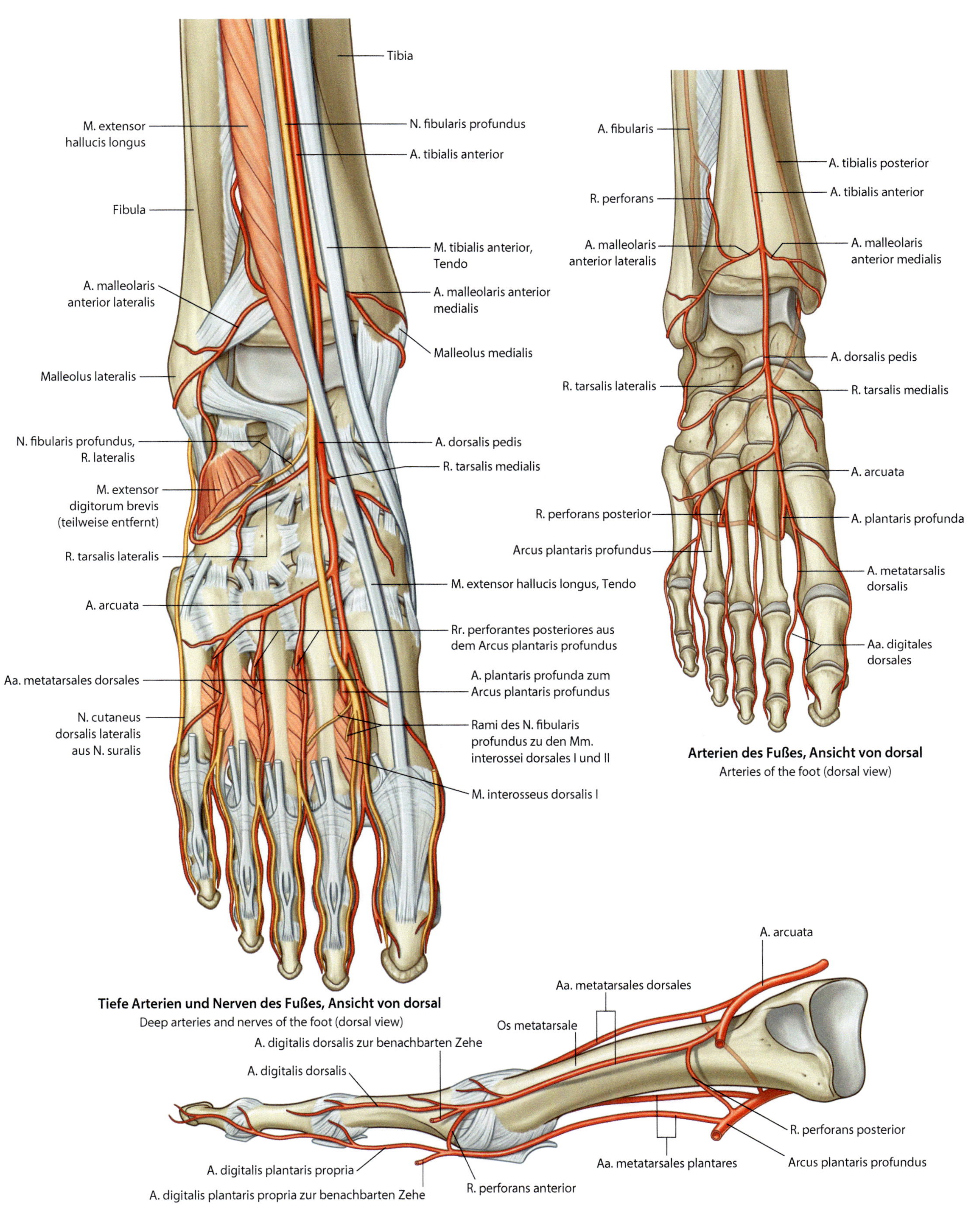

Tiefe Arterien und Nerven des Fußes, Ansicht von dorsal
Deep arteries and nerves of the foot (dorsal view)

Arterien des Fußes, Ansicht von dorsal
Arteries of the foot (dorsal view)

Arterien der mittleren Zehe, Digitus tertius [III]
Arteries of digit III (middle toe)

Plantaraponeurose
Plantar aponeurosis

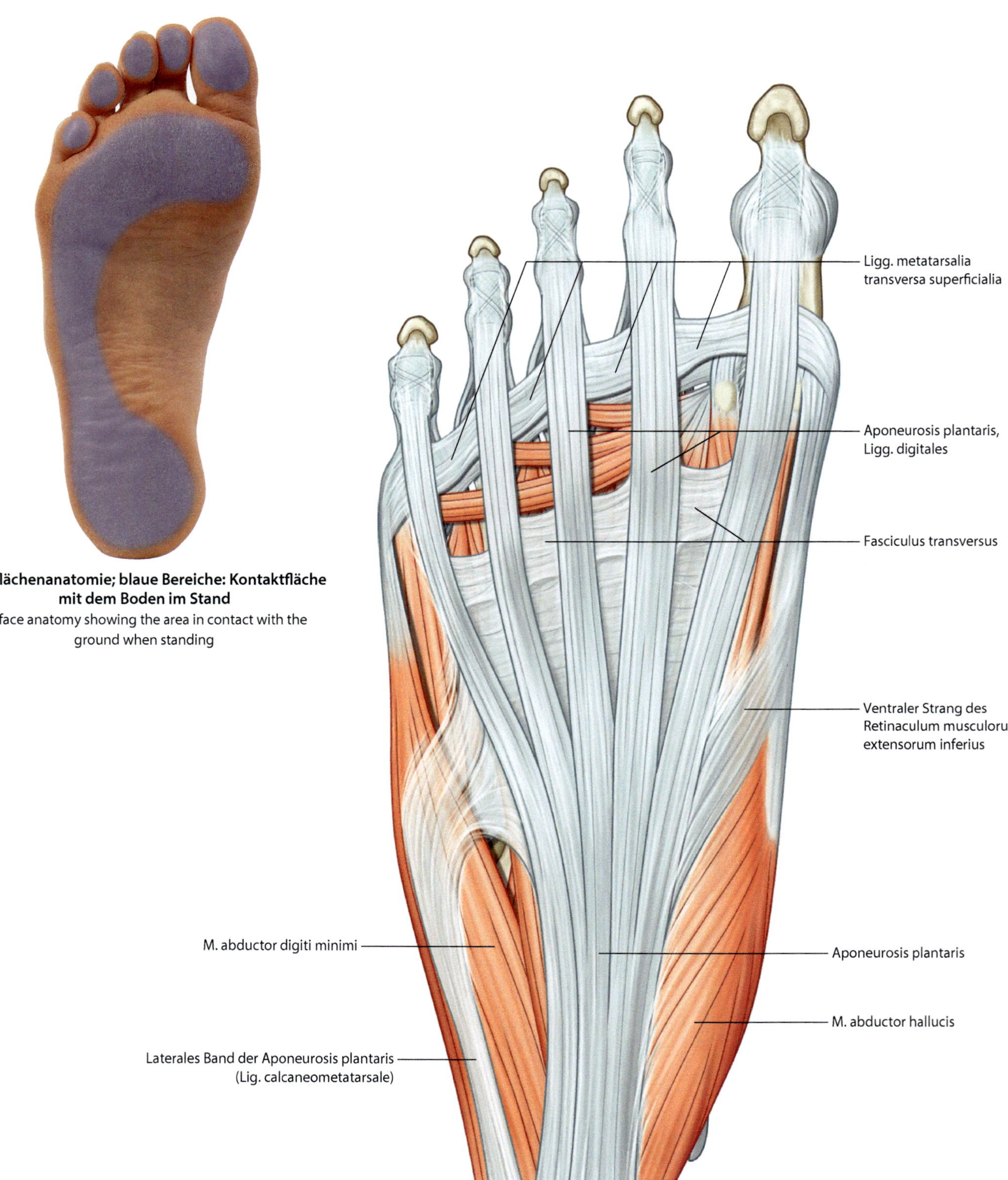

Oberflächenanatomie; blaue Bereiche: Kontaktfläche mit dem Boden im Stand
Surface anatomy showing the area in contact with the ground when standing

Oberflächliche Strukturen der Fußsohle, Planta pedis
Superficial structures of the foot (plantar view)

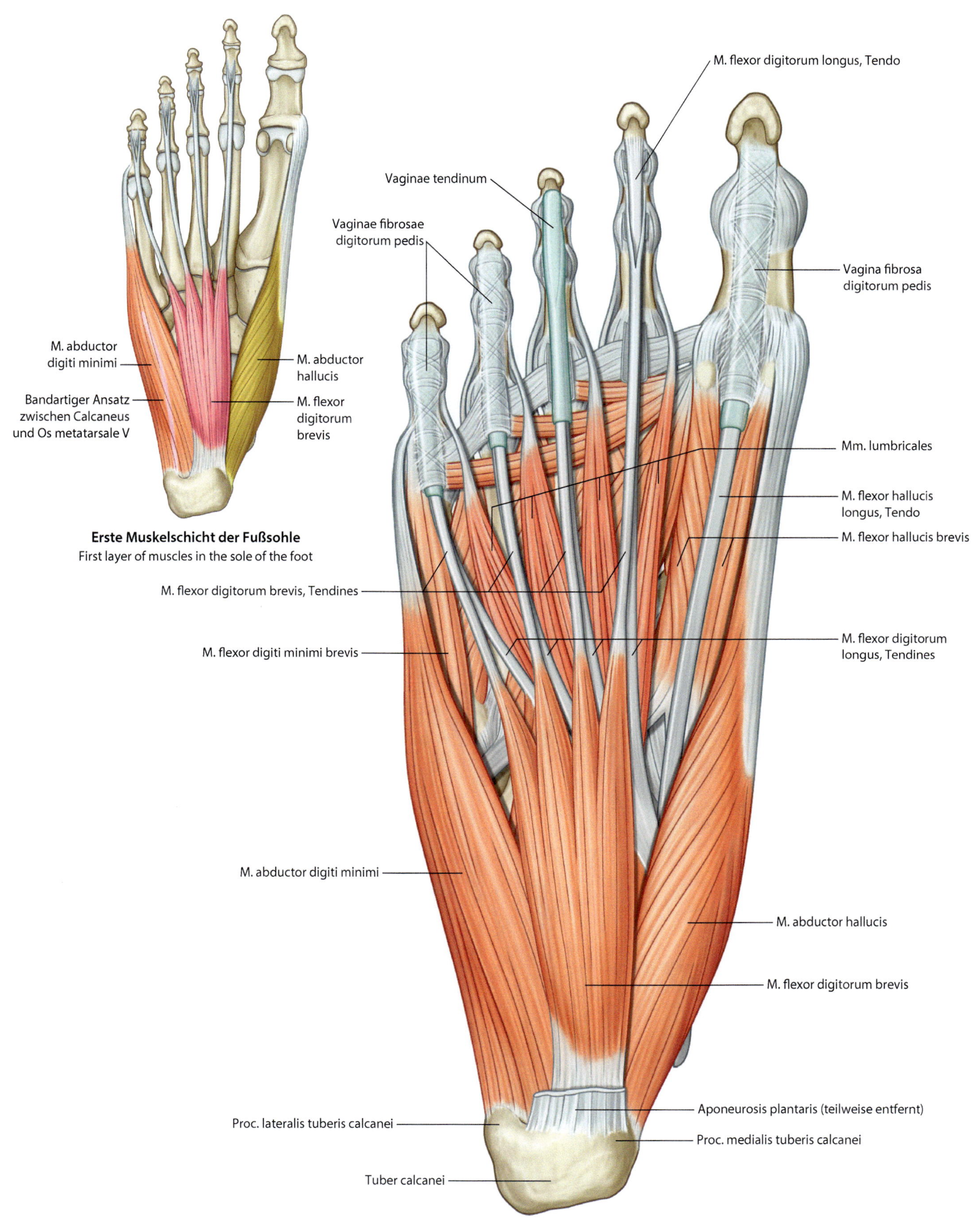

Erste Muskelschicht der Fußsohle
First layer of muscles in the sole of the foot

Muskeln der Fußsohle (erste Schicht)
Muscles of sole of foot (first layer)

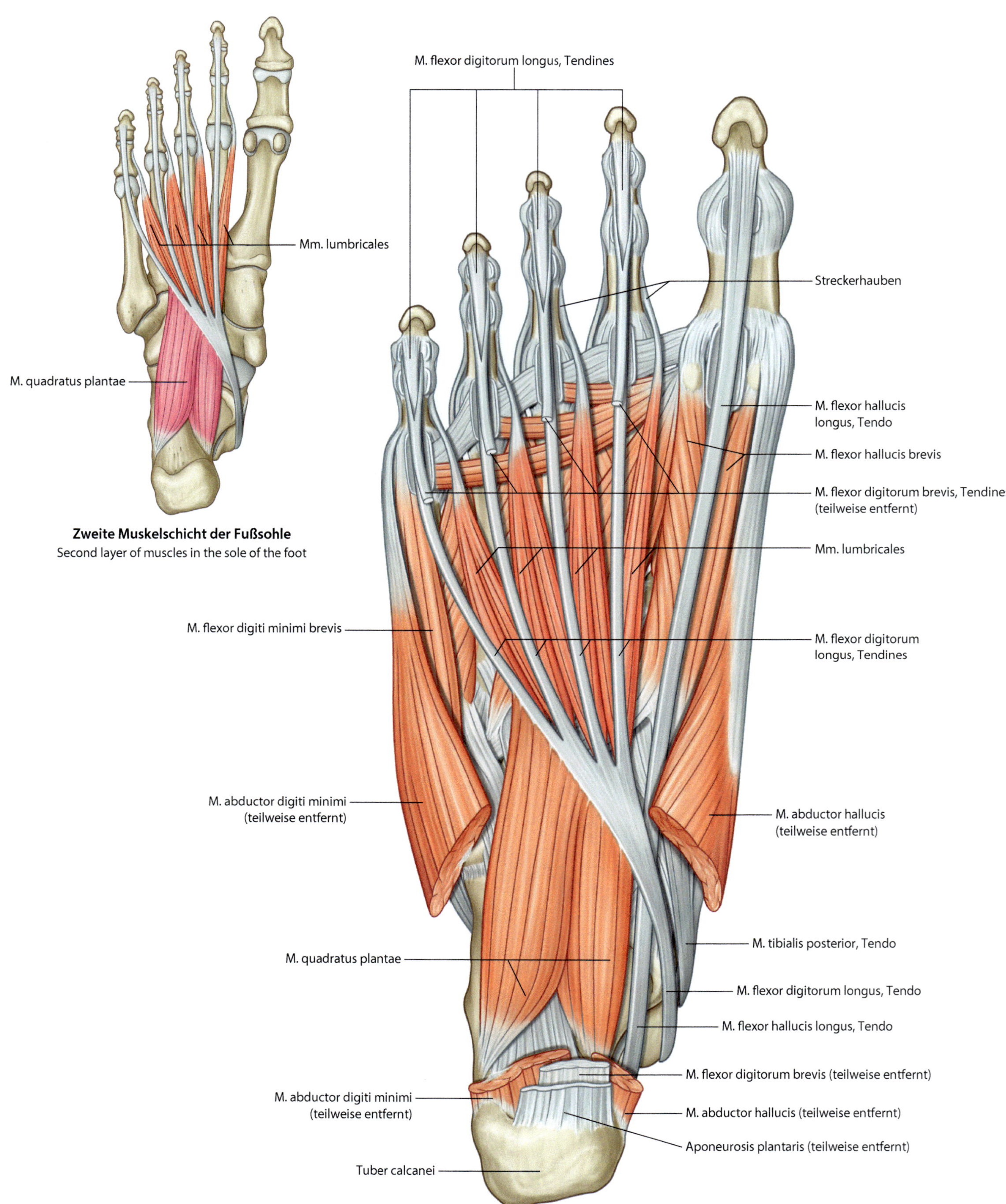

Zweite Muskelschicht der Fußsohle
Second layer of muscles in the sole of the foot

Muskeln der Fußsohle (zweite Schicht)
Muscles of sole of foot (second layer)

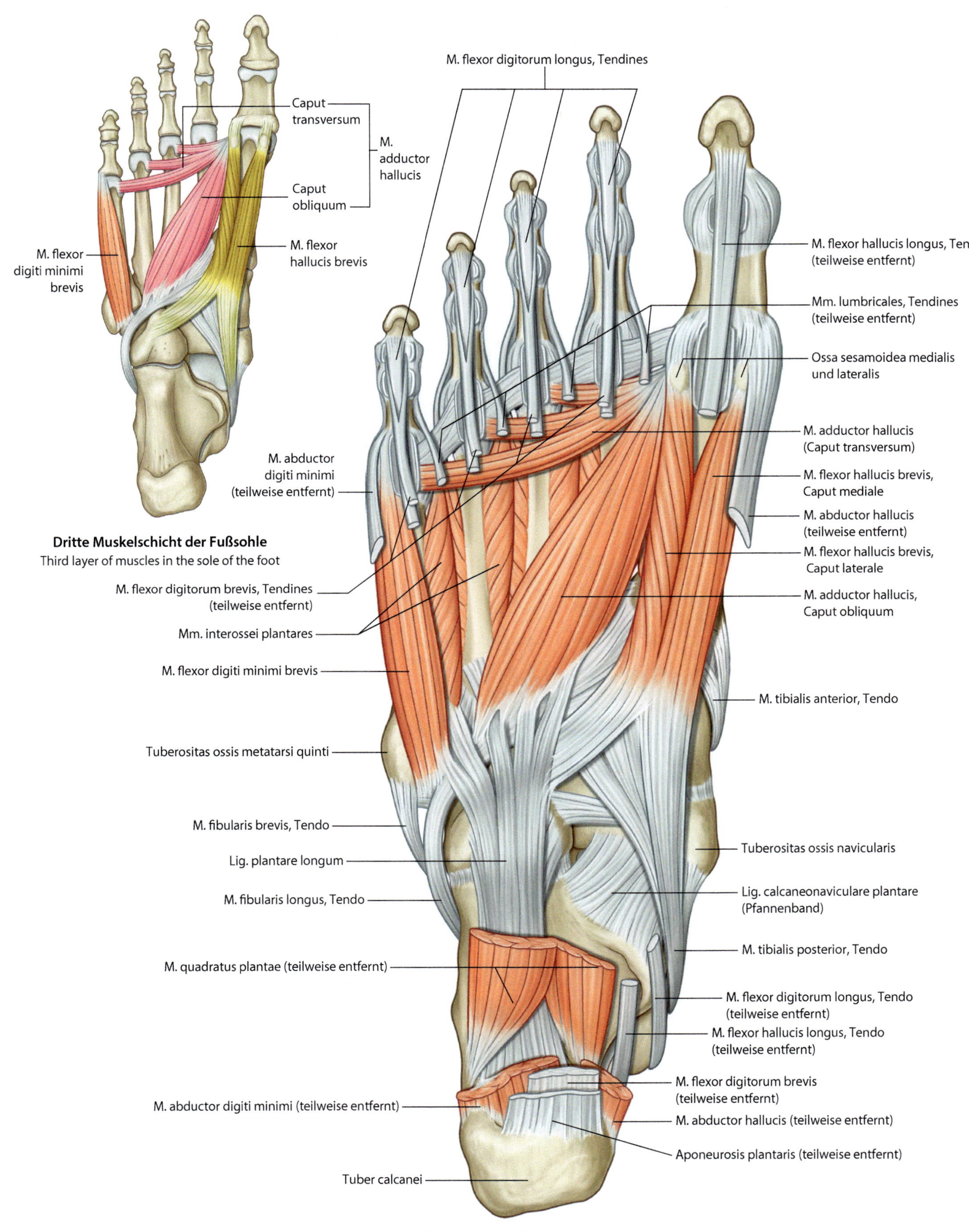

Dritte Muskelschicht der Fußsohle
Third layer of muscles in the sole of the foot

Muskeln der Fußsohle (dritte Schicht)
Muscles of sole of foot (third layer)

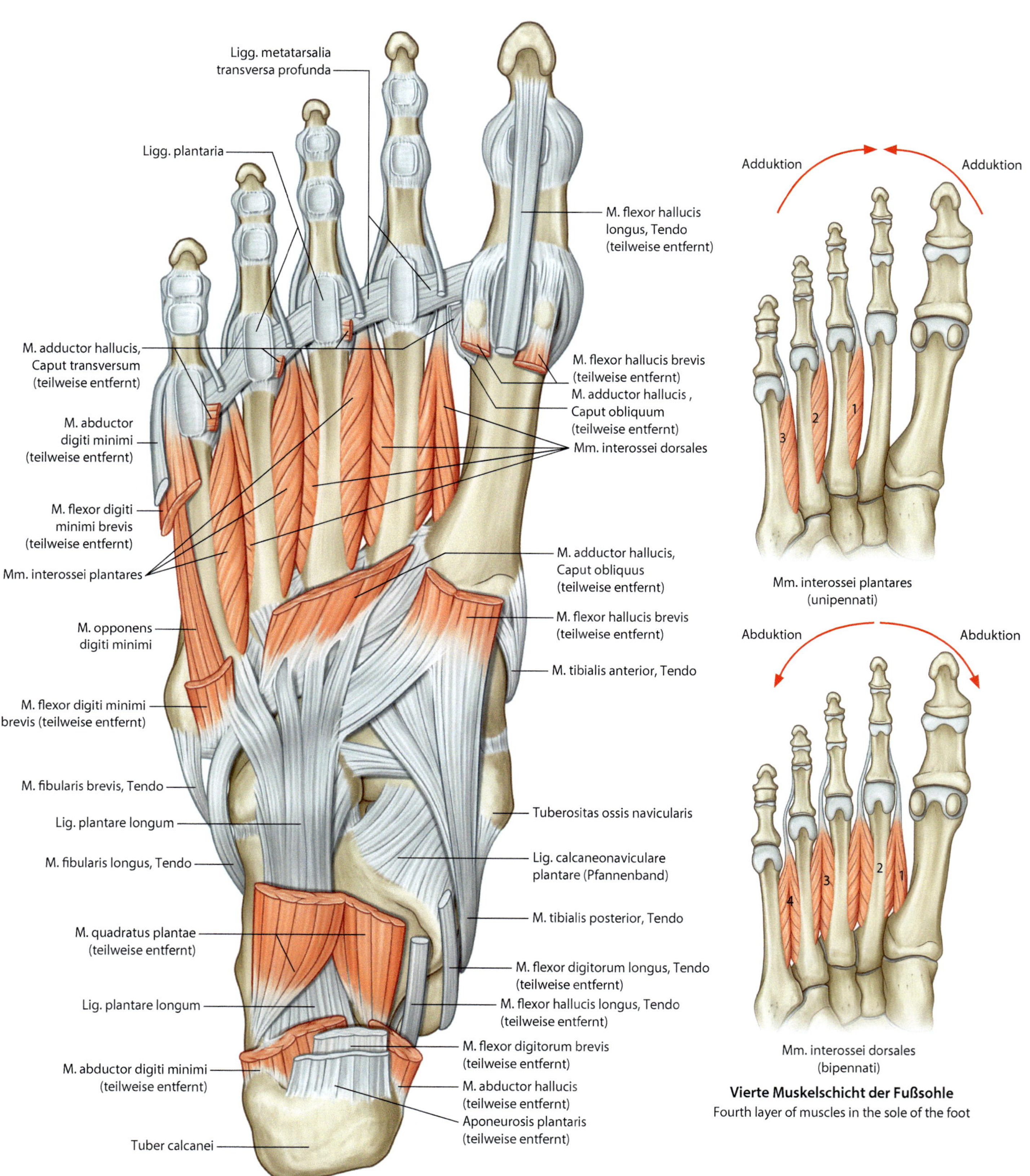

Muskeln der Fußsohle (vierte Schicht)
Muscles of sole of foot (fourth layer)

Vierte Muskelschicht der Fußsohle
Fourth layer of muscles in the sole of the foot

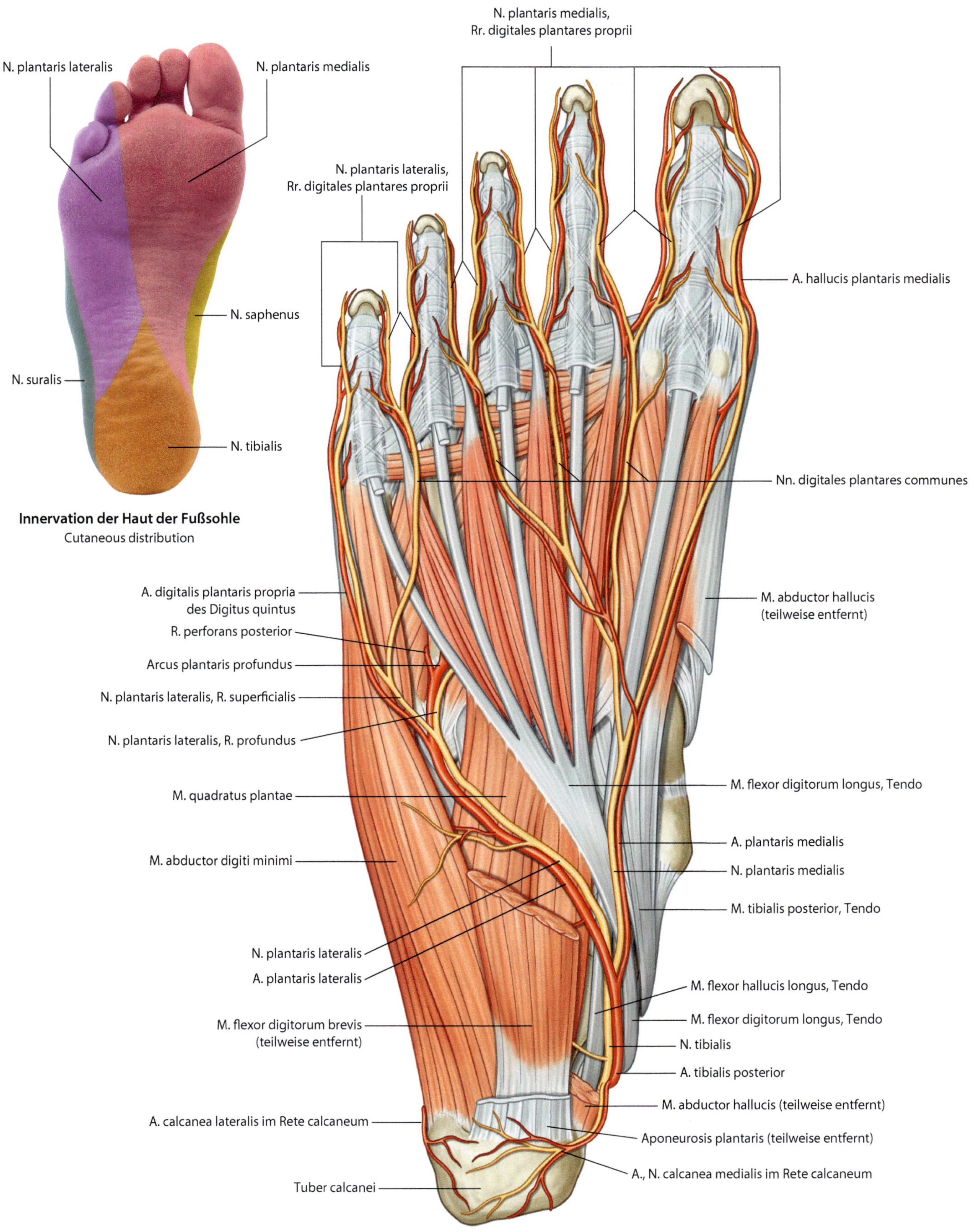

Innervation der Haut der Fußsohle
Cutaneous distribution

Arterien und Nerven der Fußsohle, Ansicht von plantar
Arteries and nerves of sole of foot (plantar view)

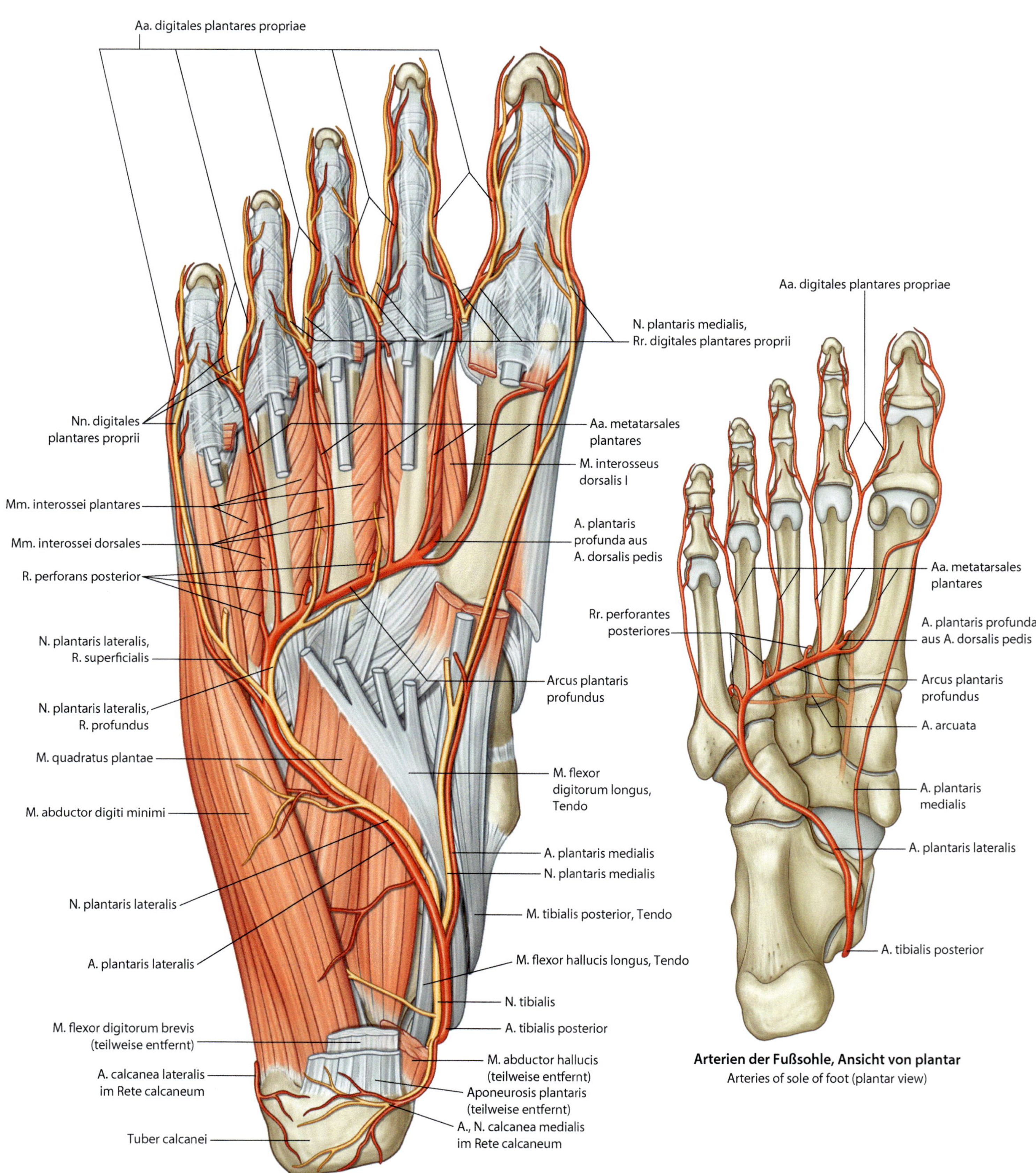

Arterien und Nerven der Fußsohle, Ansicht von plantar
Arteries and nerves of sole of foot (plantar view)

Arterien der Fußsohle, Ansicht von plantar
Arteries of sole of foot (plantar view)

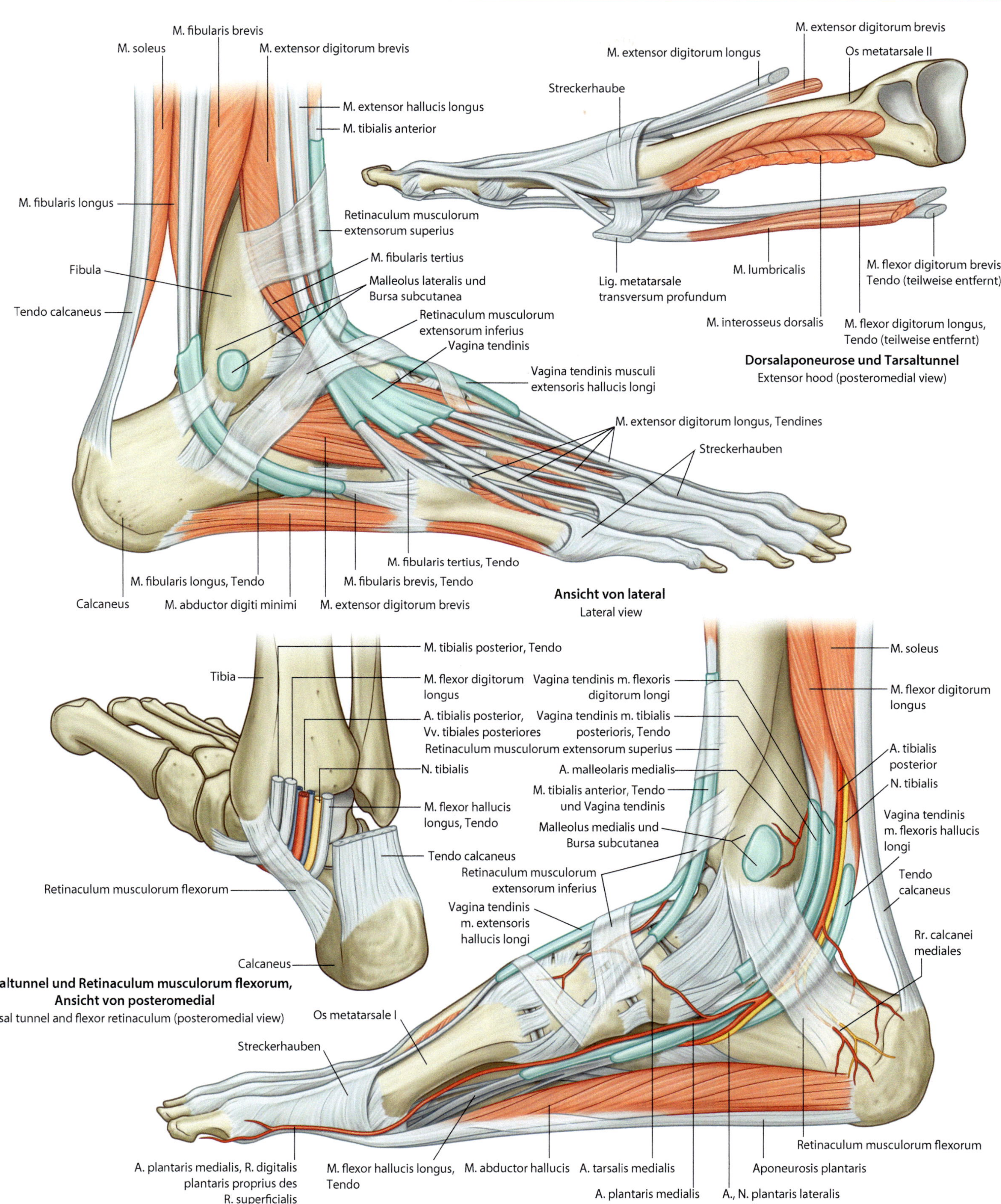

Ansicht von lateral
Lateral view

Dorsalaponeurose und Tarsaltunnel
Extensor hood (posteromedial view)

-saltunnel und Retinaculum musculorum flexorum, Ansicht von posteromedial
-arsal tunnel and flexor retinaculum (posteromedial view)

Ansicht von medial
Medial view

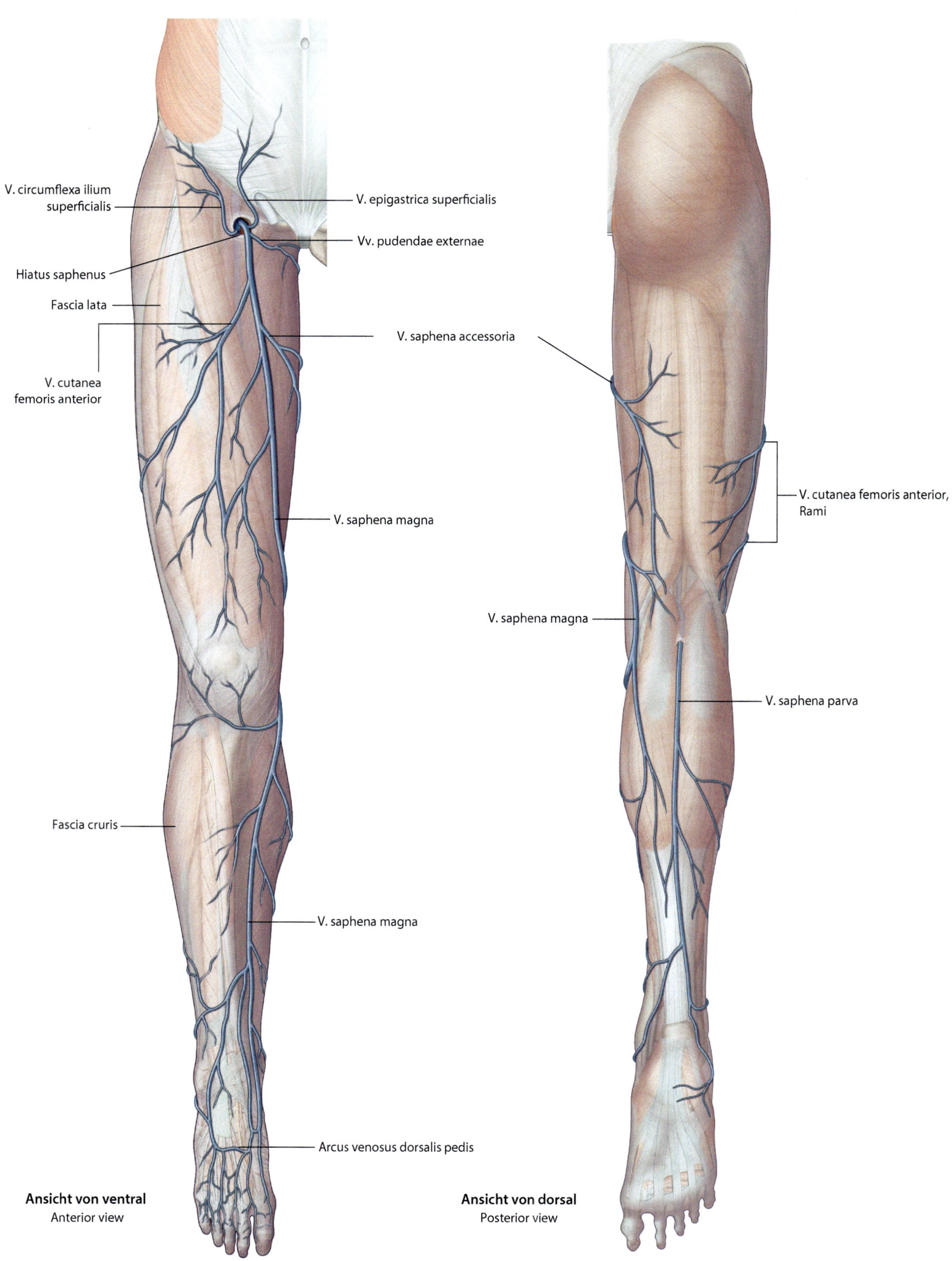

Ansicht von ventral
Anterior view

Ansicht von dorsal
Posterior view

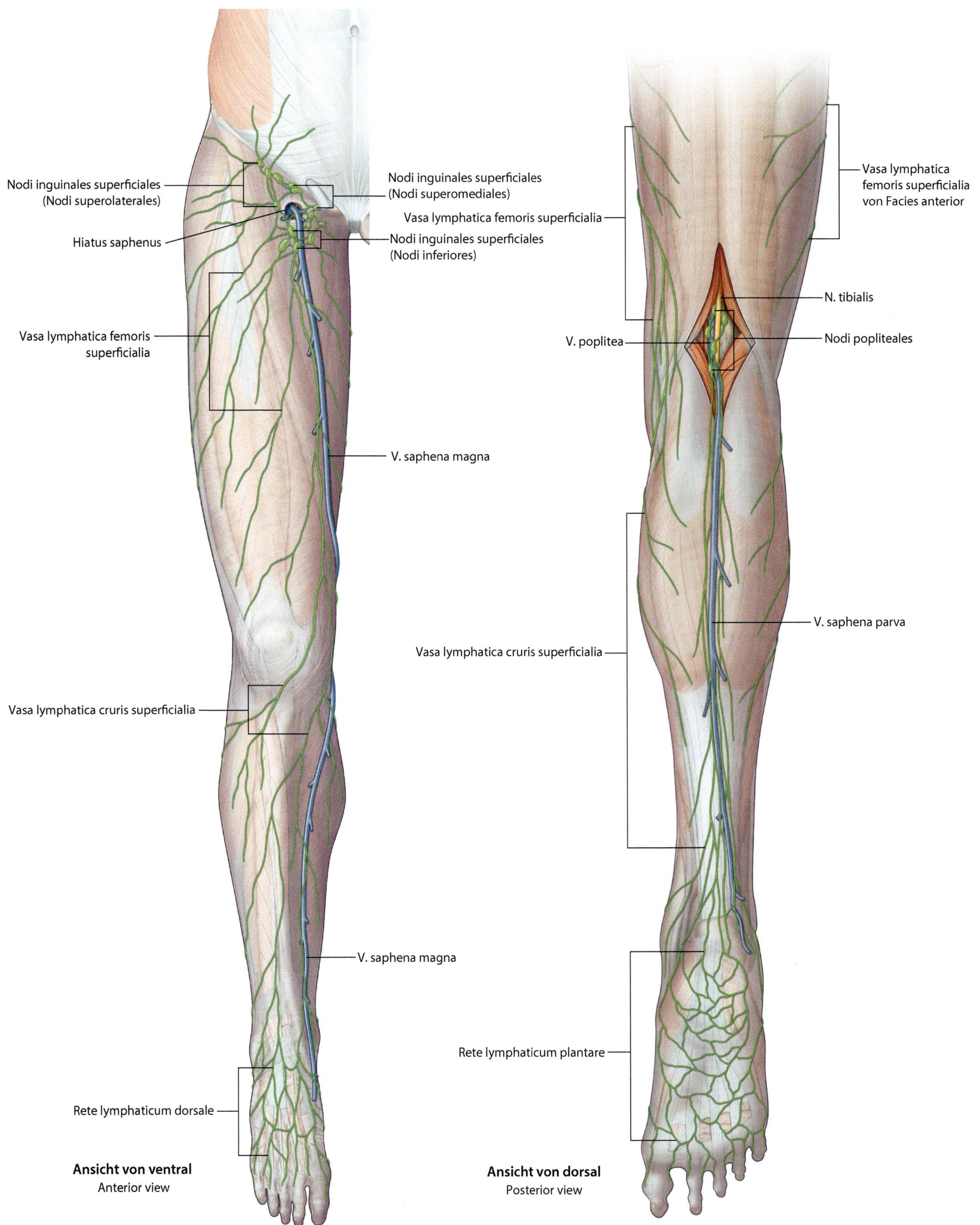

Ansicht von ventral
Anterior view

Ansicht von dorsal
Posterior view

Ventrale untere Extremität: Hautnerven und Dermatome
Anterior cutaneous nerves and dermatomes of the lower limb

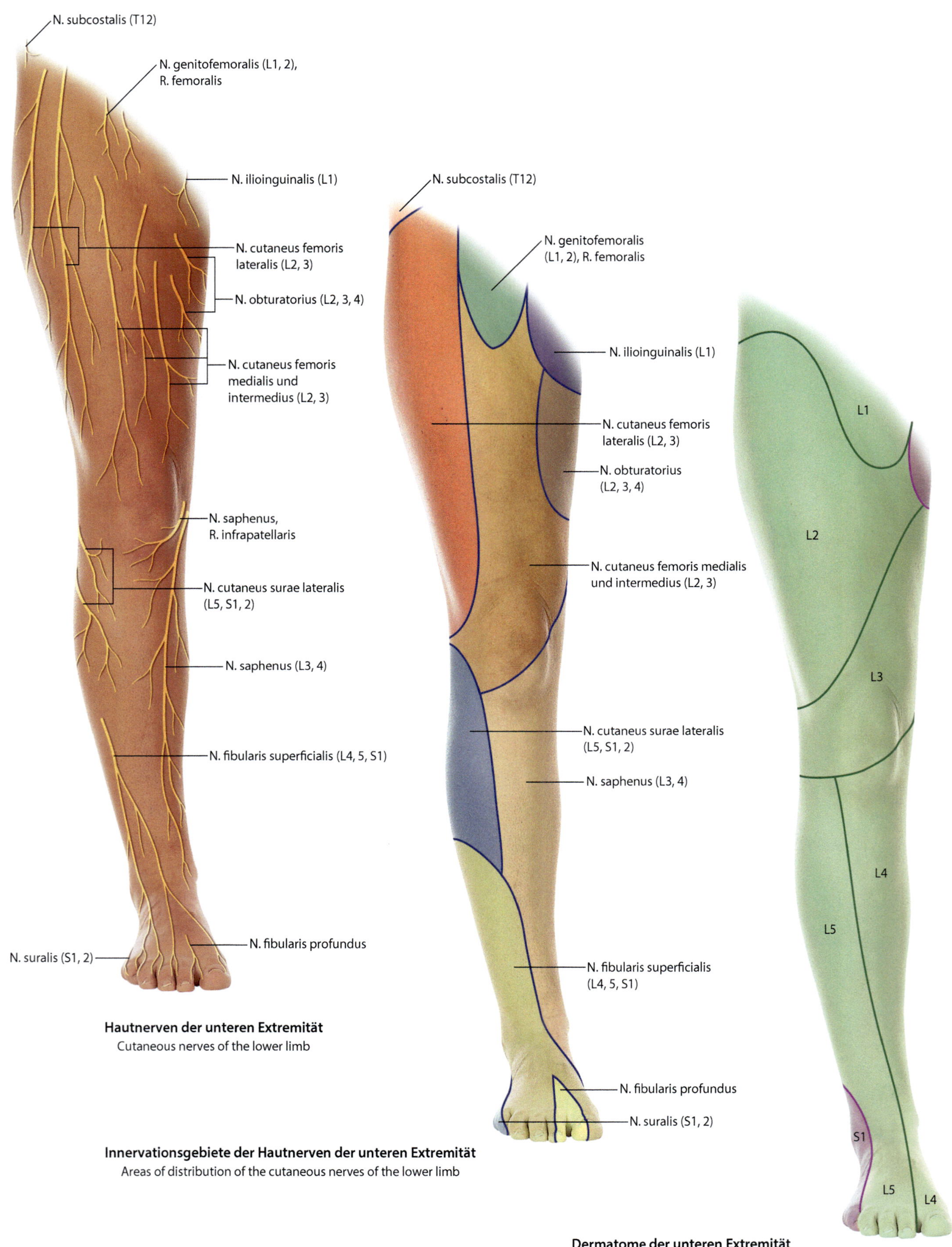

Hautnerven der unteren Extremität
Cutaneous nerves of the lower limb

Innervationsgebiete der Hautnerven der unteren Extremität
Areas of distribution of the cutaneous nerves of the lower limb

Dermatome der unteren Extremität
Dermatomes of the lower limb

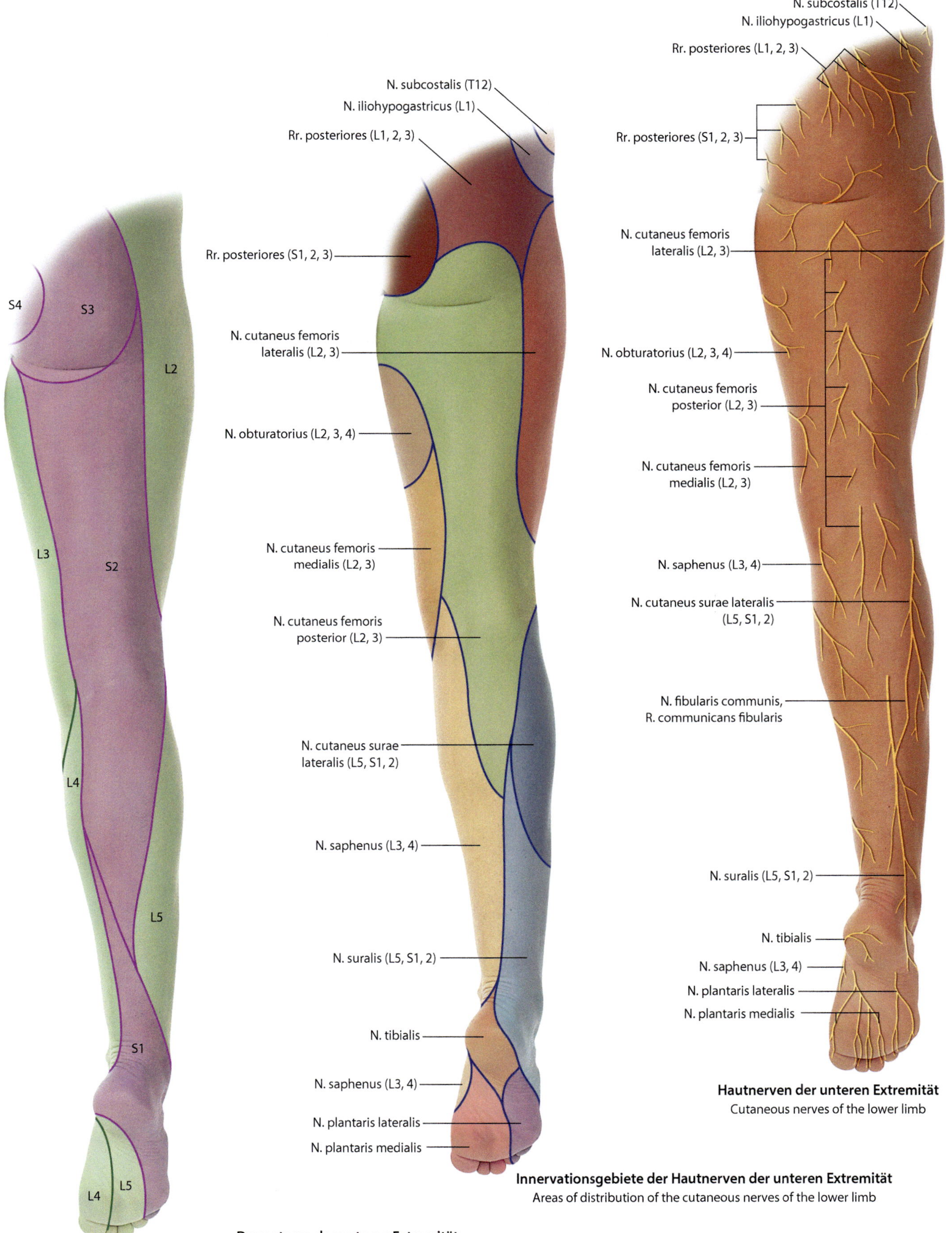

Dermatome der unteren Extremität
Dermatomes of the lower limb

Innervationsgebiete der Hautnerven der unteren Extremität
Areas of distribution of the cutaneous nerves of the lower limb

Hautnerven der unteren Extremität
Cutaneous nerves of the lower limb

Äste des Plexus lumbosacralis

Nerv		Rückenmarks-segmente	Motorische Innervation	Sensible Innervation
N. ilioinguinalis	1	L1	keine motorische Innervation der unteren Extremität, aber motorische Innervation der Bauchmuskulatur	Haut des anteromedialen Oberschenkels, der Leistenregion und fon Teilen des Perineums
N. genitofemoralis	2	L1, L2	keine motorische Innervation der unteren Extremität (Ausnahme beim Mann: M. cremaster wird durch R. genitalis innerviert)	**R. femoralis:** Haut der mittleren Vorderseite des Oberschenkels; **R. genitalis:** Haut des vorderen Perineums (Mann: vorderes Scrotum, Frau: Mons pubis und vorderer Bereich der Labia majora)
N. femoralis	3	L2 bis L4	alle Muskeln der vorderen Loge des Oberschenkels; im Abdomen gehen außerdem auch Äste für die Versorgung des M. iliacus und des M. pectineus ab	Haut des vorderen Oberschenkels, der anteromedialen Seite des Knies, des medialen Unterschenkels und der medialen Seite des Fußes (N. saphenus)
N. obturatorius	4	L2 bis L4	alle Muskeln der medialen Loge des Oberschenkels (inkl. M. pectineus und M. adductor magnus); M. obturatorius externus	Haut des oberen medialen Oberschenkels, Kapsel des Hüftgelenks
N. ischiadicus	5	L4 bis S3	ischiokrurale Muskeln sowie alle Muskeln des Unterschenkels und des Fußes	Haut der lateralen Seite des Unterschenkels und des Fußes, Haut der Fußsohle und des Fußrückens
N. gluteus superior	6	L4 bis S1	M. gluteus medius und M. gluteus minimus, M. tensor fasciae latae	
N. gluteus inferior	7	L5 bis S2	M. gluteus maximus	
N. cutaneus femoris lateralis	8	L2, L3		Peritoneum parietale der Fossa iliaca; Haut des anterolateralen Oberschenkels
N. cutaneus femoris posterior	9	S1 bis S3		Haut des Sulcus glutealis und des medialen Oberschenkels mit angrenzendem Perineum, des hinteren Oberschenkels und des oberen Bereichs des hinteren Unterschenkels
N. musculi quadrati femoris	10	L4 bis S1	M. quadratus femoris und M. gemellus inferior	
N. musculi obturatorii interni	11	L5 bis S2	M. obturatorius internus und M. gemellus superior	
N. cutaneus perforans	12	S2, S3		medialer Bereich des Sulcus glutealis

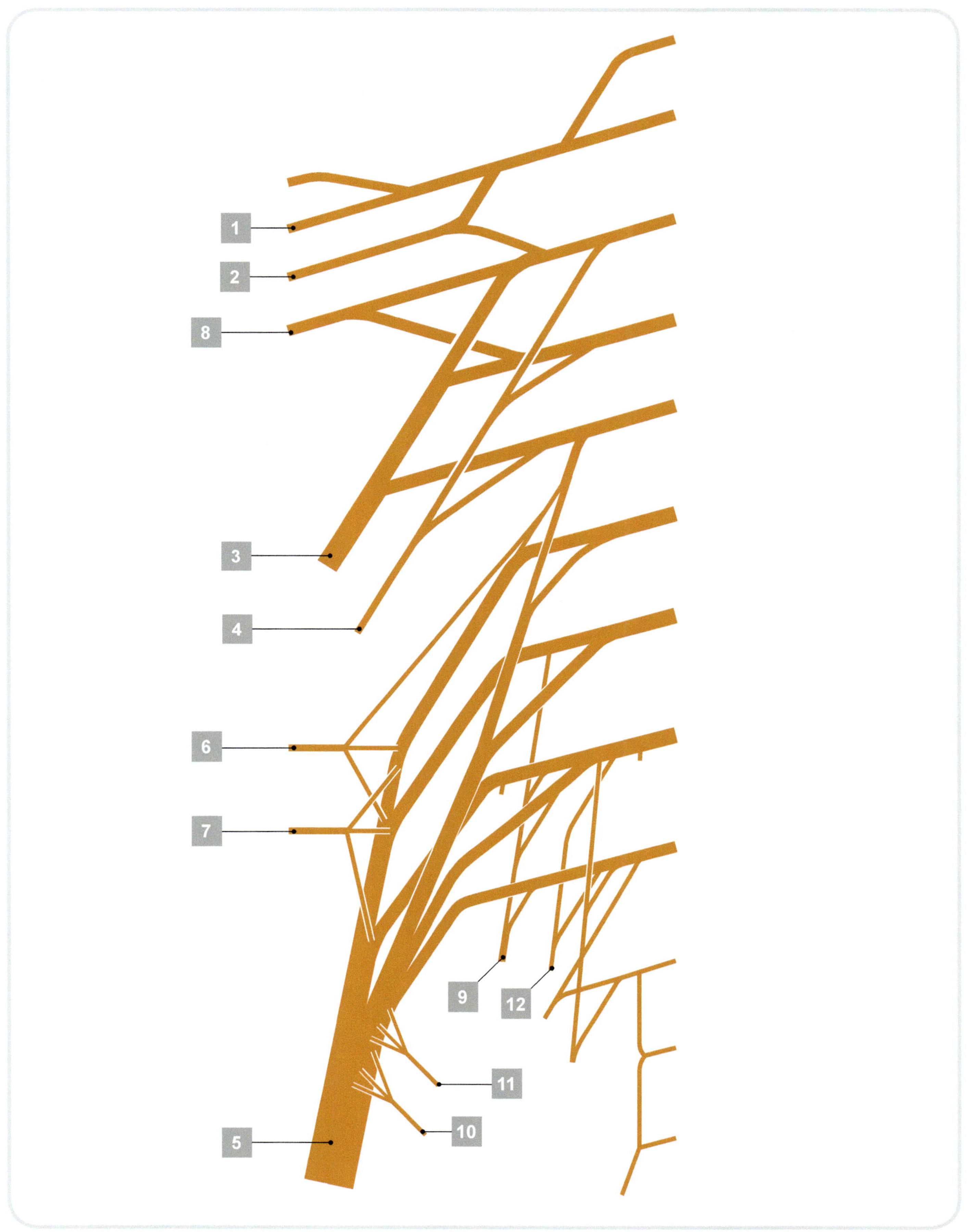
1
2
8
3
4
6
7
9
12
11
10
5

Muskulatur der Glutealregion

(die für den jeweiligen Muskel wichtigsten Rückenmarkssegmente sind fettgedruckt)

Muskel		Ursprung	Ansatz	Innervation	Funktion
M. piriformis	1	Vorderfläche des Os sacrum (Facies pelvica)	mediale Seite der Oberfläche des Trochanter major	Nervenäste aus **L5**, **S1**, **S2**	Außenrotation des Femurs im gestreckten Hüftgelenk; Abduktion des Femurs im gebeugten Hüftgelenk
M. obturatorius internus	2	anterolaterale Wand des kleinen Beckens; Innenfläche der Membrana obturatoria inkl. der umgebenden Knochen	medialer Bereich des Trochanter major	N. m. obturatorii interni [L5, **S1**]	Außenrotation des Femurs im gestreckten Hüftgelenk; Abduktion des Femurs im gebeugten Hüftgelenk
M. gemellus superior	3	Spina ischiadica	oberer Anteil der Sehne des M. obturatorius internus; gemeinsamer Ansatz an medialer Seite des Trochanter major	N. m. obturatorii interni [L5, **S1**]	Außenrotation des Femurs im gestreckten Hüftgelenk; Abduktion des Femurs im gebeugten Hüftgelenk
M. gemellus inferior	4	Tuber ischiadicum	unterer Anteil der Sehne des M. obturatorius internus; gemeinsamer Ansatz an medialer Seite des Trochanter major	N. m. quadratii femoris [**L5**, **S1**]	Außenrotation des Femurs im gestreckten Hüftgelenk; Abduktion des Femurs im gebeugten Hüftgelenk
M. quadratus femoris	5	lateraler Bereich des Os ischii, unmittelbar vor dem Tuber ischiadicum	Tuberculum quadratum auf der Crista intertrochanterica des proximalen Femurs	N. m. quadratii femoris [**L5**, **S1**]	Außenrotation im Hüftgelenk, Adduktion
M. gluteus minimus	6	äußere Oberfläche des Os ilium (Ala ossis ilium) zwischen Linea glutea inferior und anterior	anterolateraler Bereich des Trochanter major	N. gluteus superior [**L4**, **L5**, S1]	Abduktion des Femurs im Hüftgelenk; stabilisiert Becken beim Gehen über dem Standbein und verhindert ein Absacken des Beckens zur Schwungbeinseite; Innenrotation des Oberschenkels
M. gluteus medius	7	äußere Oberfläche des Os ilium zwischen Linea glutea anterior und posterior	lateraler Bereich des Trochanter major	N. gluteus superior [**L4**, **L5**, S1]	Abduktion des Femurs im Hüftgelenk; stabilisiert Becken beim Gehen über dem Standbein und verhindert ein Absacken des Beckens zur Schwungbeinseite; Innenrotation des Oberschenkels
M. gluteus maximus	8	Faszie des M. gluteus medius, äußere Oberfläche des Os ilium hinter Linea glutea posterior, Fascia thoracolumbalis, dorsale Oberfläche des Os sacrum, lateraler Rand des Os coccygis, äußere Oberfläche des Lig. sacrotuberale	hinterer Bereich des Tractus iliotibialis der Fascia lata; Tuberositas glutea des proximalen Femur	N. gluteus inferior [**L5**, **S1**, S2]	kraftvolle Extension im Hüftgelenk; Stabilisierung des Hüft- und Kniegelenks (über Tractus iliotibialis); Außenrotation und Abduktion des Oberschenkels
M. tensor fasciae latae	9	Spina iliaca anterior superior	über Tractus iliotibialis der Fascia lata am Condylus lateralis tibiae	N. gluteus superior [**L4**, **L5**, S1]	Stabilisierung des Kniegelenks in Extensionsstellung

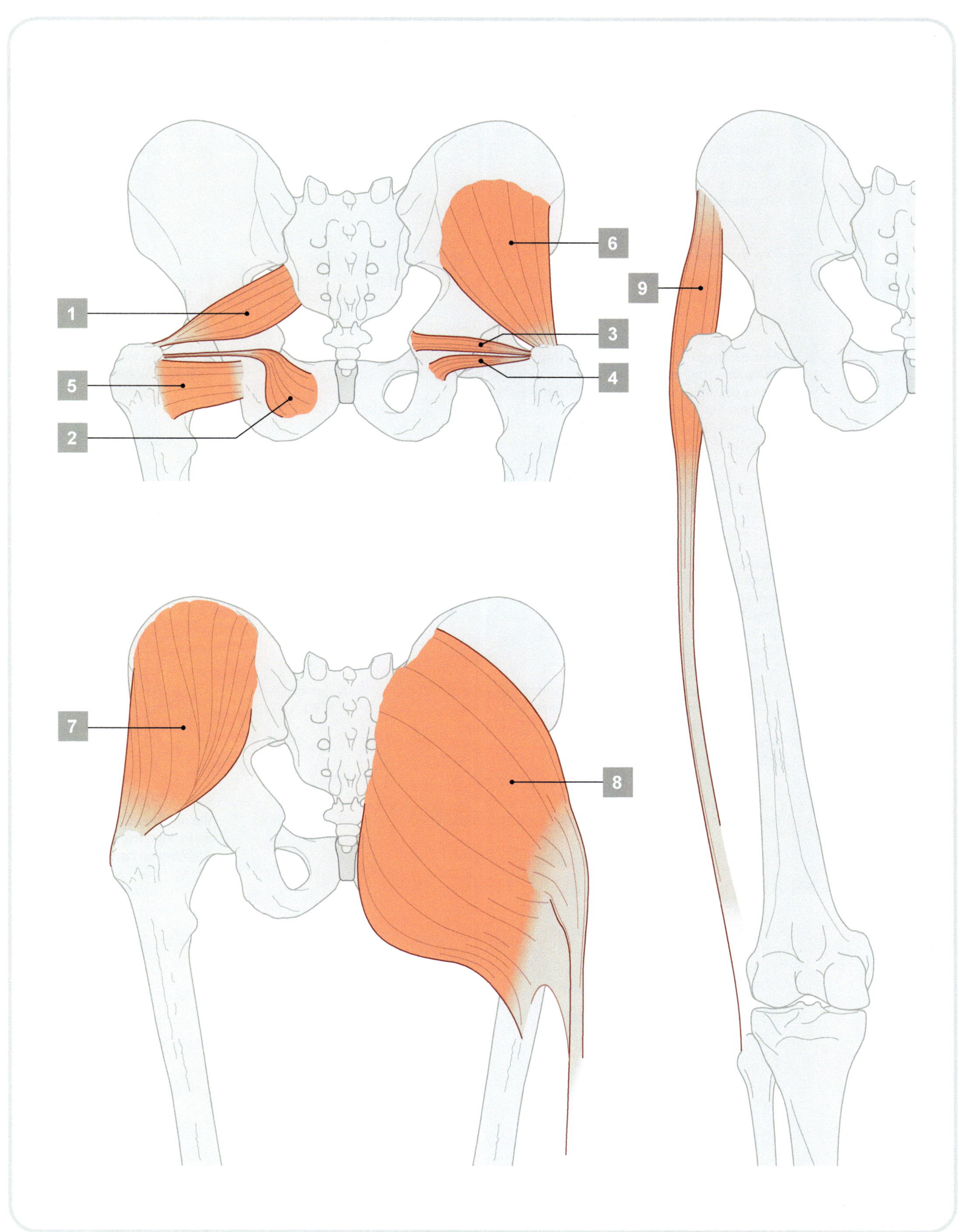
6
9
1
3
5
4
2
7
8

Muskulatur der vorderen Loge des Oberschenkels

(die für den jeweiligen Muskel wichtigsten Rückenmarkssegmente sind fettgedruckt)

Muskel		Ursprung	Ansatz	Innervation	Funktion
M. psoas major	1	Hinterwand des Abdomens (Seitenflächen der Corpora vertebralia von TXII bis LIV), Disci intervertebrales (Bandscheiben)	Trochanter minor des Femurs	Rami anteriores [**L1**, **L2**, L3]	Flexion des Oberschenkels im Hüftgelenk
M. iliacus	2	Hinterwand des Abdomens (Fossa iliaca)	Trochanter minor des Femurs	N. femoralis [**L2**, L3]	Flexion des Oberschenkels im Hüftgelenk, Lateralflexion der LWS
M. vastus medialis	3	**Femur:** medialer Anteil der Linea intertrochanterica, Linea pectinea, Labium mediale der Linea aspera, Linea supracondylaris medialis	Sehne des M. quadriceps femoris und medialer Rand der Patella	N. femoralis [L2, **L3**, **L4**]	Extension des Unterschenkels im Kniegelenk
M. vastus intermedius	4	**Femur:** obere zwei Drittel der vorderen und lateralen Fläche	Sehne des M. quadriceps femoris und lateraler Rand der Patella	N. femoralis [L2, **L3**, **L4**]	Extension des Unterschenkels im Kniegelenk
M. vastus lateralis	5	**Femur:** lateraler Anteil der Linea intertrochanterica, Rand des Trochanter major, laterale Grenze der Tuberositas glutea, Labium laterale der Linea aspera	Sehne des M. quadriceps femoris	N. femoralis [L2, **L3**, **L4**]	Extension des Unterschenkels im Kniegelenk
M. rectus femoris	6	Spina iliaca anterior inferior (Caput rectum); Os ilium unmittelbar oberhalb des Acetabulums (Caput reflexum)	Sehne des M. quadriceps femoris	N. femoralis [L2, **L3**, **L4**]	Flexion des Oberschenkels im Hüftgelenk und Extension des Unterschenkels im Kniegelenk
M. sartorius	7	Spina iliaca anterior superior	Condylus medialis tibiae	N. femoralis [**L2**, **L3**]	Flexion des Oberschenkels im Hüftgelenk und Flexion des Unterschenkels im Kniegelenk

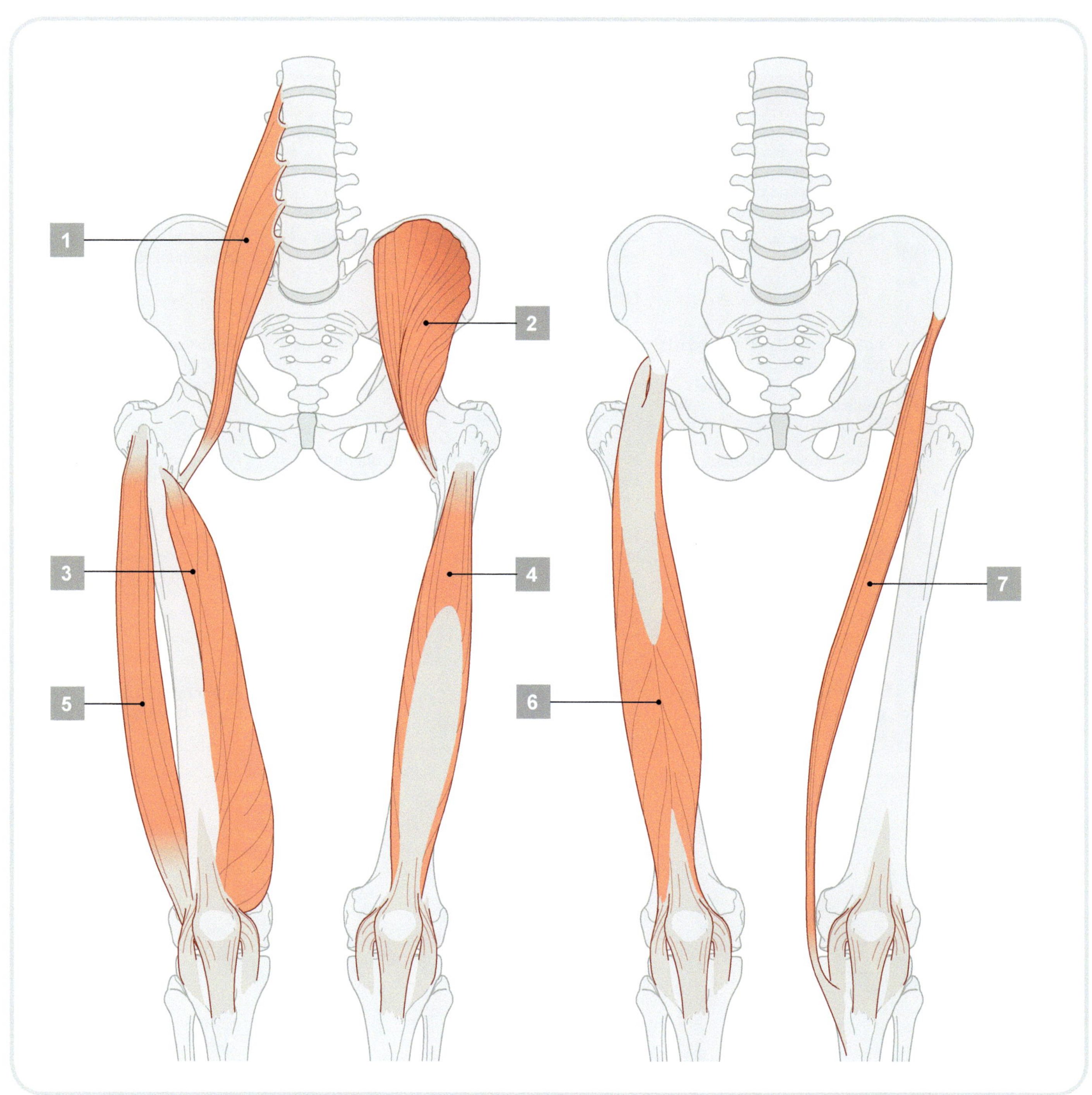
1
2
3
4
5
6
7

Muskulatur der medialen Loge des Oberschenkels

(die für den jeweiligen Muskel wichtigsten Rückenmarkssegmente sind fettgedruckt)

Muskel		Ursprung	Ansatz	Innervation	Funktion
M. gracilis	1	Linie auf den äußeren Oberflächen des Corpus ossis pubis, des Ramus inferior ossis pubis und des Ramus ossis ischii	mediale Fläche des proximalen Tibiaschaftes	N. obturatorius [**L2**, L3]	Adduktion des Oberschenkels im Hüftgelenk und Flexion des Unterschenkels im Kniegelenk
M. pectineus	2	Pecten ossis pubis	schräge Linie von der Basis des Trochanter minor zur Linea aspera auf der hinteren Fläche des proximalen Femurs	N. femoralis [**L2**, L3]	Adduktion und Flexion des Oberschenkels im Hüftgelenk
M. adductor longus	3	Außenfläche des Corpus ossis pubis (dreieckige Fläche unterhalb des Pecten ossis pubis und lateral der Symphysis pubica)	Linea aspera im mittleren Drittel des Femurschaftes	N. obturatorius (Ramus anterior) [**L2**, **L3**, L4]	Adduktion und Außenrotation des Oberschenkels im Hüftgelenk
M. adductor brevis	4	Außenfläche des Corpus ossis pubis und des Ramus inferior ossis pubis	Hinterfläche des proximalen Femurs und oberes Drittel der Linea aspera	N. obturatorius [**L2**, **L3**]	Adduktion und Außenrotation des Oberschenkels im Hüftgelenk
M. adductor magnus	5	**Hauptteil:** Ramus ischiopubicus **dorsaler Teil:** Tuber ischiadicum	**Hauptteil:** Hinterfläche des proximalen Femurs, Linea aspera, Linea supracondylaris medialis; **dorsaler Teil:** Tuberculum adductorium und Linea supracondylaris medialis	Hauptteil: N. obturatorius [**L2**, **L3**, L4]; dorsaler Teil: N. ischiadicus (tibialer Anteil) [**L2**, **L3**, L4]	Adduktion und Außenrotation des Oberschenkels im Hüftgelenk
M. obturatorius externus	6	Außenfläche der Membrana obturatoria inklusive des umgebenden Knochens	Fossa trochanterica	N. obturatorius (Ramus posterior) [L3, **L4**]	Außenrotation des Oberschenkels im Hüftgelenk

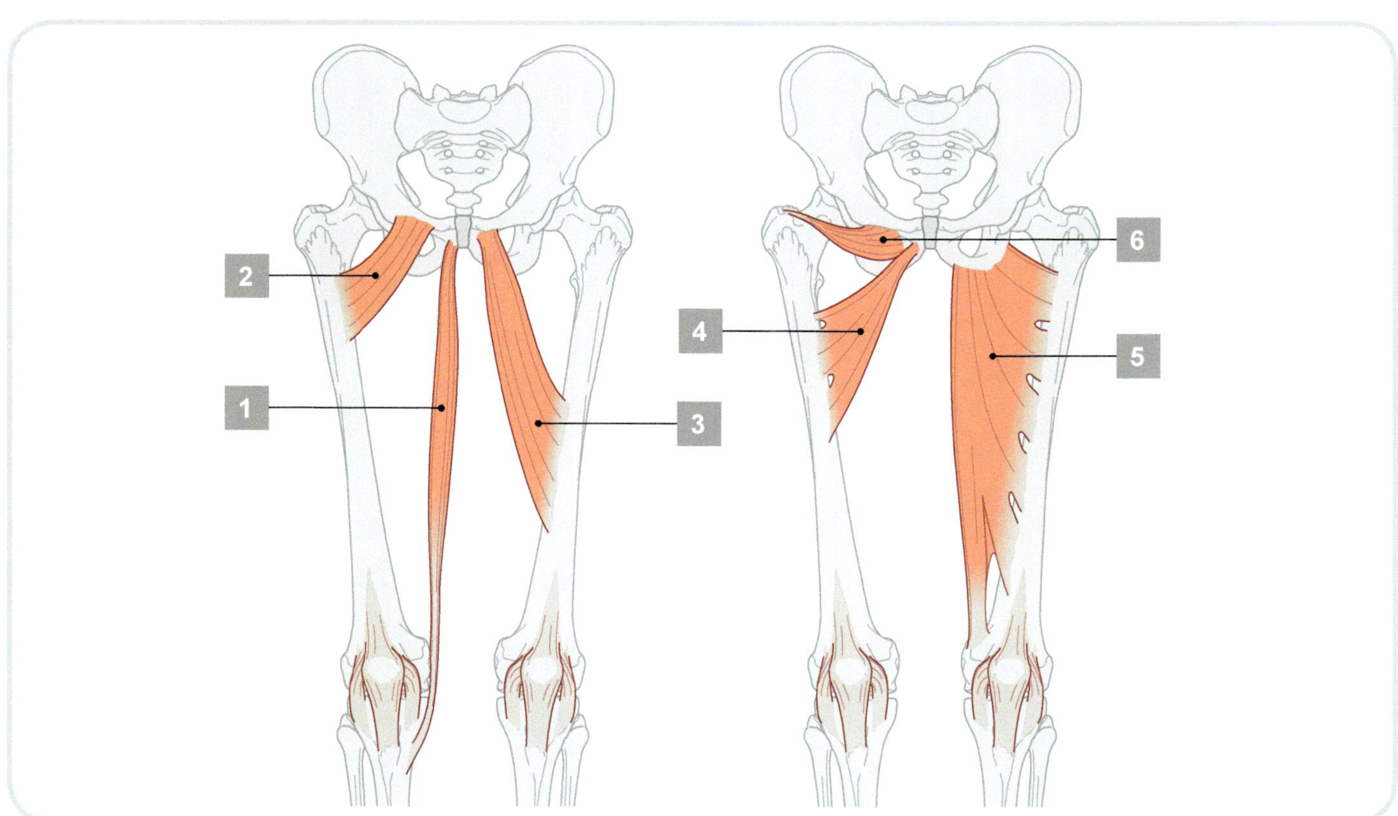

Muskulatur der hinteren Loge des Oberschenkels

(die für den jeweiligen Muskel wichtigsten Rückenmarkssegmente sind fettgedruckt)

Muskel		Ursprung	Ansatz	Innervation	Funktion
M. biceps femoris	1	**Caput longum:** Tuber ischiadicum; **Caput breve:** Labium laterale der Linea aspera	Caput fibulae	N. ischiadicus [L5, **S1**, S2]	Flexion und Außenrotation des Unterschenkels im Kniegelenk; Extension und Außenrotation des Oberschenkels im Hüftgelenk
M. semitendinosus	2	Tuber ischiadicum	medialer Anteil der proximalen Tibia	N. ischiadicus [L5, **S1**, S2]	Flexion des Unterschenkels im Kniegelenk und Extension des Oberschenkels im Hüftgelenk; Innenrotation des Oberschenkels im Hüftgelenk und des Unterschenkels im Kniegelenk
M. semimembranosus	3	Tuber ischiadicum	mediale und hintere Fläche des Condylus medialis tibiae	N. ischiadicus [L5, **S1**, S2]	Flexion des Unterschenkels im Kniegelenk und Extension des Oberschenkels im Hüftgelenk; Innenrotation des Oberschenkels im Hüftgelenk und des Unterschenkels im Kniegelenk

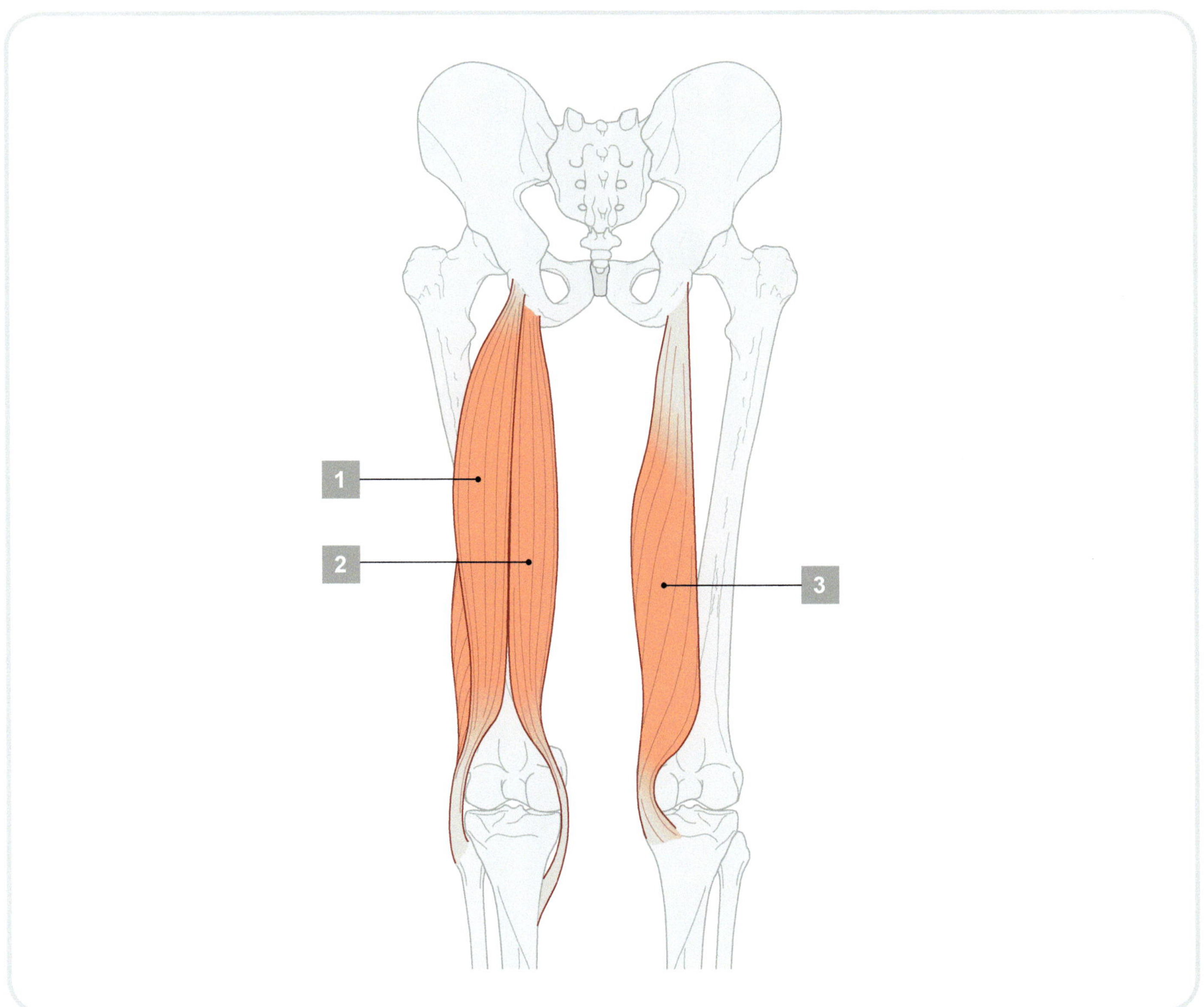

Oberflächliche Muskulatur der hinteren Loge des Unterschenkels

(die für den jeweiligen Muskel wichtigsten Rückenmarkssegmente sind fettgedruckt)

Muskel		Ursprung	Ansatz	Innervation	Funktion
M. gastrocnemius	1	**Caput mediale:** Condylus medialis femoris; **Caput laterale:** Condylus lateralis femoris	über Achillessehne an der Rückseite des Calcaneus	N. tibialis [**S1**, **S2**]	Plantarflexion des Fußes und Flexion im Knie
M. plantaris	2	Linea supracondylaris lateralis femoris und Lig. popliteum obliquum	über Achillessehne an der Rückseite des Calcaneus	N. tibialis [**S1**, **S2**]	Plantarflexion des Fußes und Flexion im Knie
M. soleus	3	Linea musculi solei und medialer Tibiarand; Hinterfläche des Caput fibulae und angrenzende Bereiche des Fibulahalses und des proximalen Schafts; Arcus tendineus musculi solei	über Achillessehne an der Rückseite des Calcaneus	N. tibialis [**S1**, **S2**]	Plantarflexion des Fußes

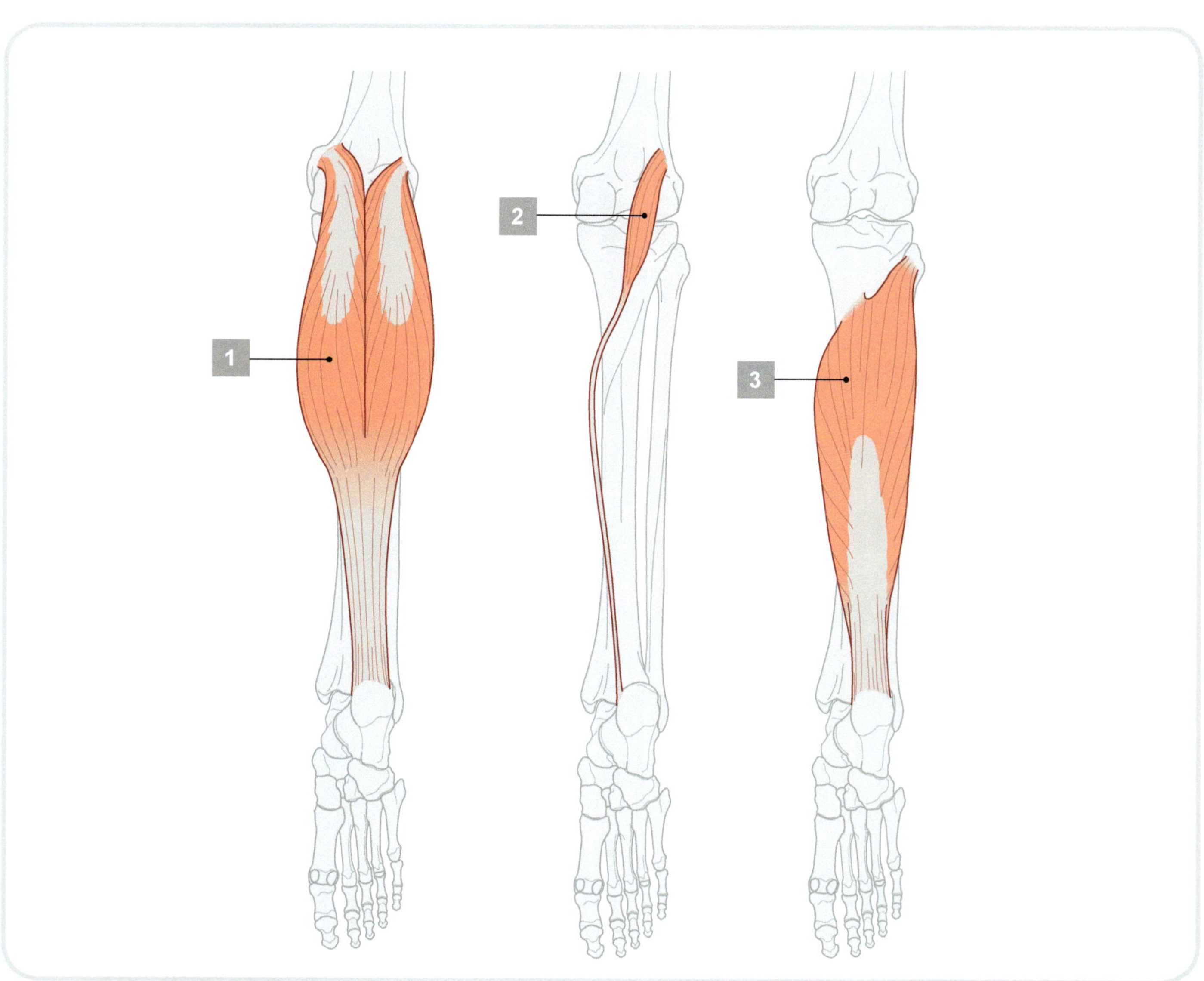

Tiefe Muskulatur der hinteren Loge des Unterschenkels

(die für den jeweiligen Muskel wichtigsten Rückenmarkssegmente sind fettgedruckt)

Muskeln		Ursprung	Ansatz	Innervation	Funktion
M. popliteus	1	Condylus lateralis femoris, Cornu posterius menisci lateralis	proximaler Bereich der Facies posterior tibiae	N. tibialis [L4 bis S1]	Stabilisation des Kniegelenks (wirkt Außenrotation der Tibia auf fixiertem Femur entgegen); „entsperrt" das Kniegelenk (Außenrotation des Femurs auf fixierter Tibia)
M. flexor hallucis longus	2	Facies posterior fibulae und angrenzende Membrana interossea	Plantarseite der Phalanx distalis hallucis	N. tibialis [**S2**, S3]	Flexion der Großzehe
M. flexor digitorum longus	3	Facies posterior tibiae	Plantarseiten der Basen der Phalanges distales der lateralen vier Zehen	N. tibialis [**S2**, S3]	Flexion der lateralen vier Zehen
M. tibialis posterior	4	Rückseite der Membrana interossea und der angrenzenden Bereiche von Tibia und Fibula	hauptsächlich an der Tuberositas ossis navicularis und an angrenzenden Bereichen des Os cuneiforme mediale	N. tibialis [L4, L5]	Inversion und Plantarflexion des Fußes; Stabilisierung der Fußwölbung

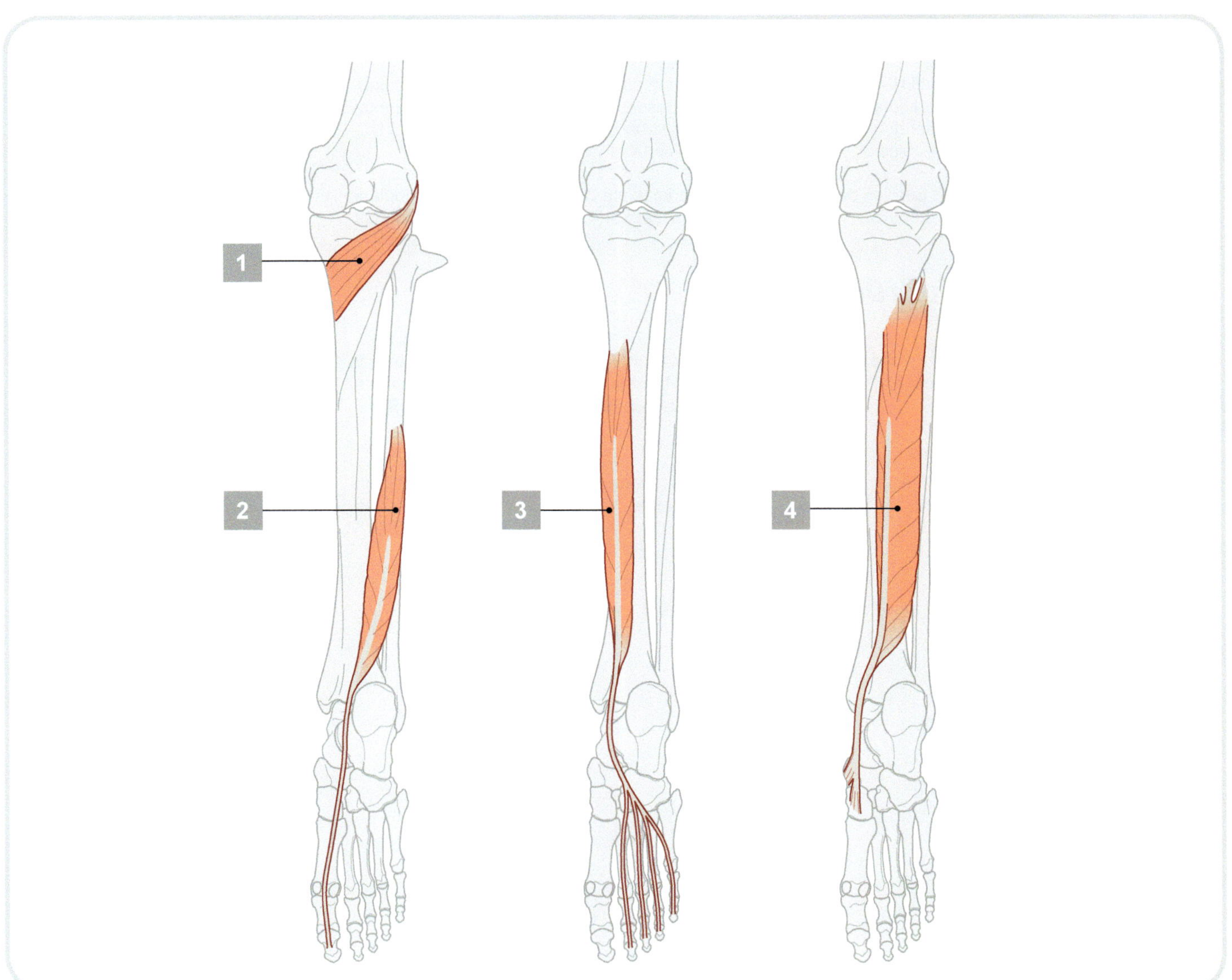

Muskulatur der lateralen Loge des Unterschenkels

(die für den jeweiligen Muskel wichtigsten Rückenmarkssegmente sind fettgedruckt)

Muskel		Ursprung	Ansatz	Innervation	Funktion
M. fibularis longus	1	oberer Bereich der Facies lateralis fibulae, Caput fibulae, gelegentlich auch Condylus lateralis tibiae	Unterseite des lateralen Bereichs des distalen Os cuneiforme mediale; Basis ossis metatarsi I	N. fibularis superficialis [**L5**, **S1**, S2]	Eversion und Plantarflexion des Fußes; Stabilisierung der Fußwölbung
M. fibularis brevis	2	untere zwei Drittel der lateralen Fibula	Tuberositas ossis metatarsi V	N. fibularis superficialis [**L5**, **S1**, S2]	Eversion des Fußes

Muskulatur der vorderen Loge des Unterschenkels

Muskel		Ursprung	Ansatz	Innervation	Funktion
M. tibialis anterior	3	Facies lateralis tibiae und angrenzende Bereiche der Membrana interossea	mediale und untere Seite des Os cuneiforme mediale und angrenzende Bereiche des Os metatarsi I	N. fibularis profundus [**L4**, L5]	Dorsalflexion des Fußes im oberen Sprunggelenk; Inversion des Fußes; Stabilisierung der Fußwölbung
M. extensor hallucis longus	4	mittlere Hälfte der Facies medialis fibulae und angrenzende Bereiche der Membrana interossea	Dorsalseite der Basis phalangis distalis der Großzehe	N. fibularis profundus [**L5**, **S1**]	Extension der Großzehe und Dorsalflexion des Fußes
M. extensor digitorum longus	5	proximale Hälfte der Facies medialis fibulae und benachbarter Bereich des Condylus lateralis tibiae	über Dorsalaponeurose an den Basen der Phalanges distales und mediales der lateralen vier Zehen	N. fibularis profundus [**L5**, **S1**]	Extension der lateralen vier Zehen und Dorsalflexion des Fußes
M. fibularis tertius	6	distaler Bereich der Facies medialis fibulae	dorsomediale Seite der Basis ossis metatarsi V	N. fibularis profundus [**L5**, **S1**]	Dorsalflexion und Eversion des Fußes

Muskulatur des Fußrückens

Muskel		Ursprung	Ansatz	Innervation	Funktion
M. extensor digitorum brevis	7	dorsale Fläche des Calcaneus	laterale Anteile der Sehnen des M. extensor digitorum longus der Zehen II bis IV	N. fibularis profundus [**S1**, **S2**]	Extension in den Metatarsophalangealgelenken der Zehen II bis IV
M. extensor hallucis brevis	8	dorsale Fläche des Calcaneus	Basis phalangis proximalis der Großzehe	N. fibularis profundus [S1, S2]	Extension im Metatarsophalangealgelenk der Großzehe

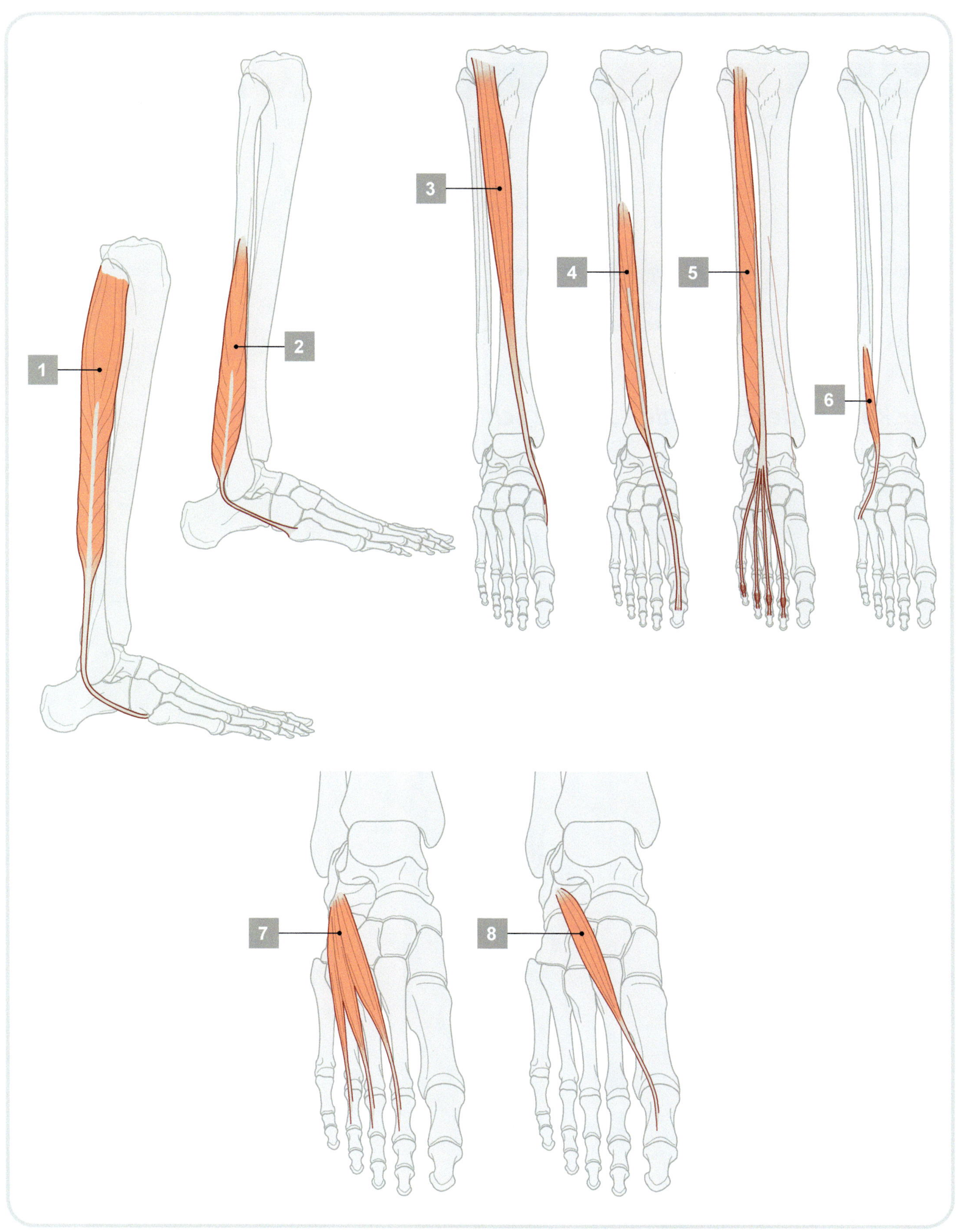
1
2
3
4
5
6
7
8

Muskulatur der Fußsohle – Erste Schicht

(die für den jeweiligen Muskel wichtigsten Rückenmarkssegmente sind fettgedruckt)

Muskel		Ursprung	Ansatz		Funktion
M. abductor hallucis	1	Proc. medialis des Tuber calcanei	mediale Seite der Basis phalangis proximalis der Großzehe	N. plantaris medialis (N. tibialis) [**S1**, **S2**, **S3**]	Abduktion und Flexion der Großzehe im Metatarsophalangealgelenk
M. flexor digitorum brevis	2	Proc. medialis des Tuber calcanei und der Plantaraponeurose	Seiten der Plantarflächen der Phalanges mediales der lateralen vier Zehen	N. plantaris medialis (N. tibialis) [**S1**, **S2**, **S3**]	Flexion der lateralen vier Zehen im proximalen Interphalangealgelenk
M. abductor digiti minimi	3	Proc. lateralis und medialis des Tuber calcanei, Bindegewebe zwischen Calcaneus und Basis ossis metatarsalis V	laterale Seite der Basis phalangis proximalis der kleinen Zehe	N. plantaris lateralis (N. tibialis) [**S1**, **S2**, **S3**]	Abduktion der kleinen Zehe im Metatarsophalangealgelenk

Muskulatur der Fußsohle – Zweite Schicht

M. quadratus plantae	4	mediale Fläche des Calcaneus und Proc. lateralis des Tuber calcanei	laterale Seite der Sehne des M. flexor digitorum longus im proximalen Bereich der Fußsohle	N. plantaris lateralis (N. tibialis) [**S1**, **S2**, **S3**]	Unterstützung des M. flexor digitorum longus bei Flexion der Zehen II bis V
Mm. lumbricales	5	M. lumbricalis I: mediale Seite der Sehne des M. flexor digitorum longus (Verbindung mit Zehe II); Mm. lumbricales II bis IV: Seiten der eng benachbarten Sehnen des M. flexor digitorum longus	mediale Seite der Phalanges proximales der Zehen II bis V	M. lumbricalis I: N. plantaris medialis (N. tibialis); Mm. lumbricales II bis IV: N. plantaris lateralis (N. tibialis) [**S2**, **S3**]	Flexion im Metatarsophalangealgelenk und Extension in den Interphalangealgelenken

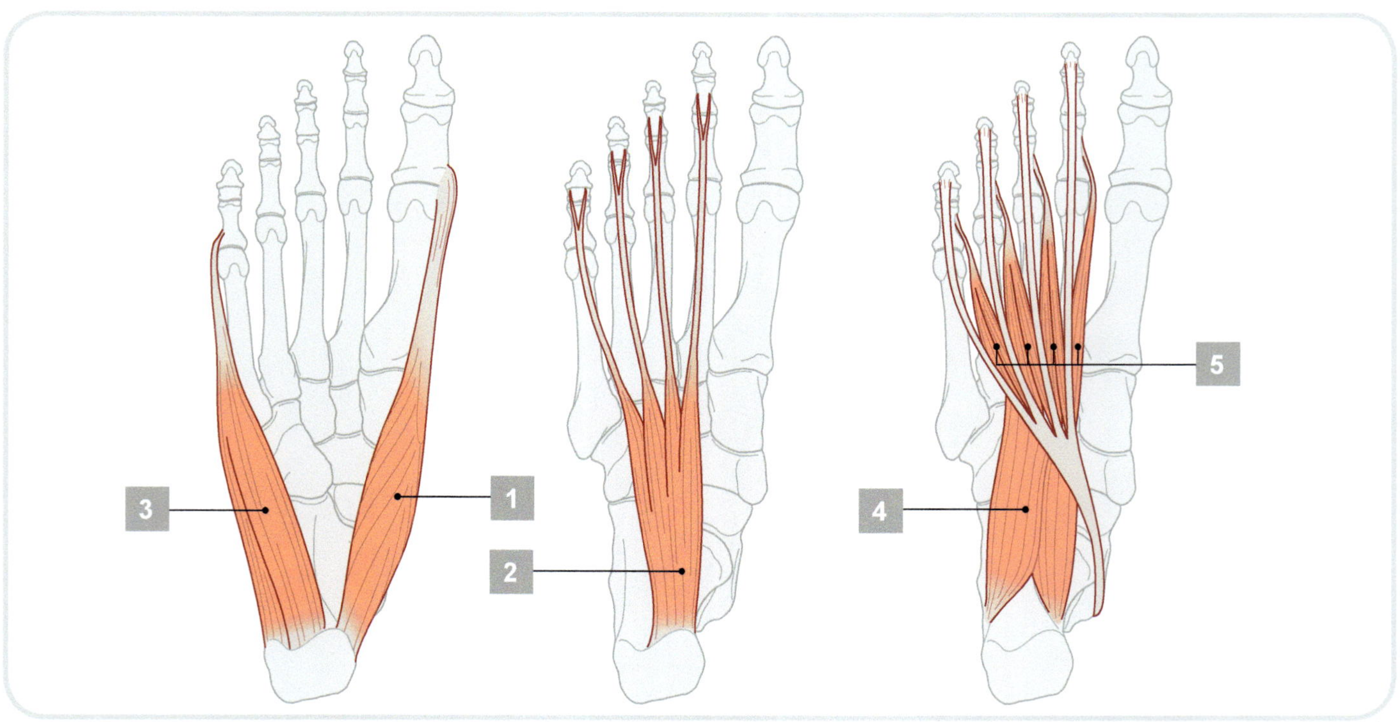

Muskulatur der Fußsohle – Dritte Schicht

(die für den jeweiligen Muskel wichtigsten Rückenmarkssegmente sind fettgedruckt)

Muskel		Ursprung	Ansatz	Innervation	Funktion
M. flexor digiti minimi brevis	1	Basis ossis metatarsalis V und zugehörige Sehenscheide des M. fibularis longus	laterale Seite der Basis phalangis proximalis der kleinen Zehe	N. plantaris lateralis (N. tibialis) [**S2**, **S3**]	Flexion der kleinen Zehe im Metatarsophalangealgelenk
M. flexor hallucis brevis	2	Plantarfläche des Os cuboideum und des Os cuneiforme laterale; Sehne des M. tibialis posterior	laterale und mediale Seite der Basis phalangis proximalis der Großzehe	N. plantaris medialis (N. tibialis) [**S1**, S2]	Flexion im Metatarsophalangealgelenk der Großzehe
M. adductor hallucis	3	**Caput transversum:** Ligamente der Metatarsophalangealgelenke der lateralen drei Zehen; **Caput obliquum:** Basen der Ossa metatarsalia II bis IV und Sehnenscheide des M. fibularis longus	laterale Anteile der Basis phalangis proximalis der Großzehe	N. plantaris lateralis (N. tibialis) [**S2**, **S3**]	Adduktion der Großzehe im Metatarsophalangealgelenk

Muskulatur der Fußsohle – Vierte Schicht

Muskel		Ursprung	Ansatz	Innervation	Funktion
Mm. interossei dorsales	4	Seitenflächen der benachbarten Ossa metatarsalia	Dorsalaponeurose und Basen der Phalanges proximales der Zehen II bis IV	N. plantaris lateralis (N. tibialis); erster und zweiter M. interosseus dorsalis auch durch N. fibularis profundus [**S2**, **S3**]	Abduktion der Zehen II bis IV im Metatarsophalangealgelenk; wirken einer Extension in den Metatarsophalangealgelenken und einer Flexion in den Interphalangealgelenken entgegen
Mm. interossei plantares	5	mediale Seitenflächen der Ossa metatarsalia der Zehen III bis V	Dorsalaponeurose und Basen der Phalanges proximales der Zehen III bis V	N. plantaris lateralis (N. tibialis) [**S2**, **S3**]	Adduktion der Zehen III bis V im Metatarsophalangealgelenk; wirken einer Extension in den Metatarsophalangealgelenken und einer Flexion in den Interphalangealgelenken entgegen

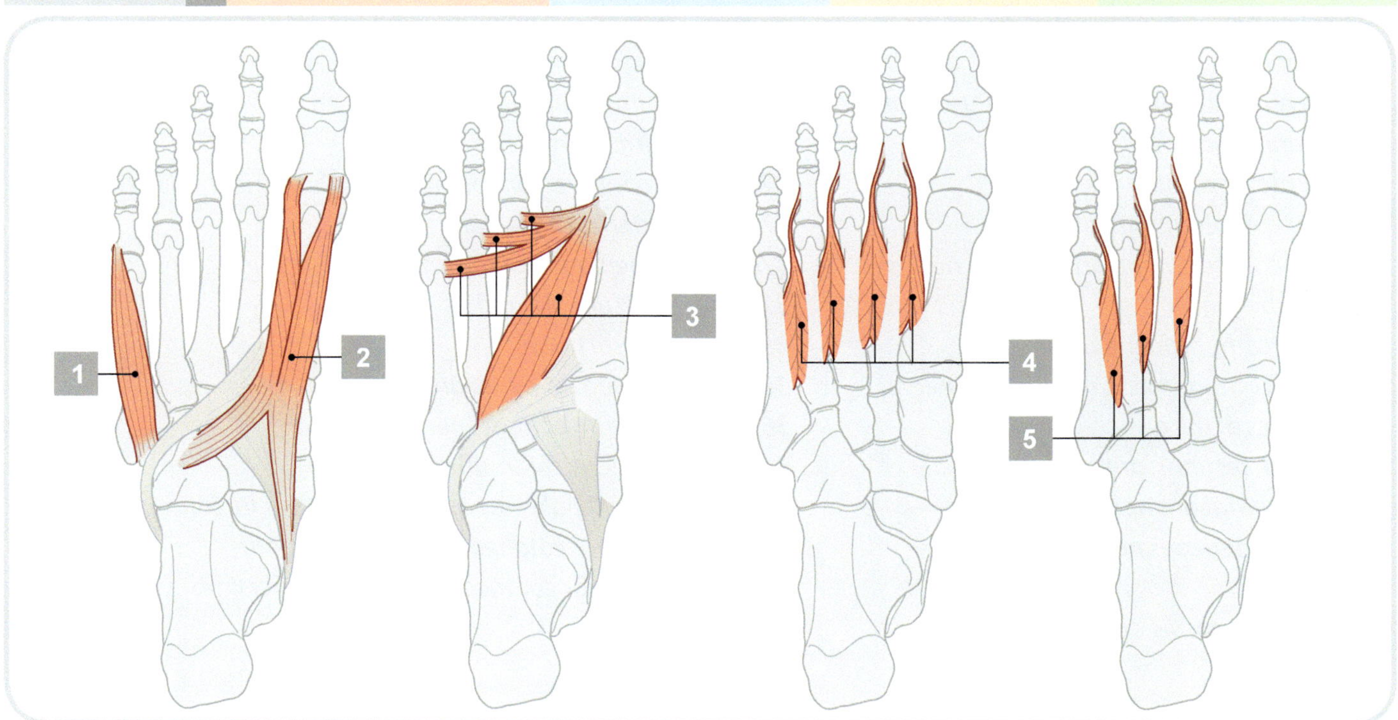

CONTENTS

The Body

7 OBERE EXTREMITÄT

INHALT

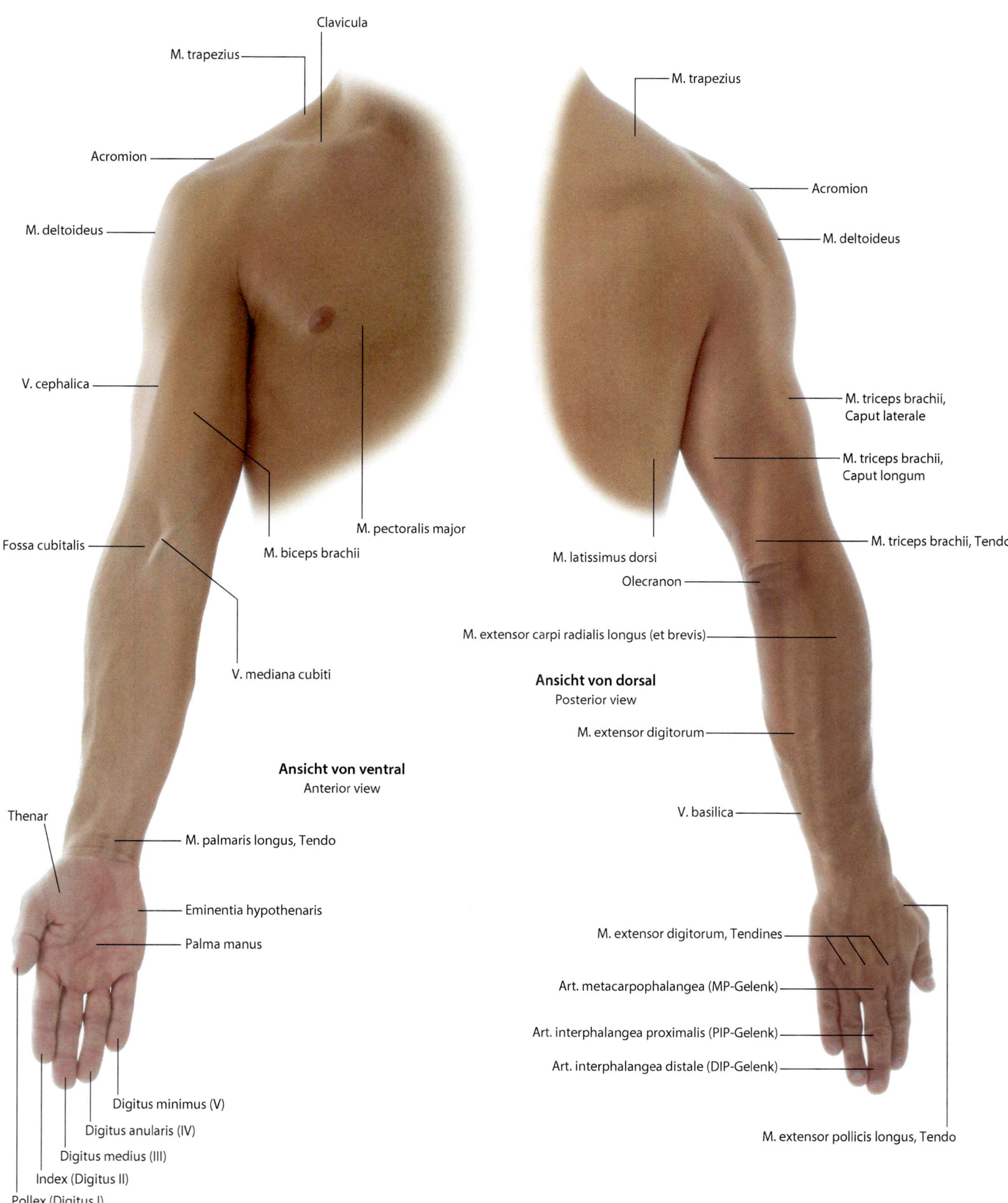
Clavicula
M. trapezius
Acromion
M. deltoideus
V. cephalica
M. pectoralis major
M. biceps brachii
Fossa cubitalis
V. mediana cubiti
Ansicht von ventral
Anterior view
Thenar
M. palmaris longus, Tendo
Eminentia hypothenaris
Palma manus
Digitus minimus (V)
Digitus anularis (IV)
Digitus medius (III)
Index (Digitus II)
Pollex (Digitus I)
M. trapezius
Acromion
M. deltoideus
M. triceps brachii, Caput laterale
M. triceps brachii, Caput longum
M. latissimus dorsi
M. triceps brachii, Tendo
Olecranon
M. extensor carpi radialis longus (et brevis)
Ansicht von dorsal
Posterior view
M. extensor digitorum
V. basilica
M. extensor digitorum, Tendines
Art. metacarpophalangea (MP-Gelenk)
Art. interphalangea proximalis (PIP-Gelenk)
Art. interphalangea distale (DIP-Gelenk)
M. extensor pollicis longus, Tendo

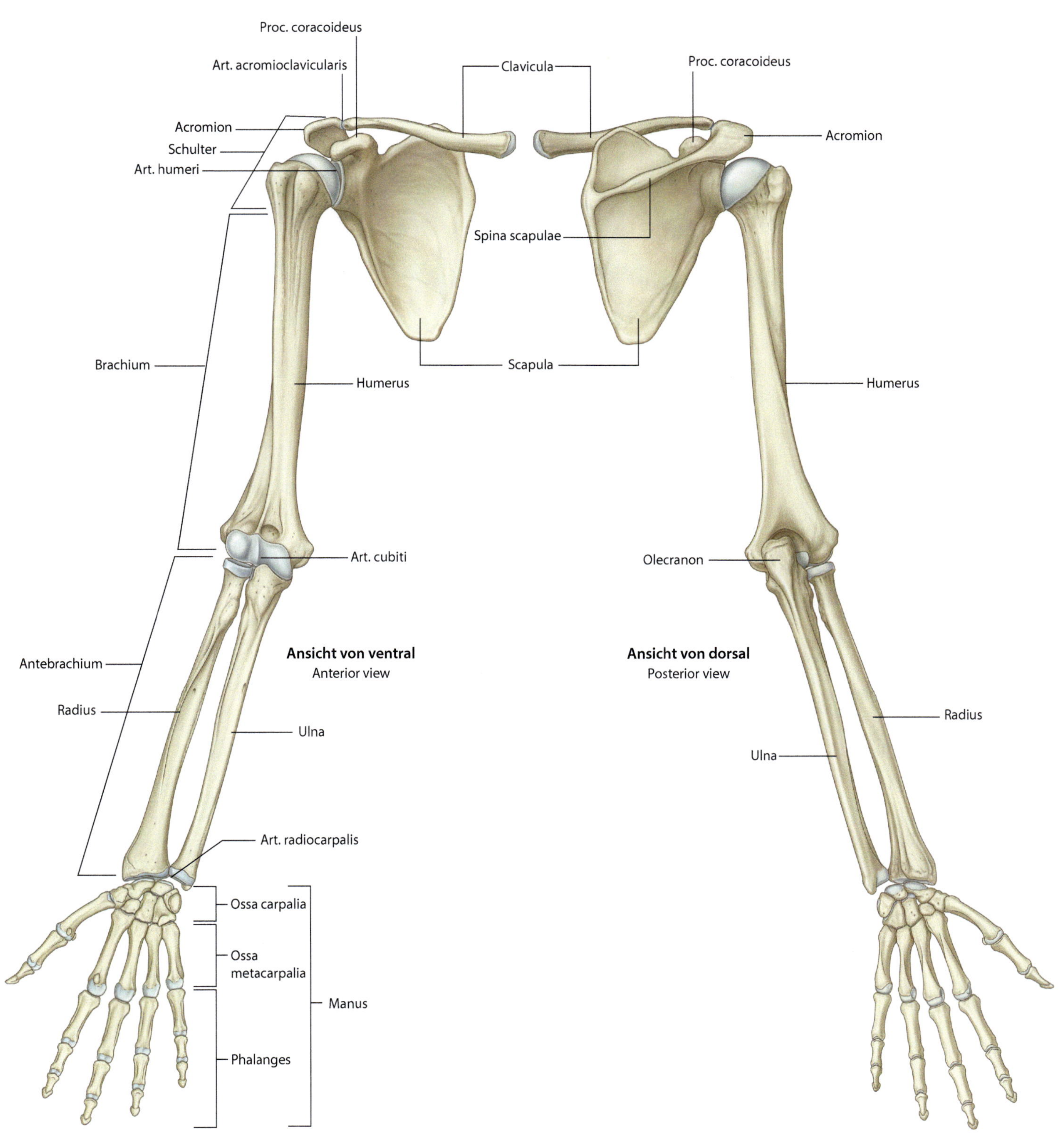
Proc. coracoideus
Art. acromioclavicularis
Clavicula
Proc. coracoideus
Acromion
Schulter
Art. humeri
Acromion
Spina scapulae
Brachium
Humerus
Scapula
Humerus
Art. cubiti
Olecranon
Ansicht von ventral
Anterior view
Ansicht von dorsal
Posterior view
Antebrachium
Radius
Ulna
Radius
Ulna
Art. radiocarpalis
Ossa carpalia
Ossa metacarpalia
Manus
Phalanges

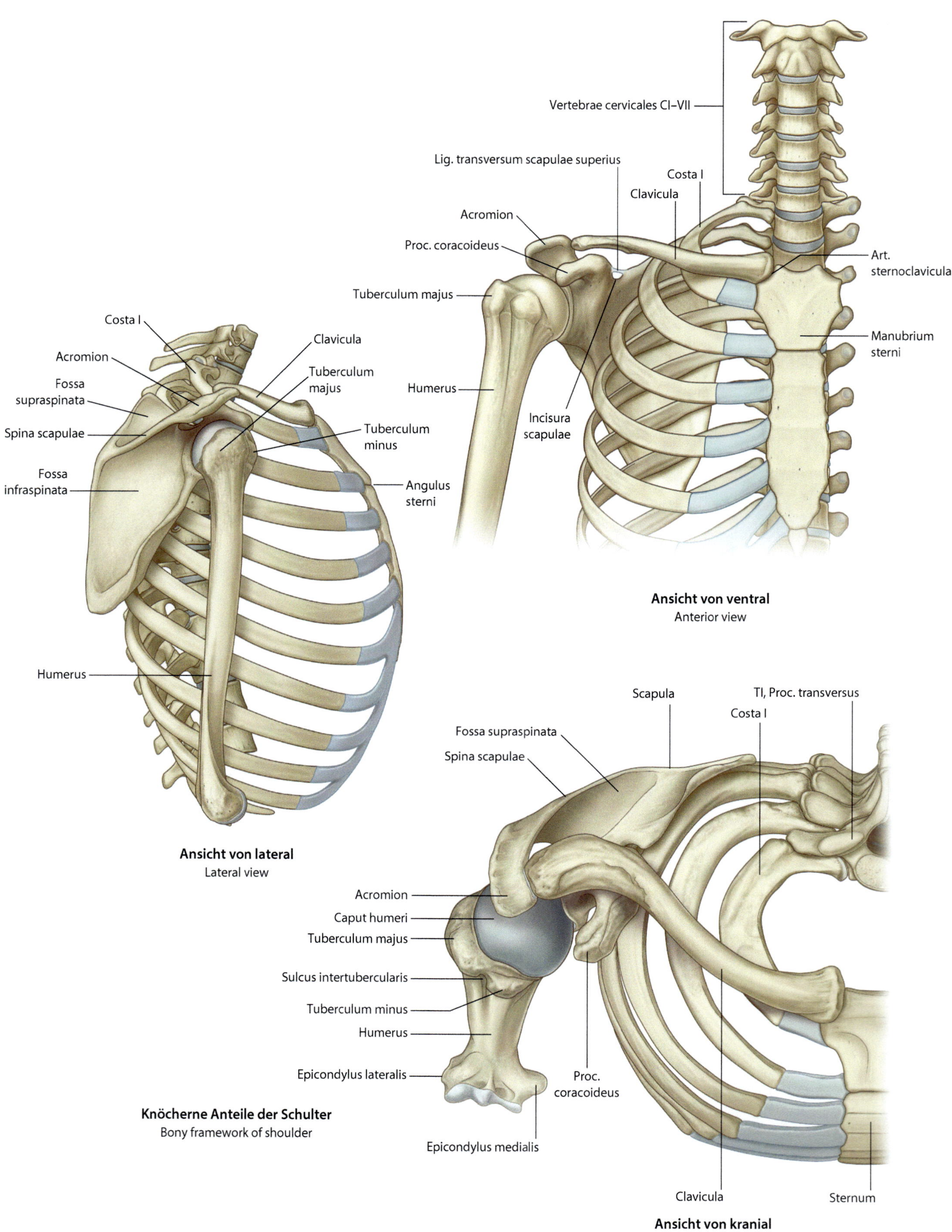

Ansicht von ventral
Anterior view

Ansicht von lateral
Lateral view

Knöcherne Anteile der Schulter
Bony framework of shoulder

Ansicht von kranial
Superior view

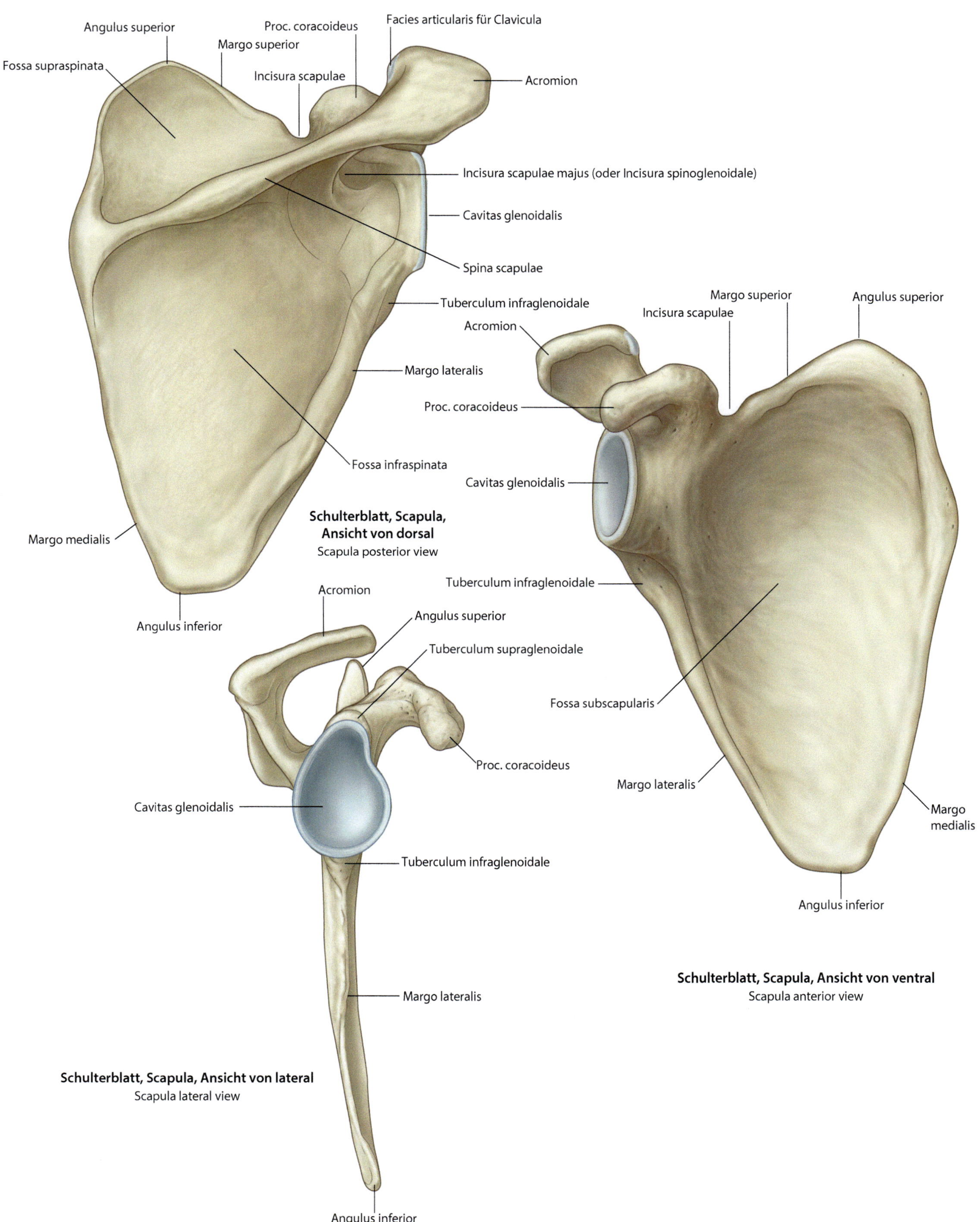

Schulterblatt, Scapula, Ansicht von dorsal
Scapula posterior view

Schulterblatt, Scapula, Ansicht von ventral
Scapula anterior view

Schulterblatt, Scapula, Ansicht von lateral
Scapula lateral view

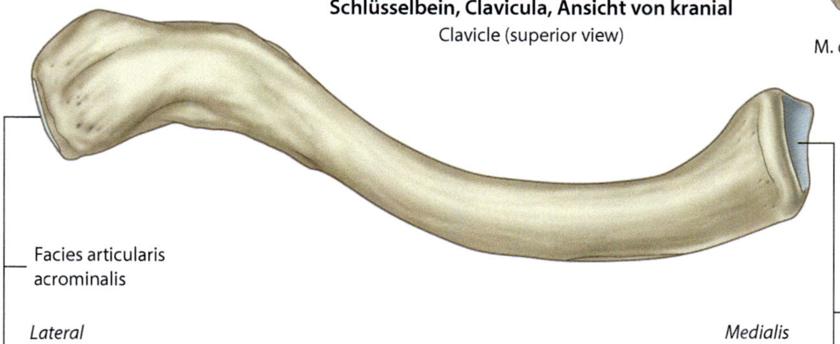

Facies articularis acrominalis
Lateral
Medialis
Facies articularis sternalis und Cartilago costalis prima

Schlüsselbein, Clavicula, Ansicht von kranial
Clavicle (superior view)

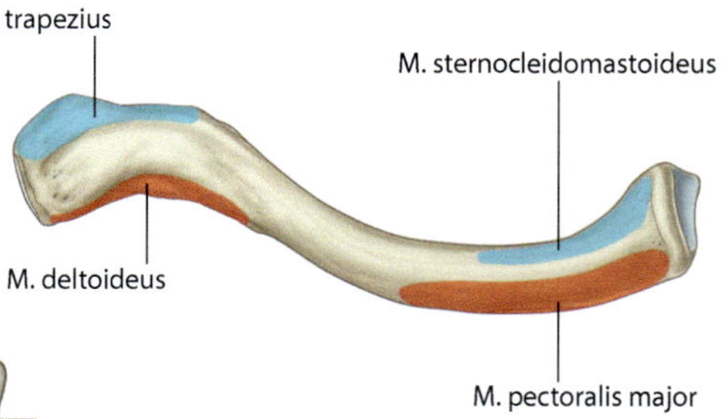

M. trapezius
M. sternocleidomastoideus
M. deltoideus
M. pectoralis major

Muskelansätze des Schlüsselbeins, Clavicula, Ansicht von krani
Muscle attachments (superior view)

Ursprung
Ansatz

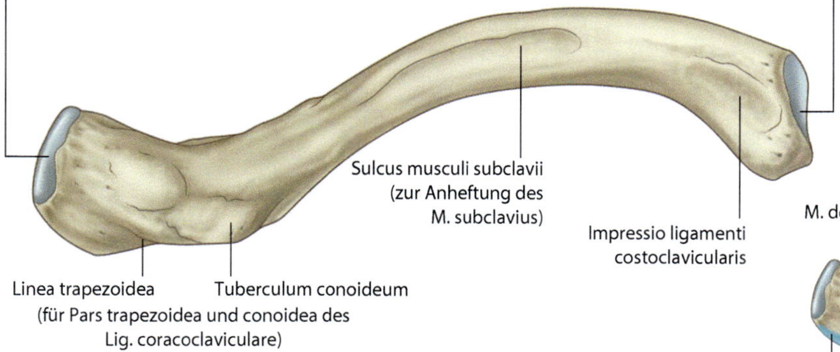

Sulcus musculi subclavii (zur Anheftung des M. subclavius)
Impressio ligamenti costoclavicularis
Linea trapezoidea
Tuberculum conoideum
(für Pars trapezoidea und conoidea des Lig. coracoclaviculare)

Schlüsselbein, Clavicula, Ansicht von kaudal
Clavicle (inferior view)

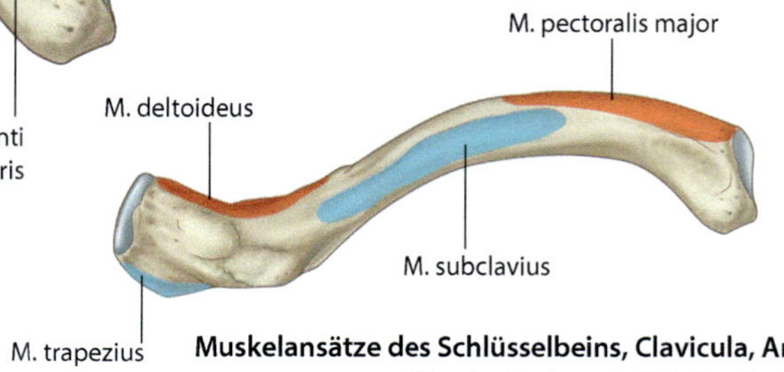

M. pectoralis major
M. deltoideus
M. subclavius
M. trapezius

Muskelansätze des Schlüsselbeins, Clavicula, Ansicht von kauda
Muscle attachments (inferior view)

Lig. coracoclaviculare
Lig. trapezoideum
Lig. conoideum
Lig. acromioclaviculare
Art. acromioclavicularis
Acromion
Lig. coracoacromiale
Proc. coracoideus
Cavitas glenoidalis
Incisura scapulae
Discus articularis (zur Freilegung des Gelenks Bänder und Gelenkkapsel entfernt)
Incisura clavicularis
Art. sternoclavicularis
Lig. interclaviculare
Lig. sternoclaviculare anterius
Clavicula
Costa I
Lig. costoclaviculare
Cartilago costalis I
Anheftungsstelle für Cartilago costalis der Costa II
Angulus sterni

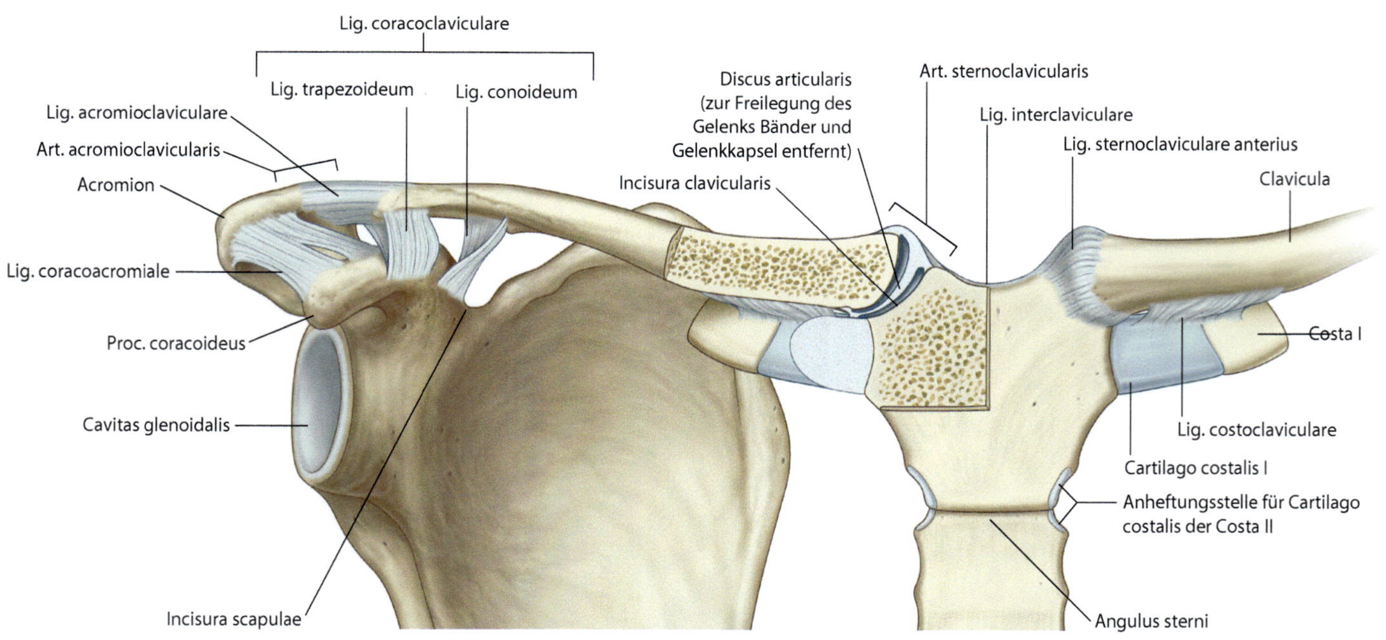

Gelenke und Bänder des Schlüsselbeins, Clavicula, Ansicht von ventral
Joints and ligaments of the clavicle (anterior view)

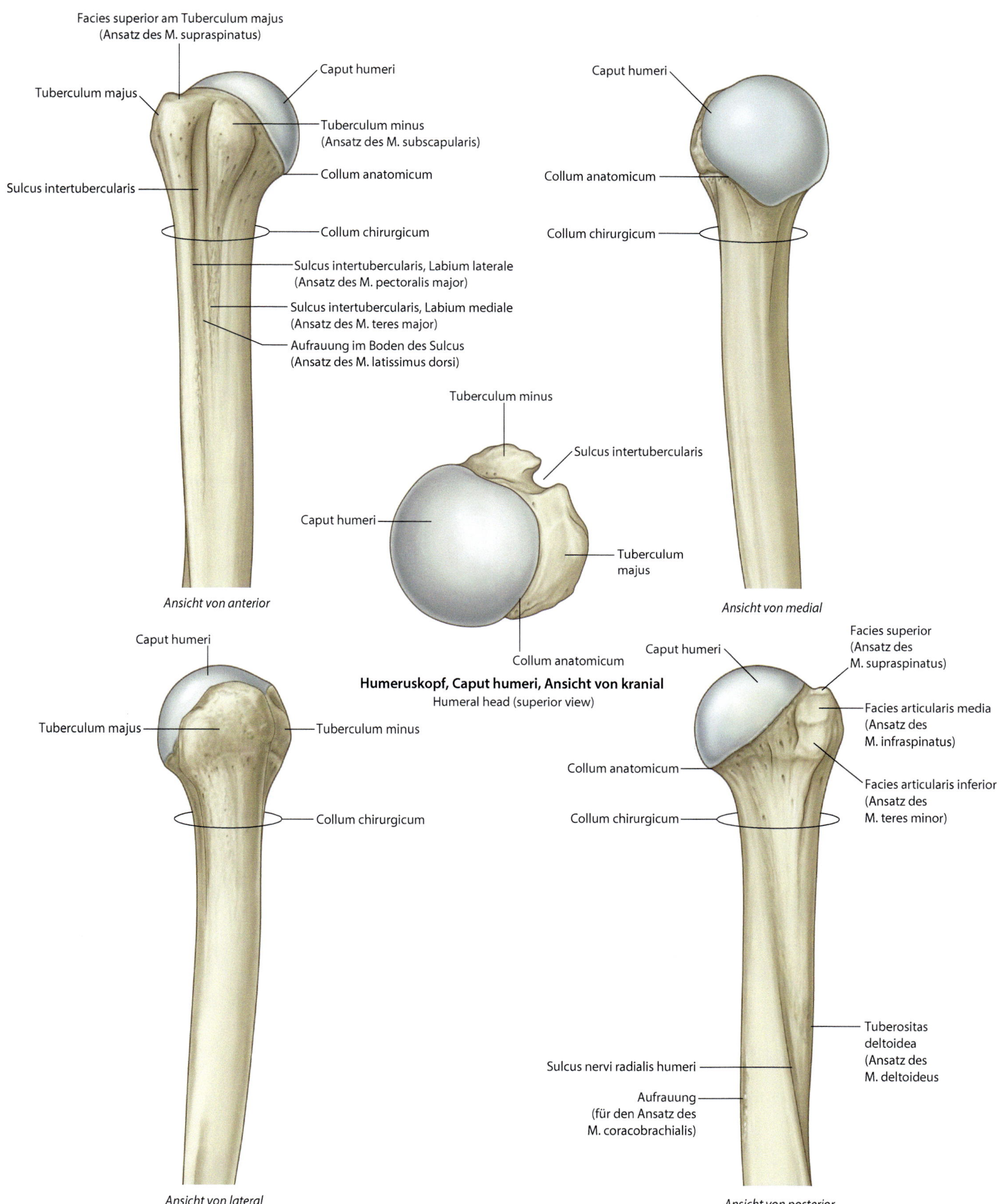

Humeruskopf, Caput humeri, Ansicht von kranial
Humeral head (superior view)

Proximales Ende des Humerus
Proximal end of humerus

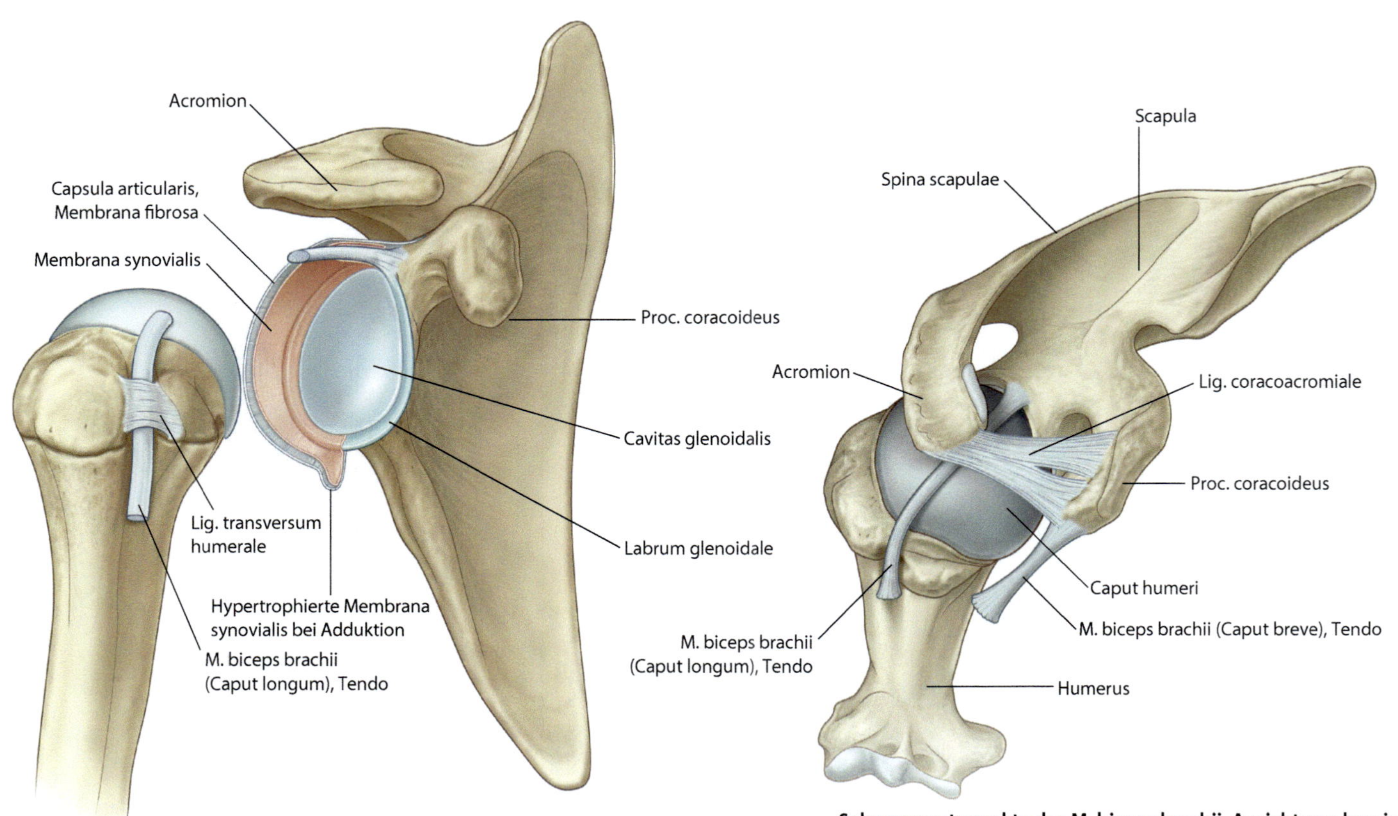

Gelenkflächen des Schultergelenks, Art. glenohumeralis, Ansicht von schräg anterolateral
Articular surfaces of glenohumeral joint (anterolateral oblique view)

Sehnenansatzpunkte des M. biceps brachii, Ansicht von kranial
Origins of biceps brachii tendons (superior view)

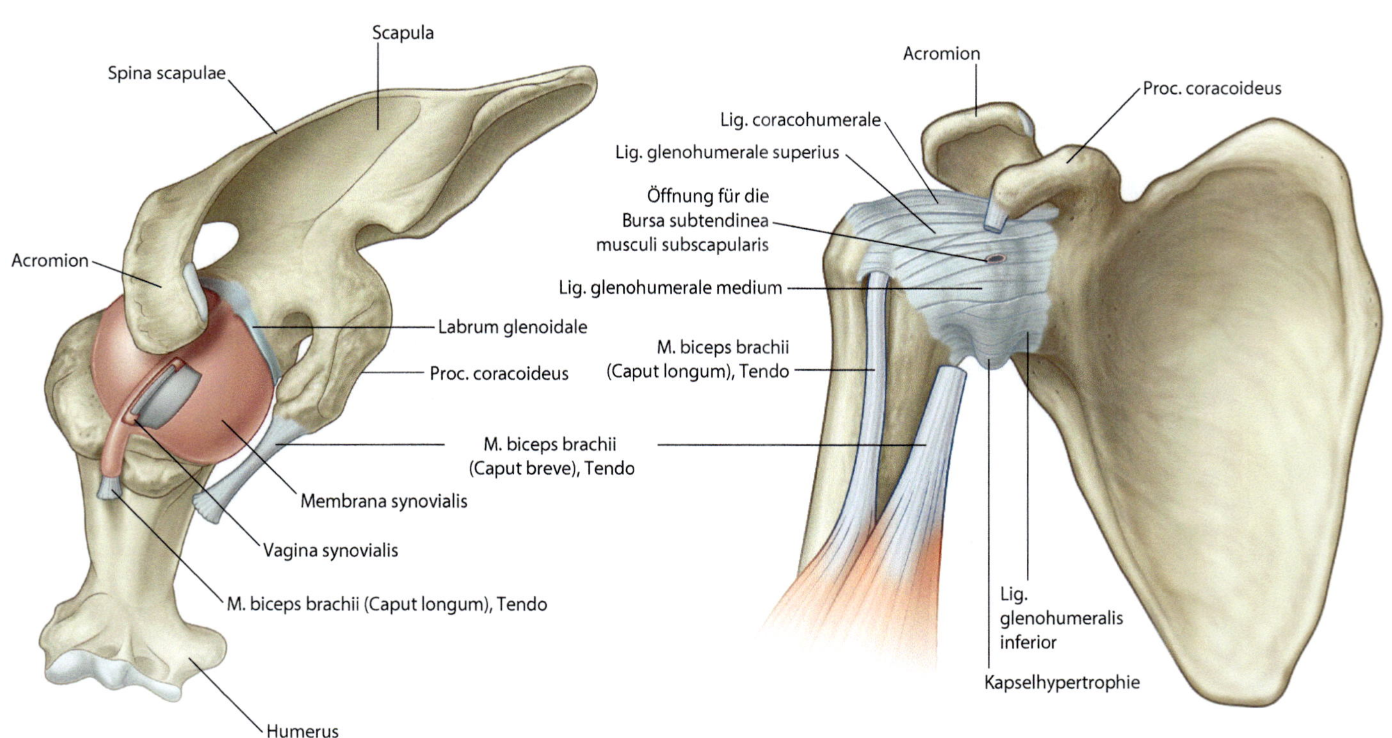

Synovialmembran, Ansicht von kranial
Synovial membrane (superior view)

Membrana fibrosa der Gelenkkapsel, Ansicht von ventral
Fibrous membrane of joint capsule (anterior view)

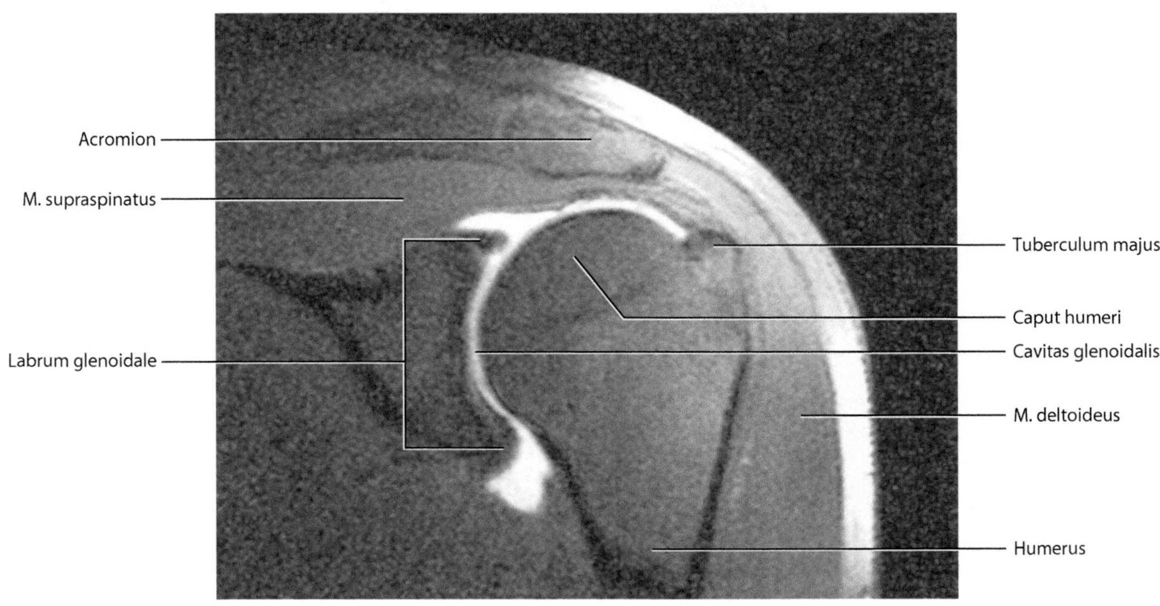

Schultergelenk, Art. glenohumeralis, Ansicht von ventral; T1-gewichtetes MRT in Koronarebene
Anterior view of the glenohumeral joint. T1-weighted MR image in coronal plane

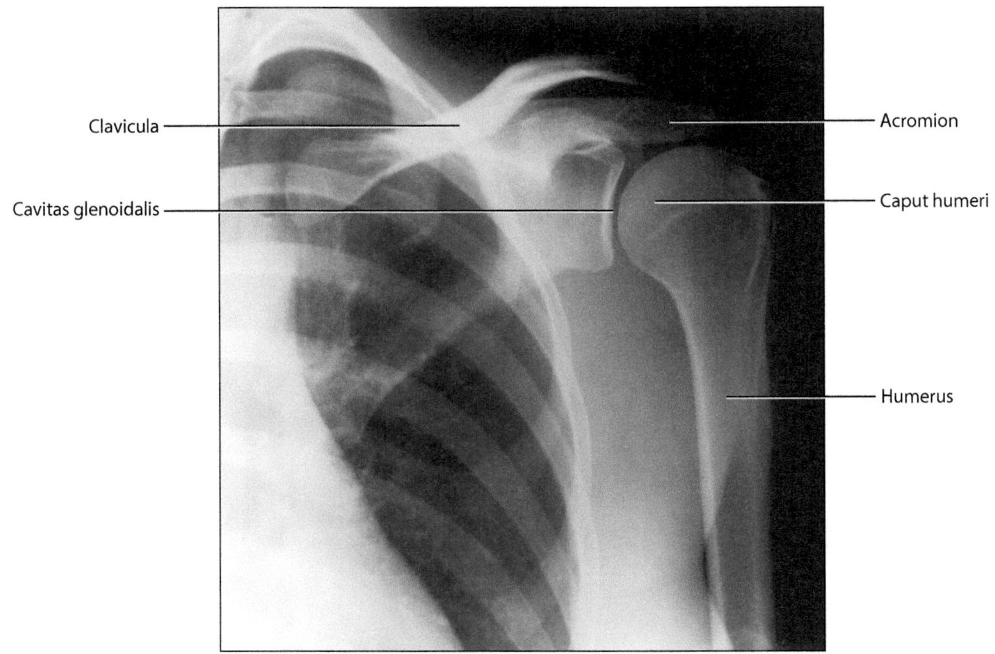

Normales Schultergelenk, Art. glenohumeralis; Röntgenbild im anterior-posterioren Strahlengang
Normal glenohumeral joint. Radiograph, AP view

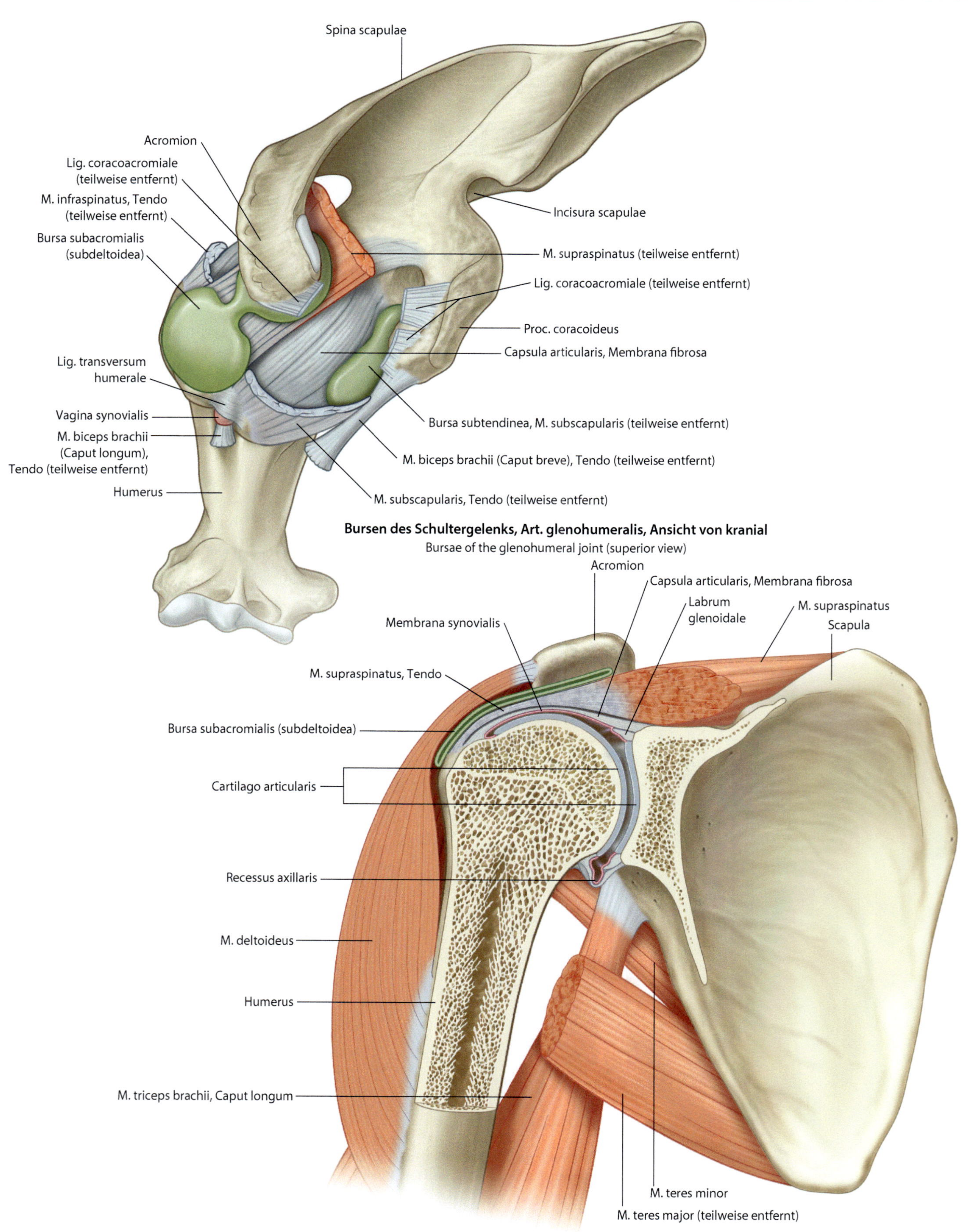

Bursen des Schultergelenks, Art. glenohumeralis, Ansicht von kranial
Bursae of the glenohumeral joint (superior view)

Schultergelenk, Art. glenohumeralis, Ansicht von ventral
Glenohumeral joint (anterior view)

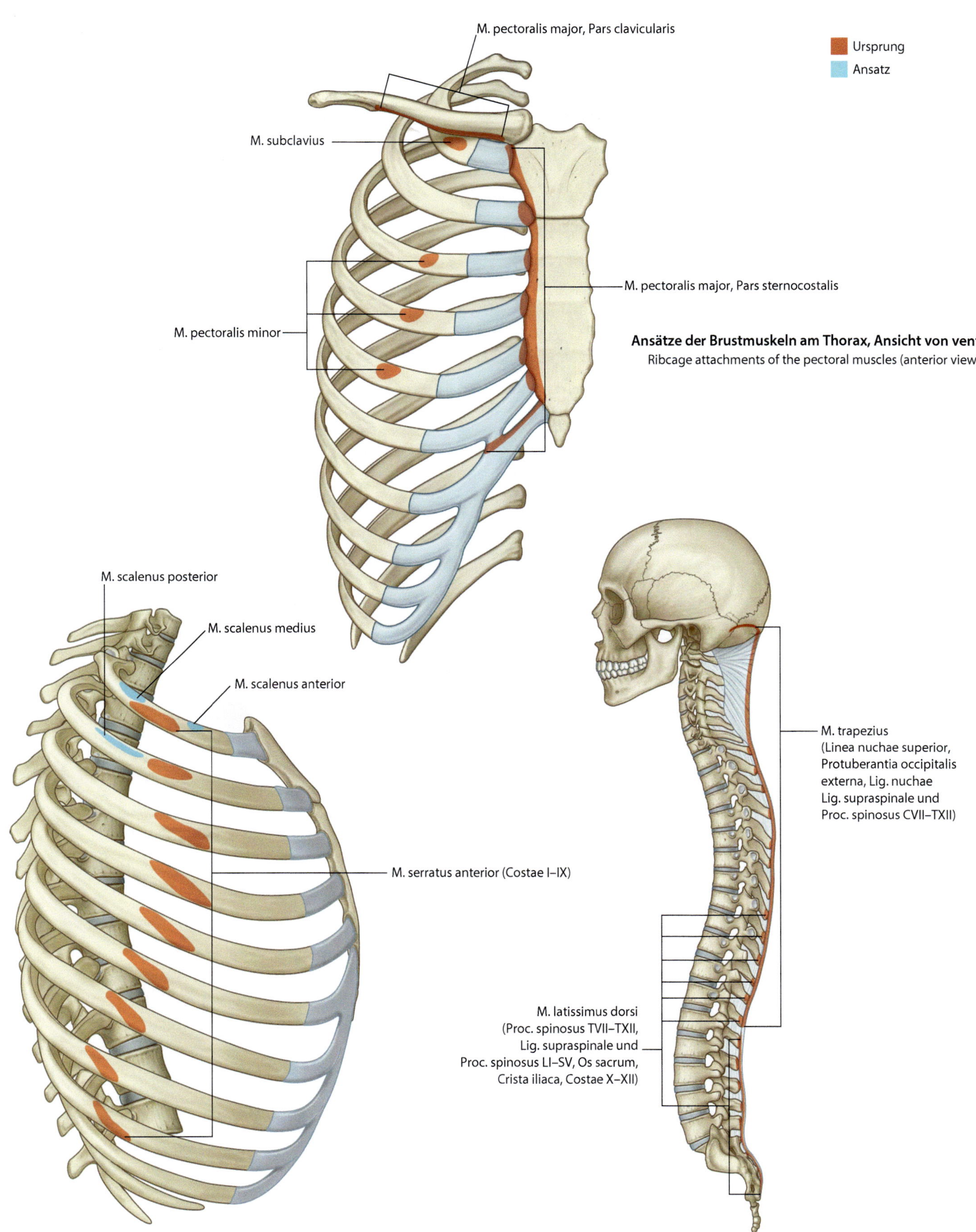

Ansätze der Brustmuskeln am Thorax, Ansicht von ventral
Ribcage attachments of the pectoral muscles (anterior view)

Ansätze des M. serratus anterior und der Skalenusmuskeln am Thorax, Ansicht von lateral
Ribcage attachments of serratus anterior and scalene muscles (lateral view)

Ansätze der Mm. trapezius und latissimus dorsi, Ansicht von lateral
Attachments of trapezius and latissimus dorsi muscles (lateral view)

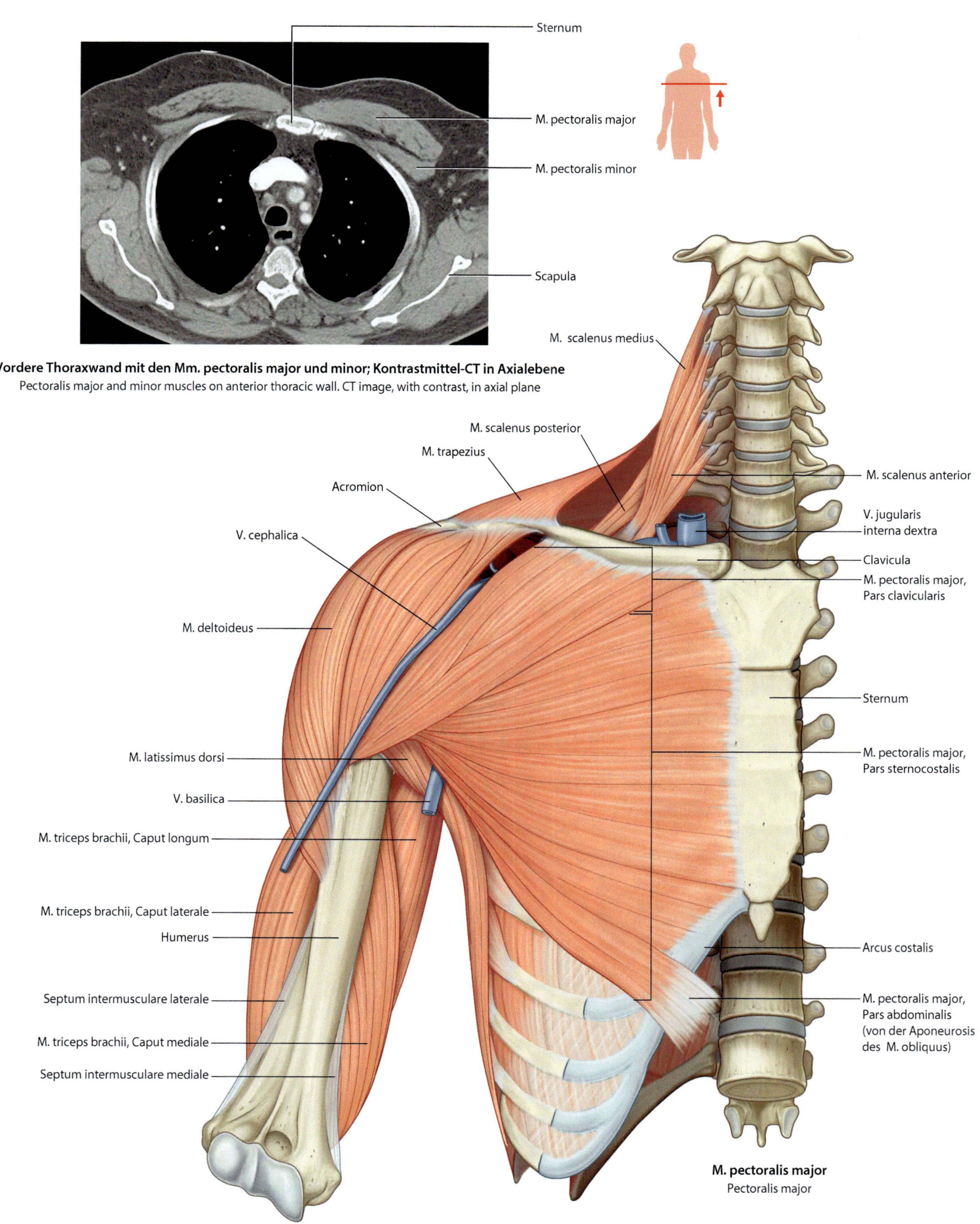

Vordere Thoraxwand mit den Mm. pectoralis major und minor; Kontrastmittel-CT in Axialebene
Pectoralis major and minor muscles on anterior thoracic wall. CT image, with contrast, in axial plane

M. pectoralis major
Pectoralis major

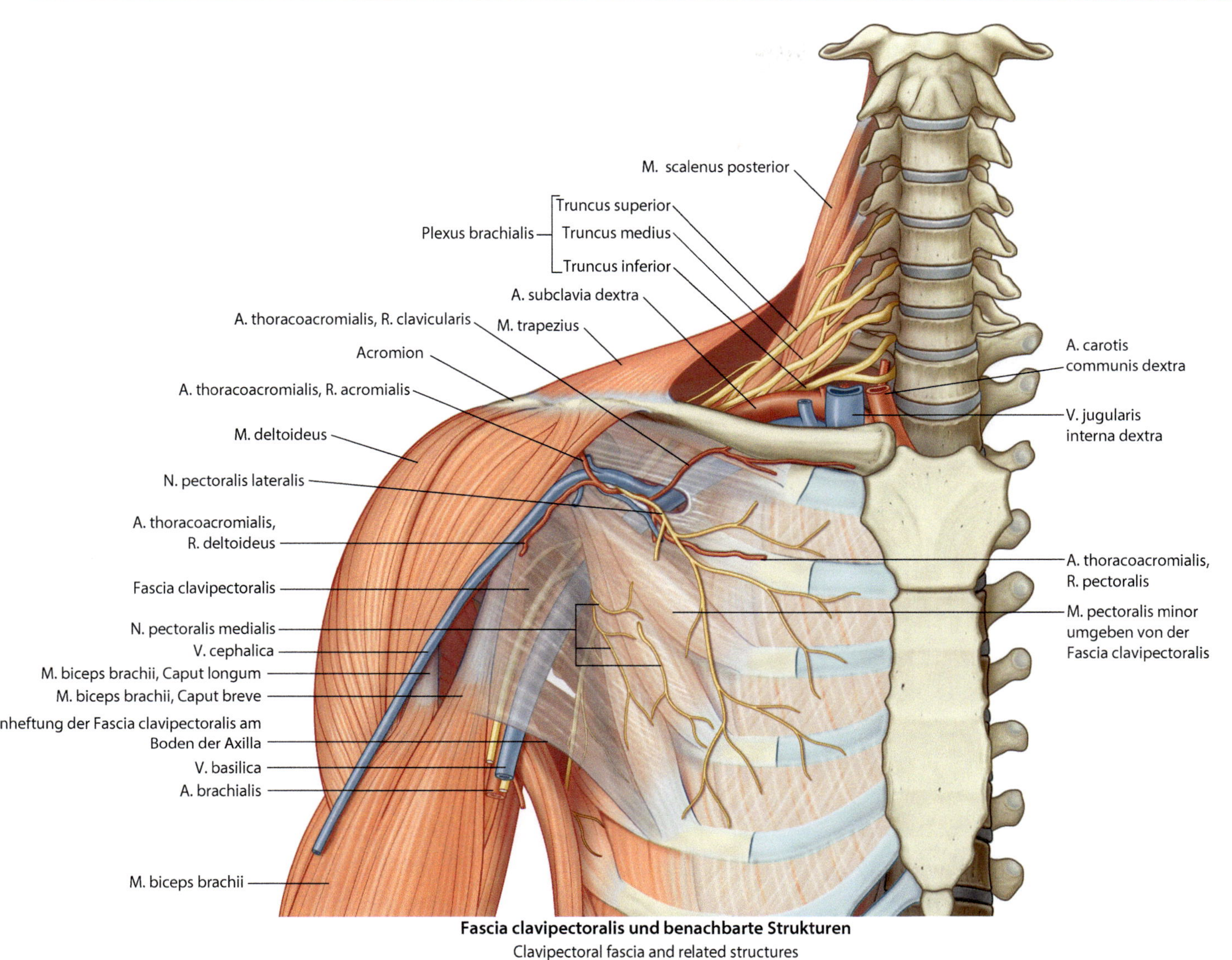

Fascia clavipectoralis und benachbarte Strukturen
Clavipectoral fascia and related structures

M. subclavius
Clavicula
Proc. coracoideus
Acromion
M. supraspinatus
M. subscapularis
N. musculocutaneus
A. circumflexa humeri anterior
M. pectoralis minor
N. axillaris
A. circumflexa humeri posterior
M. latissimus dorsi
N. radialis
N. medianus
A. profunda brachii
V. basilica
A. brachialis
Humerus
N. ulnaris
M. triceps brachii
N. thoracicus longus

M. pectoralis minor
Pectoralis minor

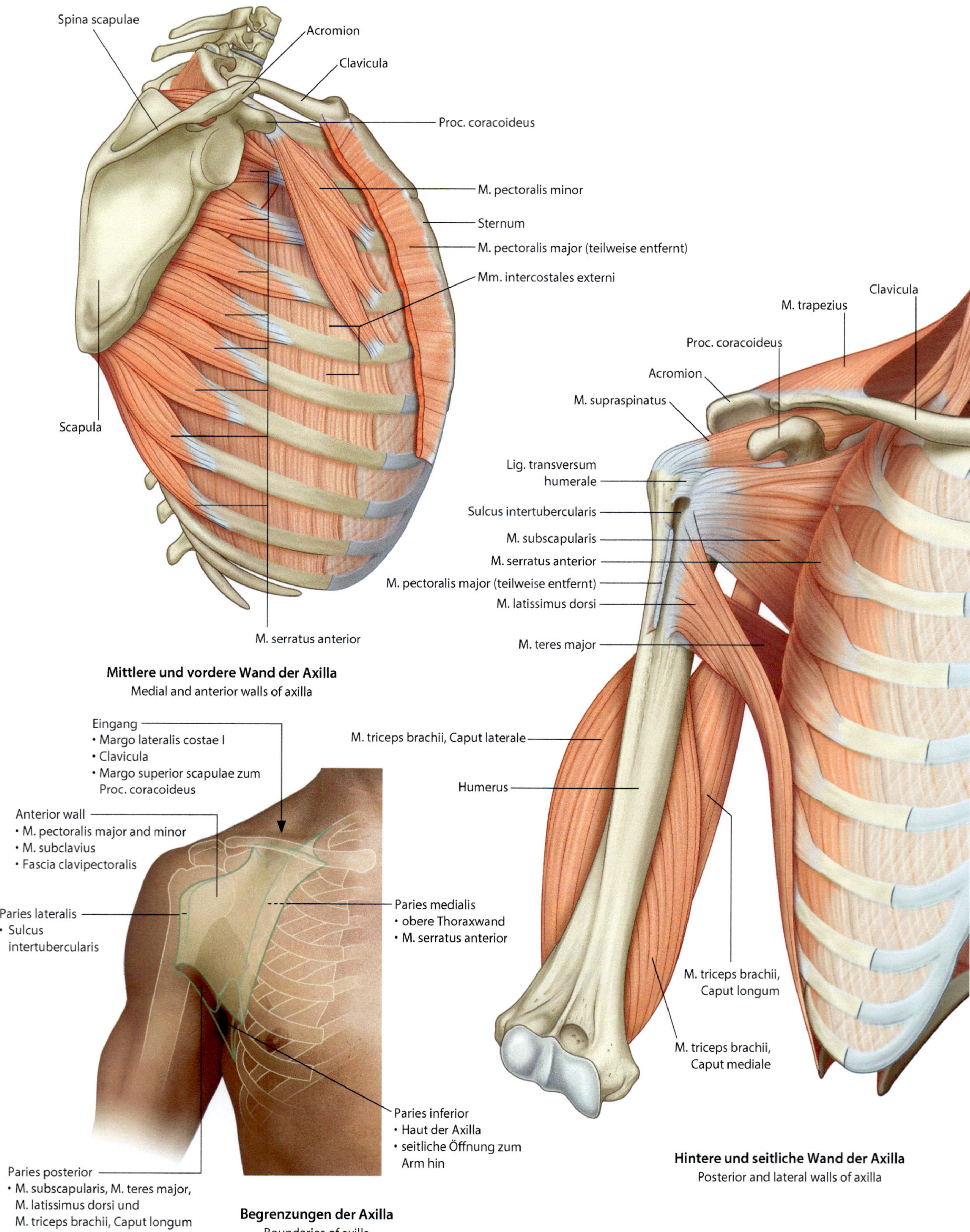

Mittlere und vordere Wand der Axilla
Medial and anterior walls of axilla

Begrenzungen der Axilla
Boundaries of axilla

Hintere und seitliche Wand der Axilla
Posterior and lateral walls of axilla

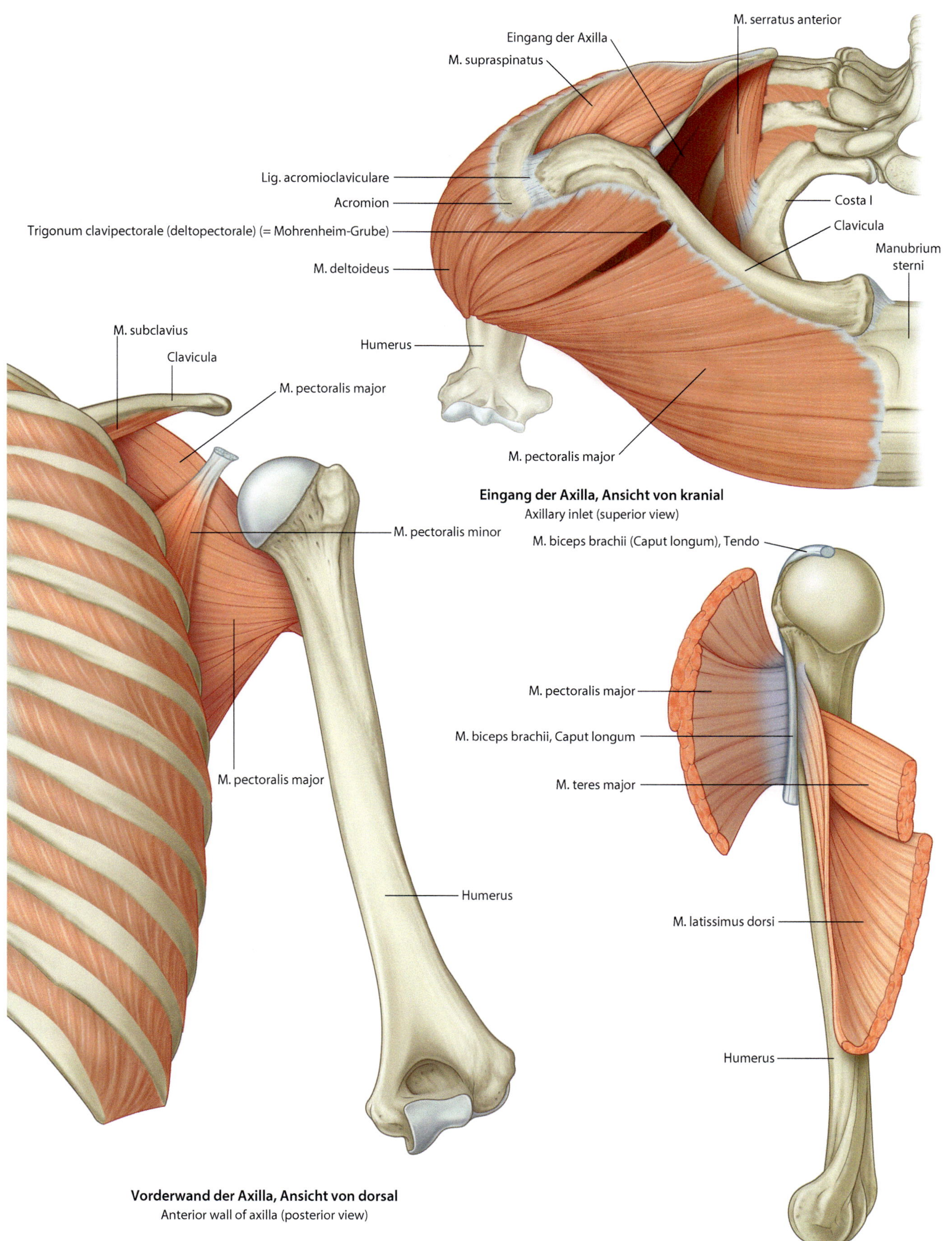

Eingang der Axilla, Ansicht von kranial
Axillary inlet (superior view)

Vorderwand der Axilla, Ansicht von dorsal
Anterior wall of axilla (posterior view)

Seitenwand der Axilla, Ansicht von medial
Lateral wall of axilla (medial view)

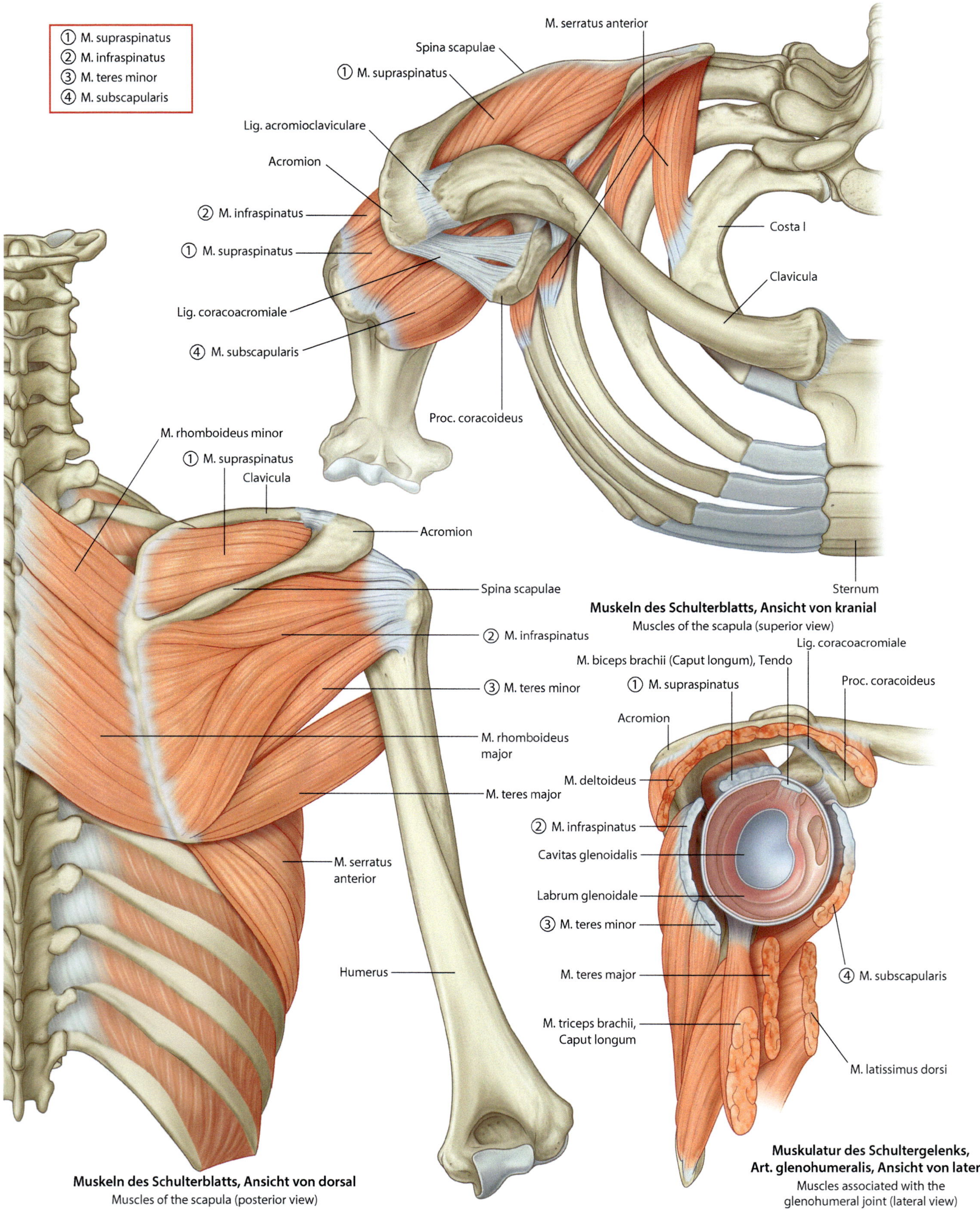

Muskeln des Schulterblatts, Ansicht von kranial
Muscles of the scapula (superior view)

Muskeln des Schulterblatts, Ansicht von dorsal
Muscles of the scapula (posterior view)

Muskulatur des Schultergelenks, Art. glenohumeralis, Ansicht von lateral
Muscles associated with the glenohumeral joint (lateral view)

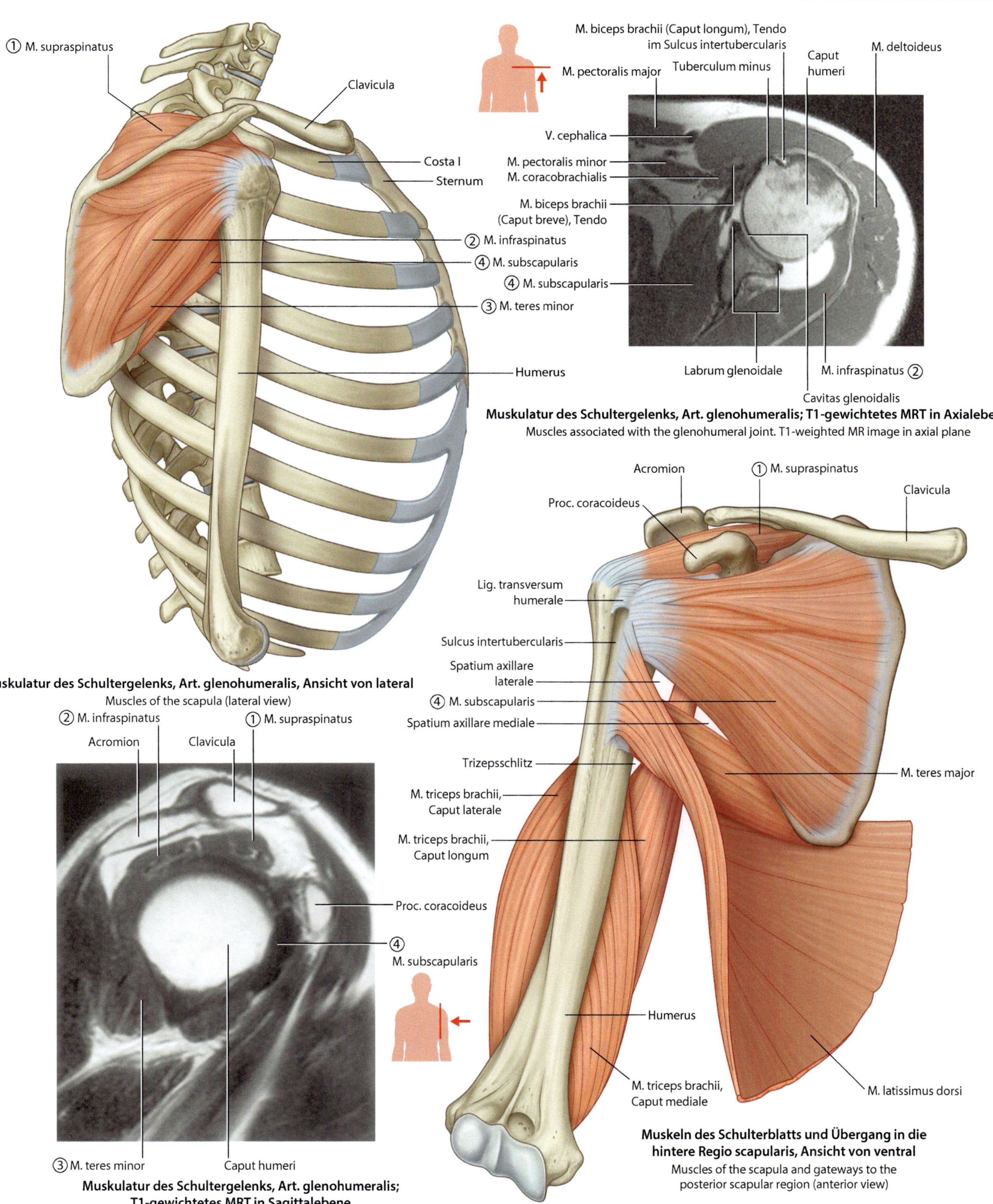

Muskulatur des Schultergelenks, Art. glenohumeralis, Ansicht von lateral
Muscles of the scapula (lateral view)

Muskulatur des Schultergelenks, Art. glenohumeralis; T1-gewichtetes MRT in Axialebene
Muscles associated with the glenohumeral joint. T1-weighted MR image in axial plane

Muskeln des Schulterblatts und Übergang in die hintere Regio scapularis, Ansicht von ventral
Muscles of the scapula and gateways to the posterior scapular region (anterior view)

Muskulatur des Schultergelenks, Art. glenohumeralis; T1-gewichtetes MRT in Sagittalebene
Muscles associated with the glenohumeral joint. T1-weighted MR image in sagittal plane

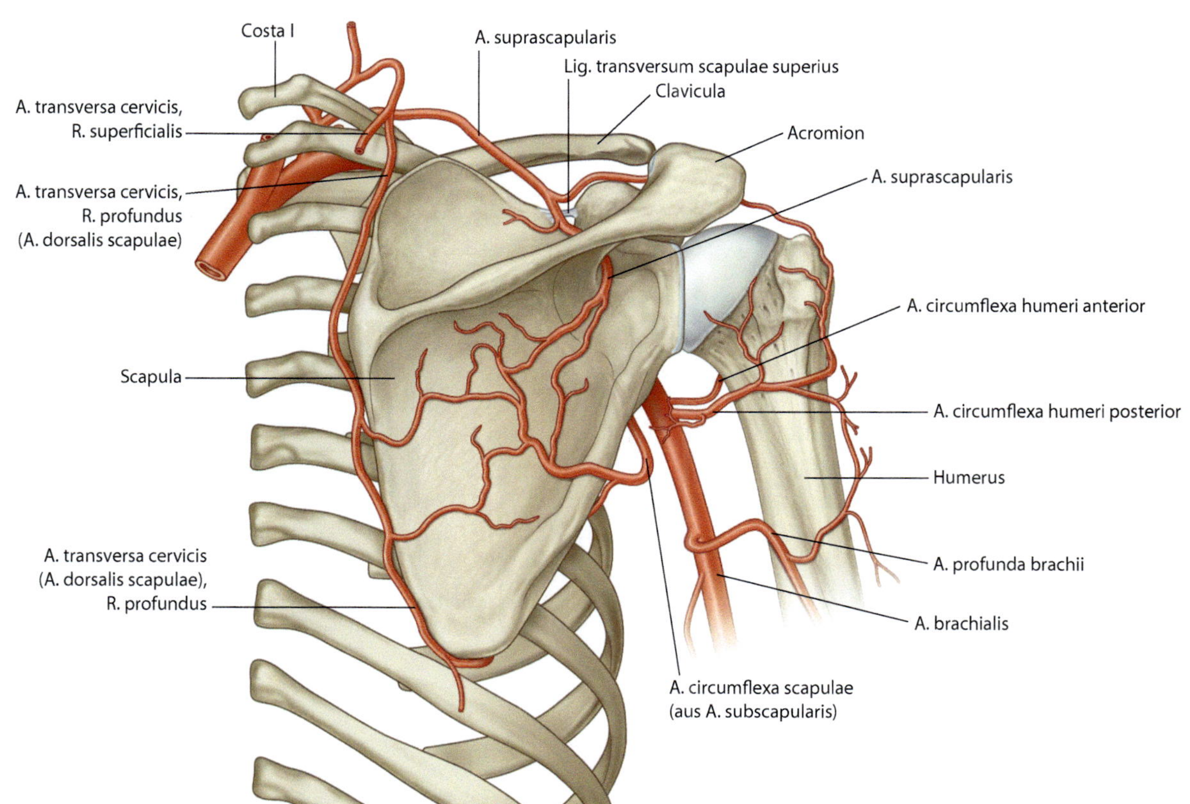

Arterien der Schulter, Ansicht von dorsal
Arteries of the shoulder (posterior view)

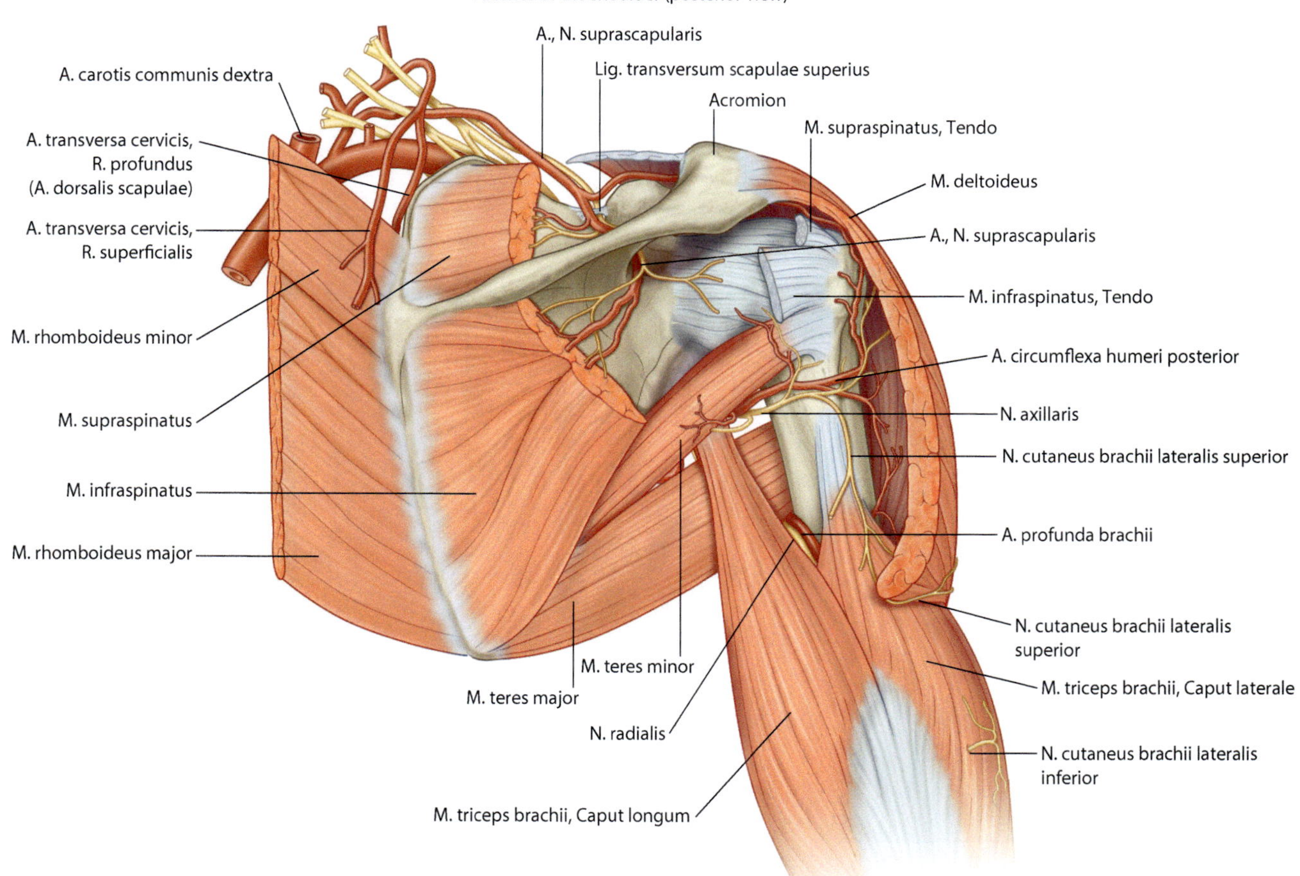

Tiefe Arterien und Nerven der Schulter, Ansicht von dorsal
Deep arteries and nerves of the shoulder (posterior view)

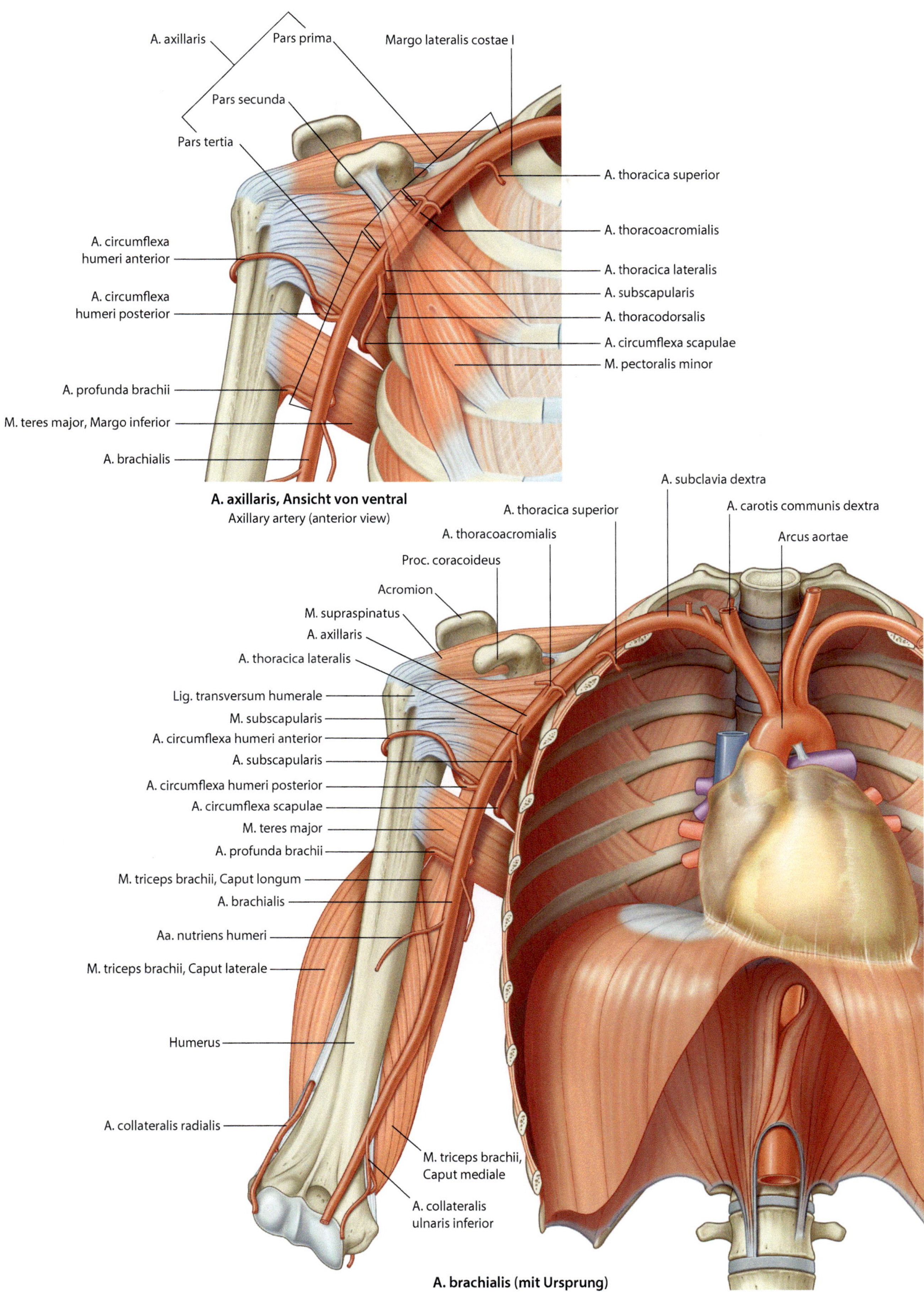

A. axillaris, Ansicht von ventral
Axillary artery (anterior view)

A. brachialis (mit Ursprung)
Brachial artery and its origin

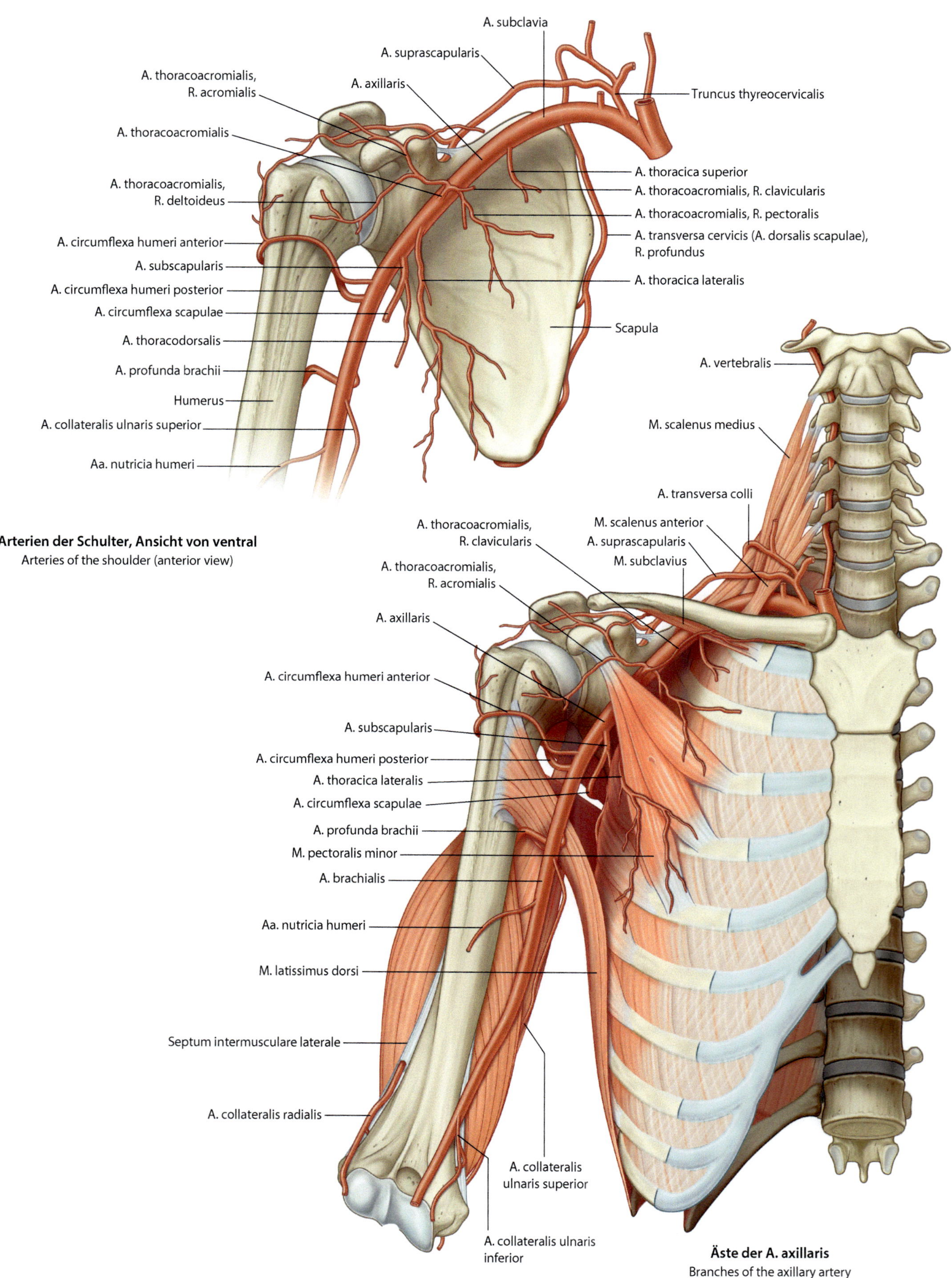

Arterien der Schulter, Ansicht von ventral
Arteries of the shoulder (anterior view)

Äste der A. axillaris
Branches of the axillary artery

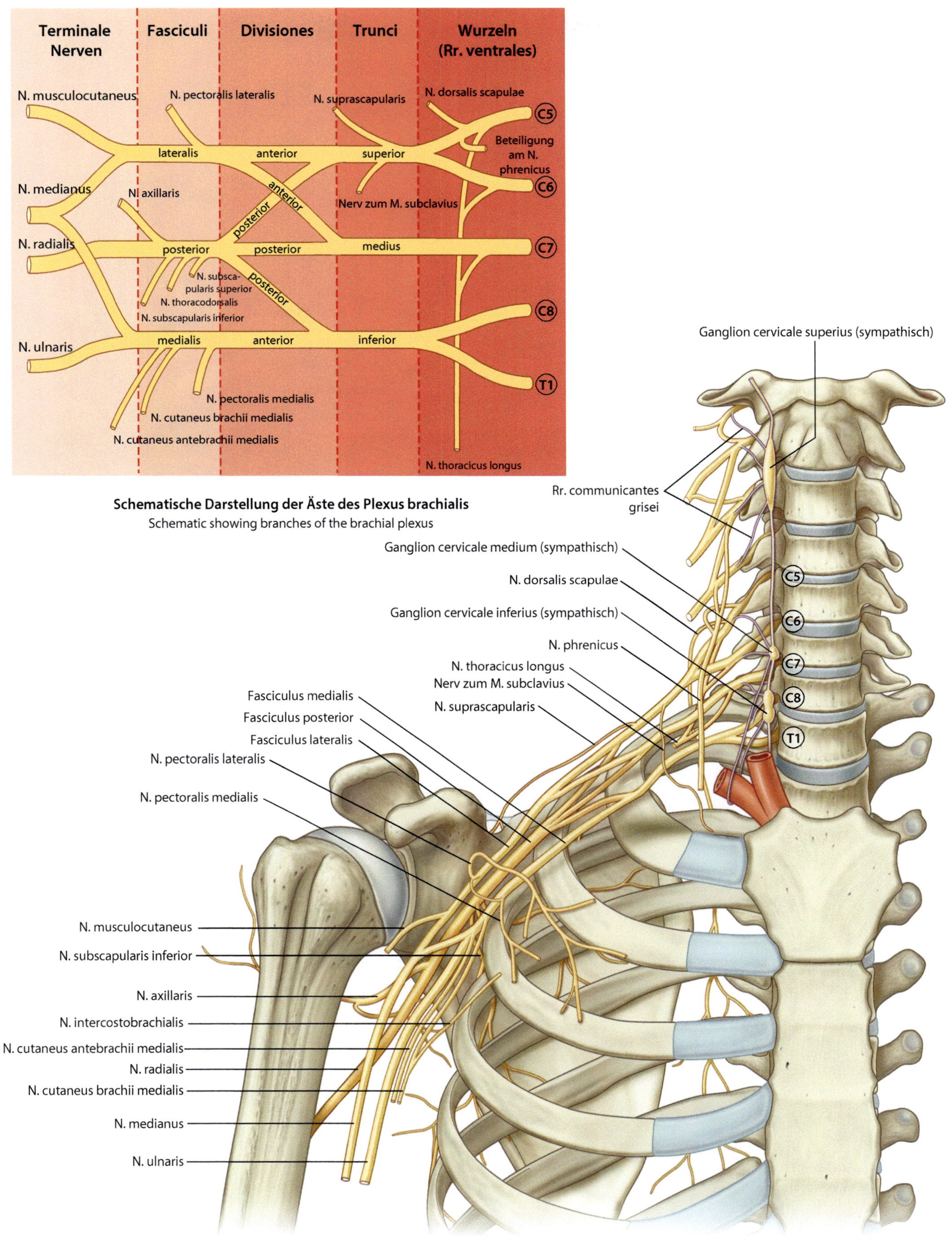

Schematische Darstellung der Äste des Plexus brachialis
Schematic showing branches of the brachial plexus

Plexus brachialis
Brachial plexus

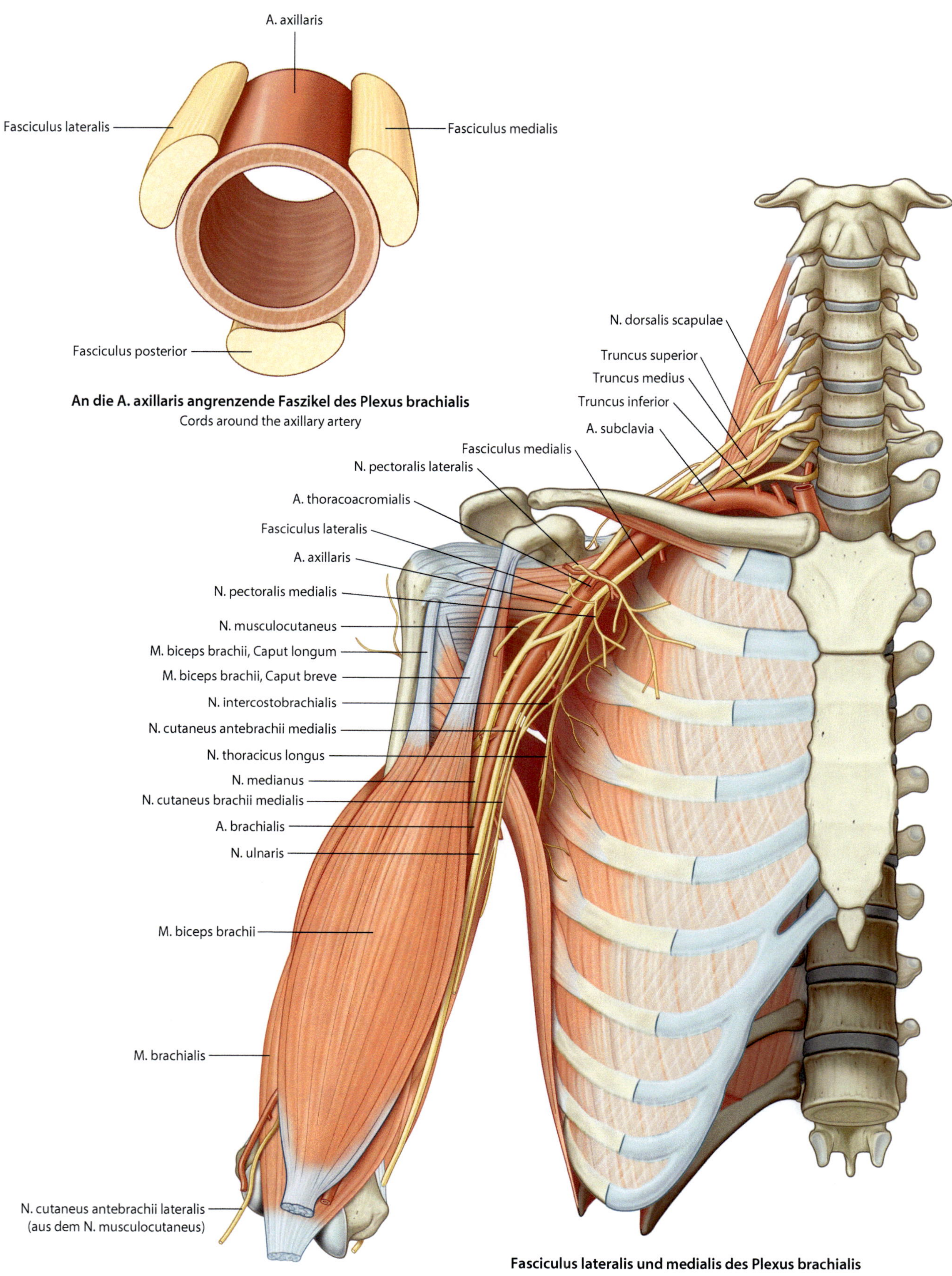

An die A. axillaris angrenzende Faszikel des Plexus brachialis
Cords around the axillary artery

Fasciculus lateralis und medialis des Plexus brachialis
Lateral and medial cords of the brachial plexus

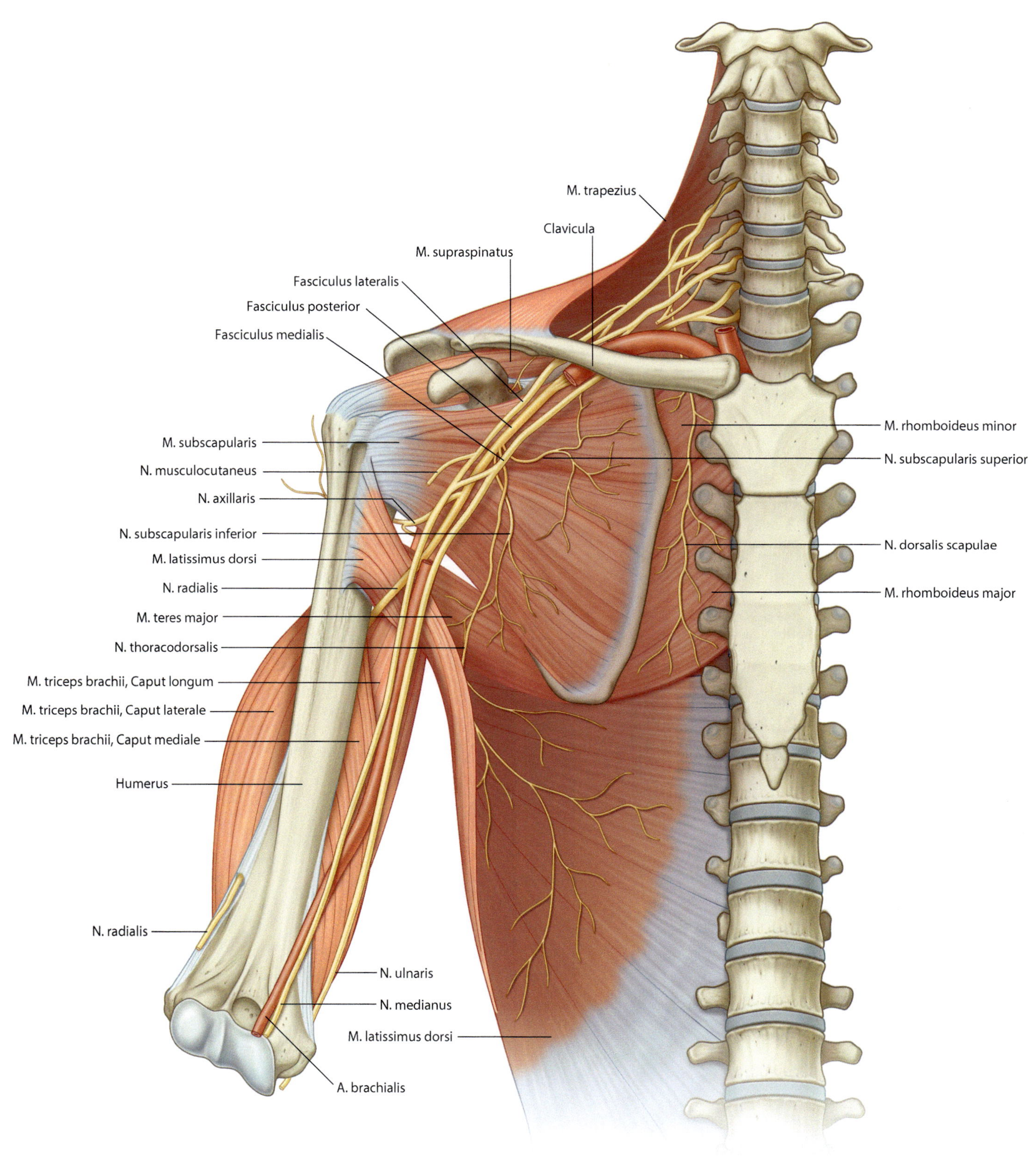

Fasciculus posterior des Plexus brachialis (Rippen und umgebende Muskeln entfernt)
Posterior cord of the brachial plexus (ribs and associated muscles removed)

Distaler Humerus und proximales Ende von Radius und Ulna
Distal end of humerus and proximal end of radius and ulna

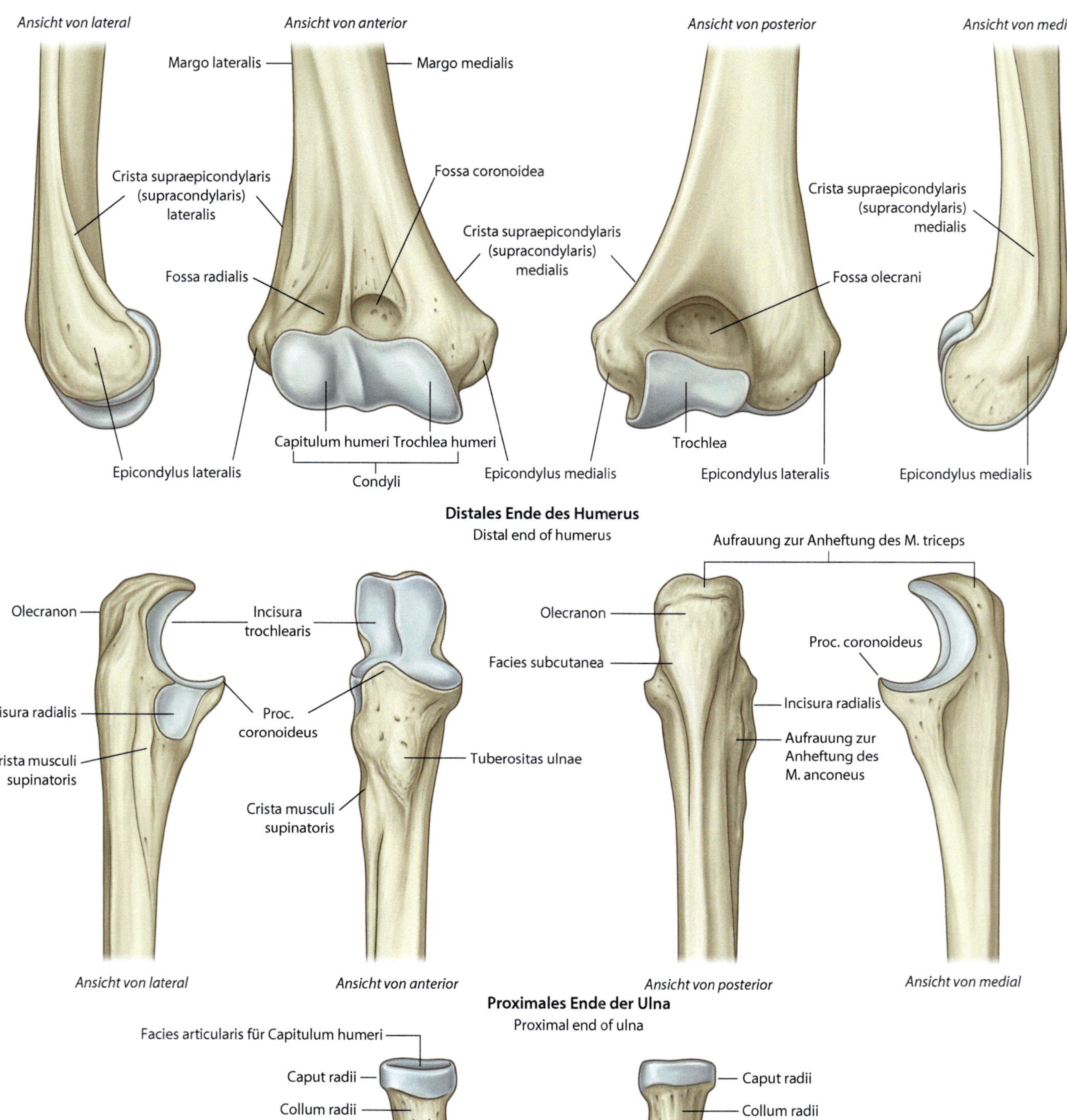

Distales Ende des Humerus
Distal end of humerus

Proximales Ende der Ulna
Proximal end of ulna

Proximales Ende des Radius
Proximal end of radius

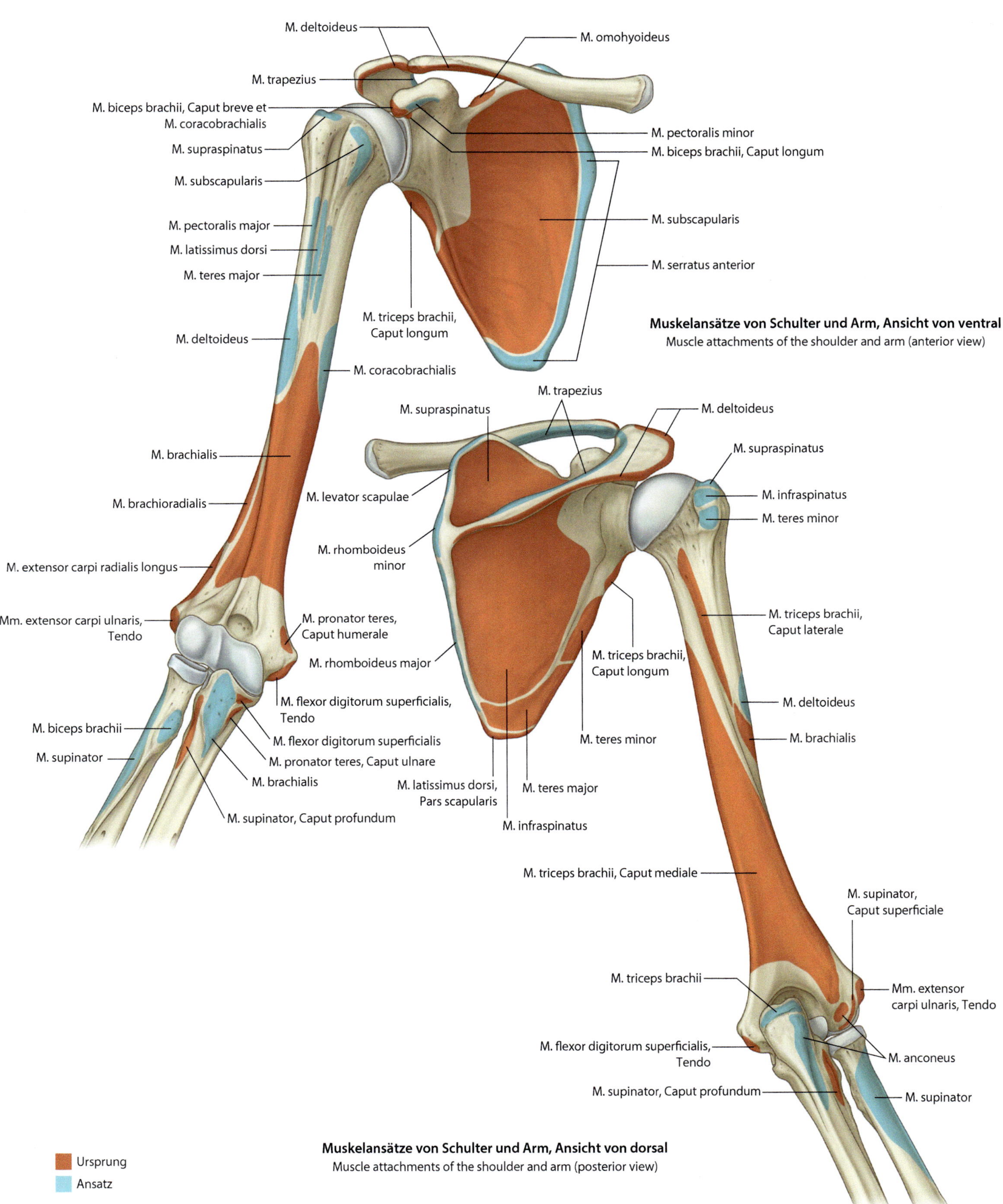

Muskelansätze von Schulter und Arm, Ansicht von ventral
Muscle attachments of the shoulder and arm (anterior view)

Muskelansätze von Schulter und Arm, Ansicht von dorsal
Muscle attachments of the shoulder and arm (posterior view)

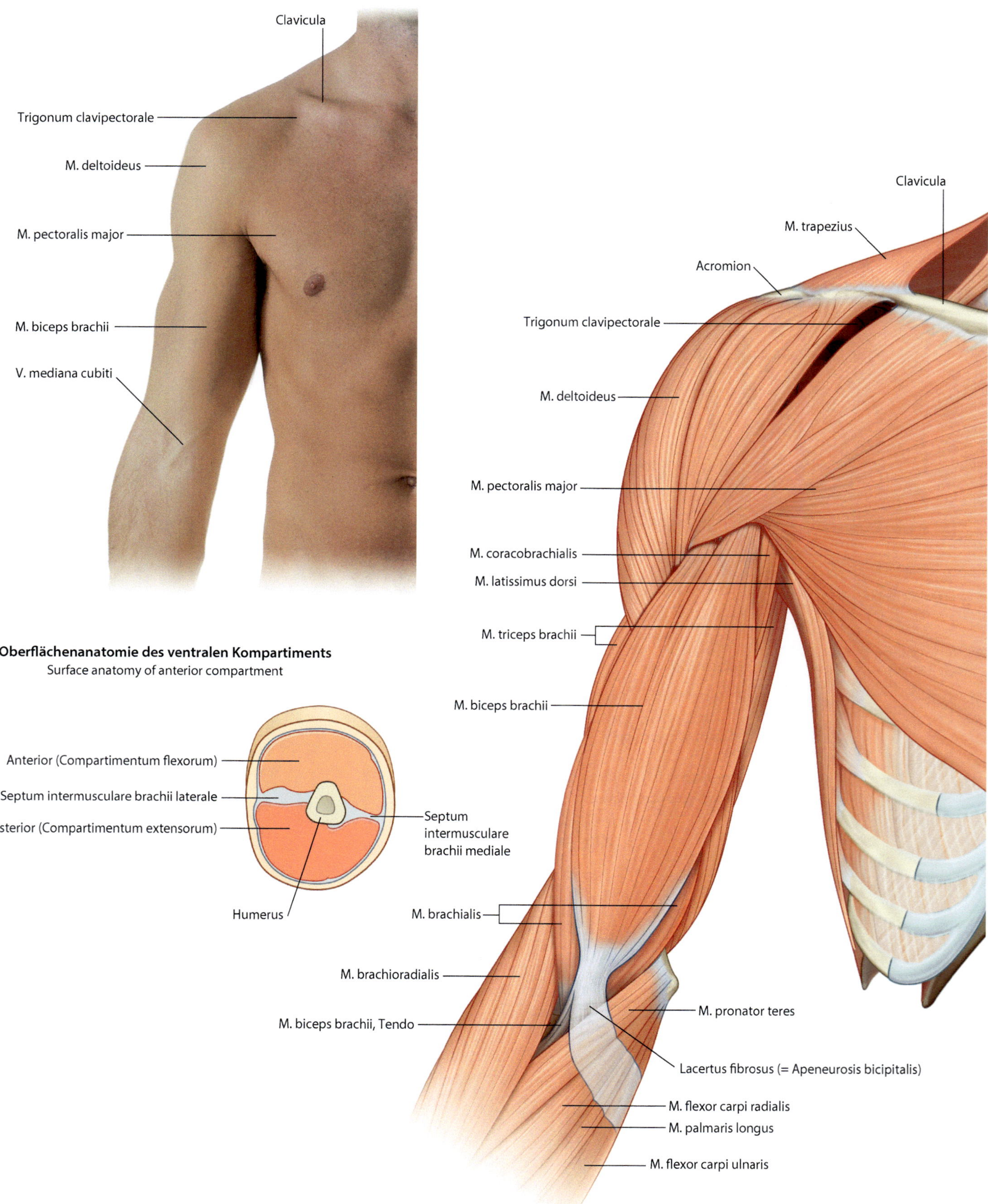

Oberflächenanatomie des ventralen Kompartiments
Surface anatomy of anterior compartment

Muskeln des ventralen Kompartiments des Armes
Muscles of anterior compartment of arm

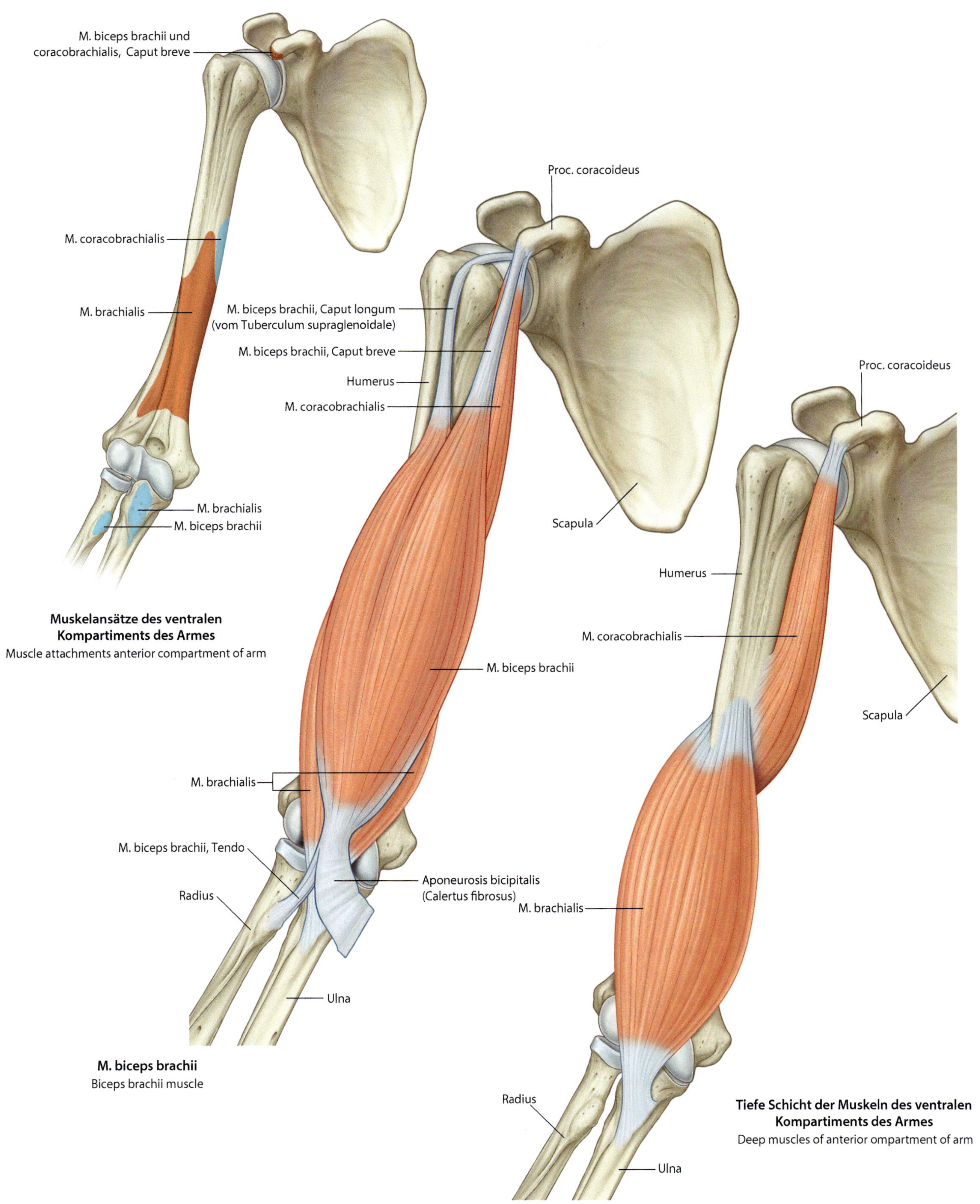

Muskelansätze des ventralen Kompartiments des Armes
Muscle attachments anterior compartment of arm

M. biceps brachii
Biceps brachii muscle

Tiefe Schicht der Muskeln des ventralen Kompartiments des Armes
Deep muscles of anterior ompartment of arm

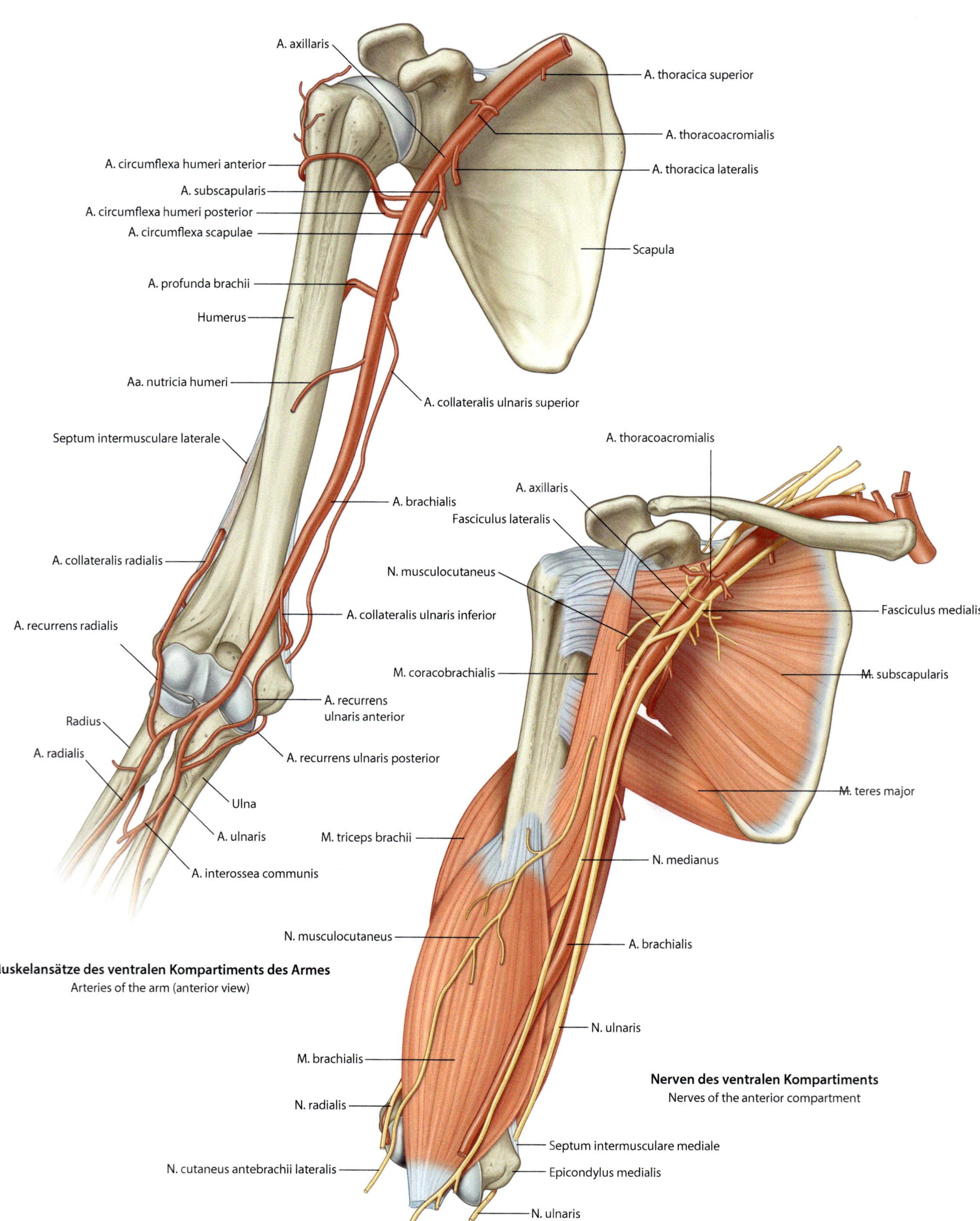

Muskelansätze des ventralen Kompartiments des Armes
Arteries of the arm (anterior view)

Nerven des ventralen Kompartiments
Nerves of the anterior compartment

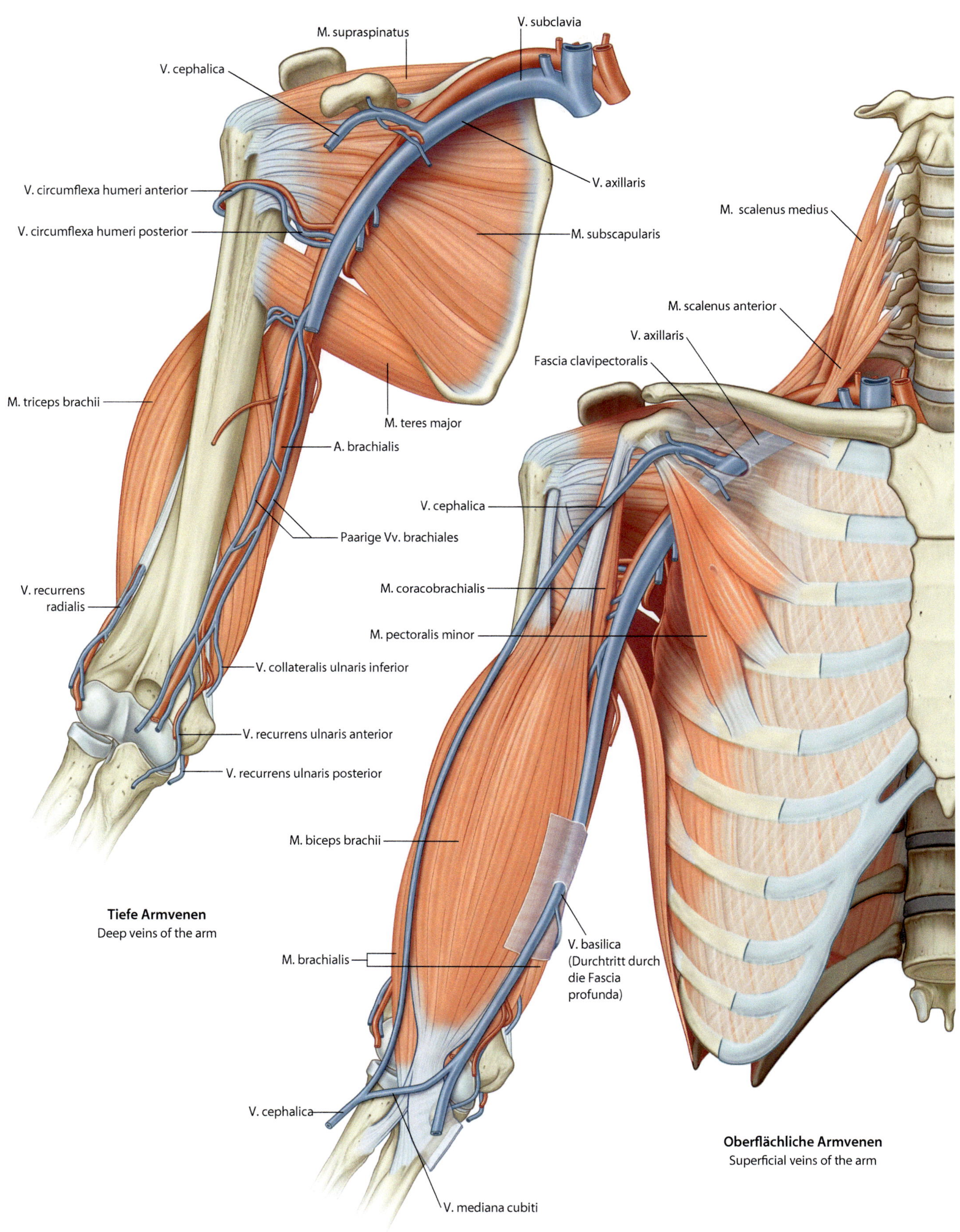

Tiefe Armvenen
Deep veins of the arm

Oberflächliche Armvenen
Superficial veins of the arm

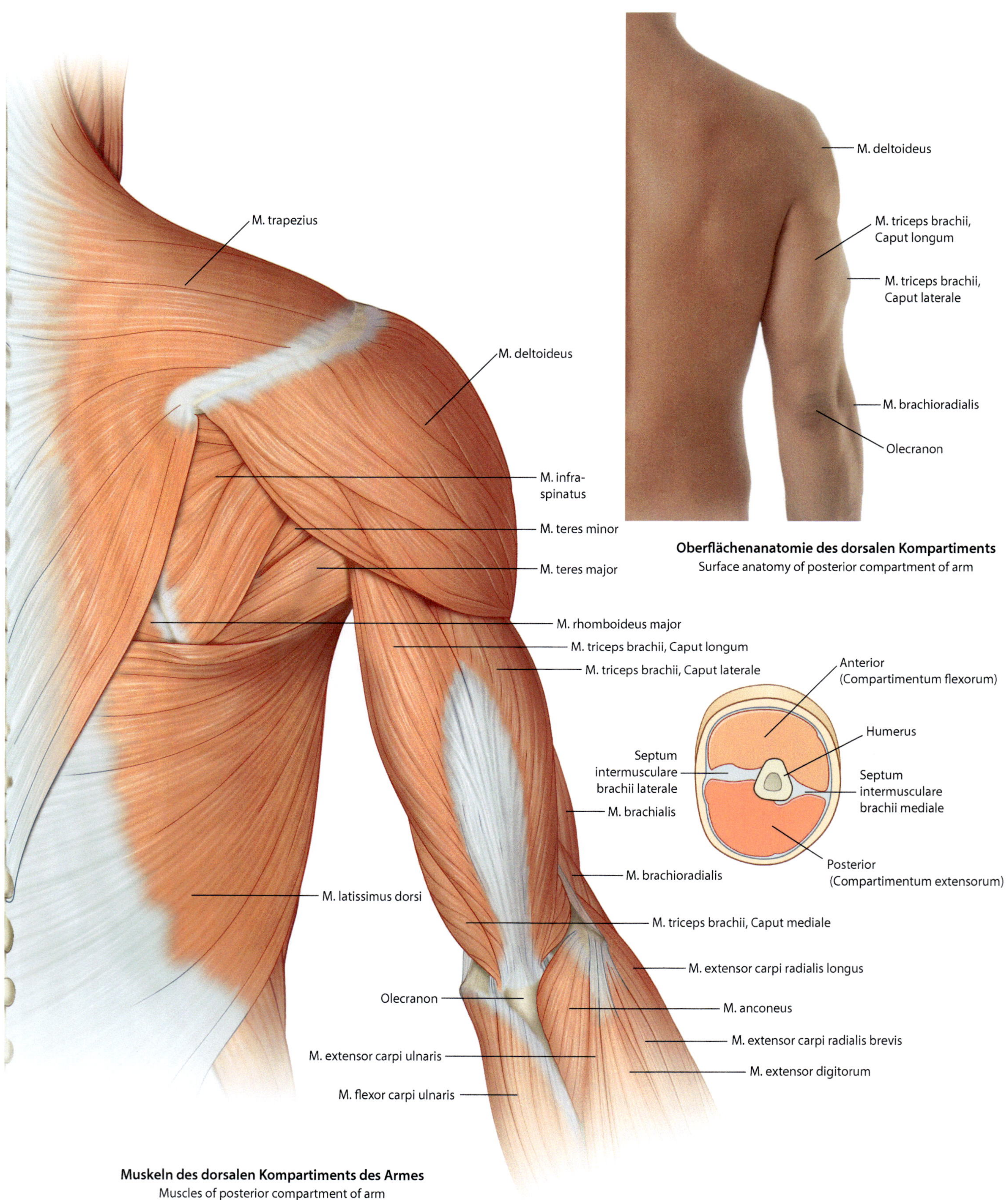

Oberflächenanatomie des dorsalen Kompartiments
Surface anatomy of posterior compartment of arm

Muskeln des dorsalen Kompartiments des Armes
Muscles of posterior compartment of arm

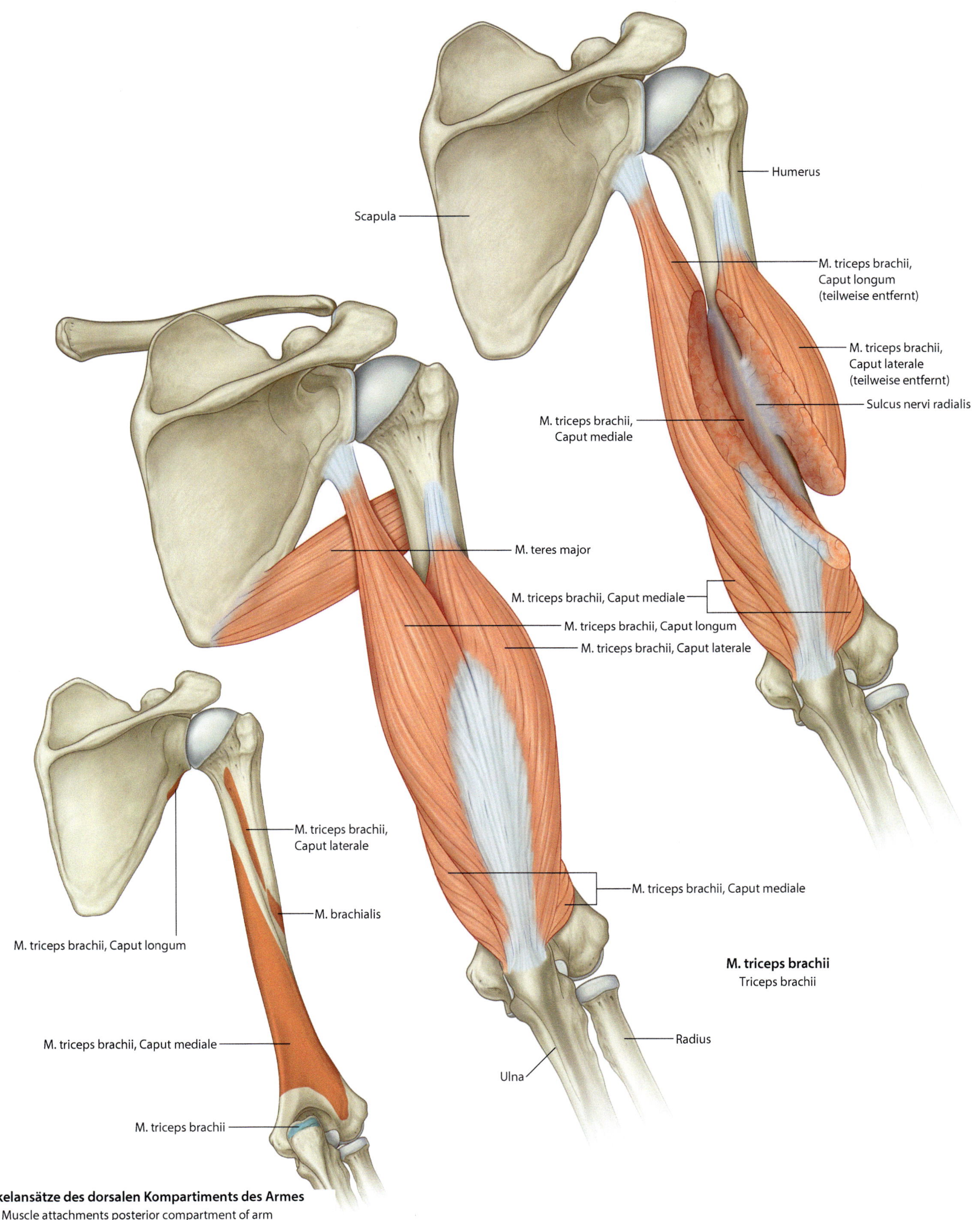

M. triceps brachii
Triceps brachii

Muskelansätze des dorsalen Kompartiments des Armes
Muscle attachments posterior compartment of arm

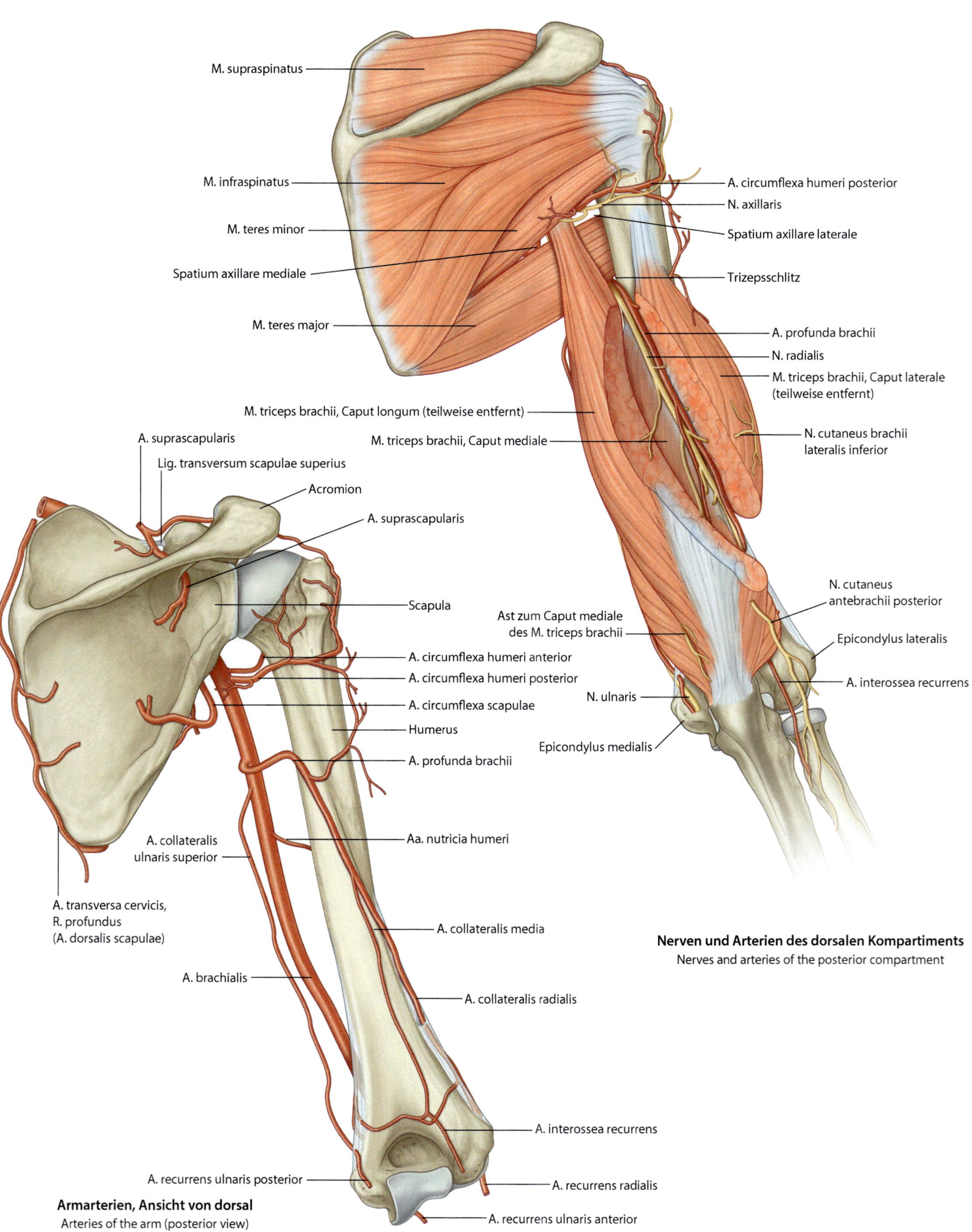

Nerven und Arterien des dorsalen Kompartiments
Nerves and arteries of the posterior compartment

Armarterien, Ansicht von dorsal
Arteries of the arm (posterior view)

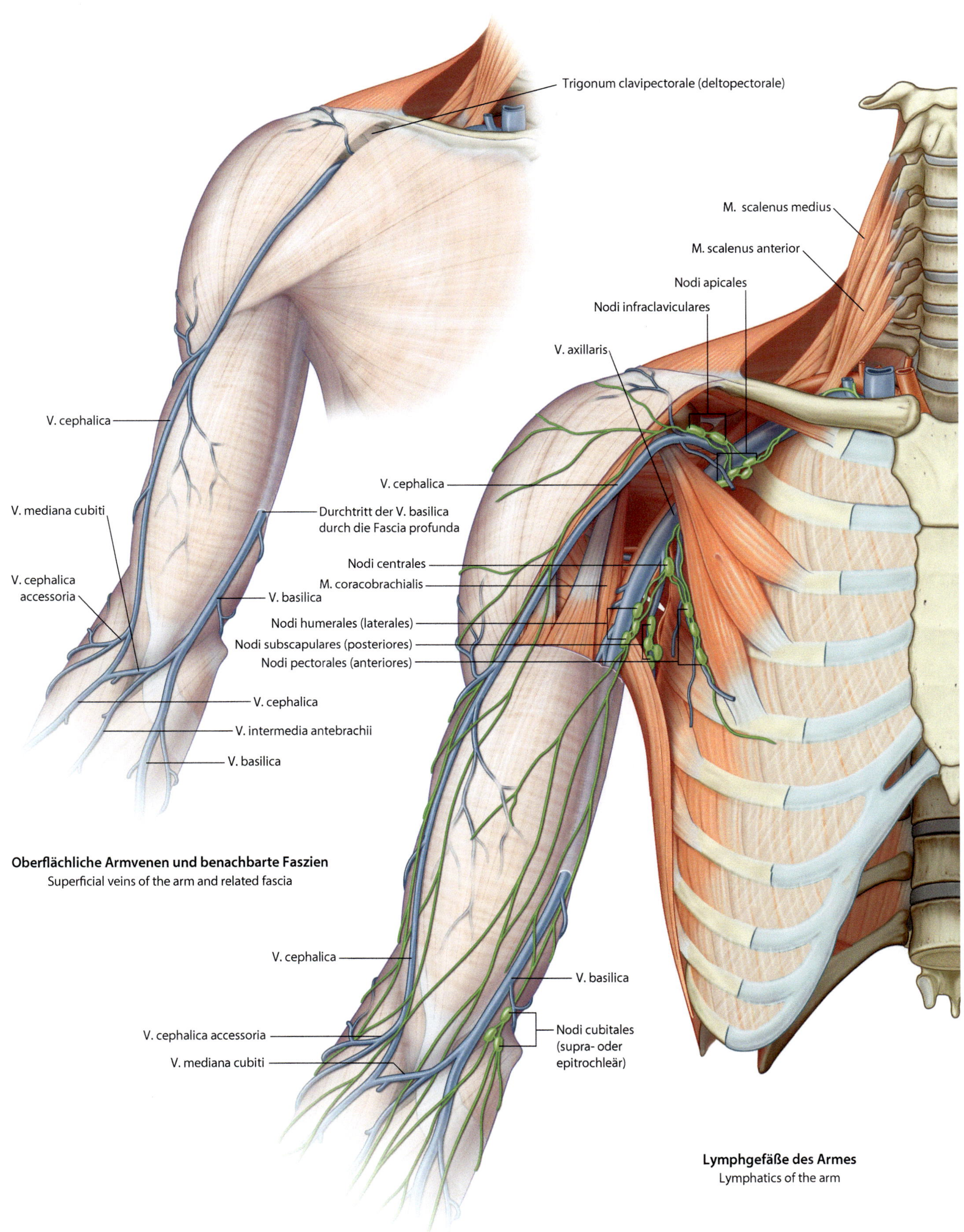

Oberflächliche Armvenen und benachbarte Faszien
Superficial veins of the arm and related fascia

Lymphgefäße des Armes
Lymphatics of the arm

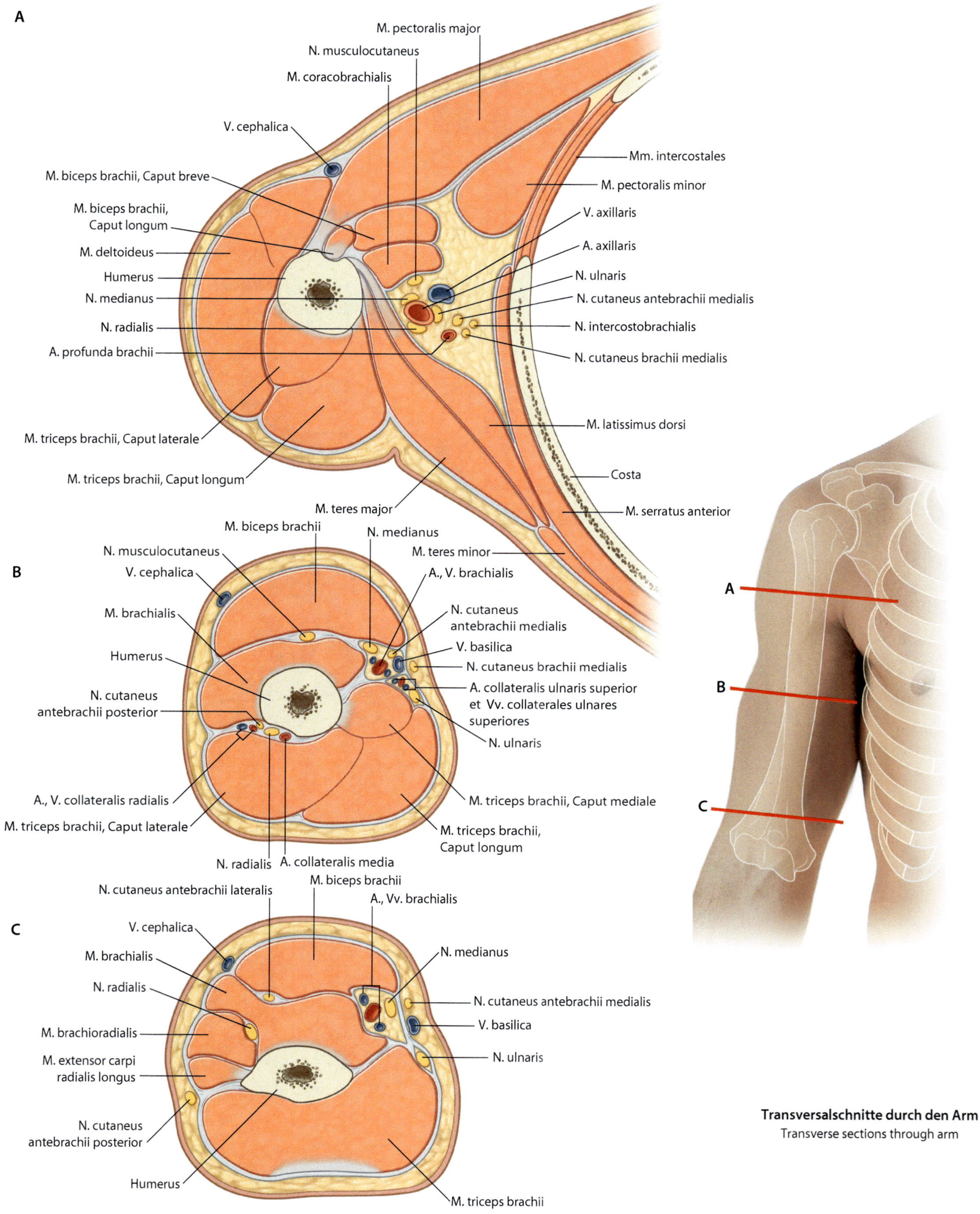

Transversalschnitte durch den Arm
Transverse sections through arm

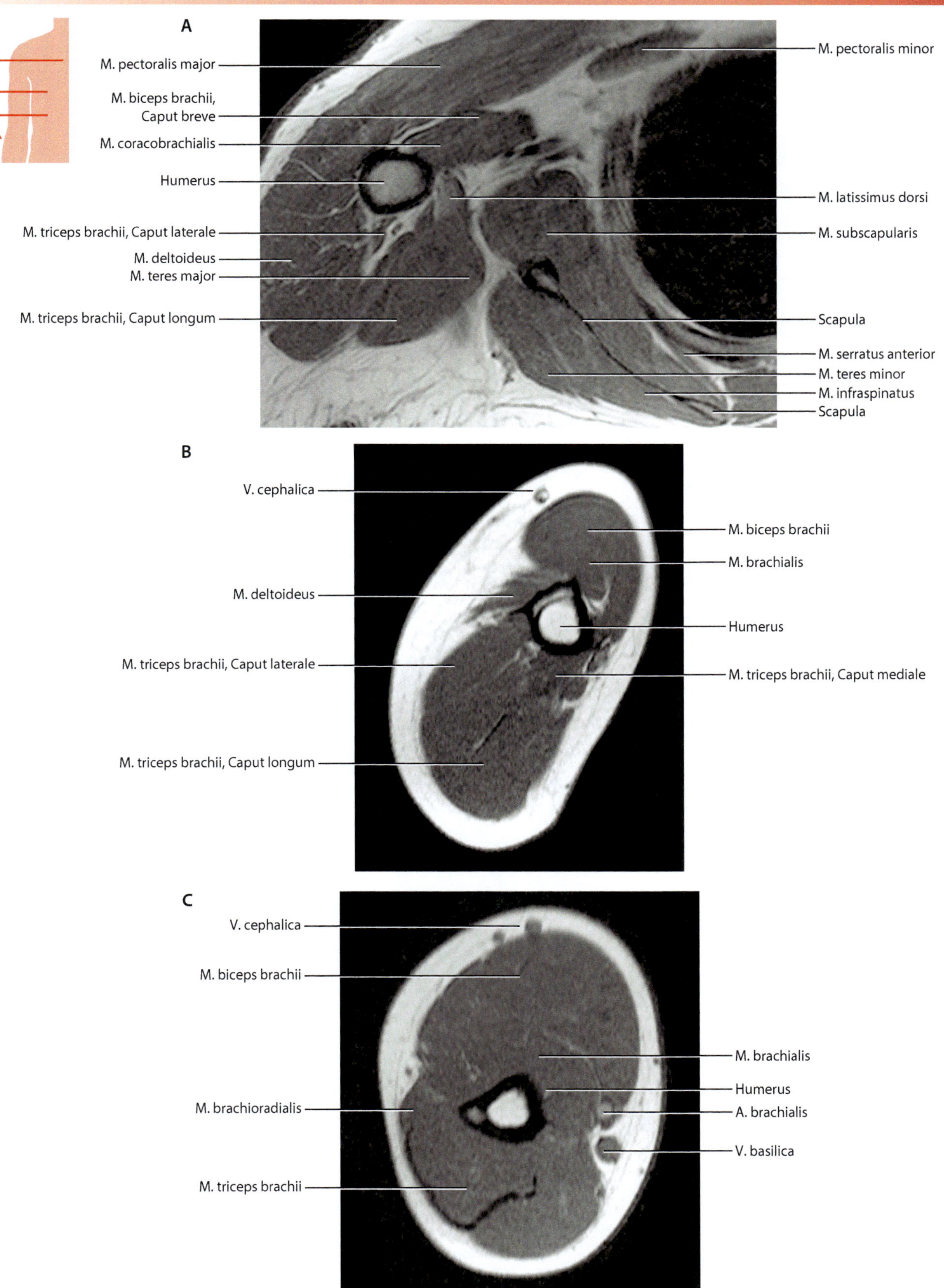

Transversal-/Axialschnitte durch den Arm. A. Proximaler/oberer Arm; B. Mittlerer Arm; C. Distaler/unterer Arm. T1-gewichtetes MRT in Axialebene

Transverse/axial sections through the arm. A. Proximal/upper arm. B. Middle arm. C. Distal/lower arm. T1-weighted MR image in axial plane

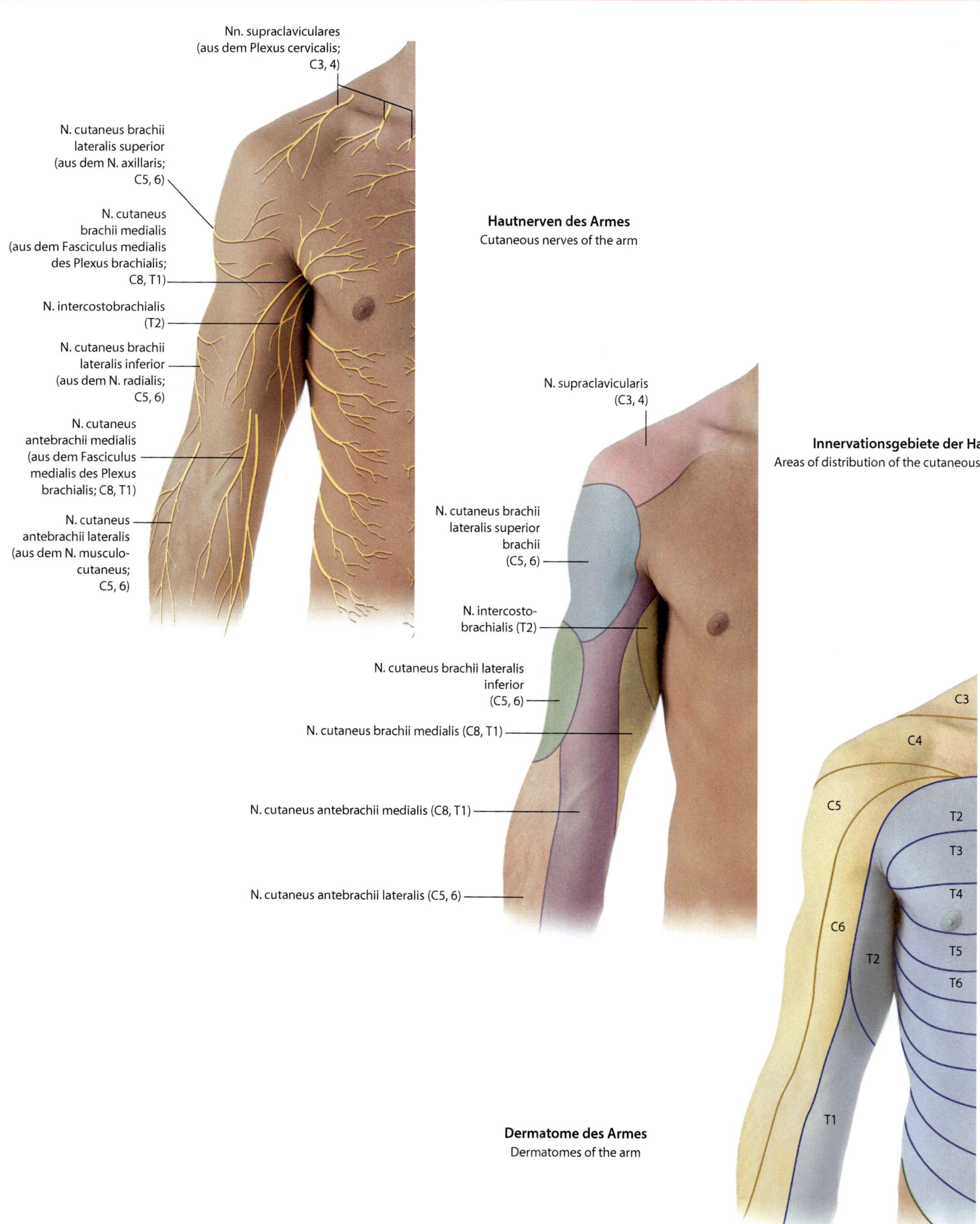

Hautnerven des Armes
Cutaneous nerves of the arm

Innervationsgebiete der Hautnerven
Areas of distribution of the cutaneous nerves of the

Dermatome des Armes
Dermatomes of the arm

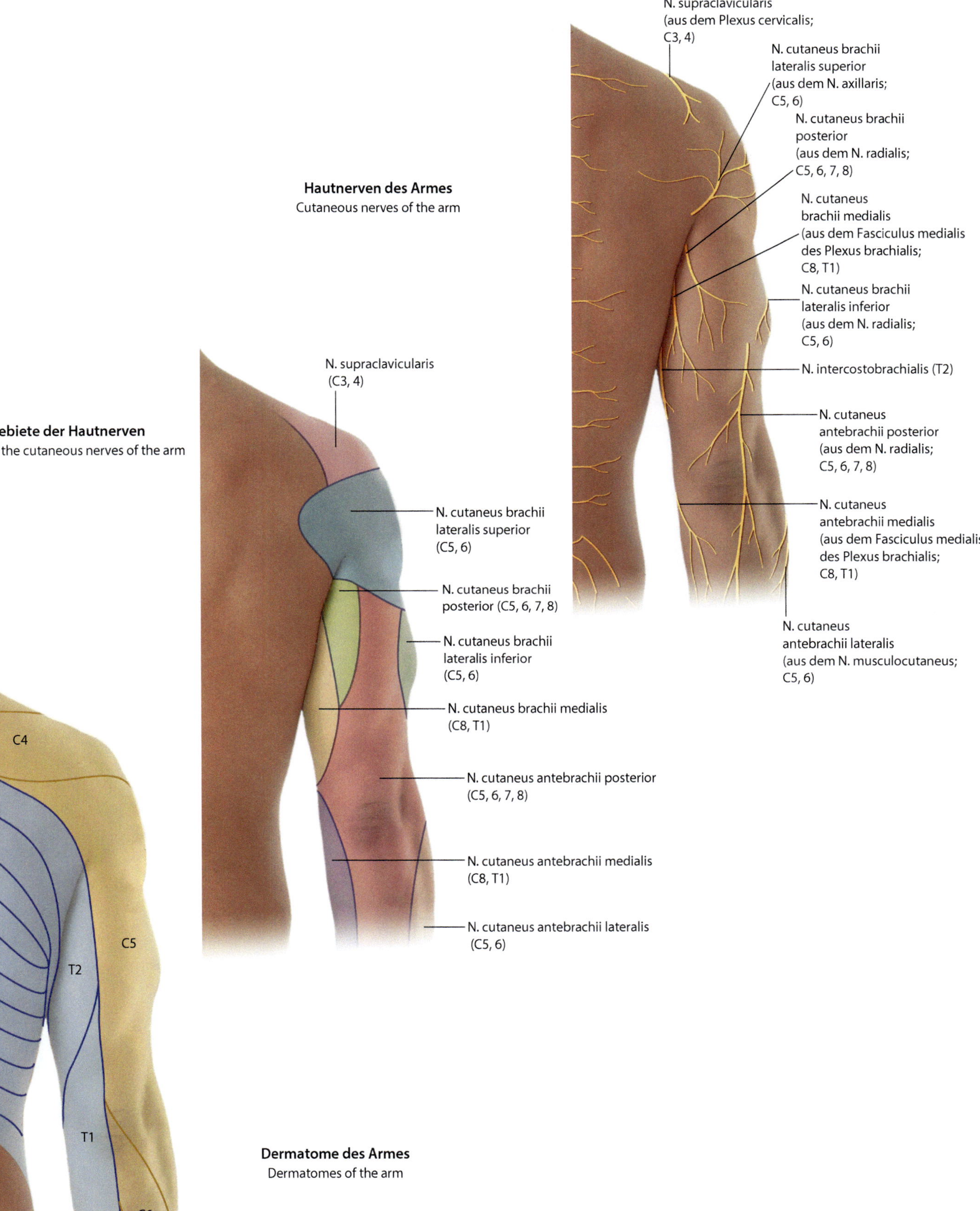

Hautnerven des Armes
Cutaneous nerves of the arm

Innervationsgebiete der Hautnerven
eas of distribution of the cutaneous nerves of the arm

Dermatome des Armes
Dermatomes of the arm

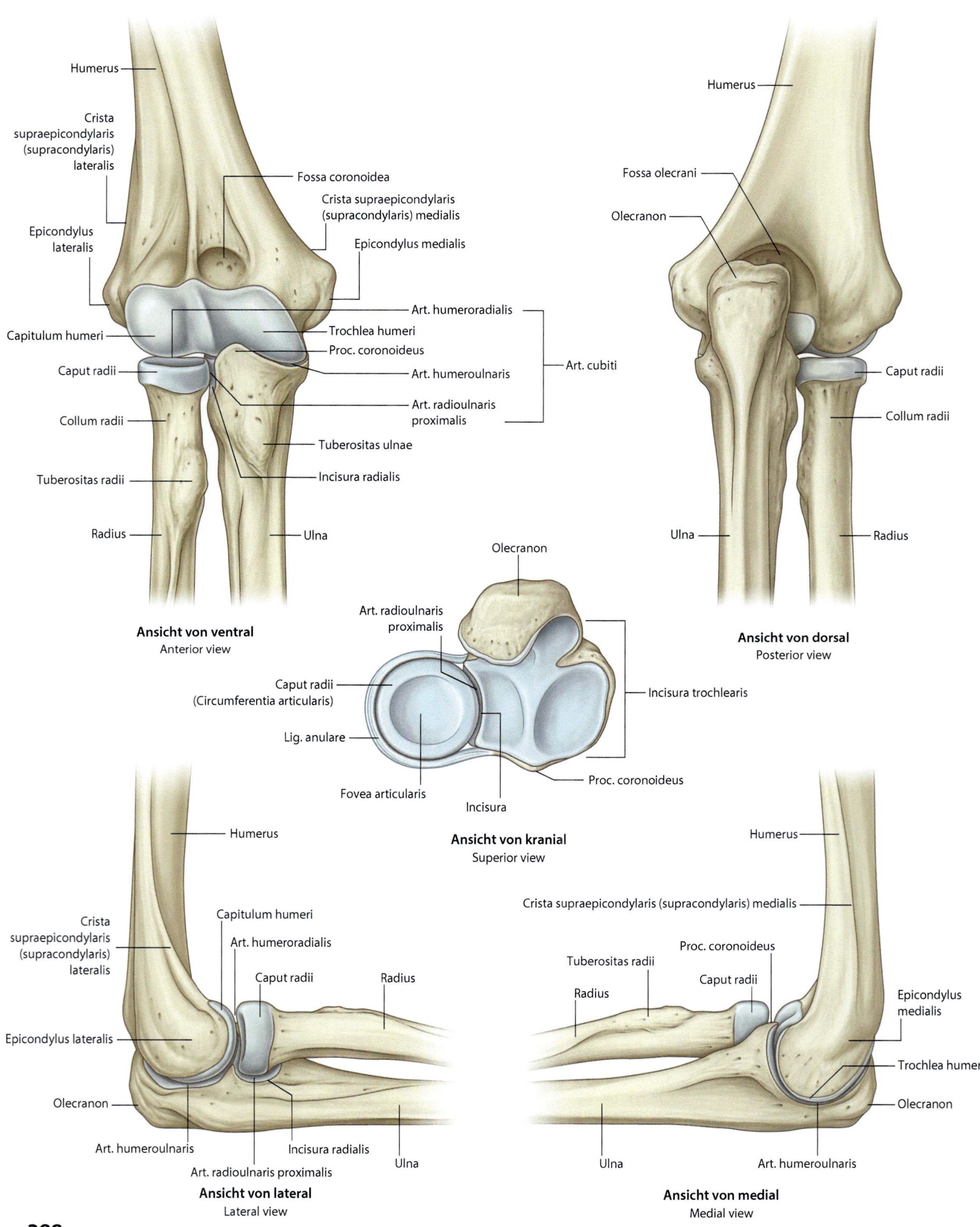

Ansicht von ventral
Anterior view

Ansicht von dorsal
Posterior view

Ansicht von kranial
Superior view

Ansicht von lateral
Lateral view

Ansicht von medial
Medial view

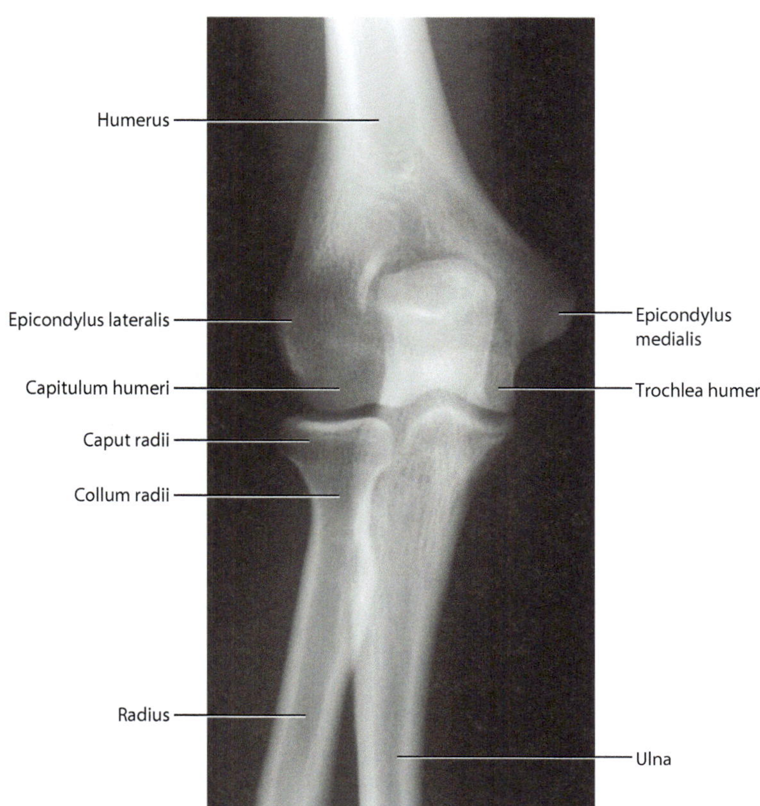

Normales Ellenbogengelenk; Röntgenbild im anterior-posterioren Strahlengang
Normal elbow joint. Radiograph, AP view

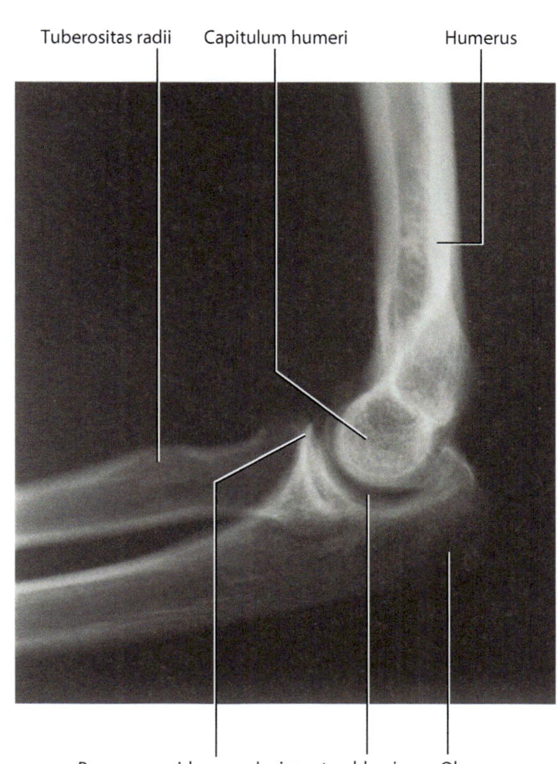

Normales Ellenbogengelenk; Röntgenbild im anterior-posterioren Strahlengang
Normal elbow joint. Radiograph, lateral view

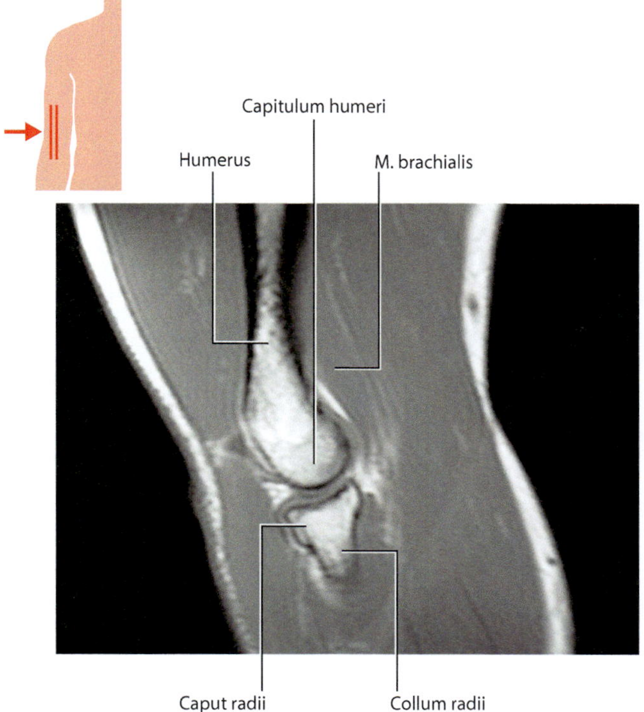

Artikulation von Capitulum humeri und Caput radii im Ellenbogengelenk; T2-gewichtetes MRT in Sagittalebene
Articulation of the capitulum of the humerus and the head of the radius at the elbow joint. T2-weighted MR image in sagittal plane

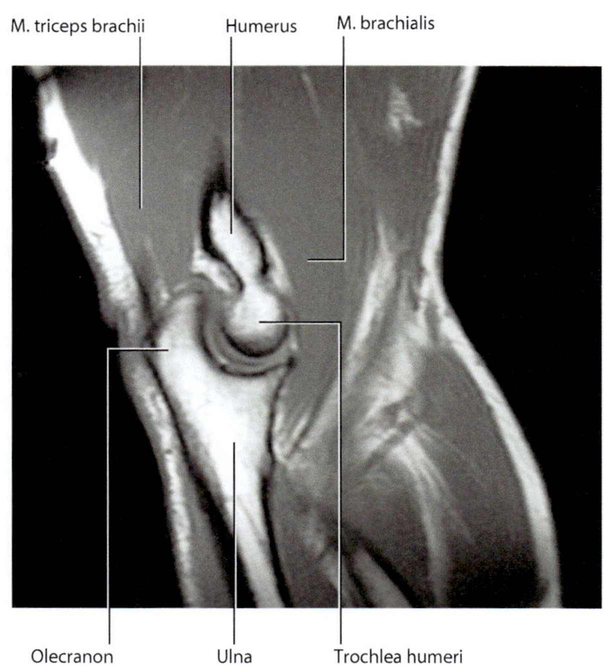

Artikulation von Trochlea humeri und Incisura trochlearis der Ulna; T2-gewichtetes MRT in Sagittalebene
Articulation of the trochlea of the humerus and the trochlear notch of the ulna. T2-weighted MR image in sagittal plane

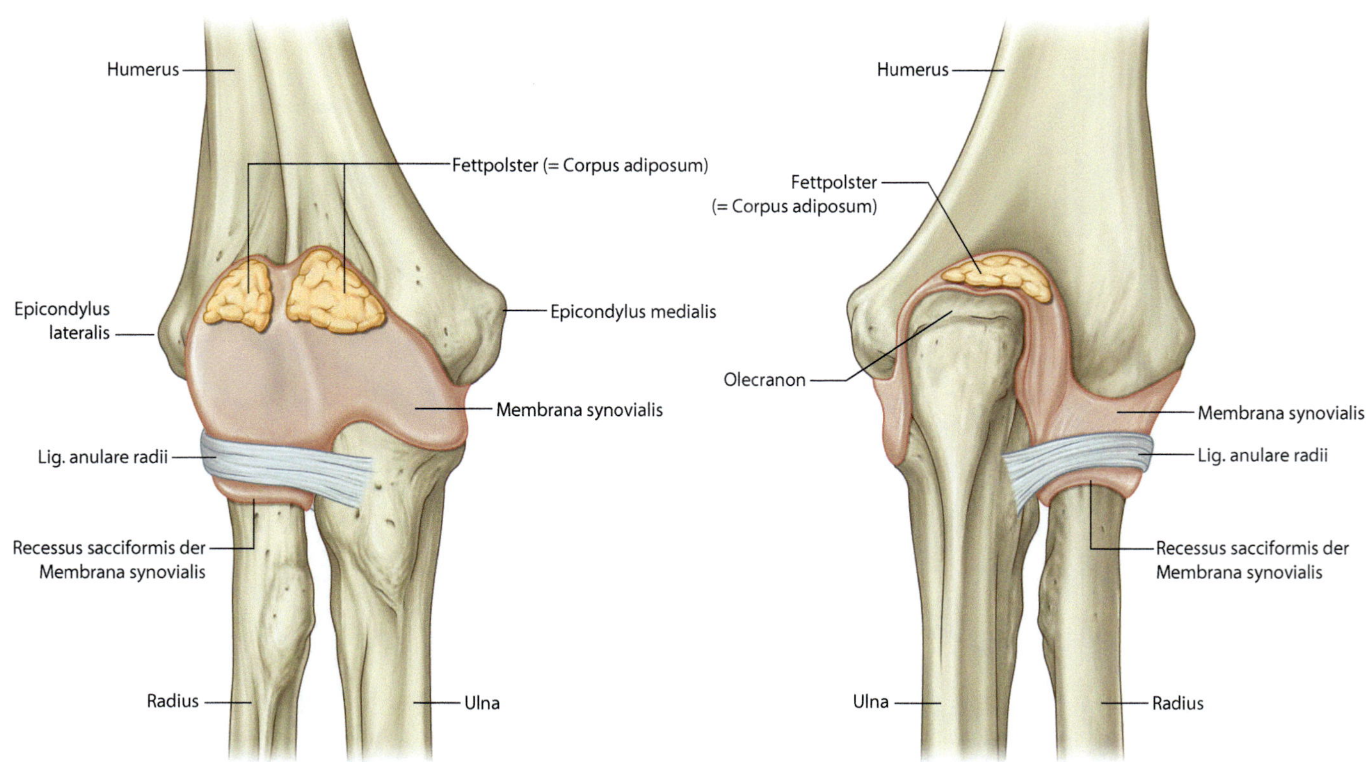

Synovialmembran des Ellenbogengelenks, Ansicht von ventral
Synovial membrane of the elbow joint anterior view)

Synovialmembran des Ellenbogengelenks, Ansicht von dorsal
Synovial membrane of the elbow joint (posterior view)

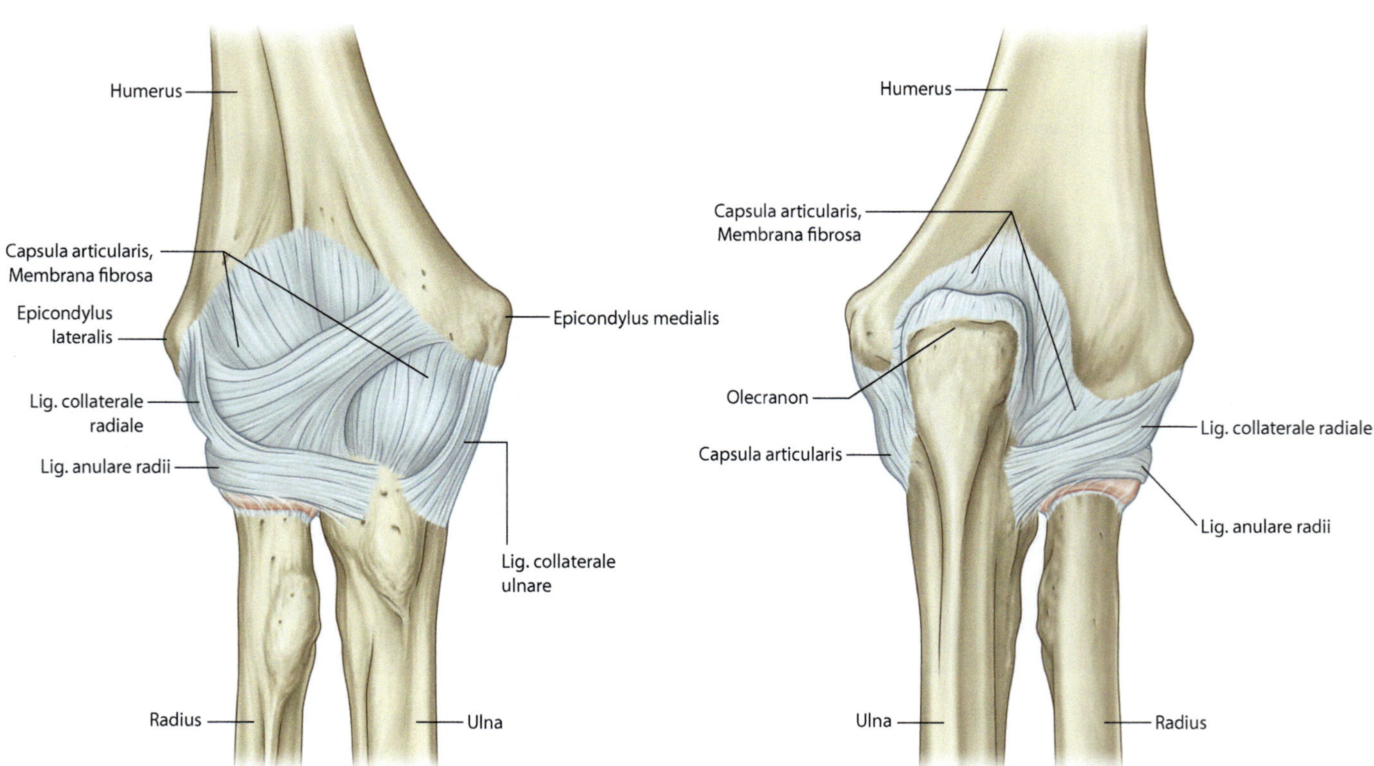

Fibröse Membran der Gelenkkapsel und Bänder des Ellenbogengelenks, Ansicht von ventral
Fibrous membrane of joint capsule and ligaments of the elbow joint (anterior view)

Fibröse Membran der Gelenkkapsel und Bänder des Ellenbogengelenks, Ansicht von dorsal
Fibrous membrane of joint capsule and ligaments of the elbow joint (posterior view)

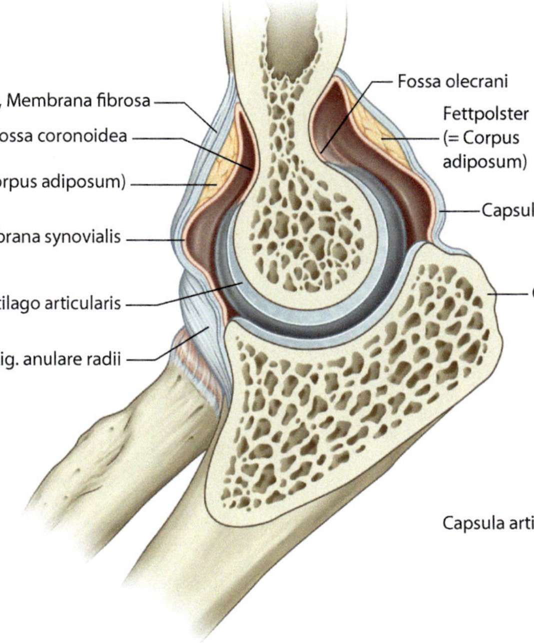

Capsula articularis, Membrana fibrosa
Fossa coronoidea
Fettpolster (= Corpus adiposum)
Membrana synovialis
Cartilago articularis
Lig. anulare radii
Fossa olecrani
Fettpolster (= Corpus adiposum)
Capsula articularis, Membrana fibrosa
Olecranon

Sagittalschnitt durch das Ellenbogengelenk, Ansicht von medial
Sagittal section through the elbow joint (medial view)

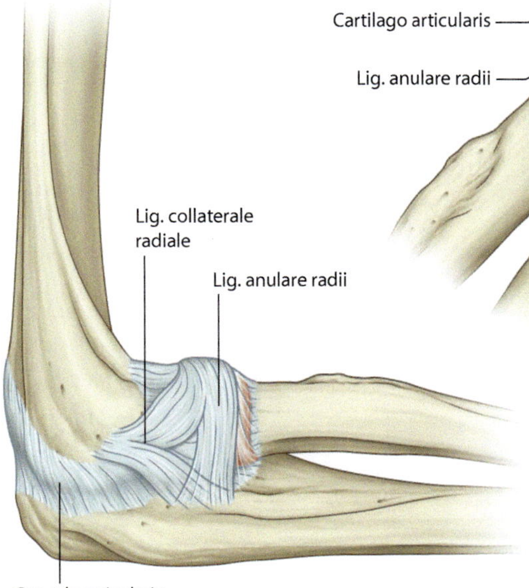

Lig. collaterale radiale
Lig. anulare radii
Capsula articularis, Membrana fibrosa

Fibröse Membran der Gelenkkapsel und Bänder des Ellenbogengelenks, Ansicht von lateral
Fibrous membrane of joint capsule and ligaments of the elbow joint (lateral view)

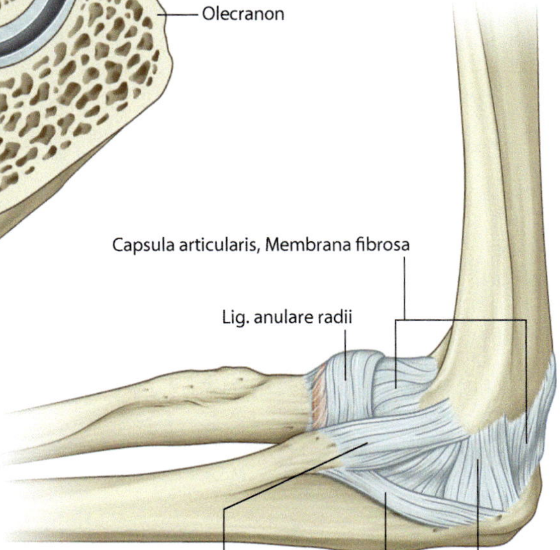

Capsula articularis, Membrana fibrosa
Lig. anulare radii
Lig. collaterale ulnare, Pars anterior
Lig. collaterale ulnare, Pars posterior
Lig. collaterale ulnare, Pars obliqua

Fibröse Membran der Gelenkkapsel und Bänder des Ellenbogengelenks, Ansicht von medial
Fibrous membrane of joint capsule and ligaments of the elbow joint (medial view)

Humerus
Lig. collaterale radiale
Caput radii
Collum radii
Epicondylus medialis
Lig. collaterale ulnare
Ulna

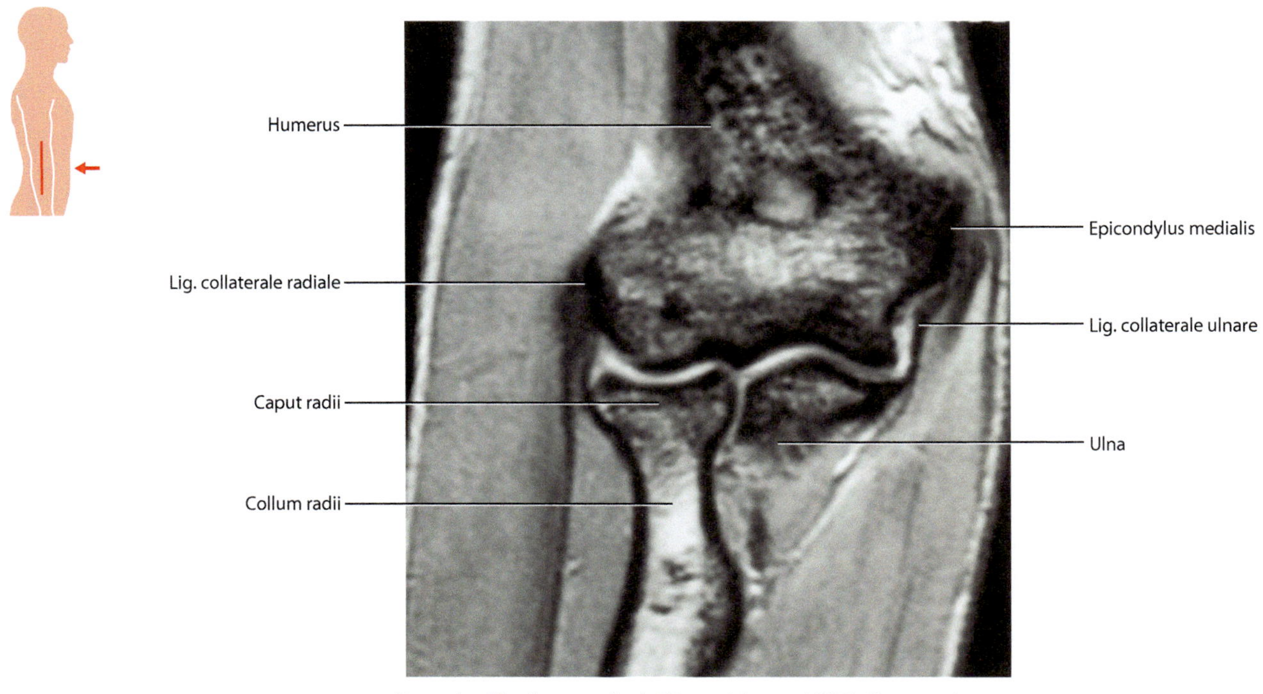

Normales Ellenbogengelenk; T2-gewichtetes MRT in Koronarebene
Normal elbow joint. T2-weighted MR image in coronal plane

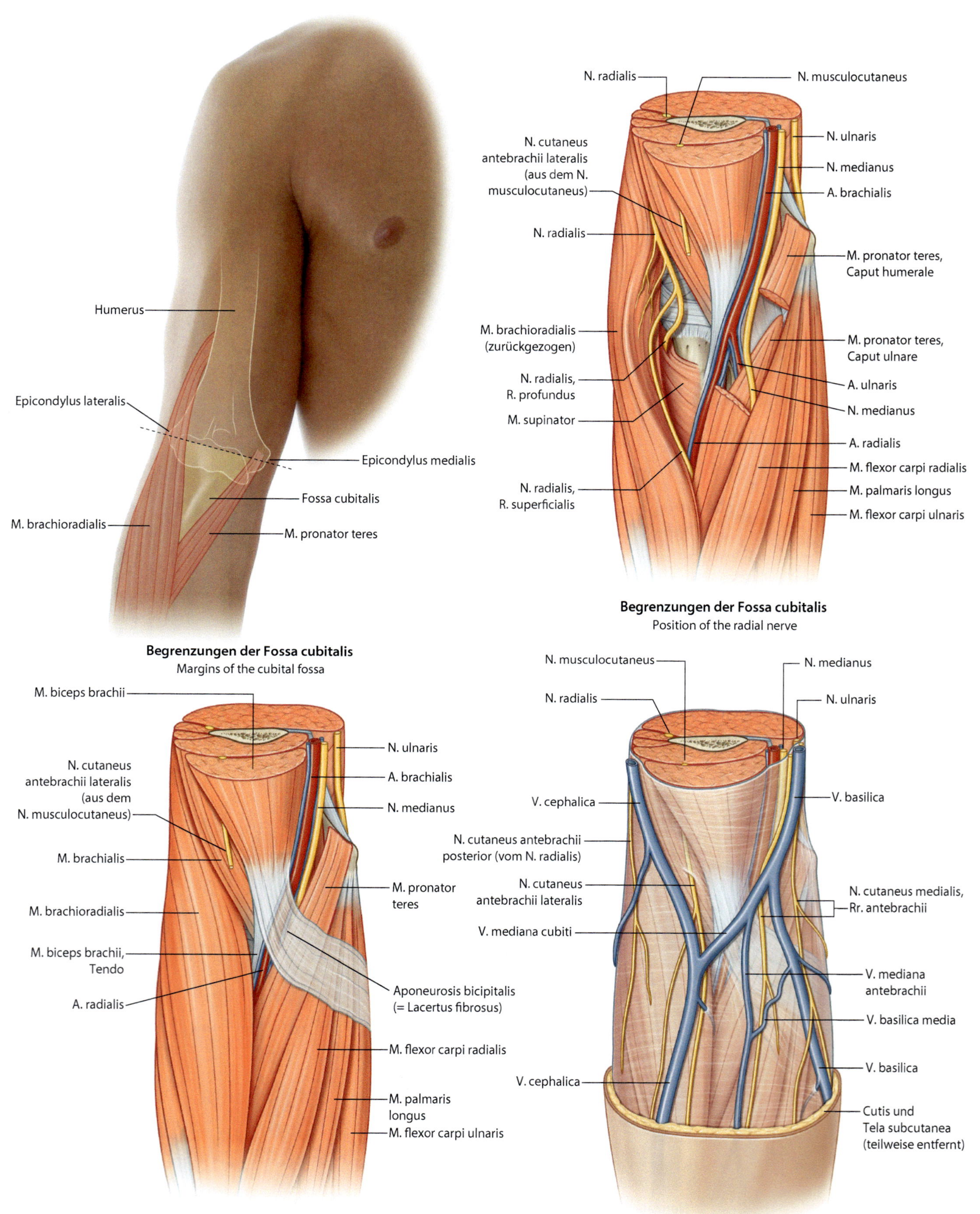

Begrenzungen der Fossa cubitalis
Margins of the cubital fossa

Begrenzungen der Fossa cubitalis
Position of the radial nerve

Inhalt der Fossa cubitalis
Contents of the cubital fossa

Oberflächliche Strukturen
Superficial structures

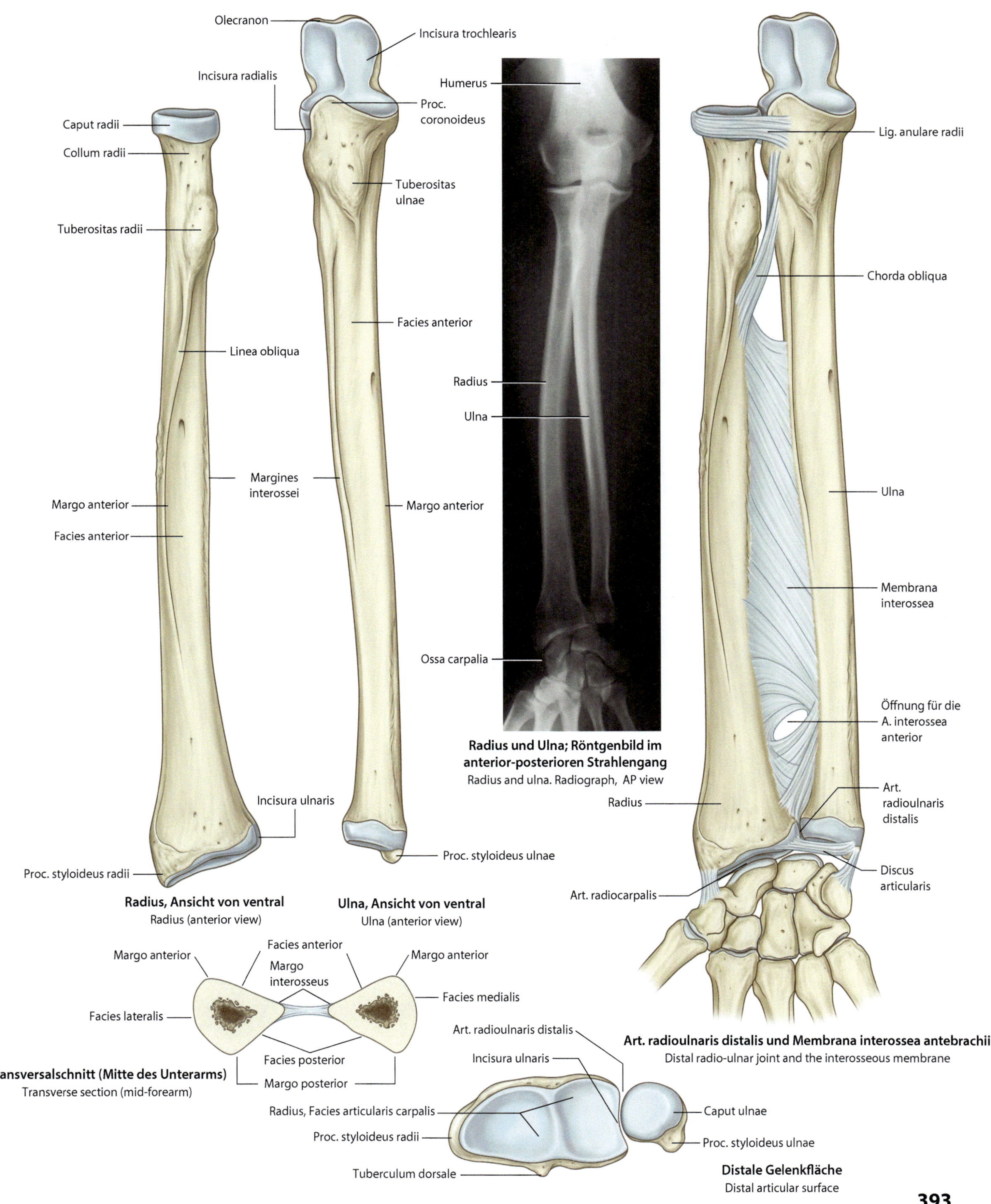

Radius und Ulna; Röntgenbild im anterior-posterioren Strahlengang
Radius and ulna. Radiograph, AP view

Radius, Ansicht von ventral
Radius (anterior view)

Ulna, Ansicht von ventral
Ulna (anterior view)

Art. radioulnaris distalis und Membrana interossea antebrachii
Distal radio-ulnar joint and the interosseous membrane

Transversalschnitt (Mitte des Unterarms)
Transverse section (mid-forearm)

Distale Gelenkfläche
Distal articular surface

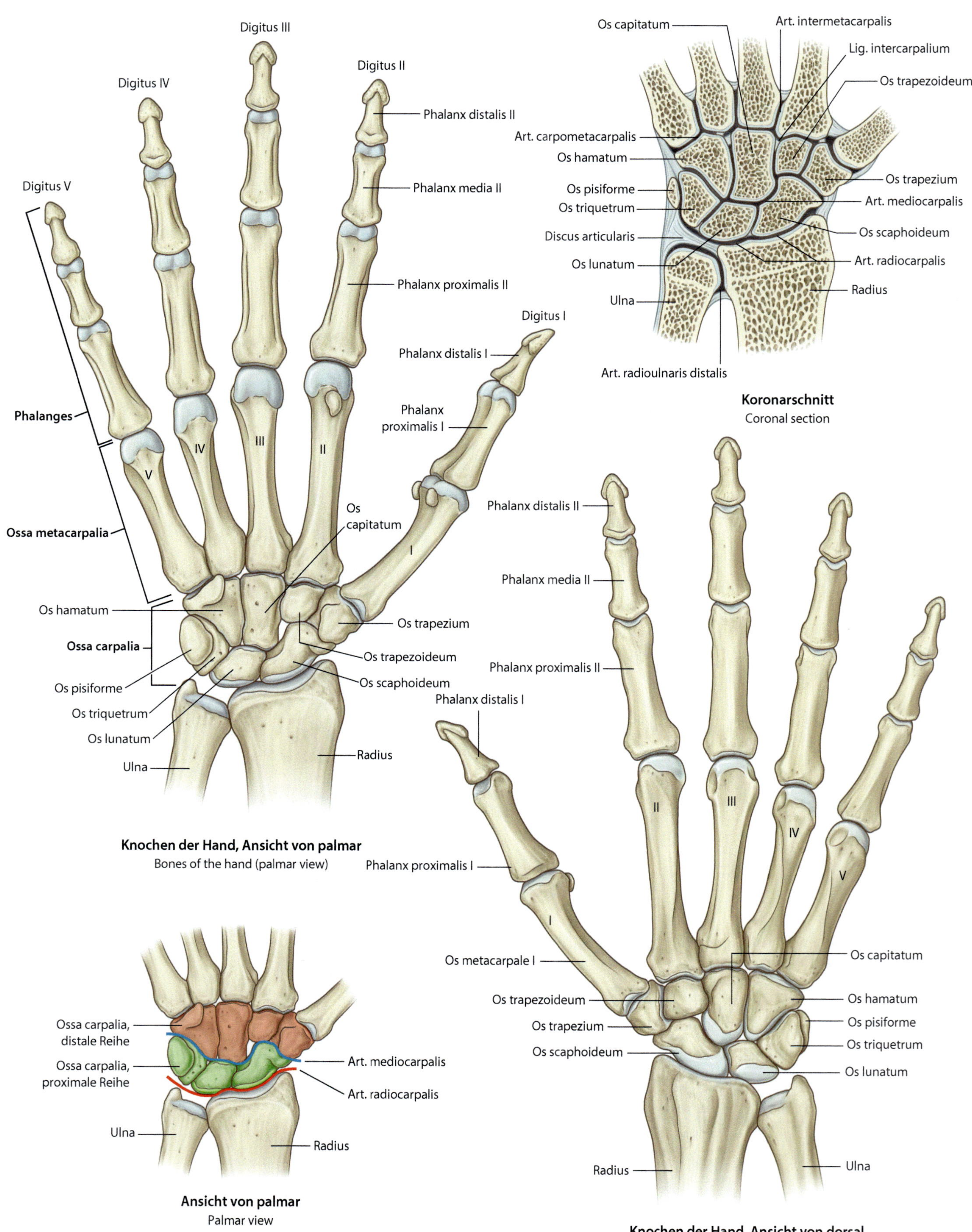

Knochen der Hand, Ansicht von palmar
Bones of the hand (palmar view)

Koronarschnitt
Coronal section

Ansicht von palmar
Palmar view

Knochen der Hand, Ansicht von dorsal
Bones of the hand (dorsal view)

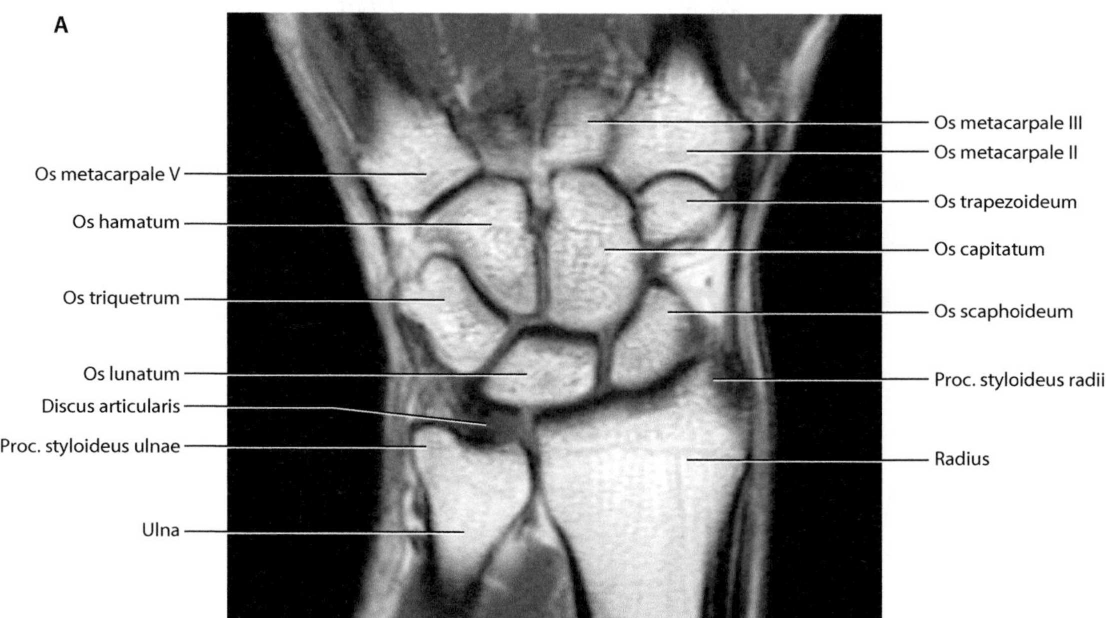

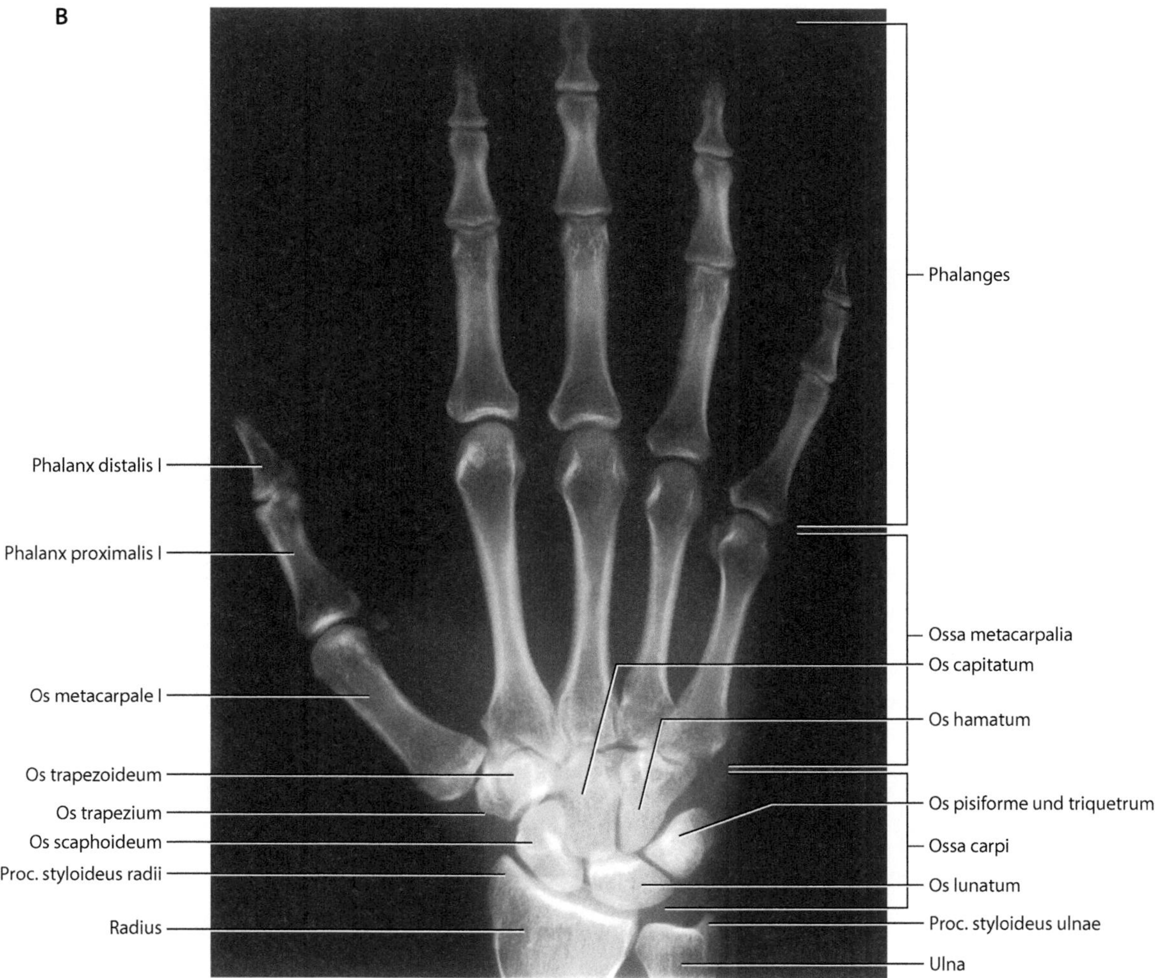

Bildgebung von Handgelenk, Handwurzelknochen und Hand. A. T1-gewichtetes MRT in Koronarebene. B. Röntgenbild im anterior-posterioren Strahlengang

Imaging of the wrist joint, the carpal bones, and the hand. A. T1-weighted MR image in coronal plane B. Radiograph, AP view

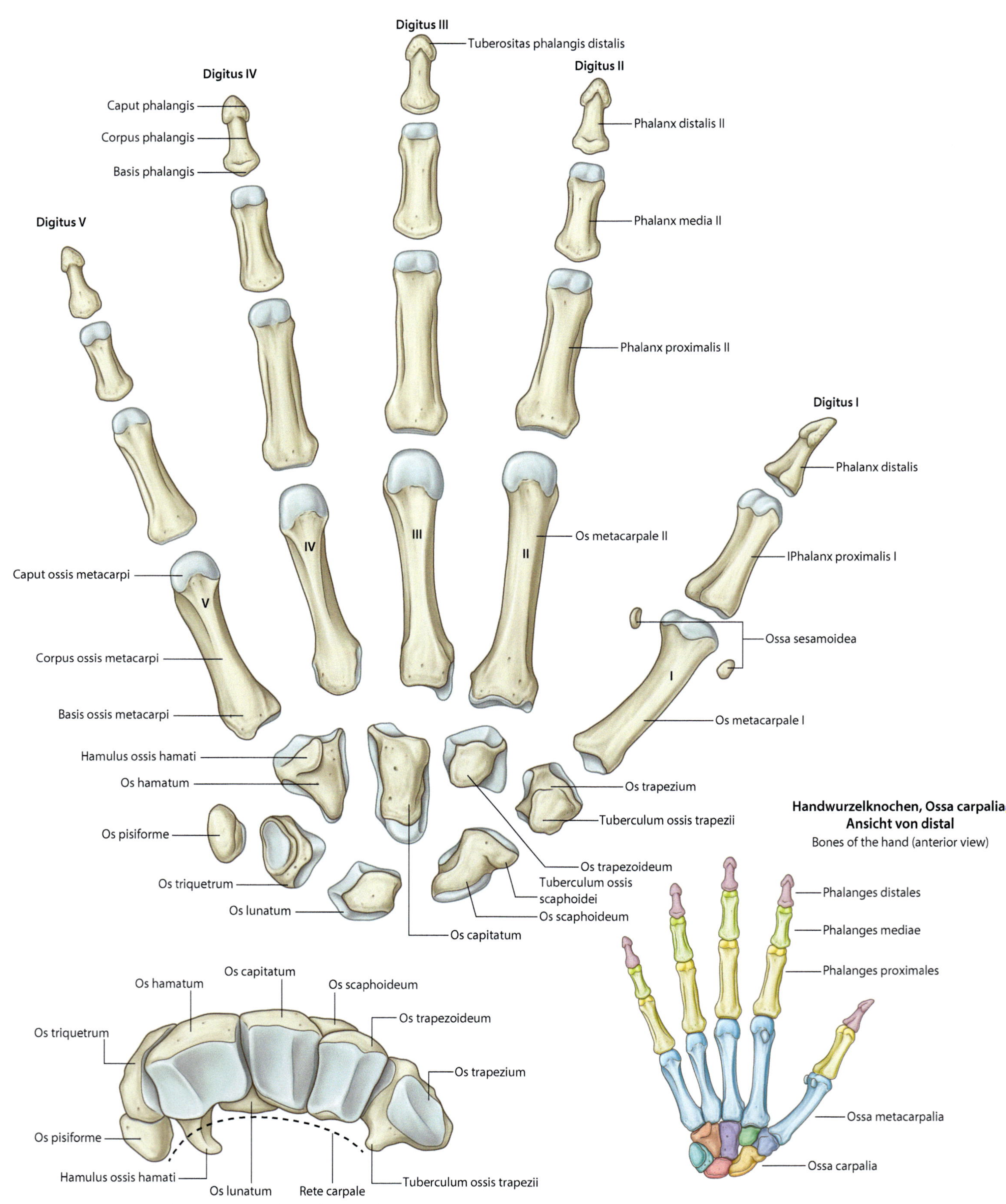

Handwurzelknochen, Ossa carpalia. Ansicht von distal
Bones of the hand (anterior view)

Knochen der Hand, Ansicht von palmar
Carpal bones (distal view)

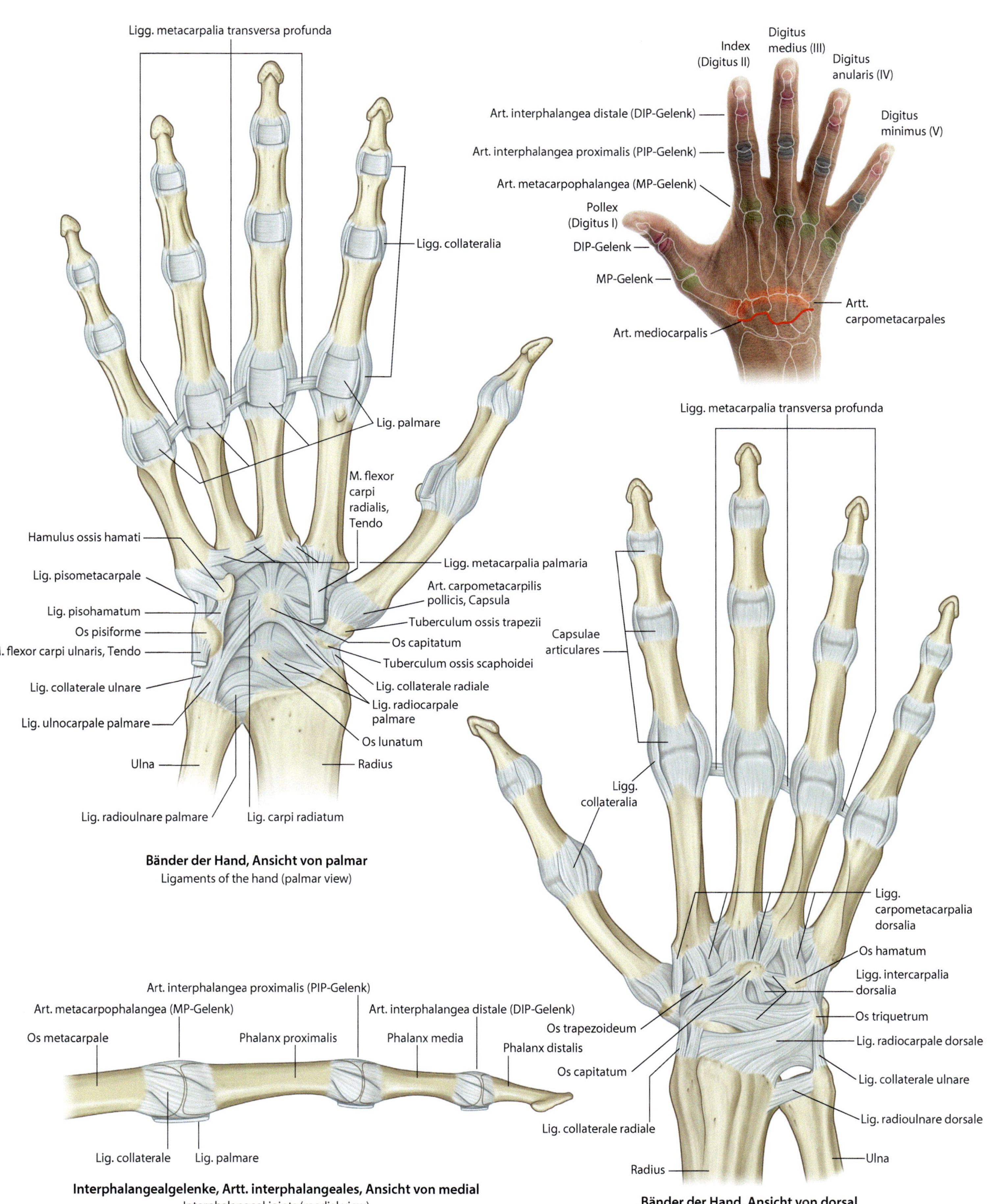

Bänder der Hand, Ansicht von palmar
Ligaments of the hand (palmar view)

Interphalangealgelenke, Artt. interphalangeales, Ansicht von medial
Interphalangeal joints (medial view)

Bänder der Hand, Ansicht von dorsal
Ligaments of the hand (dorsal view)

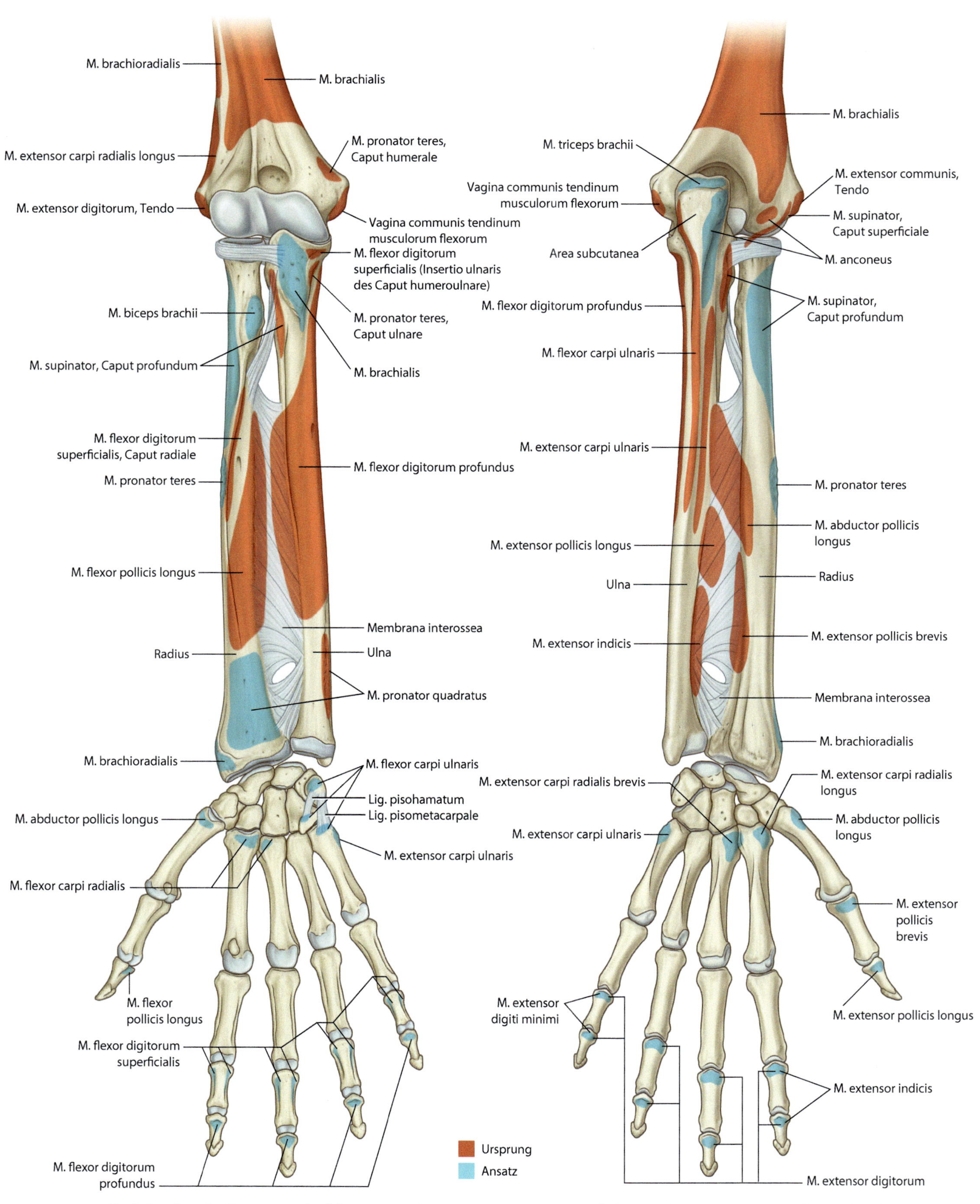

Muskelansätze des Unterarmes, Ansicht von ventral
Muscle attachments of forearm (anterior view)

Muskelansätze des Unterarmes, Ansicht von dorsal
Muscle attachments of forearm (posterior view)

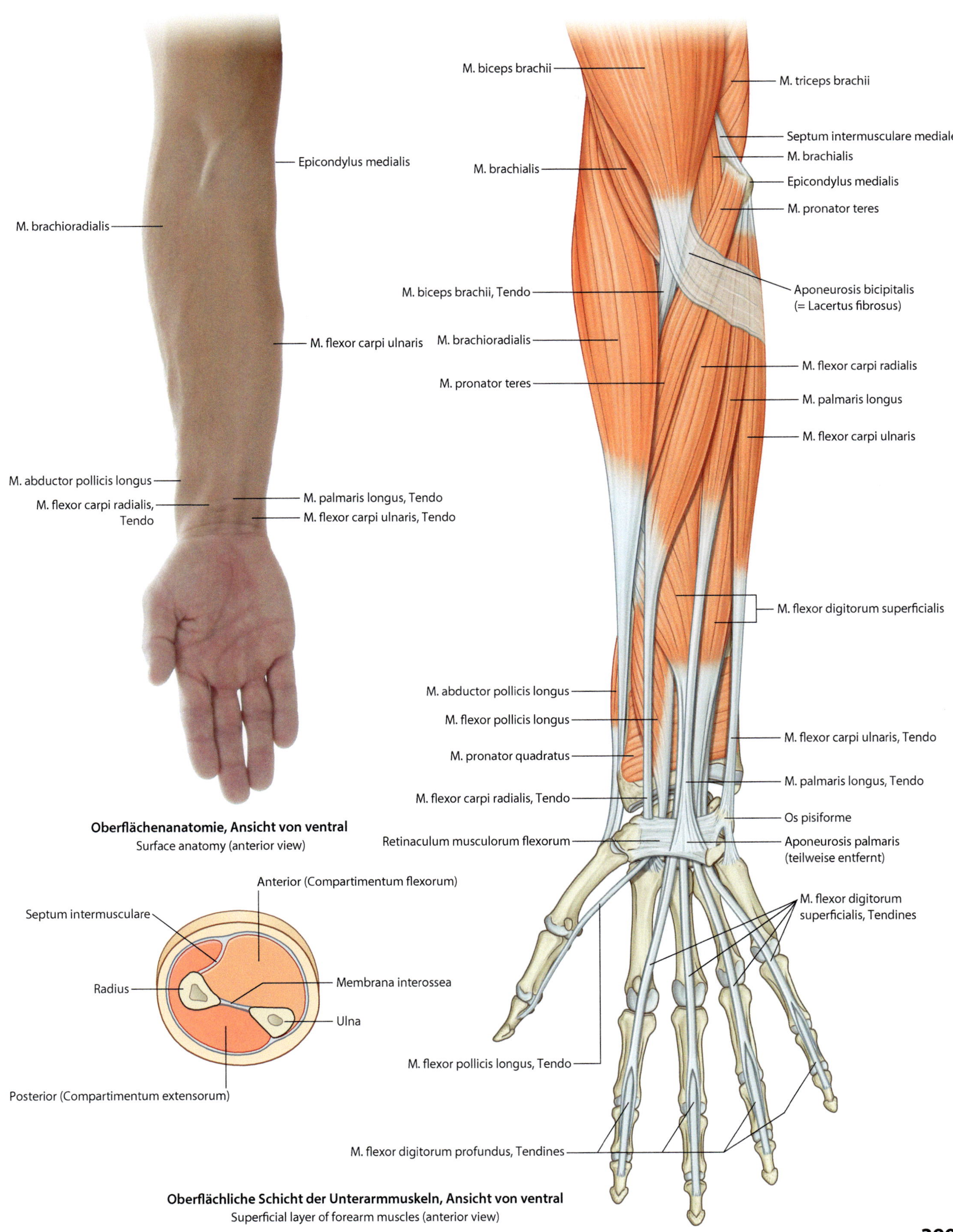

Oberflächenanatomie, Ansicht von ventral
Surface anatomy (anterior view)

Oberflächliche Schicht der Unterarmmuskeln, Ansicht von ventral
Superficial layer of forearm muscles (anterior view)

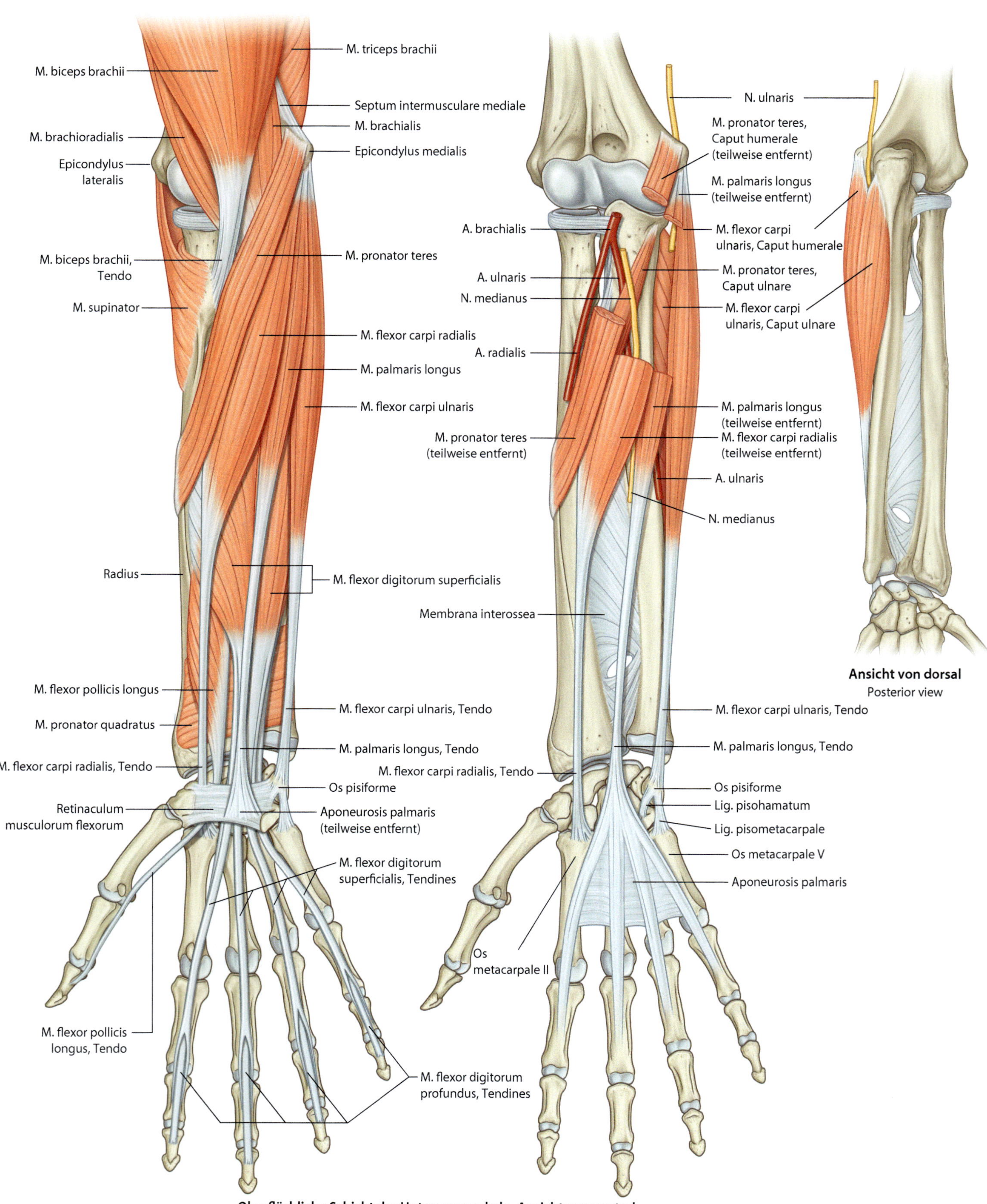

Ansicht von dorsal
Posterior view

Oberflächliche Schicht der Unterarmmuskeln, Ansicht von ventral
Superficial layer of forearm muscles (anterior view)

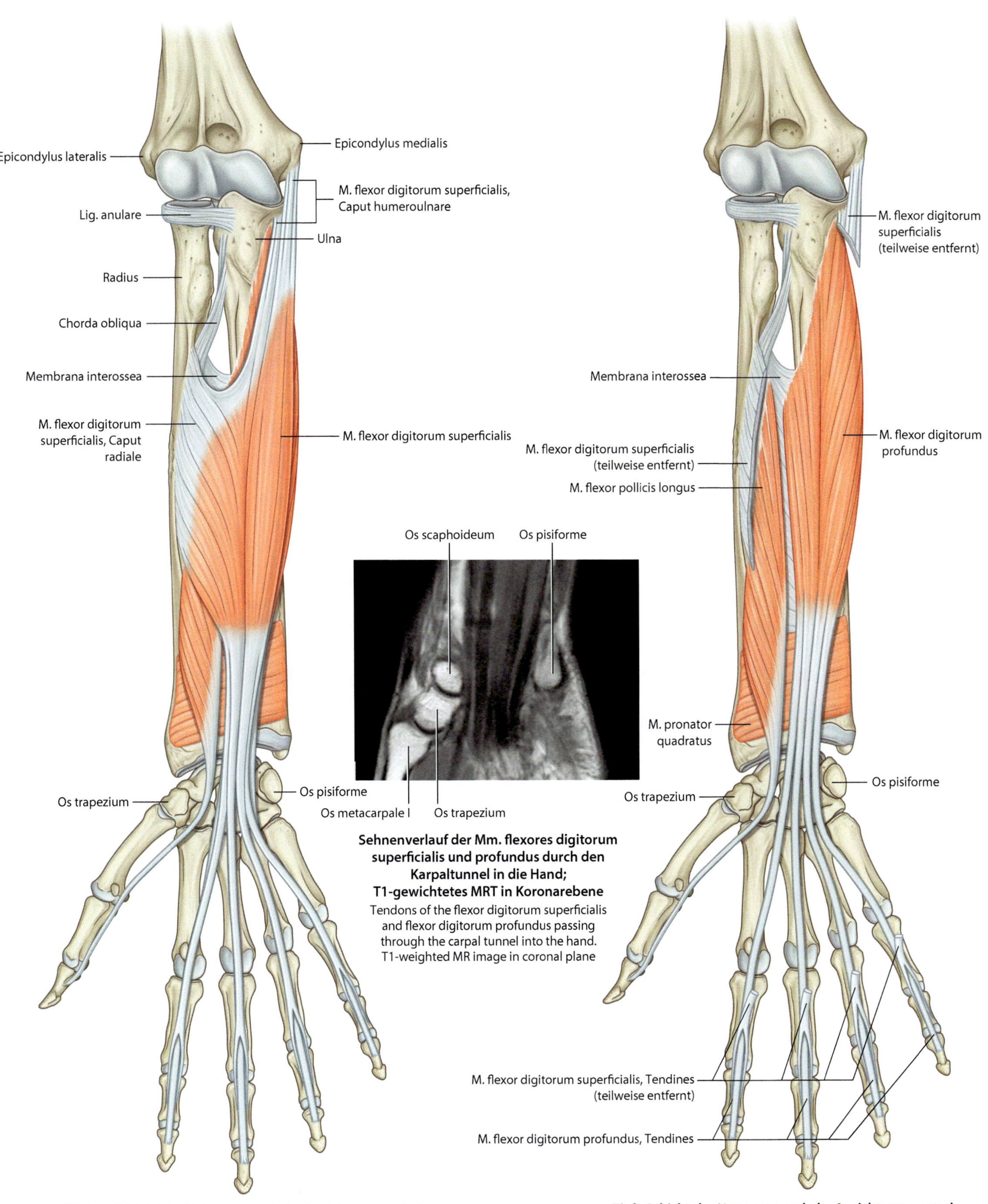

Sehnenverlauf der Mm. flexores digitorum superficialis und profundus durch den Karpaltunnel in die Hand; T1-gewichtetes MRT in Koronarebene
Tendons of the flexor digitorum superficialis and flexor digitorum profundus passing through the carpal tunnel into the hand. T1-weighted MR image in coronal plane

Mittlere Schicht der Unterarmmuskeln, Ansicht von ventral
Intermediate layer of forearm muscles (anterior view)

Tiefe Schicht der Unterarmmuskeln, Ansicht von ventral
Deep layer of forearm muscles (anterior view)

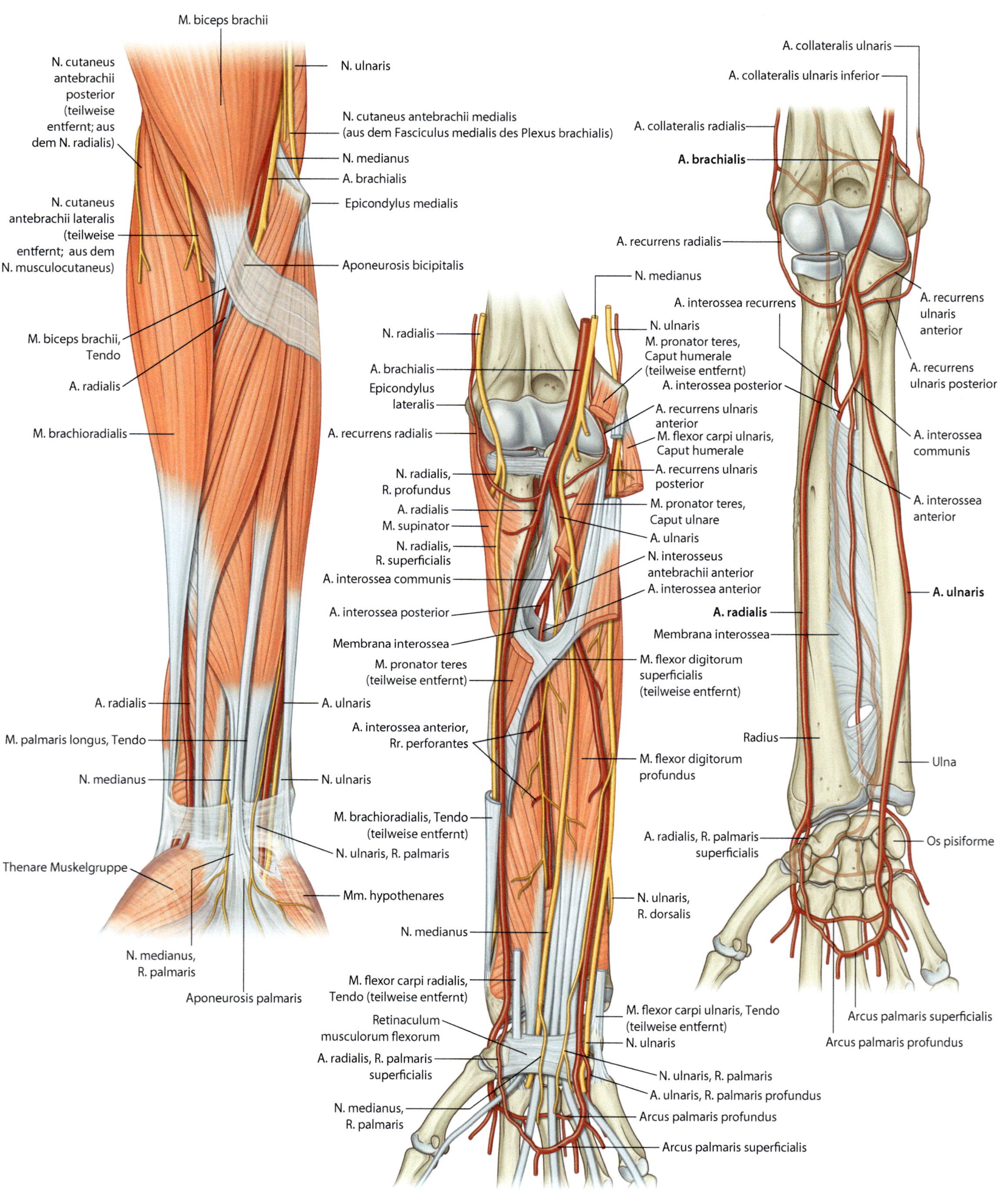

Arterien und Nerven des Unterarms, Ansicht von ventral
Deep palmar branch of ulnar artery

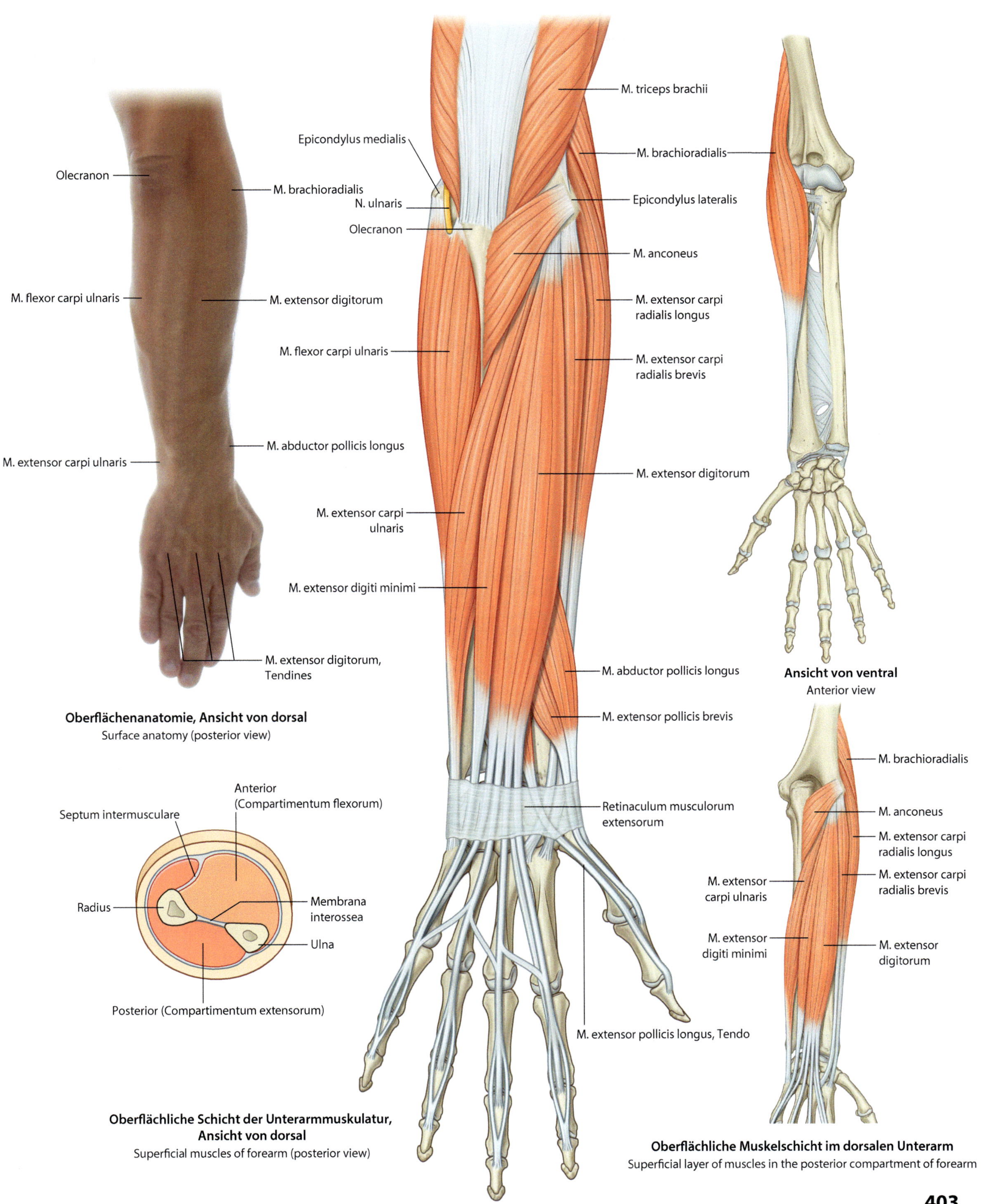

Oberflächenanatomie, Ansicht von dorsal
Surface anatomy (posterior view)

Oberflächliche Schicht der Unterarmmuskulatur, Ansicht von dorsal
Superficial muscles of forearm (posterior view)

Ansicht von ventral
Anterior view

Oberflächliche Muskelschicht im dorsalen Unterarm
Superficial layer of muscles in the posterior compartment of forearm

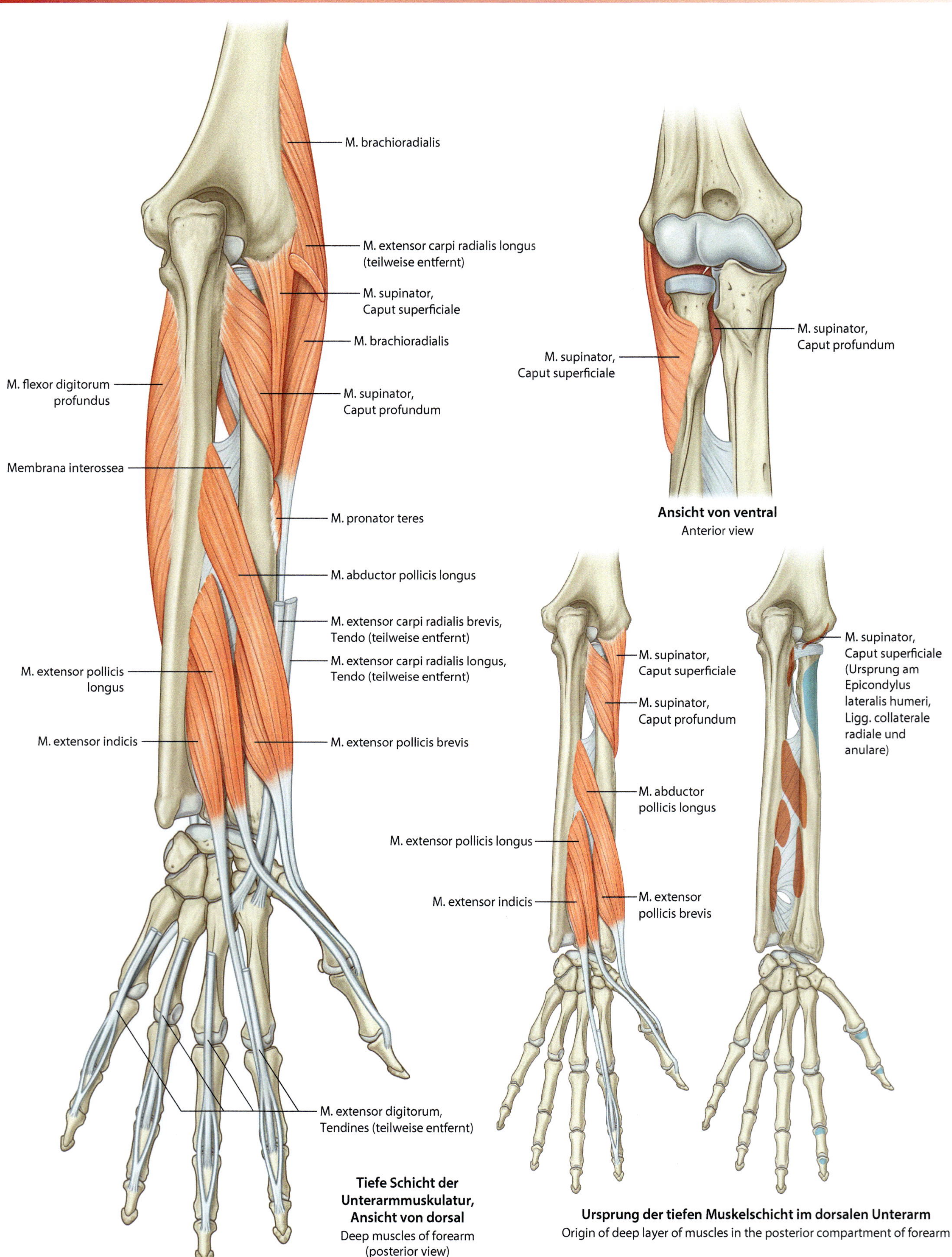

Tiefe Schicht der Unterarmmuskulatur, Ansicht von dorsal
Deep muscles of forearm (posterior view)

Ansicht von ventral
Anterior view

Ursprung der tiefen Muskelschicht im dorsalen Unterarm
Origin of deep layer of muscles in the posterior compartment of forearm

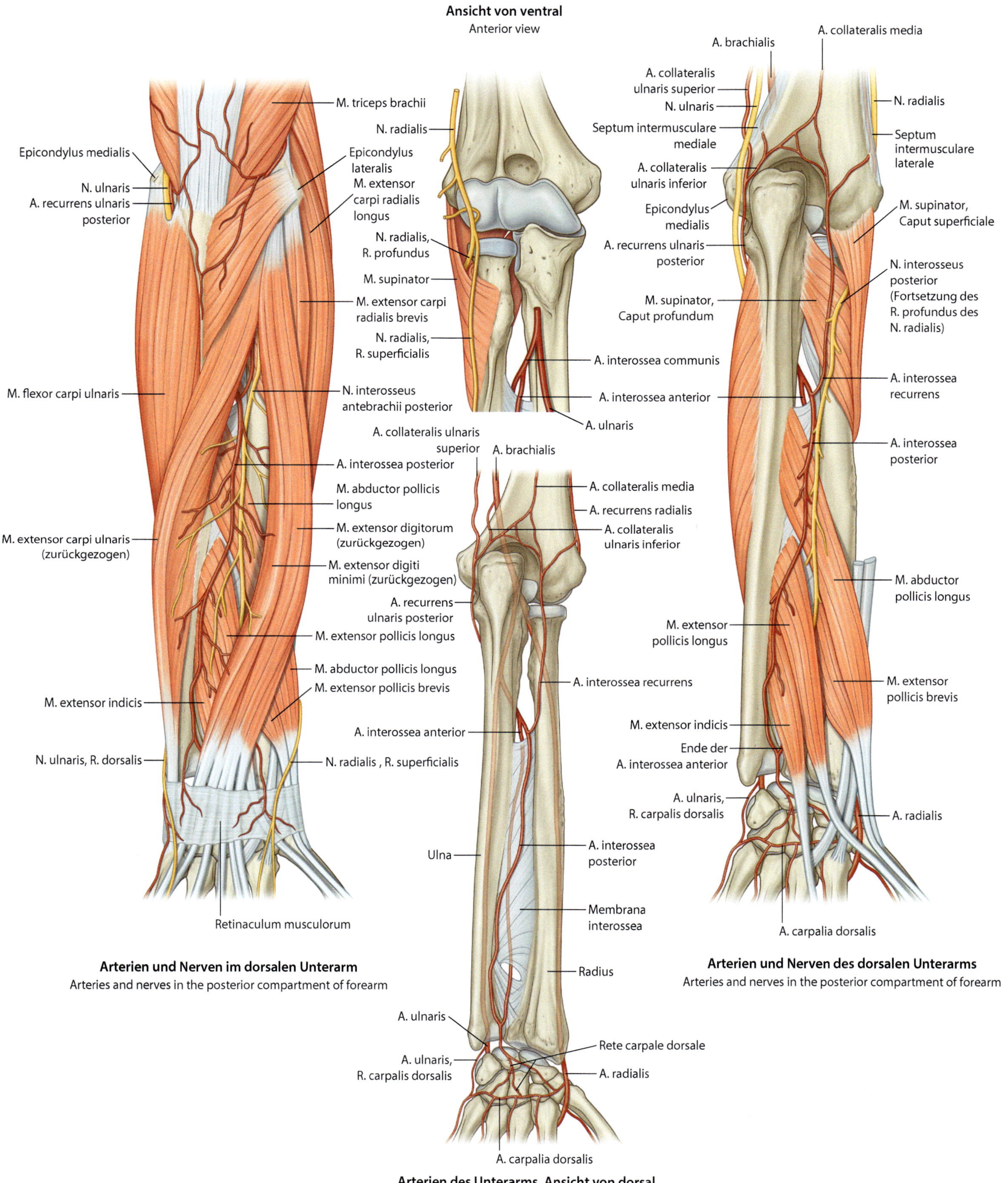

Arterien und Nerven im dorsalen Unterarm
Arteries and nerves in the posterior compartment of forearm

Arterien des Unterarms, Ansicht von dorsal
Arteries of the forearm (posterior view)

Arterien und Nerven des dorsalen Unterarms
Arteries and nerves in the posterior compartment of forearm

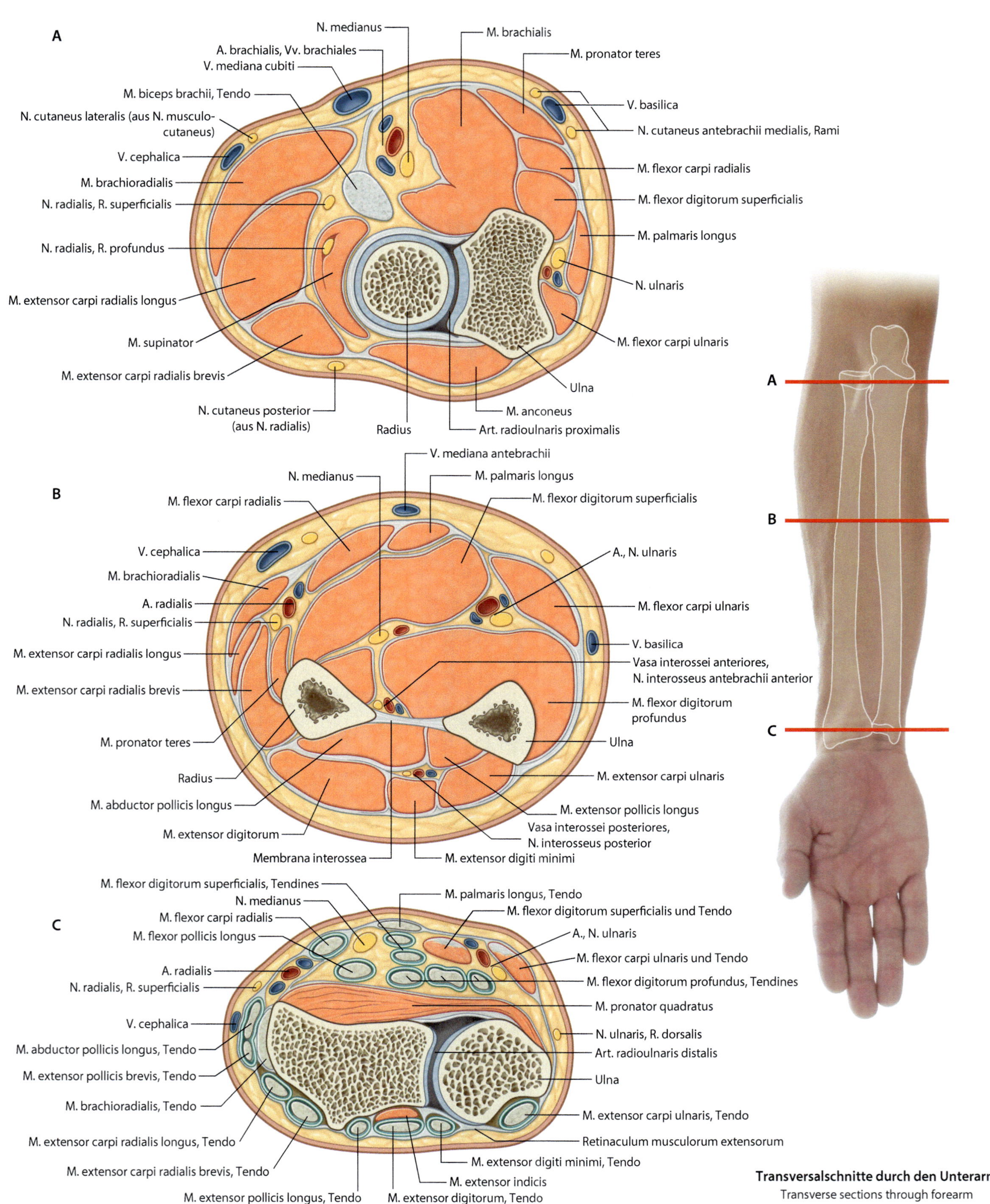

Transversalschnitte durch den Unterarm
Transverse sections through forearm

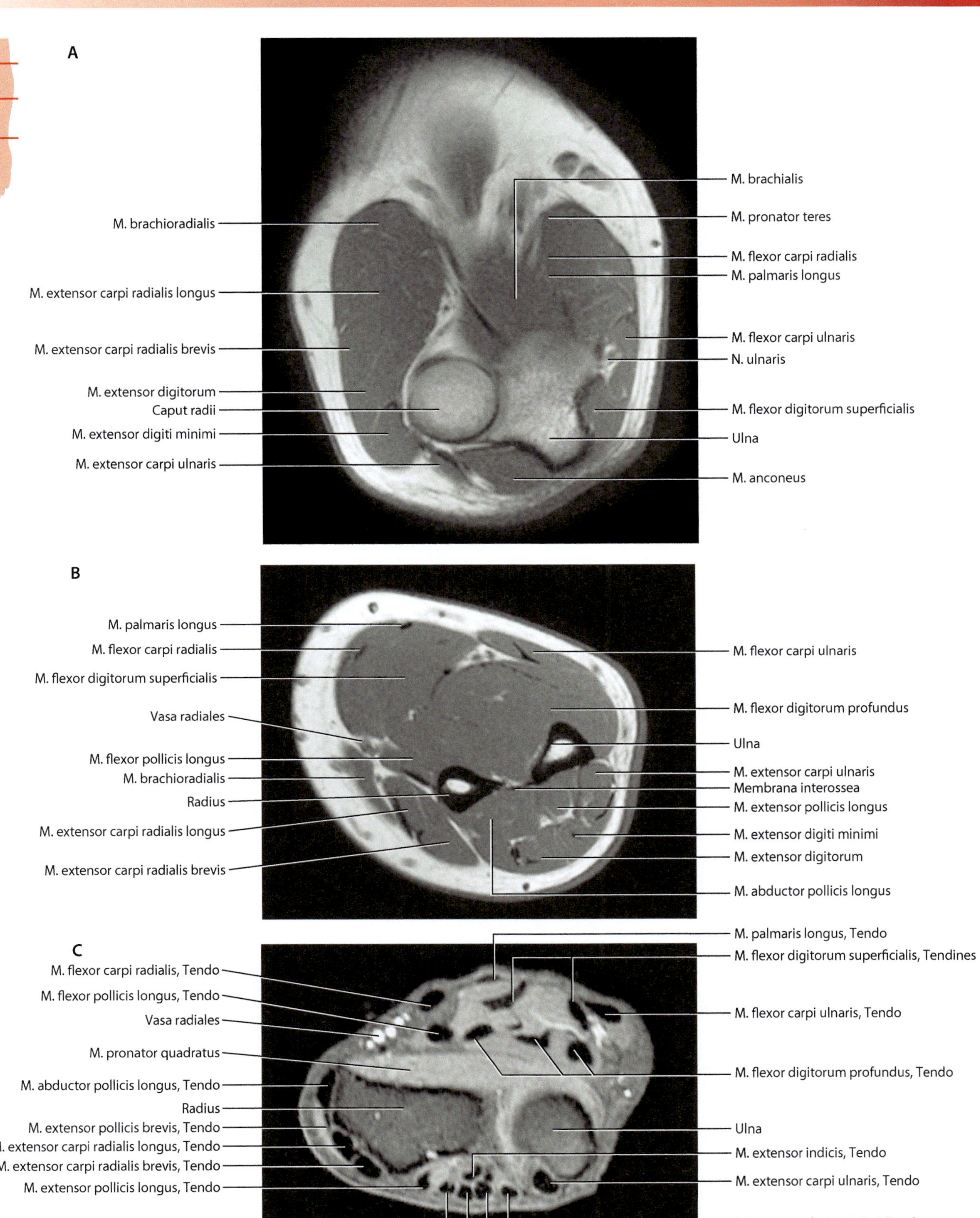

Transversal-/Axialschnitte durch den Unterarm. A. Proximaler/oberer Unterarm; B. Mittlerer Unterarm; C. Distaler/unterer Unterarm; T1-gewichtetes MRT in Axialebene

Transverse/axial sections through the forearm. A. Proximal/upper forearm. B. Middle forearm. C. Distal/lower forearm. T1-weighted MR image in axial plane

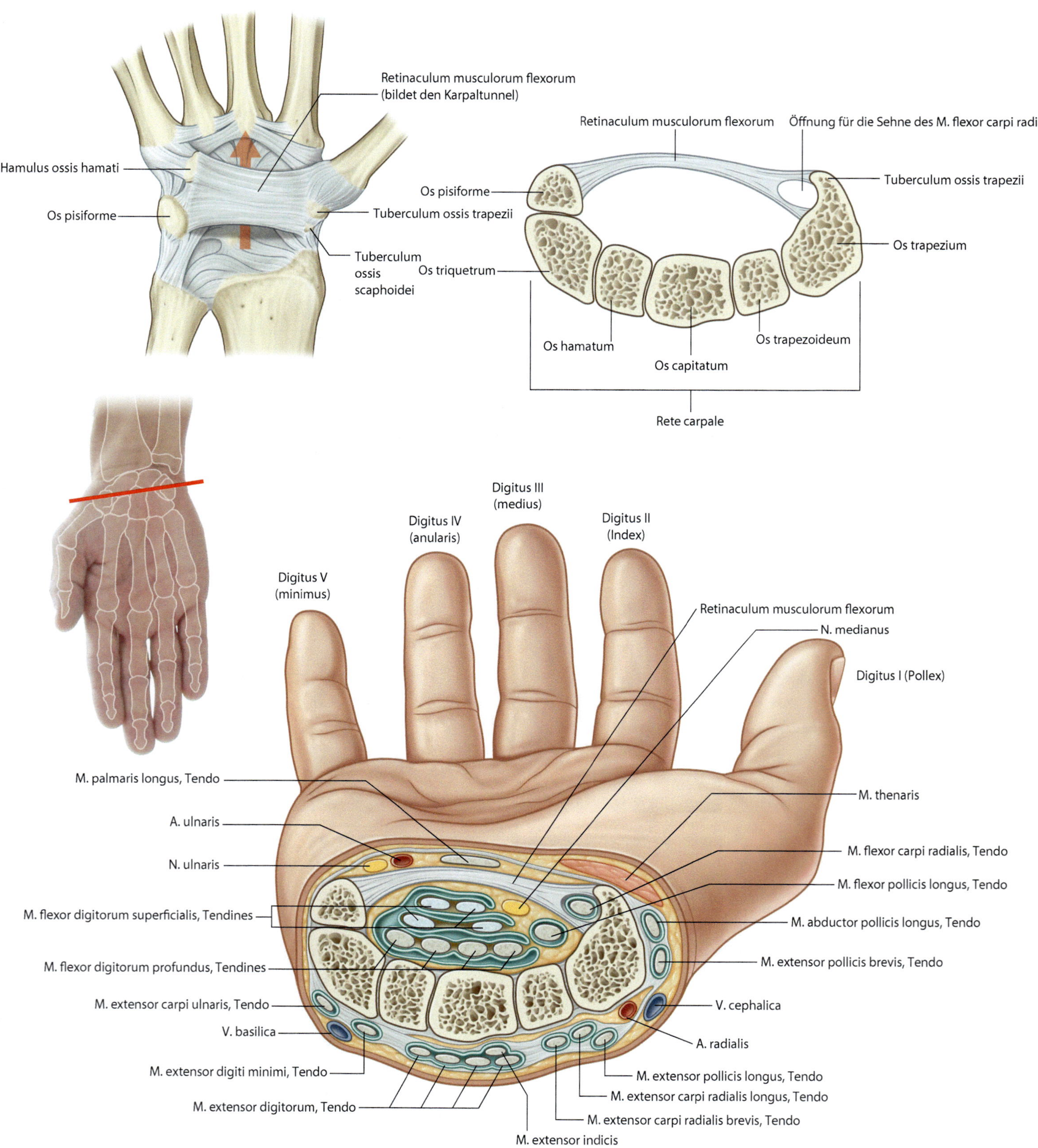

Karpaltunnel: Struktur und Beziehungen
Carpal tunnel, structures and relations

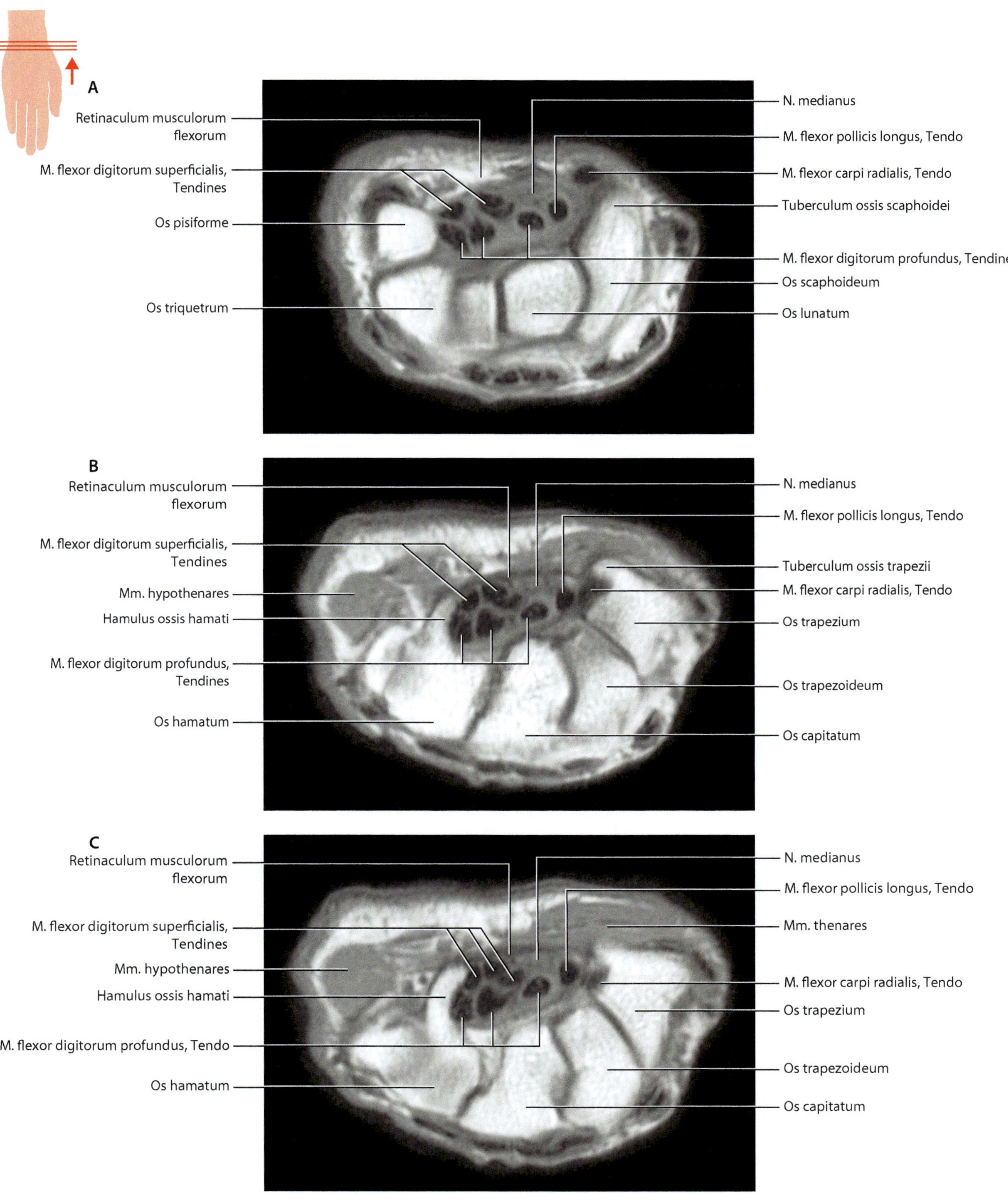

Transversal-/Axialschnitte durch den Karpaltunnel.
A. Proximaler Karpaltunnel; B. Mittlerer Abschnitt des Karpaltunnels;
C. Distaler Abschnitt des Karpaltunnels; T1-gewichtetes MRT in Axialebene

Transverse/axial sections through the carpal tunnel.
A. Proximal end of carpal tunnel. B. Middle portion of carpal tunnel.
C. Distal portion of carpal tunnel. T1-weighted MR images in axial plane

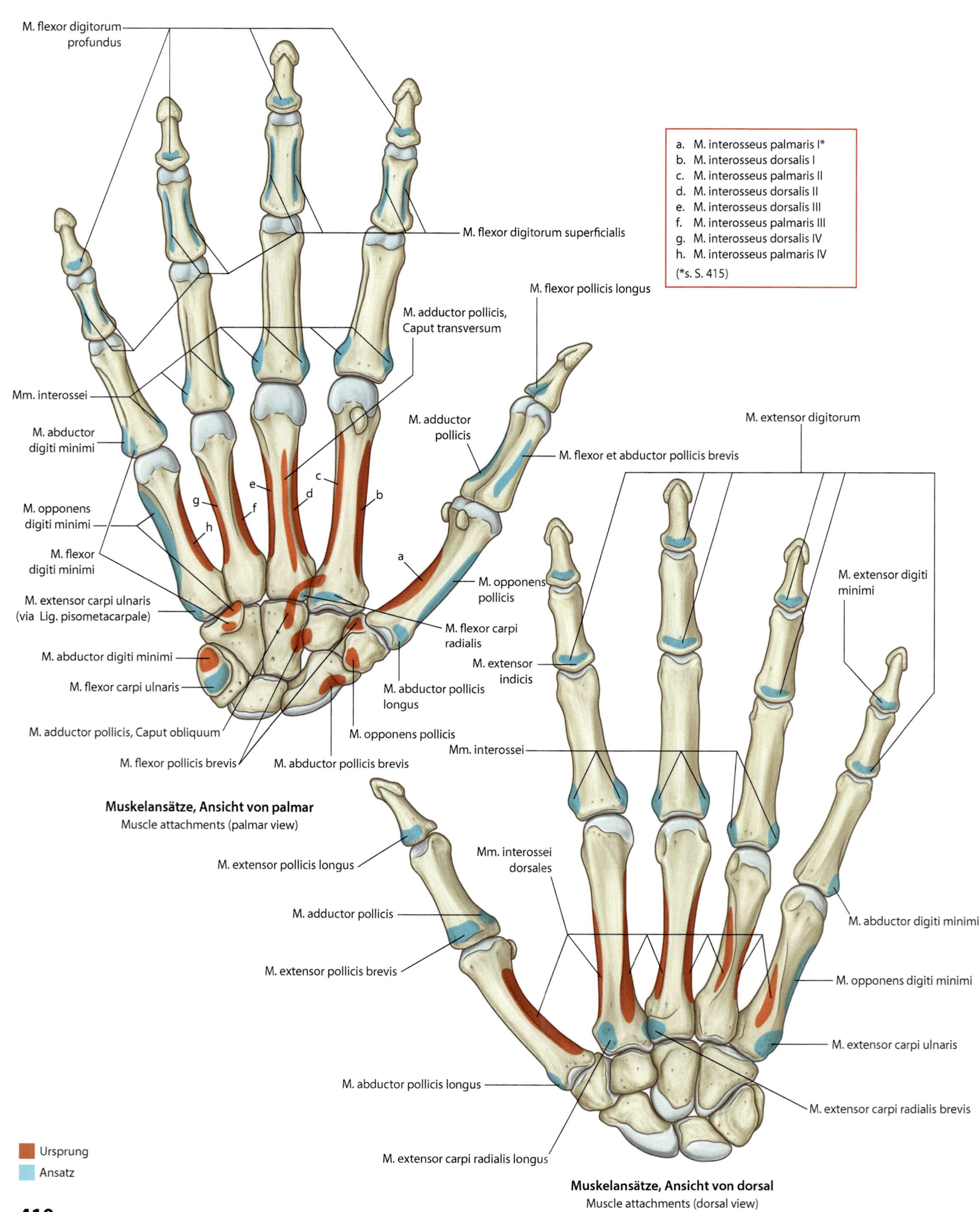

Muskelansätze, Ansicht von palmar
Muscle attachments (palmar view)

Muskelansätze, Ansicht von dorsal
Muscle attachments (dorsal view)

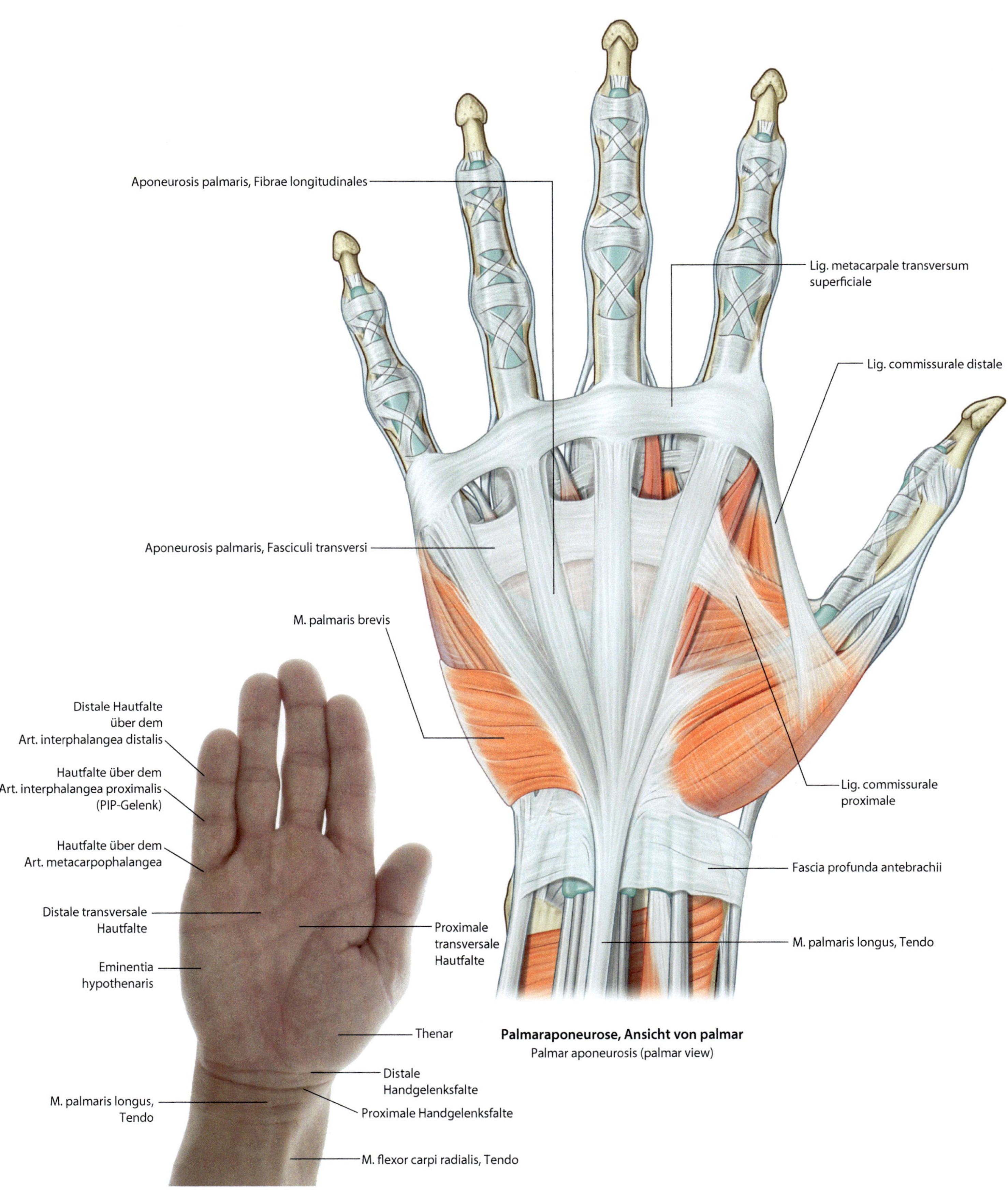

Palmaraponeurose, Ansicht von palmar
Palmar aponeurosis (palmar view)

Oberflächenanatomie, Ansicht von palmar
Surface anatomy (palmar view)

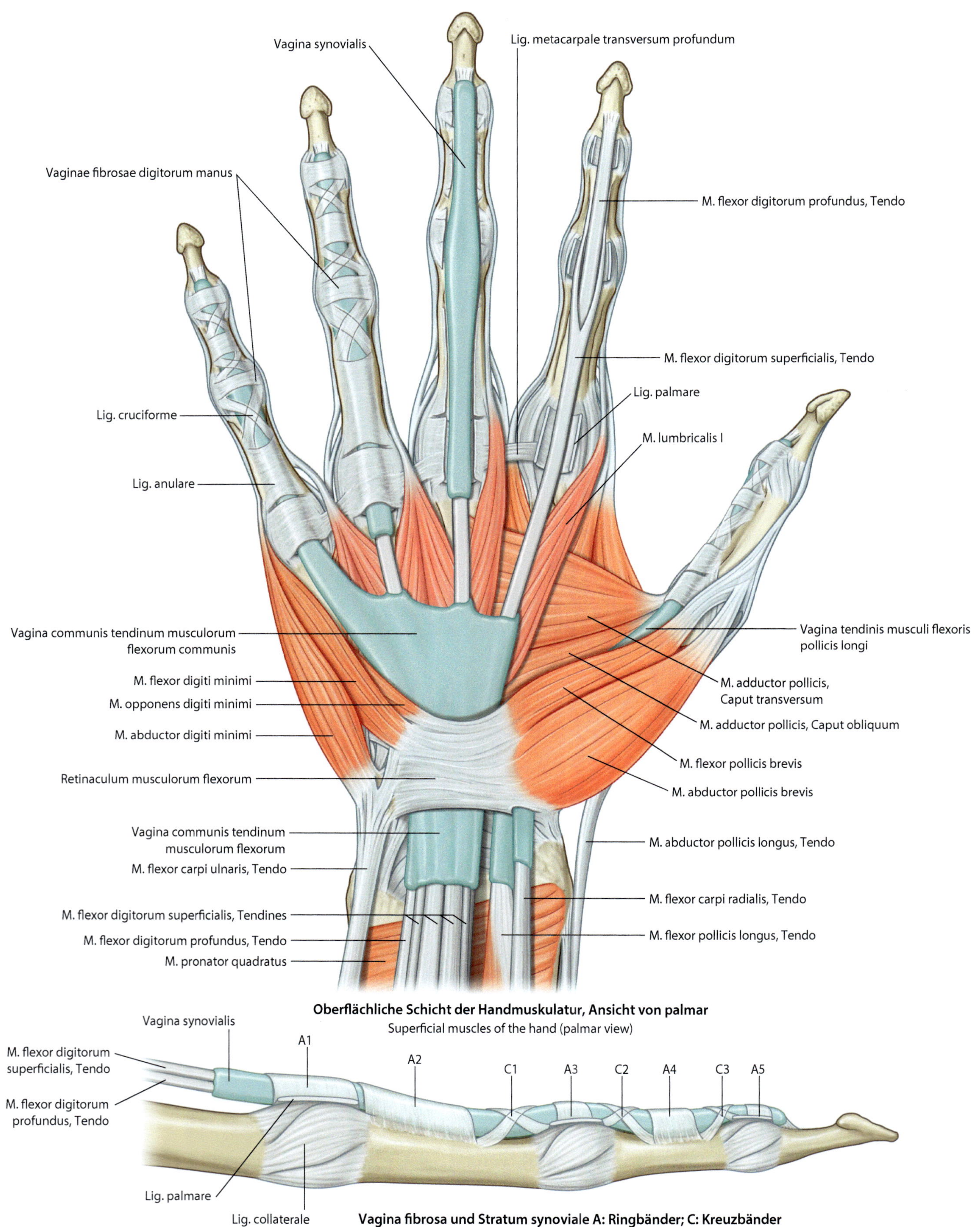

Oberflächliche Schicht der Handmuskulatur, Ansicht von palmar
Superficial muscles of the hand (palmar view)

Vagina fibrosa und Stratum synoviale A: Ringbänder; C: Kreuzbänder
Fibrous digital sheath and synovial sheath nnular ligaments (A), cruciform ligaments (C)

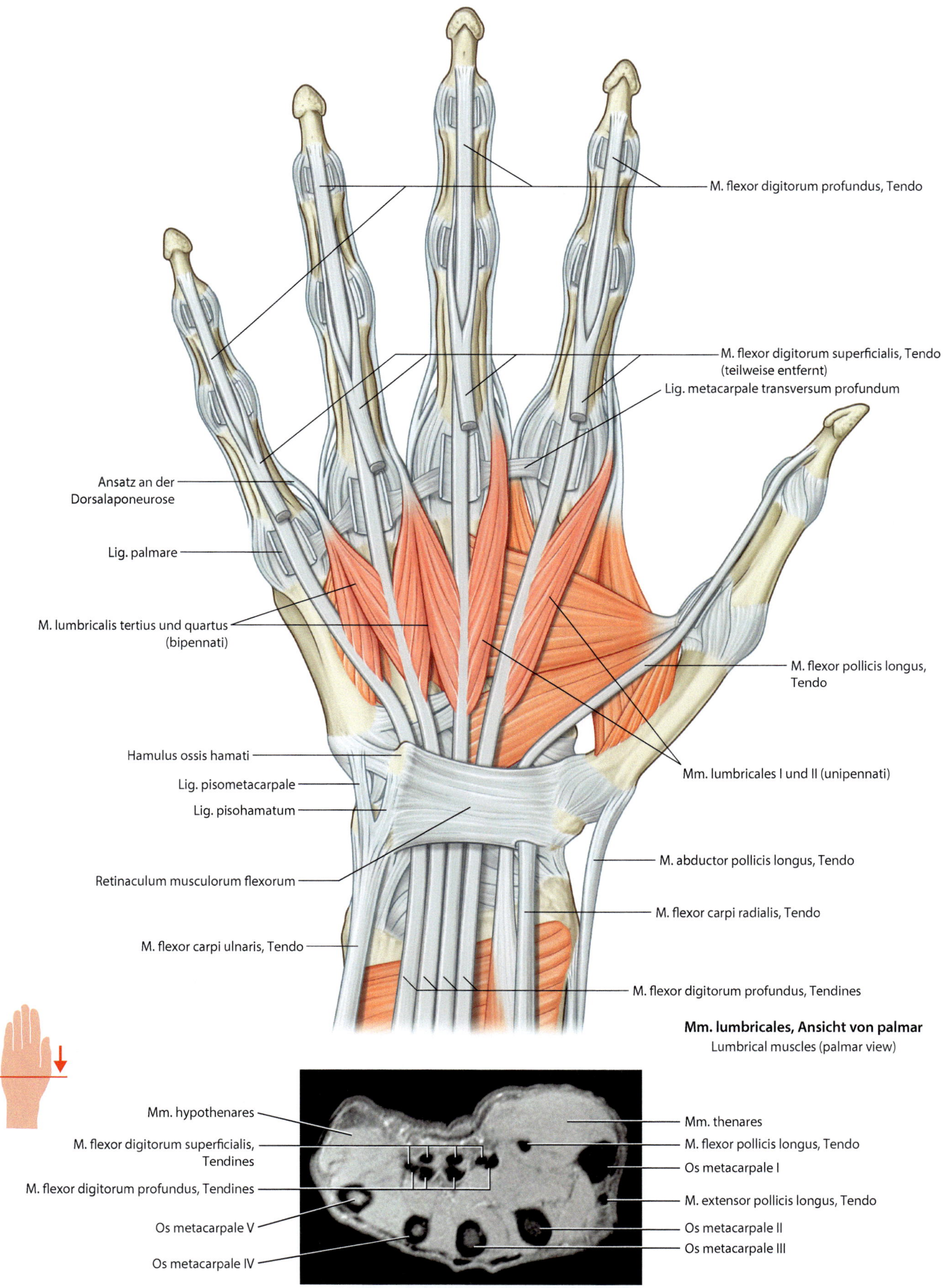

Mm. lumbricales, Ansicht von palmar
Lumbrical muscles (palmar view)

Bildgebung der proximalen Hand; T1-gewichtetes MRT in Axialebene
Imaging of the proximal portion of the hand. T1-weighted MR image in axial plane

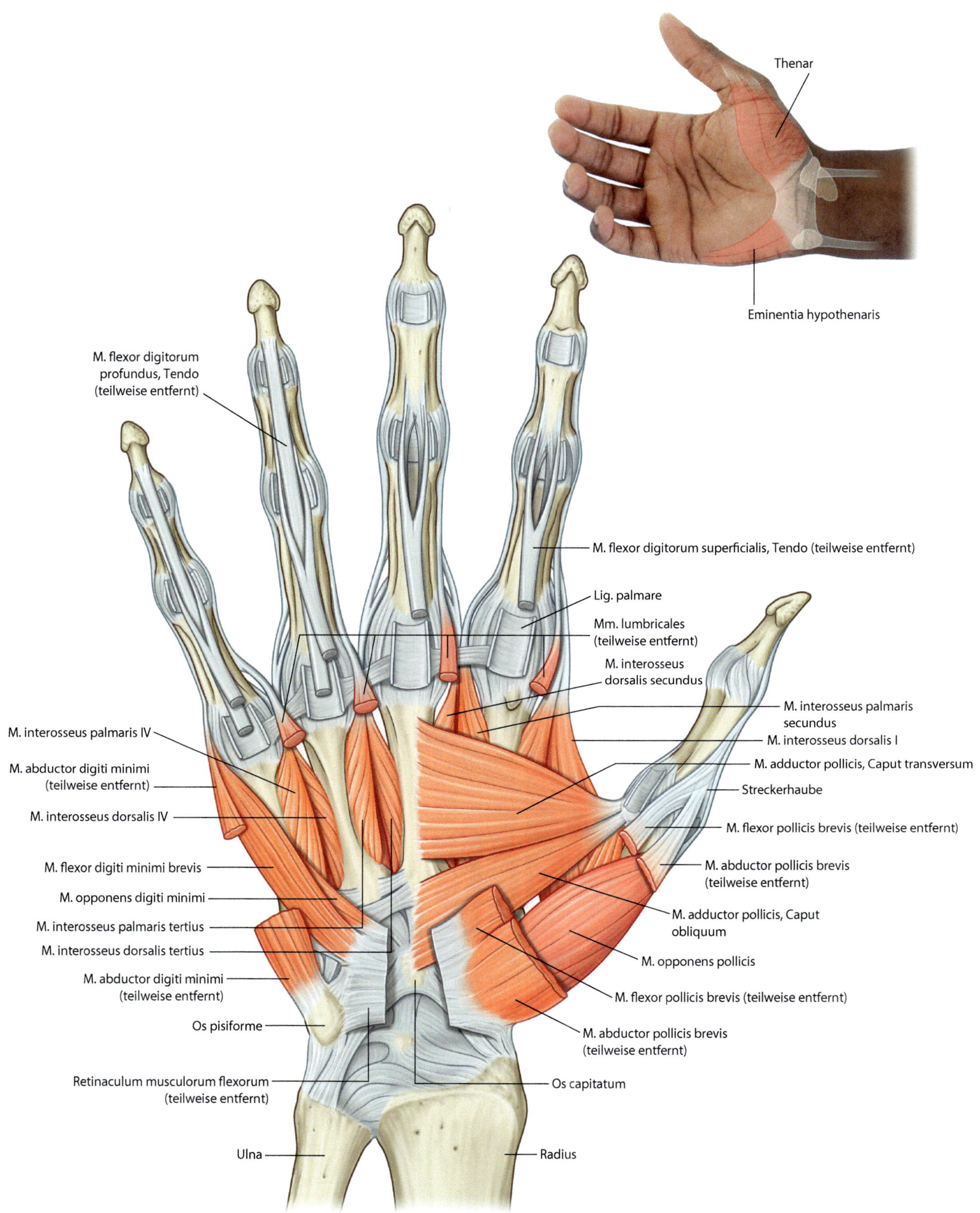

Tiefe Schicht der Handmuskulatur, Ansicht von palmar
Deep muscles of the hand (palmar view)

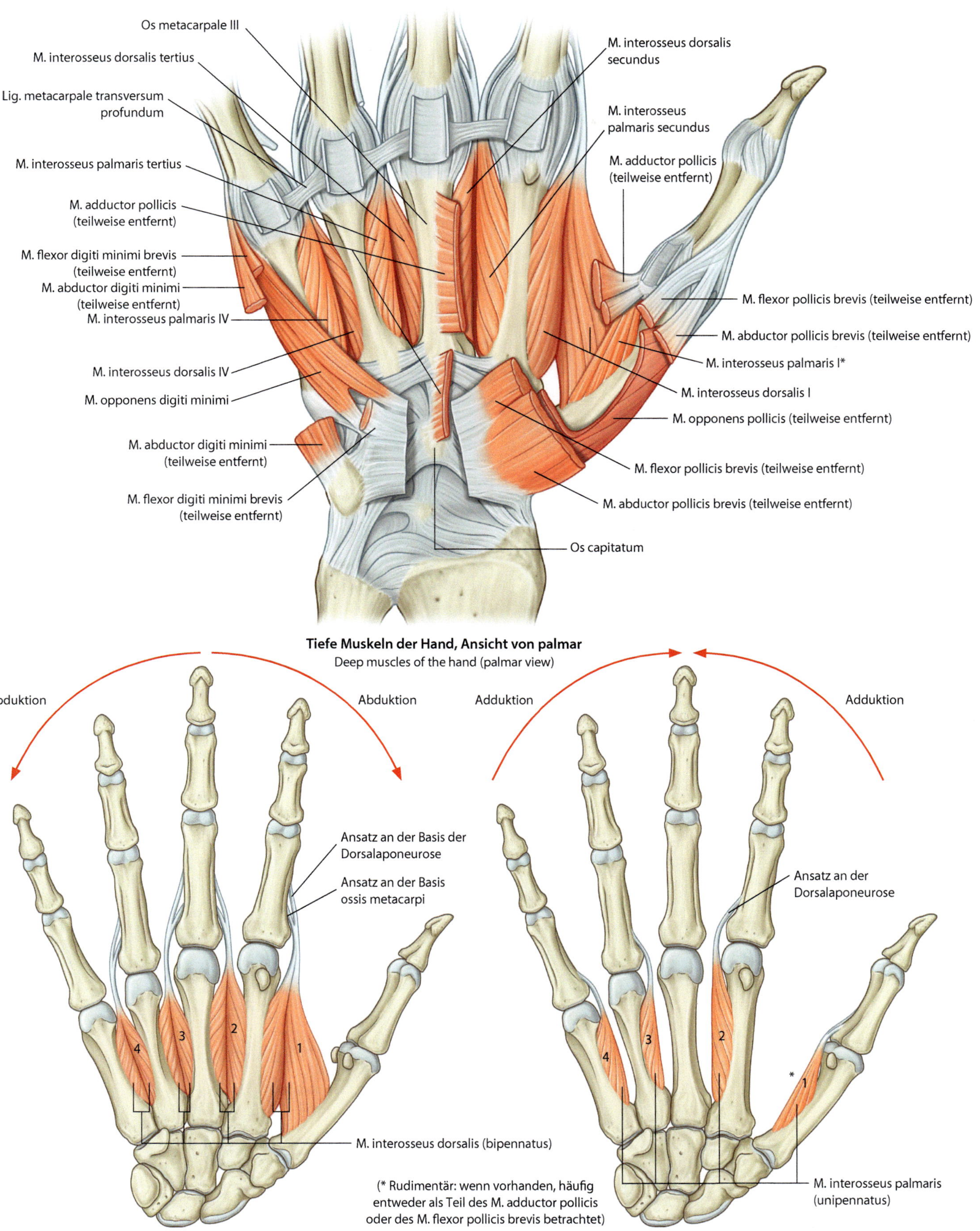

Tiefe Muskeln der Hand, Ansicht von palmar
Deep muscles of the hand (palmar view)

(* Rudimentär: wenn vorhanden, häufig entweder als Teil des M. adductor pollicis oder des M. flexor pollicis brevis betrachtet)

Mm. interossei dorsales, Ansicht von palmar
Dorsal interossei (palmar view)

Mm. interossei palmares, Ansicht von palmar
Palmar interossei (palmar view)

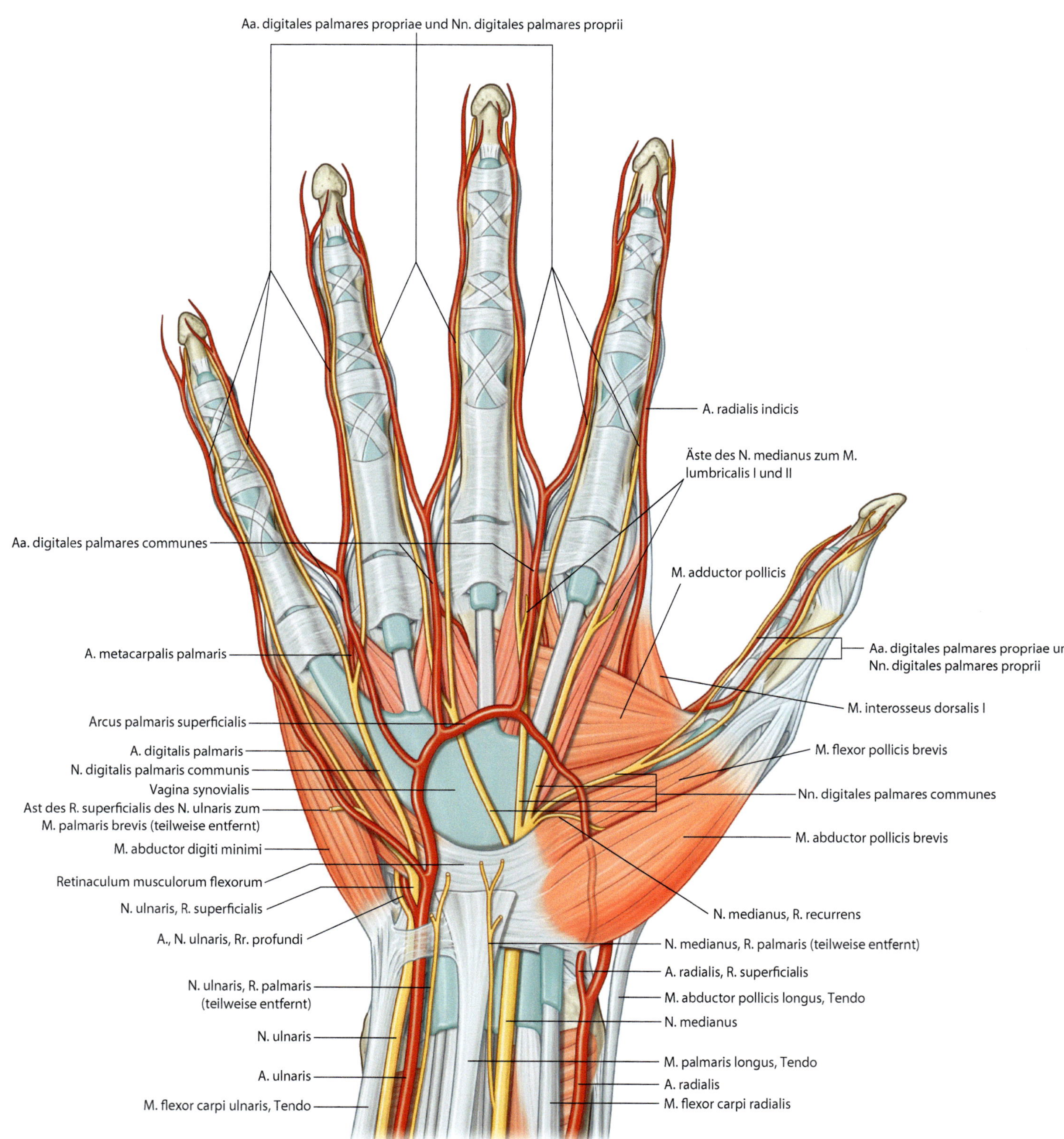

Oberflächliche Arterien und Nerven der Hand, Ansicht von palmar
Superficial arteries and nerves of the hand (palmar view)

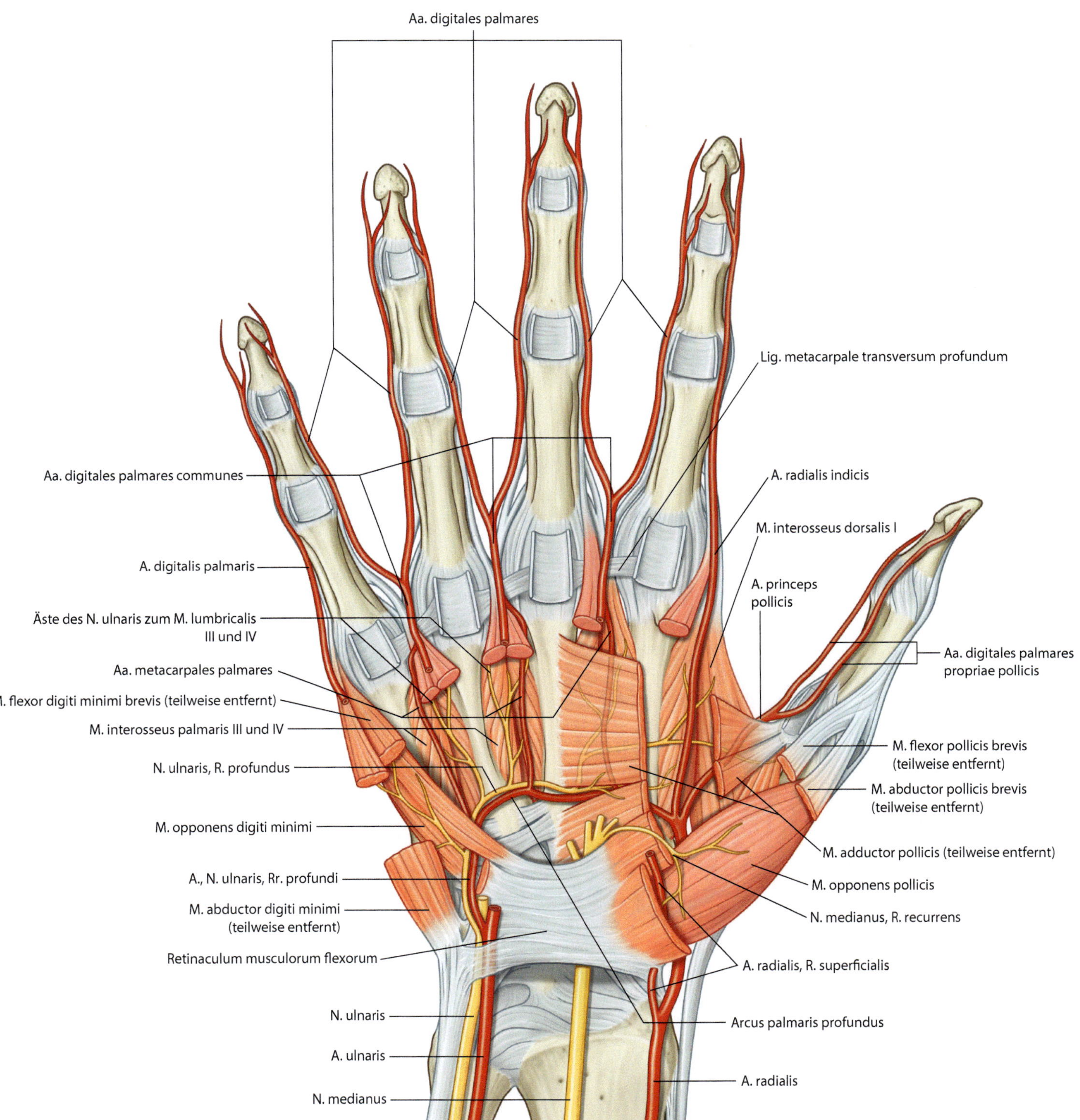

Tiefe Arterien und Nerven der Hand, Ansicht von palmar
Deep arteries and nerves of the hand (palmar view)

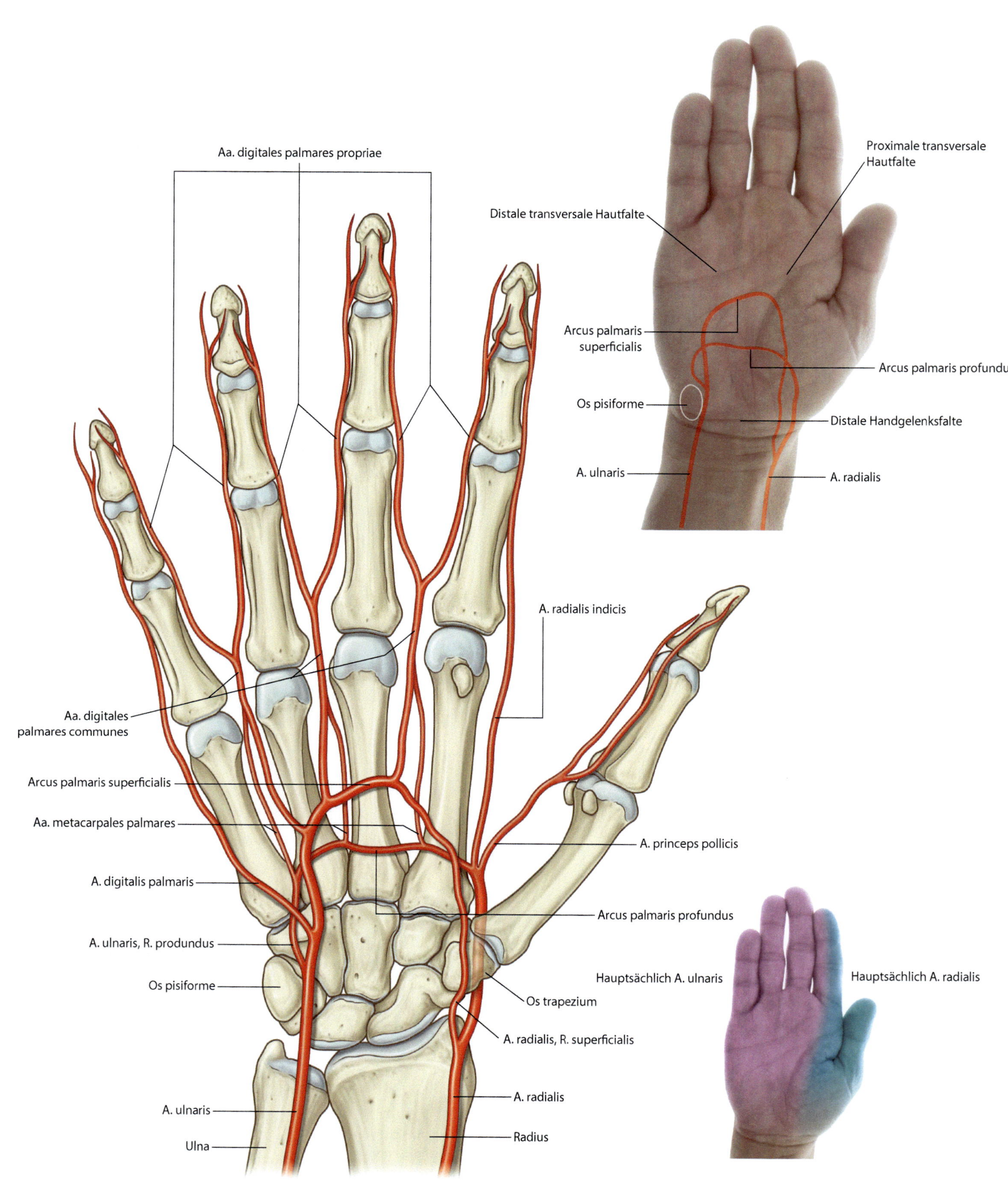

Arterien der Hand, Ansicht von palmar
Arteries of the hand (palmar view)

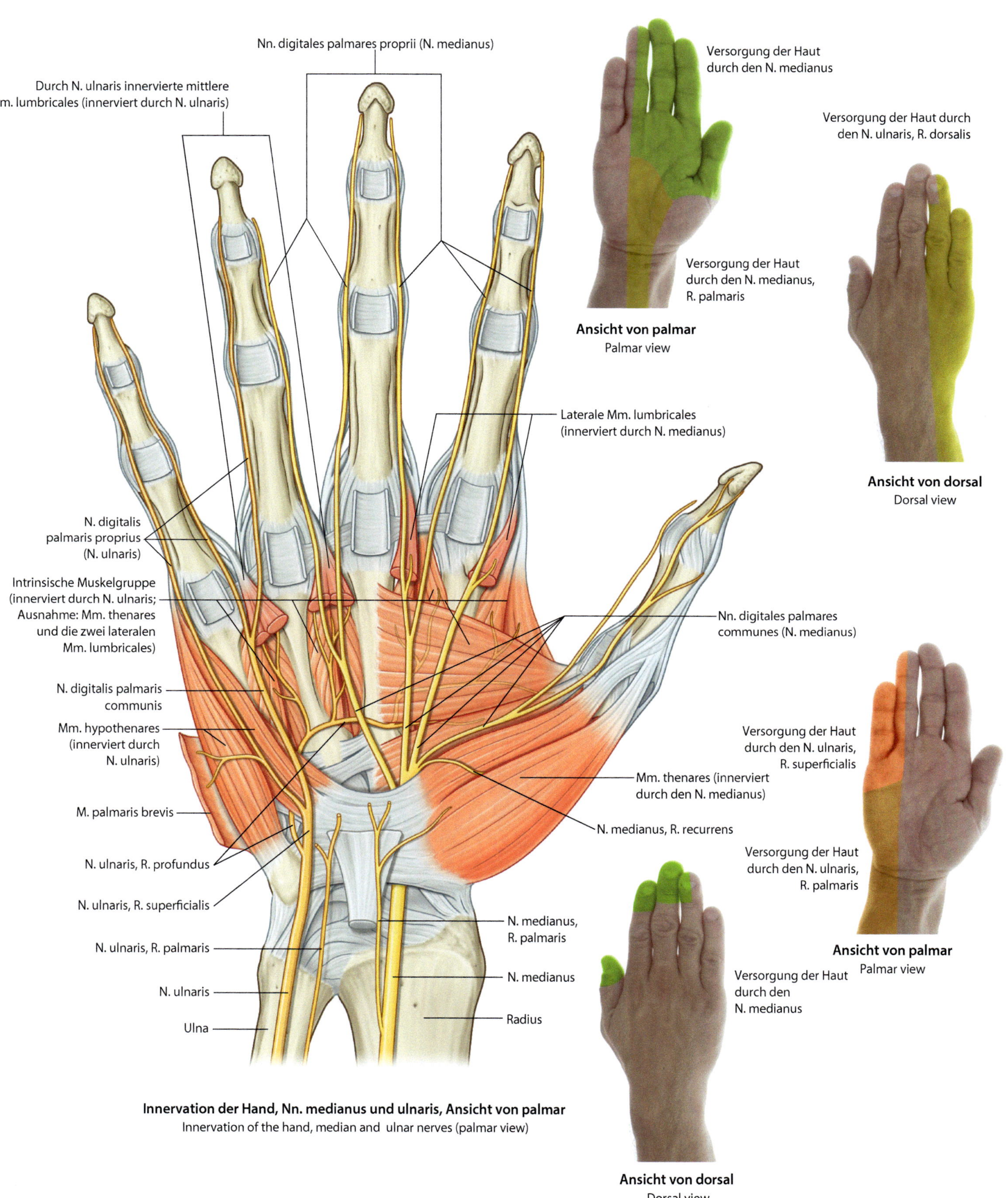

Innervation der Hand, Nn. medianus und ulnaris, Ansicht von palmar
Innervation of the hand, median and ulnar nerves (palmar view)

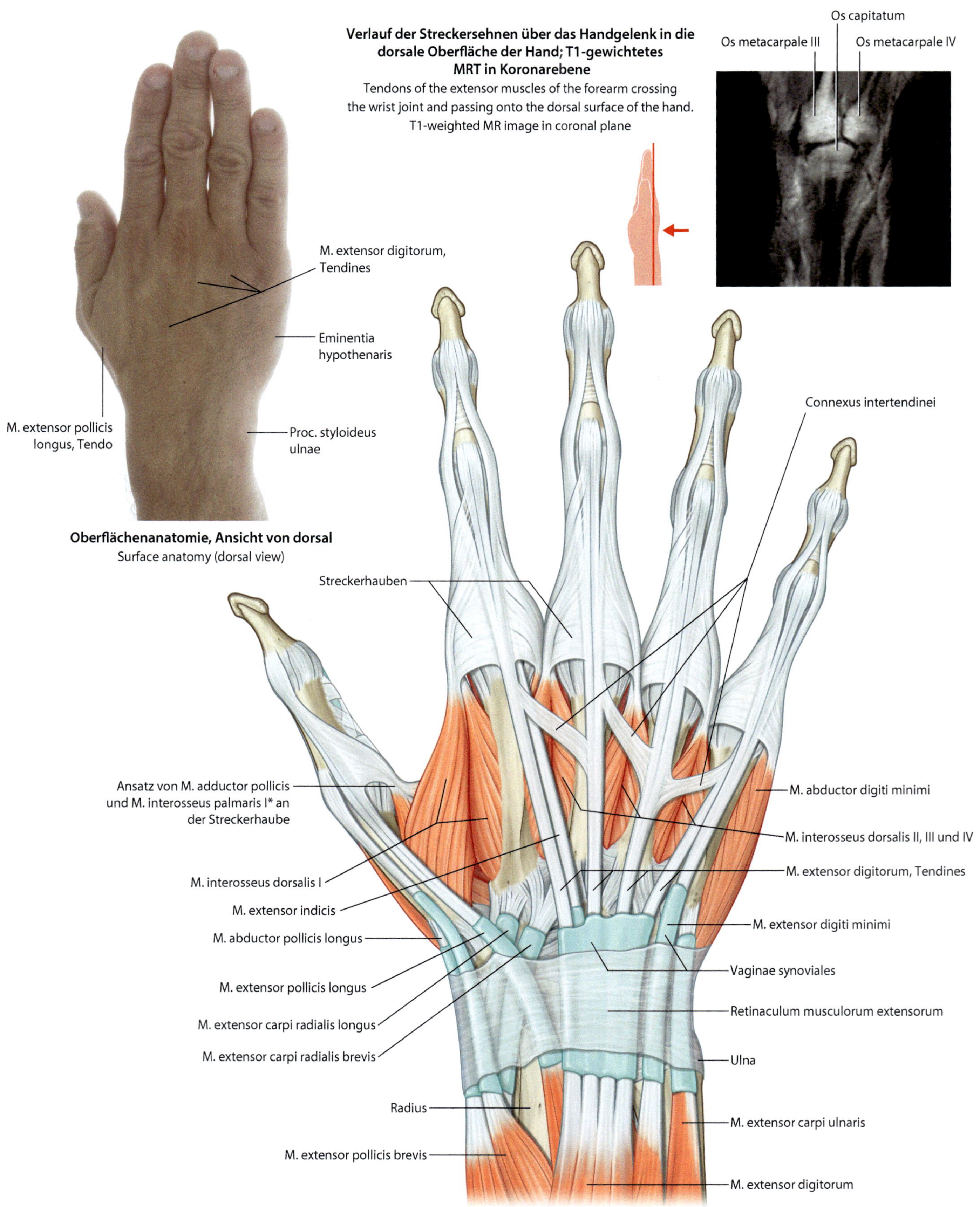

Verlauf der Streckersehnen über das Handgelenk in die dorsale Oberfläche der Hand; T1-gewichtetes MRT in Koronarebene

Tendons of the extensor muscles of the forearm crossing the wrist joint and passing onto the dorsal surface of the hand. T1-weighted MR image in coronal plane

Oberflächenanatomie, Ansicht von dorsal

Surface anatomy (dorsal view)

Oberflächliche Strukturen der Hand, Ansicht von dorsal (s. S. 415)

Superficial structures of the hand (dorsal view) (* see page 415)

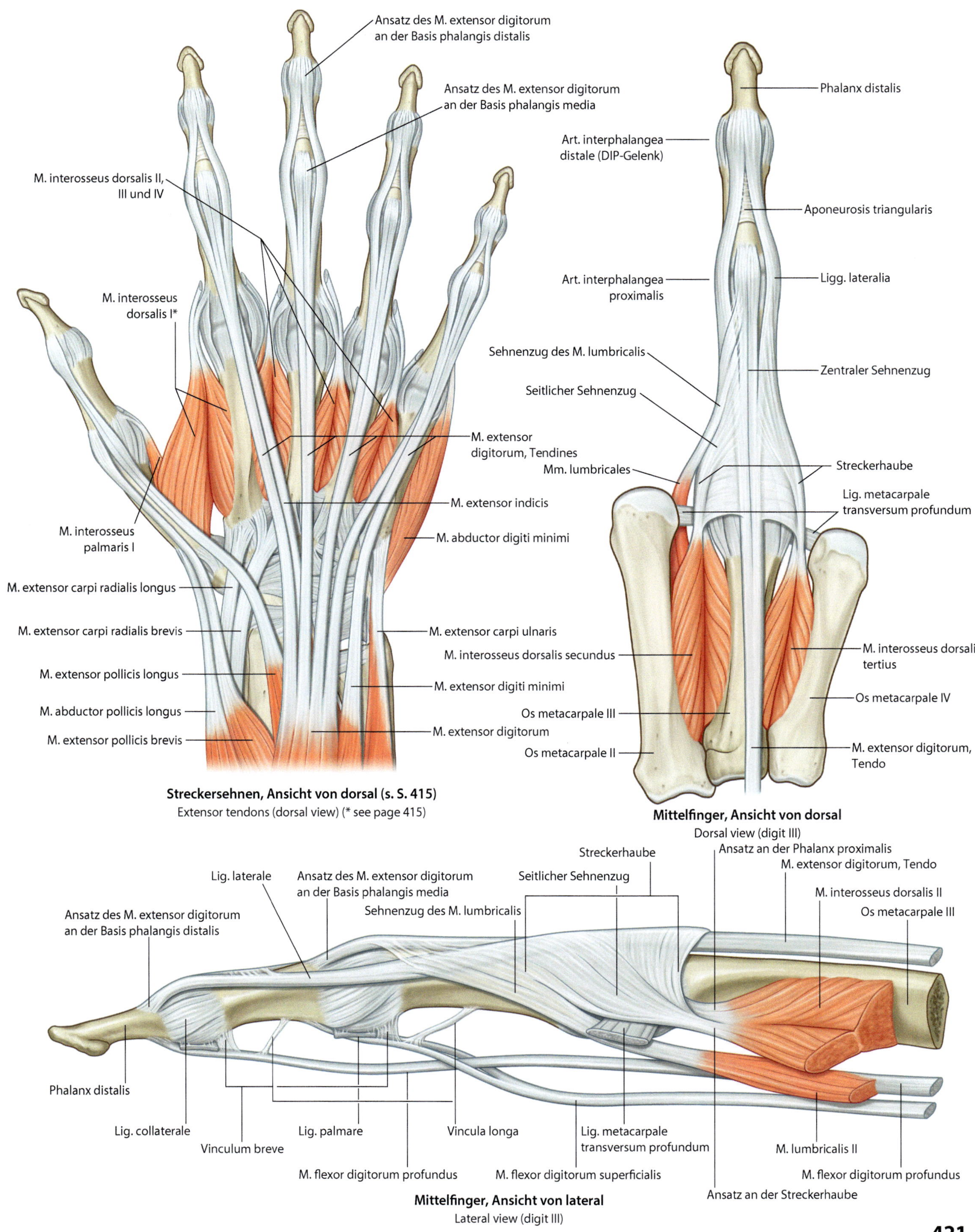

Streckersehnen, Ansicht von dorsal (s. S. 415)
Extensor tendons (dorsal view) (* see page 415)

Mittelfinger, Ansicht von dorsal
Dorsal view (digit III)

Mittelfinger, Ansicht von lateral
Lateral view (digit III)

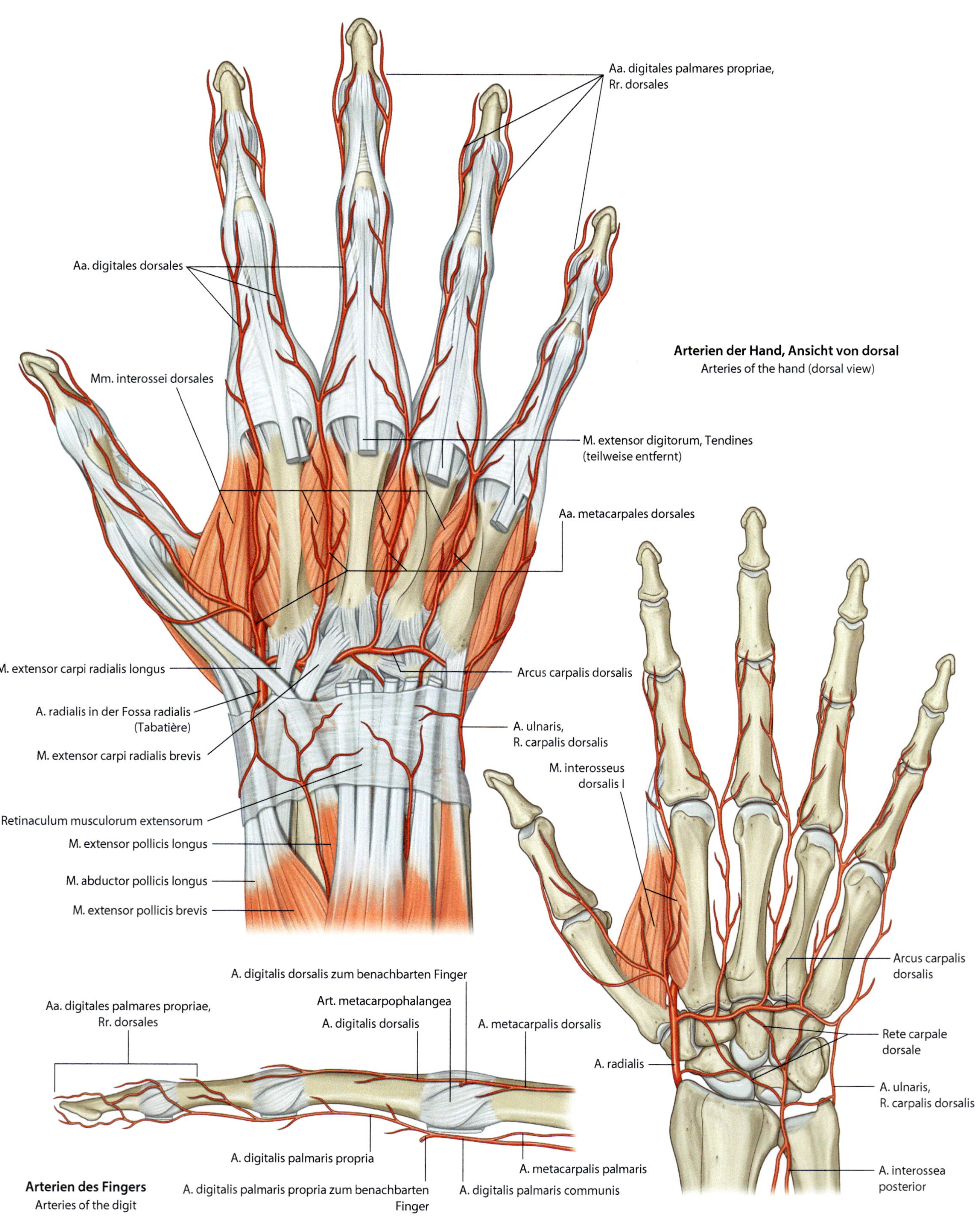

Arterien der Hand, Ansicht von dorsal
Arteries of the hand (dorsal view)

Arterien des Fingers
Arteries of the digit

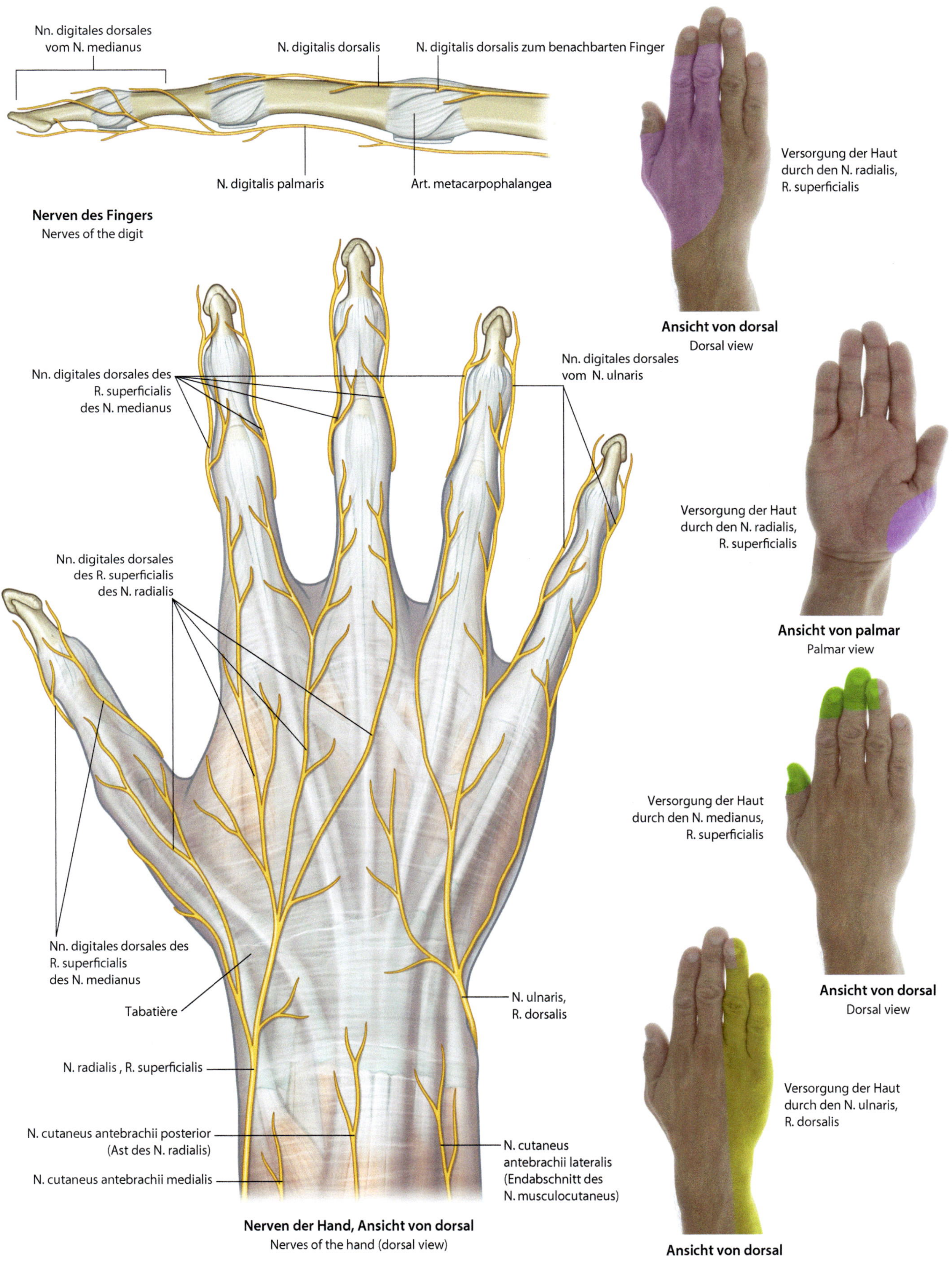

Nerven des Fingers
Nerves of the digit

Ansicht von dorsal
Dorsal view

Ansicht von palmar
Palmar view

Ansicht von dorsal
Dorsal view

Nerven der Hand, Ansicht von dorsal
Nerves of the hand (dorsal view)

Ansicht von dorsal
Dorsal view

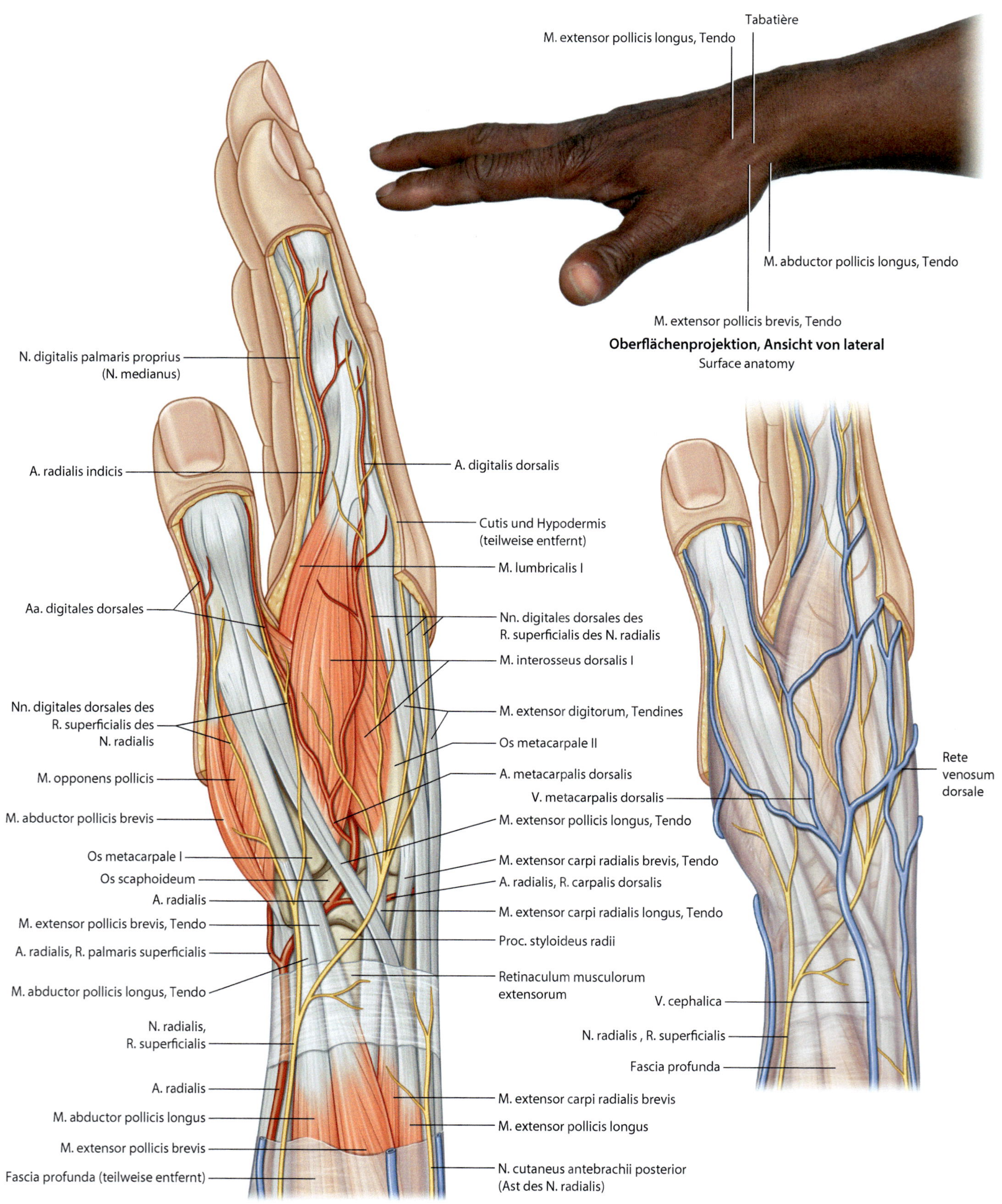

Oberflächenprojektion, Ansicht von lateral
Surface anatomy

Foveola radialis und benachbarte Strukturen, Ansicht von lateral
Anatomical snuffbox (lateral view)

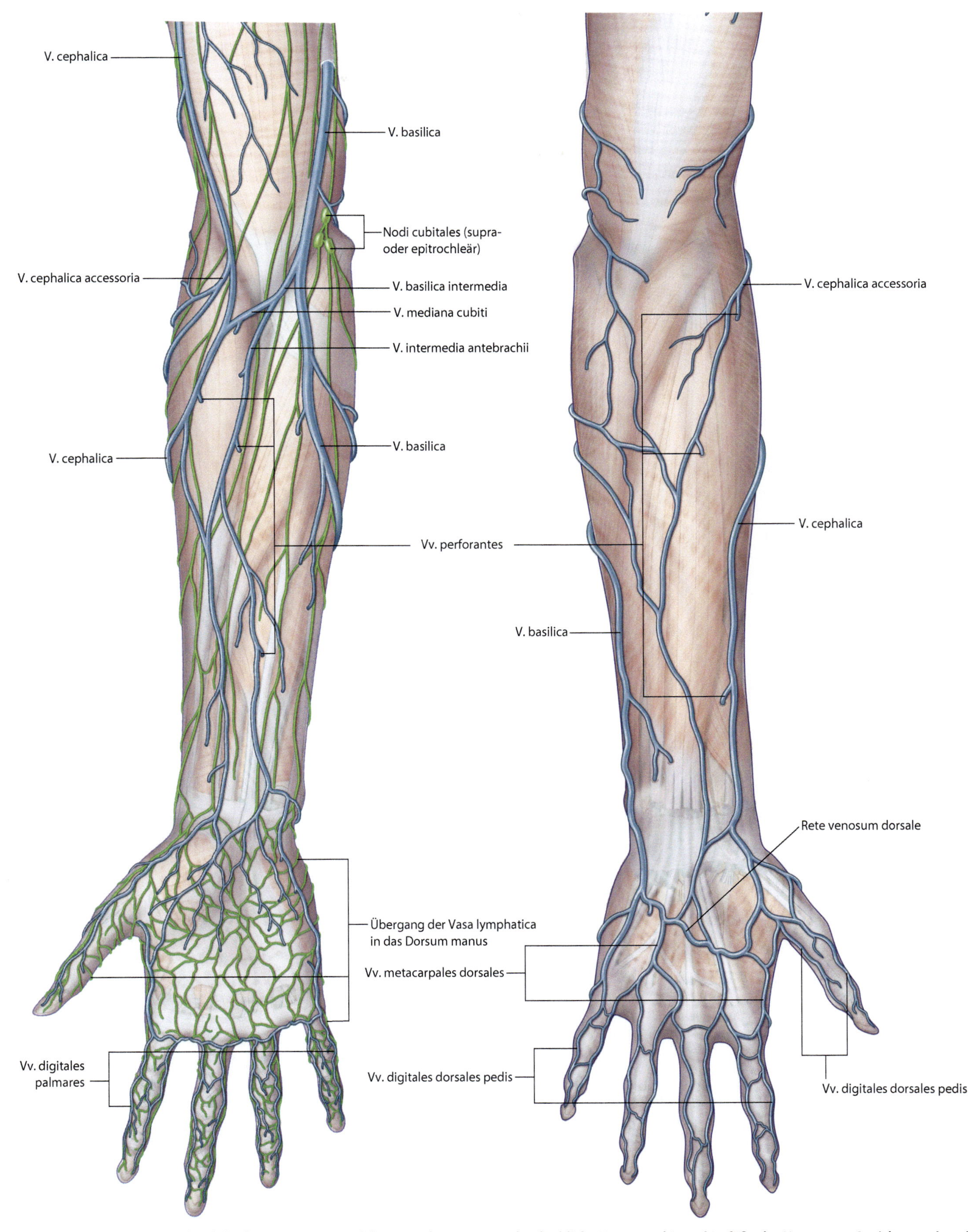

Oberflächliche Venen und Lymphgefäße des Unterarms, Ansicht von palmar
Superficial veins and lymphatics of the forearm (palmar view)

Oberflächliche Venen und Lymphgefäße des Unterarms, Ansicht von dorsal
Superficial veins of the forearm (dorsal view)

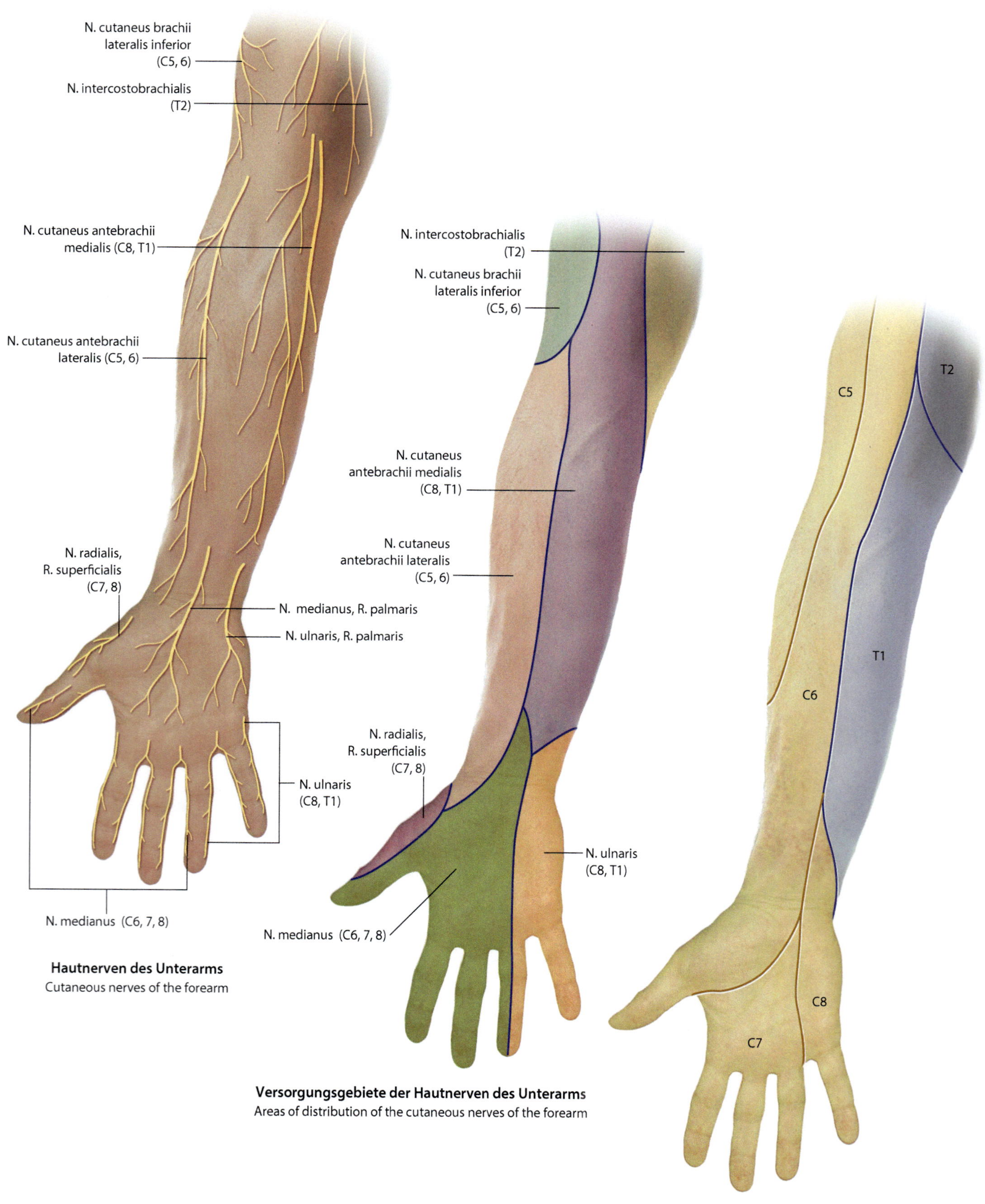

Hautnerven des Unterarms
Cutaneous nerves of the forearm

Versorgungsgebiete der Hautnerven des Unterarms
Areas of distribution of the cutaneous nerves of the forearm

Dermatome des Unterarms
Dermatomes of the forearm

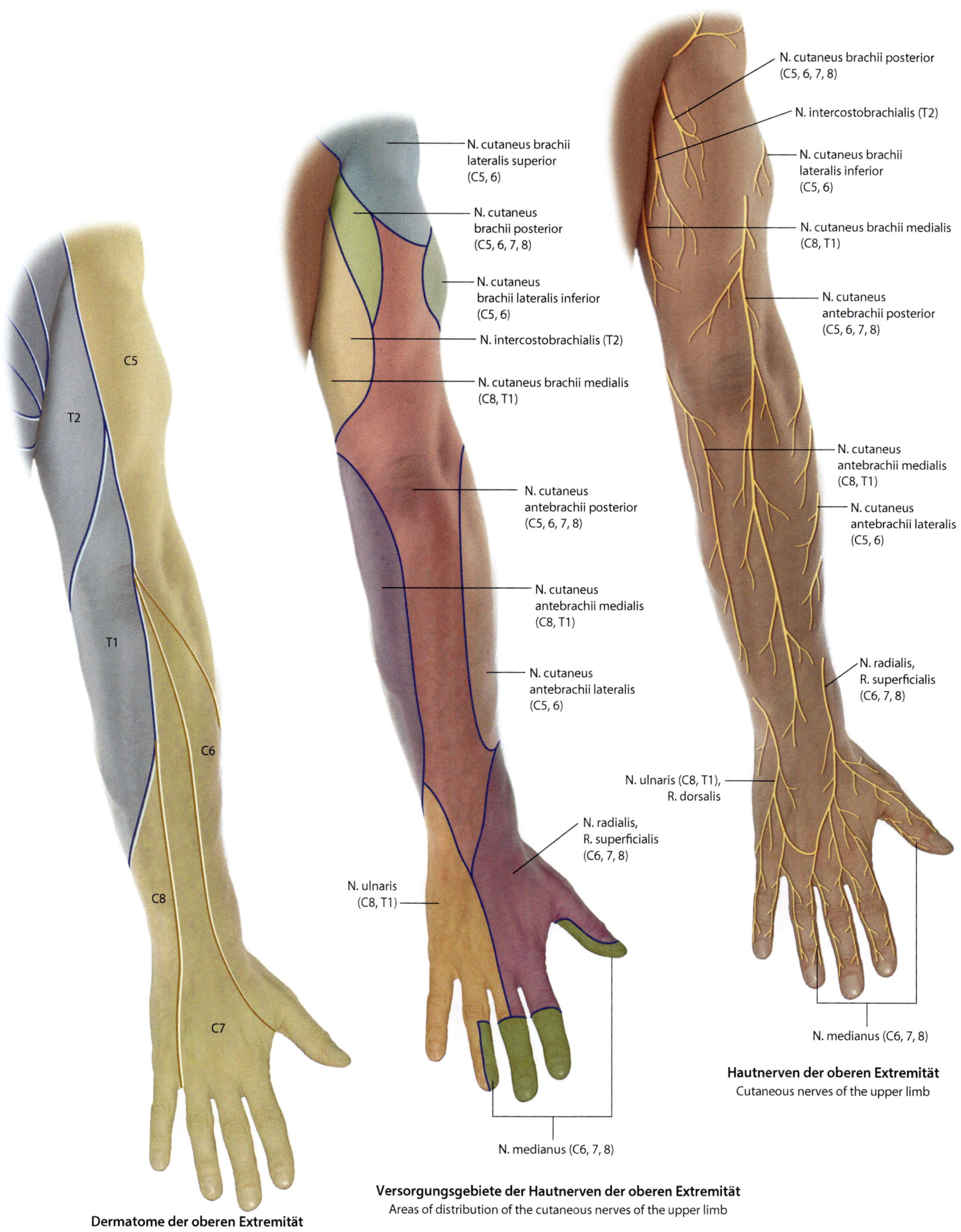

Dermatome der oberen Extremität
Dermatomes of the upper limb

Versorgungsgebiete der Hautnerven der oberen Extremität
Areas of distribution of the cutaneous nerves of the upper limb

Hautnerven der oberen Extremität
Cutaneous nerves of the upper limb

Äste des Plexus brachialis

Nerv		Ursprung	Rückenmarksegment	Motorische Innervation	Sensible Innervation
N. dorsalis scapulae	1	Radix C5	C5	M. rhomboideus major, M. rhomboideus minor	
N. thoracicus longus	2	Radices C5 bis C7	C5 bis C7	M. serratus anterior	
N. suprascapularis	3	Truncus superior	C5, C6	M. supraspinatus, M. infraspinatus	
N. subclavius	4	Truncus superior	C5, C6	M. subclavius	
N. pectoralis lateralis	5	Fasciculus lateralis	C5 bis C7	M. pectoralis major	
N. musculocutaneus	6	Fasciculus lateralis	C5 bis C7	Flexoren des Oberarms (Mm. biceps brachii, brachialis, coracobrachialis)	Haut des lateralen Unterarms
N. pectoralis medialis	7	Fasciculus medialis	C8, T1 (außerdem Beteiligung der Segmente C5 bis C7 über Verbindung mit N. pectoralis lateralis)	M. pectoralis major, M. pectoralis minor	
N. cutaneus brachii medialis	8	Fasciculus medialis	C8, T1		Haut der medialen Seite des distalen Oberarmdrittels
N. cutaneus antebrachii medialis	9	Fasciculus medialis	C8, T1		Haut des medialen Unterarms
N. medianus	10	Fasciculus medialis und lateralis	(C5), C6 bis T1	alle Flexoren des Unterarms (außer M. flexor carpi ulnaris und die mediale Hälfte des M. flexor digitorum profundus), drei Muskeln des Daumenballens und die beiden lateralen Mm. lumbricales	Haut der lateralen Palmarseite der Hand und des mittleren Handgelenkbereichs sowie der lateralen dreieinhalb Finger;
N. ulnaris	11	Fasciculus medialis	(C7), C8, T1	alle intrinsischen Handmuskeln (außer drei Muskeln des Daumenballens und der beiden lateralen Mm. lumbricales); M. flexor carpi ulnaris und die mediale Hälfte des M. flexor digitorum profundus des Unterarms	Haut auf der Palmarseite der medialen eineinhalb Finger und der zugehörigen Regionen von Handinnenfläche und Handgelenk, Haut des Handrückens sowie der dorsalen Seite der medialen eineinhalb Finger
N. subscapularis superior	12	Fasciculus posterior	C5, C6	M. subscapularis	
N. thoracodorsalis	13	Fasciculus posterior	C6 bis C8	M. latissimus dorsi	

Äste des Plexus brachialis

Nerv		Ursprung	Rückenmarksegment	Motorische Innervation	Sensible Innervation
N. subscapularis inferior	14	Fasciculus posterior	C5, C6	M. subscapularis, M. teres major	
N. axillaris	15	Fasciculus posterior	C5, C6	M. deltoideus, M. teres minor	Haut des oberen lateralen Bereichs des Oberarms
N. radialis	16	Fasciculus posterior	C5 bis C8, (T1)	alle Extensoren von Ober- und Unterarm	Haut der Rückseite von Ober- und Unterarm, des unteren lateralen Bereichs des Oberarms und lateralen Handrückens

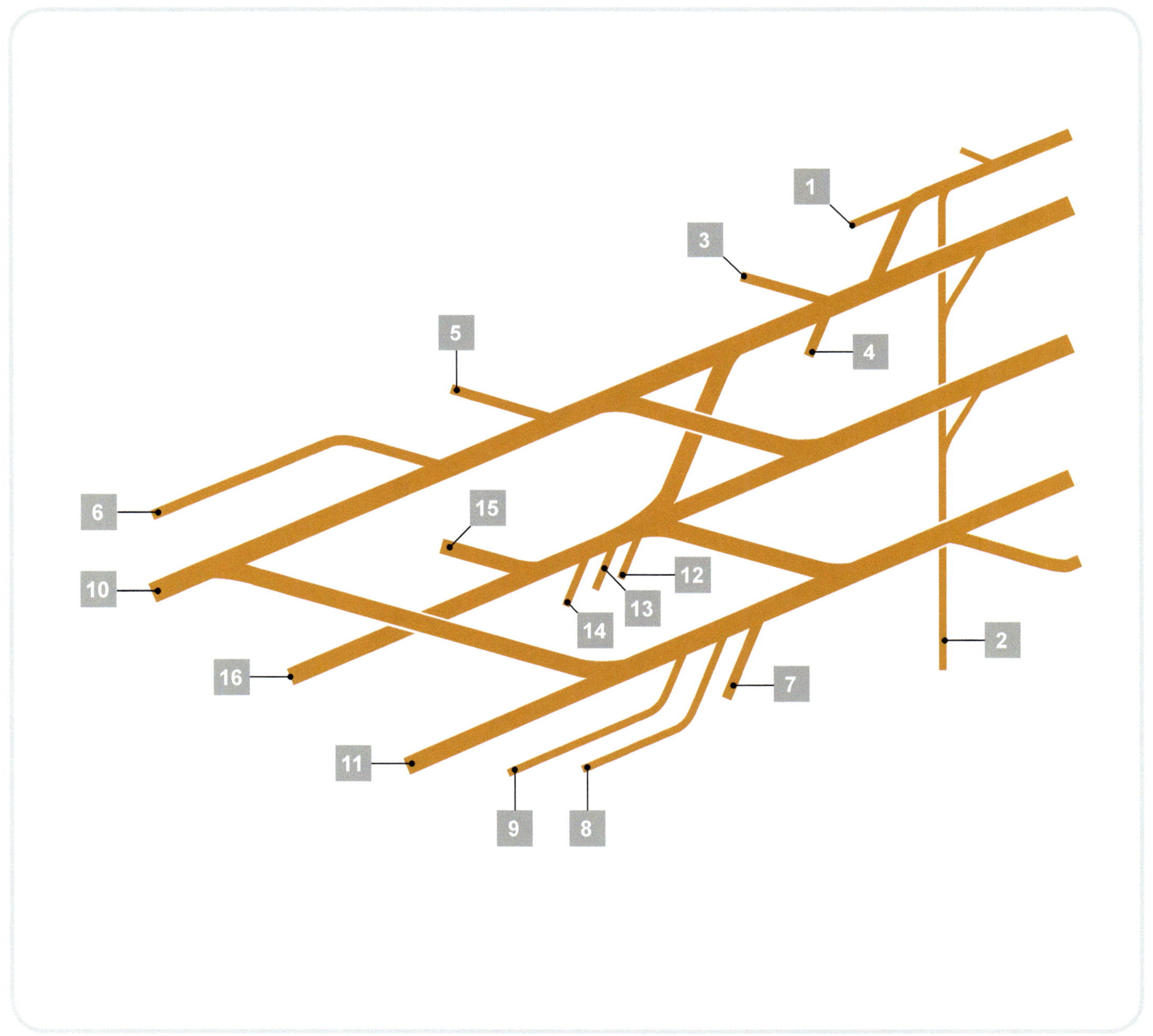

Schultermuskulatur

(die für den jeweiligen Muskel wichtigsten Rückenmarkssegmente sind fettgedruckt)

Muskel		Ursprung	Ansatz	Innervation	Funktion
M. trapezius	1	**Pars descendens:** Linea nuchalis superior, Protuberantia occipitalis externa, Procc. spinosi der oberen Halswirbel; **Pars transversa:** Procc. spinosi der unteren Hals- und oberen Brustwirbel; **Pars ascendens:** Procc. spinosi der mittleren und unteren Brustwirbel	**Pars descendens:** akromioales Drittel der Clavicula; **Pars transversa:** Acromion; **Pars ascendens:** Spina scapulae	Motorik: Radix spinalis des N. accessorius [XI]; Propriozeption: Rami anteriores aus C3 und C4	kraftvolle Elevation der Scapula durch Pars descendens; Rotation der Scapula bei Abduktion des Humerus über die Horizontale; Retraktion der Scapula durch Pars transversa; Senken der Scapula durch Pars ascendens
M. deltoideus	2	**Pars clavicularis:** akromiales Drittel der Clavicula; **Pars acromialis:** Acromion; **Pars spinalis:** Spina scapulae	Tuberositas deltoidea humeri	N. axillaris [**C5**, C6]	wichtigster Abduktor des Arms (abduziert den Arm über die initialen 15° hinaus, die durch den M. supraspinatus bewirkt werden); Pars clavicularis unterstützt Anteversion des Arms; Pars spinalis unterstützt Retroversion des Arms
M. levator scapulae	3	Procc. transversi der Wirbel CI und CII; Tubercula posteriora der Procc. transversi der Wirbel CIII und CIV	Margo medialis scapulae von Angulus superior bis Spina scapulae	Muskeläste aus Rami anteriores der Spinalnerven **C3** und **C4** und N. dorsalis scapulae [**C5**]	Elevation der Scapula
M. rhomboideus minor	4	unteres Ende des Lig. nuchae; Procc. spinosi der Wirbel CVII und TI	Margo medialis scapulae an der Basis der Spina scapulae	N. dorsalis scapulae [C4, C5]	Elevation und Retraktion und Fixieren der Scapula am Rumpf
M. rhomboideus major	5	Procc. spinosi der Wirbel TII bis TV und überbrückende Ligg. supraspinalia	Margo medialis scapulae von Spina scapulae bis zum Angulus inferior	N. dorsalis scapulae [**C4**, **C5**]	Elevation und Retraktion und Fixieren der Scapula am Rumpf

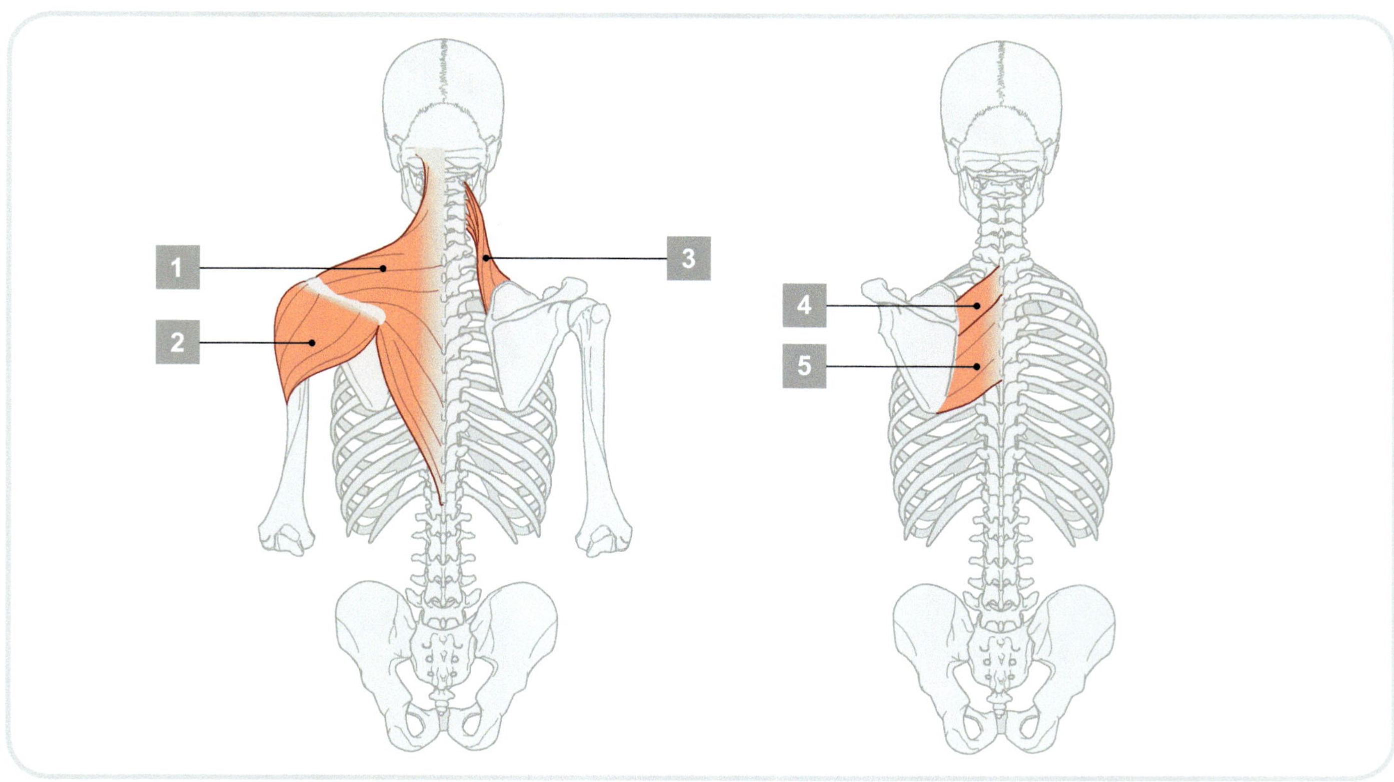

Muskulatur der hinteren Scapularegion

(die für den jeweiligen Muskel wichtigsten Rückenmarksegmente sind fettgedruckt)

Muskel		Ursprung	Ansatz	Innervation	Funktion
M. supraspinatus	1	Fossa supraspinata der Scapula und Muskelfaszie	oberer Bereich des Tuberculum majus humeri	N. suprascapularis [**C5**, C6]	Teil der „Rotatorenmanschette"; Einleitung der Abduktion des Arms bis 15° im Schultergelenk
M. infraspinatus	2	Fossa infraspinata und Muskelfaszie	mittlerer Bereich des Tuberculum majus humeri	N. suprascapularis [**C5**, C6]	Teil der „Rotatorenmanschette"; Außenrotation des Arms im Schultergelenk
M. teres minor	3	Margo lateralis scapulae	unterer Bereich des Tuberculum majus humeri	N. axillaris [**C5**, C6]	Teil der „Rotatorenmanschette"; Außenrotation des Arms im Schultergelenk
M. teres minor	4	Angulus inferior scapulae	Crista tuberculi minoris humeri	N. subscapularis inferior [**C5**, **C6**, **C7**]	Innenrotation und Retroversion des Arms im Schultergelenk
Caput longum musculi tricipitis brachii	5	Tuberculum infraglenoidale scapulae	über gemeinsame Sehne mit Caput mediale und laterale am Olecranon der Ulna	N. radialis [C6, **C7**, C8]	Extension des Unterarms im Ellenbogengelenk; unterstützende Adduktion und Retroversion des Oberarms im Schultergelenk

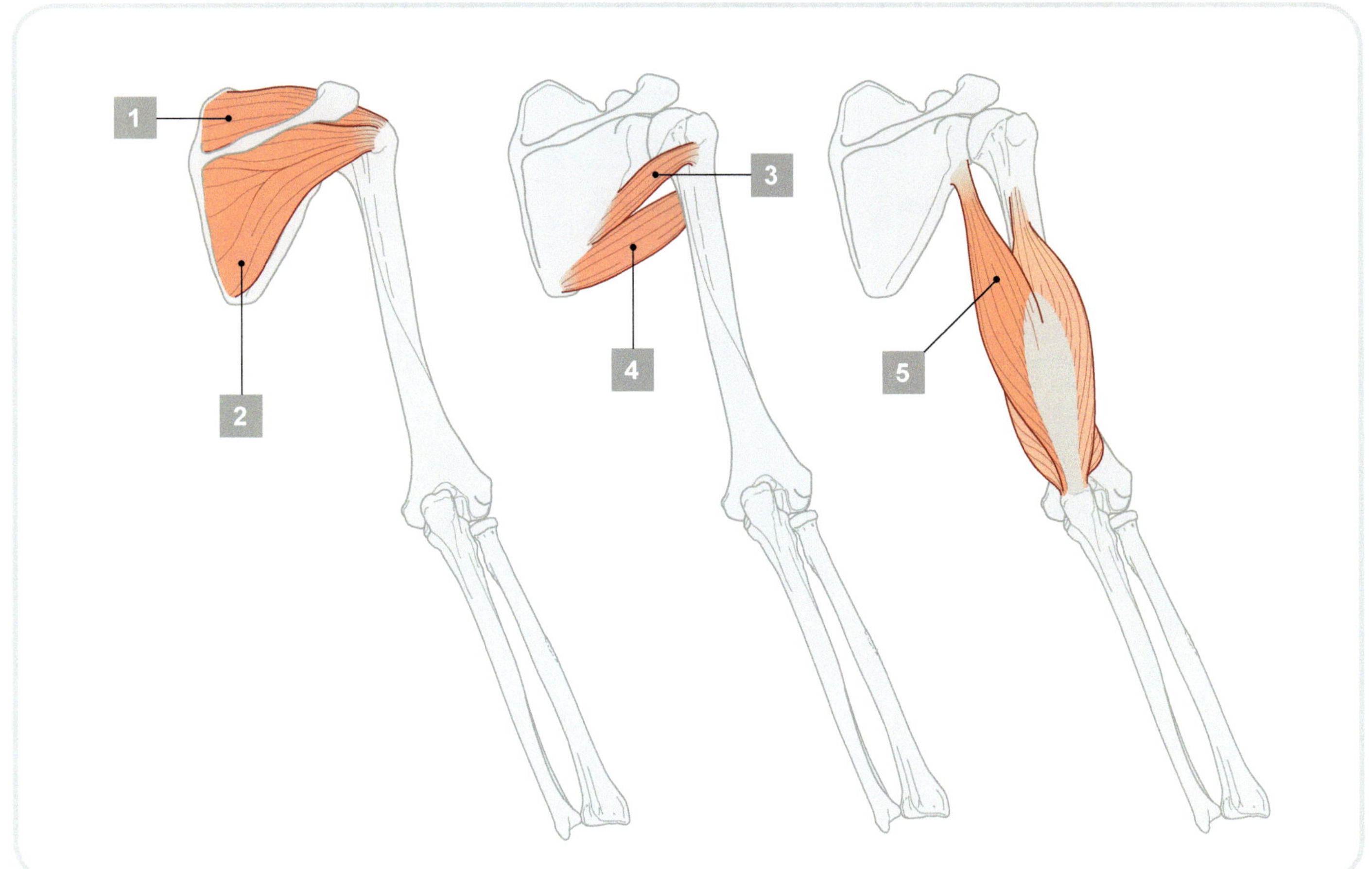

Muskulatur der Vorderwand der Achselhöhle

(die für den jeweiligen Muskel wichtigsten Rückenmarksegmente sind fettgedruckt)

Muskel		Ursprung	Ansatz	Innervation	Funktion
M. pectoralis major	1	**Pars clavicularis:** Vorderfläche der medialen Claviculahälfte; **Pars sternocostalis:** Vorderfläche des Sternums; erste sieben Cartilagines costales; **Pars abdominalis:** Rektusscheide	Crista tuberculi majoris humeri	Nn. pectorals mediales und laterales; Pars clavicularis [**C5**, C6]; Pars sternocostalis [C6, C7, C8, T1]	Anteversion, Adduktion und Innenrotation des Oberarms im Schultergelenk; Pars clavicularis: Anteversion des retrovertierten Oberarms; Pars sternocostalis: Retroversion des antevertierten Oberarms
M. subclavius	2	erste Rippe im Bereich des Übergangs zur Cartilago costalis	Vertiefung auf der Unterseite des mittleren Claviculadrittels	N. subclavius [**C5**, **C6**]	Ziehen der Schulterspitze nach unten; Ziehen der Clavicula nach medial, um das Sternoclaviculargelenk zu stabilisieren
M. pectoralis minor	3	Vorderfläche und Oberrand der Rippen III bis V; Fascia intercostalis externa	Proc. coracoideus scapulae (medialer Rand und Oberseite)	N. pectoralis medialis [C5, C6, **C7**, **C8**, T1]	Ziehen der Schulterspitze nach unten; Protraktion der Scapula

Muskulatur der Mittelwand der Achselhöhle

Muskel		Ursprung	Ansatz	Innervation	Funktion
M. serratus anterior	4	seitliche Anteile der oberen Rippen VIII bis IX	Angulus medialis der Scapula	N. thoracicus longus [**C5**, C6, C7]	Protraktion der Scapula, fixiert die Scapula am Rumpf, kippt die Scapula zum Körper heran

Muskulatur der Seiten- und Hinterwand der Achselhöhle

(Rückenmarksegmente in Klammern sind nicht immer an der Innervation beteiligt)

Muskel		Ursprung	Ansatz	Innervation	Funktion
M. subscapularis	5	Fossa subscapularis	Tuberculum minoris humeri	Nn. subscapulares superior et inferior [C5, **C6**, (C7)]	Teil der „Rotatorenmanschette"; Innenrotation des Arms im Schultergelenk
M. teres major	6	Angulus inferior scapulae	Crista tuberculi minoris humeri	N. subscapularis inferior [**C5**, **C6**, **C7**]	Innenrotation und Retroversion des Arms im Schultergelenk
M. latissimus dorsi	7	SProcc. spinosi der unteren sechs Brustwirbel inklusive der dazugehörigen Ligg. interspinalia; über Fascia thoracolumbalis zu den Procc. spinosi der Lendenwirbel inklusive der dazugehörigen Ligg. interspinalia; Crista iliaca; untere 3–4 Rippen	Crista tuberculi minoris humeri	N. thoracodorsalis [C6, **C7**, C8]	Adduktion, Innenrotation und Retroversion des Arms im Schultergelenk
Caput longum musculi tricipitis brachii	8	Tuberculum infraglenoidale scapulae	über gemeinsame Sehne mit Caput mediale und laterale am Olecranon der Ulna	N. radialis [C6, **C7**, C8]	Extension des Unterarms im Ellenbogengelenk; unterstützende Adduktion und Retroversion des Oberarms im Schultergelenk

Muskulatur mit Anteilen in der Achselhöhle

(die für den jeweiligen Muskel wichtigsten Rückenmarksegmente sind fettgedruckt)

Muskel		Ursprung	Ansatz	Innervation	Funktion
M. biceps brachii	1	Caput longum: Tuberculum supraglenoidale scapulae; Caput breve: Spitze des Proc. coracoideus	Tuberositas radii	N. musculocutaneus [**C5**, **C6**]	kraftvolle Flexion des Arms im Ellenbogengelenk; Supination des Unterarms; unterstützende Anteversion des Arms im Schultergelenk
M. coracobrachialis	2	Spitze des Proc. coracoideus	mediale Seite des mittleren Humerusschafts	N. musculocutaneus [**C5**, **C6**, **C7**]	Anteversion des Arms im Schultergelenk; Adduktion des Oberarms

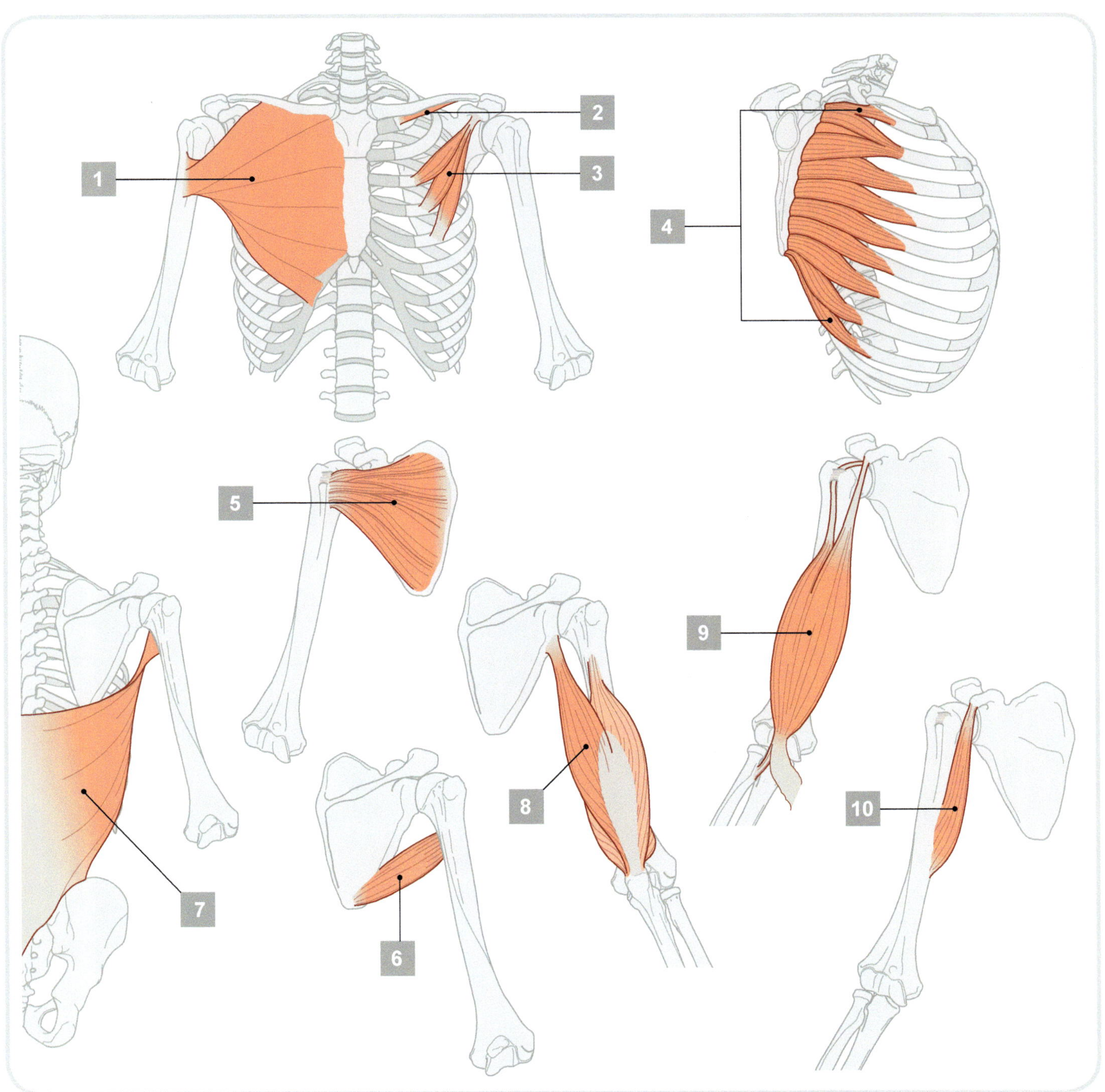

Muskulatur der Beugerloge des Oberarms

(die für den jeweiligen Muskel wichtigsten Rückenmarksegmente sind fettgedruckt)

Muskel		Ursprung	Ansatz	Innervation	Funktion
M. coracobrachialis	1	Spitze des Proc. coracoideus	mediale Seite des mittleren Humerusschafts	N. musculocutaneus [**C5**, **C6**, **C7**]	Anteversion des Arms im Schultergelenk; Adduktion des Oberarms
M. biceps brachii	2	**Caput longum:** Tuberculum supraglenoidale scapulae; **Caput breve:** Spitze des Proc. coracoideus	Tuberositas radii	N. musculocutaneus [**C5**, **C6**]	Kraftvolle Flexion des Arms im Ellenbogengelenk; Supination des Unterarms; unterstützende Anteversion des Arms im Schultergelenk
M. brachialis	3	Vorderseite des Humerus und angrenzende Bereiche der Septa intermuscularia	Tuberositas ulnae	N. musculocutaneus nerve [C5, **C6**]; (kleiner Anteil des N. radialis [C7] an der Innervation des lateralen Muskelbereichs)	kraftvolle Flexion des Arms im Ellenbogengelenk

Muskulatur der Streckerloge des Oberarms

Muskel		Ursprung	Ansatz	Innervation	Funktion
M. triceps brachii	4	**Caput longum:** Tuberculum infraglenoidale scapulae; **Caput mediale:** Rückseite des Humerus; **Caput laterale:** Rückseite des Humerus	Olecranon	N. radialis [C6, **C7**, C8]	Extension des Arms im Ellenbogengelenk; außerdem Retroversion und Adduktion des Arms im Schultergelenk

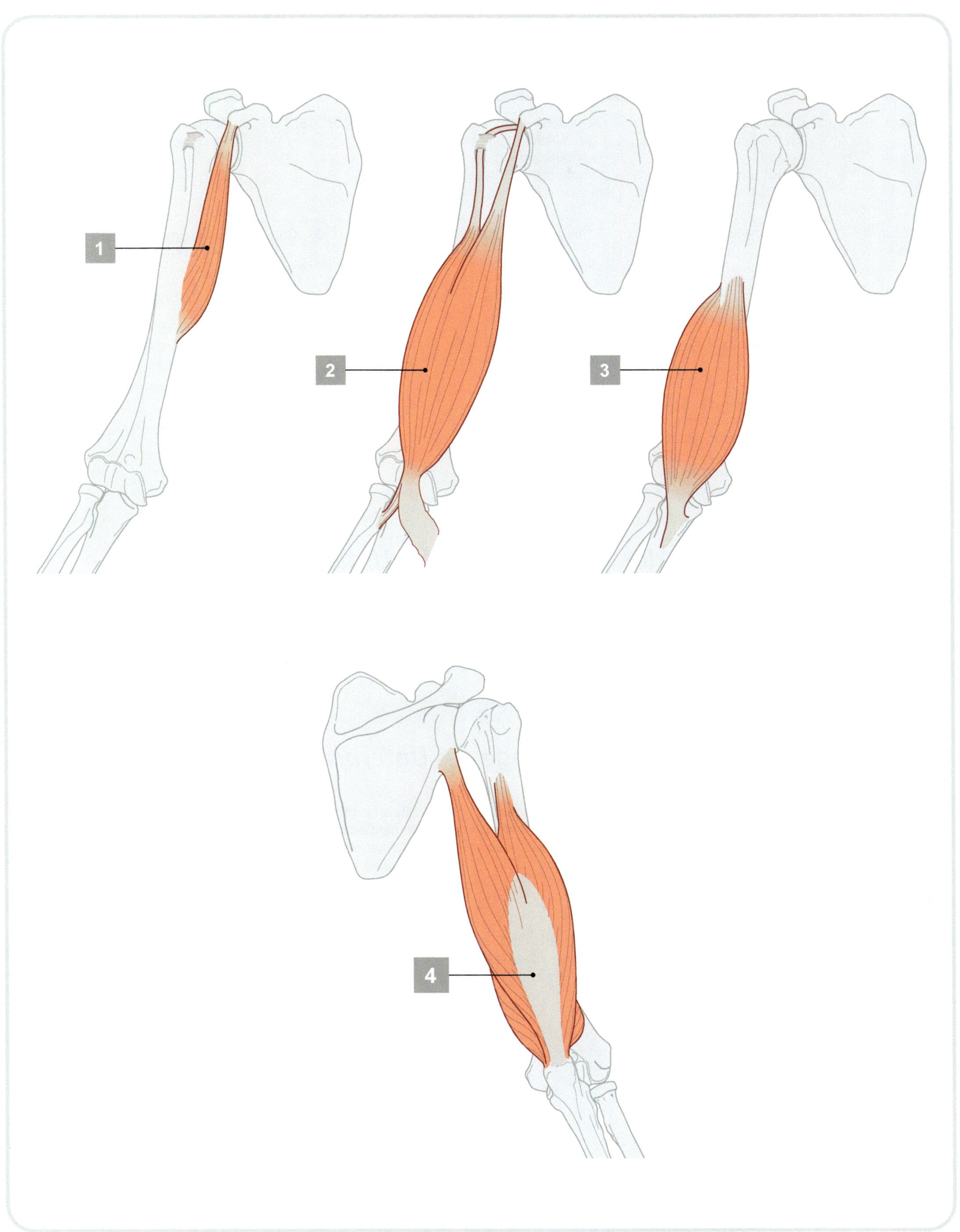
1
2
3
4

Oberflächliche Muskelschicht der vorderen Loge des Unterarms

(die für den jeweiligen Muskel wichtigsten Rückenmarksegmente sind fettgedruckt)

Muskel		Ursprung	Ansatz	Innervation	Funktion
M. flexor carpi ulnaris	1	**Caput humerale:** Epicondylus medialis humeri; **Caput ulnare:** Olecranon und Rückseite der Ulna	Os pisiforme und über Ligg. pisohamatum und pisometacarpeum an Os hamatum und Basis ossis metacarpi V	N. ulnaris [C7, **C8**, T1]	Flexion und Adduktion im Handgelenk
M. palmaris longus	2	Epicondylus medialis humeri	Palmaraponeurose	N. medianus [**C7**, **C8**]	Flexion im Handgelenk; Spannen der Palmaraponeurose
M. flexor carpi radialis	3	Epicondylus medialis humeri	Basis der Ossa metacarpalia II und III	N. medianus [**C6**, **C7**]	Flexion und Abduktion im Handgelenk
M. pronator teres	4	**Caput humerale:** Epicondylus medialis humeri und Crista supracondylaris medialis; **Caput ulnare:** mediale Seite des Proc. coronoideus ulnae	mittleres Drittel der Facies lateralis radii	N. medianus [**C6**, **C7**]	Pronation

Mittlere Muskelschicht der vorderen Loge des Unterarms

Muskel		Ursprung	Ansatz	Innervation	Funktion
M. flexor digitorum superficialis	5	**Caput humeroulnare:** Epicondylus medialis humeri und Proc. coronoideus ulnae; **Caput radiale:** Linea obliqua des Radius	über vier Sehnen an Palmarseite der Phalanges mediales der ulnaren vier Finger	N. medianus [**C8**, T1]	Flexion in den proximalen Interphalangealgelenken der ulnaren vier Finger; Flexion in den Metacarpophalangealgelenken dieser Finger und im Handgelenk

Tiefe Muskelschicht der vorderen Loge des Unterarms

Muskel		Ursprung	Ansatz	Innervation	Funktion
M. flexor digitorum profundus	6	Facies anterior und medialis der Ulna und mediale Seite der Vorderfläche der Membrana interossea	über vier Sehnen an Palmarseite der Phalanges distales der ulnaren vier Finger	**laterale Hälfte:** N. medianus (N. interosseus anterior); **mediale Hälfte:** N. ulnaris [**C8**, T1]	Flexion in den distalen Interphalangealgelenken der ulnaren vier Finger; Flexion in den Metacarpophalangealgelenken dieser Finger und im Handgelenk
M. flexor pollicis longus	7	Vorderfläche des Radius und radiale Hälfte der Membrana interossea	Palmarseite der Basis phalangis distalis des Daumens	N. medianus (N. interosseous anterior) [C7, **C8**]	Flexion im Interphalangealgelenk des Daumens; Flexion im Metacarpophalangealgelenk des Daumens
M. pronator quadratus	8	Vorderfläche der distalen Ulna	Vorderfläche des distalen Radius	N. medianus (N. interosseous anterior) [C7, **C8**]	Pronation

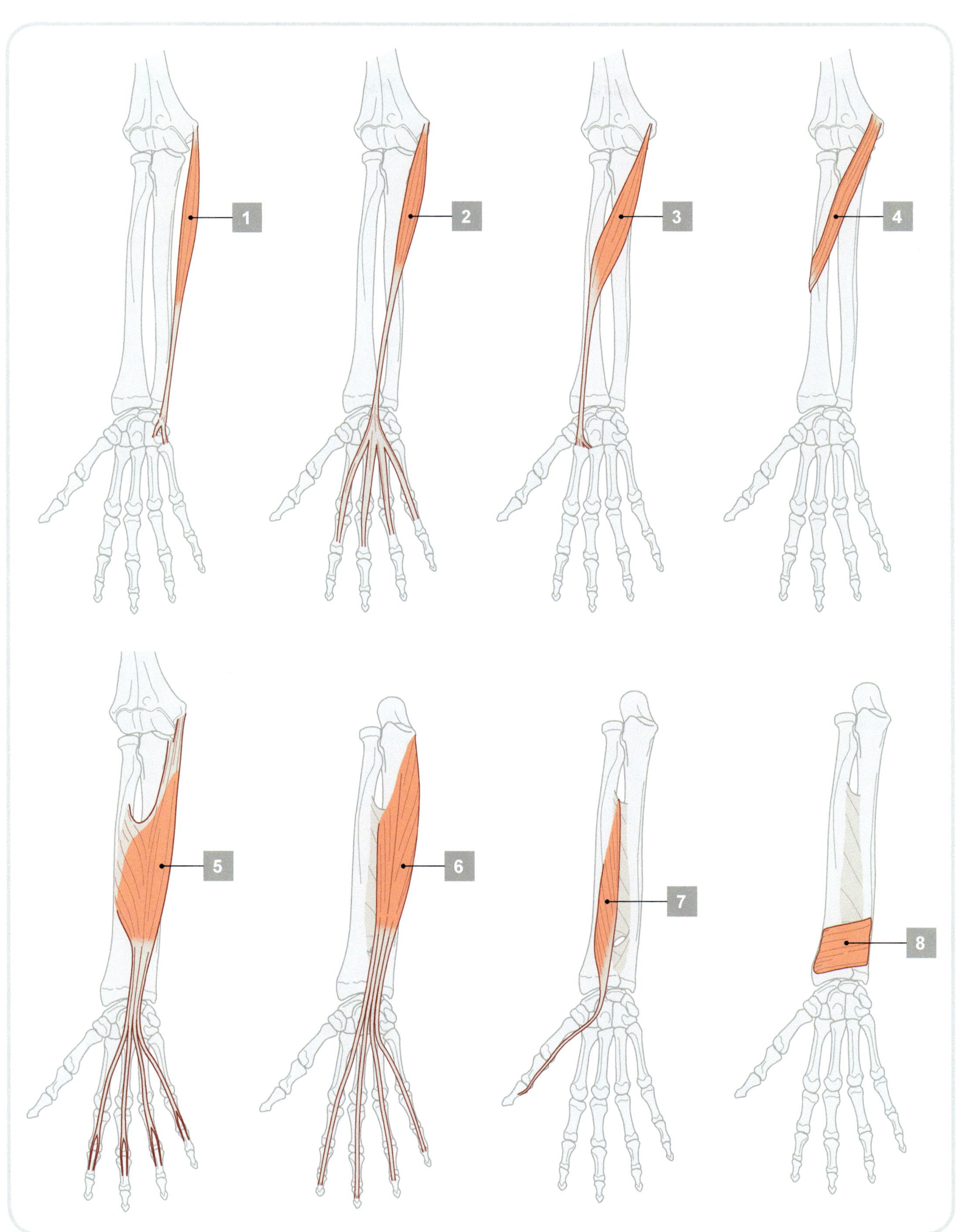
1
2
3
4
5
6
7
8

Oberflächliche Muskelschicht der hinteren Loge des Unterarms

(die für den jeweiligen Muskel wichtigsten Rückenmarksegmente sind fettgedruckt)

Muskel		Ursprung	Ansatz	Innervation	Funktion
M. brachioradialis	1	proximaler Teil der Crista supracondylaris lateralis humeri und Septum intermusculare laterale	laterale Seite des distalen Radiusendes	N. radialis [C5, **C6**] vor der Aufteilung in Ramus superficialis und profundus	akzessorischer Flexor im Ellenbogengelenk bei Mittelpronationsstellung des Unterarms
M. extensor carpi radialis longus	2	distaler Bereich der Crista supracondylaris lateralis humeri und Septum intermusculare laterale	Dorsalseite der Basis ossis metacarpi II	N. radialis [**C6**, C7] vor der Aufteilung in Ramus superficialis und profundus	Extension und Abduktion im Handgelenk
M. extensor carpi radialis brevis	3	Epicondylus lateralis humeri und Septum intermusculare laterale	Dorsalseite der Basis ossis metacarpi II und III	Ramus profundus des N. radialis [C7, C8] vor Eintritt in den Supinatorkanal	Extension und Abduktion im Handgelenk
M. extensor digitorum	4	Epicondylus lateralis humeri, Septum intermusculare laterale und tiefe Faszie	über vier Sehenen in die Dorsalaponeurose und von dort an die Basis der Palanx media und distalis der ulnaren vier Finger	N. interosseous posterior [**C7**, C8]	Extension der ulnaren vier Finger und des Handgelenks
M. extensor digiti minimi	5	Epicondylus lateralis humeri und Septum intermusculare laterale, zusammen mit M. extensor digitorum	Dorsalaponeurose des kleinen Fingers	N. interosseous posterior [**C7**, C8]	Extension des kleinen Fingers
M. extensor carpi ulnaris	6	Epicondylus lateralis humeri und Margo posterior ulnae	Tuberculum auf der medialen Seite der Basis ossis metacarpi V	N. interosseus posterior [**C7**, C8]	Extension und Adduktion des Handgelenks
M. anconeus	7	Epicondylus lateralis humeri	Olecranon und Facies posterior der proximalen Ulna	N. radialis [**C6**, **C7**, **C8**] (über einen Ast zum Caput mediale musculi tricipitis brachii)	Abduktion der Ulna in Pronationsstellung; akzessorische Extension im Ellenbogengelenk

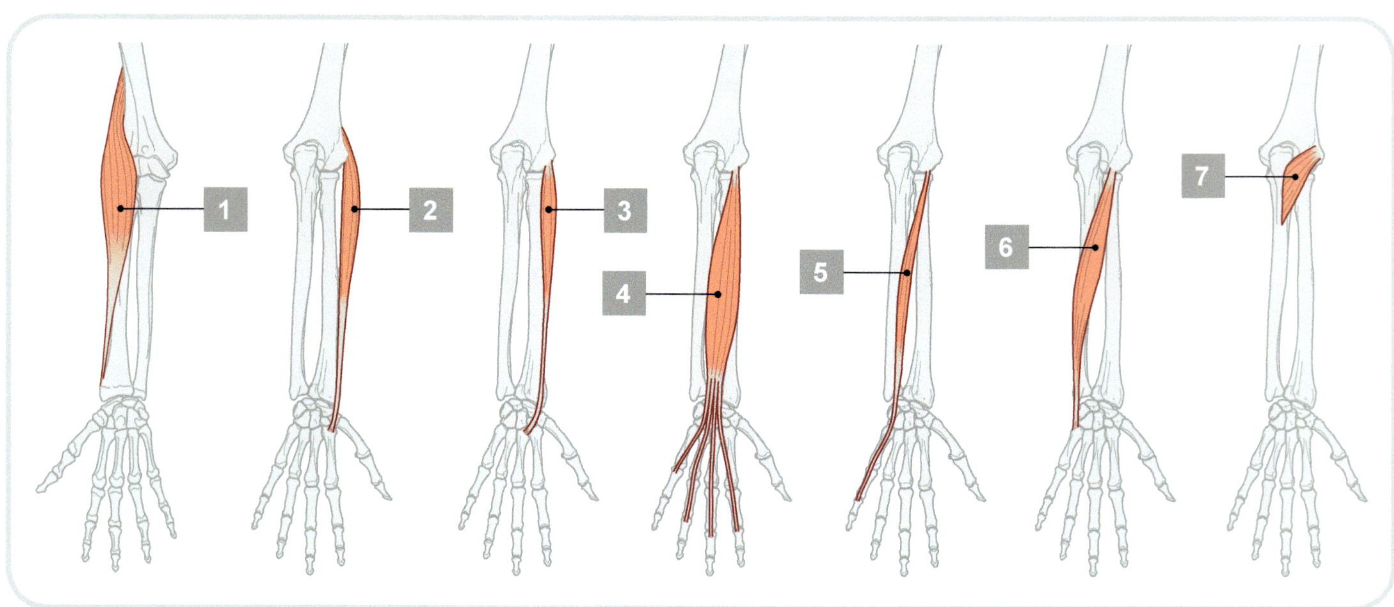

Tiefe Muskelschicht der hinteren Loge des Unterarms

(die für den jeweiligen Muskel wichtigsten Rückenmarksegmente sind fettgedruckt)

Muskel		Ursprung	Ansatz	Innervation	Funktion
M. supinator	1	**Pars superficialis:** Epicondylus lateralis humeri, Lig. collaterale radiale und Lig. anulare radii; **Pars profunda:** Crista musculi supinatoris der Ulna	laterale Seite des Radius oberhalb der vorderen Linea obliqua	N. interosseus posterior [**C6**, C7]	Supination
M. abductor pollicis longus	2	Facies posterior von Ulna und Radius (distal der Befestigung des M. supinator und des M. anconeus); Membrana interossea	laterale Seite der Basis ossis metacarpi I	N. interosseus posterior [**C7**, C8]	Abduktion im Karpometakarpalgelenk des Daumens; akzessorische Extension des Daumens
M. extensor pollicis brevis	3	Facies posterior radii (distal des M. abductor pollicis longus) und angrenzende Membrana interossea	Dorsalseite der Basis phalangis proximalis des Daumens	N. interosseus posterior [**C7**, C8]	Extension im Metakarpophalangealgelenk und Karpometakarpalgelenk des Daumens;
M. extensor pollicis longus	4	Facies posterior ulnae (distal des M. abductor pollicis longus) und angrenzende Membrana interossea	Dorsalseite der Basis phalangis distalis des Daumens	N. interosseus posterior [**C7**, C8]	Extension im Interphalangeal-, Karpometakarpal- und Metakarpophalangealgelenk des Daumens
M. extensor indicis	5	Facies posterior ulnae (distal des M. extensor pollicis longus) und angrenzende Membrana interossea	Dorsalaponeurose des Zeigefingers	N. interosseus posterior [**C7**, C8]	Extension des Zeigefingers

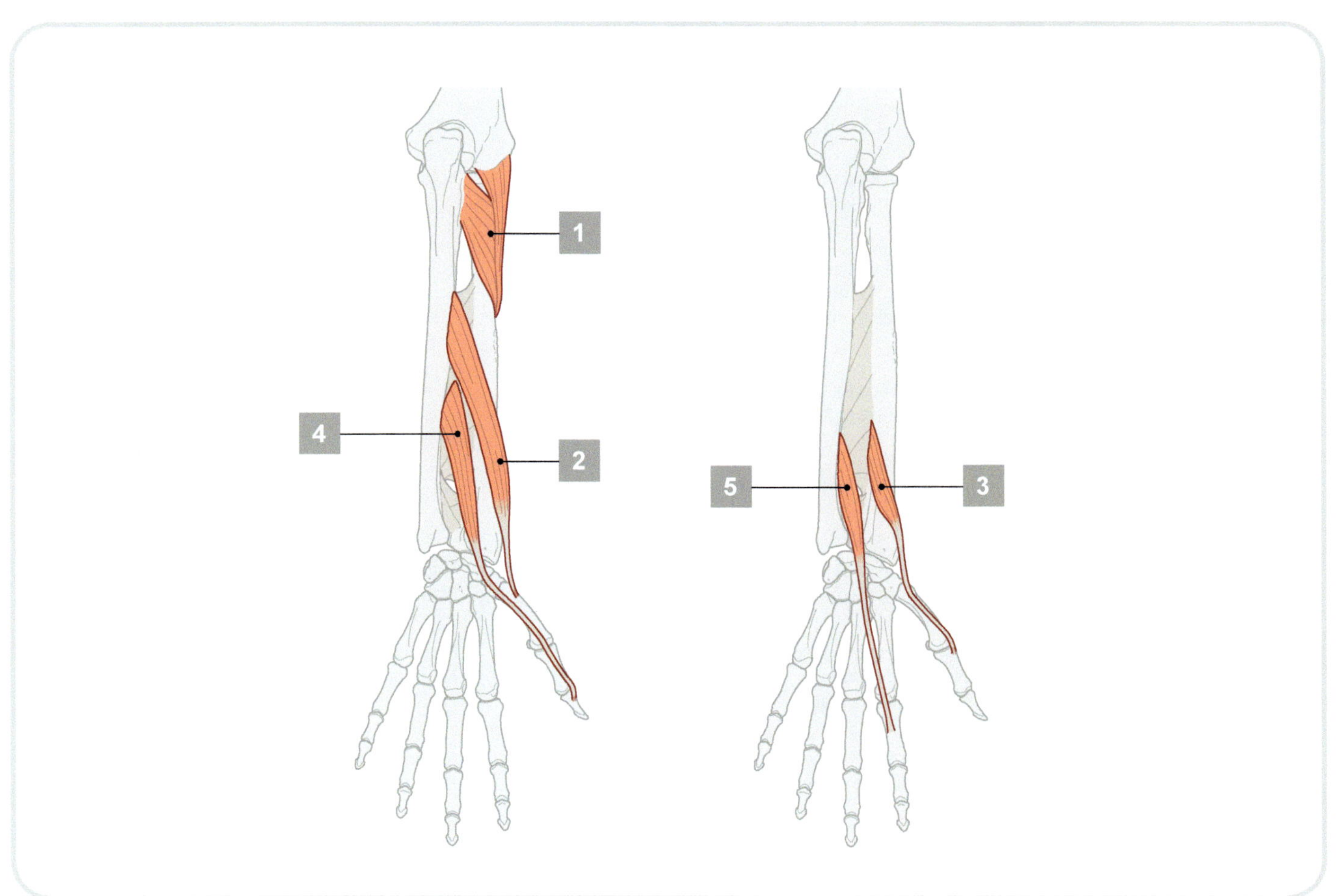

Intrinsische Muskulatur der Hand

(die für den jeweiligen Muskel wichtigsten Rückenmarksegmente sind fettgedruckt)

Muskel		Ursprung	Ansatz	Innervation	Funktion
M. palmaris brevis	1	Palmaraponeurose und Retinaculum flexorum	Haut auf dem medialen Rand der Hand	R. superficialis des N. ulnaris [C8, **T1**]	Verbesserung des Greifens
Mm. interossei dorsales (vier Muskeln)	2	Benachbarte Seiten der Ossa metacarpi	Dorsalaponeurosen und Basen der Phalanges proximales Zeige-, Mittel- und Ringfinger	Ramus profundus der N. ulnaris [C8, **T1**]	Abduktion von Zeige-, Mittel- und Ringfinger in den Metakarpophalangealgelenken
Mm. interossei palmares (vier Muskeln)	3	Seiten der Ossa metacarpalia	Dorsalaponeurosen von Daumen, Zeige-, Ring- und Kleinfinger sowie Phalanx proximalis pollicis	Ramus profundus des N. ulnaris [C8, **T1**]	Adduktion von Daumen, Zeige-, Ring- und Kleinfinger in den Metakarpophalangealgelenken
M. adductor pollicis	4	**Caput transversum:** Os metacarpi III; **Caput obliquum:** Os capitatum und Basen der Ossa metacarpi II und III	Basis phalangis proximalis und Dorsalaponeurose des Daumens	Ramus profundus des N. ulnaris [C8, **T1**]	Adduktion des Daumens
Mm. lumbricales (vier Muskeln)	5	Sehnen des M. flexor digitorum profundus	Dorsalaponeurosen der ulnaren vier Finger	Ramus profundus des N. ulnaris: mediale zwei Muskeln; N. medianus: laterale zwei Muskeln	Flexion in den Metakarpophalangealgelenken bei gleichzeitiger Extension in den Interphalangealgelenken
Thenarmuskeln					
M. opponens pollicis	6	Tuberculum ossis trapezii Retinaculum flexorum	lateraler Rand und palmare Fläche des Os metacarpi I	N. medianus [C8, **T1**]	Innenrotation des Daumens
M. abductor pollicis brevis	7	Tuberculum ossis scaphoidei; Tuberculum ossis trapezii; Retinaculum flexorum	Phalanx proximalis und Dorsalaponeurose des Daumens	N. medianus [C8, **T1**]	Abduktion des Daumens im Metakarpophalangealgelenk
M. flexor pollicis brevis	8	Tuberculum ossis trapezii und Retinaculum flexorum	Phalanx proximalis pollicis	N. medianus [C8, **T1**]	Flexion des Daumens im Metakarpophalangealgelenk
Hypothenarmuskeln					
M. opponens digiti minimi	9	Hamulus ossis hamati und Retinaculum flexorum	Medialer Bereich des Os metacarpi V	Ramus profundus des N. ulnaris [C8, **T1**]	Außenrotation des Os metacarpi V
M. abductor digiti minimi	10	Os pisiforme; Lig. pisohamatum; Sehne des M. flexor carpi ulnaris	Phalanx proximalis digiti minimi	Ramus profundus des N. ulnaris [C8, **T1**]	Abduktion des Kleinfingers im Metakarpophalangealgelenk
M. flexor digiti minimi brevis	11	Hamulus ossis hamati und Retinaculum flexorum	Phalanx proximalis digiti minimi	Ramus profundus des N. ulnaris [C8, **T1**]	Flexion des Kleinfingers im Metakarpophalangealgelenk

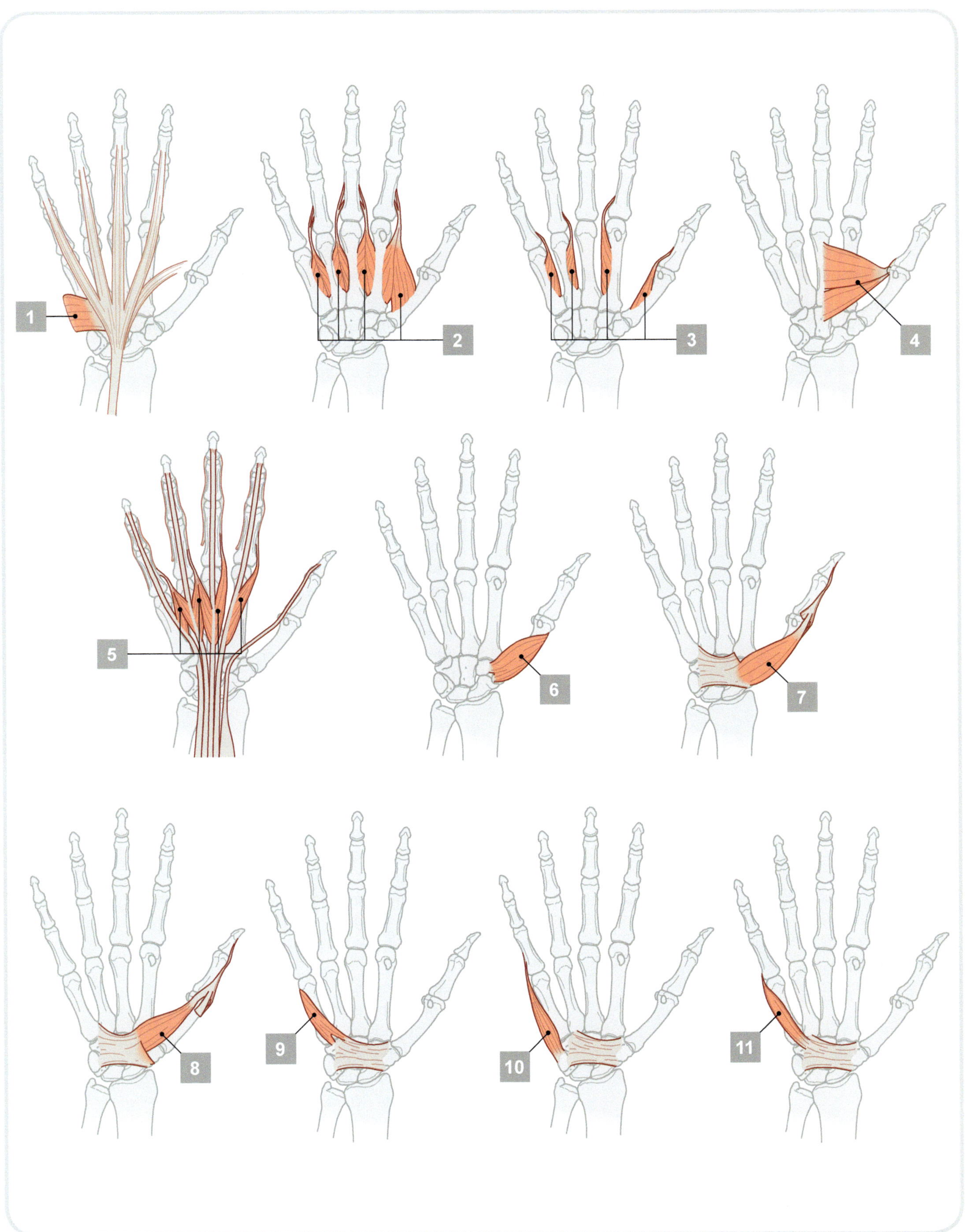

1
2
3
4
5
6
7
8
9
10
11

CONTENTS

The Body

8 KOPF UND HALS

INHALT

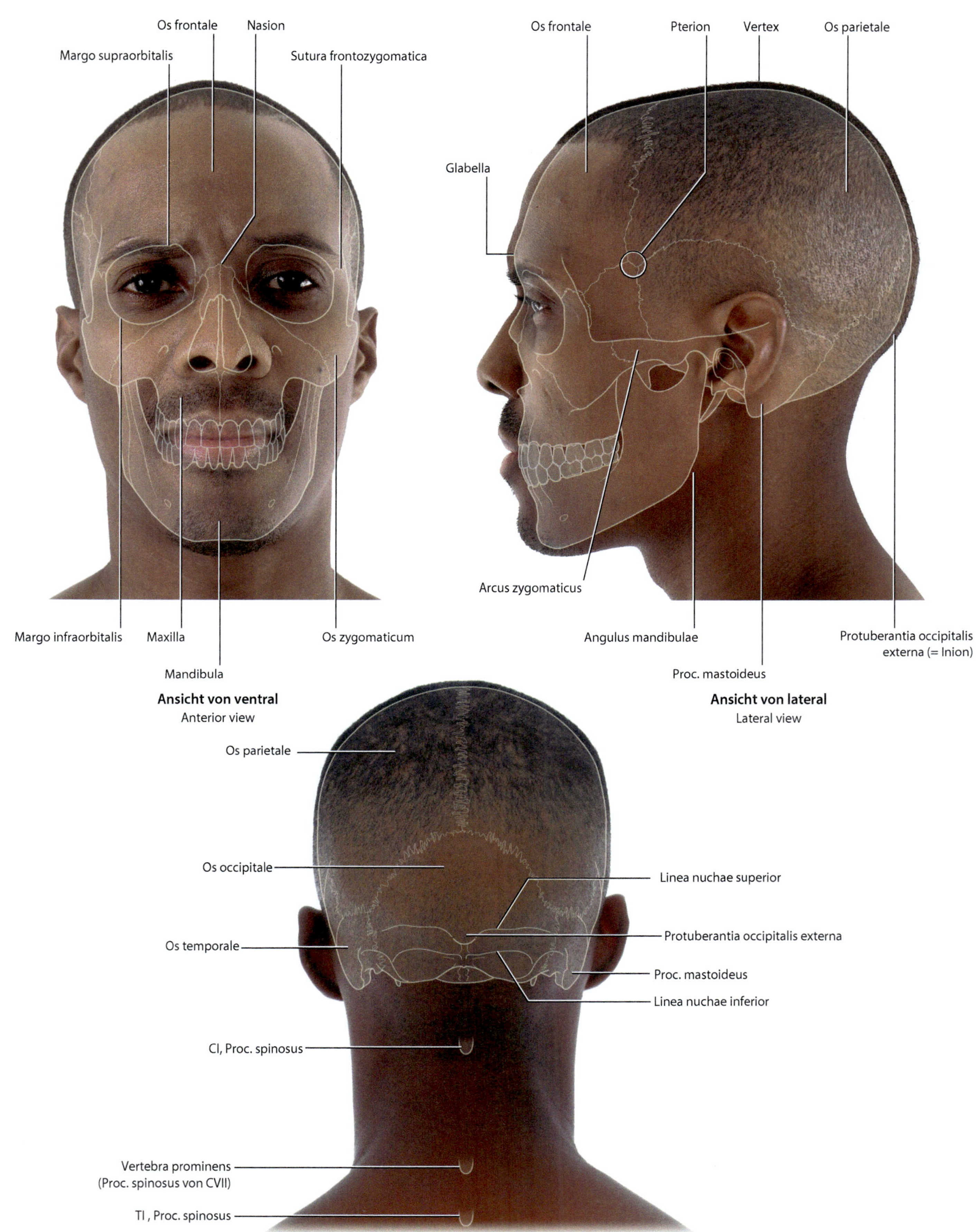

Ansicht von ventral
Anterior view

Ansicht von lateral
Lateral view

Ansicht von dorsal
Posterior view

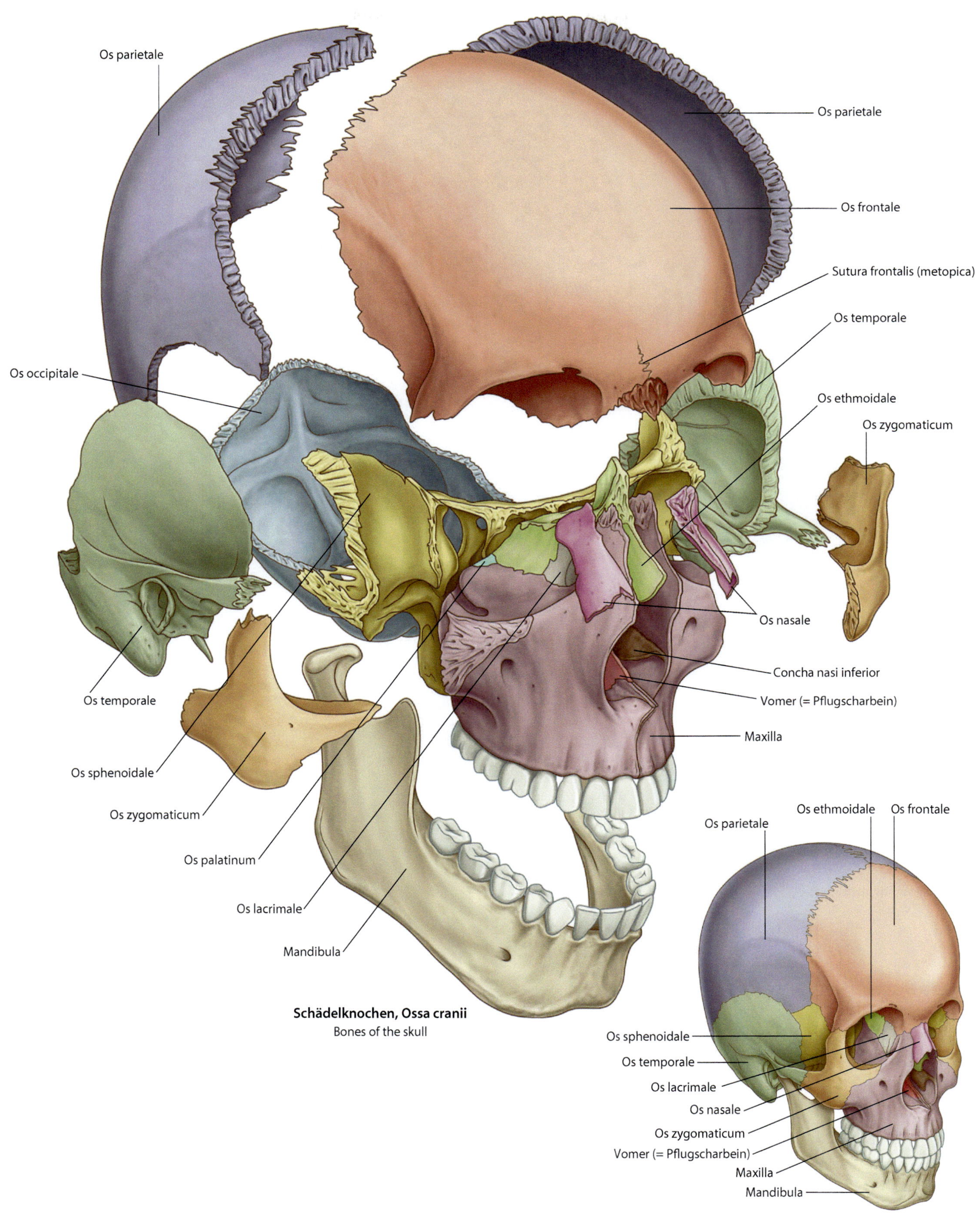

Schädelknochen, Ossa cranii
Bones of the skull

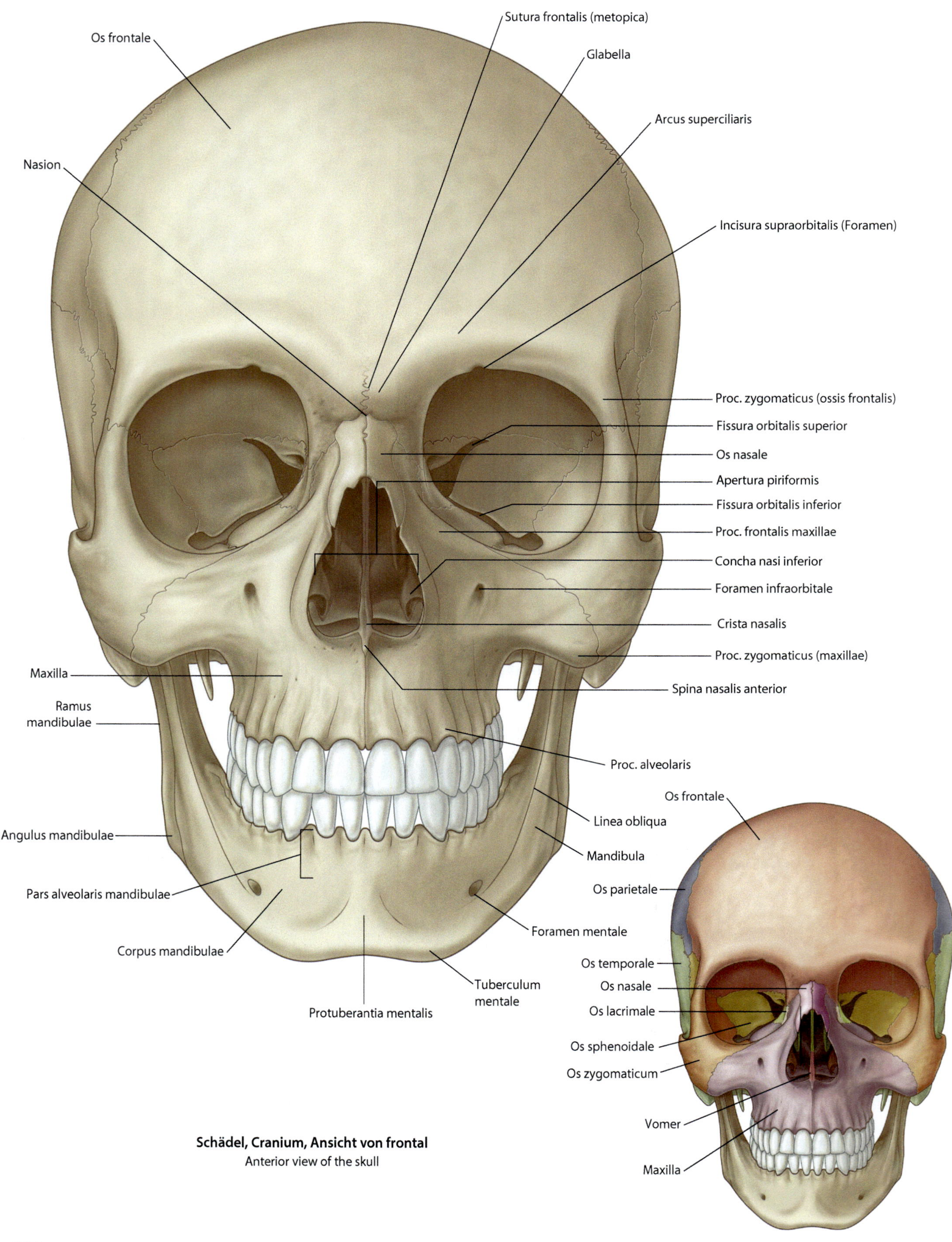

Schädel, Cranium, Ansicht von frontal
Anterior view of the skull

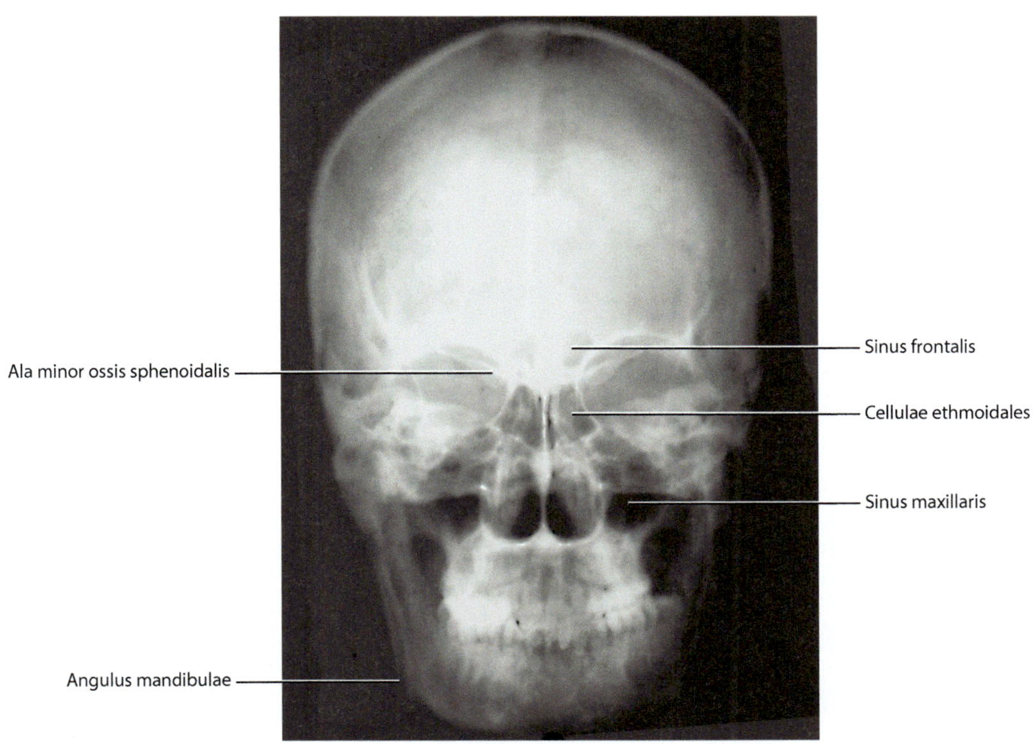

Schädel; Cranium; Röntgenbild im anterior-posterioren Strahlengang
Anterior view of the skull. Radiograph, AP view

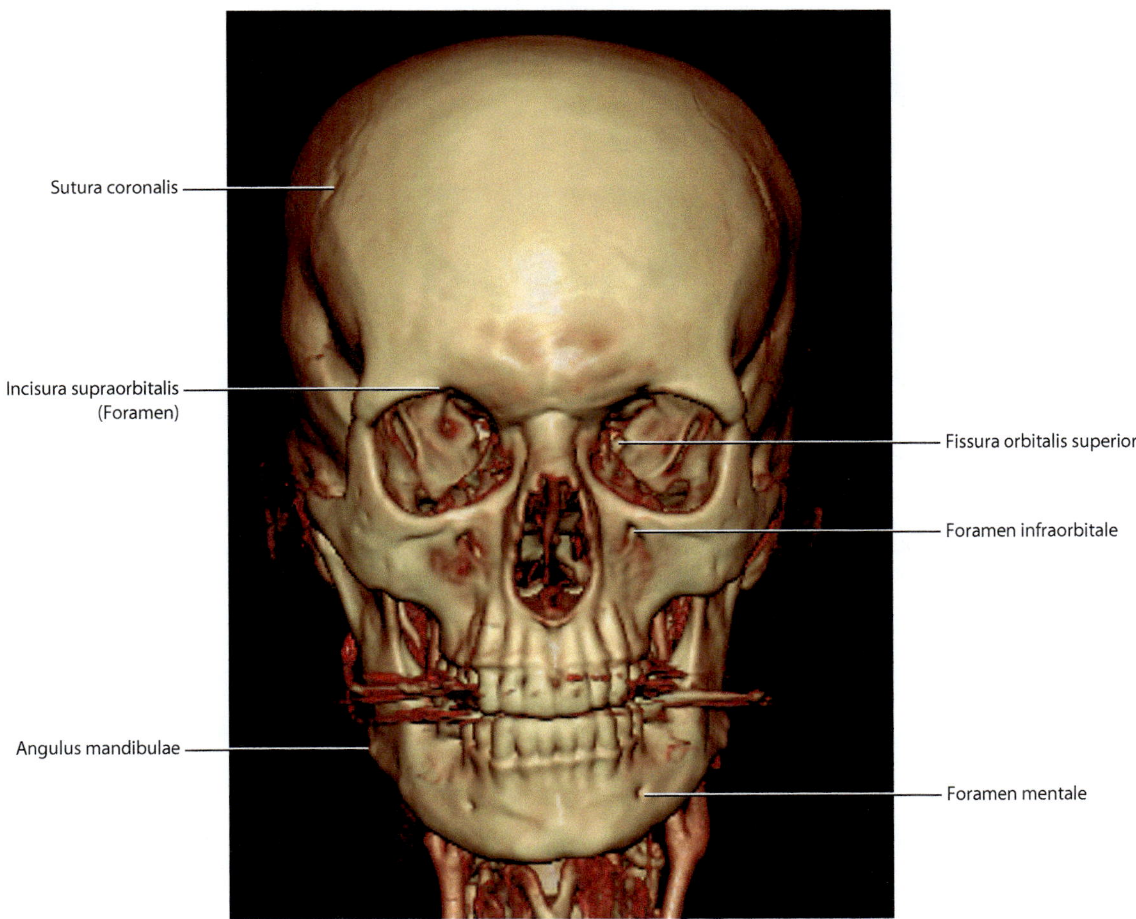

Schädel, Cranium, Ansicht von frontal; Volumenrekonstruktion Mehrschicht-CT
Anterior view of the skull. Volume-rendered anterior view using multidetector computed tomography

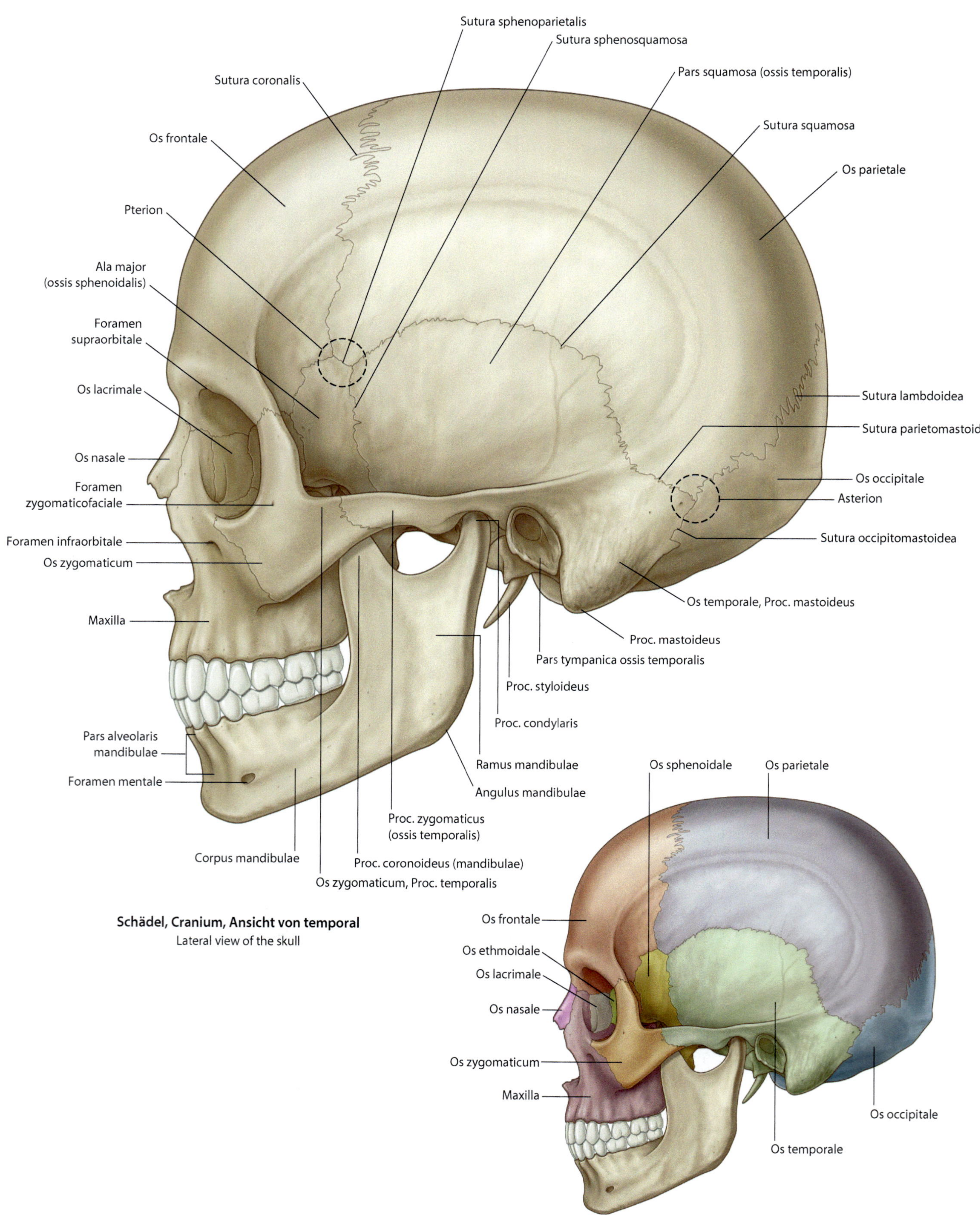

Schädel, Cranium, Ansicht von temporal
Lateral view of the skull

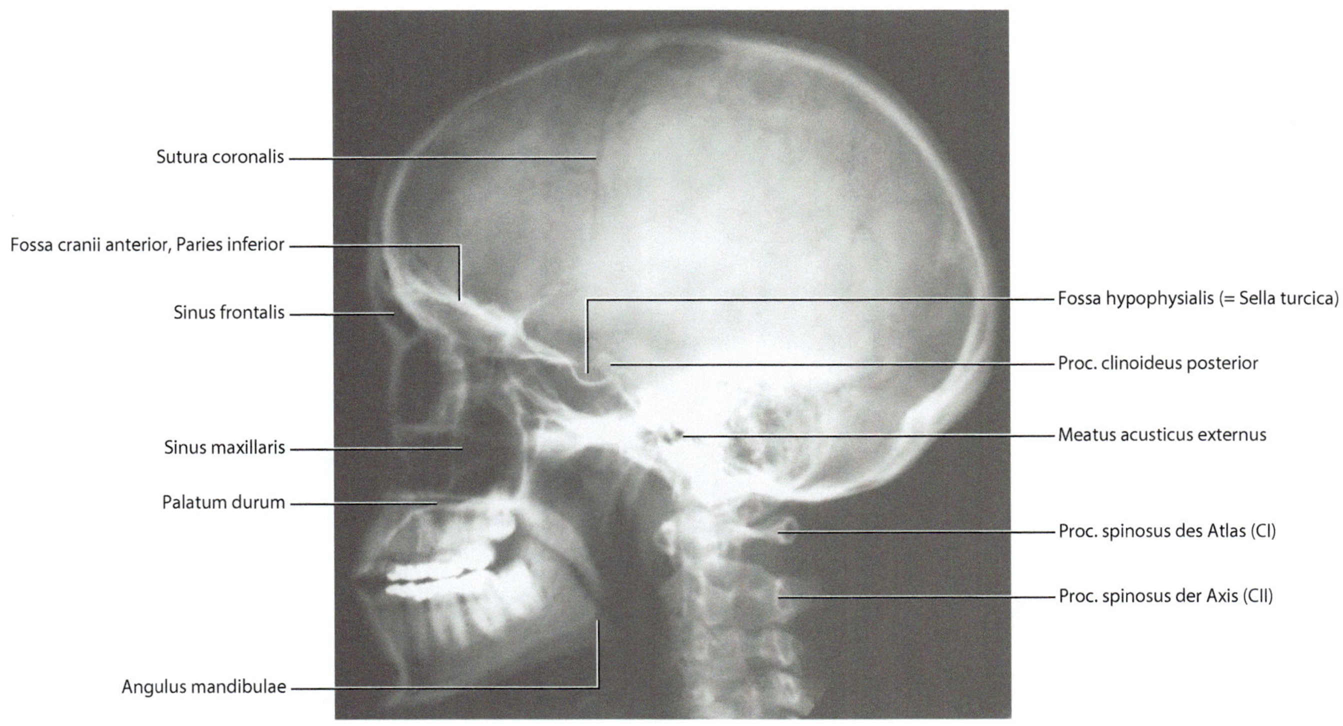

Schädel, Cranium; Röntgenbild im lateralen Strahlengang
Lateral view of the skull. Radiograph, lateral view

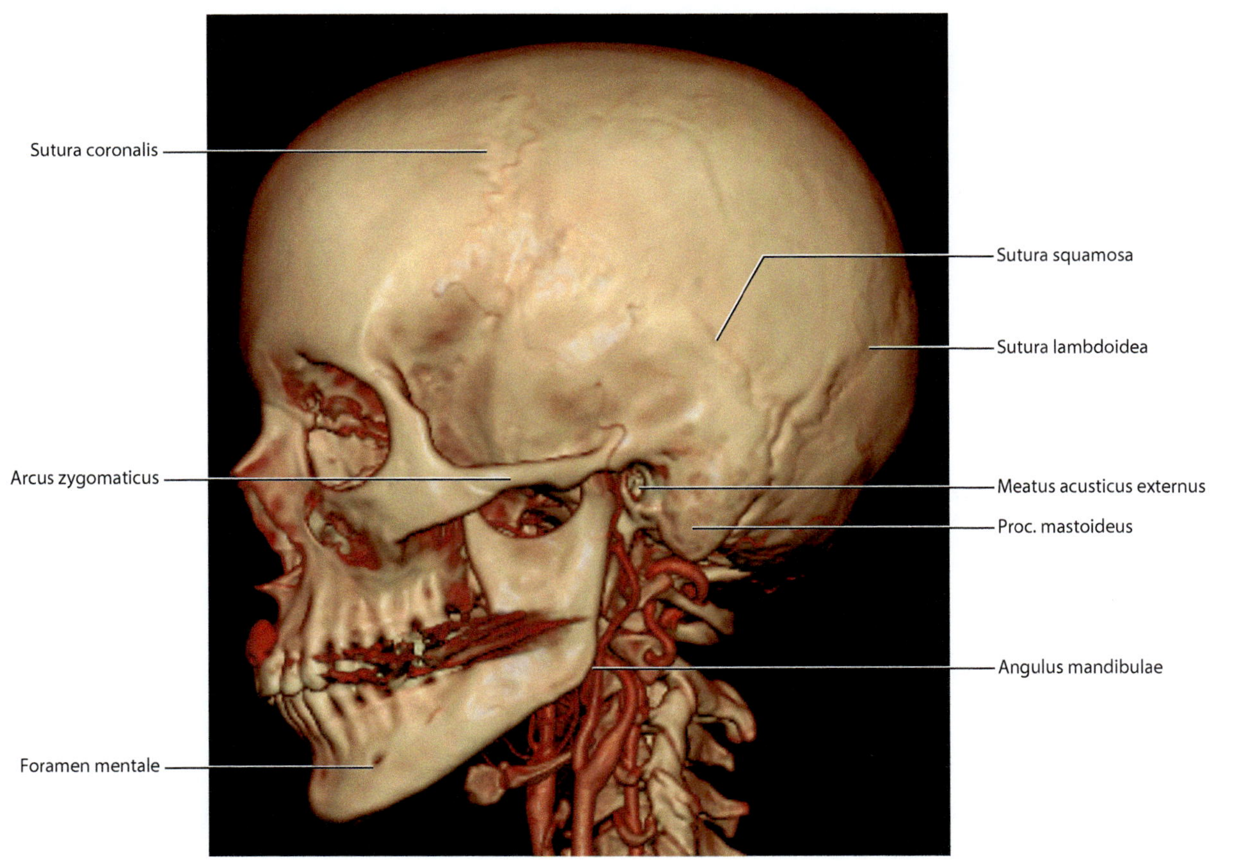

Seitenansicht des Schädels, Cranium; Volumenrekonstruktion Mehrschicht-CT
Lateral view of the skull. Volume-rendered lateral view using multidetector computed tomography

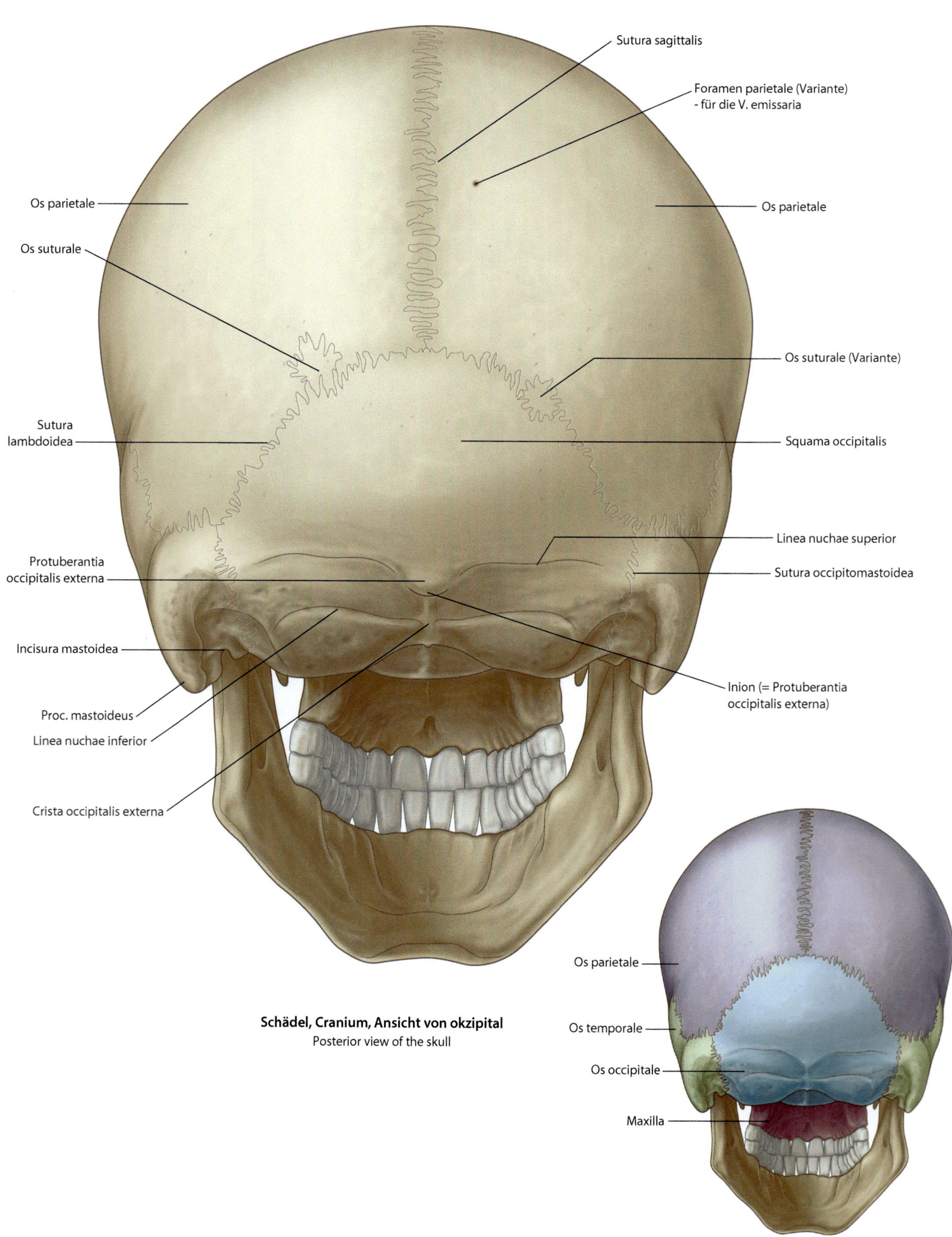

Schädel, Cranium, Ansicht von okzipital
Posterior view of the skull

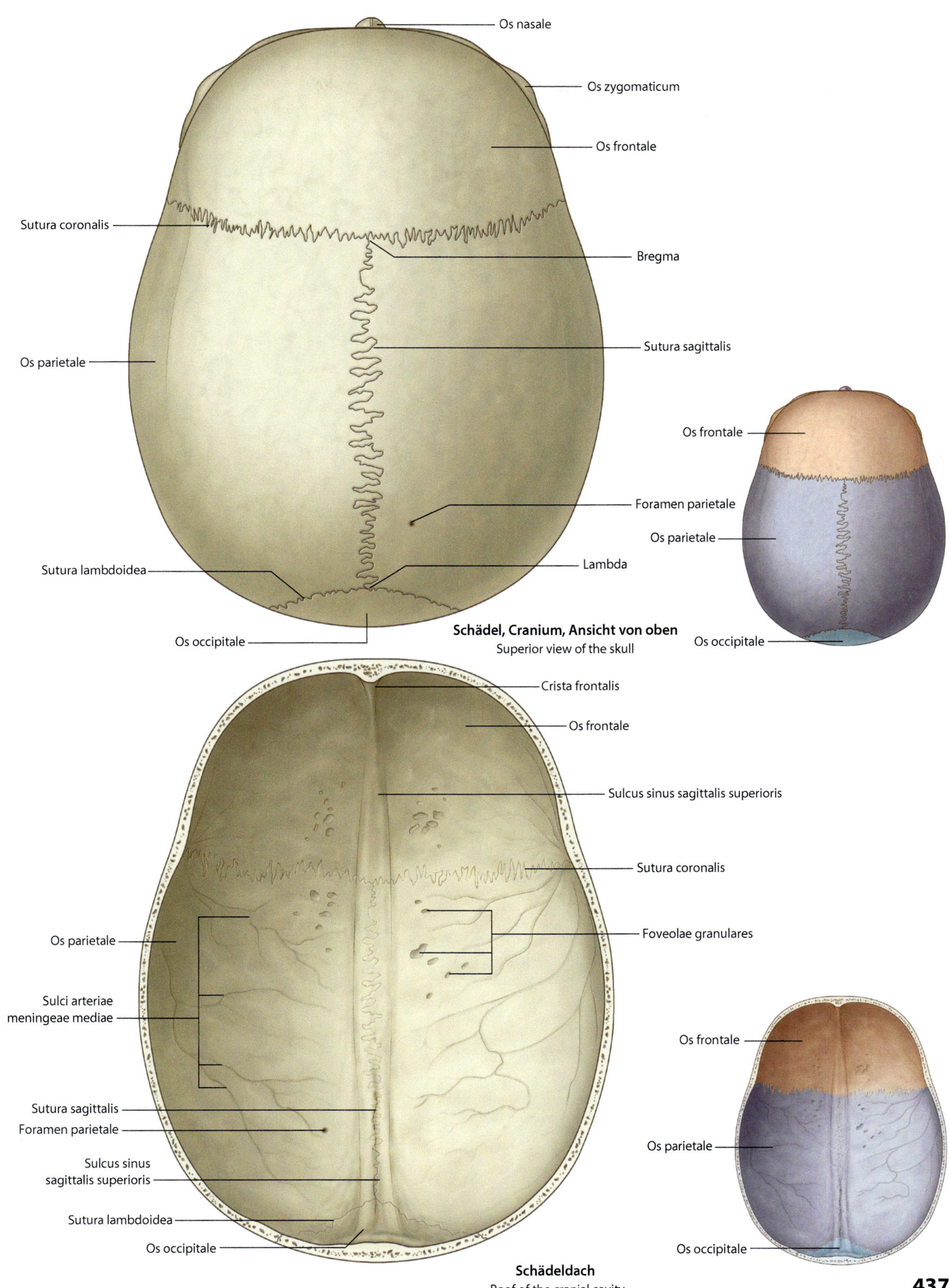

Schädel, Cranium, Ansicht von oben
Superior view of the skull

Schädeldach
Roof of the cranial cavity

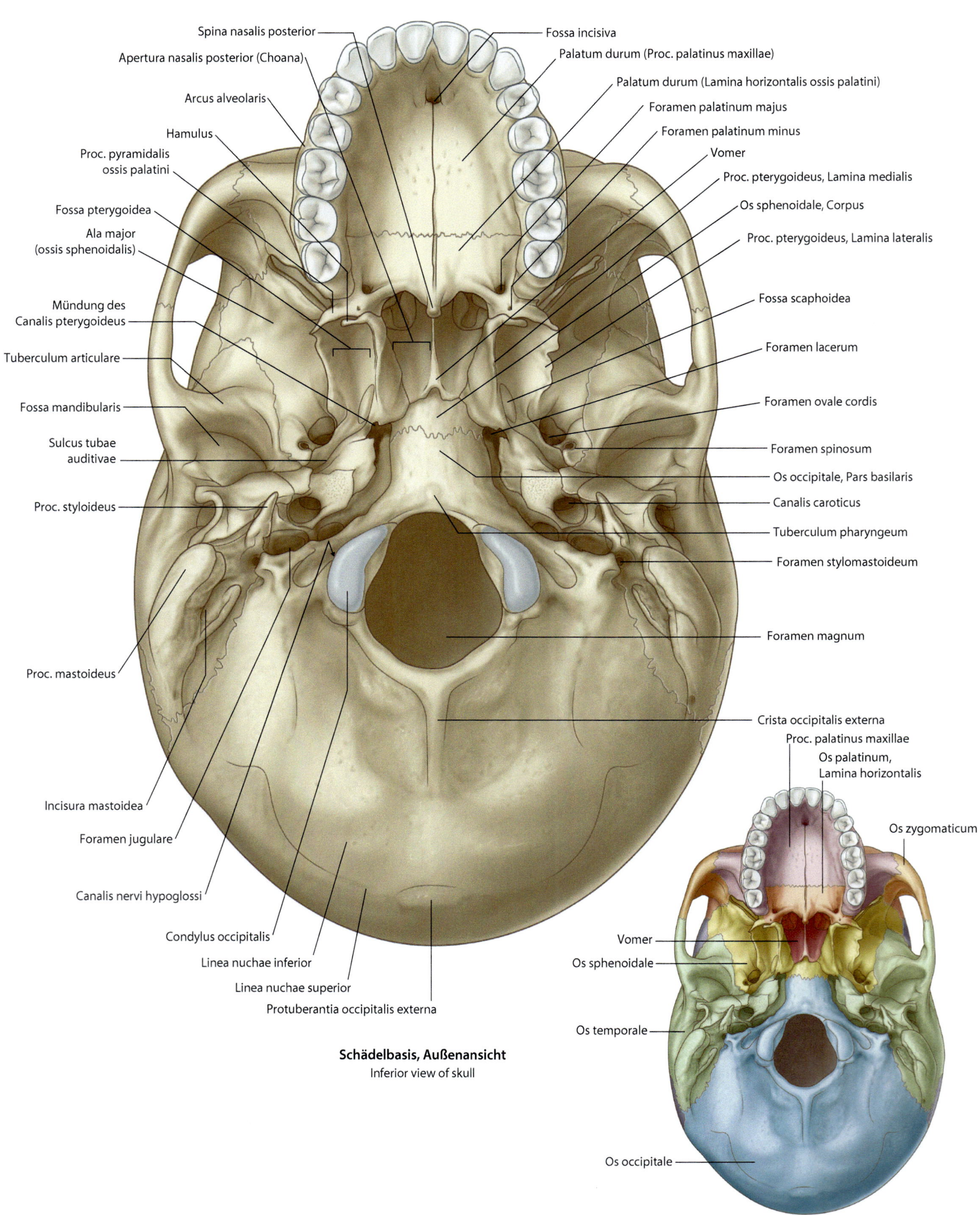

Schädelbasis, Außenansicht
Inferior view of skull

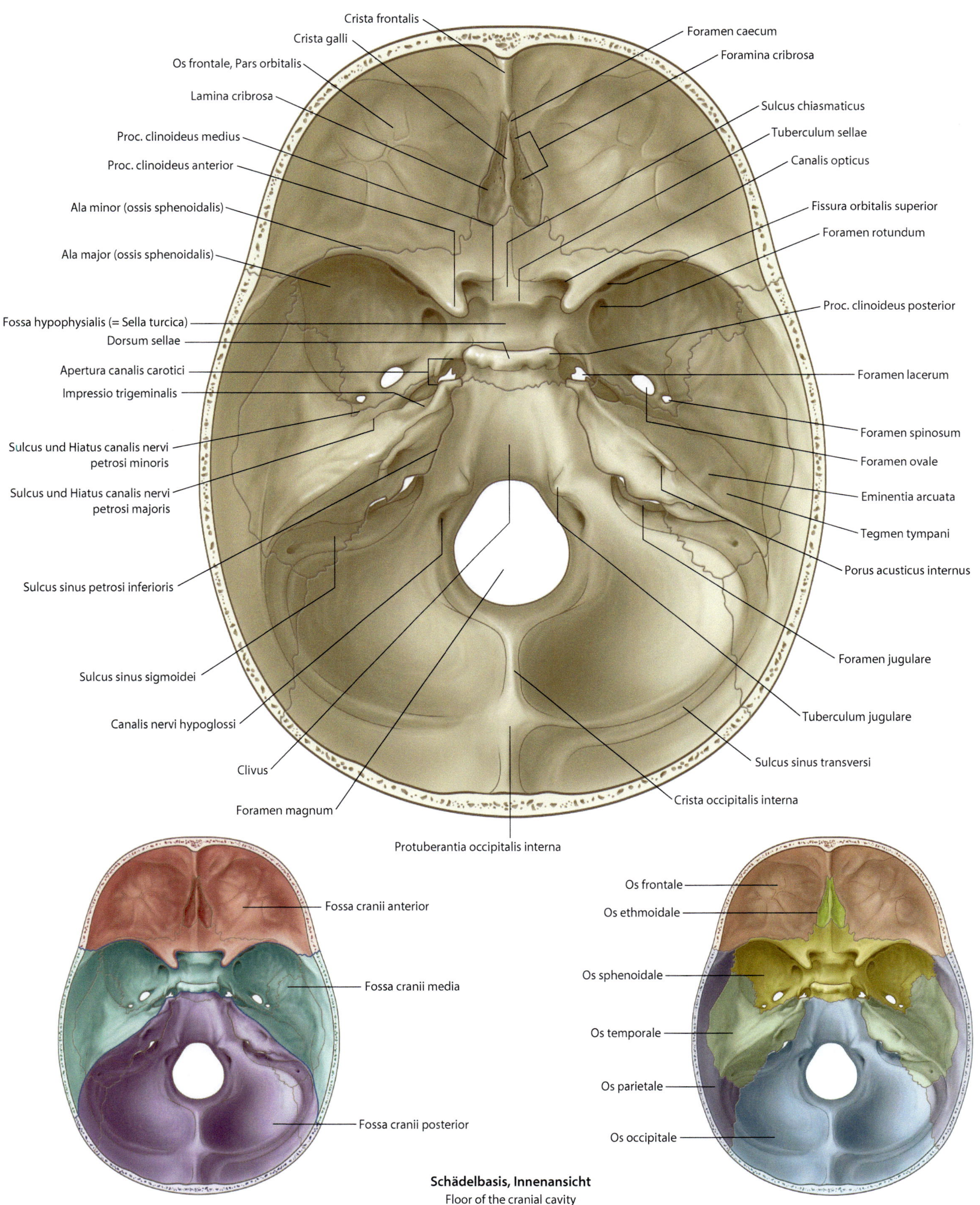

Schädelbasis, Innenansicht
Floor of the cranial cavity

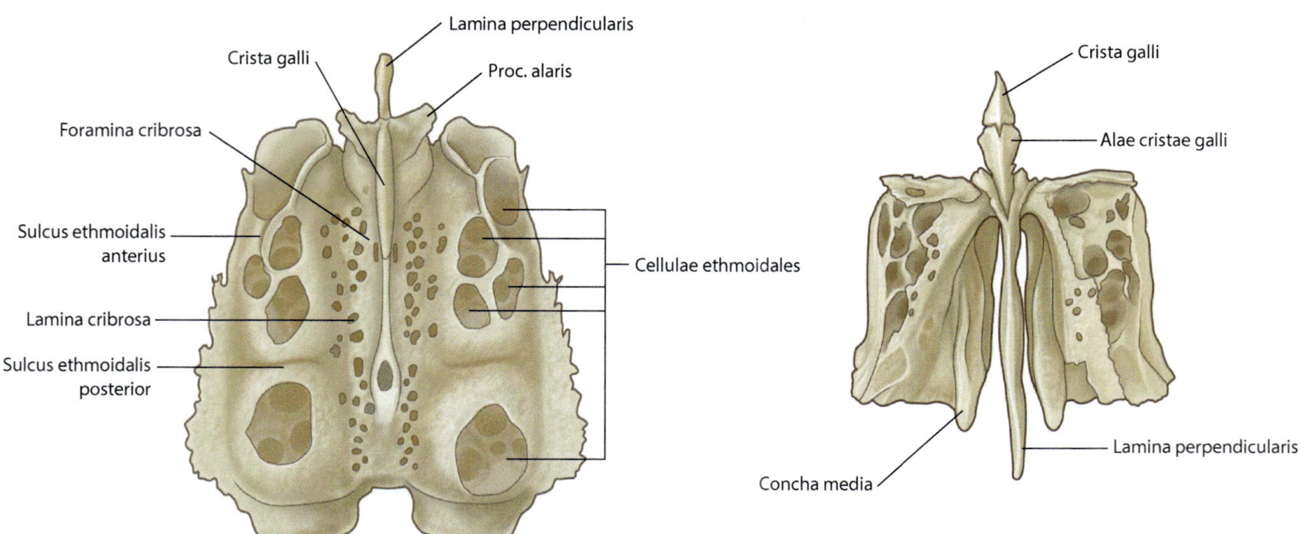

Siebbein, Os ethmoidale, Ansicht von oben
Ethmoid bone (superior view)

Siebbein, Os ethmoidale, Ansicht von okzipital
Ethmoid bone (posterior view)

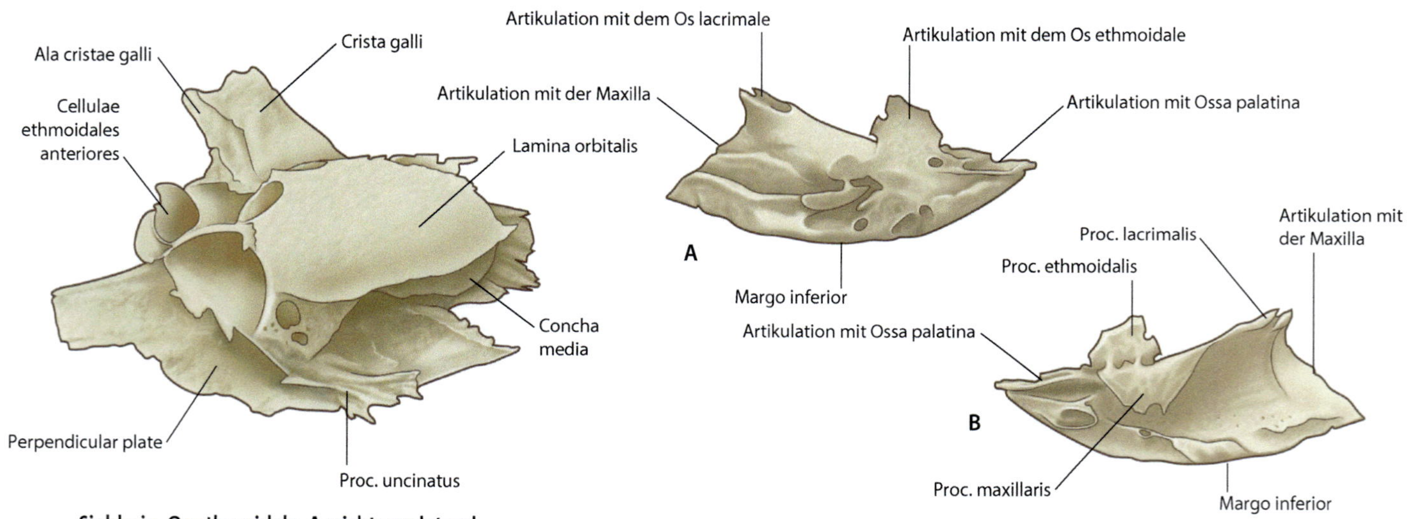

Siebbein, Os ethmoidale, Ansicht von lateral
Ethmoid bone (lateral view)

Untere, rechte Nasenmuschel, A. Ansicht von medial. B. Ansicht von lateral
Right inferior concha A. Medial view B. Lateral view

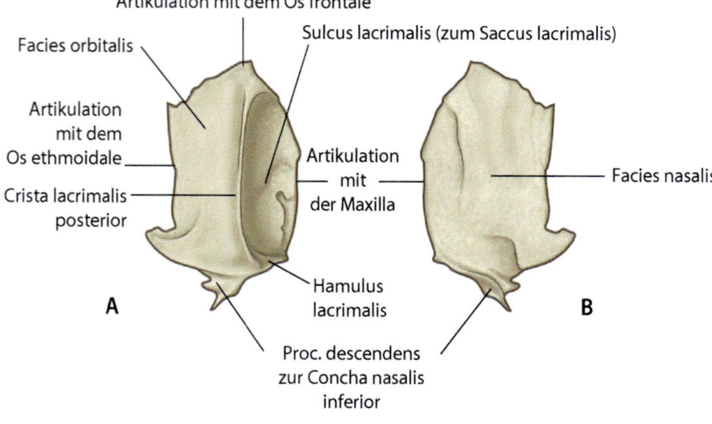

Rechtes Tränenbein, Os lacrimale. A. Ansicht von lateral. B. Ansicht von medial.
Right lacrimal bone A. Lateral view B. Medial view

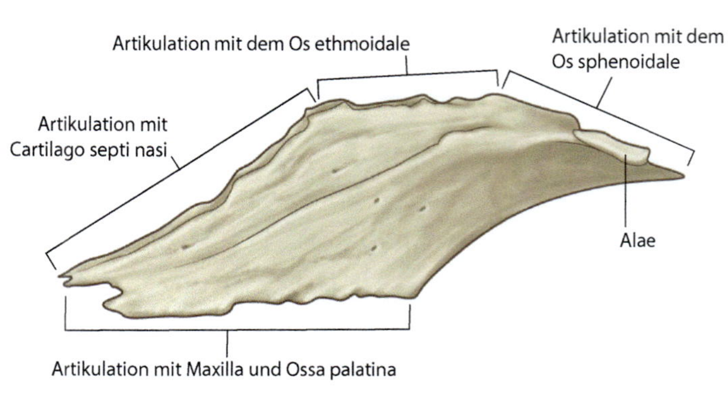

Vomer, Ansicht von lateral
Vomer (lateral view)

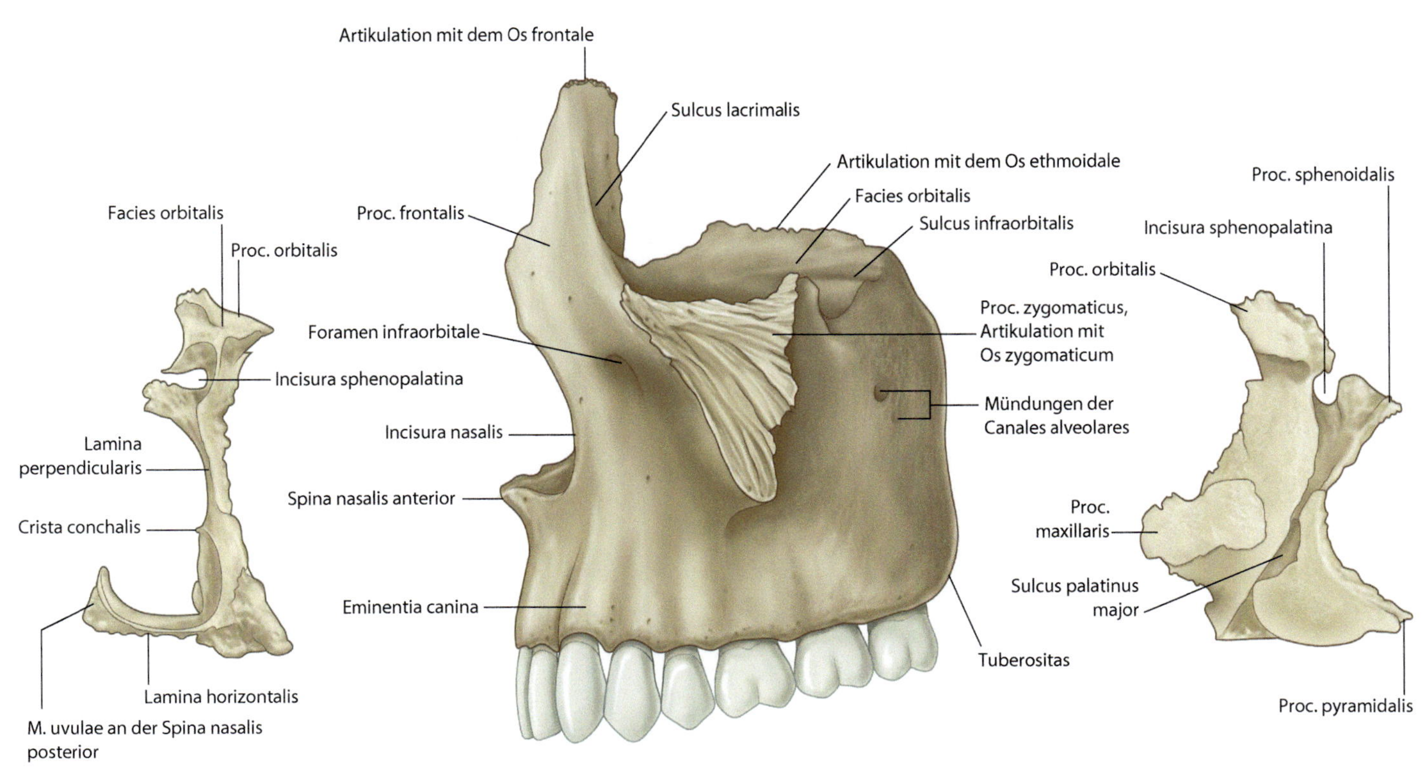

Linkes Os palatinum, Ansicht von frontal
Left palatine bone (anterior view)

Linke Maxilla, Ansicht von lateral
Left maxilla bone (lateral view)

Linkes Os palatinum, Ansicht von lateral
Left palatine bone (lateral view)

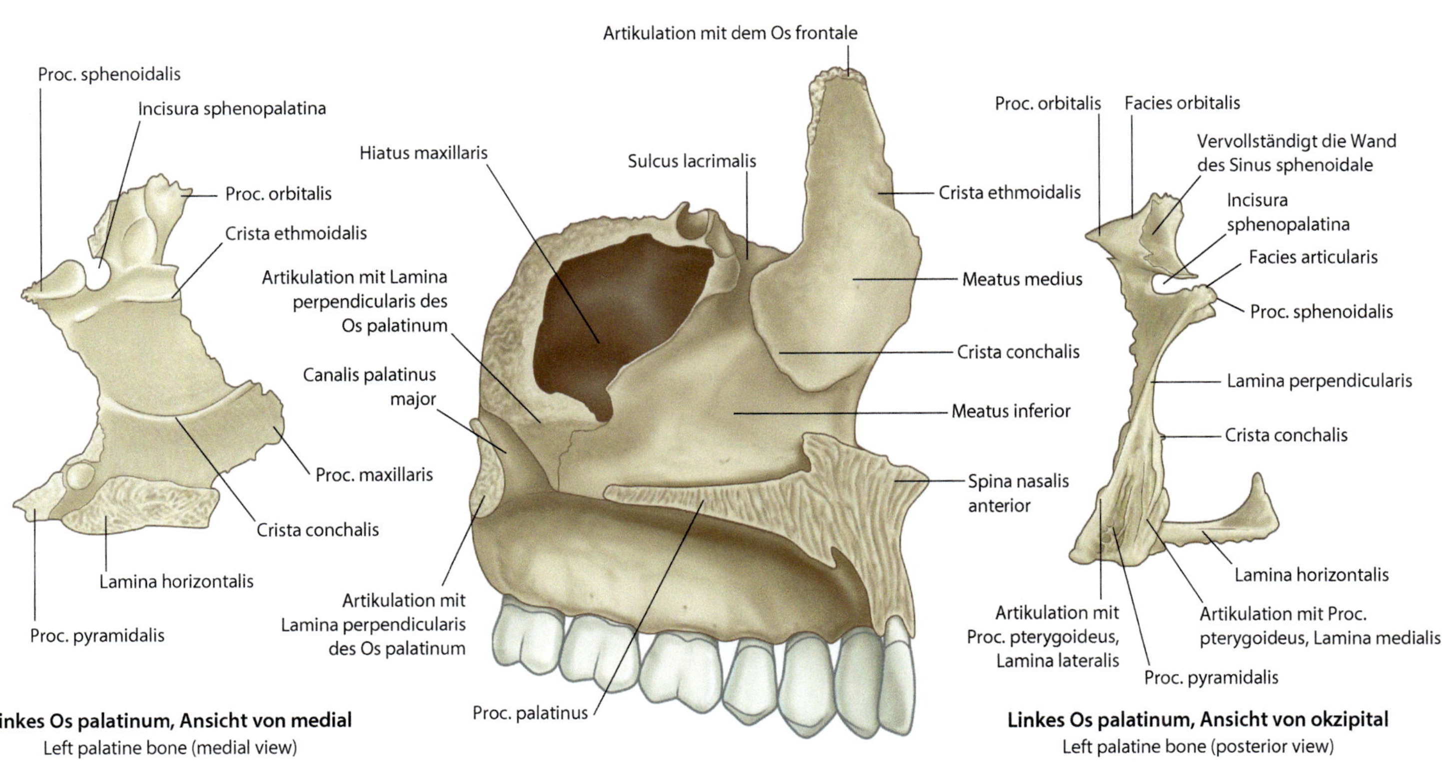

Linkes Os palatinum, Ansicht von medial
Left palatine bone (medial view)

Linkes Os palatinum, Ansicht von okzipital
Left palatine bone (posterior view)

Linke Maxilla, Ansicht von medial
Left maxilla bone (medial view)

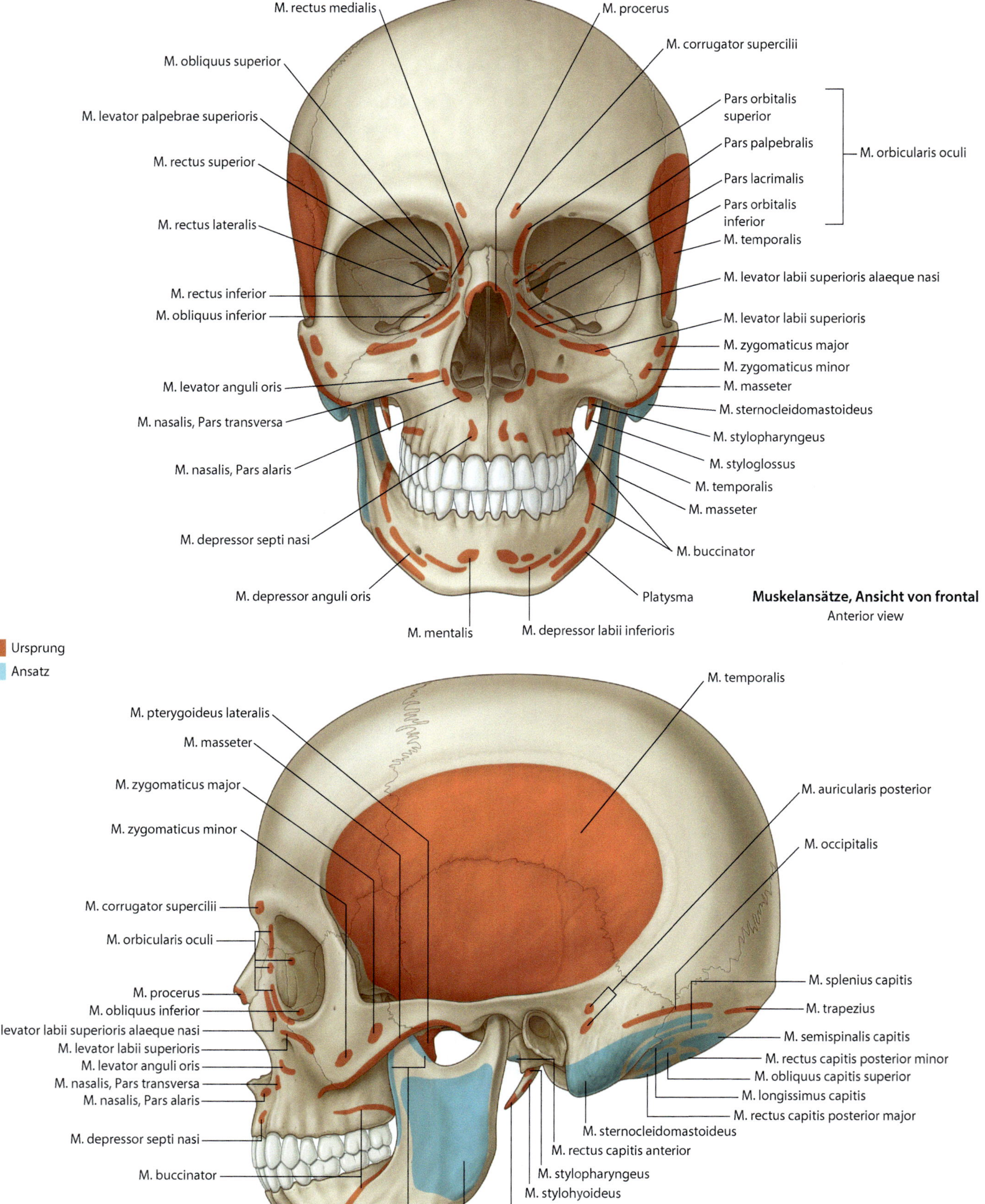

Muskelansätze, Ansicht von frontal
Anterior view

Muskelansätze, Ansicht von lateral
Lateral view

M. pterygoideus medialis
M. pterygoideus lateralis
M. constrictor pharyngis superior
M. temporalis
M. constrictor pharyngis superior
M. pterygoideus medialis
M. genioglossus
M. geniohyoideus
M. mylohyoideus

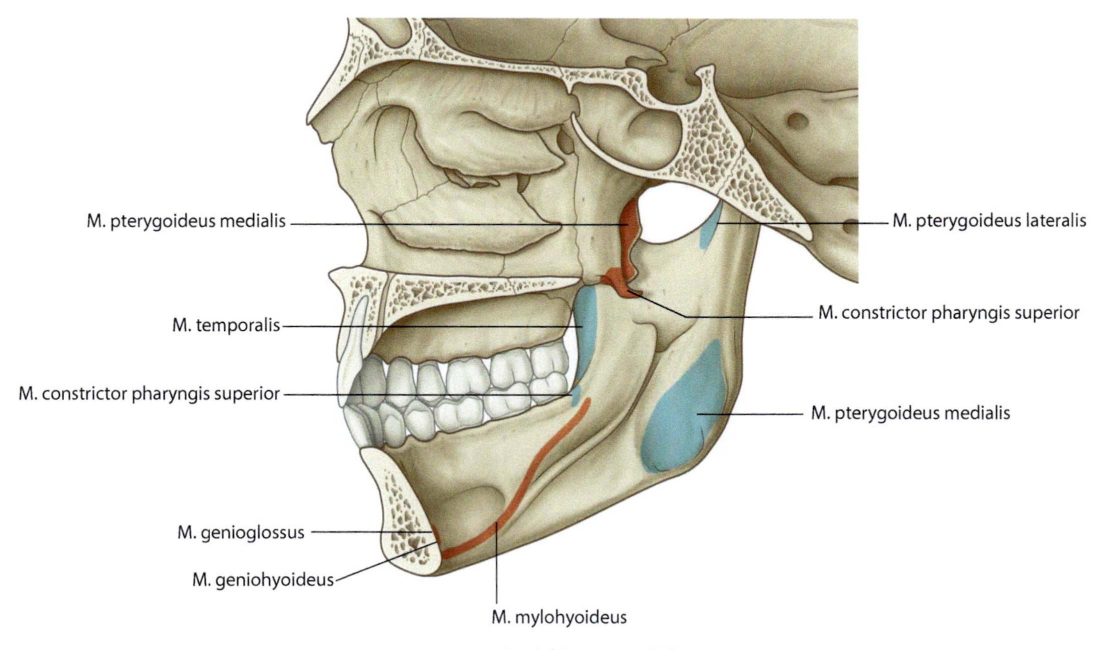

Ansicht von medial
Medial view

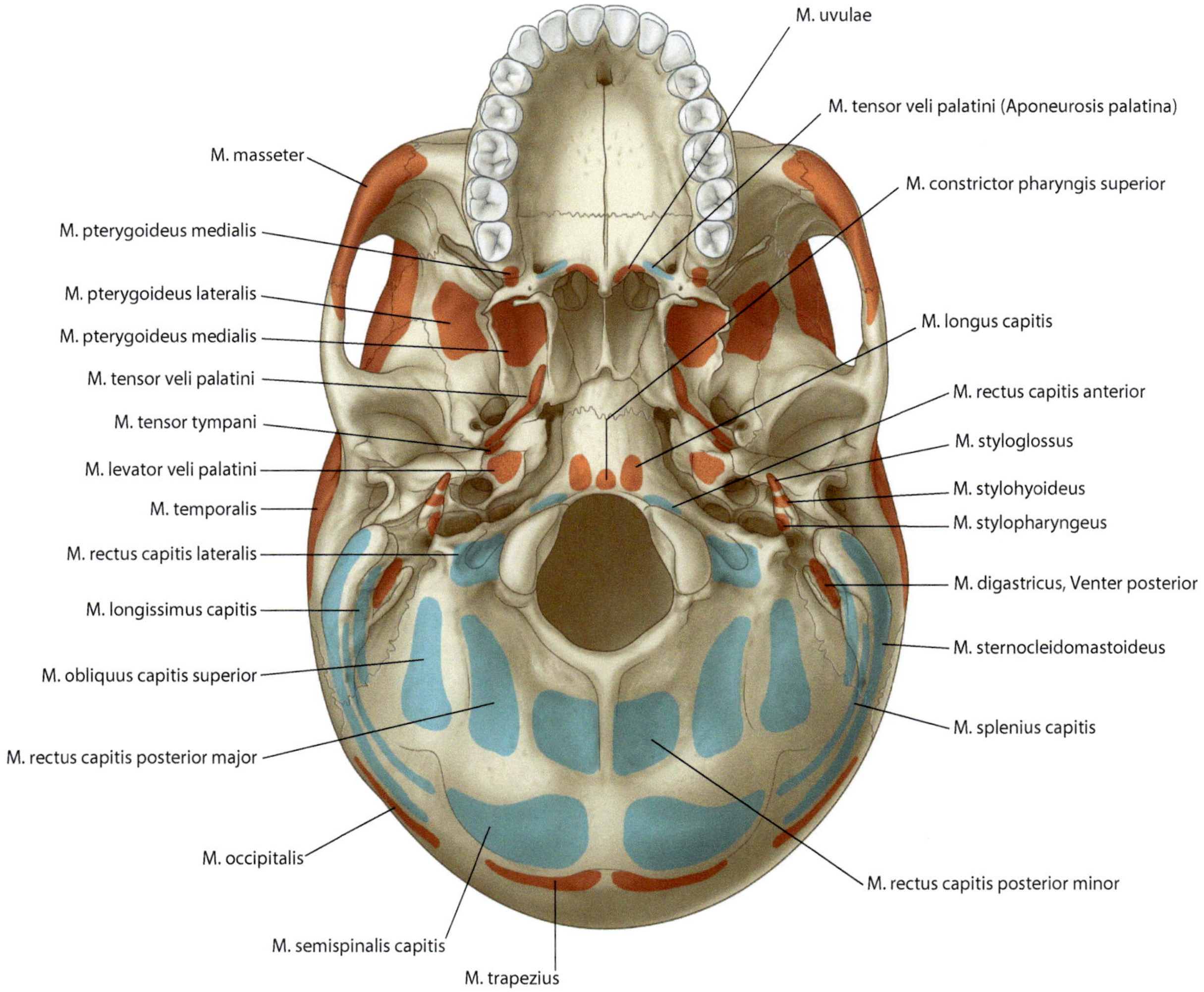

M. uvulae
M. tensor veli palatini (Aponeurosis palatina)
M. masseter
M. constrictor pharyngis superior
M. pterygoideus medialis
M. pterygoideus lateralis
M. pterygoideus medialis
M. longus capitis
M. tensor veli palatini
M. rectus capitis anterior
M. tensor tympani
M. styloglossus
M. levator veli palatini
M. stylohyoideus
M. temporalis
M. stylopharyngeus
M. rectus capitis lateralis
M. digastricus, Venter posterior
M. longissimus capitis
M. sternocleidomastoideus
M. obliquus capitis superior
M. splenius capitis
M. rectus capitis posterior major
M. occipitalis
M. rectus capitis posterior minor
M. semispinalis capitis
M. trapezius

Muskelansätze an der äußeren Schädelbasis, Ansicht von unten
Inferior view

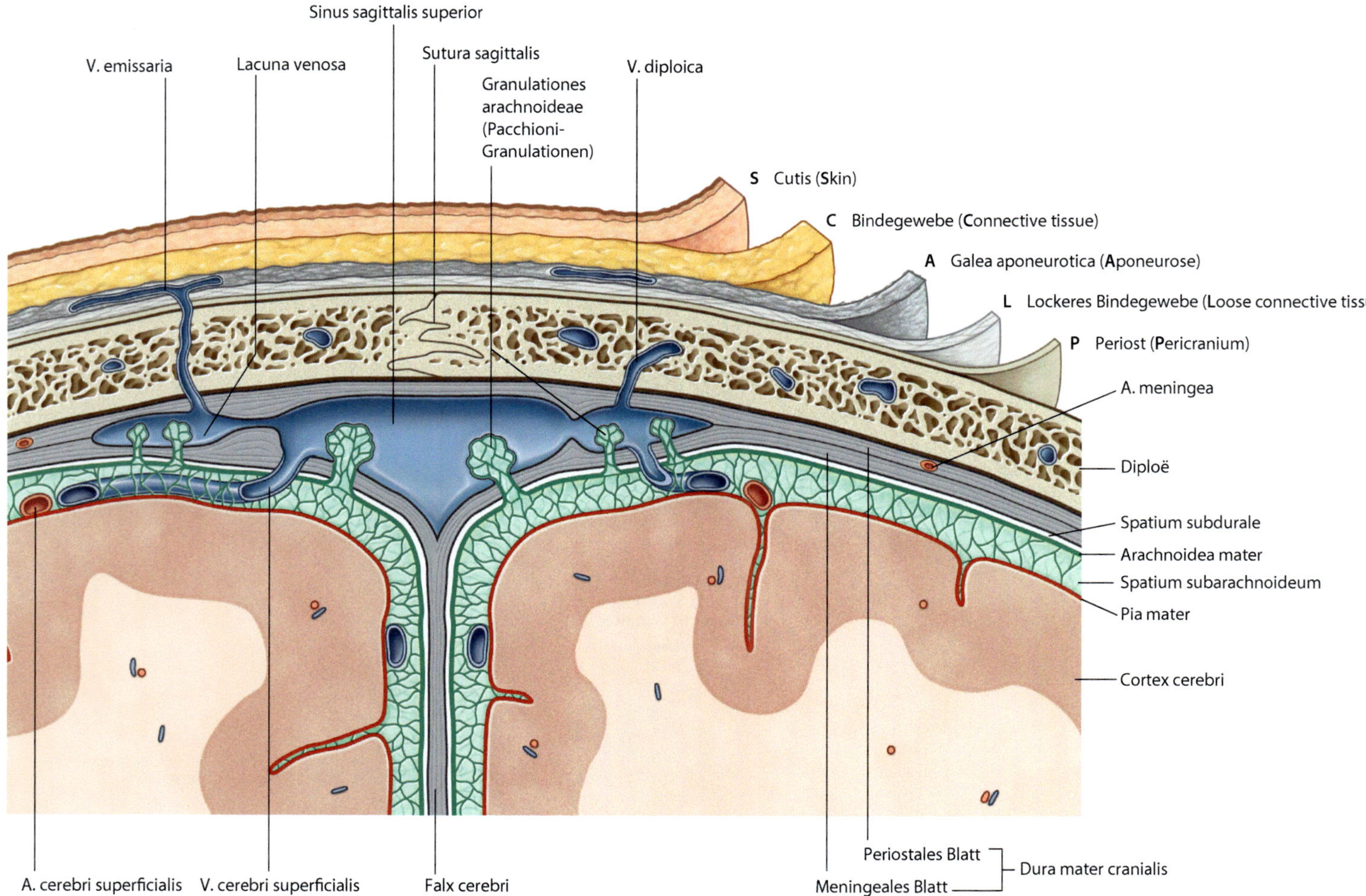

Kopfschwarte und Hirnhäute, Meningen
Scalp and cranial meninges

Meningeales Blatt der Dura mater
Periostales Blatt der Dura mater
Foramen magnum
Arachnoidea mater cranialis
Schädel
Periosteum (Pericranium)
Spatium epidurale des Rückenmarks
Dura mater spinalis
Vertebra CI
Periosteum

Übergang der Hirnhäute in die Rückenmarkshäute
Continuity of cranial meninges with spinal meninges

Spatium subdurale (pathologisch)
Spatium epidurale (pathologisch)
V. diploica
Schädel – Lamina externa, Diploë, Lamina interna
Dura mater cranialis – Periostales Blatt, Meningeales Blatt
Spatium subarachnoideum
Arachnoidea mater
Pia mater
A. cerebri
Cortex cerebri

Anordnung der Hirnhäute und deren Räume
Arrangement of the meninges and spaces

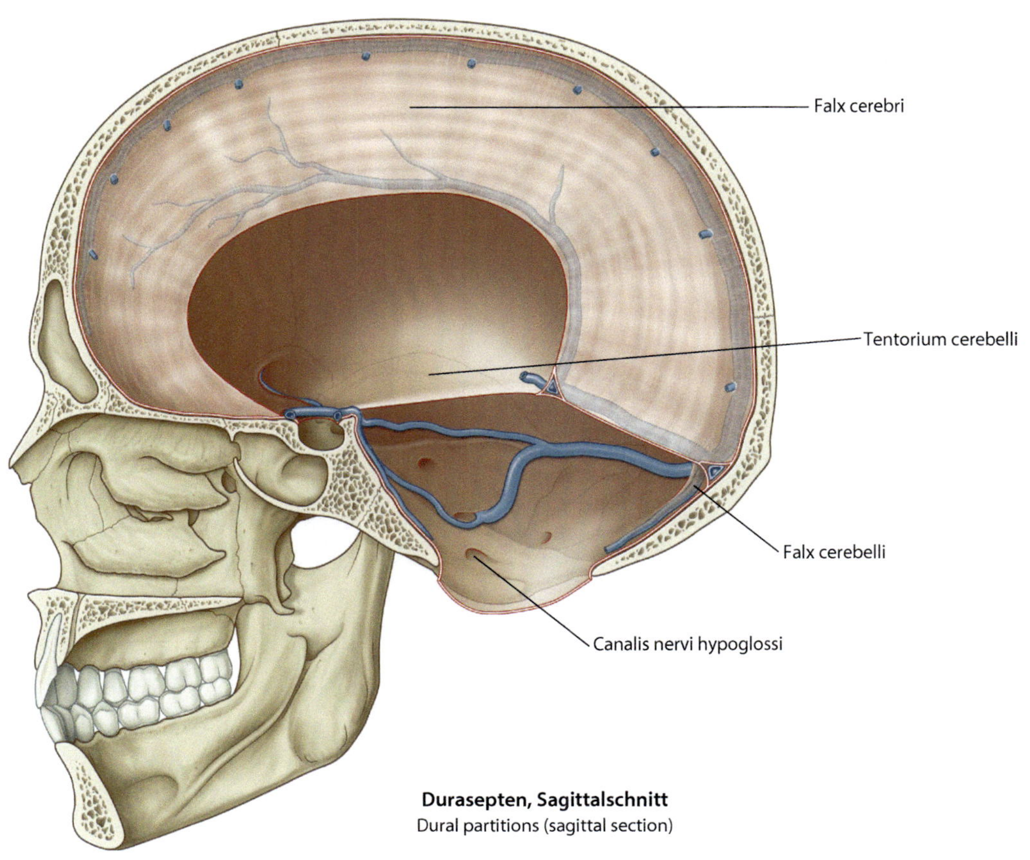

Durasepten, Sagittalschnitt
Dural partitions (sagittal section)

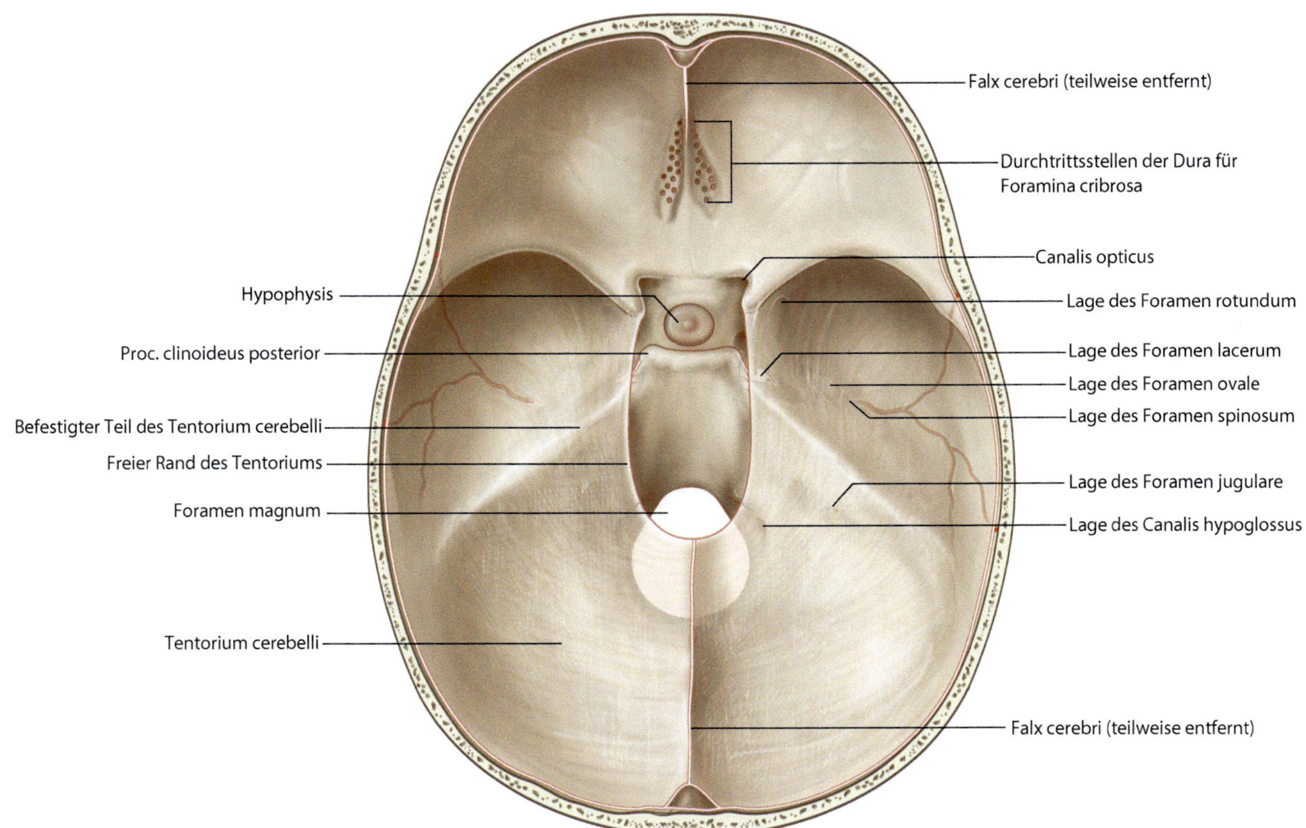

Schädelbasis, Innenansicht
Cranial cavity (superior view)

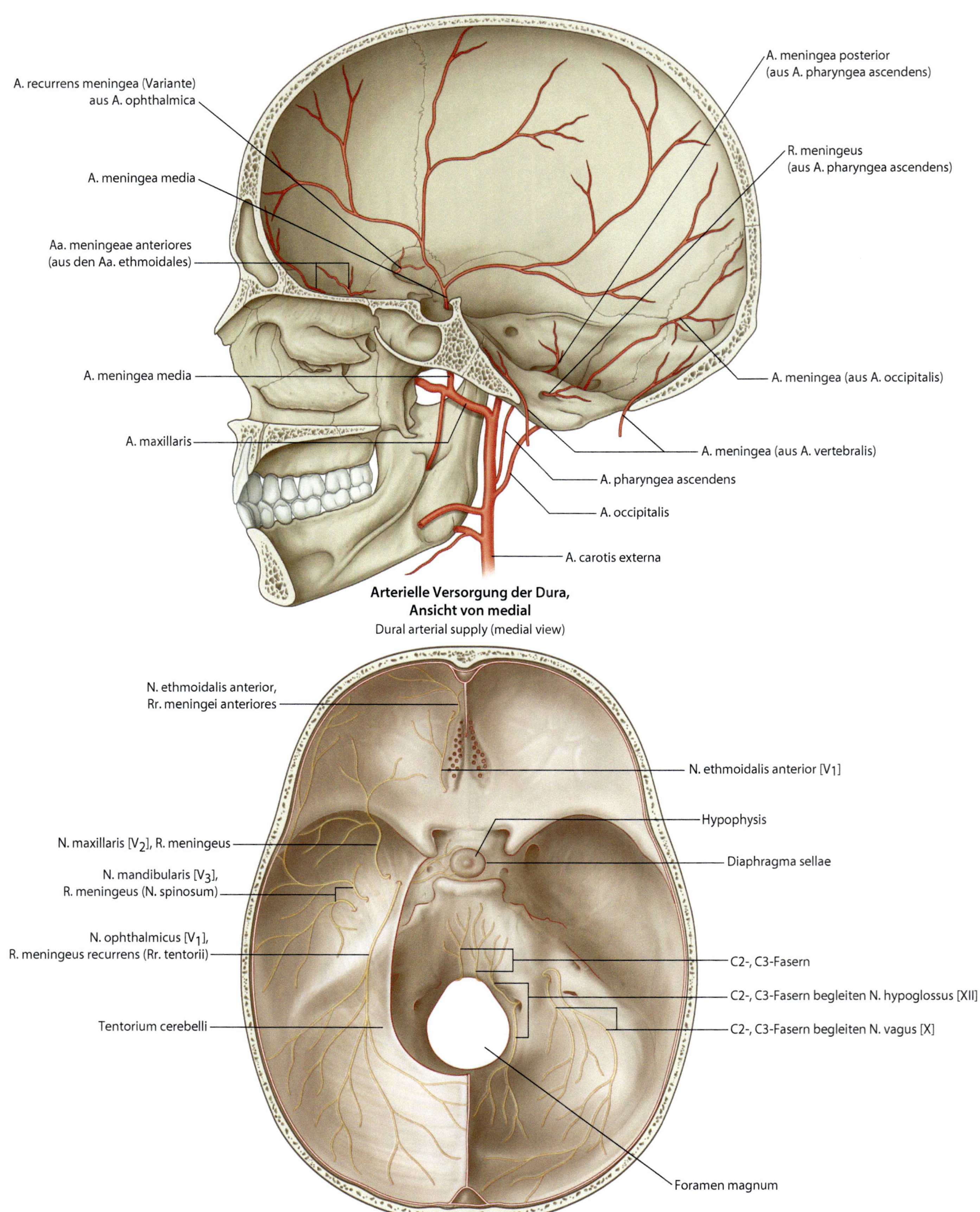

Arterielle Versorgung der Dura, Ansicht von medial
Dural arterial supply (medial view)

Innervation der Dura, Blick auf die innere Schädelbasis
Dural innervation (superior view)

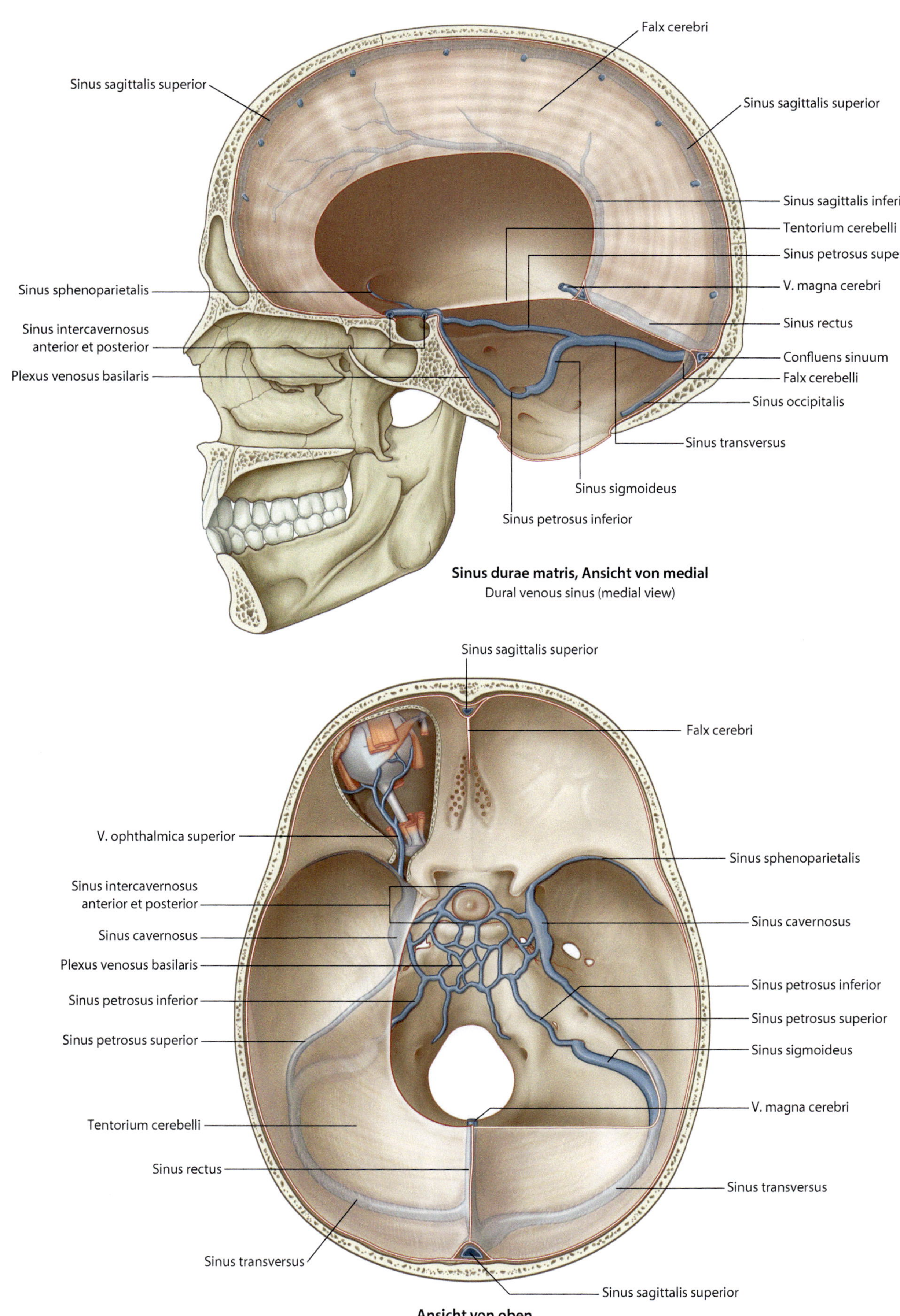

Sinus durae matris, Ansicht von medial
Dural venous sinus (medial view)

Ansicht von oben
Superior view

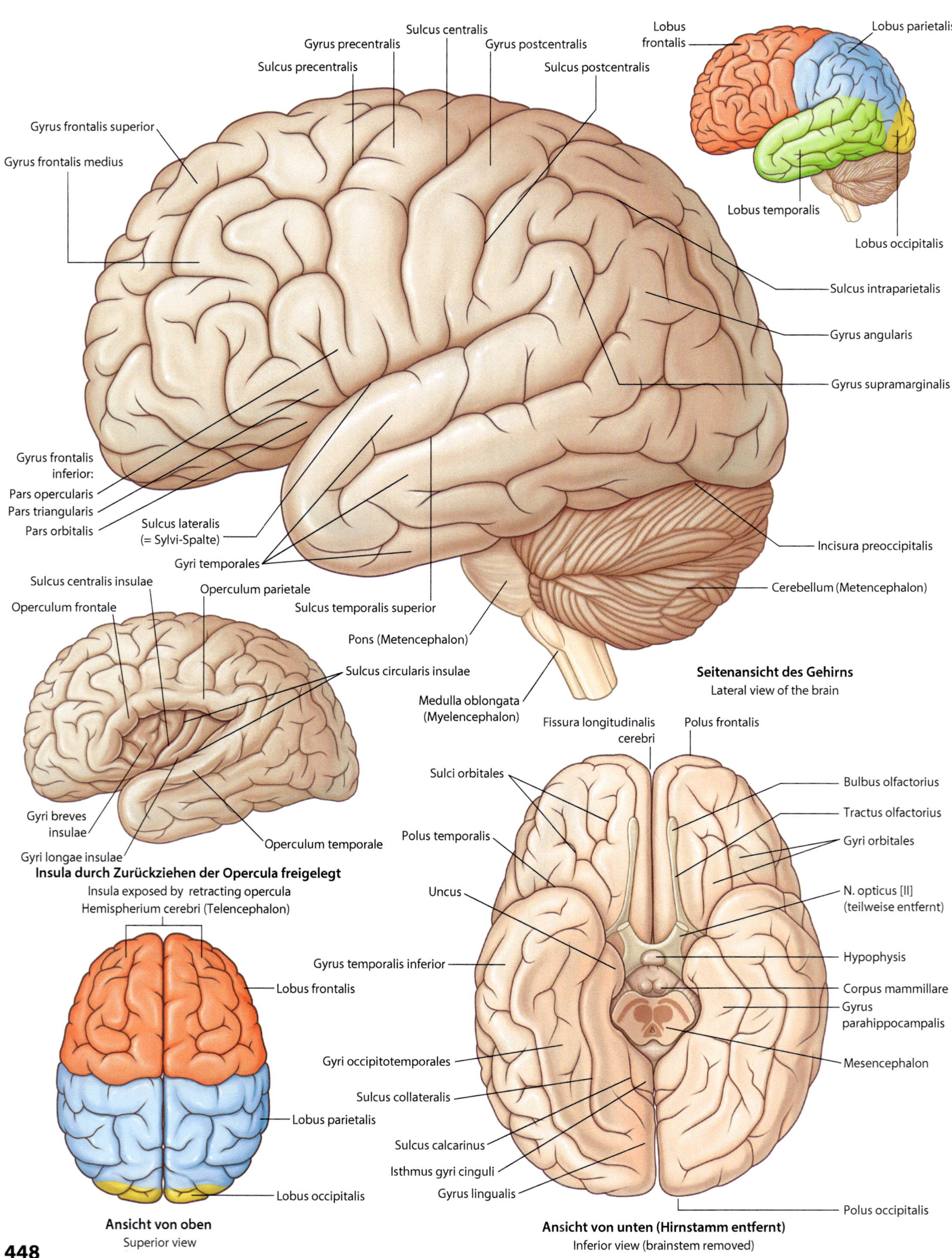

Seitenansicht des Gehirns
Lateral view of the brain

Insula durch Zurückziehen der Opercula freigelegt
Insula exposed by retracting opercula

Ansicht von oben
Superior view

Ansicht von unten (Hirnstamm entfernt)
Inferior view (brainstem removed)

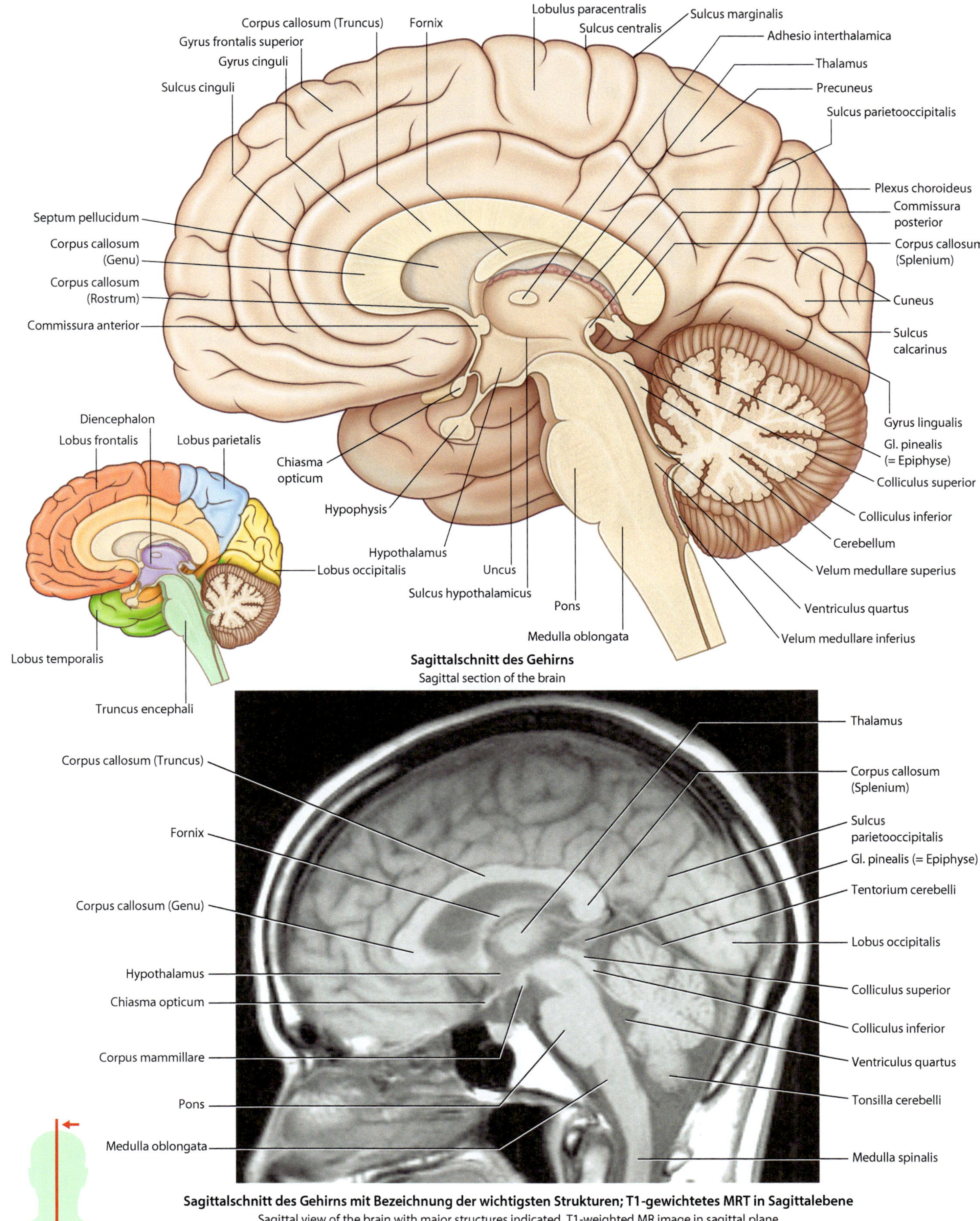

Sagittalschnitt des Gehirns
Sagittal section of the brain

Sagittalschnitt des Gehirns mit Bezeichnung der wichtigsten Strukturen; T1-gewichtetes MRT in Sagittalebene
Sagittal view of the brain with major structures indicated. T1-weighted MR image in sagittal plane

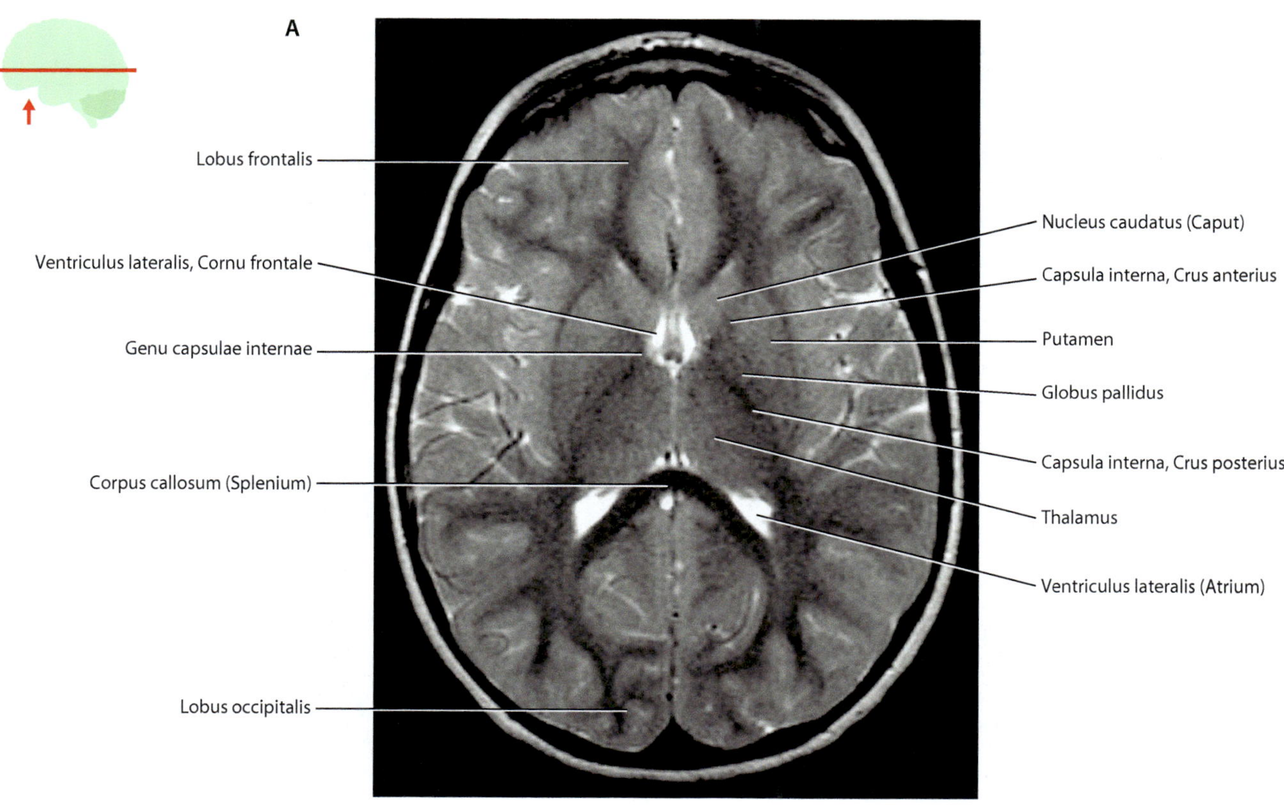

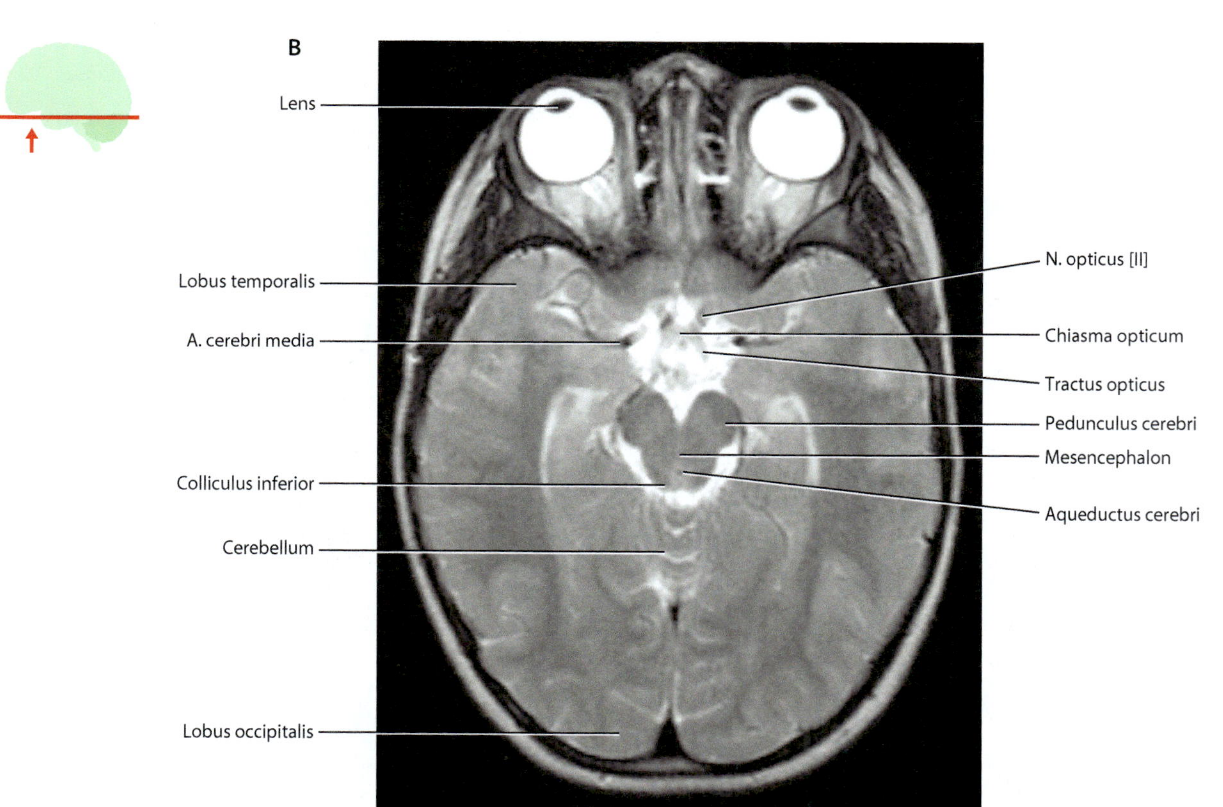

Axial- bzw. Horizontalschnitt durch das Gehirn; T1-gewichtetes MRT in Axialebene. A. Strukturen, die in Beziehung zur inneren Kapsel, Capsula interna, stehen. B. Strukturen, die in Beziehung zum Mittelhirn, Mesencephalon, stehen

Axial or horizontal sections through the brain with major structures indicated.
A. Section showing structures related to the internal capsule. B. Section showing structures related to the midbrain.
T1-weighted MR image in axial plane

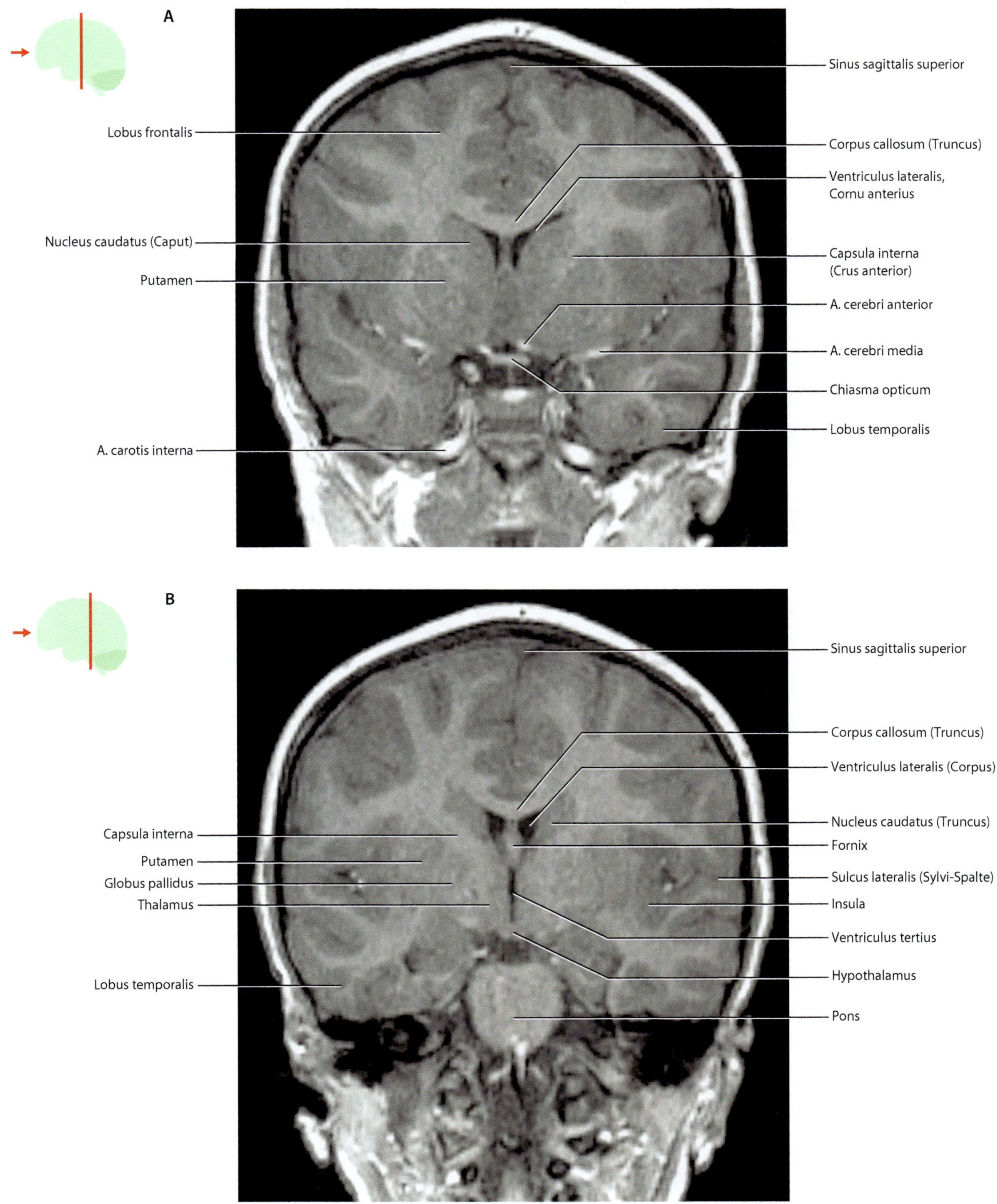

Koronarschnitte durch das Gehirn; T1-gewichtetes MRT in Koronarebene. A. Strukturen, die in Beziehung zur Sehnervenkreuzung, Chiasma opticum, stehen B. Strukturen, die in Beziehung zum dritten Ventrikel, Ventriculuc tertius, stehen

Coronal sections through the brain with major structures indicated. A. Section showing structures related to the optic chiasm. B. Section showing structures related to the third ventricle. T1-weighted MR image in coronal plane

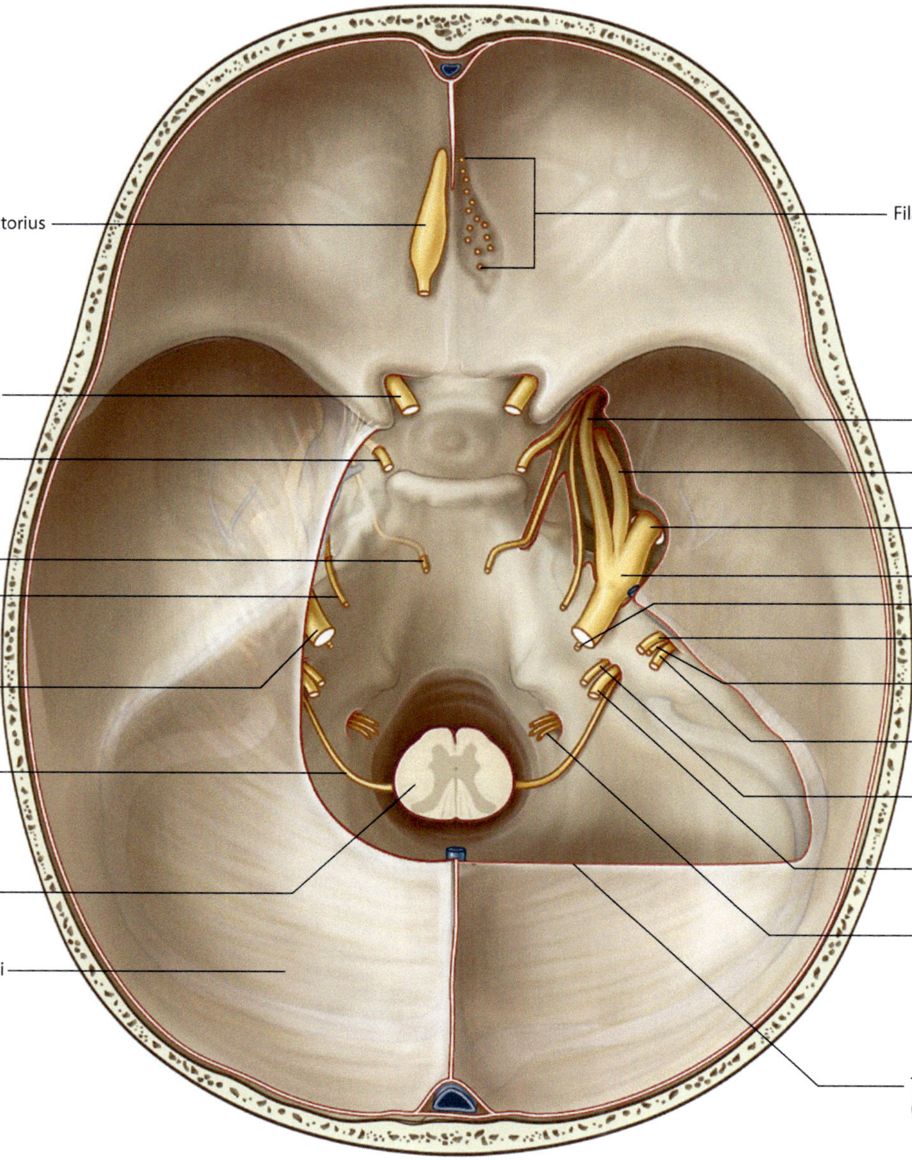

Bulbus olfactorius
Fila olfactoria [I]
N. opticus [II]
N. ophthalmicus [V1]
N. oculomotorius [III]
N. maxillaris [V2]
N. mandibularis [V3]
Ganglion trigeminale
(= Gasser-Ganglion)
N. abducens [VI]
N. trochlearis [IV]
Radix motoria aus [V]
Radix
motoria
Radix sensoria
(N. intermedius)
[VII]
N. trigeminus [V]
N. vestibulocochlearis
[VIII]
N. accessorius [XI]
N. glossopharyngeus [IX]
N. vagus [X]
Medulla spinalis
N. hypoglossus [XII]
Tentorium cerebelli
Tentorium cerebelli
(Schnittrand)

Diaphragma sellae
Chiasma opticum
N. oculomotorius [III]
Hypophysis
N. trochlearis [IV]
A. carotis interna
N. abducens [VI]
Sinus cavernosus (venosus)
N. ophthalmicus [V1] aus N. trigeminus
Dura mater
N. maxillaris [V2] aus N. trigeminus
Sinus sphenoidalis
Pars nasalis pharyngis

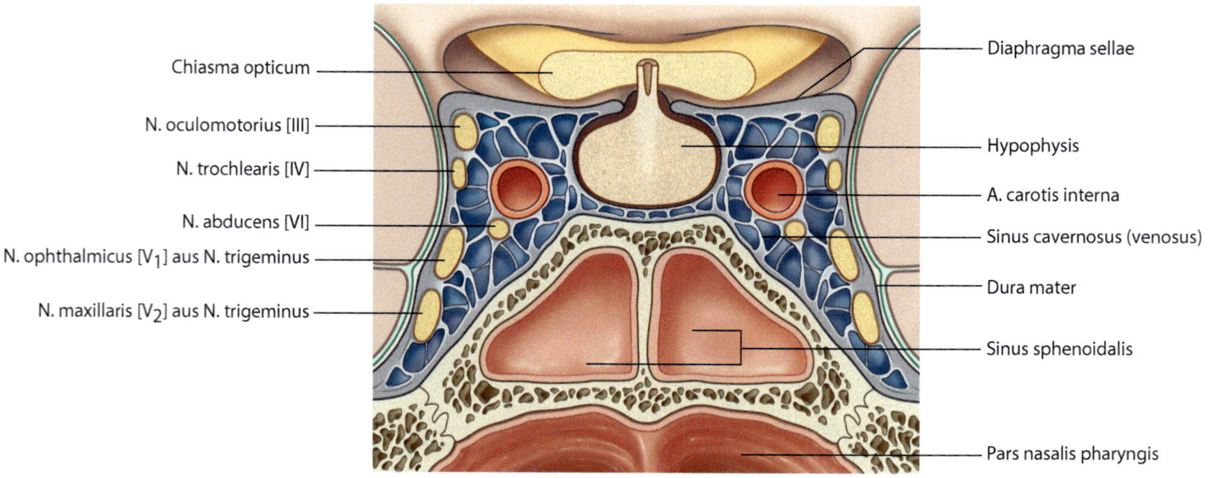

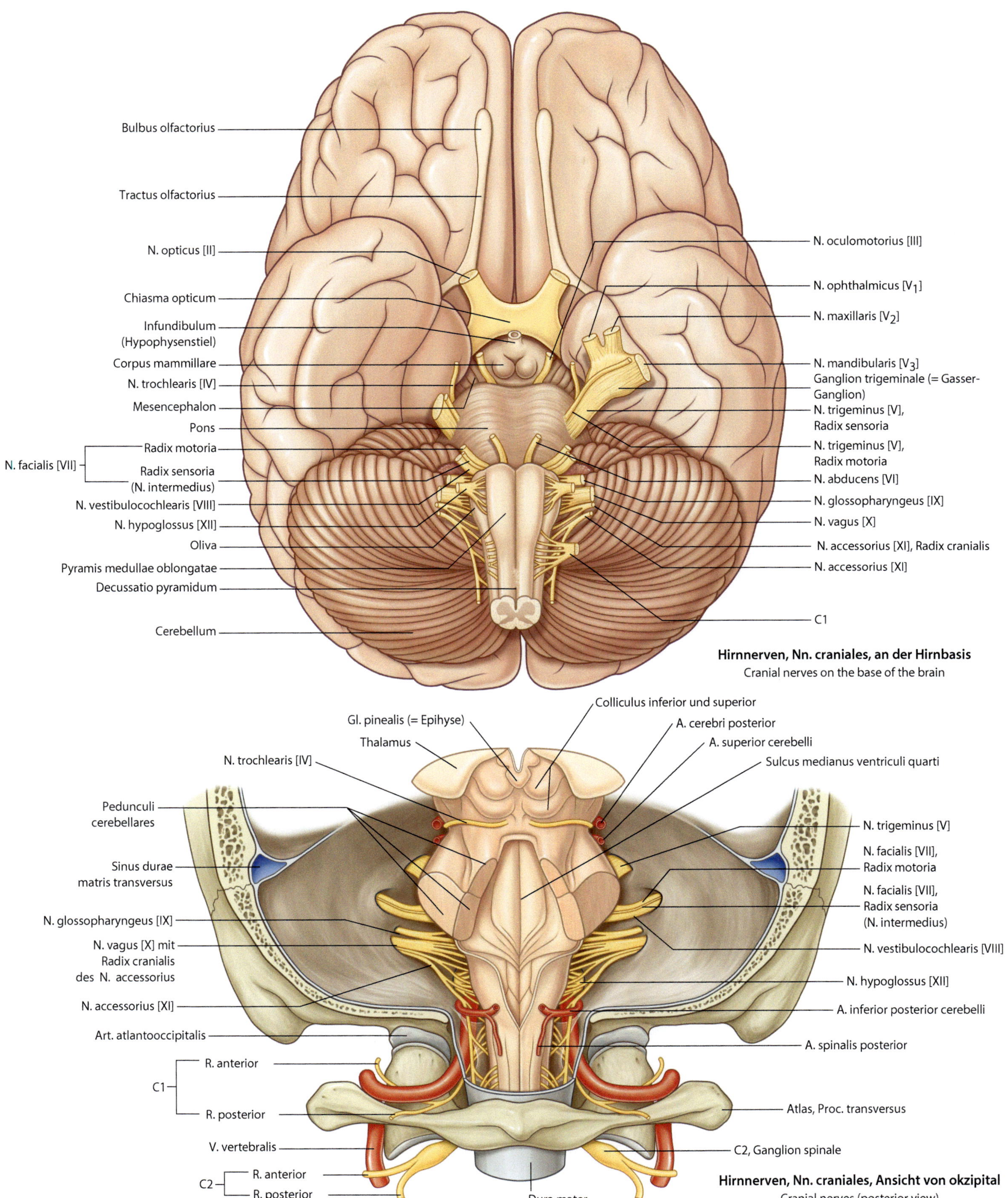

Hirnnerven, Nn. craniales, an der Hirnbasis
Cranial nerves on the base of the brain

Hirnnerven, Nn. craniales, Ansicht von okzipital
Cranial nerves (posterior view)

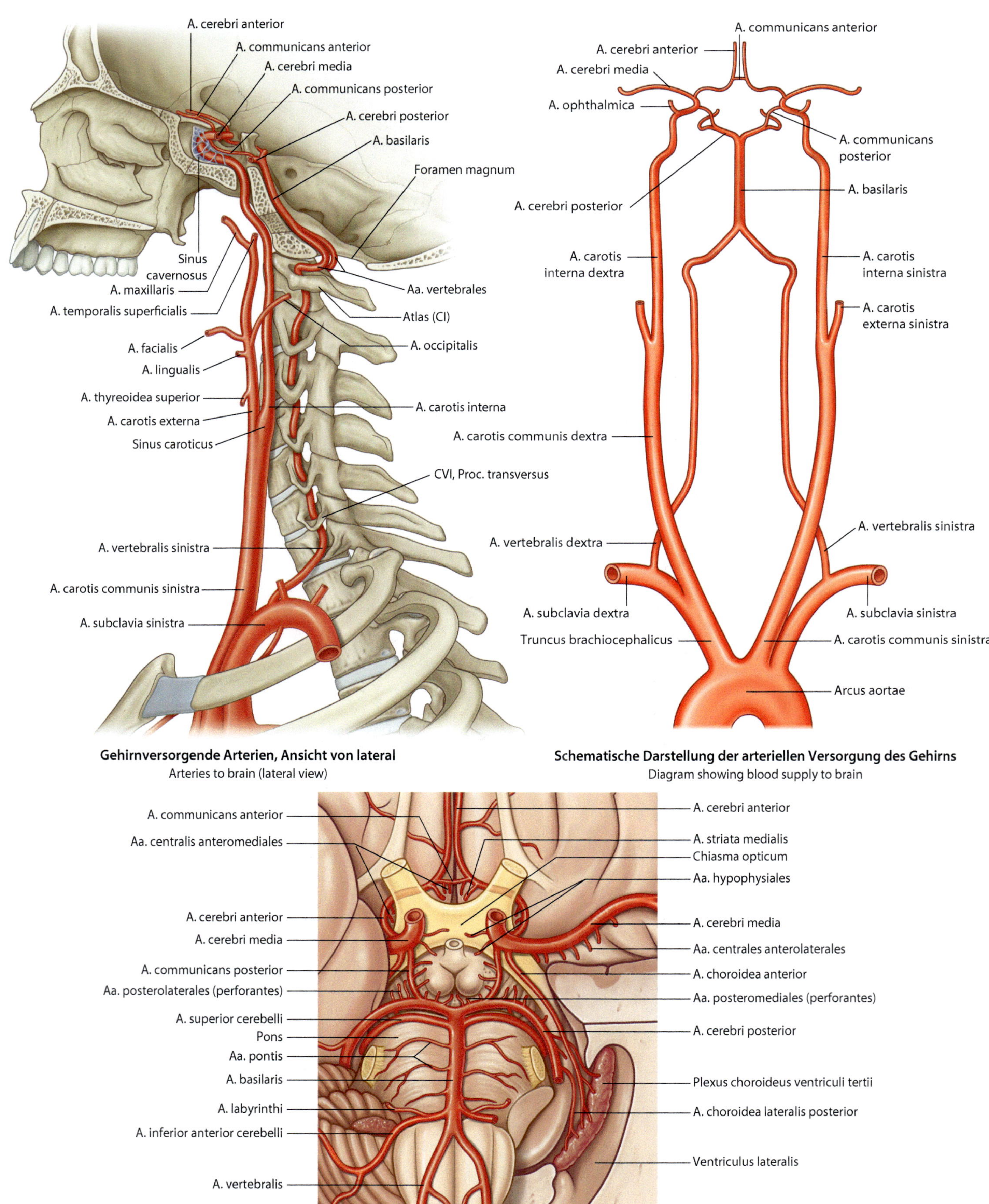

Gehirnversorgende Arterien, Ansicht von lateral
Arteries to brain (lateral view)

Schematische Darstellung der arteriellen Versorgung des Gehirns
Diagram showing blood supply to brain

Circulus arteriosus cerebri (Willisii)
Cerebral arterial circle (of Willis)

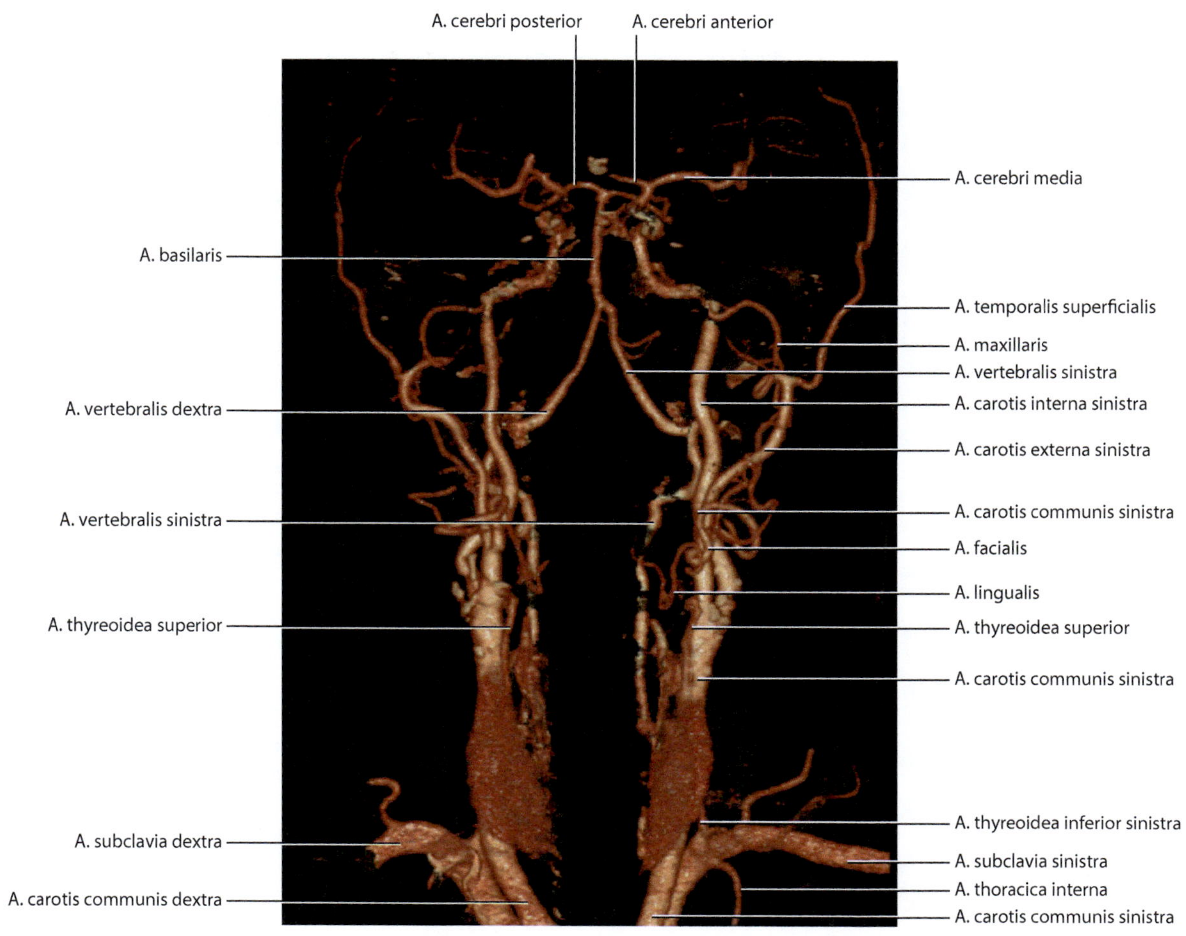

Aa. carotides und vertebrales von anterior; Volumenrekonstruktion Mehrschicht-CT
Anterior view of the carotid and vertebral arterial systems. Volume-rendered anterior view using multidetector computed tomography

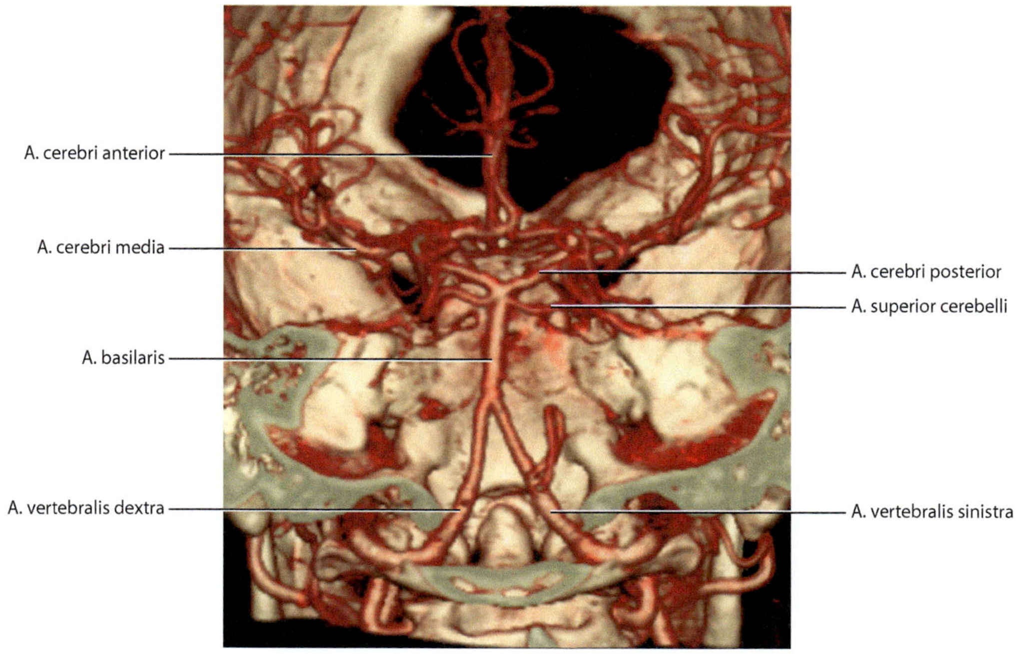

Circulus arteriosus cerebri (Willisii) von okzipital; Volumenrekonstruktion Mehrschicht-CT
Posterior view of the cerebral arterial circle (of Willis). Volume-rendered posterior view using multidetector computed tomography

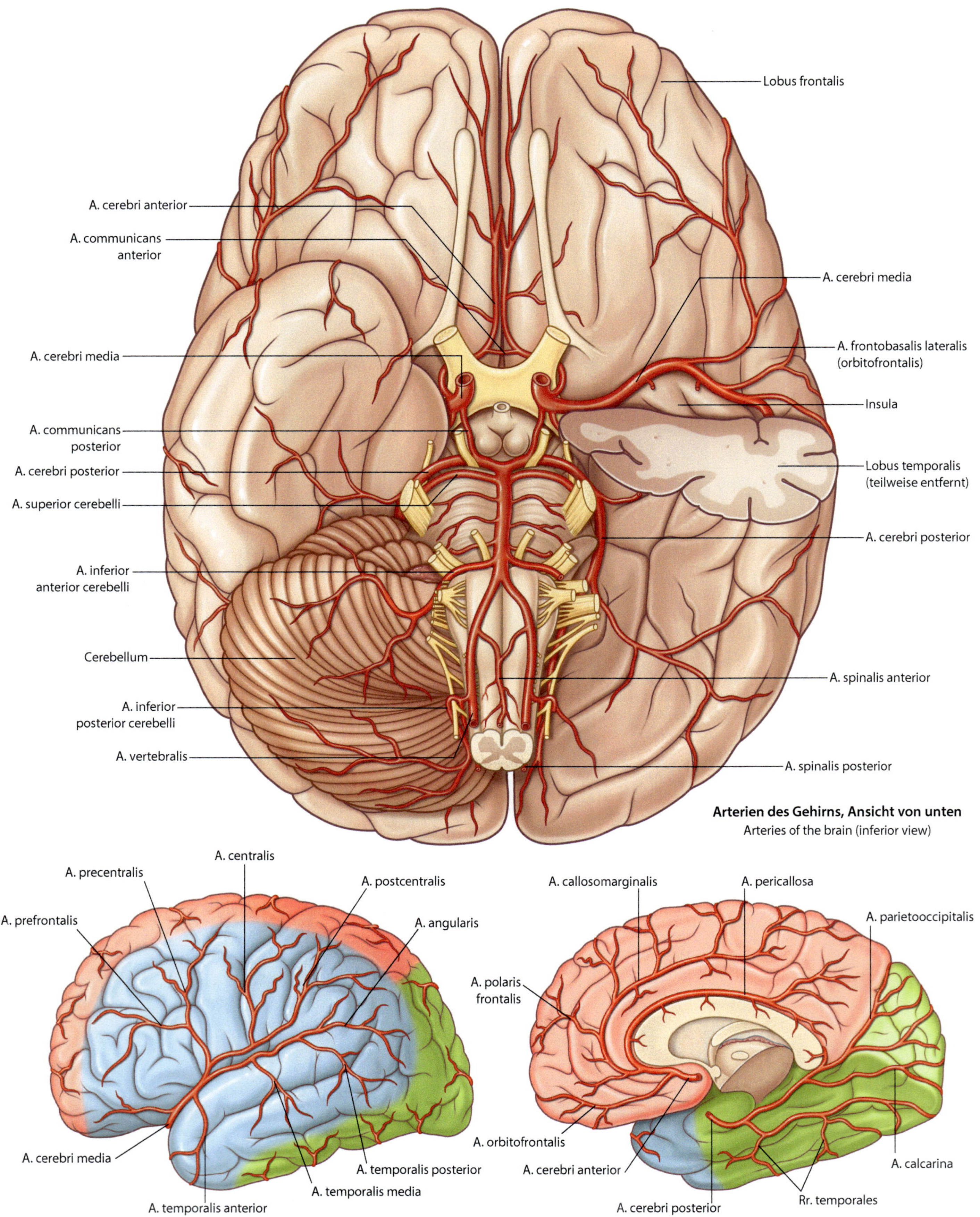

Arterien des Gehirns, Ansicht von unten
Arteries of the brain (inferior view)

Ansicht von lateral

Ansicht von medial

Blutversorgung der Hirnhemisphären A. cerebri anterior (rosa), A. cerebri media (blau), A. cerebri posterior (grün)
Blood supply to the cerebral hemispheres. Anterior cerebral artery (pink), middle cerebral artery (blue), posterior cerebral artery (green)

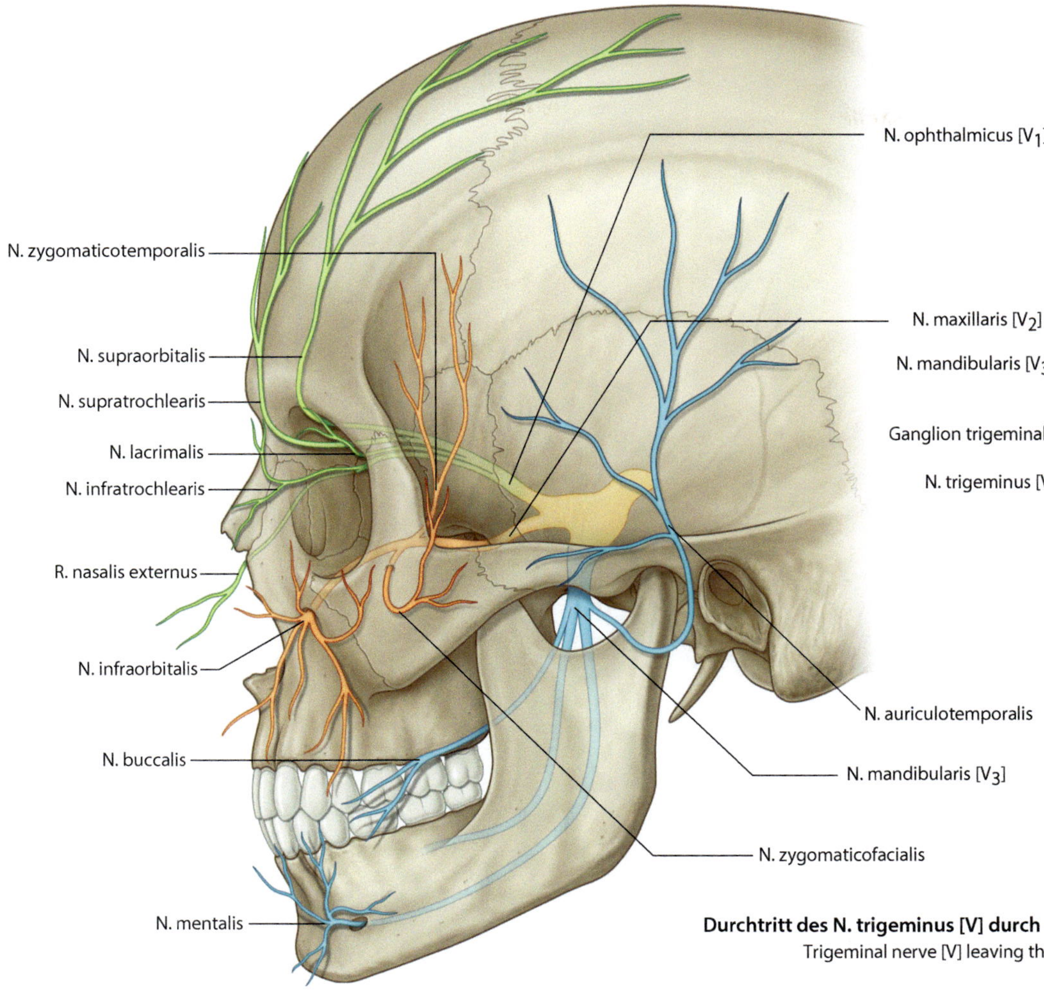

N. zygomaticotemporalis
N. supraorbitalis
N. supratrochlearis
N. lacrimalis
N. infratrochlearis
R. nasalis externus
N. infraorbitalis
N. buccalis
N. mentalis
N. ophthalmicus [V_1]
N. maxillaris [V_2]
N. mandibularis [V_3]
Ganglion trigeminale
N. trigeminus [V]
N. auriculotemporalis
N. mandibularis [V_3]
N. zygomaticofacialis

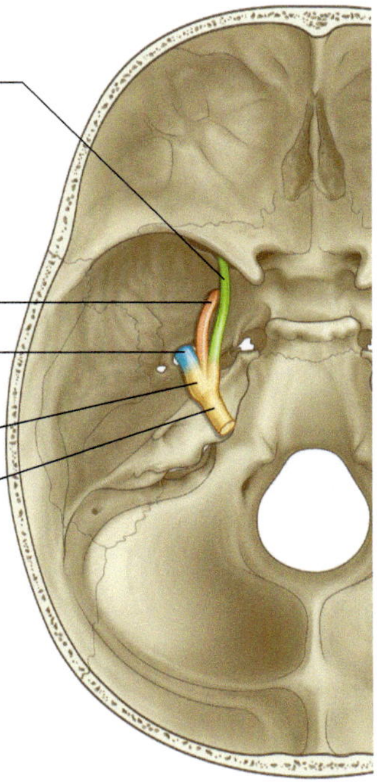

Ansicht von oben
Superior view

Durchtritt des N. trigeminus [V] durch die Schädelbasis
Trigeminal nerve [V] leaving the skull

N. ophthalmicus [V_1]
N. maxillaris [V_2]
N. mandibularis [V_3]
Nn. zygomaticotemporales
N. supraorbitalis
N. supratrochlearis
N. lacrimalis
N. infratrochlearis
R. nasalis externus
N. zygomaticofacialis
N. infraorbitalis
N. buccalis
N. mentalis
N. auriculotemporalis

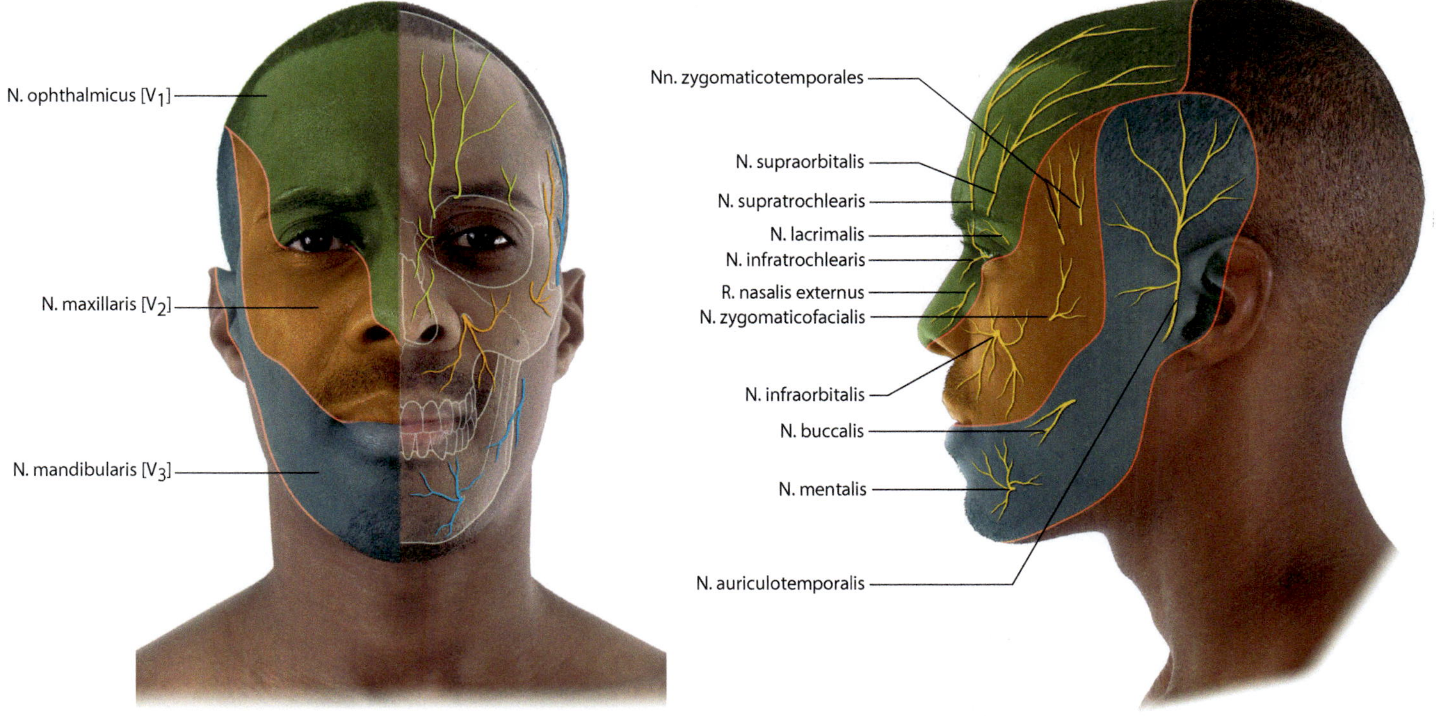

Innervation der Haut durch den N. trigeminus [V]
Cutaneous distribution of the trigeminal nerve [V]

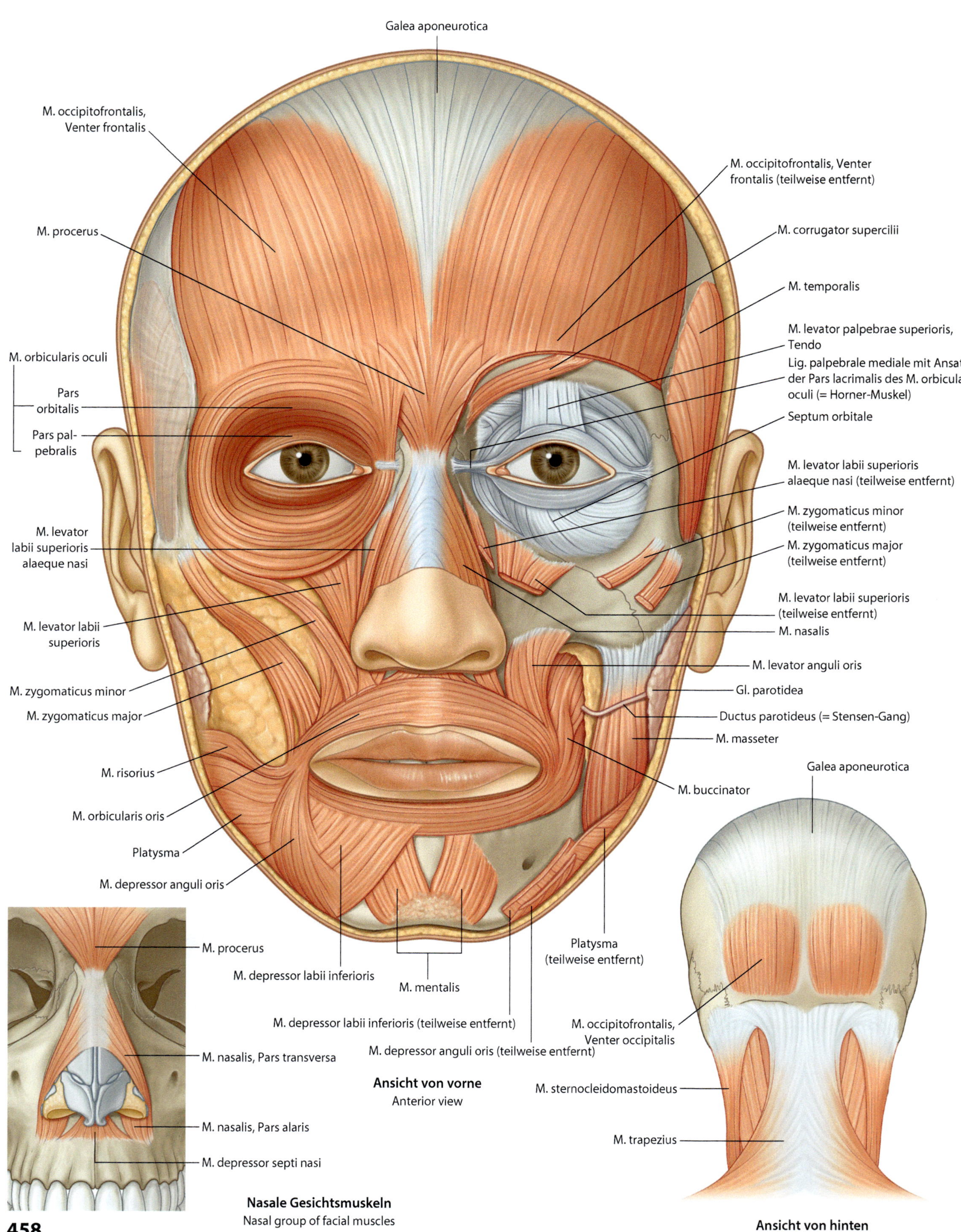

Ansicht von vorne
Anterior view

Nasale Gesichtsmuskeln
Nasal group of facial muscles

Ansicht von hinten
Posterior view

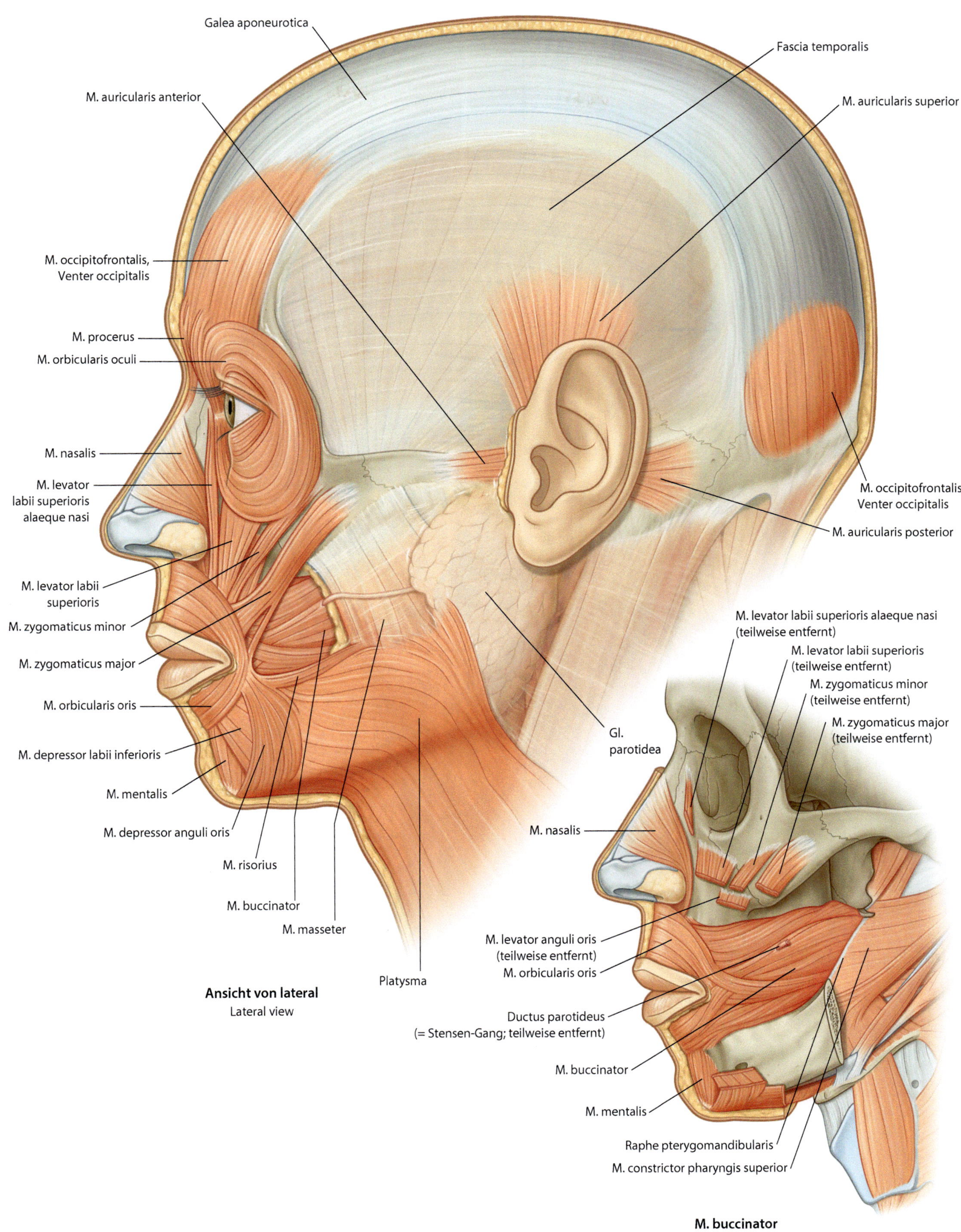

Ansicht von lateral
Lateral view

M. buccinator
Buccinator muscle

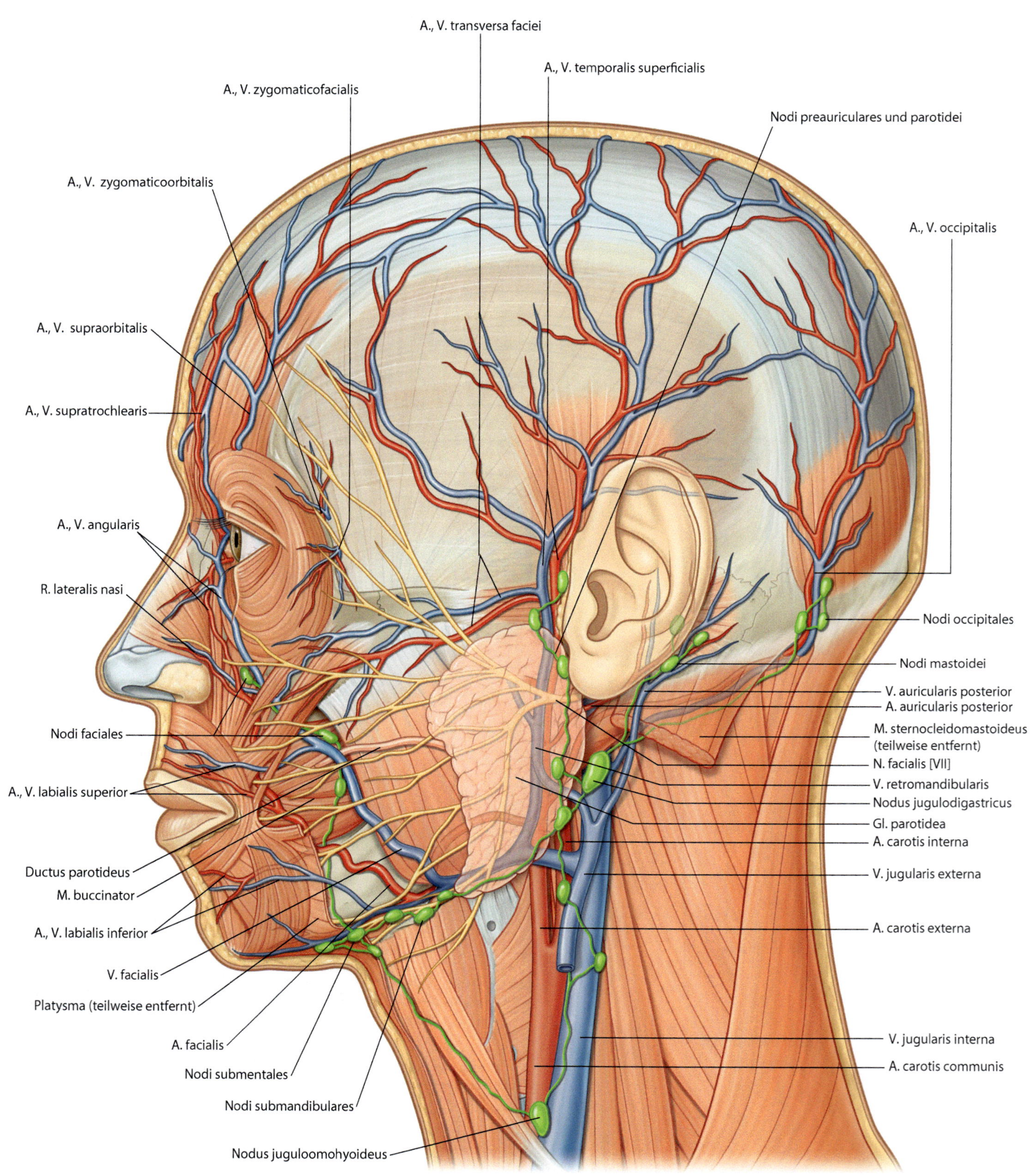

Gefäßversorgung, N. facialis [VII] und Lymphabfluss des Gesichts
Vasculature, facial nerve [VII] and lymphatics of the face

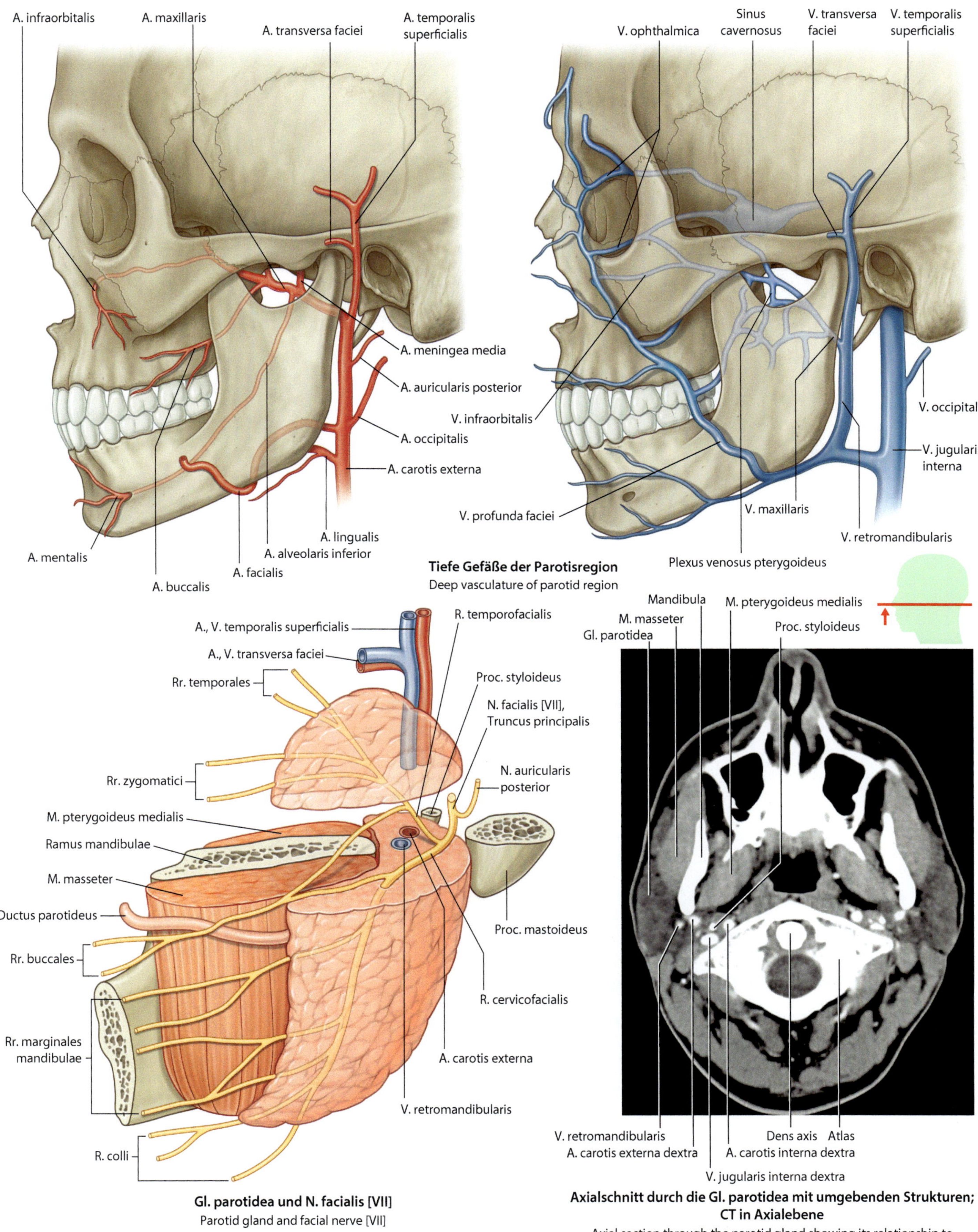

Tiefe Gefäße der Parotisregion
Deep vasculature of parotid region

Gl. parotidea und N. facialis [VII]
Parotid gland and facial nerve [VII]

Axialschnitt durch die Gl. parotidea mit umgebenden Strukturen; CT in Axialebene
Axial section through the parotid gland showing its relationship to surrounding structures. CT image in axial plane

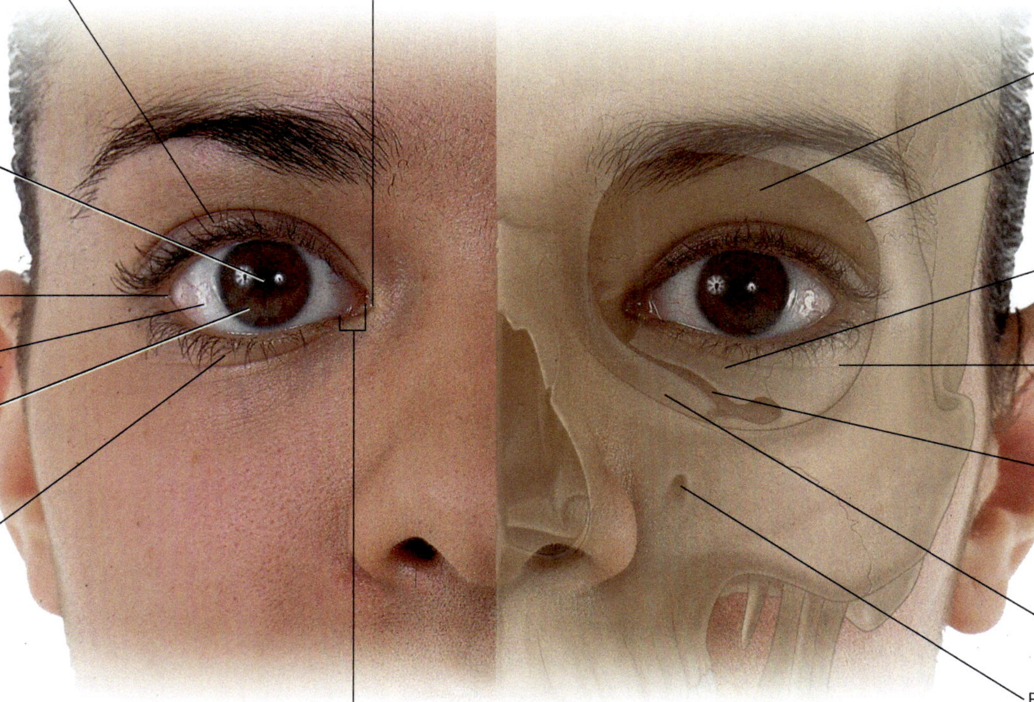

Commissura medialis palpebrarum
Palpebra superior
Pupilla
Commissura lateralis
Sclera
Iris
Palpebra inferior
Lacus lacrimalis
Os frontale
Lateraler Rand der Orbita
Ala major ossis sphenoidalis
Os zygomaticum
Fissura orbitalis inferior
Maxilla
Foramen infraorbitale

Oberflächenanatomie und -projektion der Knochen des Gesichtsschädels
Surface anatomy

Ala minor ossis sphenoidalis
Canalis opticus
Fissura orbitalis superior
Ala major ossis sphenoidalis
Fissura orbitalis inferior
Os zygomaticum
Sulcus infraorbitalis
Lateralis
Incisura supraorbitalis
Os frontale
Foramen ethmoidale posterius
Foramen ethmoidale anterius
Os ethmoidale
Os lacrimale
Os palatinum
Fossa sacci lacrimalis
Maxilla
Medialis

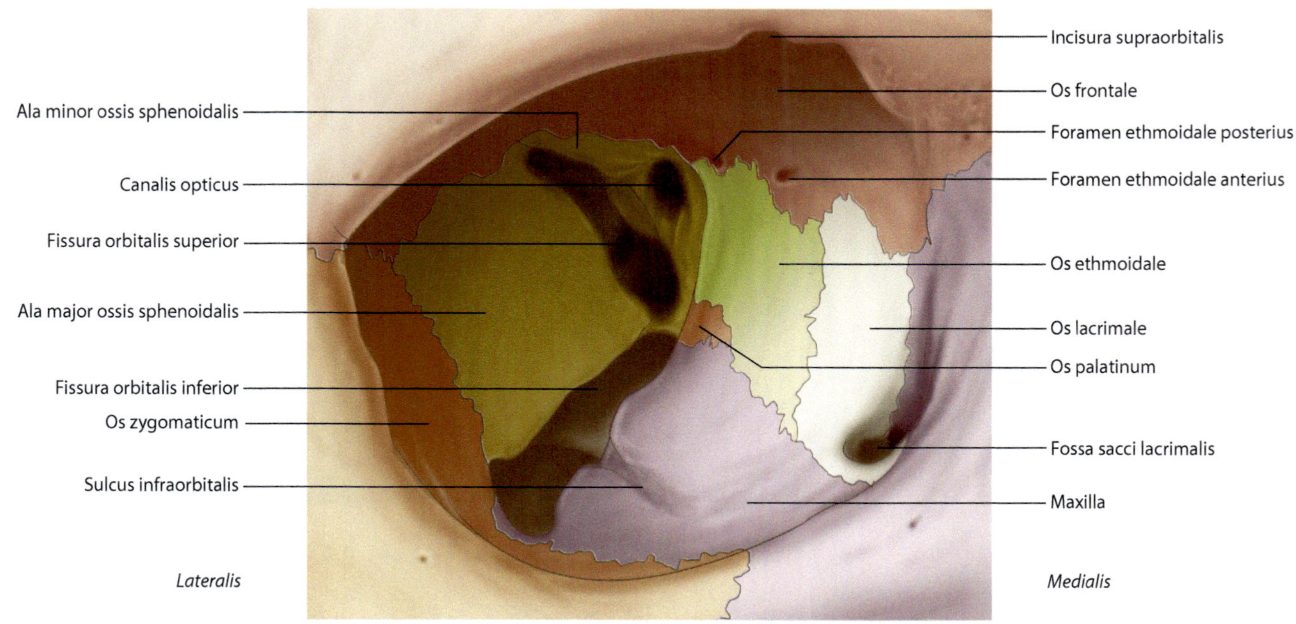

Knochen der rechten Orbita
Bones of the right orbit

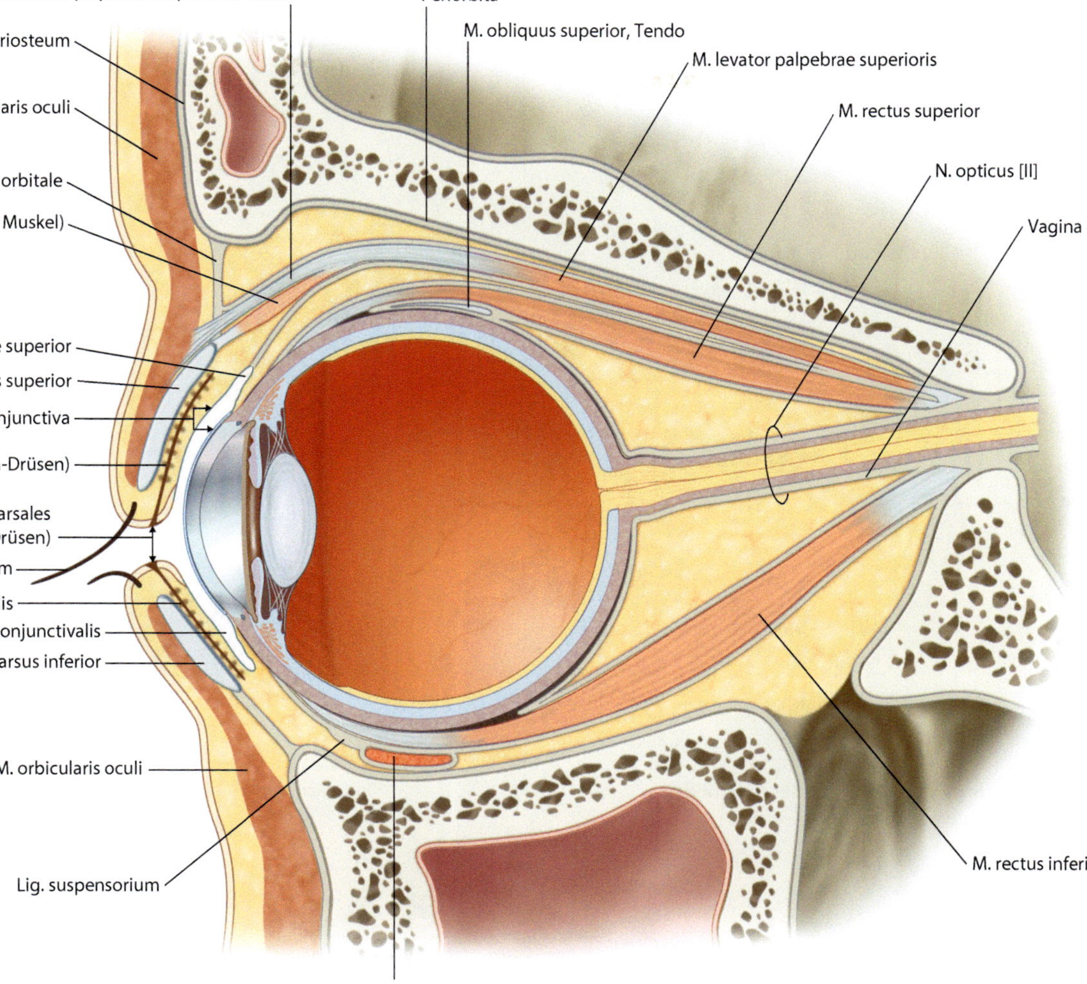

M. levator palpebrae superioris, Tendo
Periorbita
M. obliquus superior, Tendo
M. levator palpebrae superioris
Periosteum
M. orbicularis oculi
M. rectus superior
N. opticus [II]
Septum orbitale
M. tarsalis superior (glatter Muskel)
Vagina externa
Fornix conjunctivae superior
Tarsus superior
Tunica conjunctiva
Gl. tarsalis (= Meibom-Drüsen)
Mündungen der Gll. tarsales
(= Meibom-Drüsen)
Cilium
Gl. tarsalis
Saccus conjunctivalis
Tarsus inferior
M. orbicularis oculi
M. rectus inferior
Lig. suspensorium
M. obliquus inferior

Sagittalschnitt durch Orbita und Augapfel
Sagittal section through orbit and eyeball

Lig. suspensorium
Cornea
Lens
Iris
Lig. suspensorium
Periosteum
Saccus lacrimalis
Lig. suspensorium bulbi (= Lockwood-Band)
Lig. suspensorium bulbi (= Lockwood-Band)
Retina
Choroidea
Vagina bulbi
Sclera
Periorbita
M. rectus medialis
M. rectus lateralis
N. opticus [II]

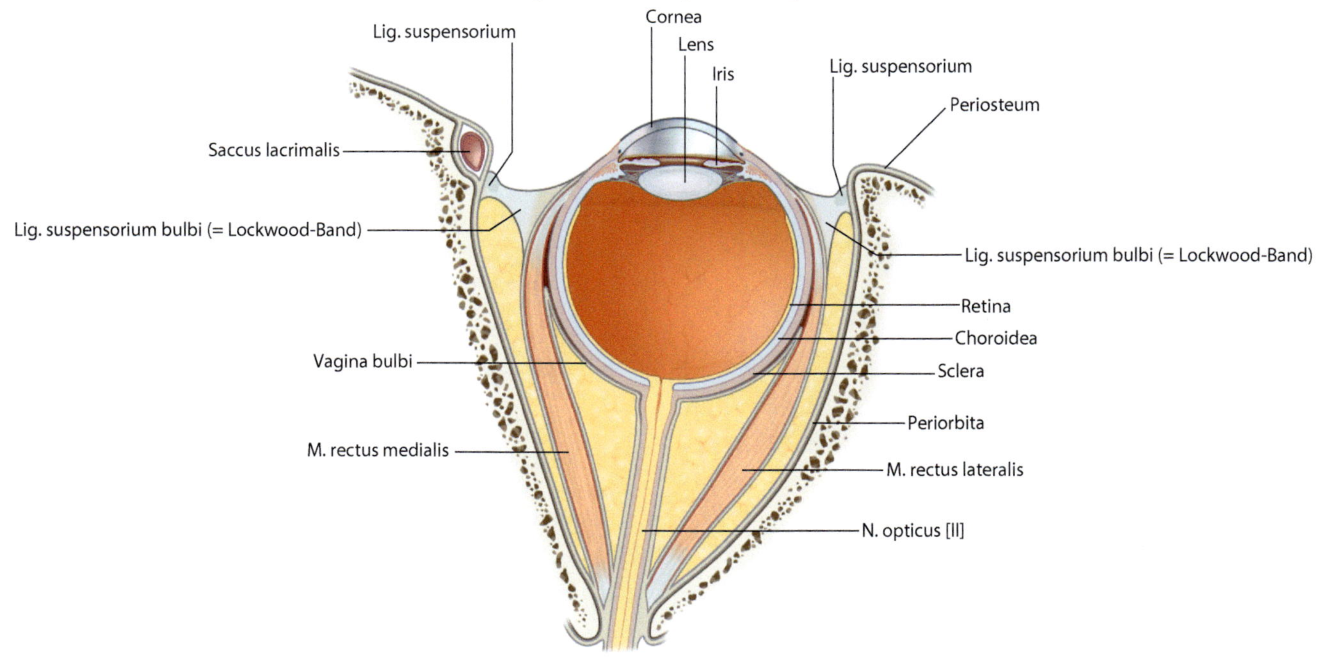

Horizontal-(Axial-)Schnitt durch Orbita und Augapfel
Horizontal (axial) section through orbit and eyeball

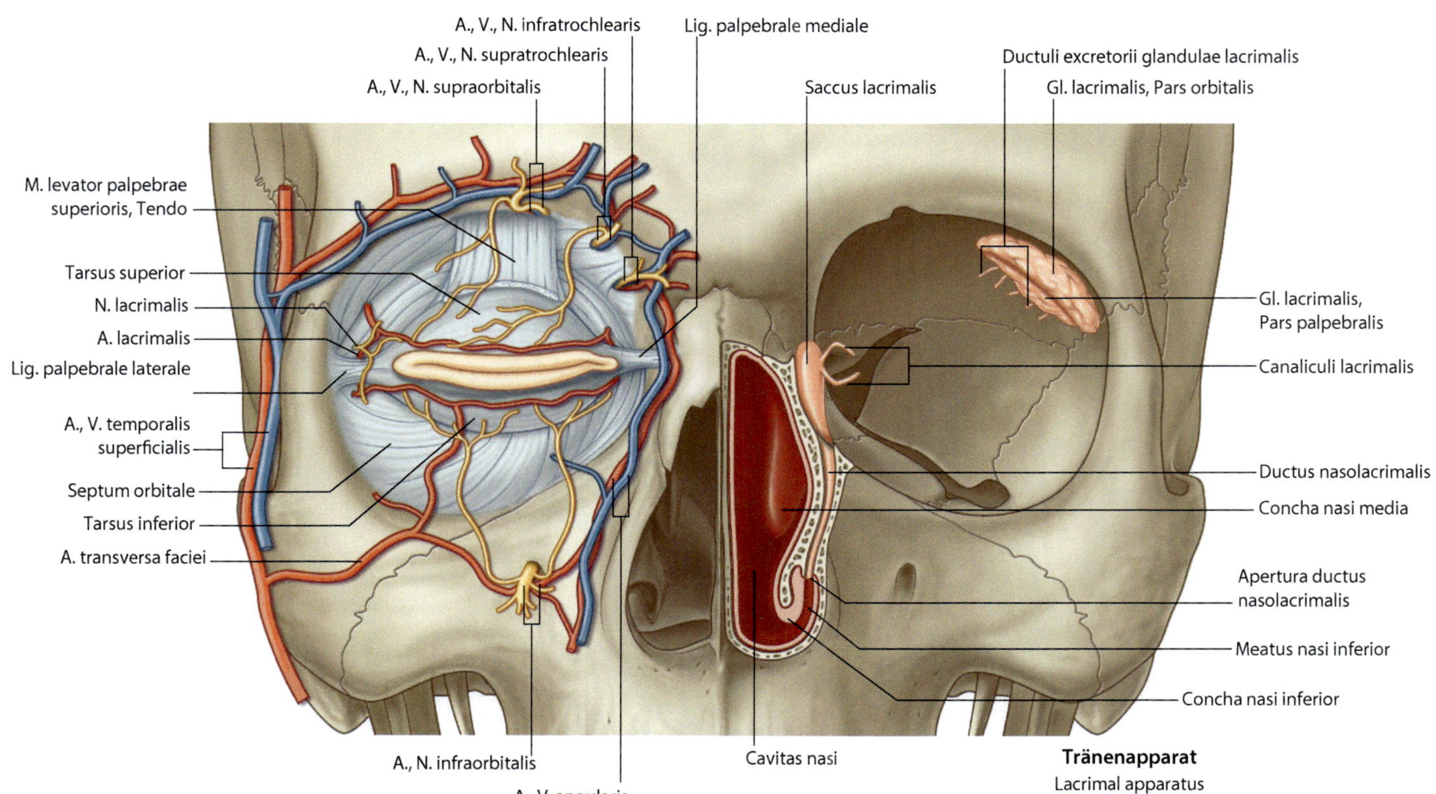

Gefäßversorgung und Nerven des Augenlids
Vasculature and nerves of the eyelids

Tränenapparat
Lacrimal apparatus

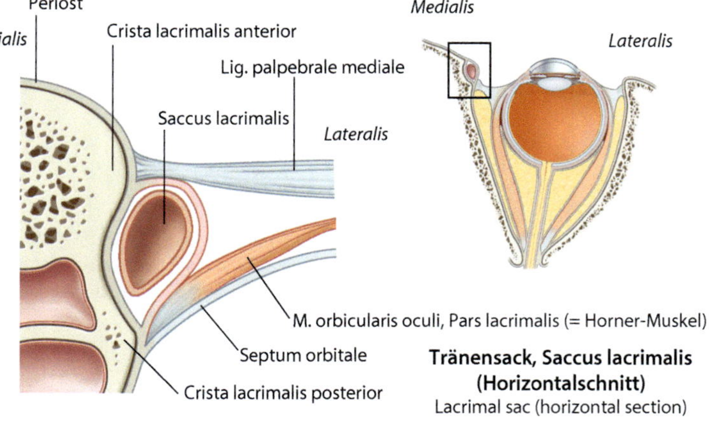

Tränensack, Saccus lacrimalis (Horizontalschnitt)
Lacrimal sac (horizontal section)

Caruncula lacrimalis
Plica lacrimalis
Rima palpebrarum
Papilla lacrimalis
Punctum lacrimale

Papilla lacrimalis und Punctum lacrimale des linken Auges
Lacrimal papilla and punctum of left eye

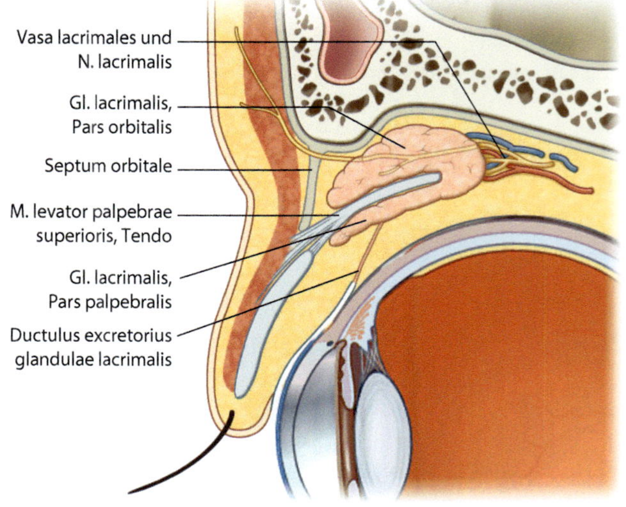

Gl. lacrimalis und M. levator palpebrae superioris (Parasagittalschnitt)
Lacrimal gland and levator palpebrae superioris (parasagittal section)

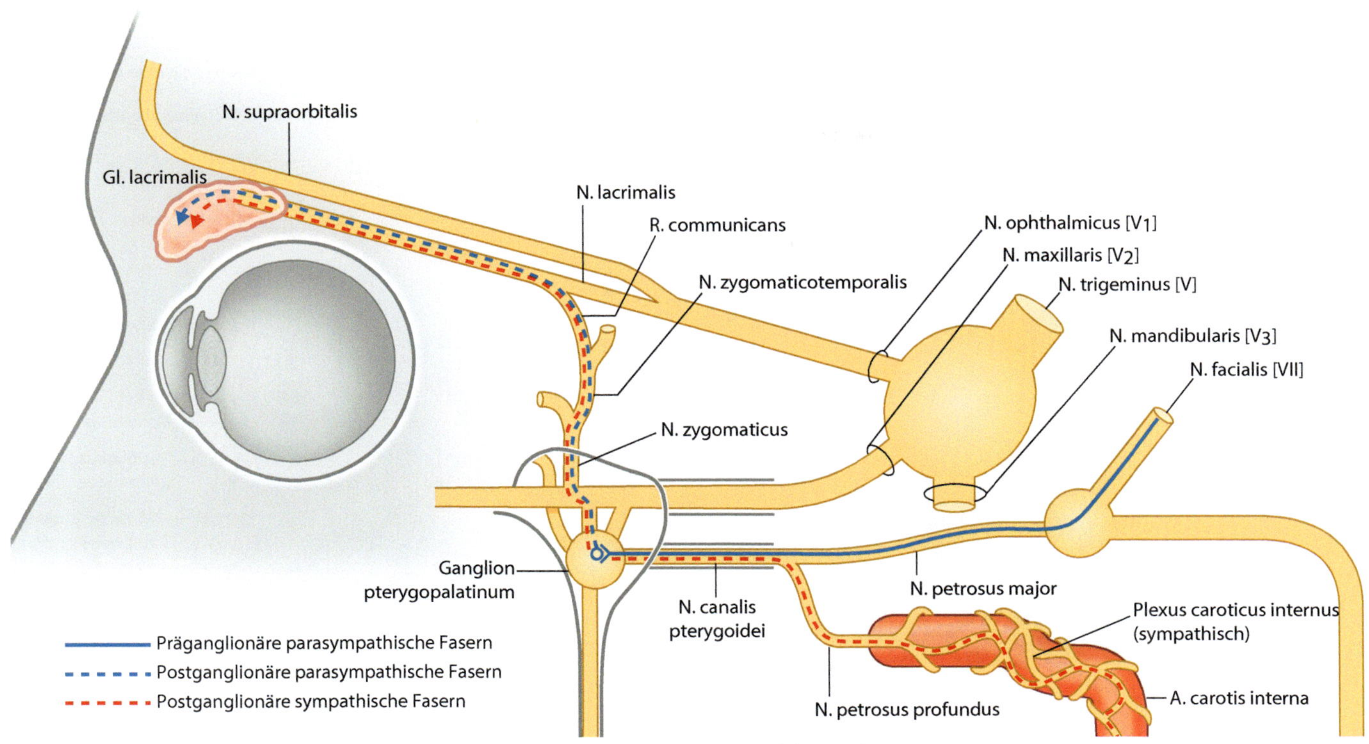

Viszeral efferente Innervation der Gl. lacrimalis
Visceral efferent innervation of the lacrimal gland

M. rectus medialis
Gl. lacrimalis
Bulbus oculi
M. rectus inferior
Gl. lacrimalis
Bulbus oculi
Cavitas oris
Lingua

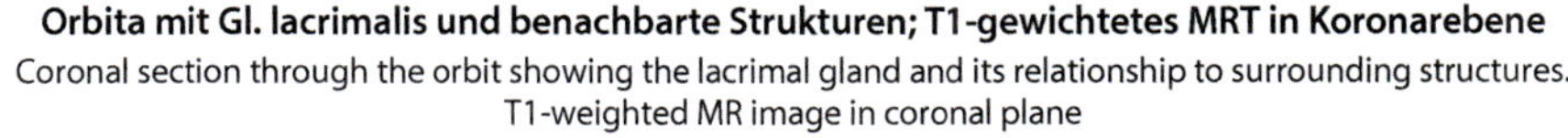

Orbita mit Gl. lacrimalis und benachbarte Strukturen; T1-gewichtetes MRT in Koronarebene
Coronal section through the orbit showing the lacrimal gland and its relationship to surrounding structures. T1-weighted MR image in coronal plane

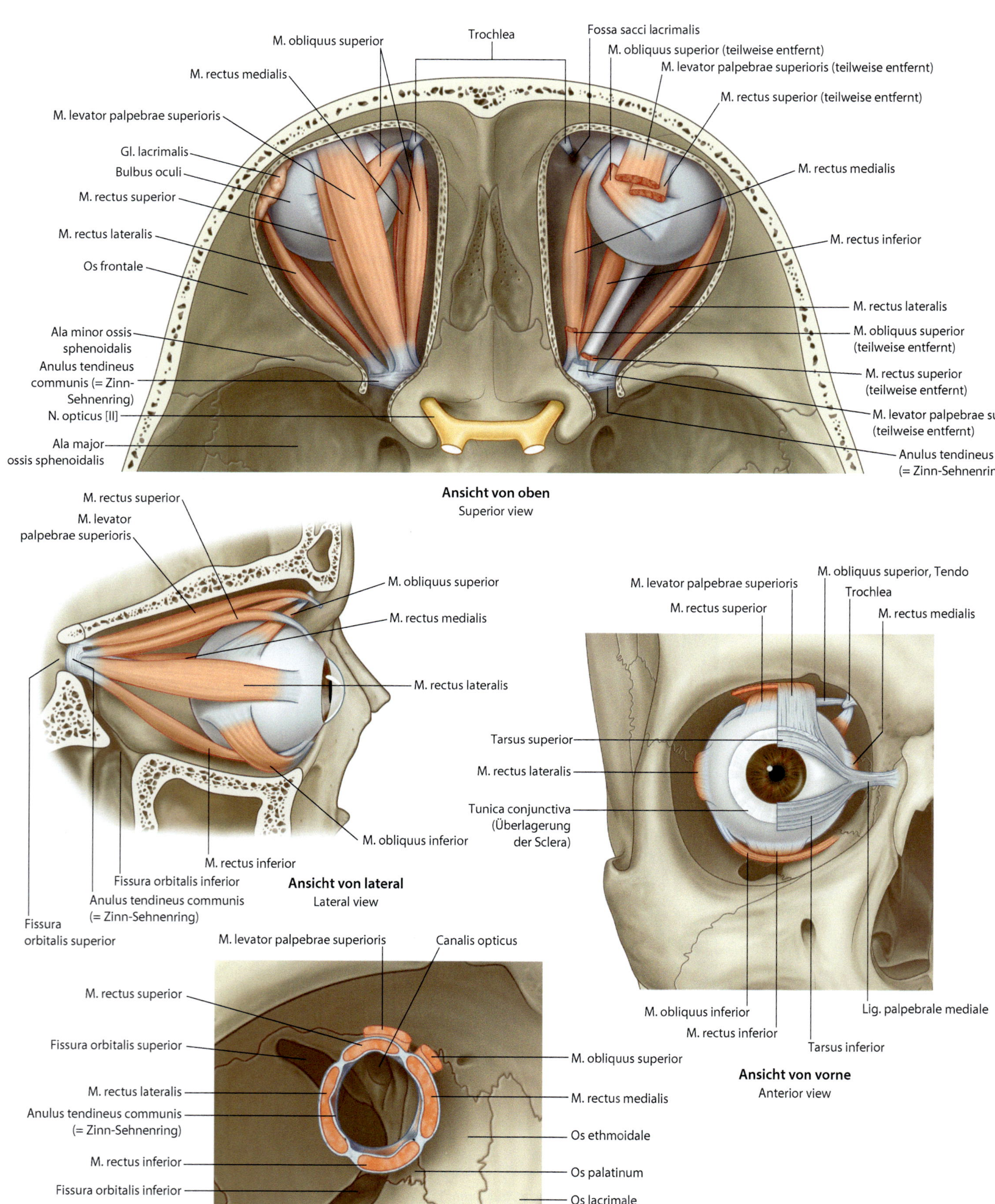

Ursprünge der Muskeln des Augenbulbus, Bulbus oculi
Origins of muscles of the eyeball

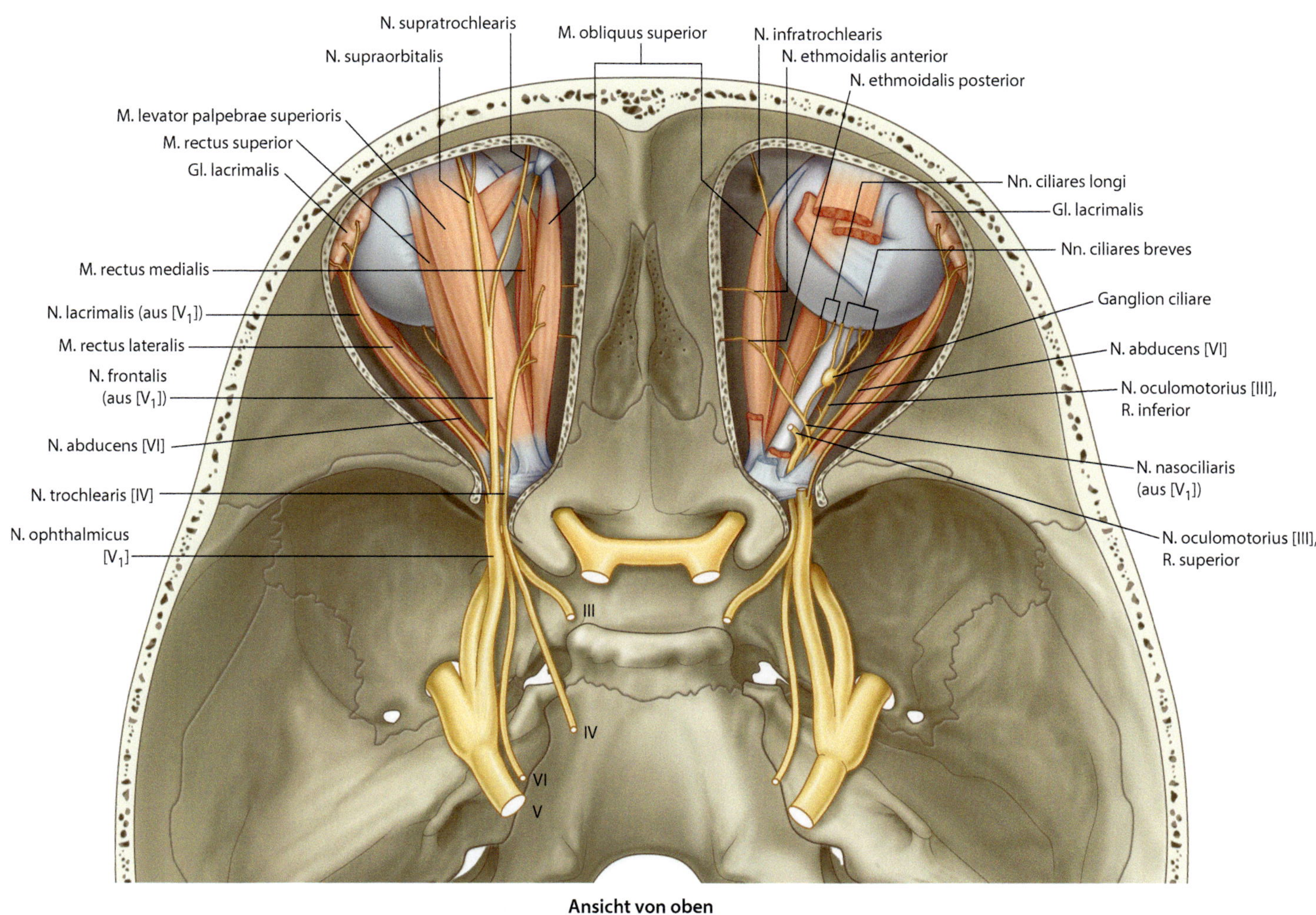

Ansicht von oben
Superior view

N. lacrimalis (aus [V1])
Nn. ciliares longi
N. nasociliaris (aus [V1])
N. trochlearis [IV]
M. rectus superior
N. frontalis (aus [V1])
M. levator palpebrae superioris
M. obliquus superior
M. rectus medialis
M. rectus lateralis
Ganglion ciliare
M. obliquus inferior
M. rectus inferior
N. oculomotorius [III], R. inferior

Ansicht von lateral
Lateral view

N. ophthalmicus [V1], R. frontalis
N. trochlearis [IV]
N. ophthalmicus [V1], R. lacrimalis
N. opticus [II]
A. meningea recurrens (aus A. ophthalmica der Orbita)
A. ophthalmica
V. ophthalmica superior
N. oculomotorius [III], R. superior
N. ophthalmicus [V1], R. nasociliaris
N. abducens [VI]
Anulus tendineus communis
N. oculomotorius [III], R. inferior
V. ophthalmica inferior

Ansicht von vorne
Anterior view

Heben der Sehachse
M. obliquus inferior
M. rectus superior
Abduktion
M. rectus lateralis
M. rectus medialis
Adduktion
M. obliquus superior
M. rectus inferior
Senken der Sehachse

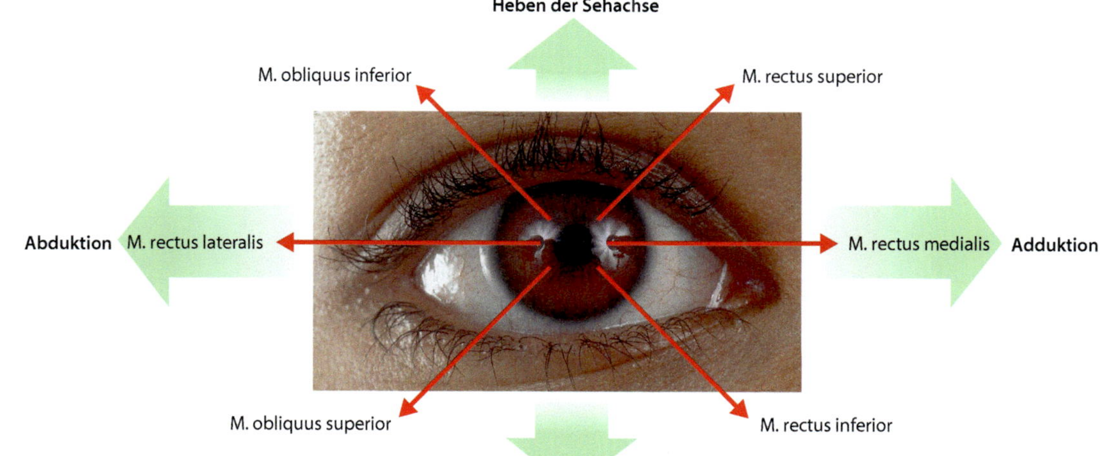

Funktion der einzelnen Muskeln (anatomische Funktion)
Actions of individual muscles (anatomical action)

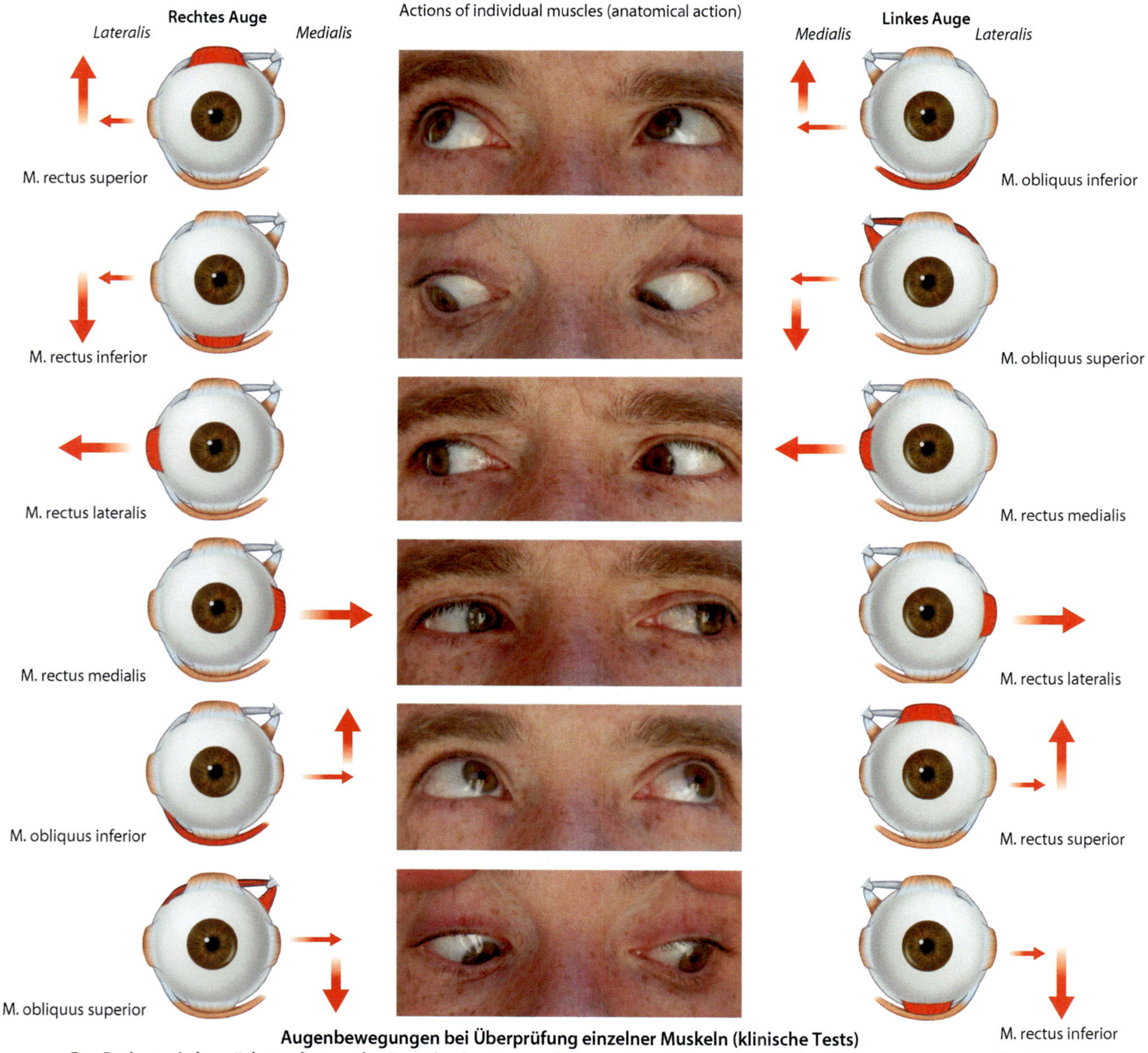

Rechtes Auge
Lateralis
Medialis
Linkes Auge
Medialis
Lateralis
M. rectus superior
M. obliquus inferior
M. rectus inferior
M. obliquus superior
M. rectus lateralis
M. rectus medialis
M. rectus medialis
M. rectus lateralis
M. obliquus inferior
M. rectus superior
M. obliquus superior
M. rectus inferior

Augenbewegungen bei Überprüfung einzelner Muskeln (klinische Tests)
Der Patient wird zunächst gebeten, das Auge in eine Lage zu bringen, in welcher der Muskel am besten getestet werden kann (dünner Pfeil). Der dicke Pfeil zeigt an, in welche Richtung der Patient dann blicken muss, um den Muskel zu überprüfen
Movement of eyes when testing specific muscle (clinical testing).
For testing some muscles, a patient is “asked” to first move the eye into a position (small arrow) where the indicated muscle can best be tested.
The large arrow indicates the direction the patient is then “asked” to move the eye to test the muscle

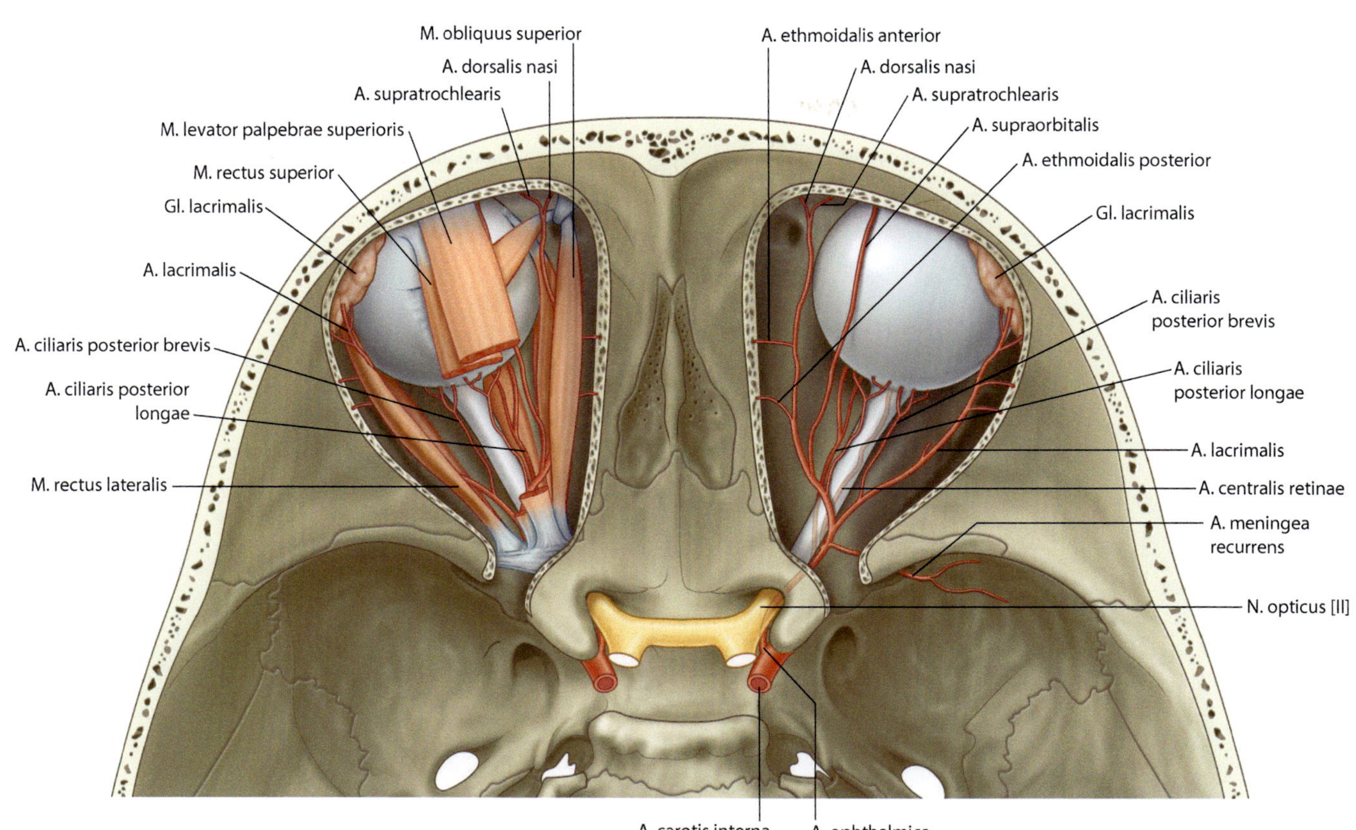

Arterien der Orbita und des Augapfels, Ansicht von oben
Arteries of the orbit and eyeball (superior view)

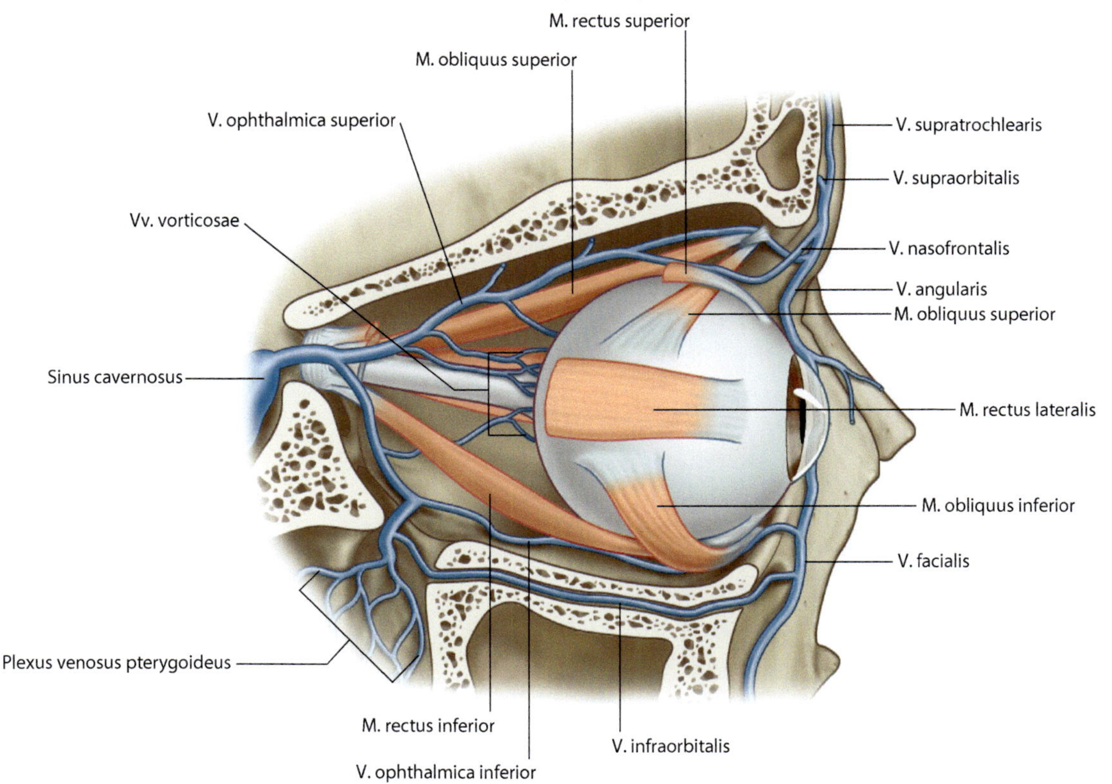

Venöser Abfluss der Orbita und des Augapfels, Ansicht von lateral
Veins of the orbit and eyeball (lateral view)

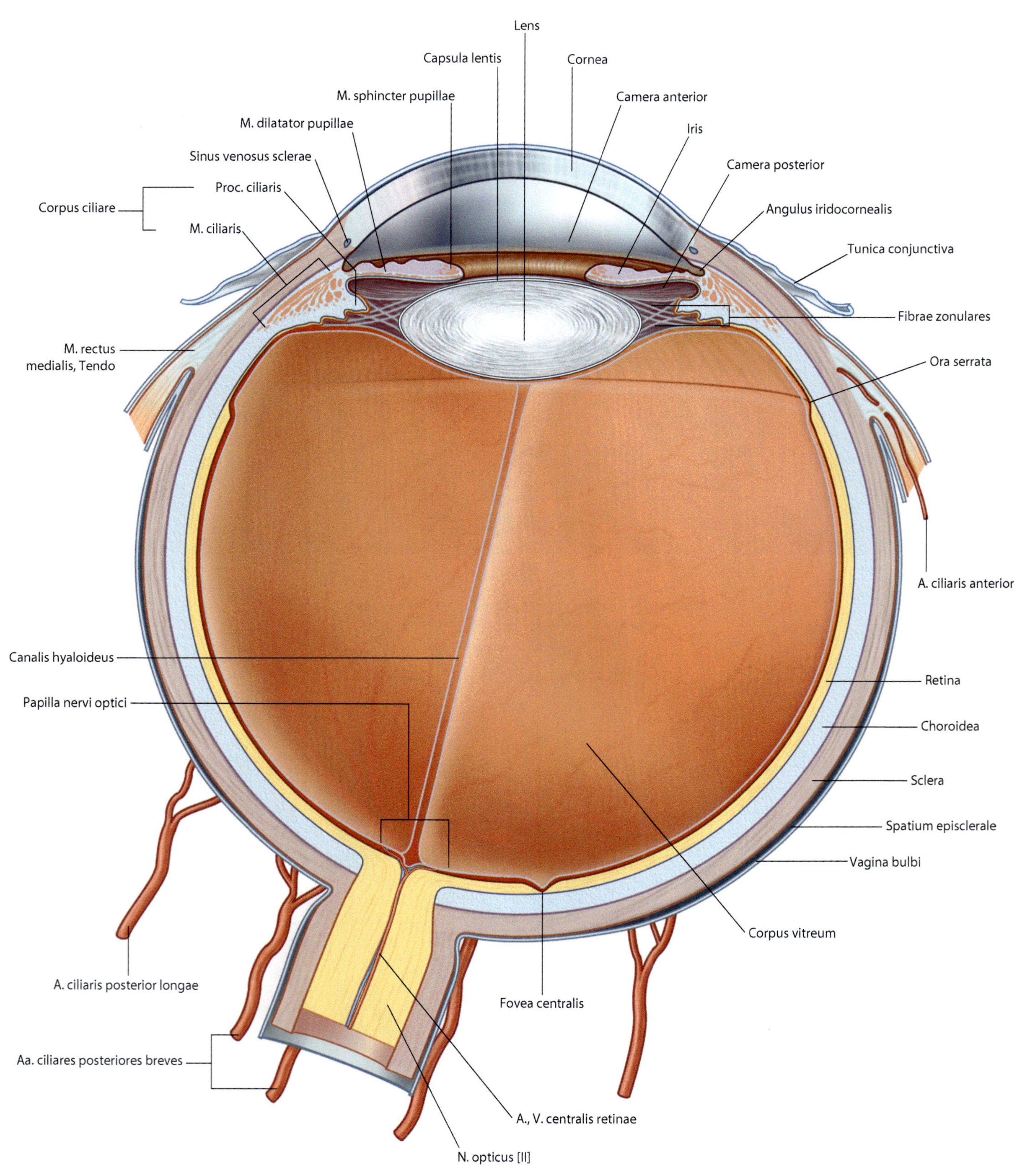

Augapfel, Bulbus oculi, Horizontalschnitt
Eyeball (horizontal section)

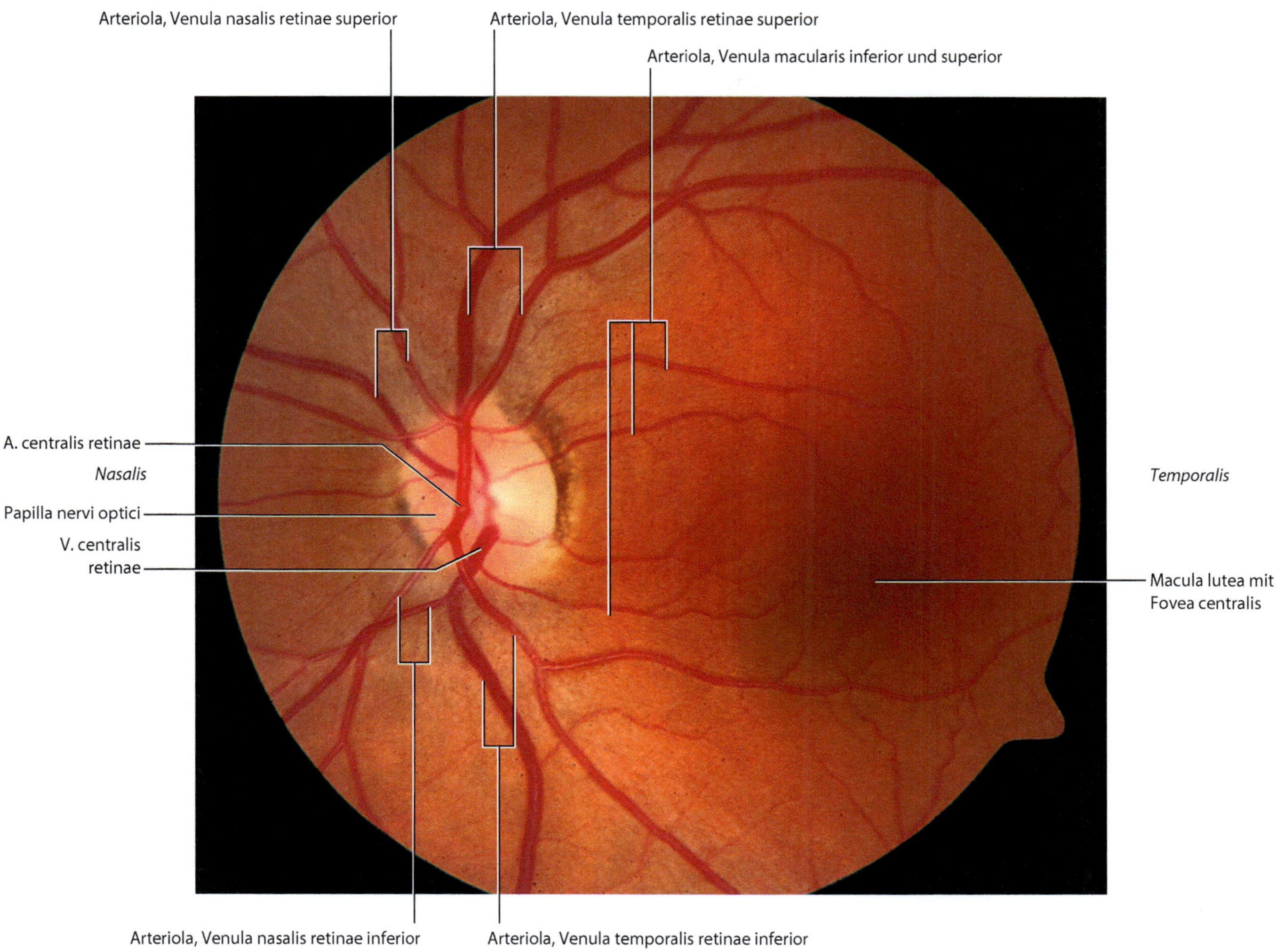

Arteriola, Venula nasalis retinae superior
Arteriola, Venula temporalis retinae superior
Arteriola, Venula macularis inferior und superior
A. centralis retinae
Nasalis
Papilla nervi optici
V. centralis retinae
Temporalis
Macula lutea mit Fovea centralis
Arteriola, Venula nasalis retinae inferior
Arteriola, Venula temporalis retinae inferior

Ophthalmoskopische Ansicht der linken Retina mit Discus nervi optici, Macula lutea und Netzhautgefäßsystem
Ophthalmoscopic view of the left retina showing the optic disc, the macula lutea, and the retinal vasculature.

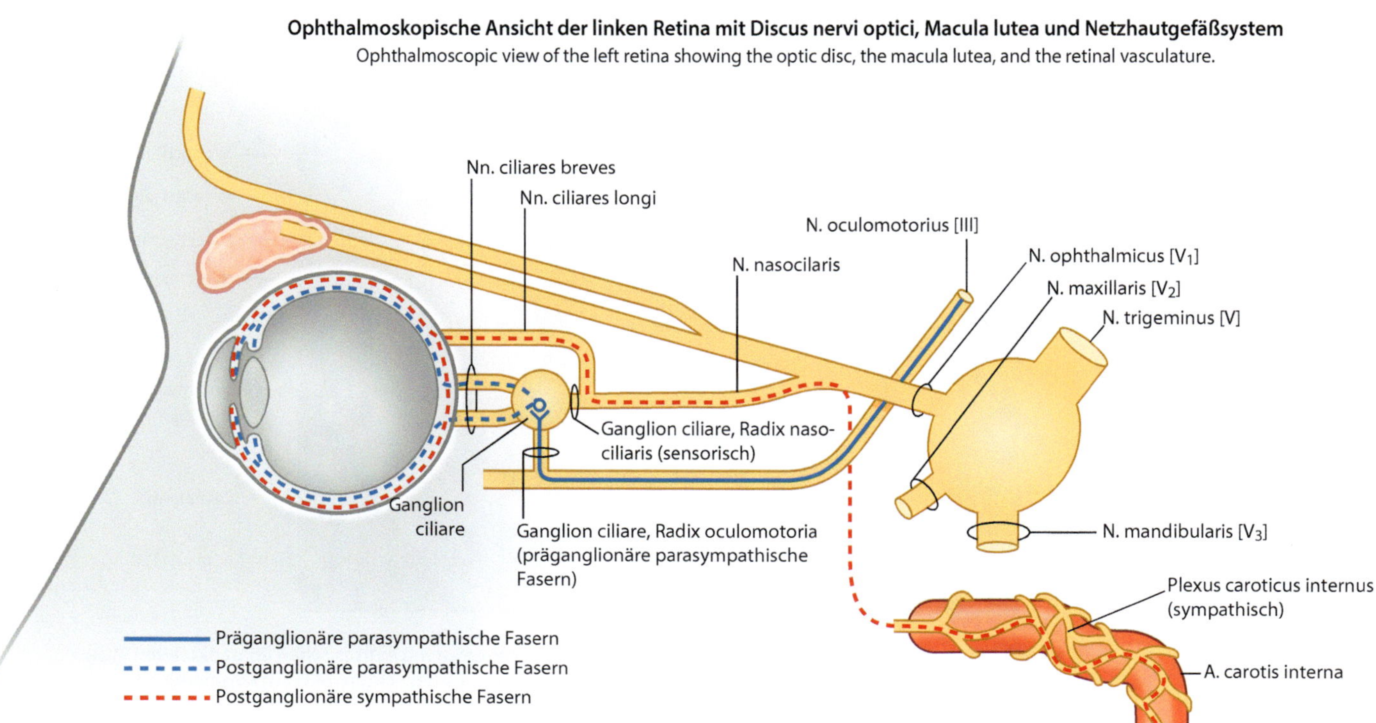

Innervation (motorisch) der inneren Augenmuskeln
Visceral efferent (motor) innervation of eyeball (iris and ciliary body)

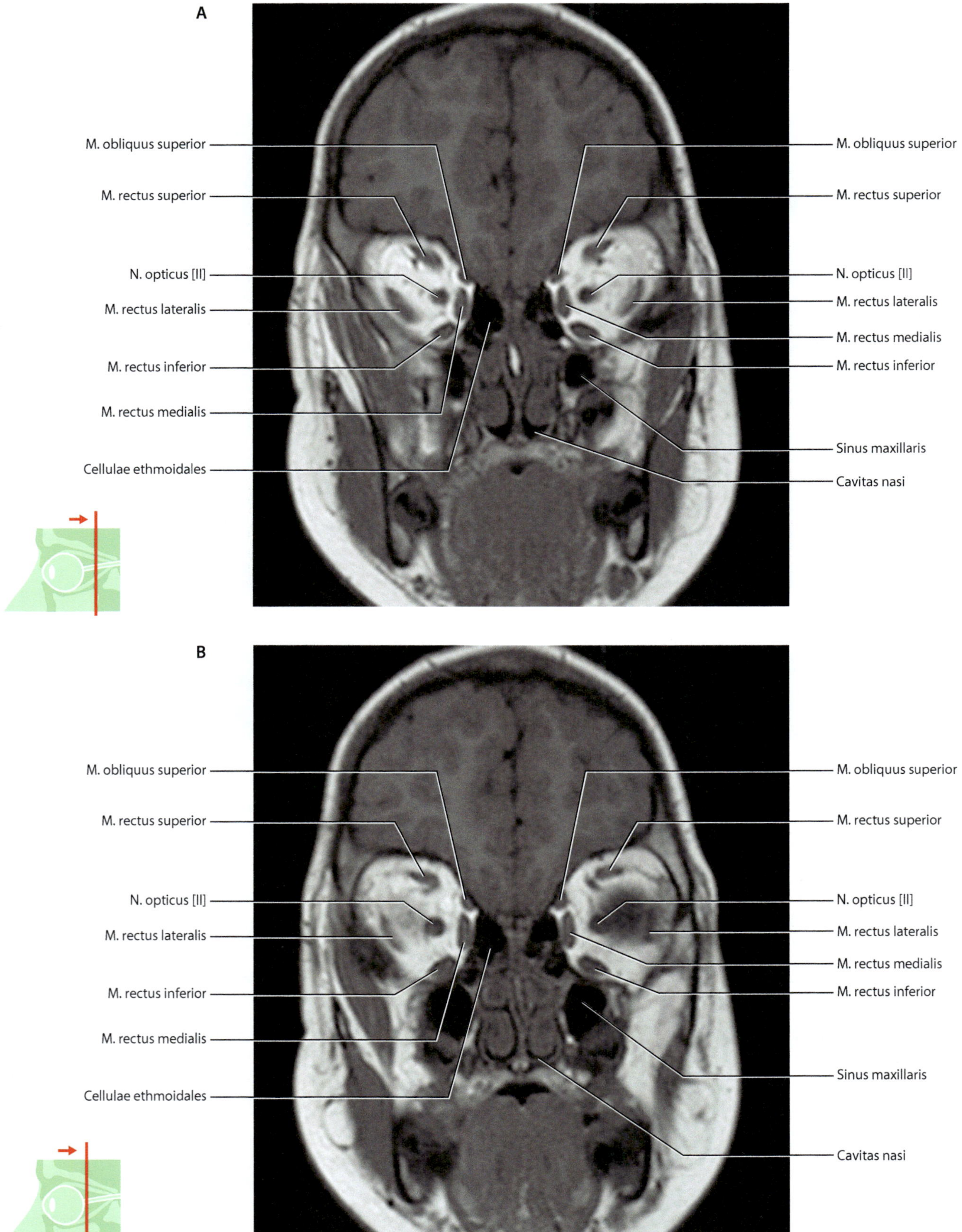

A bis D – Koronarschnitte durch die Orbita von posterior nach anterior mit extrinsischen (extraokulären) Muskeln, deren Beziehung zueinander und zu anderen Strukturen; T1-gewichtete MRTs in Koronarebene

A through D – Coronal sections that pass through the orbit from posterior to anterior showing the extrinsic (extra-ocular) muscles and their relationships with each other and with other structures. T1-weighted MR images in coronal plane

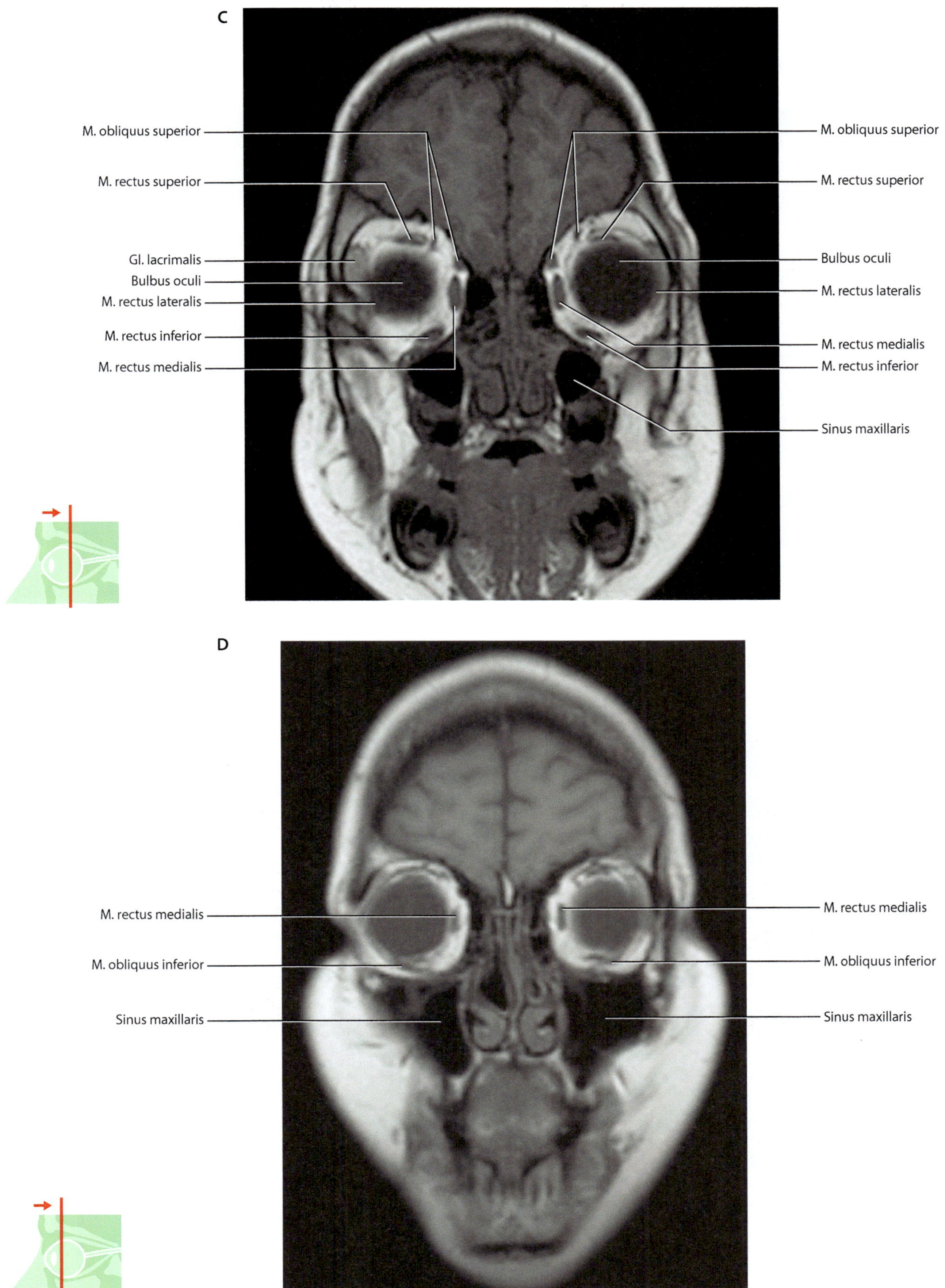
C
M. obliquus superior
M. rectus superior
Gl. lacrimalis
Bulbus oculi
M. rectus lateralis
M. rectus inferior
M. rectus medialis
M. obliquus superior
M. rectus superior
Bulbus oculi
M. rectus lateralis
M. rectus medialis
M. rectus inferior
Sinus maxillaris
D
M. rectus medialis
M. obliquus inferior
Sinus maxillaris
M. rectus medialis
M. obliquus inferior
Sinus maxillaris

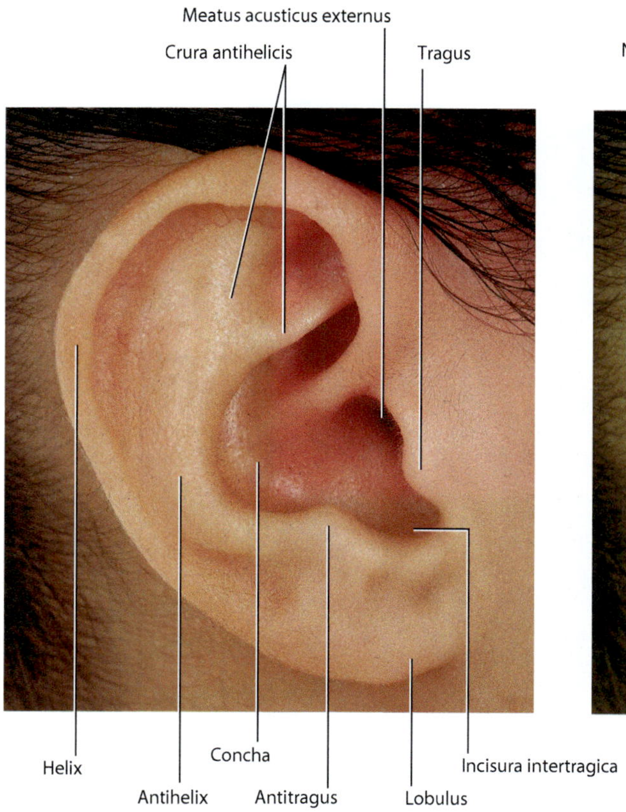

Ohr: Oberflächenanatomie und sensible Innervation
Ear surface and sensory innervation

Meatus acusticus externus
Crura antihelicis
Tragus
Helix
Antihelix
Concha
Antitragus
Lobulus
Incisura intertragica

Äußeres Ohr, Auricula
External ear (auricle)

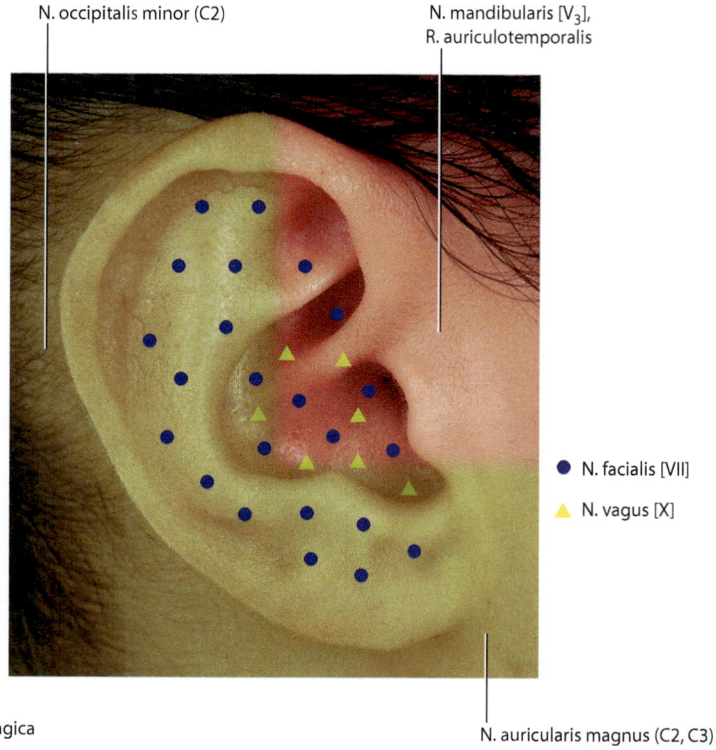

N. occipitalis minor (C2)
N. mandibularis [V_3], R. auriculotemporalis
N. facialis [VII]
N. vagus [X]
N. auricularis magnus (C2, C3)

Sensible Innervation der Ohrmuschel
Sensory innervation of the auricle

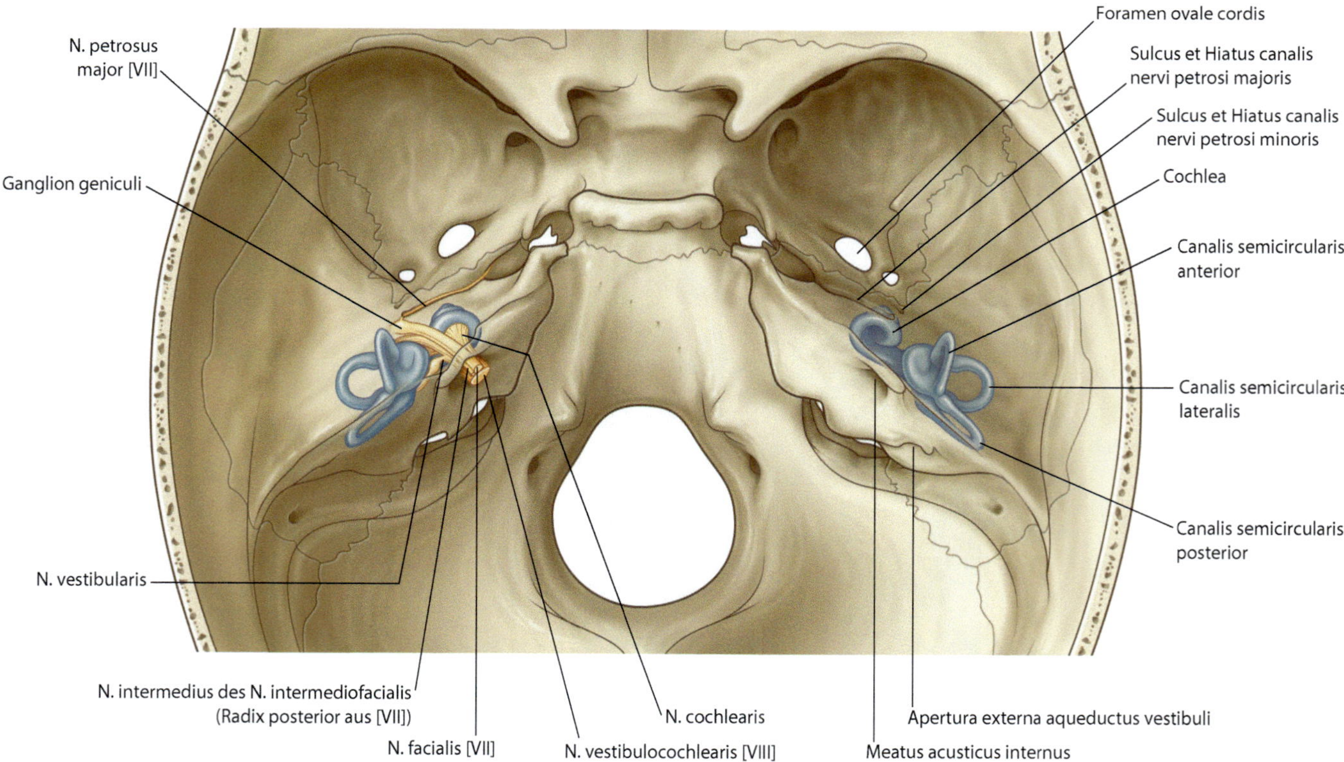

Lage des Innenohrs in der Pars petrosa des Os temporale
Superior projection of internal ear in the temporal bone

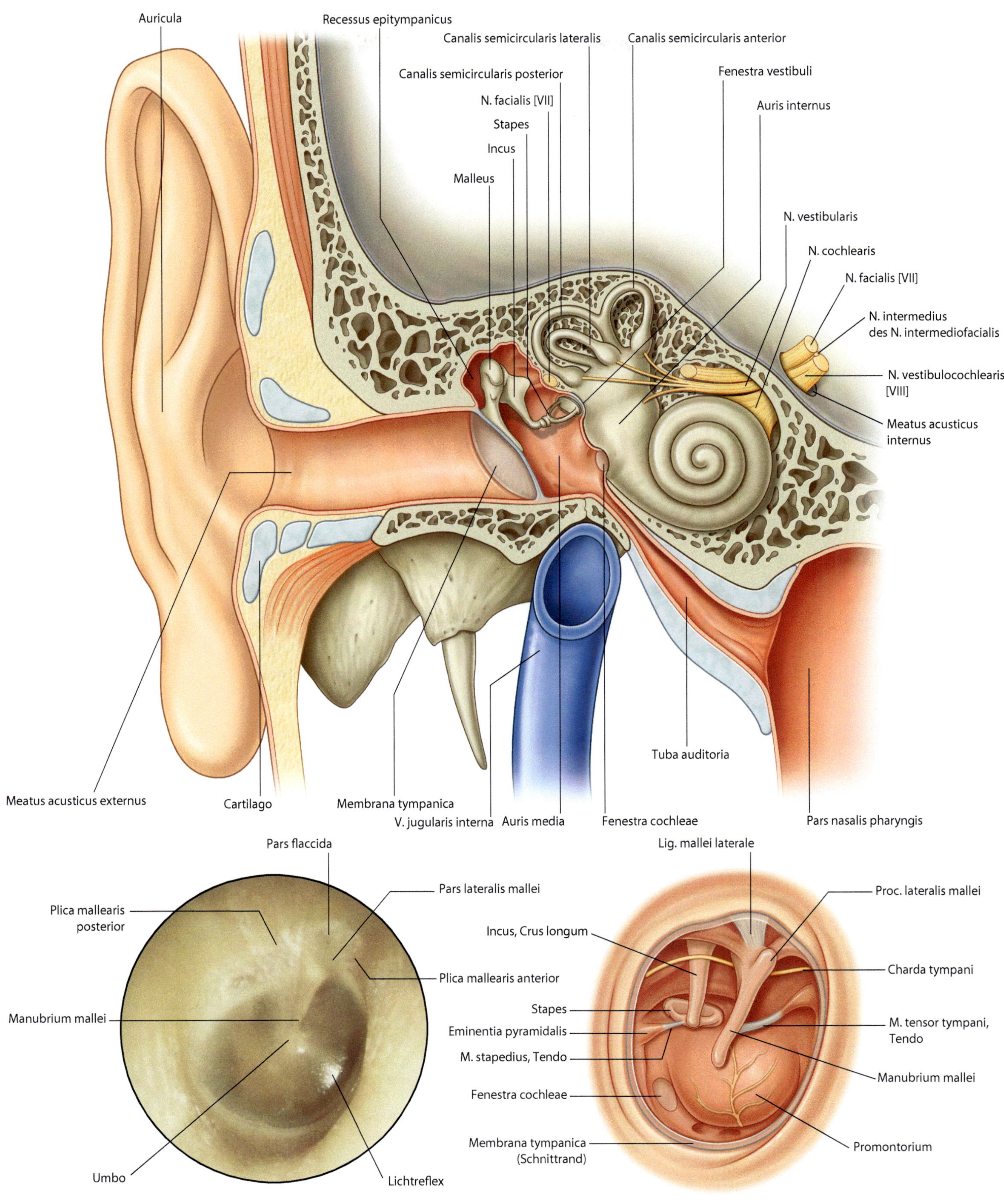

Rechte Membrana tympanica (Trommelfell)
Right tympanic membrane

Blick in die rechte Paukenhöhle, Cavitas tympanica (Membrana tympanica entfernt)
View into right tympanic cavity (tympanic membrane removed)

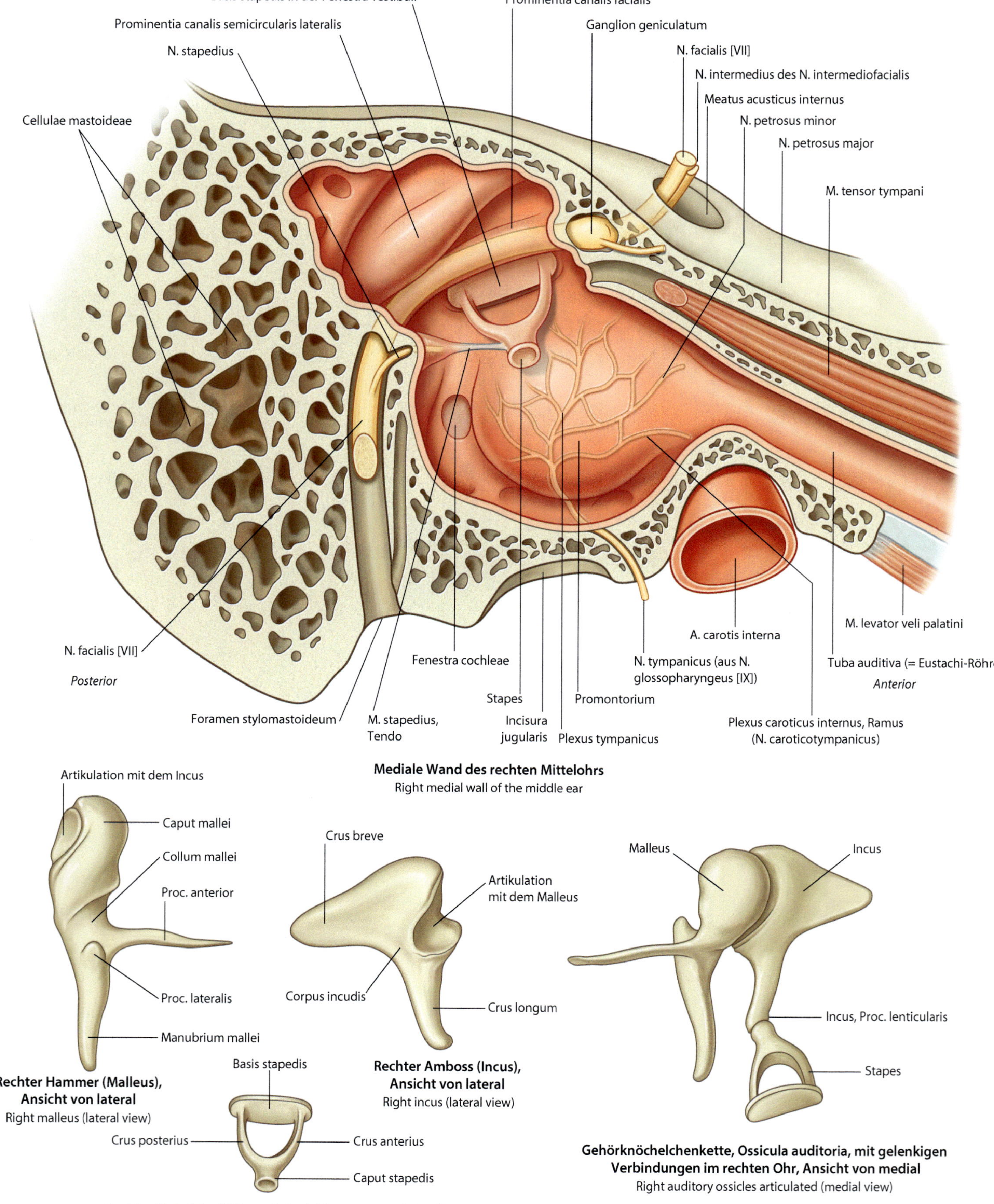

Mediale Wand des rechten Mittelohrs
Right medial wall of the middle ear

Rechter Hammer (Malleus), Ansicht von lateral
Right malleus (lateral view)

Rechter Amboss (Incus), Ansicht von lateral
Right incus (lateral view)

Rechter Steigbügel (Stapes), Ansicht von superolateral
Right stapes (superolateral view)

Gehörknöchelchenkette, Ossicula auditoria, mit gelenkigen Verbindungen im rechten Ohr, Ansicht von medial
Right auditory ossicles articulated (medial view)

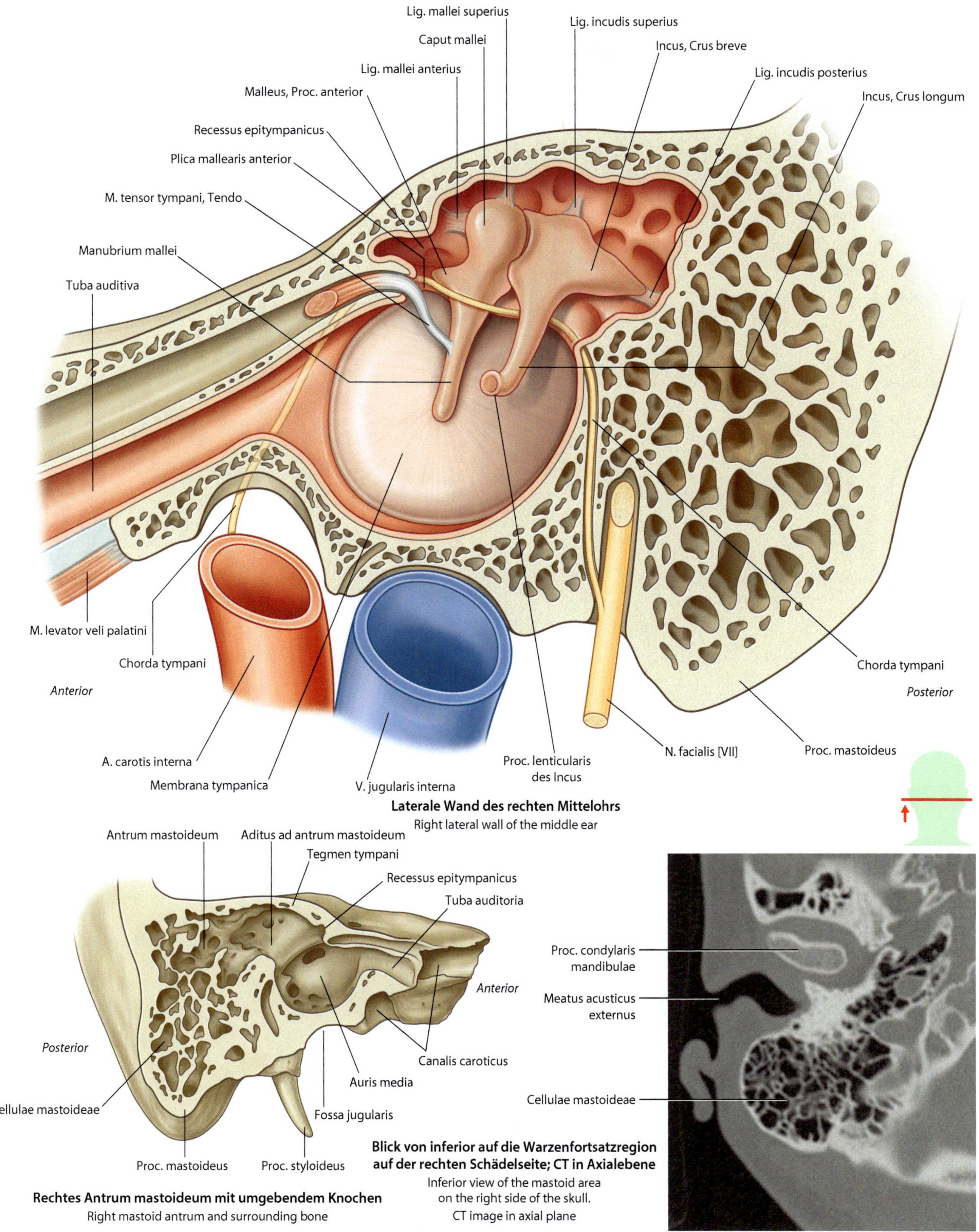

Laterale Wand des rechten Mittelohrs
Right lateral wall of the middle ear

Rechtes Antrum mastoideum mit umgebendem Knochen
Right mastoid antrum and surrounding bone

Blick von inferior auf die Warzenfortsatzregion auf der rechten Schädelseite; CT in Axialebene
Inferior view of the mastoid area on the right side of the skull. CT image in axial plane

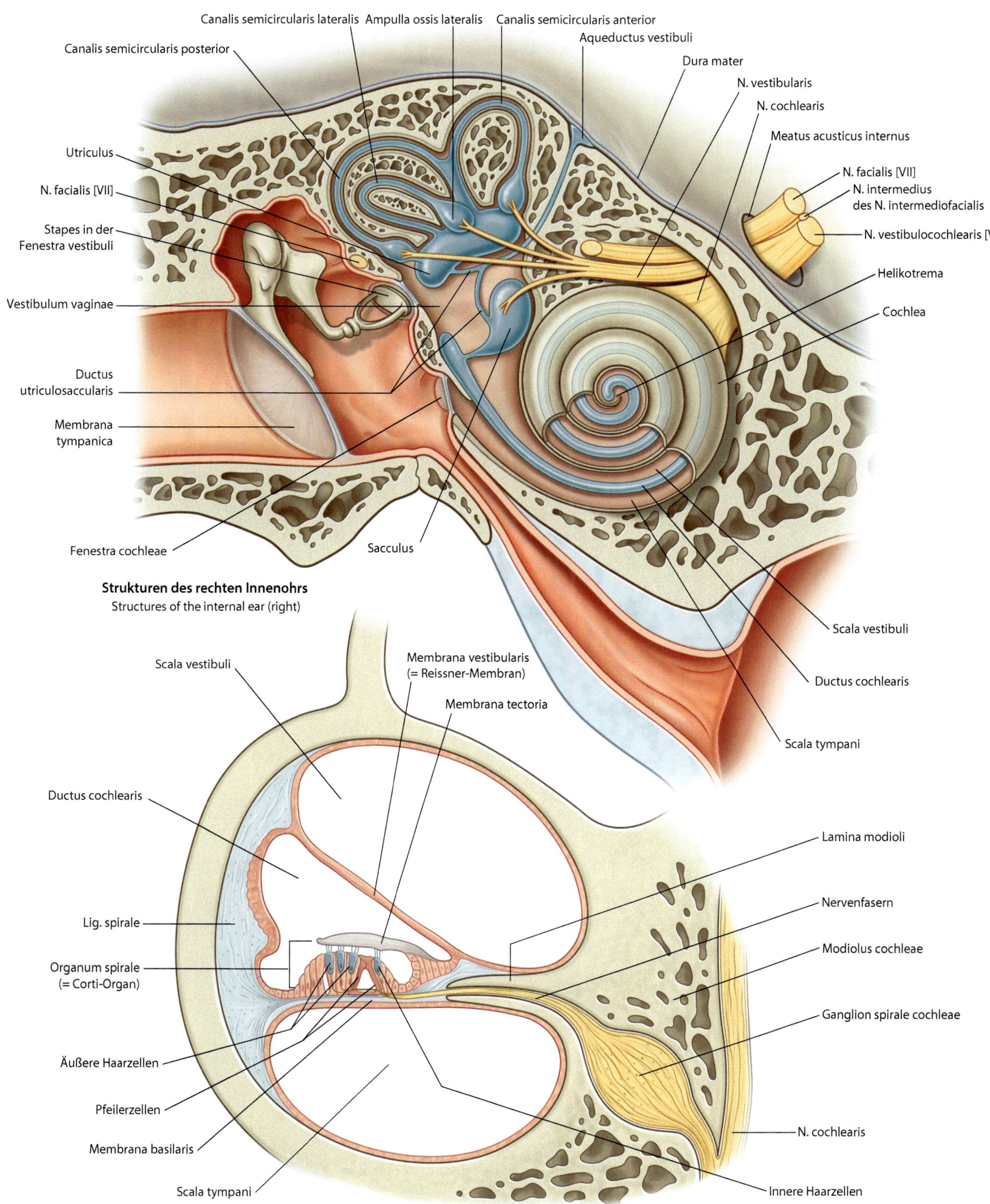

Strukturen des rechten Innenohrs
Structures of the internal ear (right)

Querschnitt durch die Schnecke, Cochlea
Cross section through cochlea

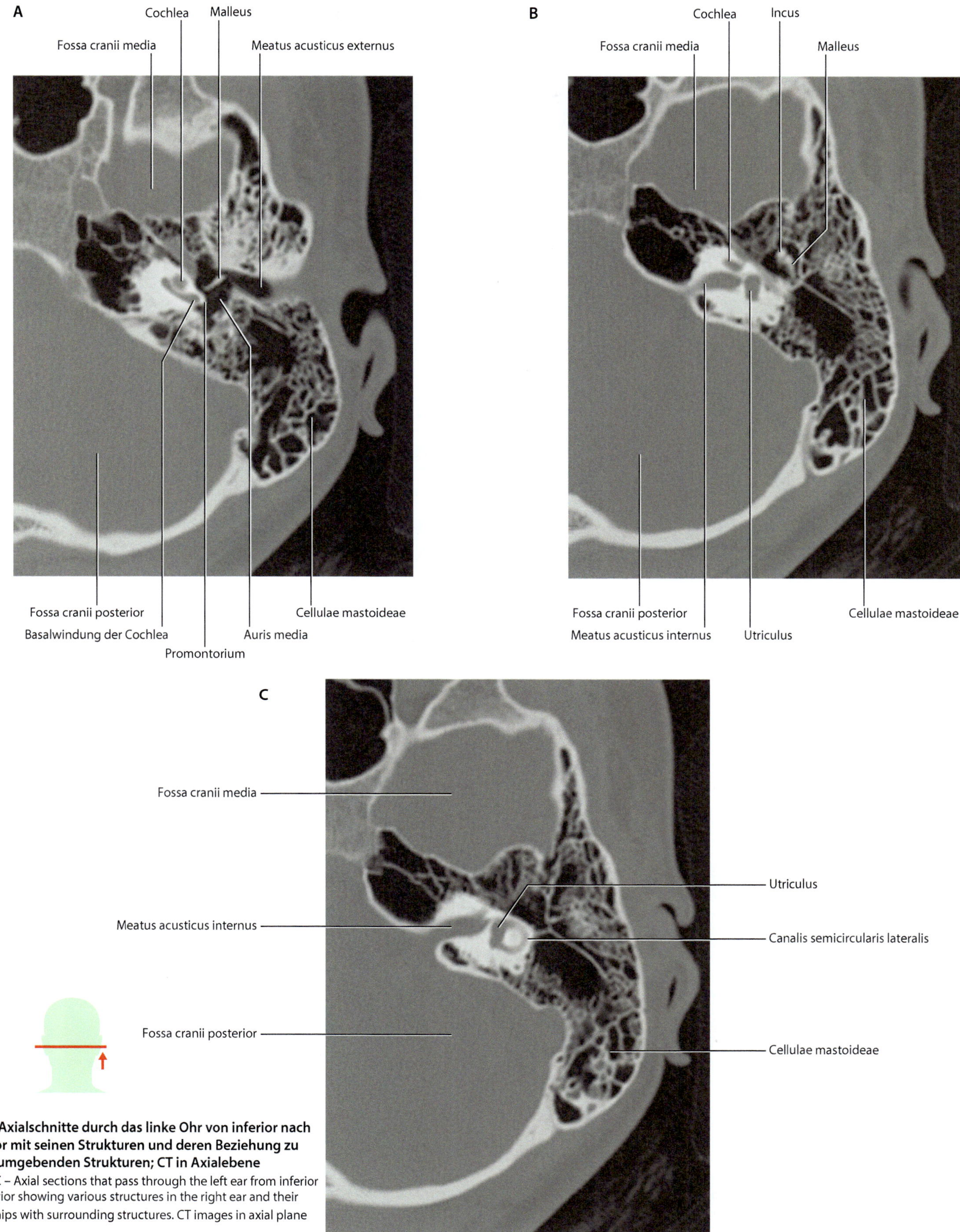

bis C – Axialschnitte durch das linke Ohr von inferior nach superior mit seinen Strukturen und deren Beziehung zu umgebenden Strukturen; CT in Axialebene

hrough C – Axial sections that pass through the left ear from inferior to superior showing various structures in the right ear and their elationships with surrounding structures. CT images in axial plane

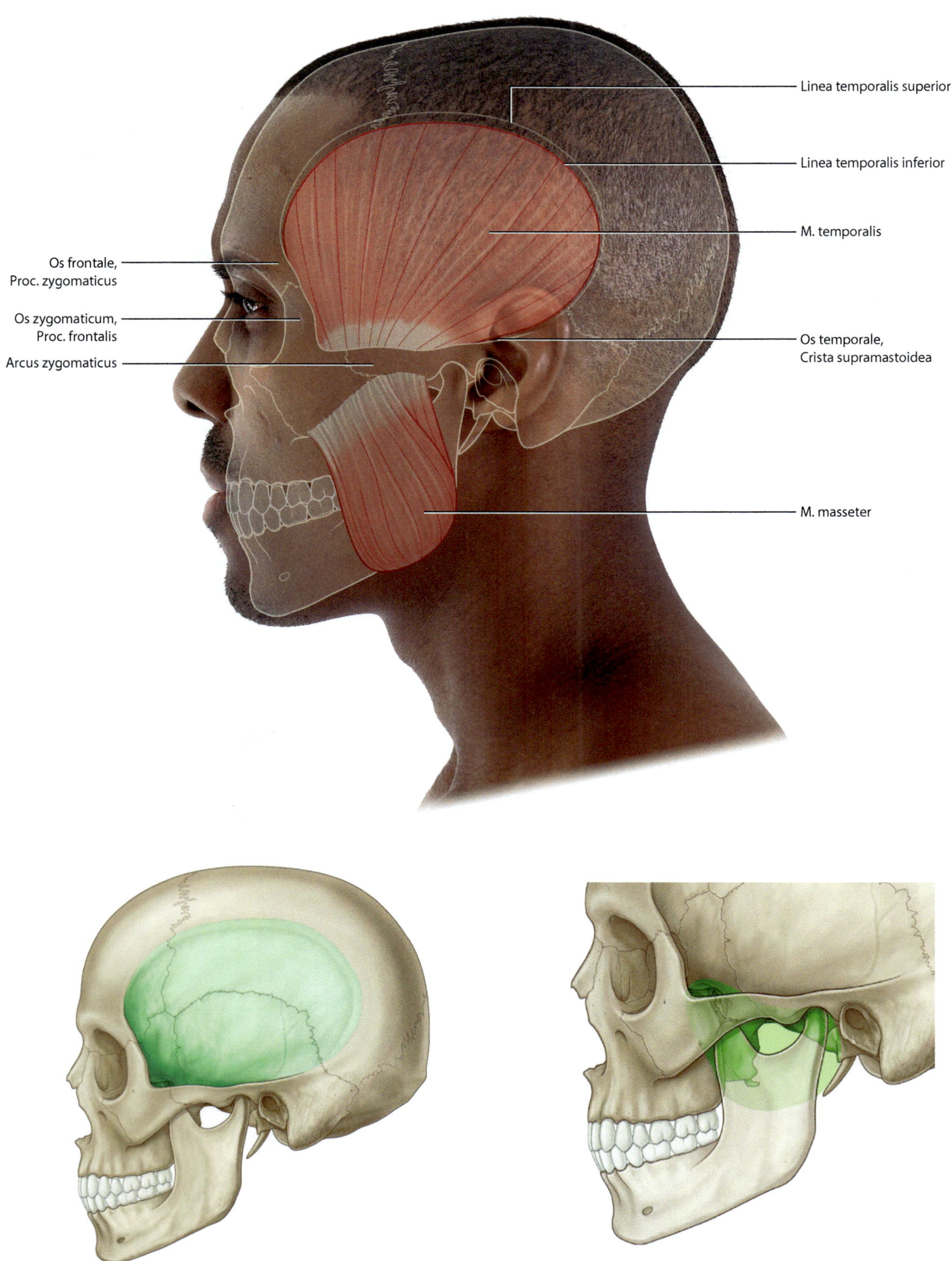

Fossa temporalis
Temporal fossa

Fossa infratemporalis
Infratemporal fossa

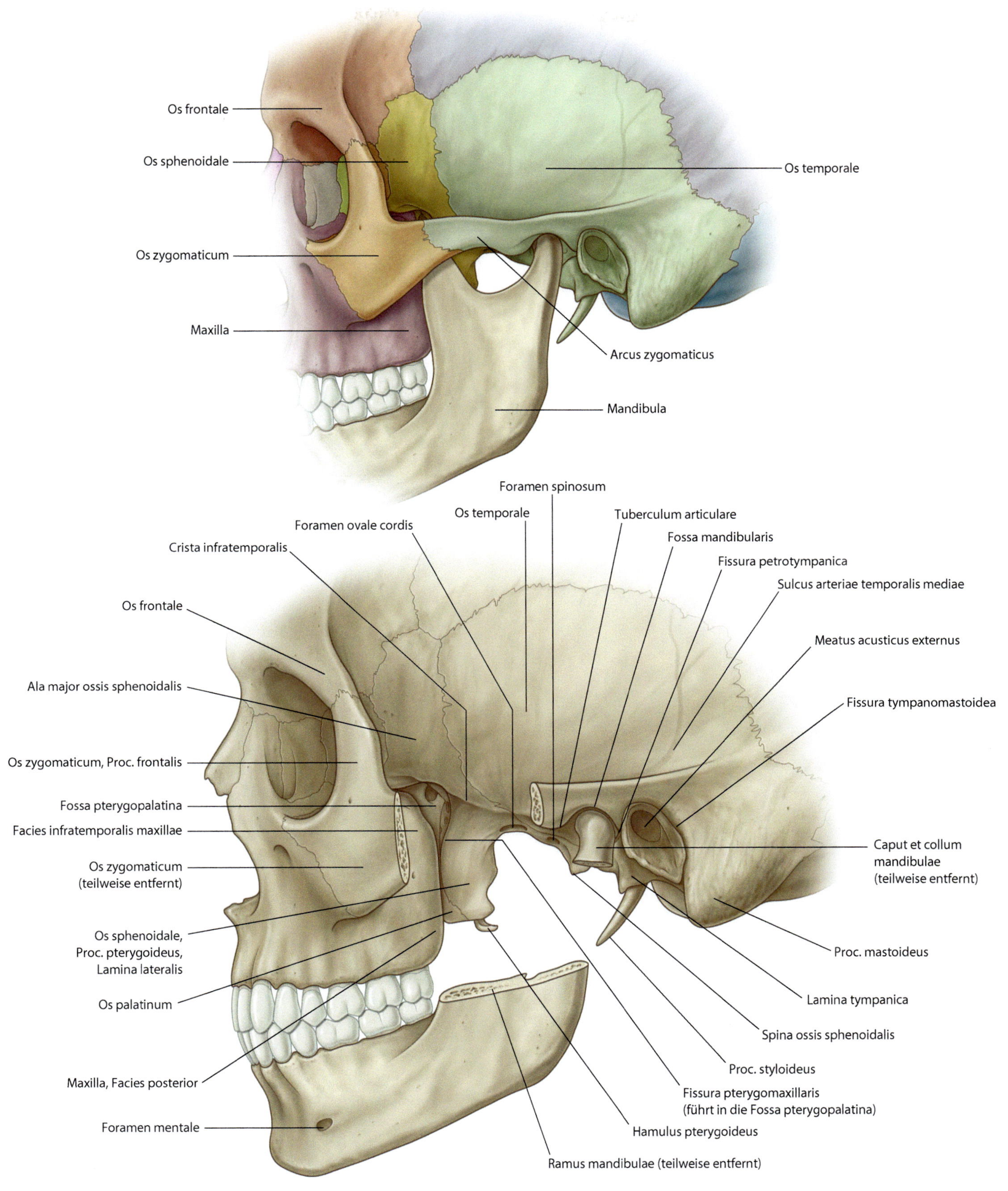

Knochen der Fossae temporalis und infratemporalis
Bones of the temporal and infratemporal fossae

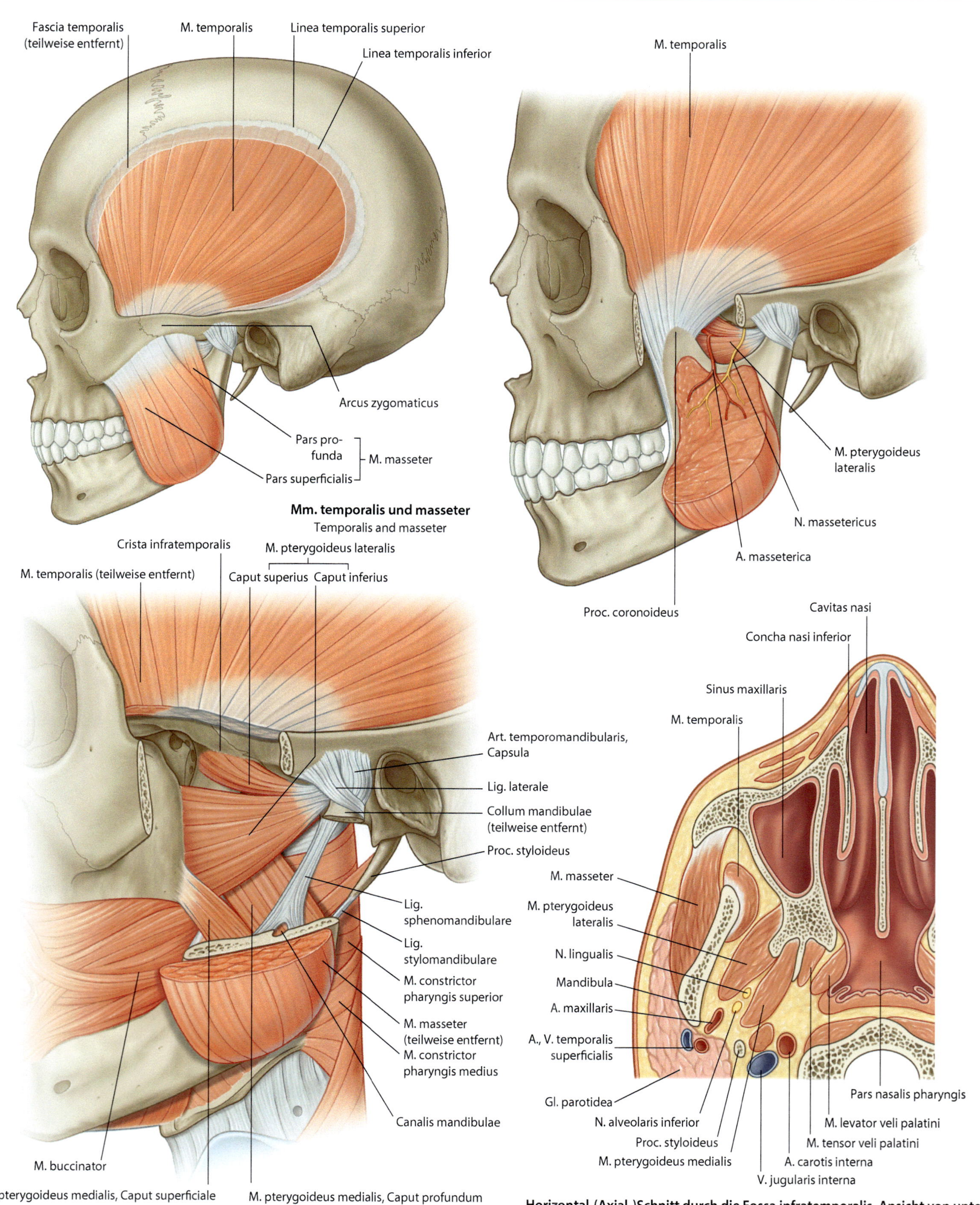

Mm. temporalis und masseter
Temporalis and masseter

Muskeln der Fossa infratemporalis
Muscles of the infratemporal fossa

Horizontal-(Axial-)Schnitt durch die Fossa infratemporalis, Ansicht von unten
Horizontal (axial) through infratemporal fossa (inferior view)

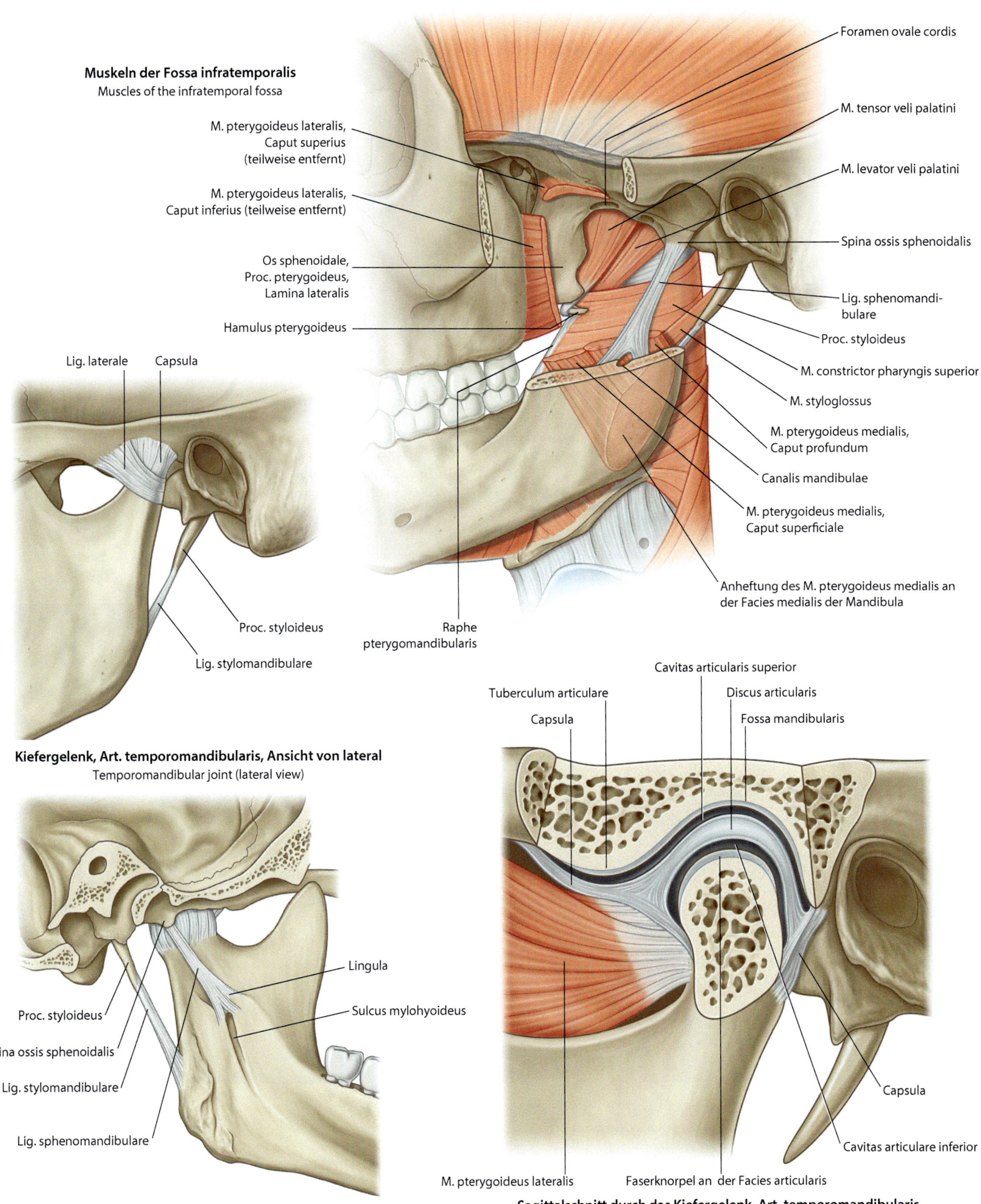

Kiefergelenk, Art. temporomandibularis, Ansicht von lateral
Temporomandibular joint (lateral view)

Kiefergelenk, Art. temporomandibularis, Ansicht von medial
Temporomandibular joint (medial view)

Sagittalschnitt durch das Kiefergelenk, Art. temporomandibularis
Sagittal section through temporomandibular joint

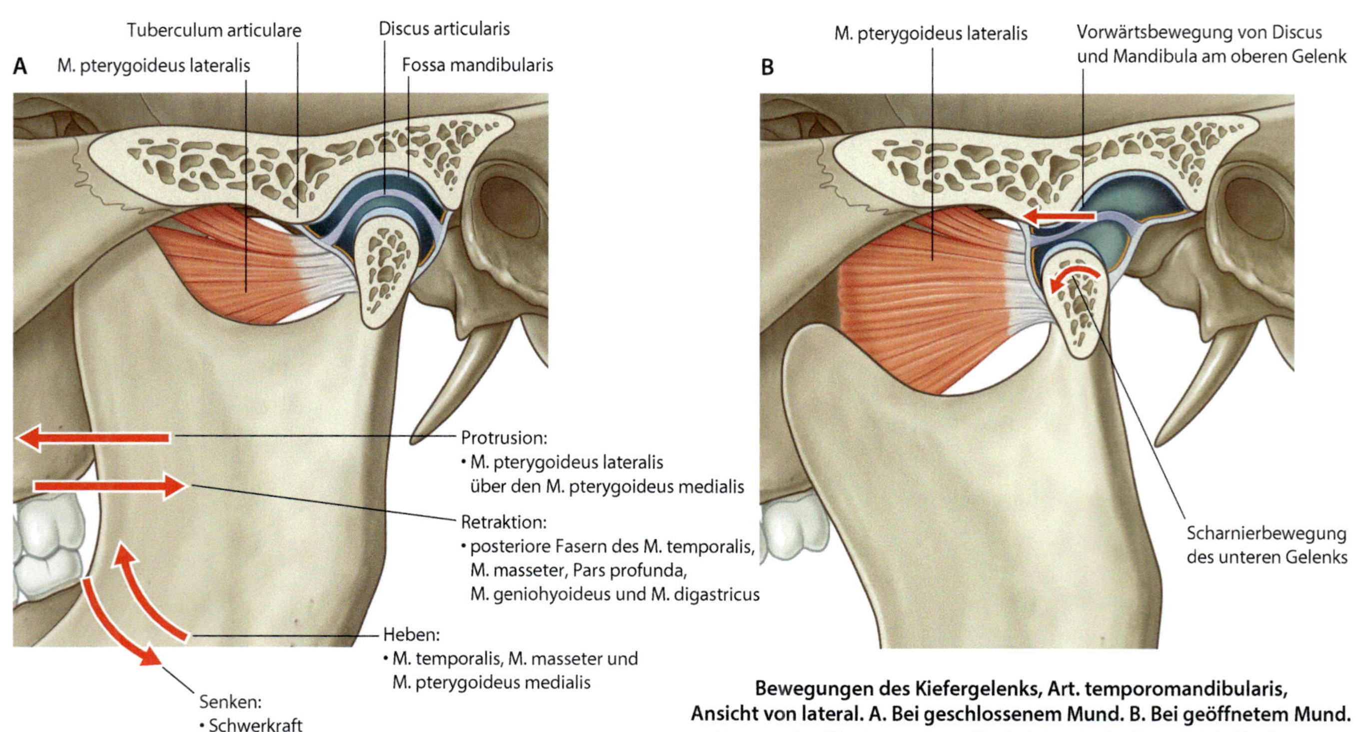

Bewegungen des Kiefergelenks, Art. temporomandibularis, Ansicht von lateral. A. Bei geschlossenem Mund. B. Bei geöffnetem Mund.
Movements of the temporomandibular joint. A. Mouth closed. B. Mouth open

A
Proc. coronoideus
Os zygomaticum
Tuberculum articulare
Meatus acusticus externus
Corpus mandibulae
Os hyoideum
Ramus mandibulae
Proc. condylaris
Angulus mandibulae

B
Proc. coronoideus
Os zygomaticum
Tuberculum articulare
Meatus acusticus externus
Corpus mandibulae
Ramus mandibulae
Proc. condylaris
Angulus mandibulae

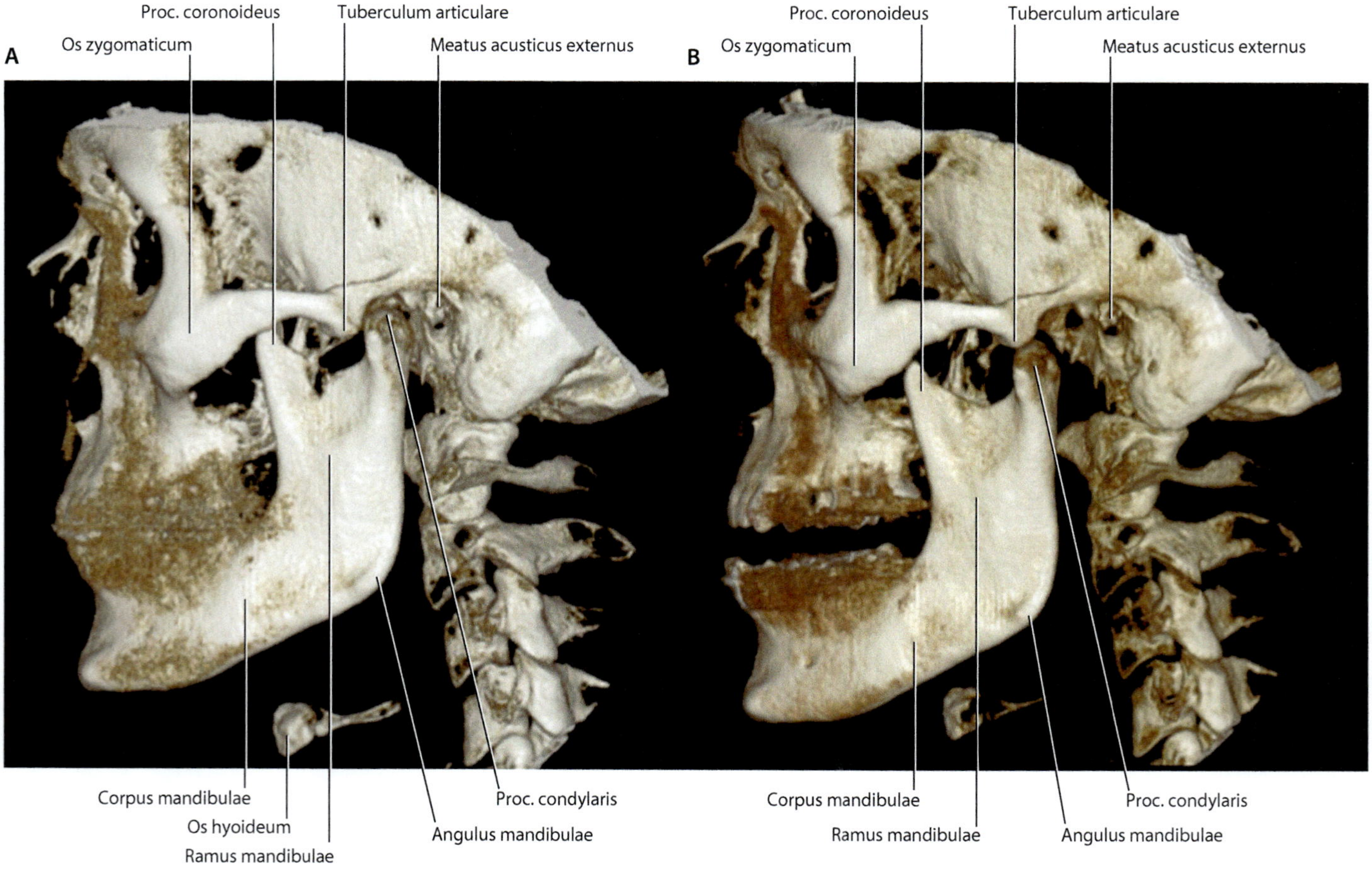

Seitenansicht des Kiefergelenks, Art. temporomandibularis; „Kegelstrahl-Technik" (Computerized Tomography, CBCT) A. Bei geschlossenem Mund. B. Bei geöffnetem Mund.
Lateral view of the right temporomandibular joint. A. Mouth closed. B. Mouth open.
Image taken with Cone Beam Computerized Tomography (CBCT) technology viewed in the radiographic mode

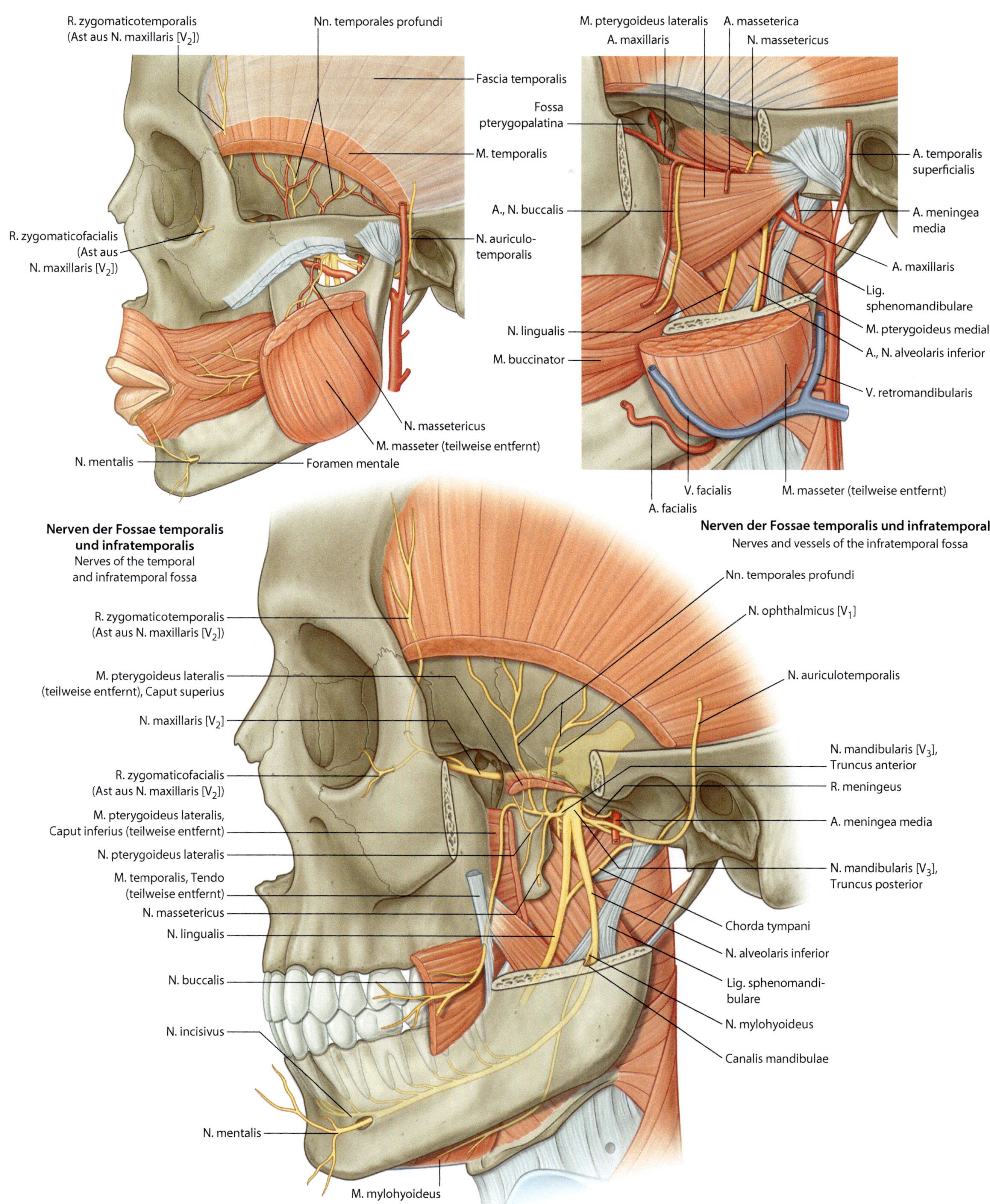

Nerven der Fossae temporalis und infratemporalis
Nerves of the temporal and infratemporal fossa

Nerven der Fossae temporalis und infratemporalis
Nerves and vessels of the infratemporal fossa

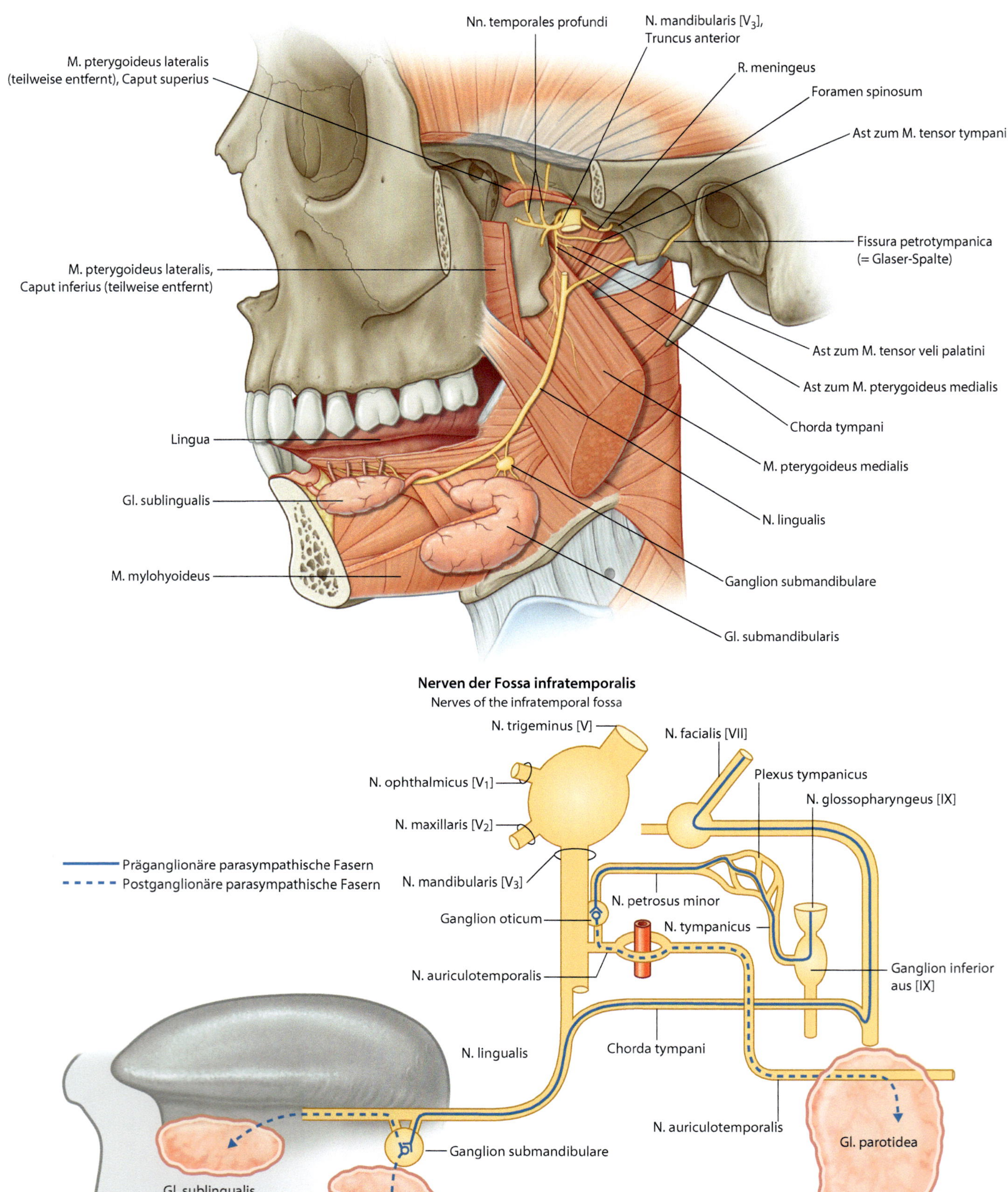

Nerven der Fossa infratemporalis
Nerves of the infratemporal fossa

Parasympathische Innervation der Gll. parotidea, submandibularis und sublingualis
Parasympathetic innervation of parotid, submandibular, and sublingual salivary glands

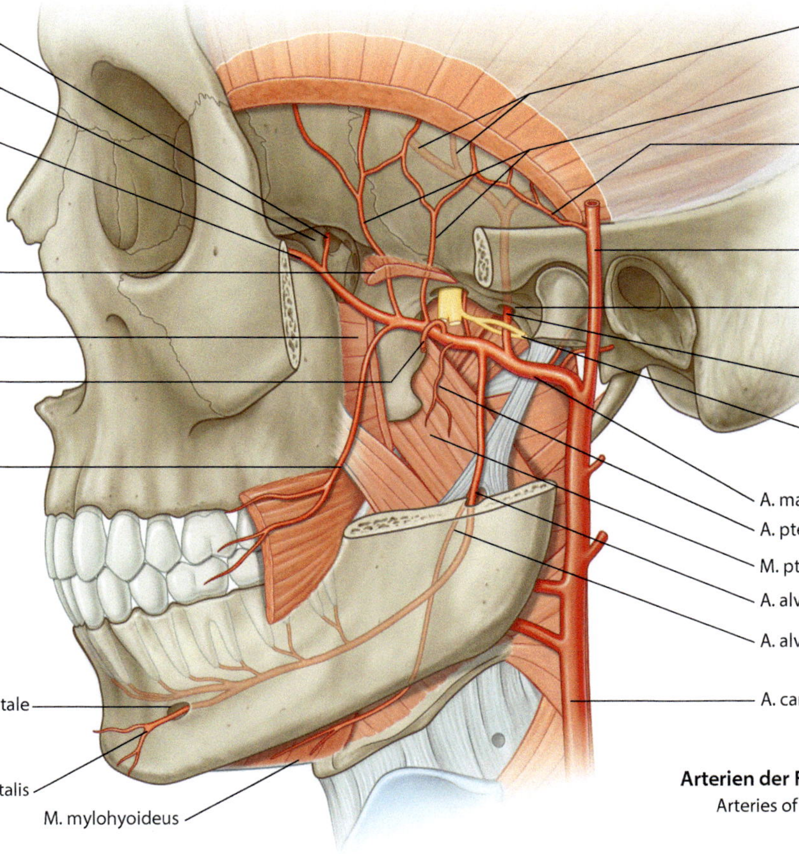

A. sphenopalatina
Fossa pterygopalatina
A. ophthalmica inferior
M. pterygoideus lateralis, Caput superius (teilweise entfernt)
M. pterygoideus lateralis, Caput inferius (teilweise entfernt)
A. masseterica
A. buccalis
Foramen mentale
A. mentalis
M. mylohyoideus
Äste der A. meningea media in der Cavitas cranii
Aa. temporales profundi
A. temporalis media
A. temporalis superficialis
Foramen spinosum
A. meningea media
N. auriculotemporalis
A. maxillaris
A. pterygoidea
M. pterygoideus medialis
A. alveolaris inferior
A. alveolaris inferior, R. mylohyoideus
A. carotis externa

Arterien der Fossae temporalis und infratemporalis
Arteries of the temporal and infratemporal fossae

V. sphenopalatina
V. ophthalmica inferior
M. pterygoideus lateralis, Caput superius (teilweise entfernt)
M. pterygoideus lateralis, Caput inferius (teilweise entfernt)
Plexus pterygoideus
V. profunda faciei
V. facialis
Foramen mentale
V. mentalis
V. temporalis profunda
Vv. emissariae (Anschluss an den Sinus cavernosus)
V. temporalis superficialis
V. maxillaris
M. pterygoideus medialis
V. alveolaris inferior
V. auricularis posterior
V. retromandibularis
V. jugularis externa
V. jugularis interna

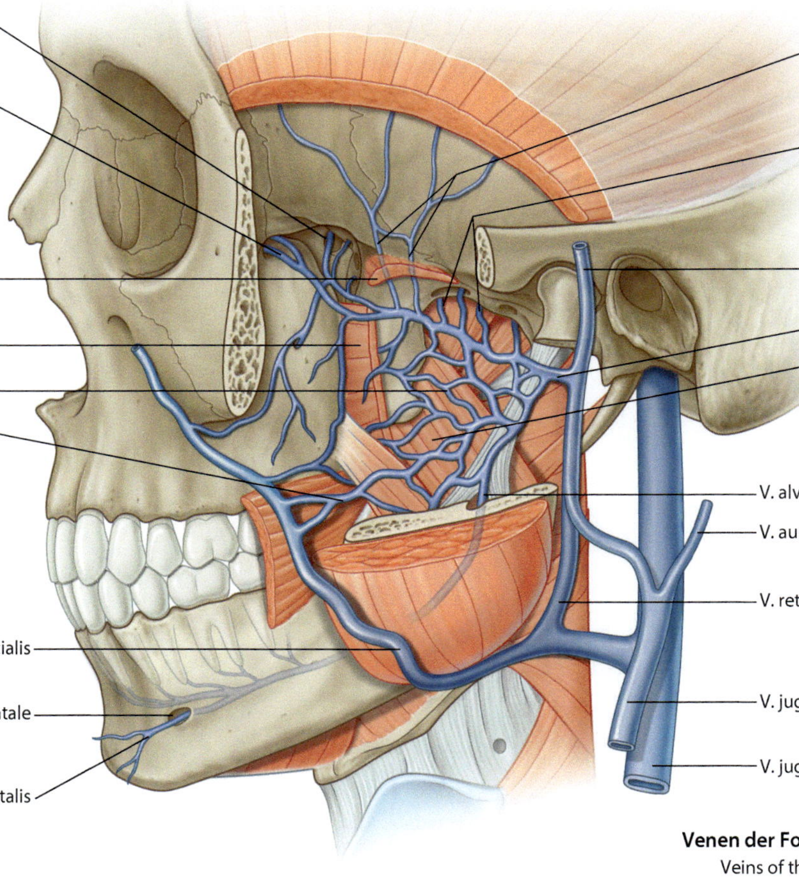

Venen der Fossae temporalis und infratemporalis
Veins of the temporal and infratemporal fossae

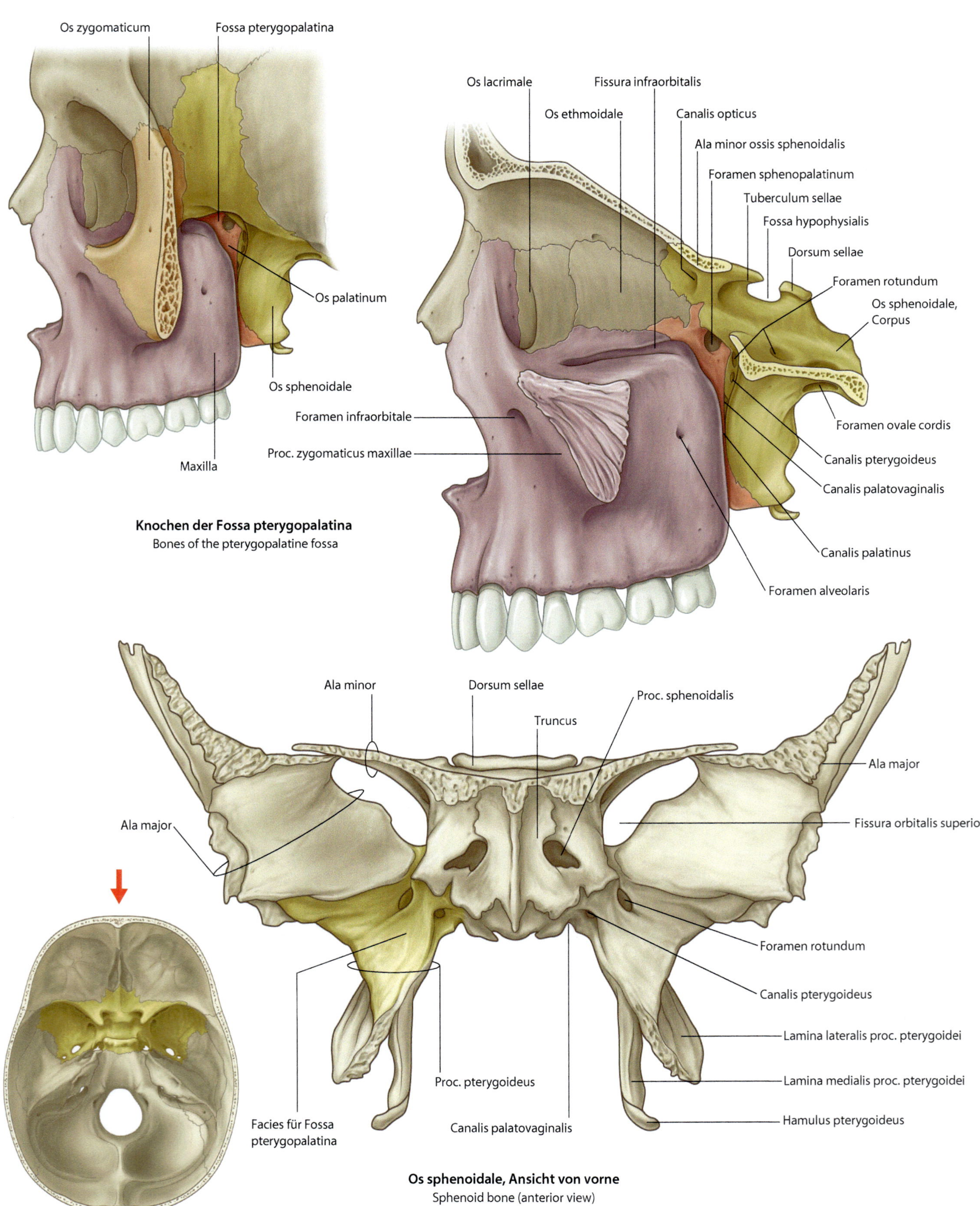

Knochen der Fossa pterygopalatina
Bones of the pterygopalatine fossa

Os sphenoidale, Ansicht von vorne
Sphenoid bone (anterior view)

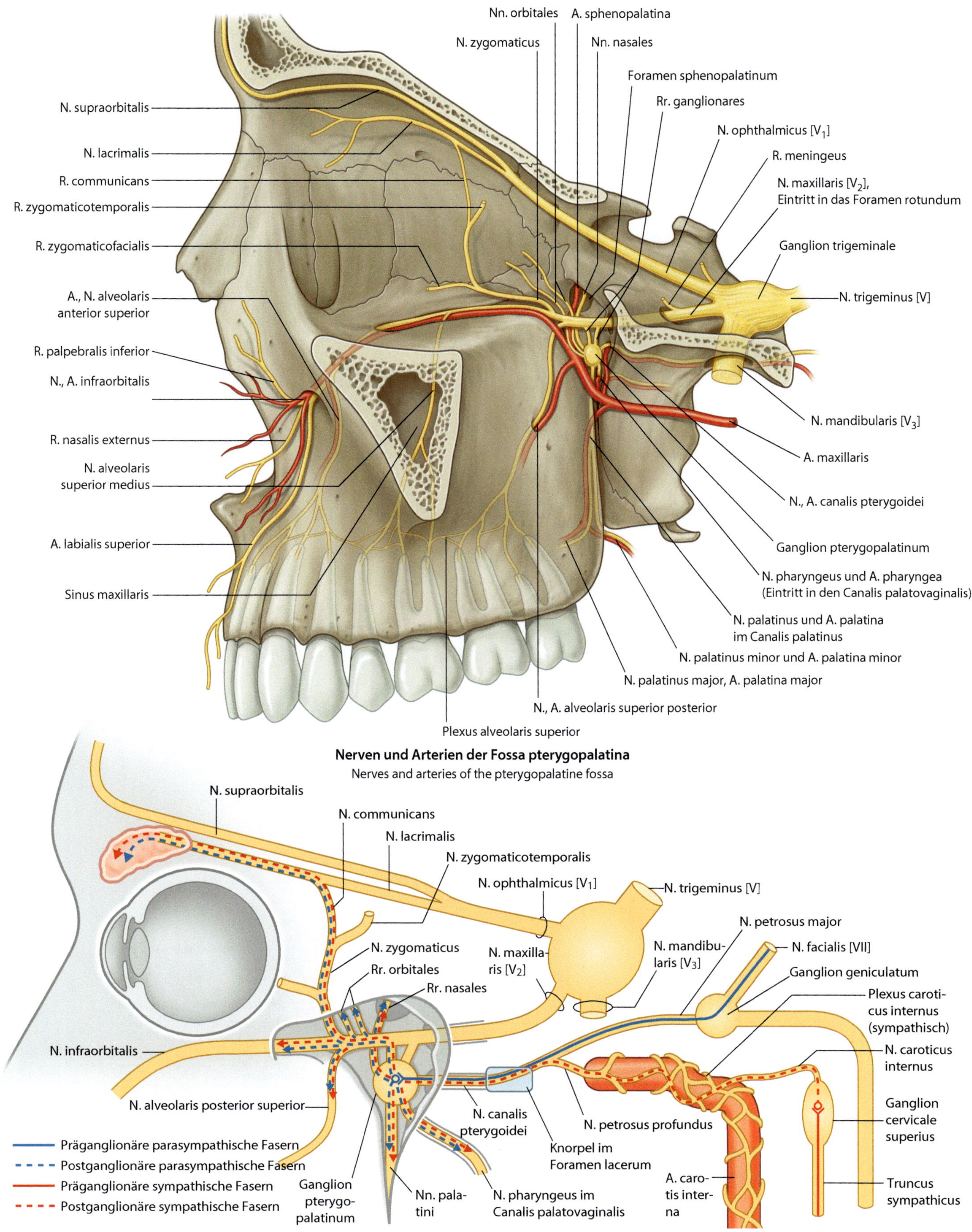

Nerven und Arterien der Fossa pterygopalatina
Nerves and arteries of the pterygopalatine fossa

Viszeral efferente Leitungsbahnen durch die Fossa pterygopalatina
Visceral efferent pathways through the pterygopalatine fossa

Mandibula,
Margo inferior
Halsmittellinie
M. sternocleidomastoideus,
Margo anterior
Incisura thyreoidea
Prominentia laryngea
(= Adamsapfel)
Lage des Lig. crico-
thyreoideum medianum
(syn.: Lig. conicum)
Arcus cartilaginis cricoideae
Isthmus gl. thyreoideae
Clavicula
Vorderes Halsdreieck

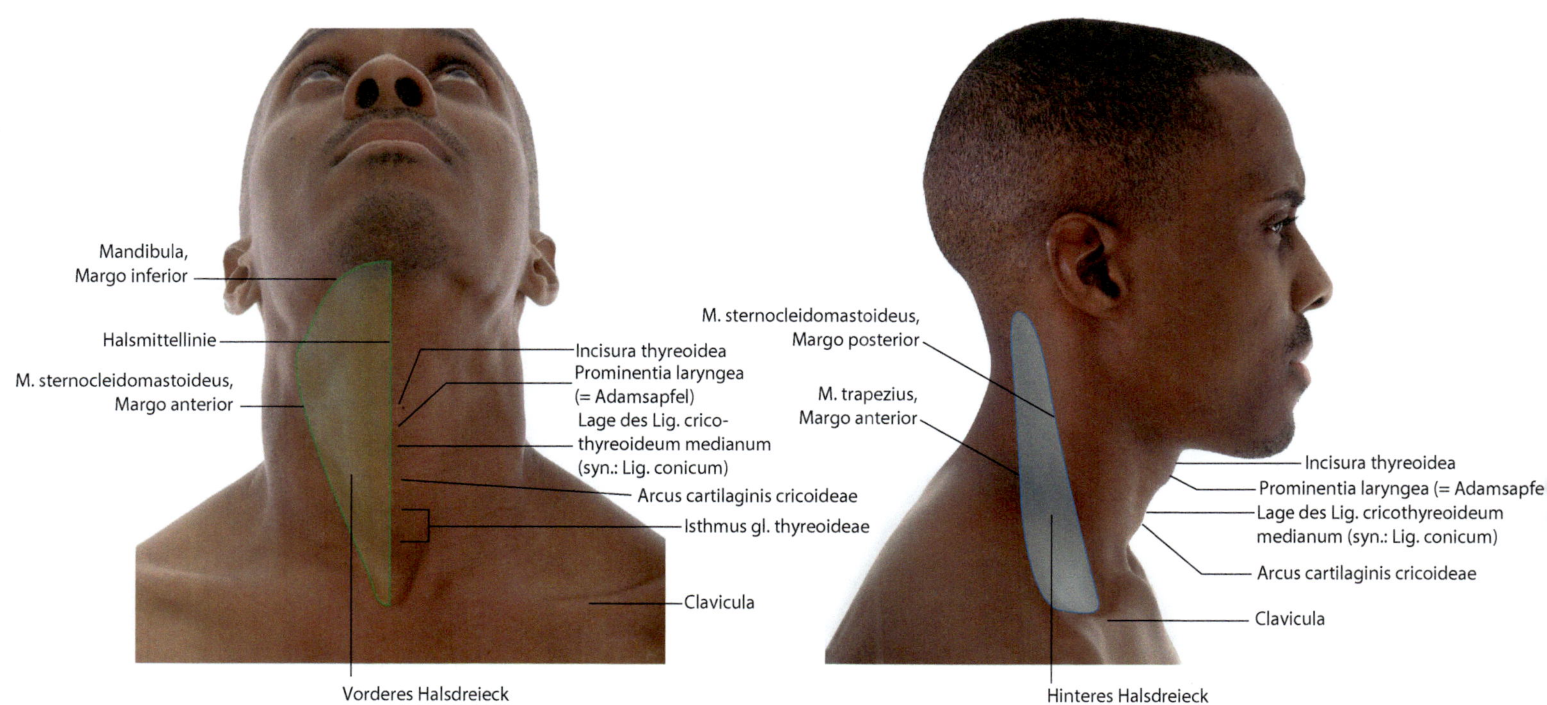

Ansicht von vorne
Anterior view

M. sternocleidomastoideus,
Margo posterior
M. trapezius,
Margo anterior
Incisura thyreoidea
Prominentia laryngea (= Adamsapfe
Lage des Lig. cricothyreoideum
medianum (syn.: Lig. conicum)
Arcus cartilaginis cricoideae
Clavicula
Hinteres Halsdreieck

Ansicht von lateral
Lateral view

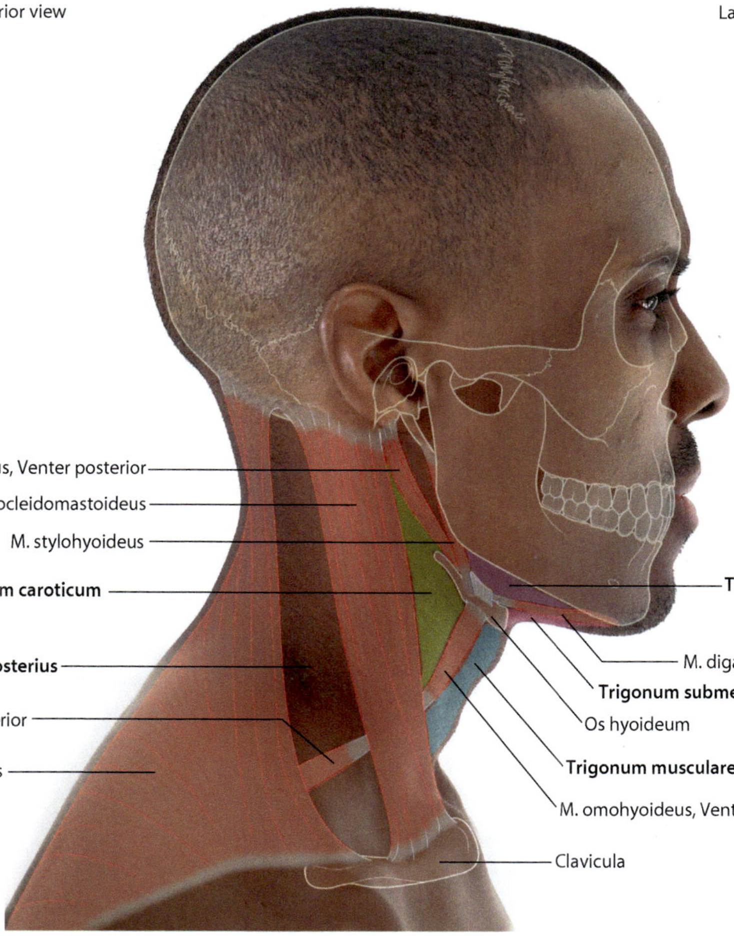

M. digastricus, Venter posterior
M. sternocleidomastoideus
M. stylohyoideus
Trigonum caroticum
Trigonum posterius
M. omohyoideus, Venter inferior
M. trapezius
Trigonum submandibulare
M. digastricus, Venter anterior
Trigonum submentale
Os hyoideum
Trigonum musculare
M. omohyoideus, Venter superior
Clavicula

Grenzen und Unterteilungen des vorderen Halsdreiecks sowie Begrenzungen des hinteren Halsdreiecks
Boundaries and subdivisions of the anterior triangle and boundaries of the posterior triangle

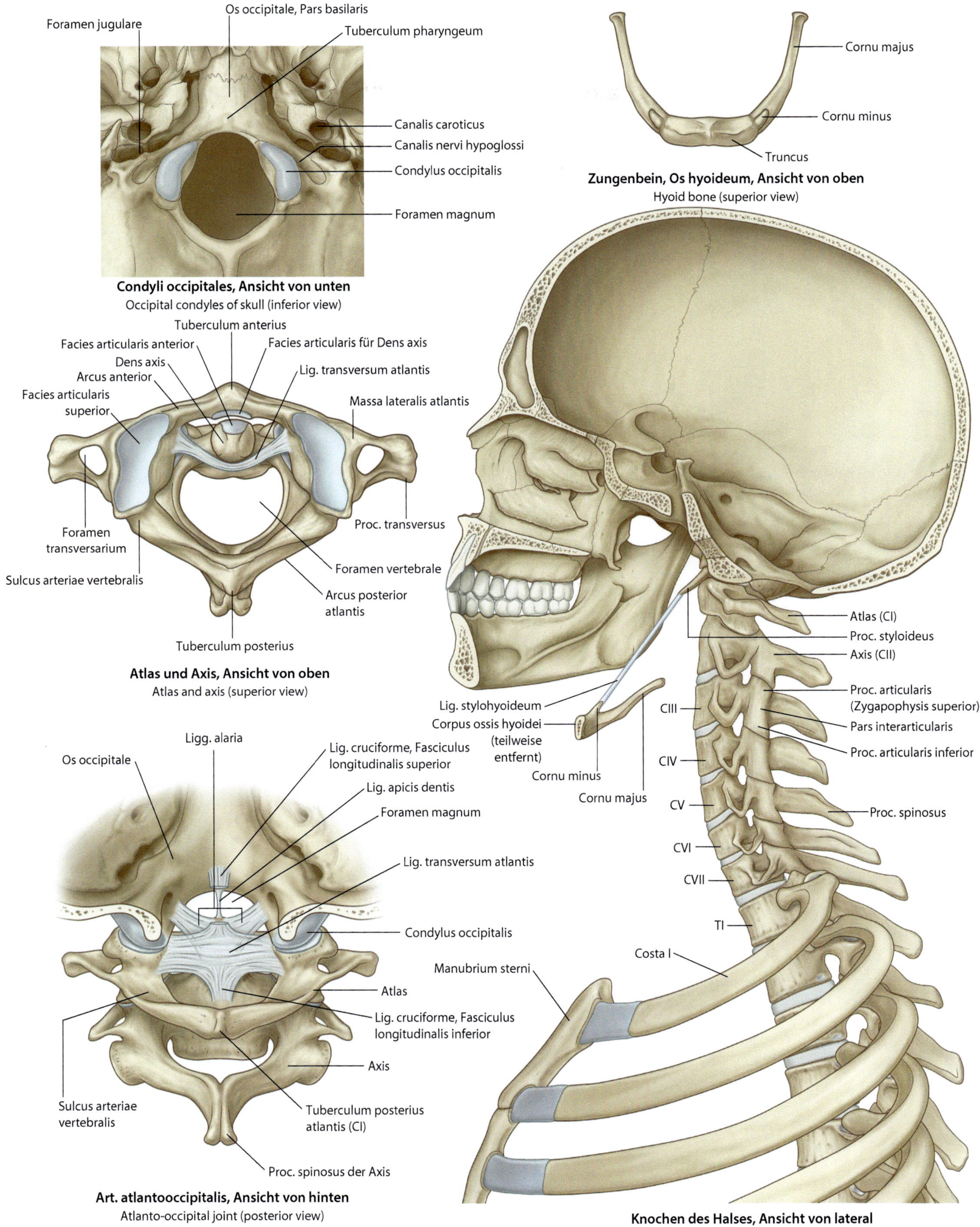

Condyli occipitales, Ansicht von unten
Occipital condyles of skull (inferior view)

Zungenbein, Os hyoideum, Ansicht von oben
Hyoid bone (superior view)

Atlas und Axis, Ansicht von oben
Atlas and axis (superior view)

Art. atlantooccipitalis, Ansicht von hinten
Atlanto-occipital joint (posterior view)

Knochen des Halses, Ansicht von lateral
Bones of the neck (lateral view)

Mm. infrahyoidei
Trachea
V. jugularis anterior
Gl. thyreoidea
M. sternocleidomastoideus
Lamina pretrachealis
Oesophagus
A. carotis communis
V. jugularis interna
V. jugularis externa
Vagina carotica
N. vagus [X]
Mm. scaleni
M. trapezius
Fascia prevertebralis
Fascia buccopharyngealis
Fascia investiens

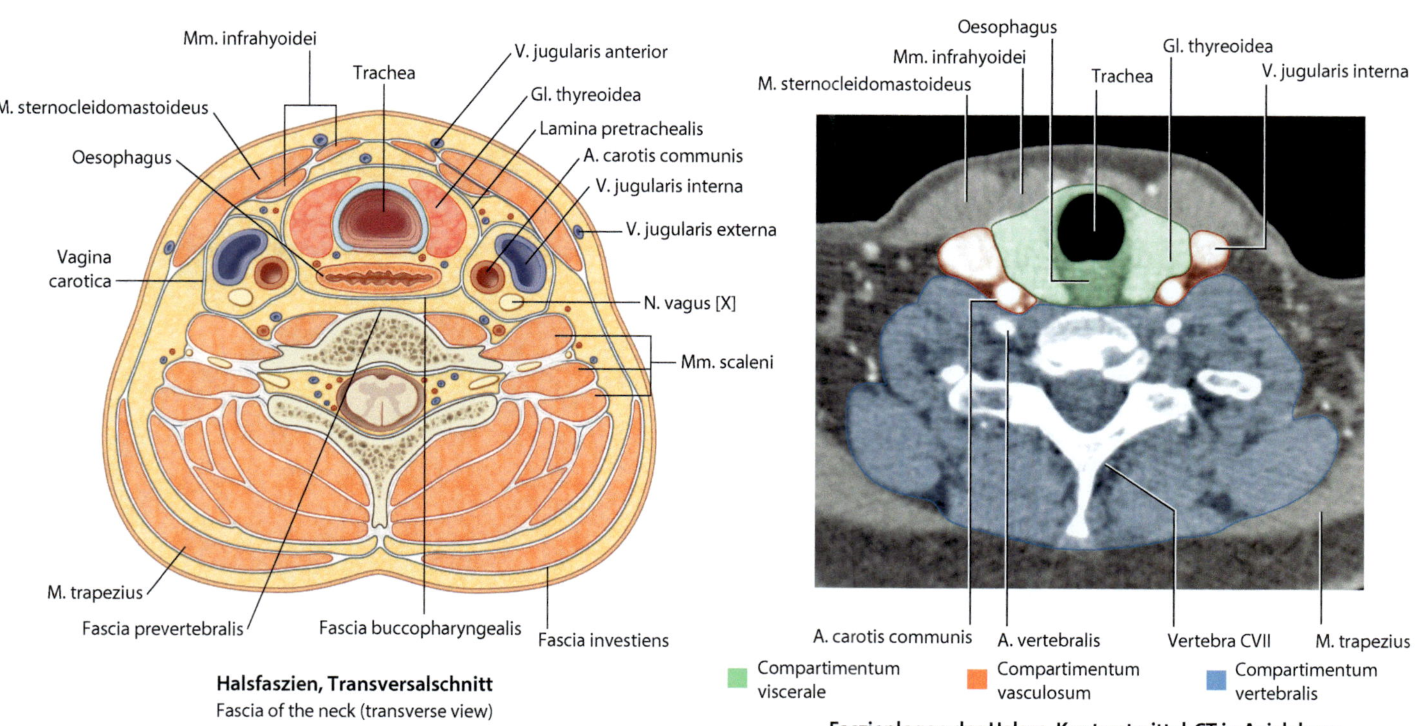

Halsfaszien, Transversalschnitt
Fascia of the neck (transverse view)

Oesophagus
Mm. infrahyoidei
Gl. thyreoidea
M. sternocleidomastoideus
Trachea
V. jugularis interna
A. carotis communis
A. vertebralis
Vertebra CVII
M. trapezius
Compartimentum viscerale
Compartimentum vasculosum
Compartimentum vertebralis

Faszienlogen des Halses, Kontrastmittel-CT in Axialabene
Fascia compartments of the neck. CT image, with contrast, in axial plane

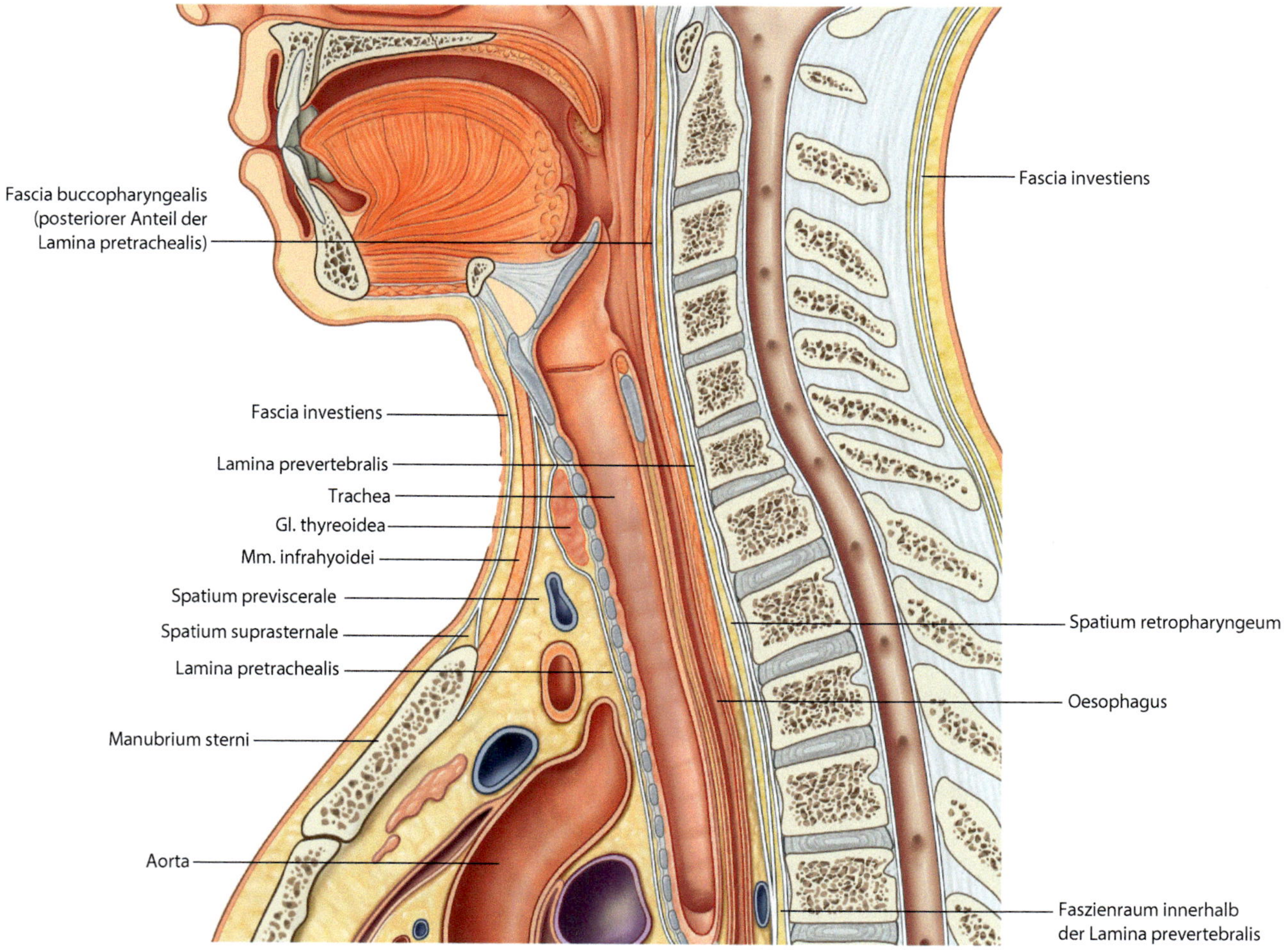

Fascia buccopharyngealis (posteriorer Anteil der Lamina pretrachealis)
Fascia investiens
Fascia investiens
Lamina prevertebralis
Trachea
Gl. thyreoidea
Mm. infrahyoidei
Spatium previscerale
Spatium suprasternale
Lamina pretrachealis
Manubrium sterni
Aorta
Spatium retropharyngeum
Oesophagus
Faszienraum innerhalb der Lamina prevertebralis

Halsfaszien, Sagittalschnitt
Fascia of the neck (sagittal view)

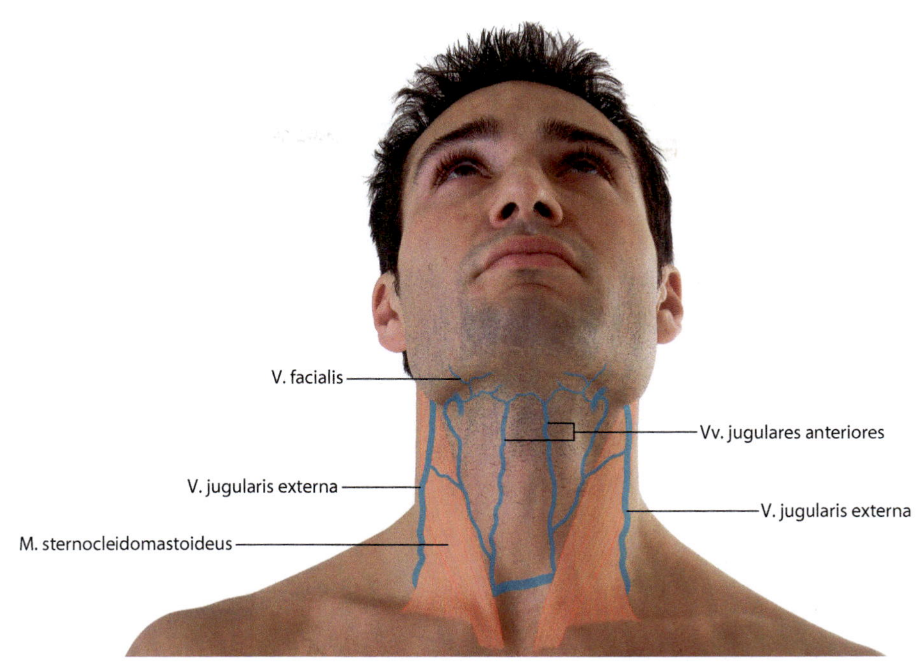

Tastbare oder sichtbare Halsvenen
Palpable veins of the neck (or visible)

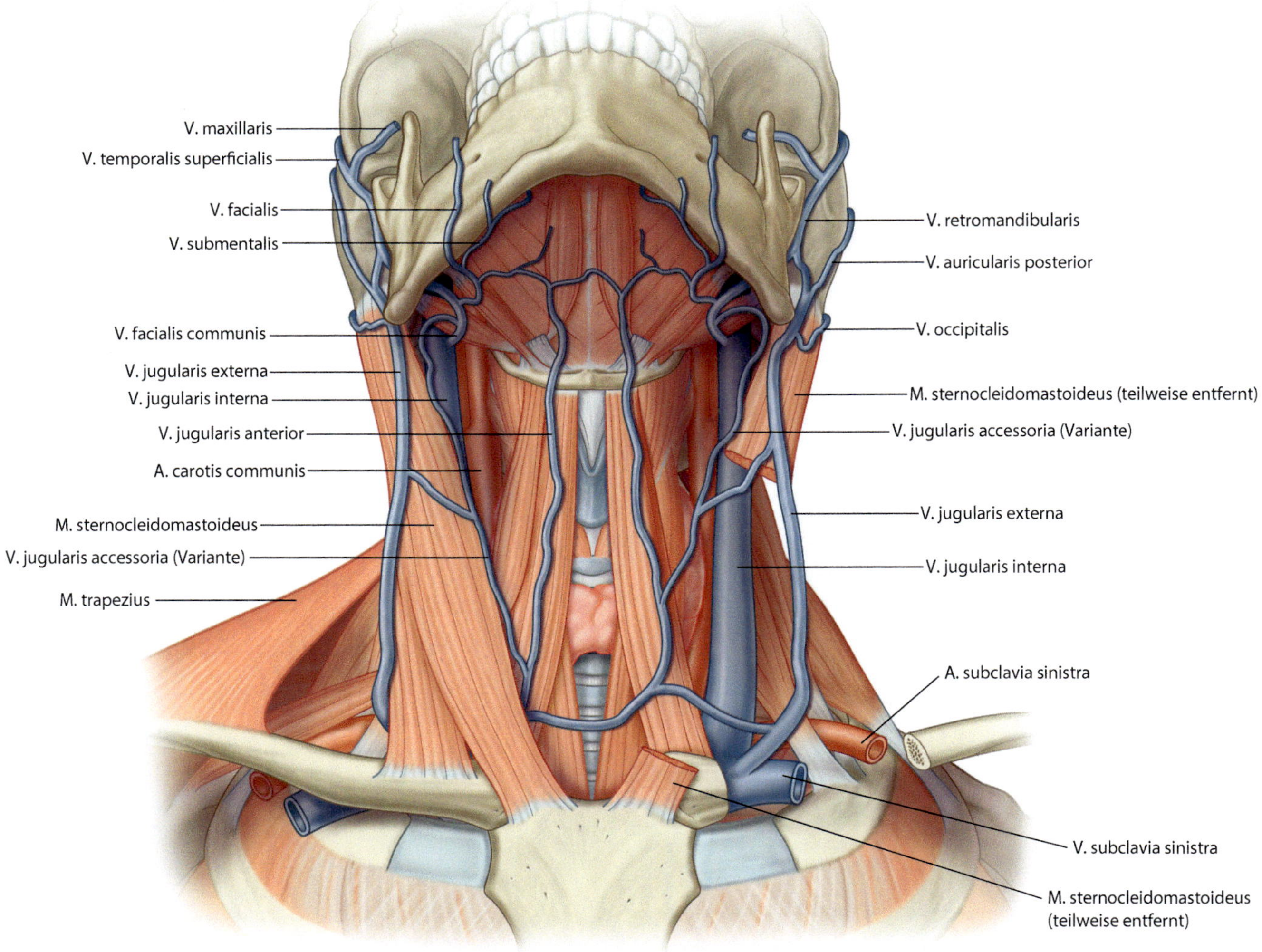

Oberflächliche Halsvenen
Superficial veins of the neck

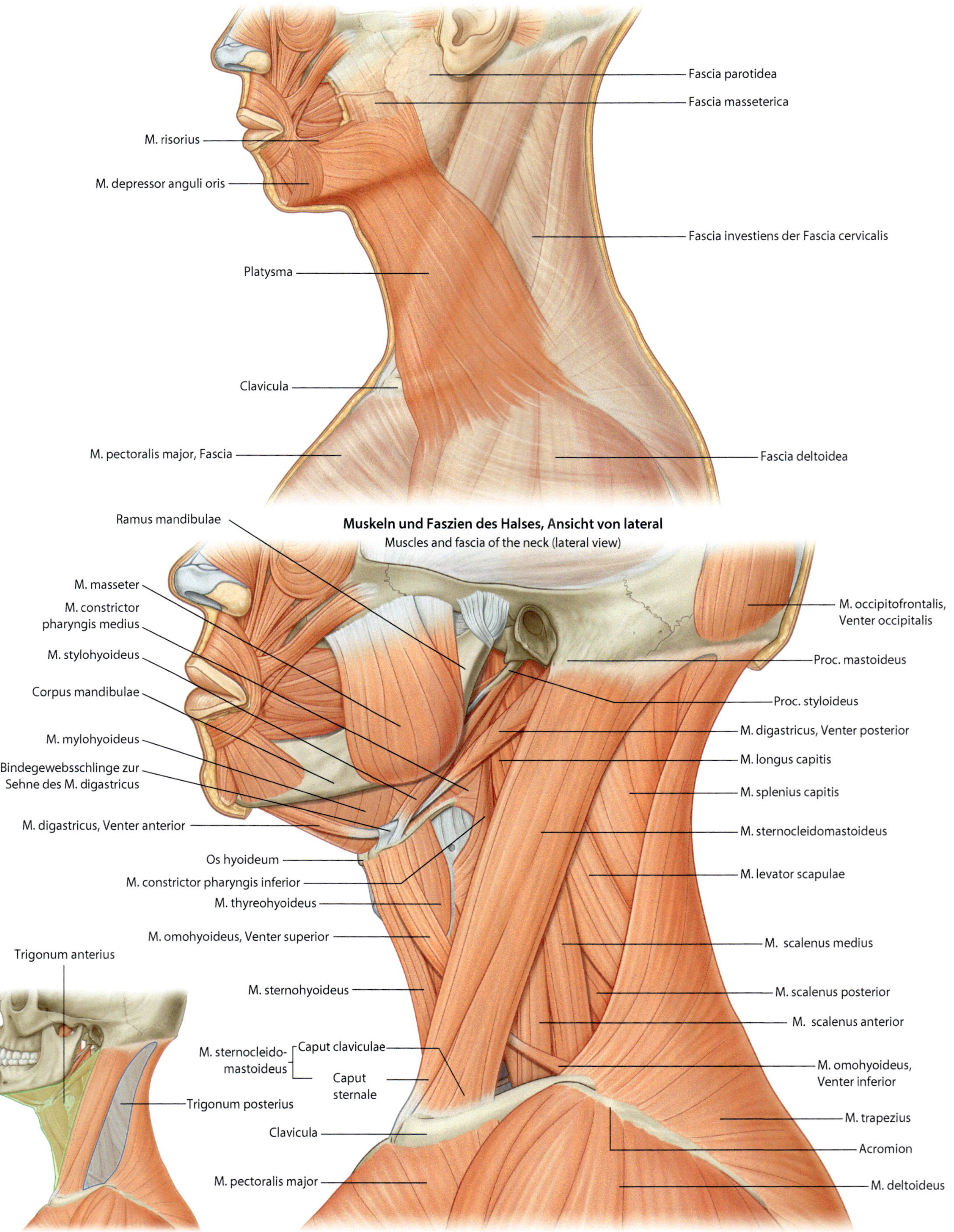

Muskeln und Faszien des Halses, Ansicht von lateral
Muscles and fascia of the neck (lateral view)

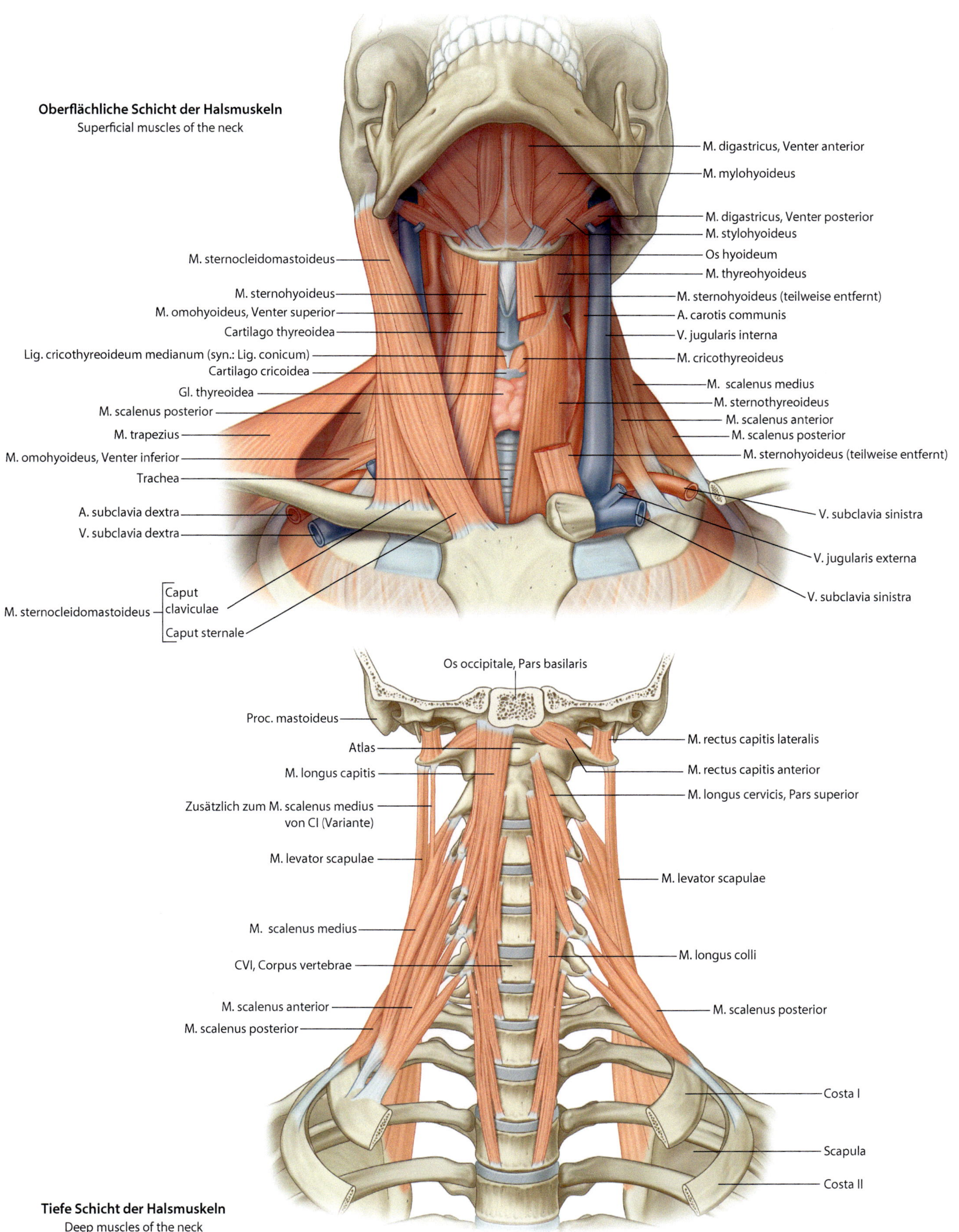
Oberflächliche Schicht der Halsmuskeln
Superficial muscles of the neck
M. digastricus, Venter anterior
M. mylohyoideus
M. digastricus, Venter posterior
M. stylohyoideus
Os hyoideum
M. thyreohyoideus
M. sternohyoideus (teilweise entfernt)
A. carotis communis
V. jugularis interna
M. cricothyreoideus
M. scalenus medius
M. sternothyreoideus
M. scalenus anterior
M. scalenus posterior
M. sternohyoideus (teilweise entfernt)
V. subclavia sinistra
V. jugularis externa
V. subclavia sinistra
M. sternocleidomastoideus
M. sternohyoideus
M. omohyoideus, Venter superior
Cartilago thyreoidea
Lig. cricothyreoideum medianum (syn.: Lig. conicum)
Cartilago cricoidea
Gl. thyreoidea
M. scalenus posterior
M. trapezius
M. omohyoideus, Venter inferior
Trachea
A. subclavia dextra
V. subclavia dextra
M. sternocleidomastoideus
Caput claviculae
Caput sternale
Os occipitale, Pars basilaris
Proc. mastoideus
Atlas
M. longus capitis
Zusätzlich zum M. scalenus medius von CI (Variante)
M. levator scapulae
M. scalenus medius
CVI, Corpus vertebrae
M. scalenus anterior
M. scalenus posterior
M. rectus capitis lateralis
M. rectus capitis anterior
M. longus cervicis, Pars superior
M. levator scapulae
M. longus colli
M. scalenus posterior
Costa I
Scapula
Costa II
Tiefe Schicht der Halsmuskeln
Deep muscles of the neck

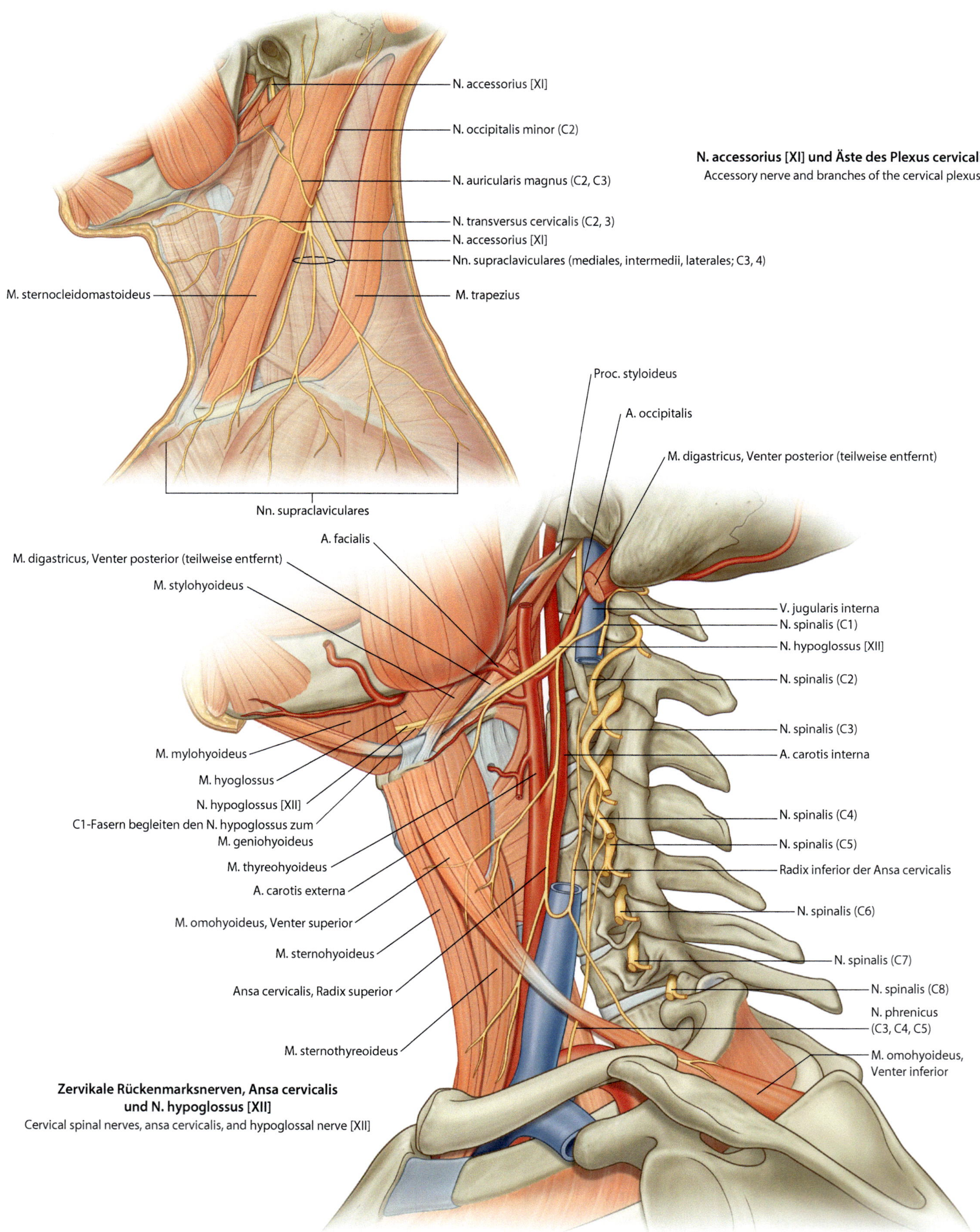

N. accessorius [XI] und Äste des Plexus cervicalis
Accessory nerve and branches of the cervical plexus

Zervikale Rückenmarksnerven, Ansa cervicalis und N. hypoglossus [XII]
Cervical spinal nerves, ansa cervicalis, and hypoglossal nerve [XII]

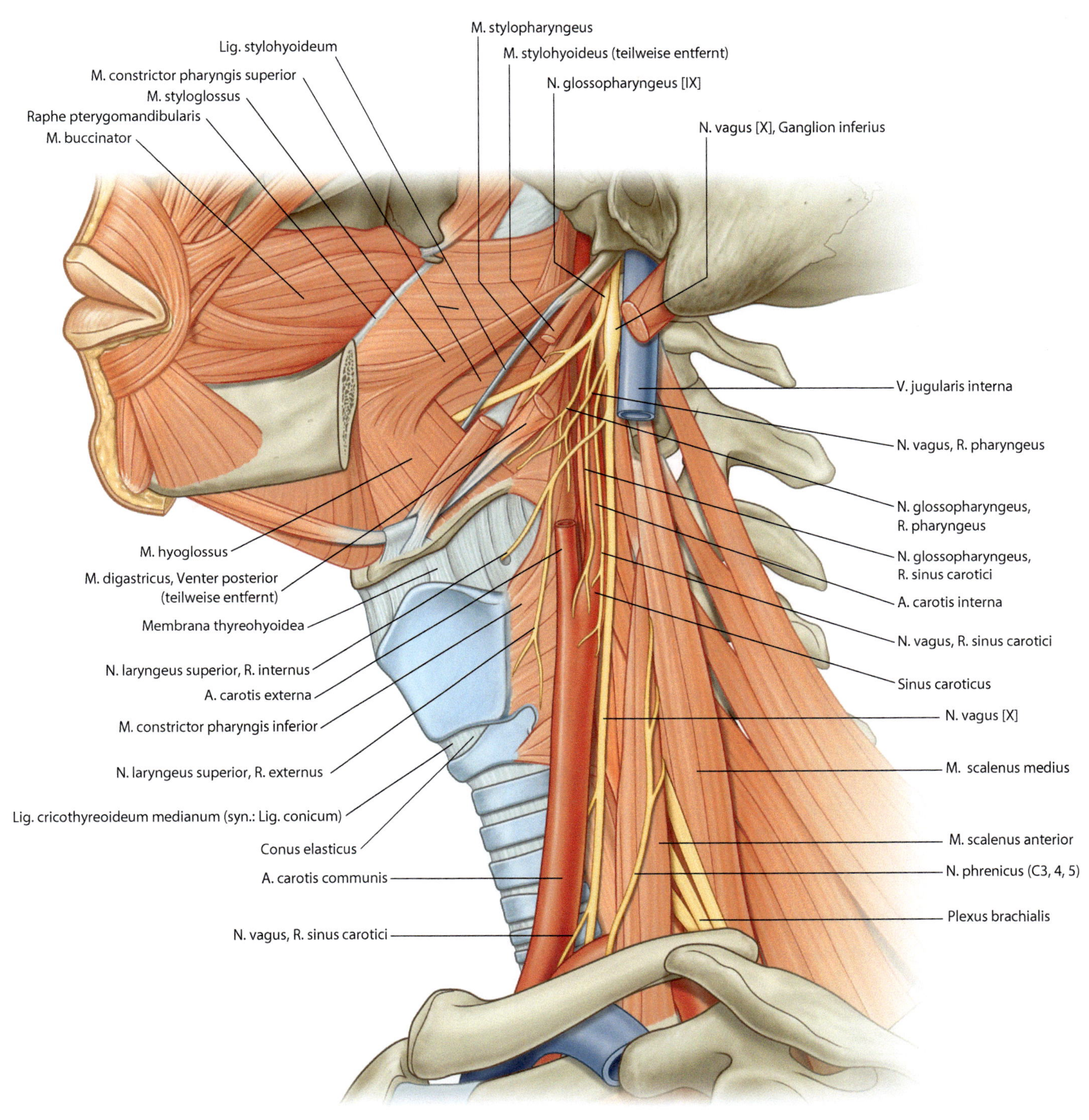

Äste der Nn. glossopharyngeus [IX] und vagus [X]
Branches of glossopharyngeal [IX] and vagus nerves [X] in neck

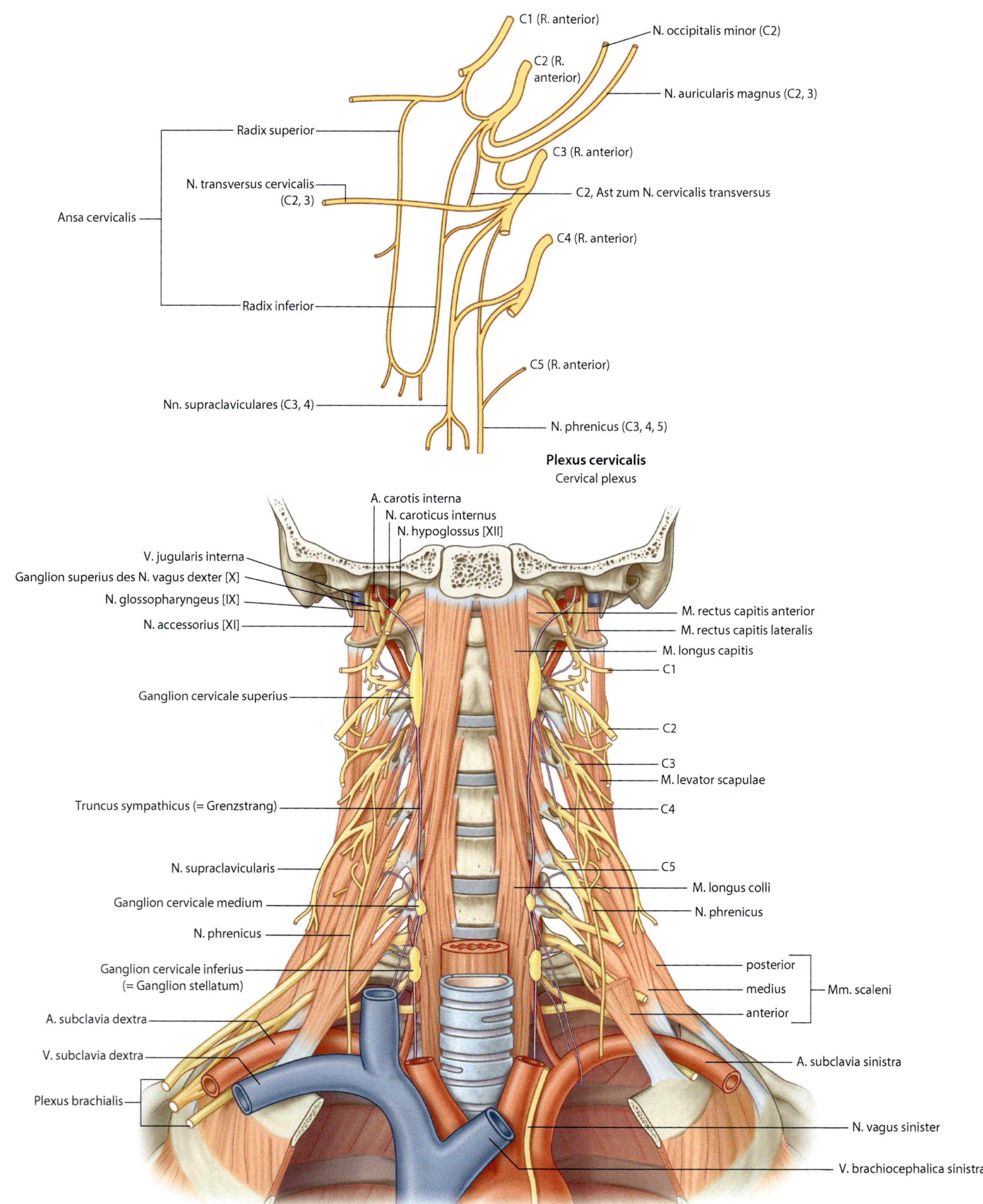

Plexus cervicalis
Cervical plexus

Bestandteile des sympathischen Nervensystems an der Halsbasis
Components of the sympathetic nervous system in the root of the neck

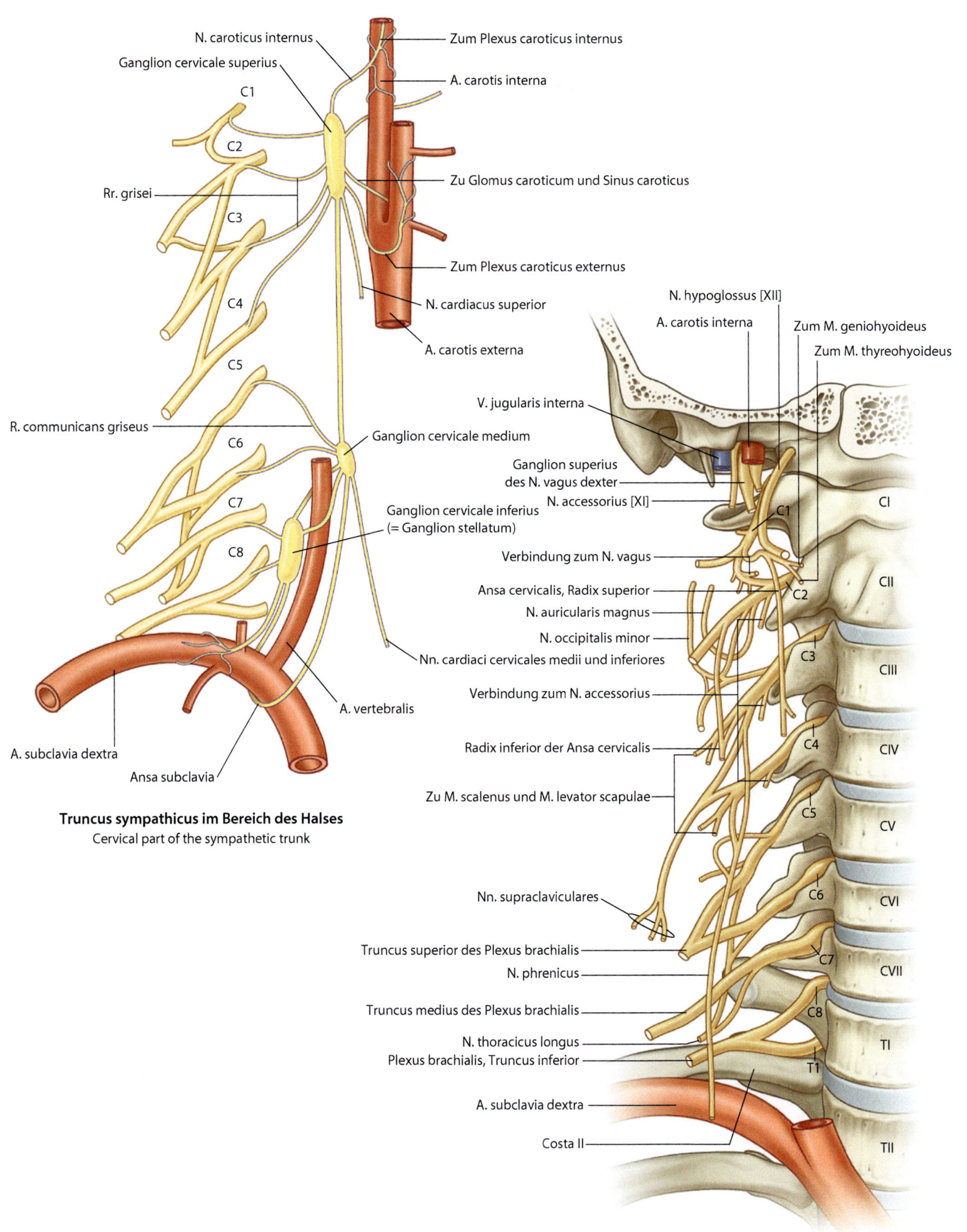

Truncus sympathicus im Bereich des Halses
Cervical part of the sympathetic trunk

Äste des Plexus cervicalis, 1. Rippe entfernt
Branches of the cervical plexus (rib I removed)

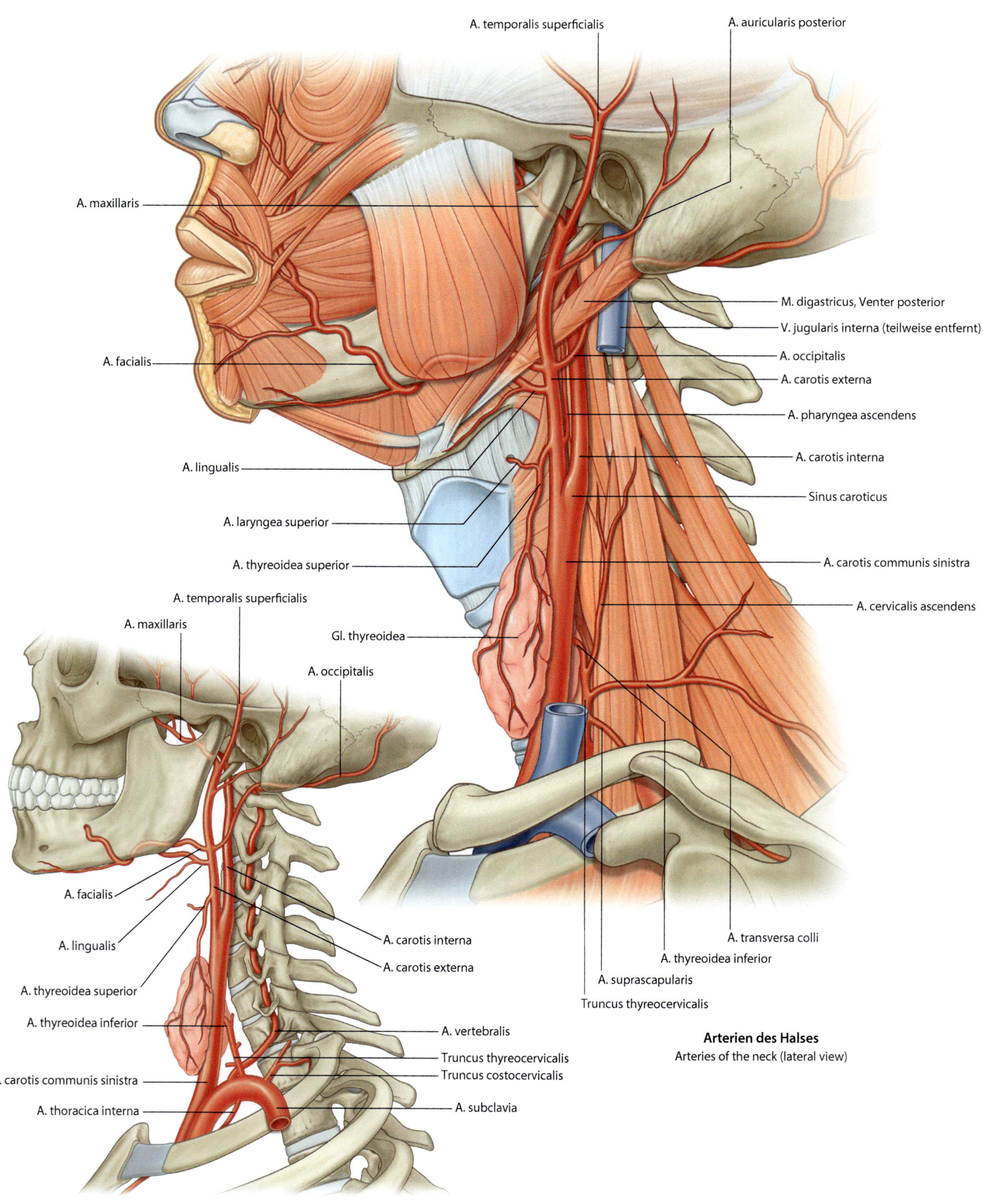

Arterien des Halses
Arteries of the neck (lateral view)

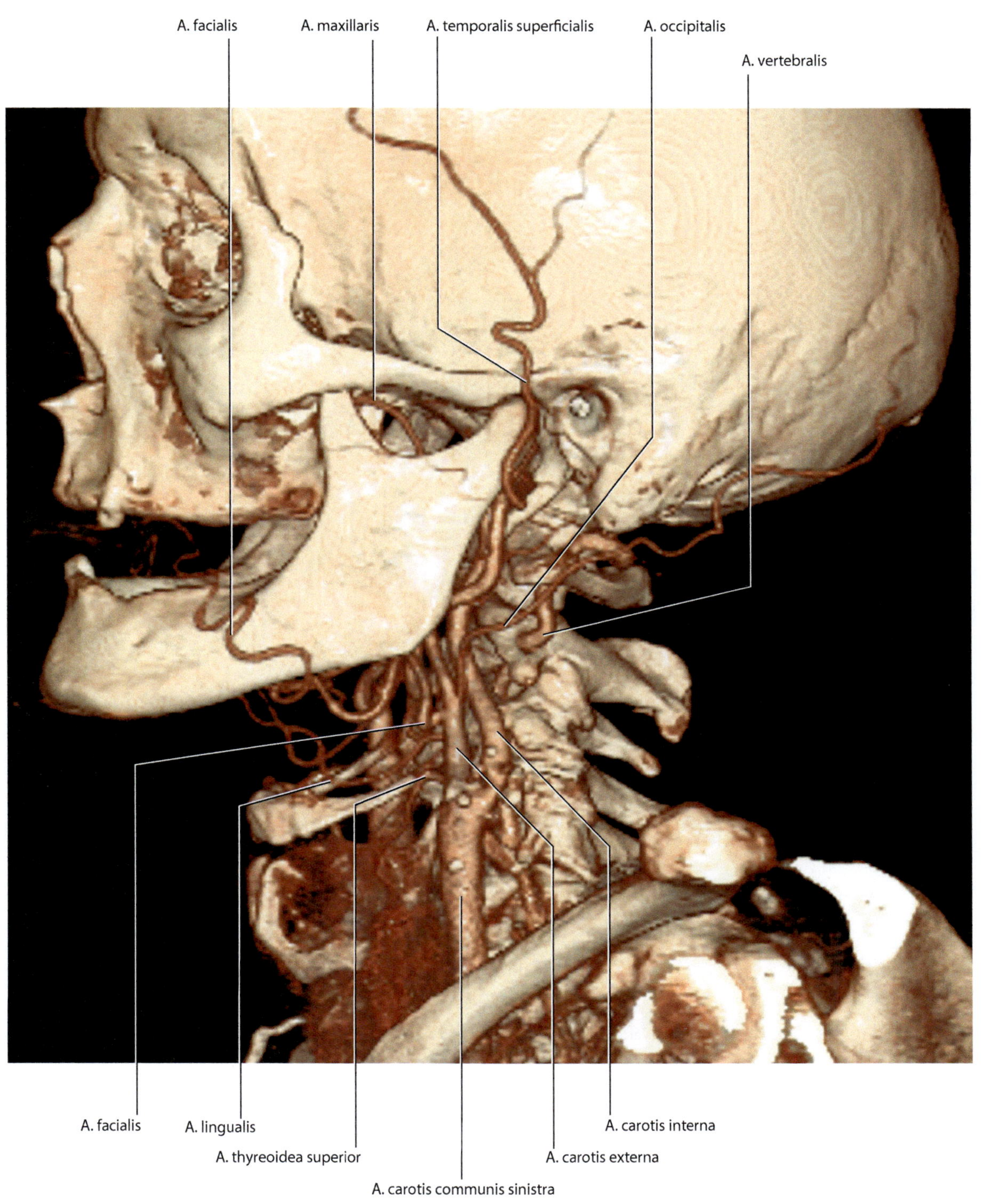

Äste der A. carotis externa, Ansicht von lateral; Volumenrekonstruktion nach Kontrastmittel-Angiogramm (Mehrschicht-CT)
Lateral view of the branches of the external carotid artery. Volume-rendered angiographic image with contrast using multidetector CT

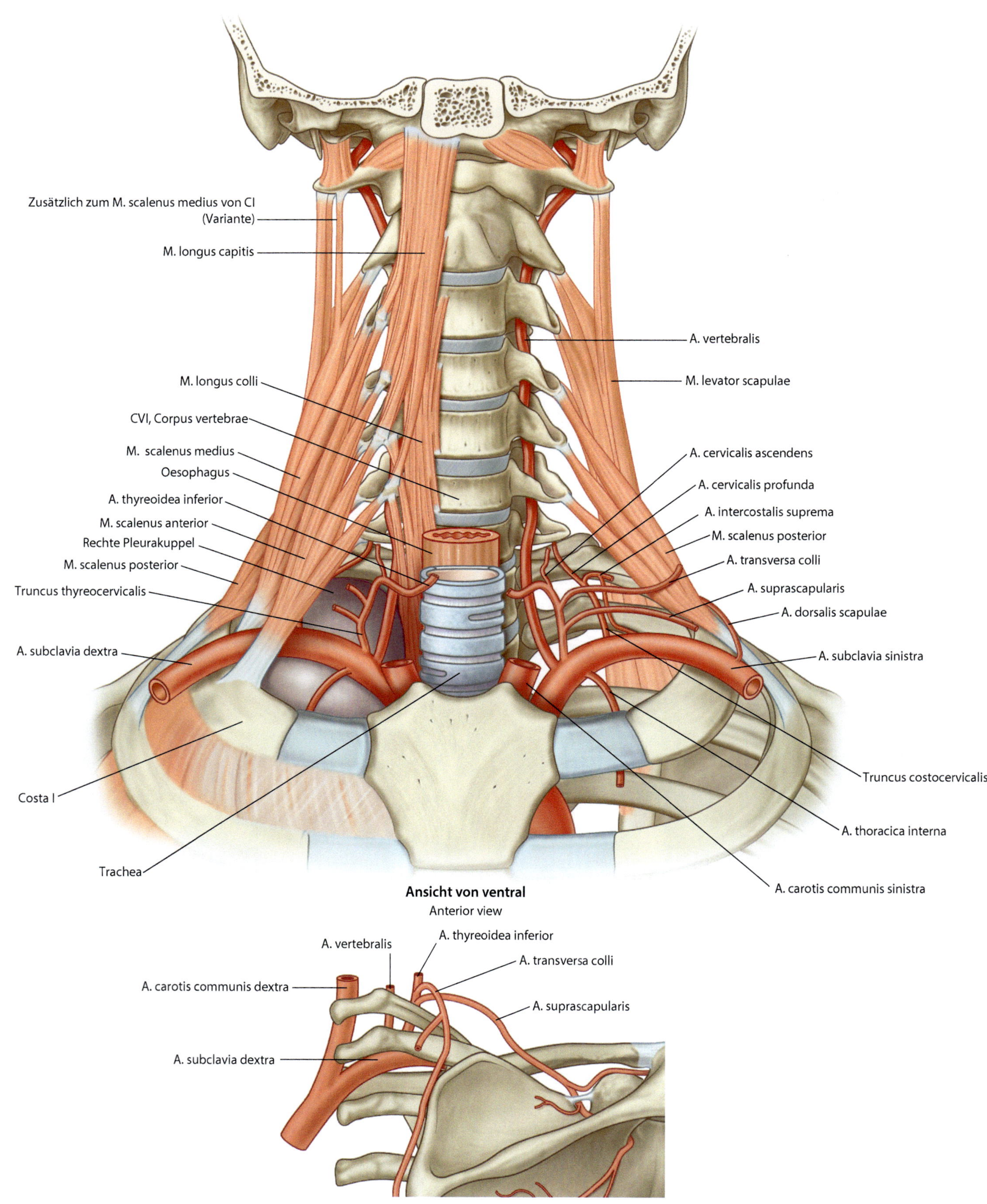

Ansicht von ventral
Anterior view

Ansicht von dorsal
Posterior view

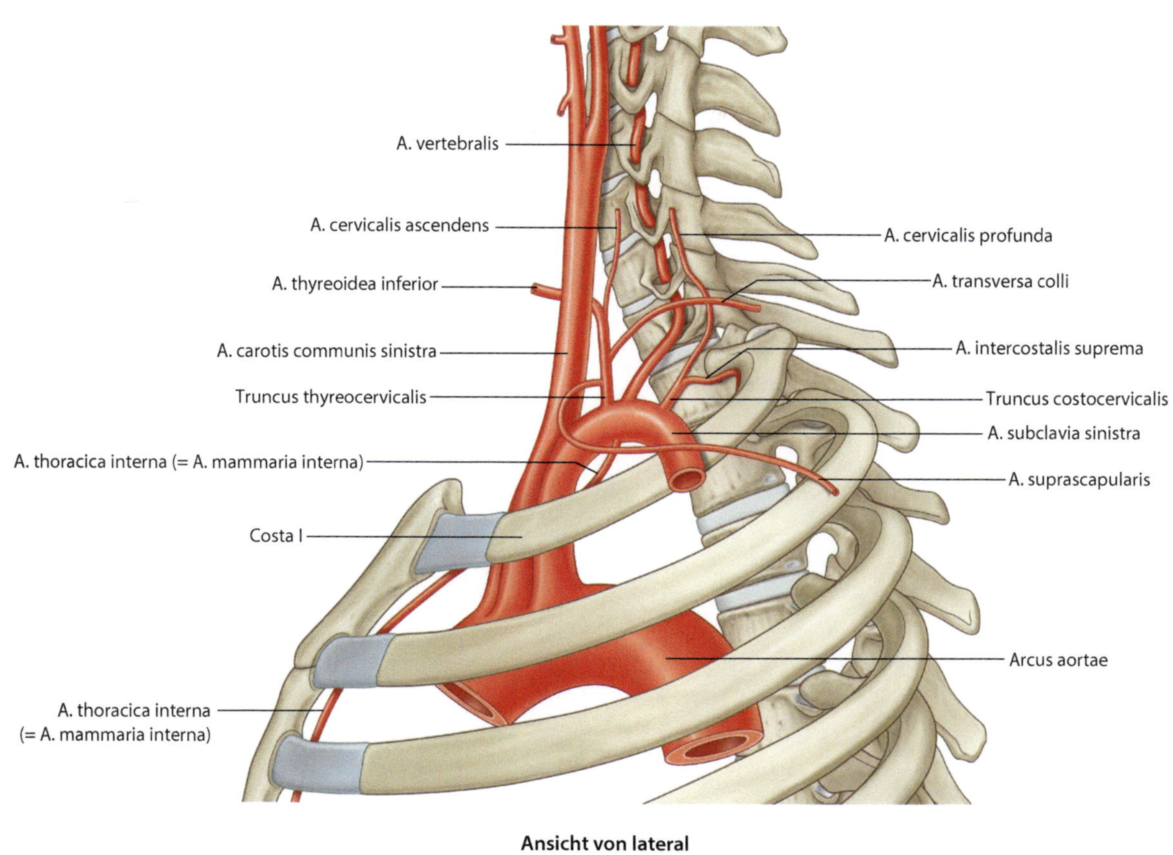

Ansicht von lateral
Lateral view

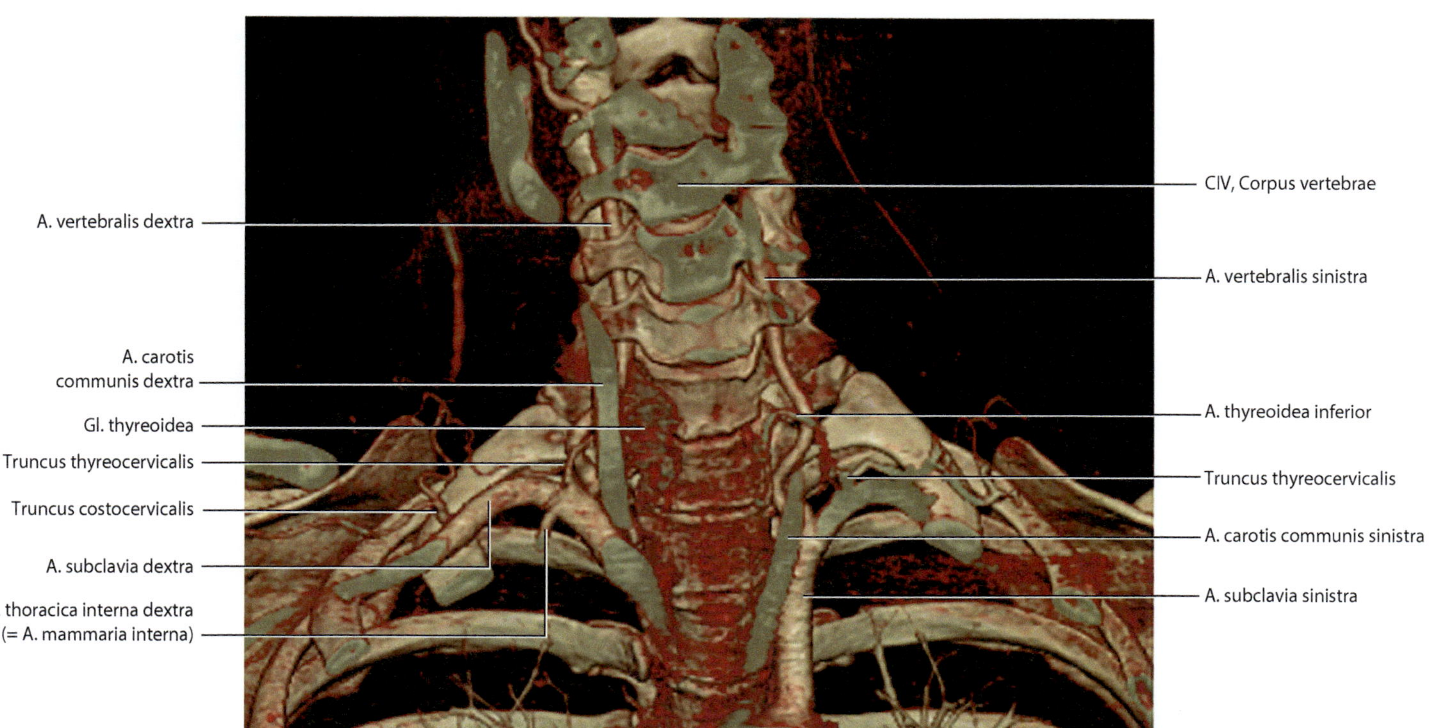

Halsbasis mit Ästen der Aa. subclaviae, Ansicht von vorne; Volumenrekonstruktion nach Kontrastmittel-Angiogramm (Mehrschicht-CT)
Anterior view of the root of the neck showing the branches of the subclavian arteries. Volume-rendered angiographic image with contrast using multidetector CT

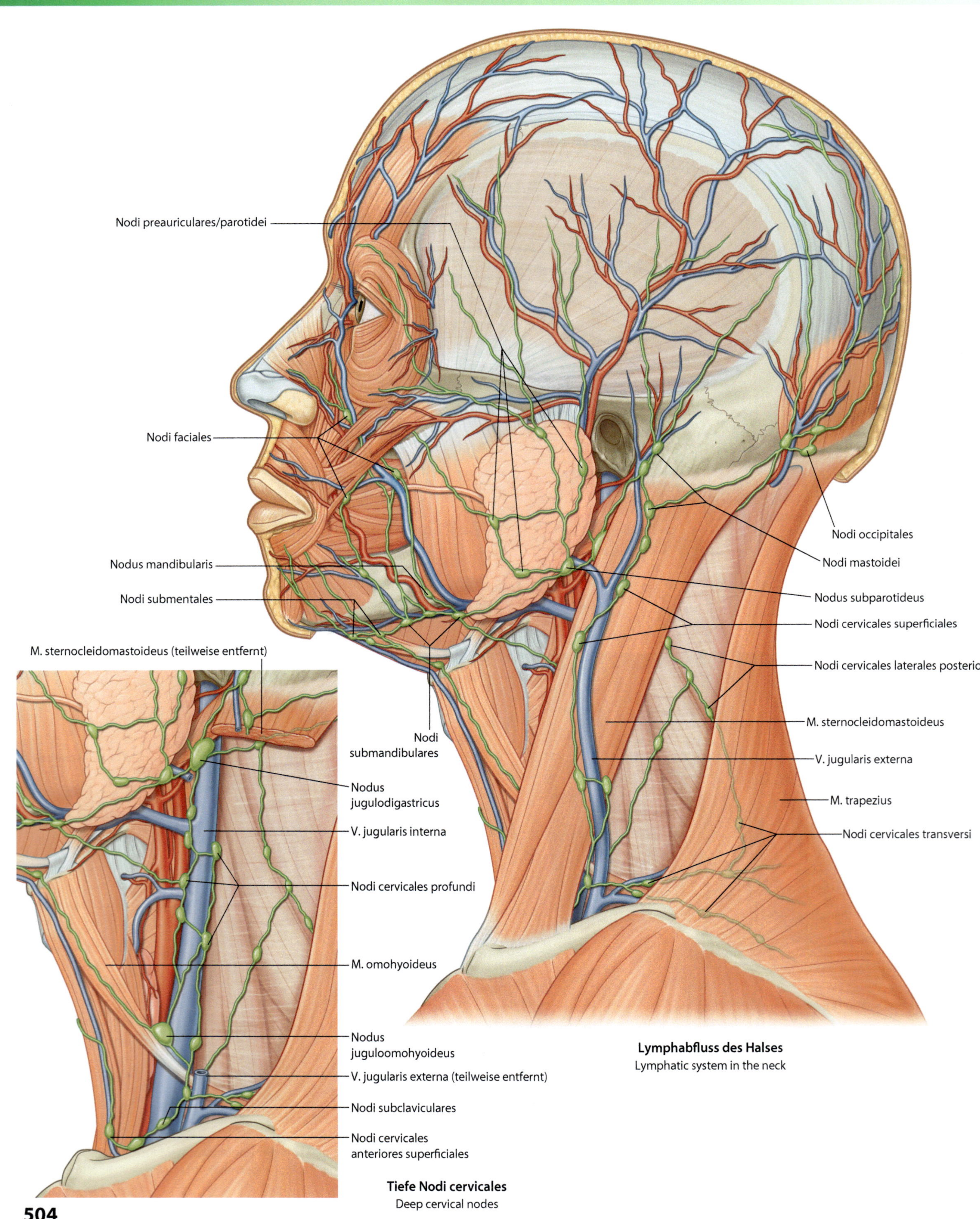

Lymphabfluss des Halses
Lymphatic system in the neck

Tiefe Nodi cervicales
Deep cervical nodes

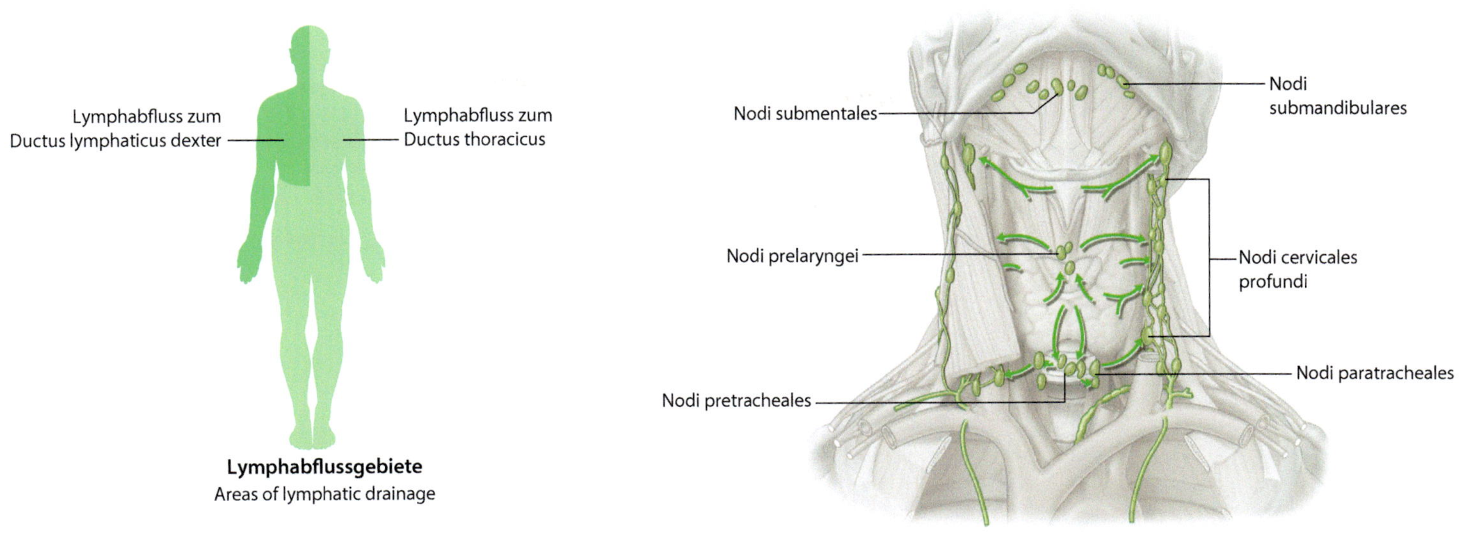

Lymphabfluss zum Ductus lymphaticus dexter
Lymphabfluss zum Ductus thoracicus

Lymphabflussgebiete
Areas of lymphatic drainage

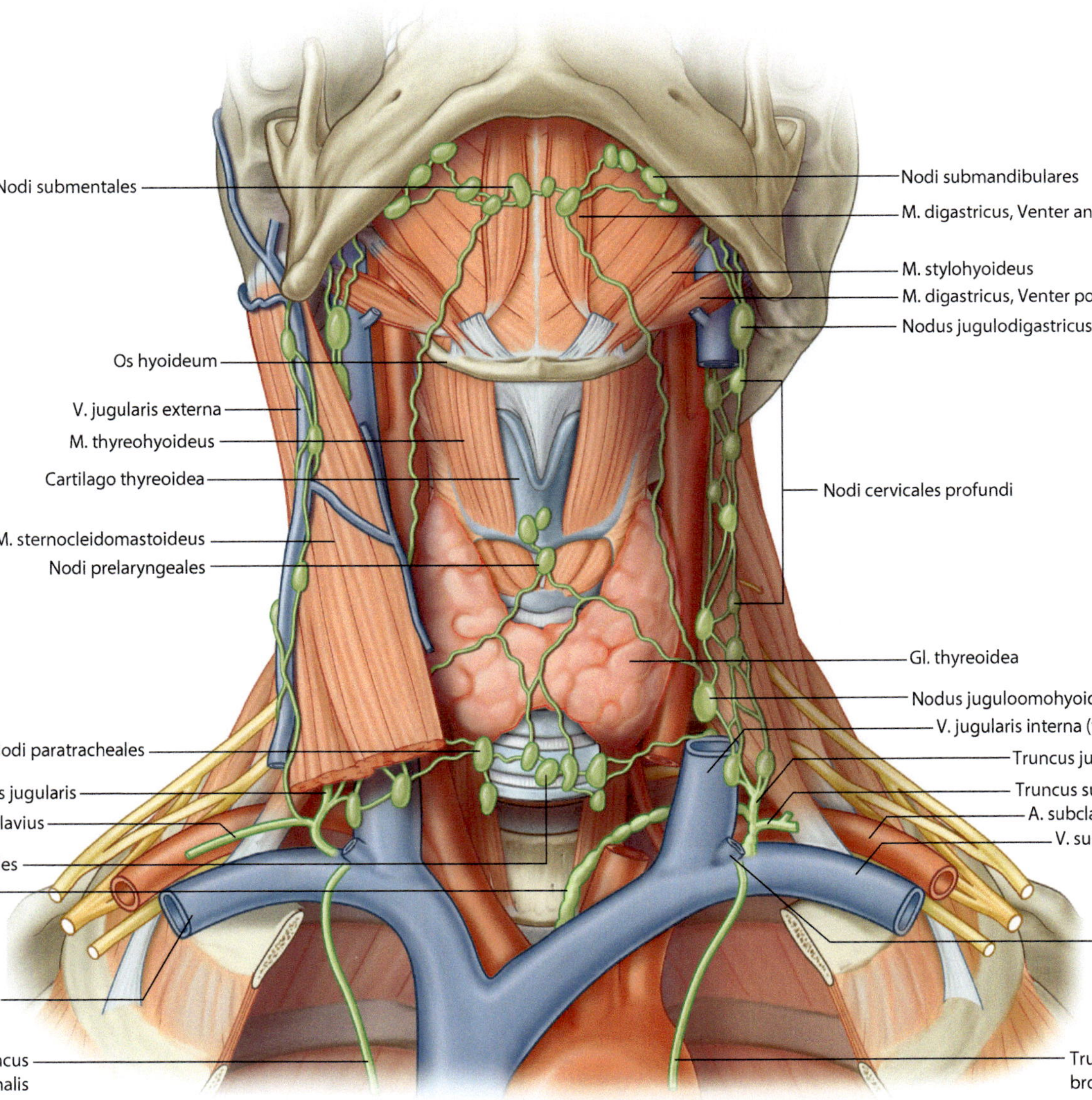

Nodi submentales
Nodi submandibulares
Nodi prelaryngei
Nodi cervicales profundi
Nodi paratracheales
Nodi pretracheales

Lymphabflussgebiete von Gl. thyreoidea, Larynx und Trachea
Lymphatic drainage of the thyroid gland, larynx, and trachea

Nodi submentales
Os hyoideum
V. jugularis externa
M. thyreohyoideus
Cartilago thyreoidea
M. sternocleidomastoideus
Nodi prelaryngeales
Nodi paratracheales
Truncus jugularis
Truncus subclavius
Nodi pretracheales
Ductus thoracicus
V. subclavia dextra
Truncus bronchomediastinalis
Nodi submandibulares
M. digastricus, Venter anterior
M. stylohyoideus
M. digastricus, Venter posterior
Nodus jugulodigastricus
Nodi cervicales profundi
Gl. thyreoidea
Nodus juguloomohyoideus
V. jugularis interna (teilweise entfernt)
Truncus jugularis
Truncus subclavius
A. subclavia sinistra
V. subclavia sinistra
V. jugularis externa (teilweise entfernt)
Truncus bronchomediastinalis

Lymphsystem des Halses
Lymphatic system in the neck

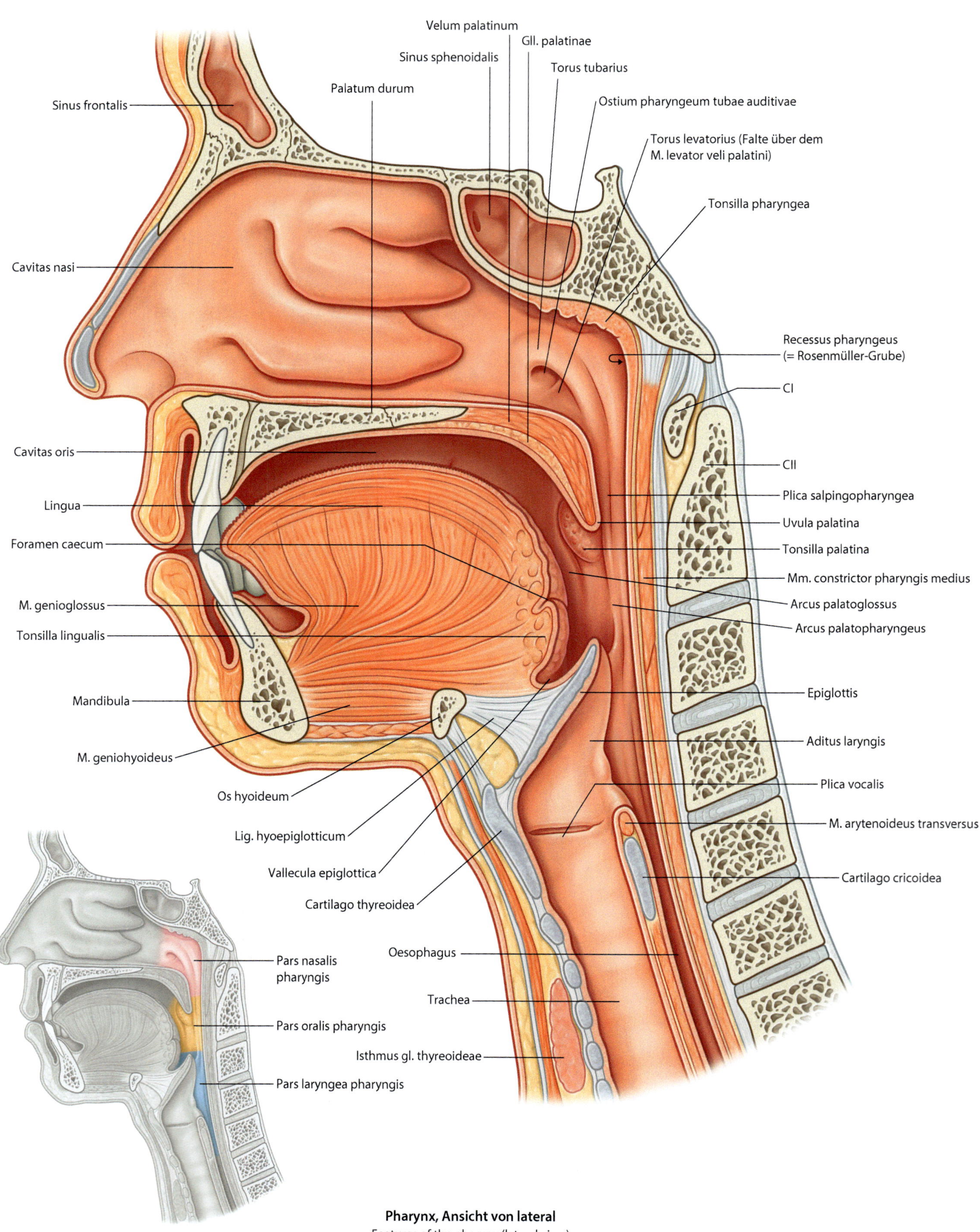

Pharynx, Ansicht von lateral
Features of the pharynx (lateral view)

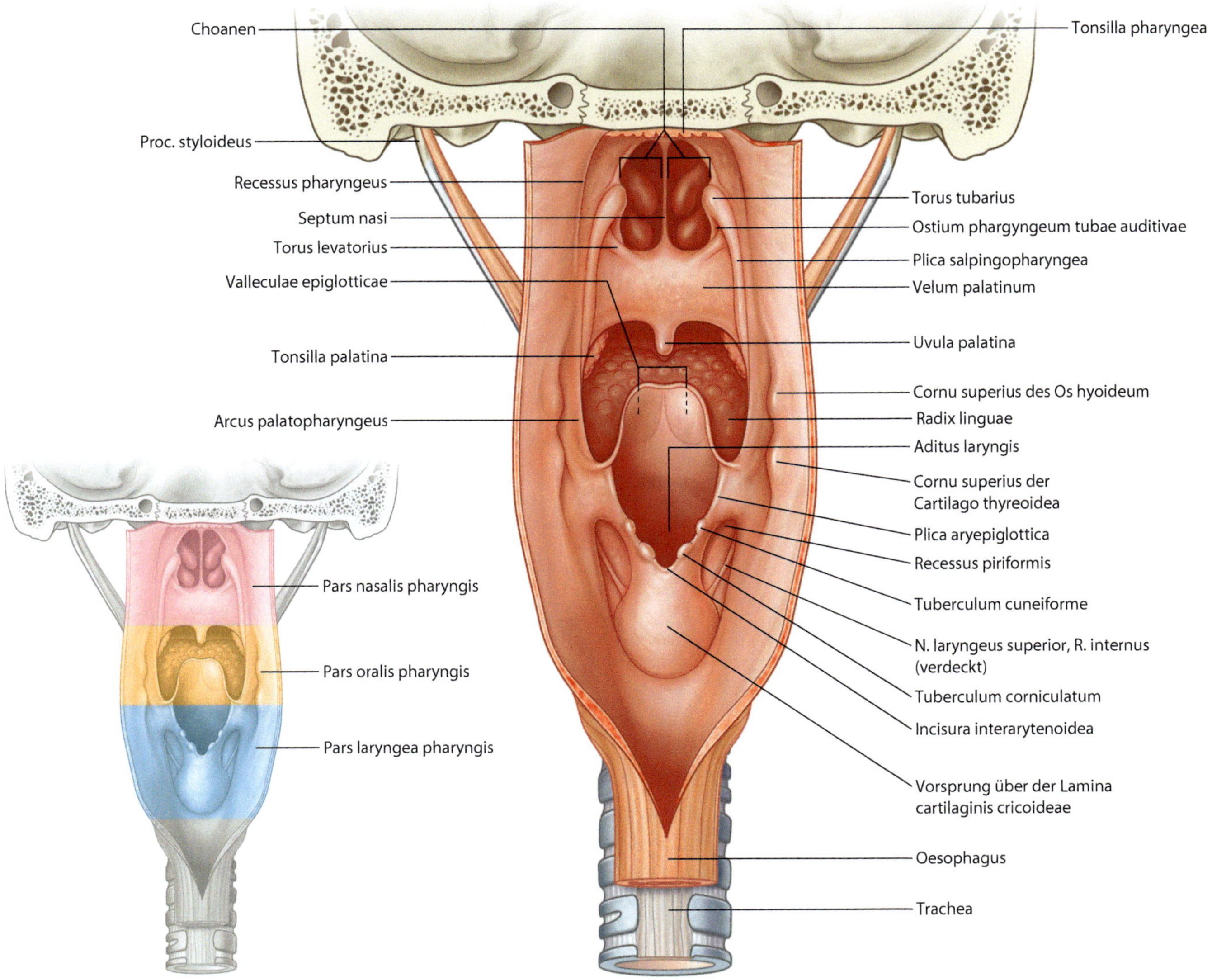

Choanen
Tonsilla pharyngea
Proc. styloideus
Recessus pharyngeus
Septum nasi
Torus levatorius
Valleculae epiglotticae
Tonsilla palatina
Arcus palatopharyngeus
Torus tubarius
Ostium phargyngeum tubae auditivae
Plica salpingopharyngea
Velum palatinum
Uvula palatina
Cornu superius des Os hyoideum
Radix linguae
Aditus laryngis
Cornu superius der Cartilago thyreoidea
Plica aryepiglottica
Recessus piriformis
Tuberculum cuneiforme
N. laryngeus superior, R. internus (verdeckt)
Tuberculum corniculatum
Incisura interarytenoidea
Vorsprung über der Lamina cartilaginis cricoideae
Oesophagus
Trachea
Pars nasalis pharyngis
Pars oralis pharyngis
Pars laryngea pharyngis

Pharynx, Ansicht von dorsal (Pharynxwand eröffnet)
Features of the pharynx posterior view with the pharyngeal wall opened)

Sinus frontalis
Cavitas nasi
Palatum durum
Palatum molle
Mandibula
Cellulae ethmoidales
Pars nasalis pharyngis
Nasopharynx
CI (Atlas)
CII (Axis)
Pars oralis pharyngis
Epiglottis
Pars laryngea pharyngis

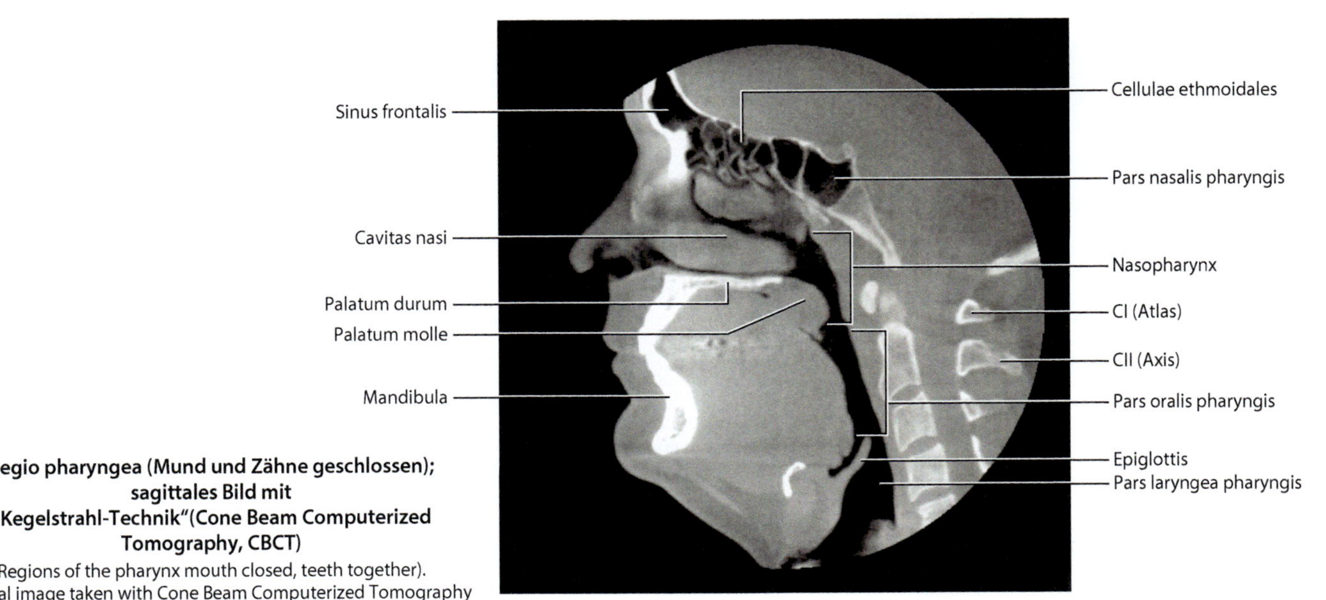

Regio pharyngea (Mund und Zähne geschlossen); sagittales Bild mit „Kegelstrahl-Technik"(Cone Beam Computerized Tomography, CBCT)
Regions of the pharynx mouth closed, teeth together). Sagittal image taken with Cone Beam Computerized Tomography (CBCT) technology, viewed in the radiographic mode

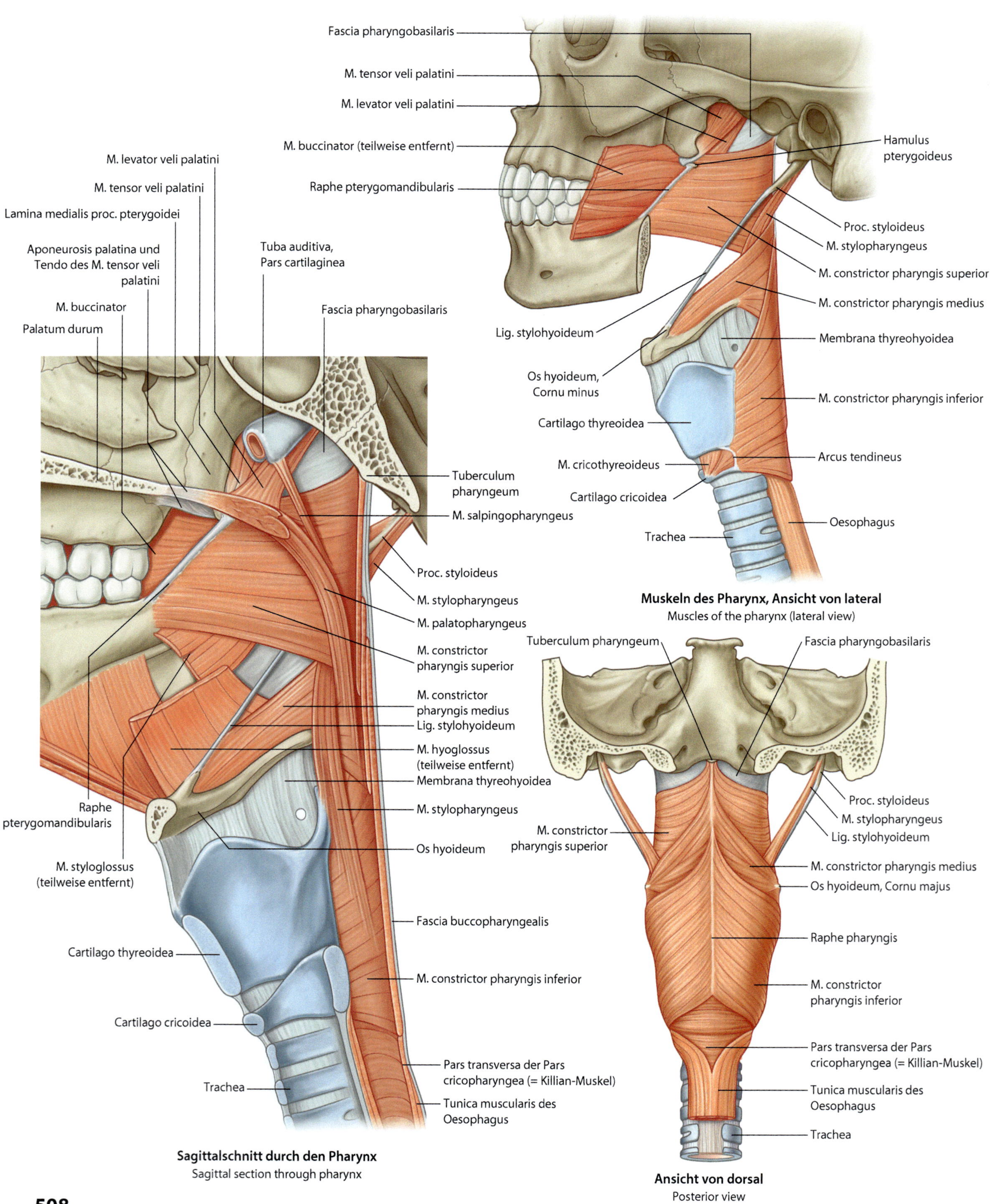

Muskeln des Pharynx, Ansicht von lateral
Muscles of the pharynx (lateral view)

Sagittalschnitt durch den Pharynx
Sagittal section through pharynx

Ansicht von dorsal
Posterior view

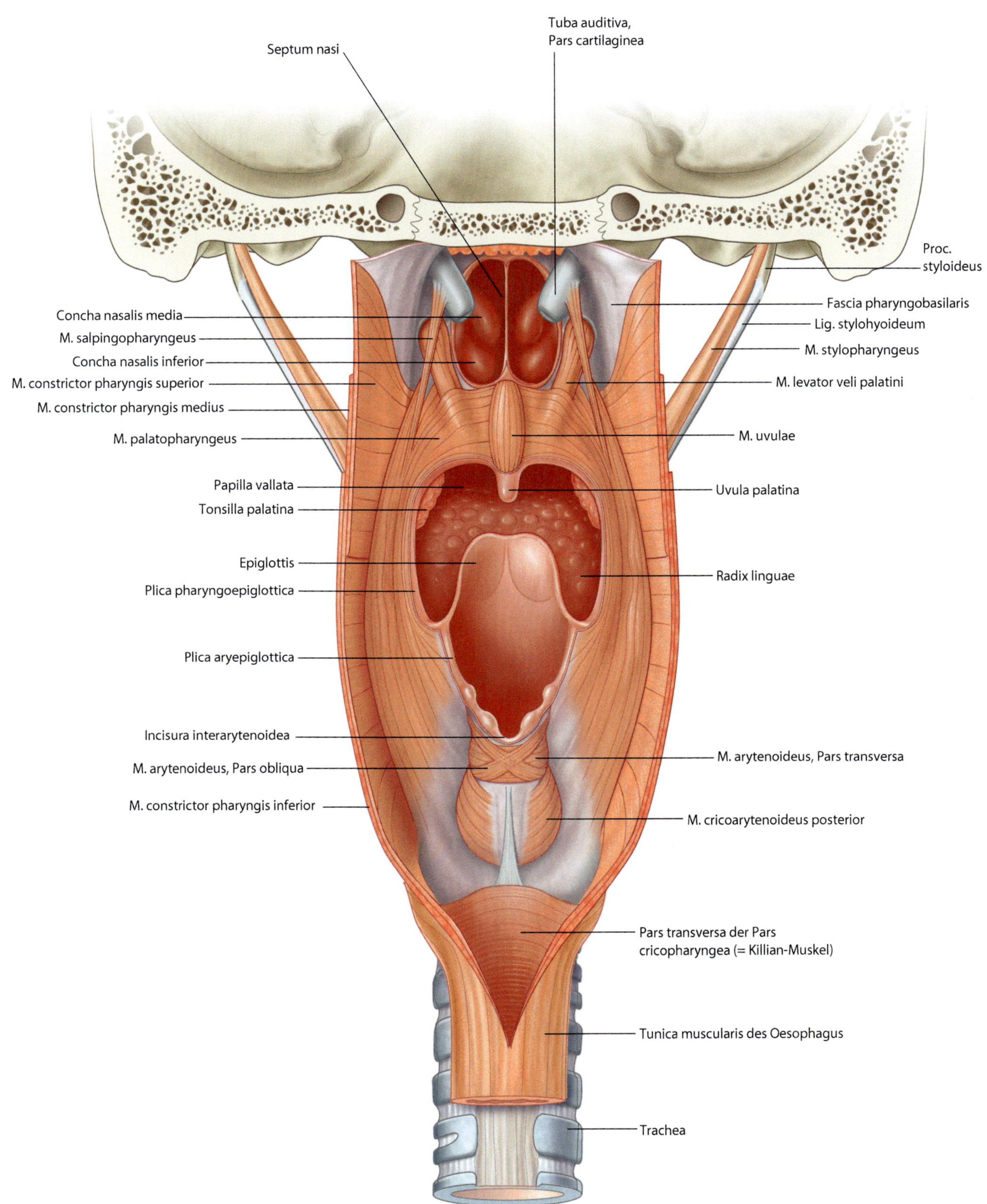

Muskeln der hinteren Pharynxwand
Muscles of the posterior wall of the pharynx

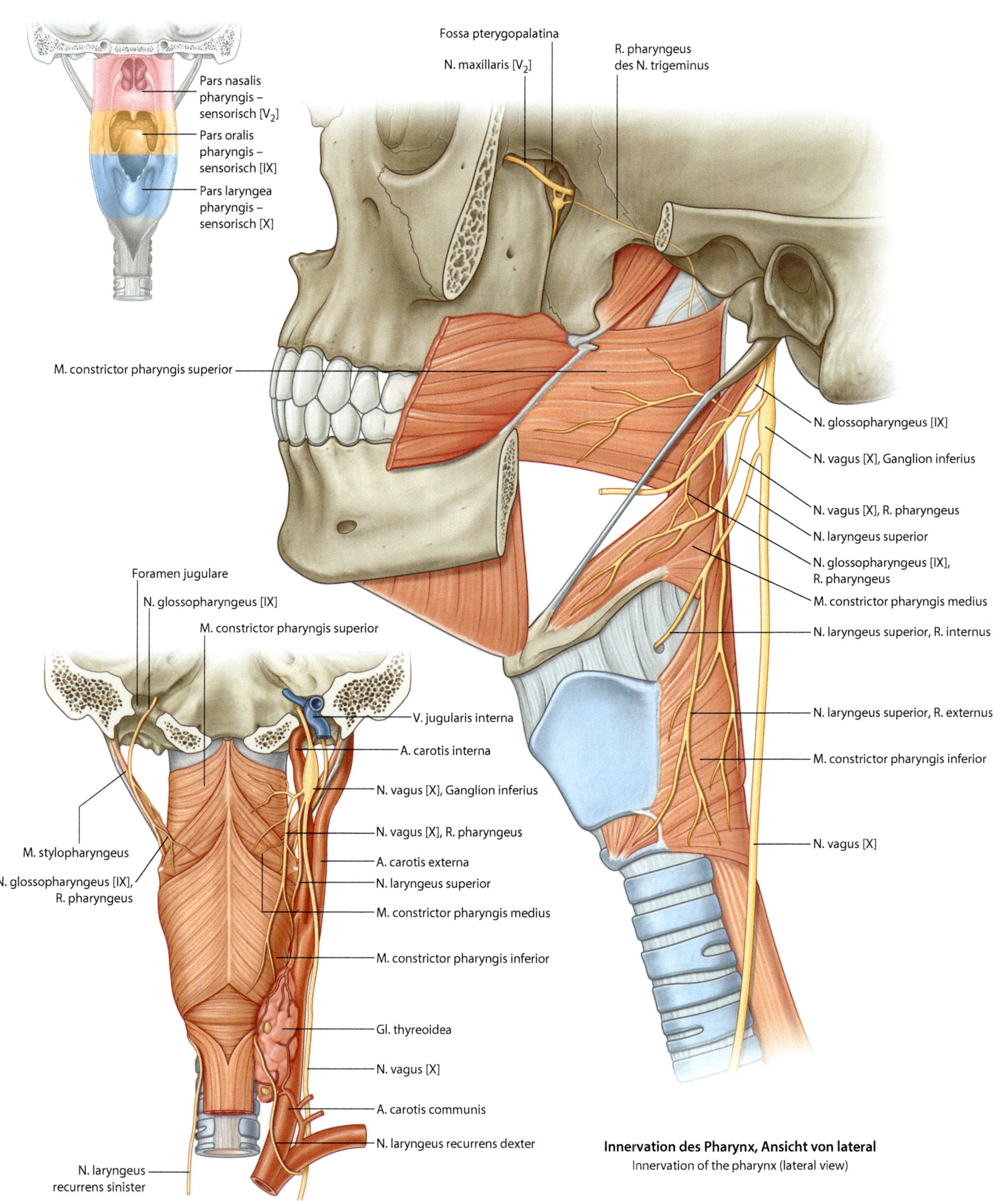

Ansicht von dorsal
Posterior view

Innervation des Pharynx, Ansicht von lateral
Innervation of the pharynx (lateral view)

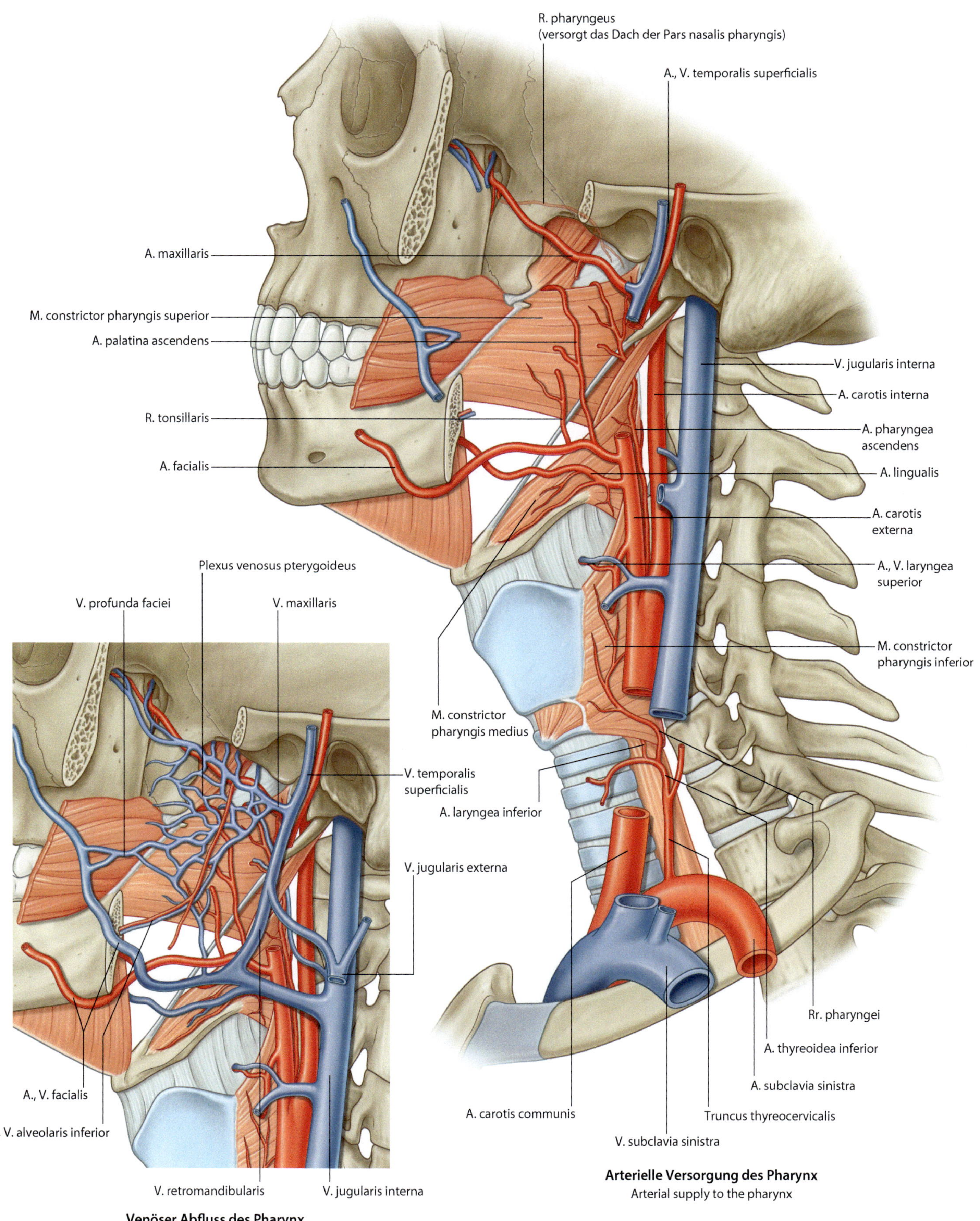

Arterielle Versorgung des Pharynx
Arterial supply to the pharynx

Venöser Abfluss des Pharynx
Venous drainage of the pharynx

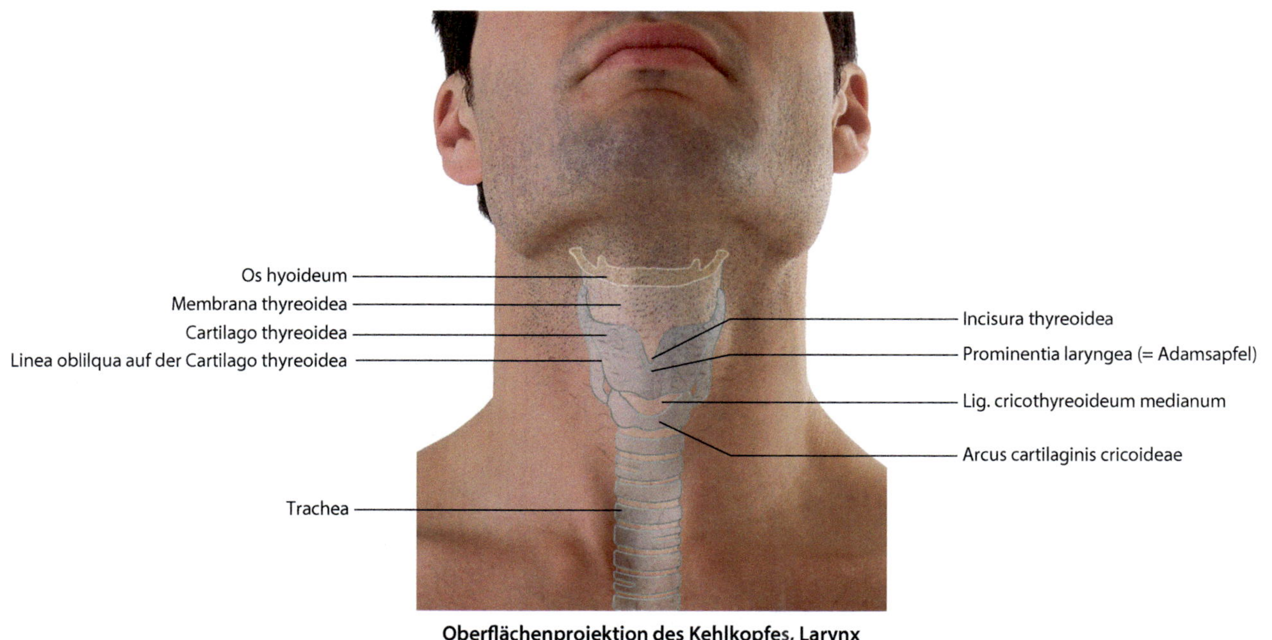

Oberflächenprojektion des Kehlkopfes, Larynx
Position of larynx in the neck as it relates to the surface

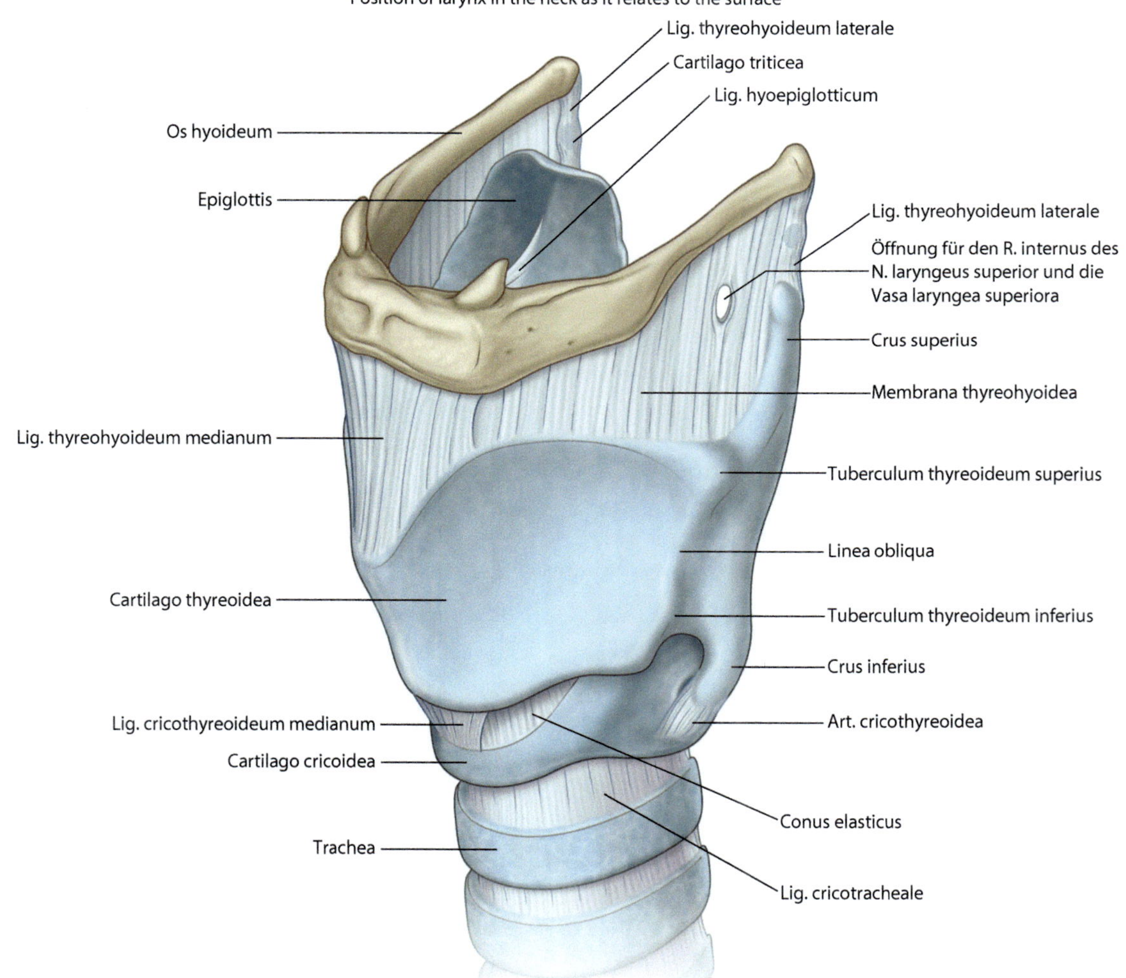

Äußere Merkmale des Kehlkopfes, Larynx, Ansicht von antero-lateral
External features of the larynx (anterolateral view)

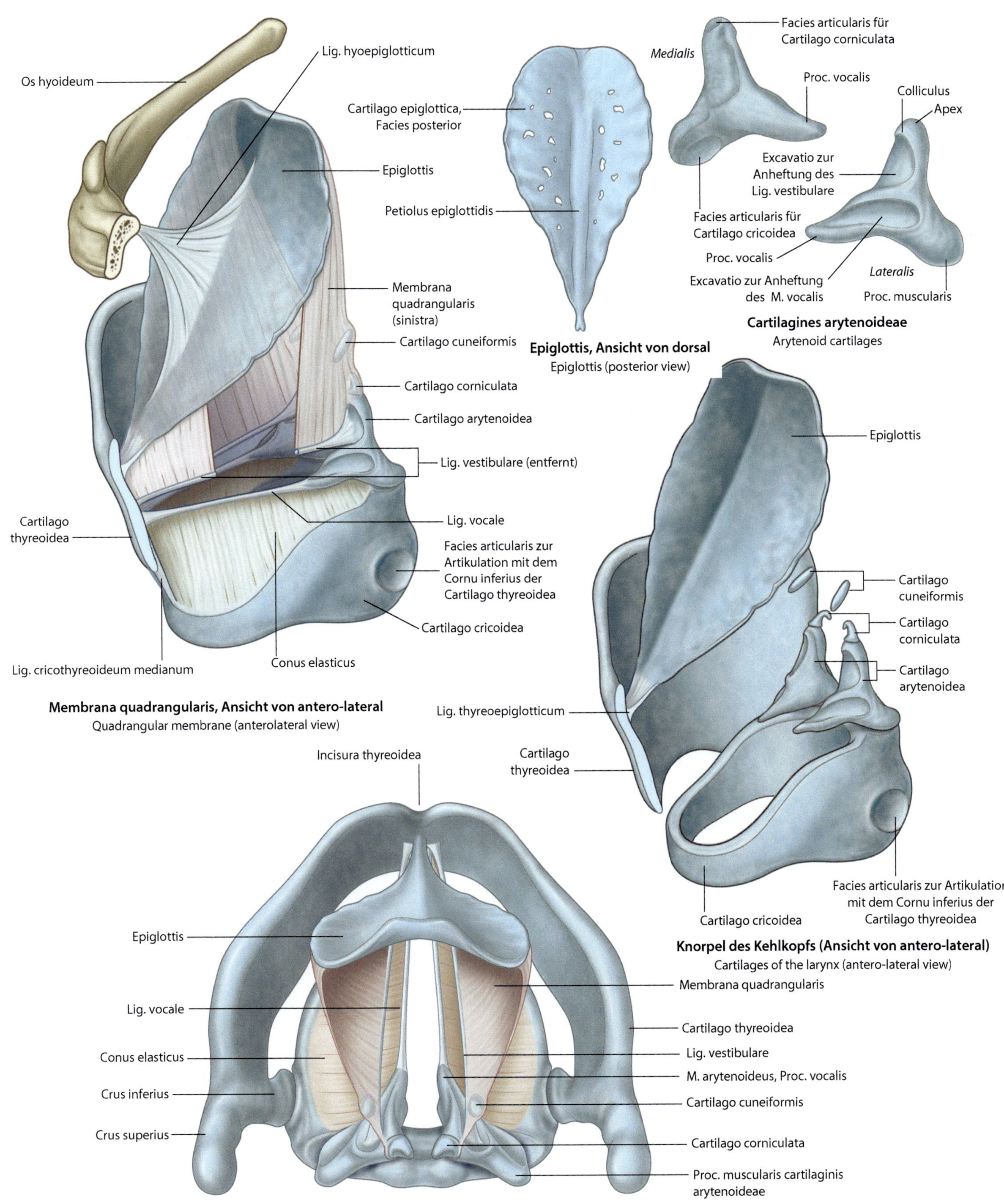

Membrana quadrangularis, Ansicht von antero-lateral
Quadrangular membrane (anterolateral view)

Epiglottis, Ansicht von dorsal
Epiglottis (posterior view)

Cartilagines arytenoideae
Arytenoid cartilages

Knorpel des Kehlkopfs (Ansicht von antero-lateral)
Cartilages of the larynx (antero-lateral view)

Membrana fibroelastica laryngis, Ansicht von kranial
Fibro-elastic membrane of the larynx (superior view)

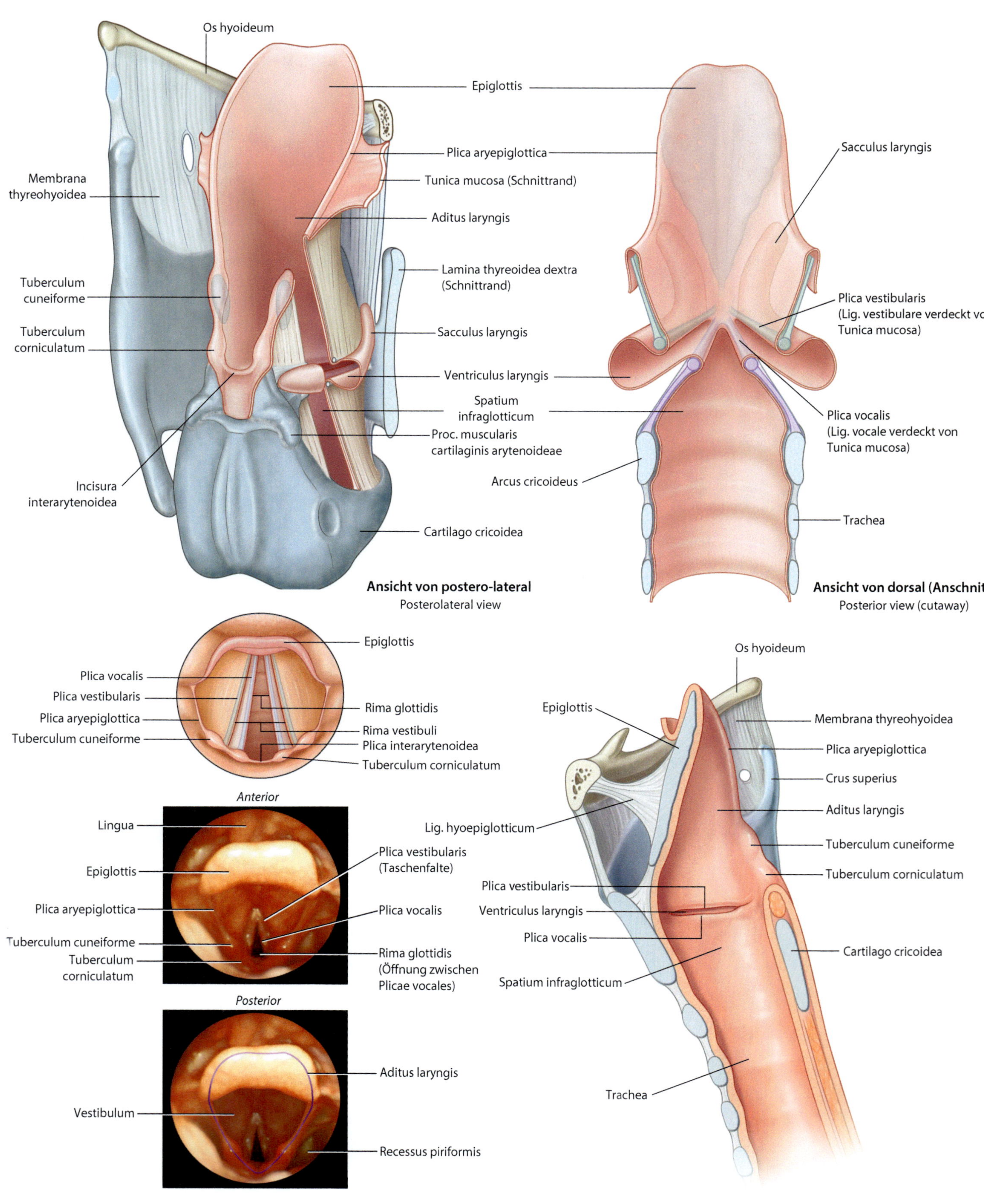

Ansicht von postero-lateral
Posterolateral view

Ansicht von dorsal (Anschnitt)
Posterior view (cutaway)

Blick von kranial in den Kehlkopfeingang
Superior view through the laryngeal inlet

Sagittalschnitt durch die Larynxhöhle
Sagittal section through laryngeal cavity

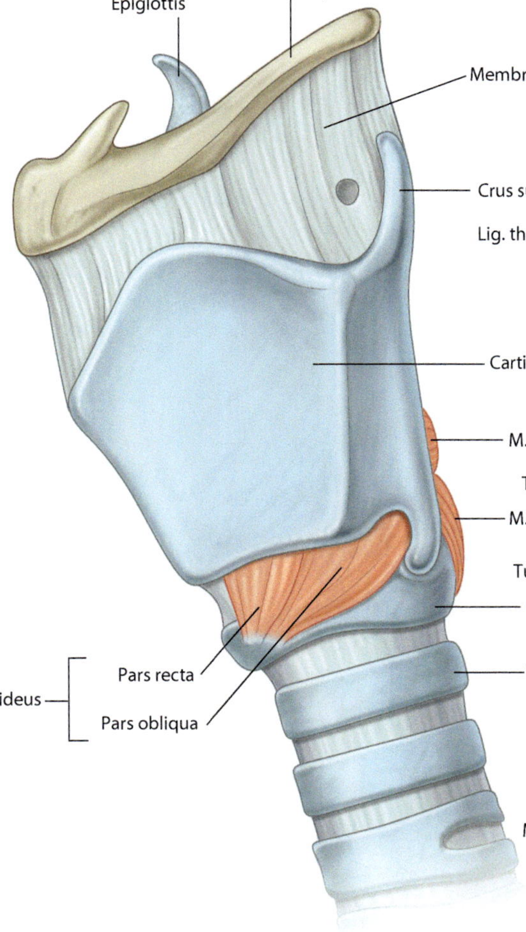

Epiglottis
Os hyoideum
Membrana thyreohyoidea
Crus superius
Cartilago thyreoidea
M. arytenoideus transversus
Tuberculum cuneiforme
M. cricoarytenoideus posterior
Tuberculum corniculatum
Cartilago cricoidea
Trachea
M. cricothyreoideus
Pars recta
Pars obliqua

Ansicht von lateral
Lateral view

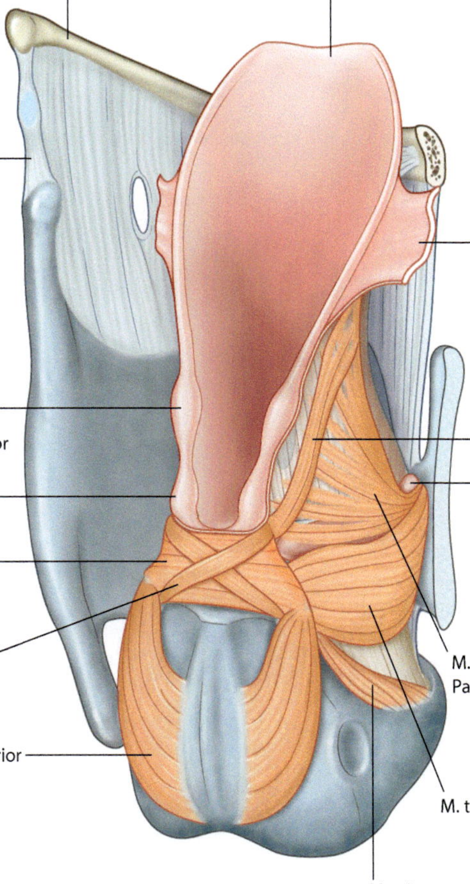

Os hyoideum
Epiglottis
Lig. thyreohyoideum laterale
Tunica mucosa (Schnittrand)
M. aryepiglotticus
Sacculus
M. arytenoideus, Pars transversa
M. arytenoideus, Pars obliqua
M. thyreoarytenoideus, Pars externa
M. cricoarytenoideus posterior
M. thyreoarytenoideus
M. cricoarytenoideus lateralis

Ansicht von postero-lateral
Posterolateral view

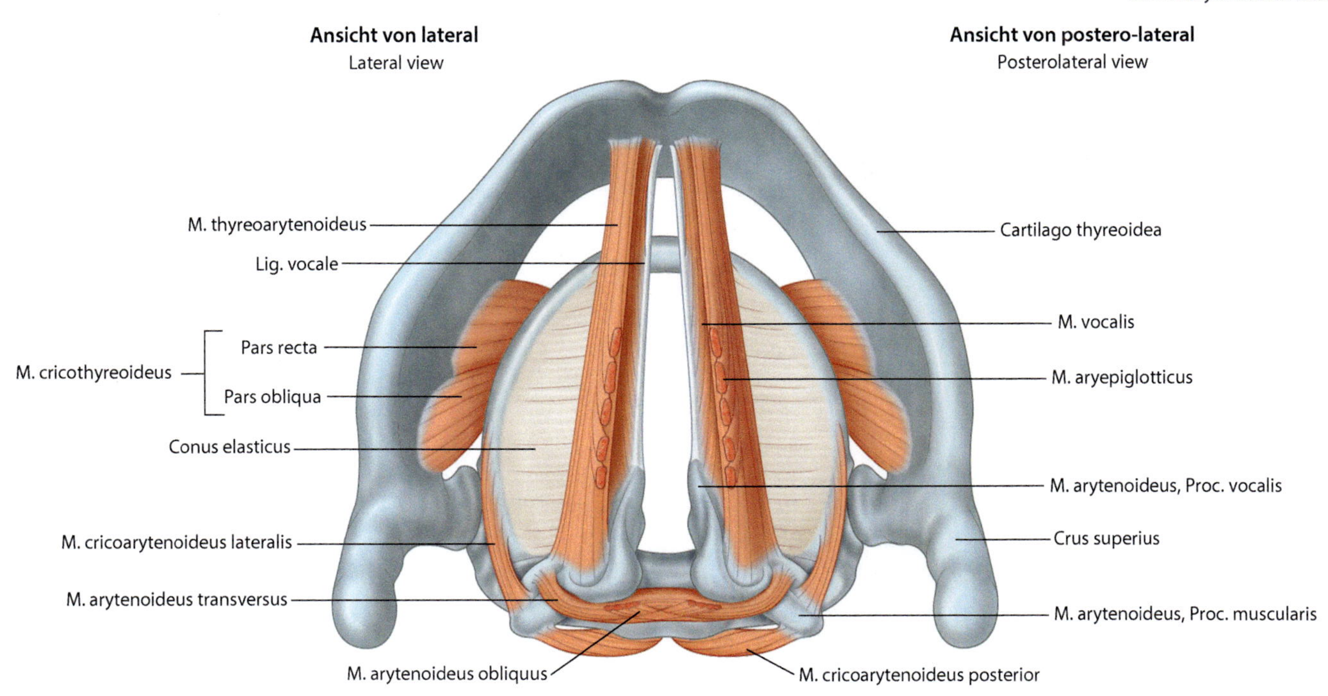

Ansicht von kranial
Superior view

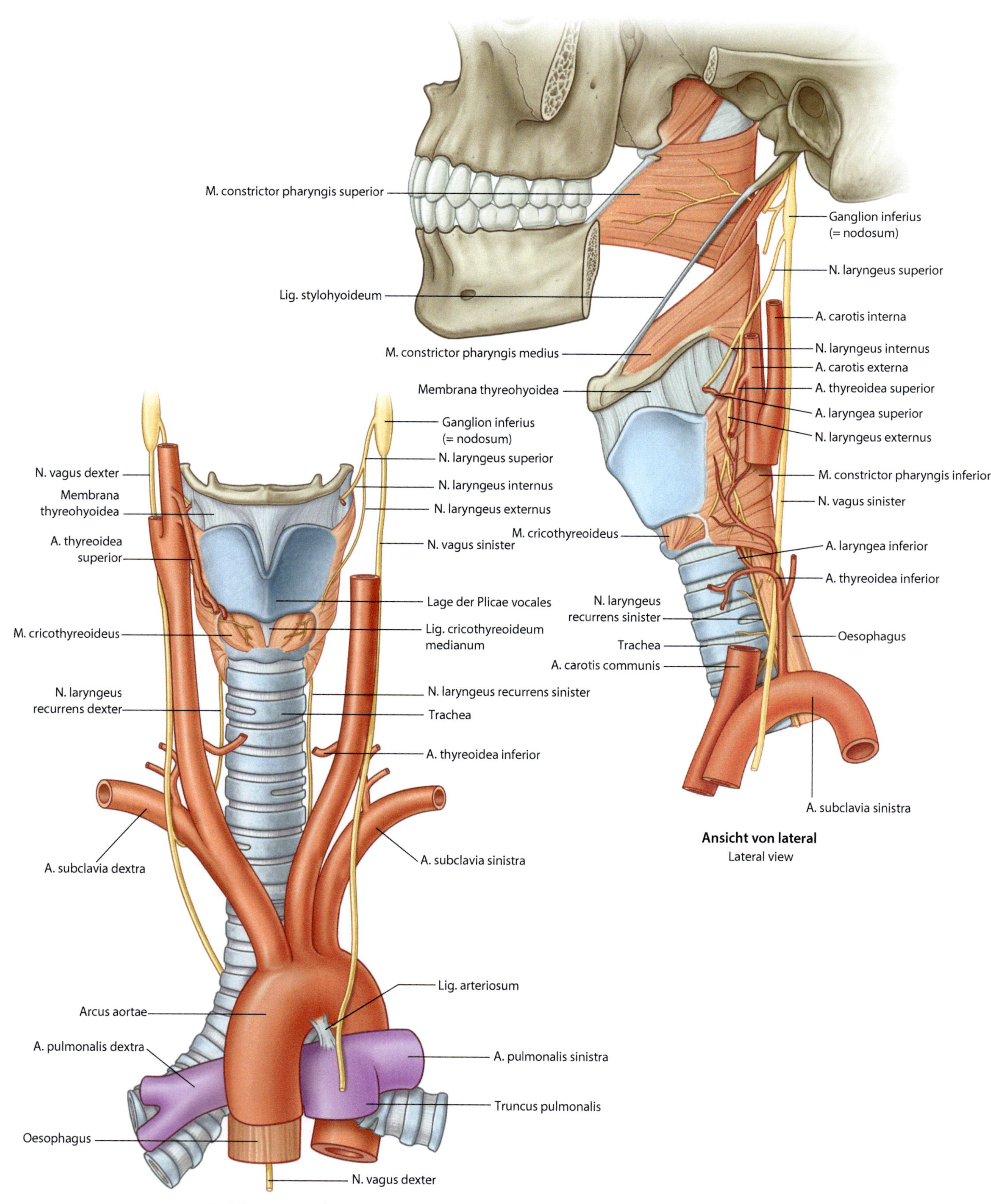

Ansicht von lateral
Lateral view

Ansicht von ventral
Anterior view

Os hyoideum
Membrana thyreohyoidea
Incisura thyreoidea
Lage der Linea obliqua auf der Cartilago thyreoidea
Prominentia laryngea (= Adamsapfel)
Lig. cricothyreoideum medianum
Gl. thyreoidea, Lobus dexter
Arcus cartilaginis cricoideae
Isthmus gl. thyreoideae
Gl. thyreoidea, Lobus sinister
Trachea

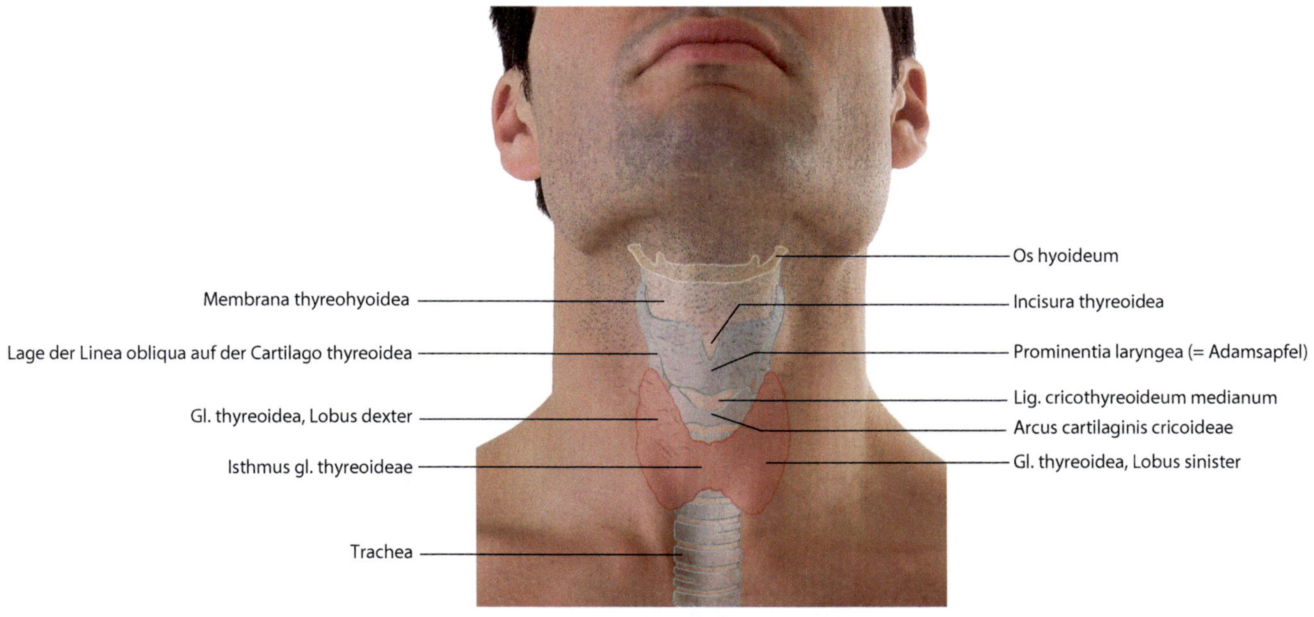

Oberflächenprojektion der Schilddrüse
Thyroid gland as it relates to surface

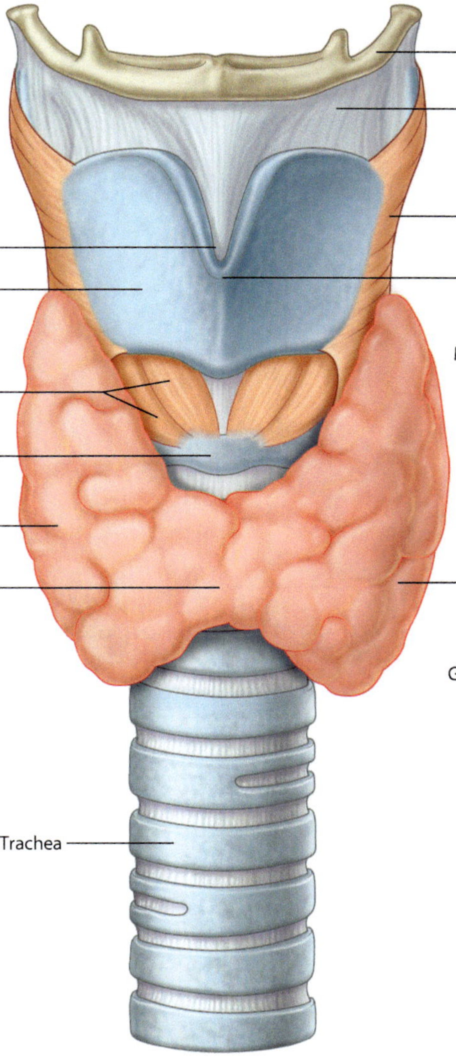

Os hyoideum
Membrana thyreohyoidea
Incisura thyreoidea
Cartilago thyreoidea
Prominentia laryngea (= Adamsapfel)
M. cricothyreoideus
Cartilago cricoidea
Gl. thyreoidea, Lobus dexter
Isthmus gl. thyreoidea
Trachea

Ansicht von ventral
Anterior view

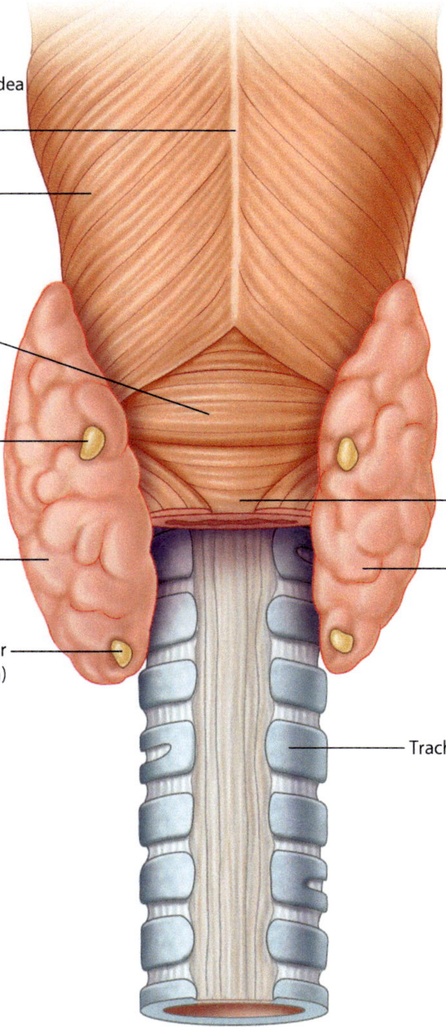

Raphe pharyngis
M. constrictor pharyngis inferior
M. cricopharyngeus
Gl. parathyreoidea superior (= Epithel-Körperchen)
Oesophagus
Gl. thyreoidea, Lobus sinister
Gl. thyreoidea, Lobus dexter
Gl. parathyreoidea inferior (= Epithel-Körperchen)
Trachea

Ansicht von dorsal
Posterior view

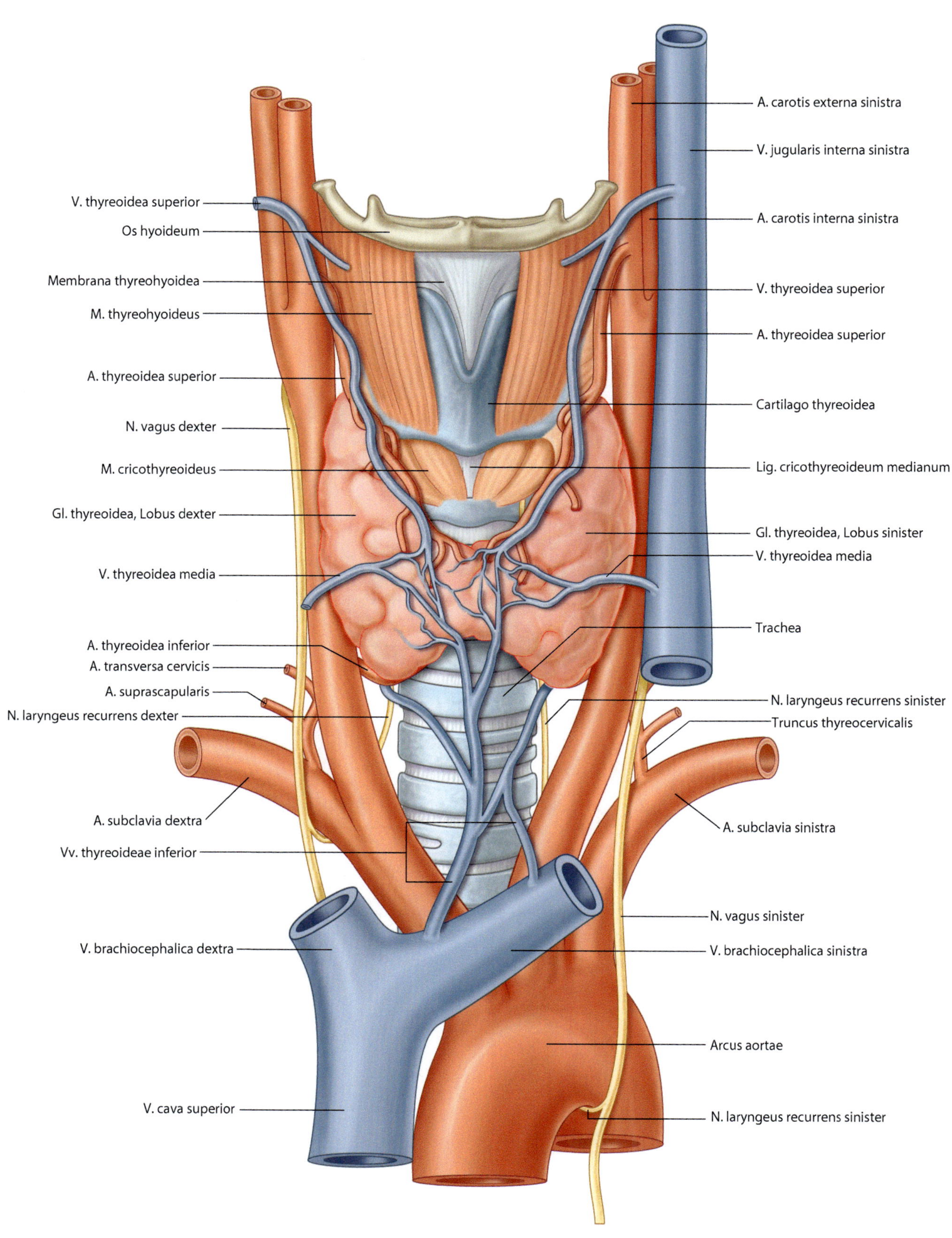

Ansicht von ventral
Anterior view

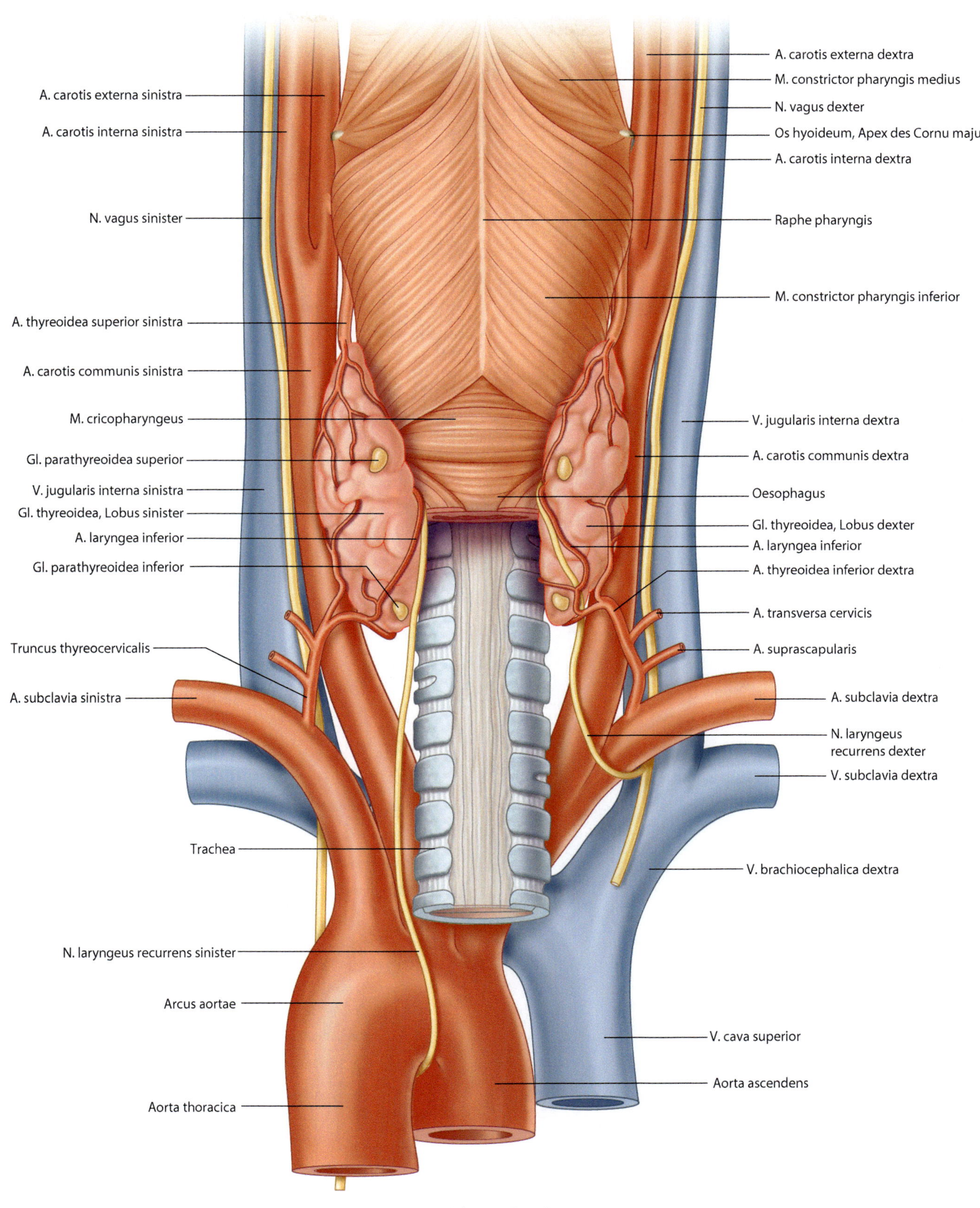

Ansicht von dorsal
Posterior view

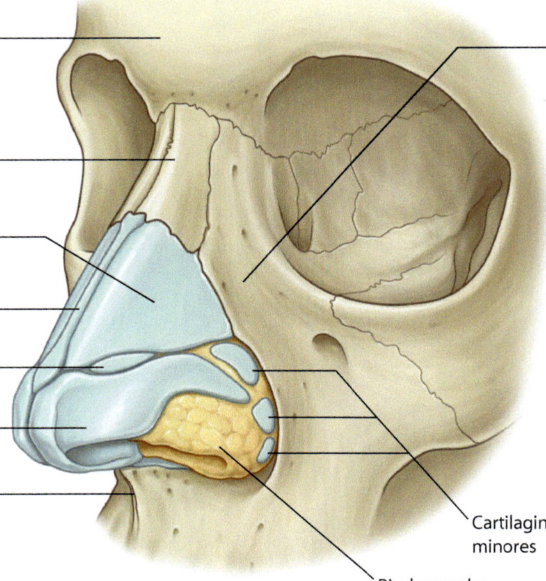

Os frontale
Proc. frontalis maxillae
Os nasale
Cartilago nasi lateralis
Cartilago septi nasi, Margo superior
Cartilago nasi accessoria (= Variante)
Cartilago alaris major
Maxilla, Spina nasalis anterior
Cartilagines alares minores
Bindegewebe

Äußere Nase
External nose

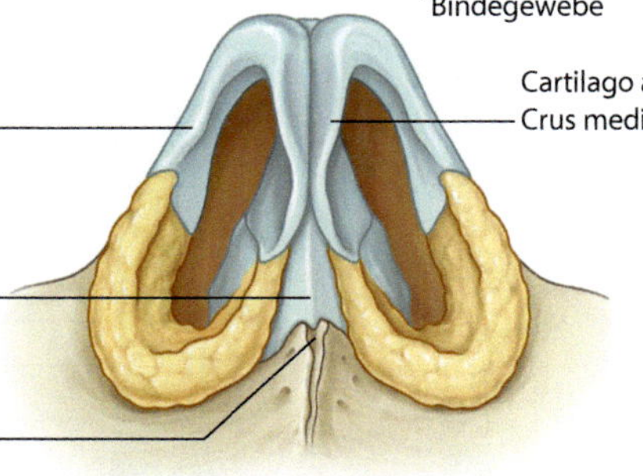

Cartilago alaris major, Crus laterale
Cartilago alaris major, Crus mediale
Cartilago septi nasi
Maxilla, Spina nasalis anterior

Ansicht von kaudal
Inferior view

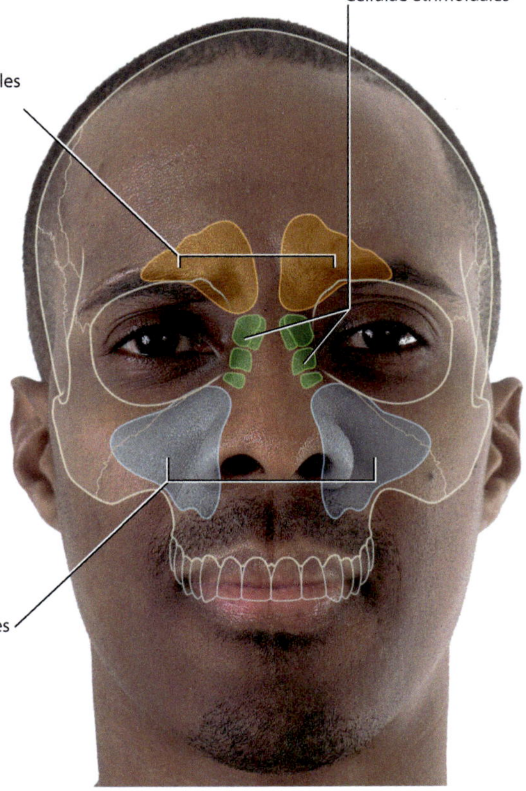

Cellulae ethmoidales
Sinus frontales
Sinus maxillares

Oberflächenprojektion der Nasennebenhöhlen, Ansicht von ventral
Paranasal sinuses (anterior view)

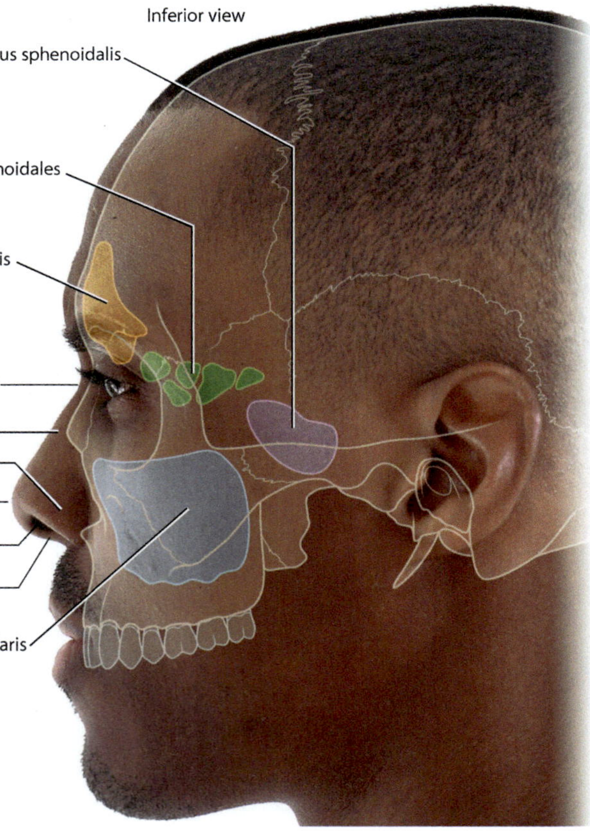

Sinus sphenoidalis
Cellulae ethmoidales
Sinus frontalis
Radix
Dorsum
Ala
Apex
Naris (= Vestibulum)
Septum nasi
Sinus maxillaris

Oberflächenprojektion der Nasennebenhöhlen, Ansicht von lateral
Surface anatomy of nose and paranasal sinuses (lateral view)

Concha superior
Crista galli
Cavitas cranii
Sinus frontalis
Orbita
Cellulae ethmoidales
Bulla ethmoidalis
Concha media
Proc. uncinatus
Cavitates nasi
Sinus maxillaris
Concha inferior
Vomer
Proc. palatinus maxillae
Cavitas oris

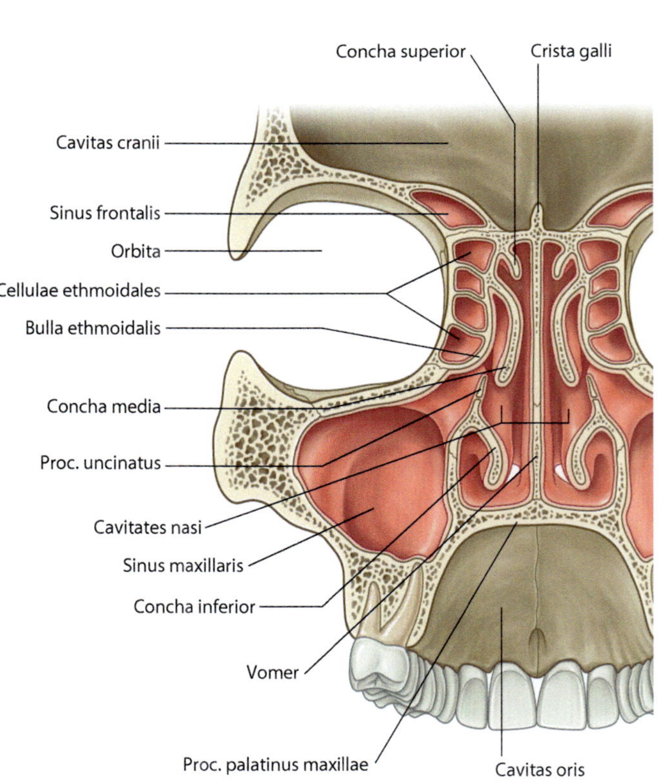

Koronarschnitt durch die Nasenhöhle, Ansicht von dorsal
Coronal section through nasal cavity (posterior view)

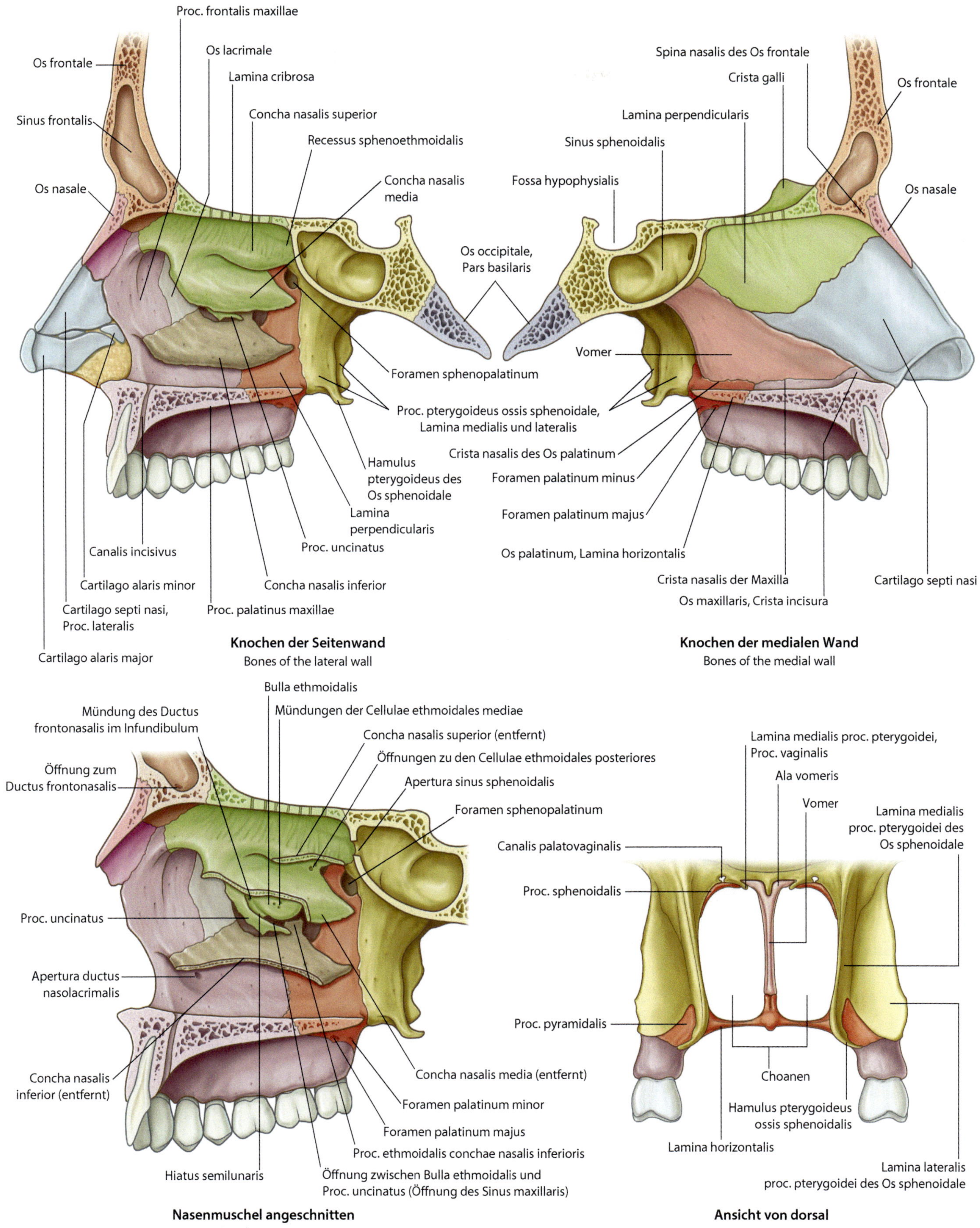

Knochen der Seitenwand
Bones of the lateral wall

Knochen der medialen Wand
Bones of the medial wall

Nasenmuschel angeschnitten
Concha cut away

Ansicht von dorsal
Posterior view

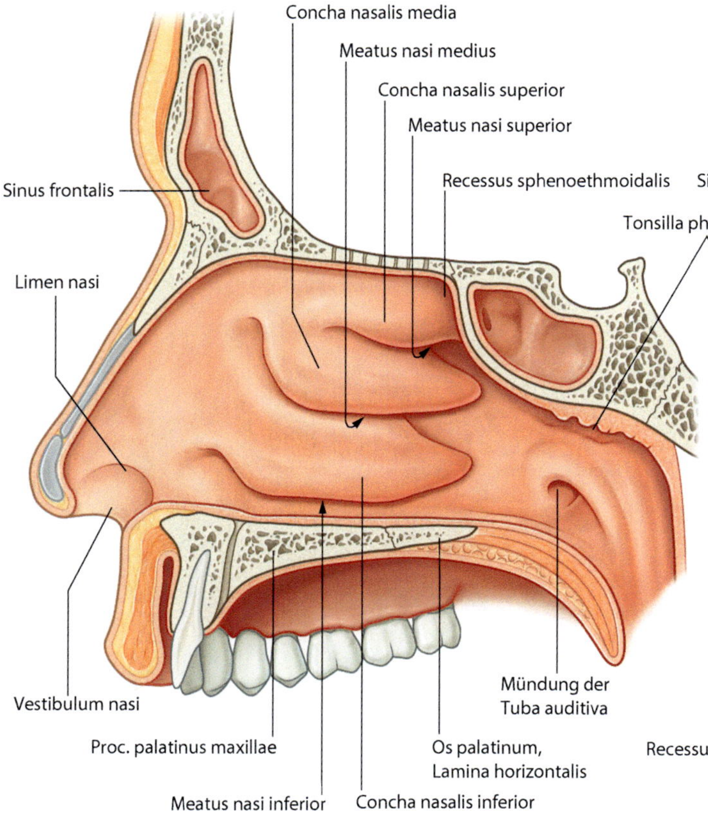

Concha nasalis media
Meatus nasi medius
Concha nasalis superior
Meatus nasi superior
Sinus frontalis
Recessus sphenoethmoidalis
Limen nasi
Vestibulum nasi
Proc. palatinus maxillae
Meatus nasi inferior
Concha nasalis inferior
Os palatinum,
Lamina horizontalis
Mündung der
Tuba auditiva

Laterale Wand der Nasenhöhle
Lateral wall of the nasal cavity

Sinus sphenoidalis
Tonsilla pharyngea
Sinus frontalis
Crista galli
Septum nasi
Choanen
Recessus pharyngeus
Velum palatinum
Maxilla, Spina nasalis anterior
Torus tubarius

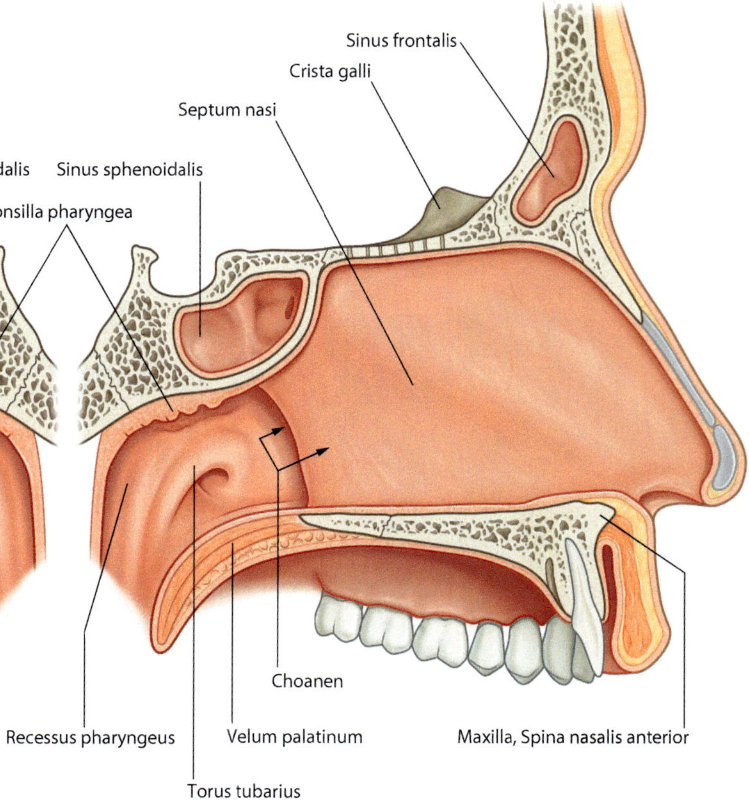

Mediale Wand der Nasenhöhle
Medial wall of the nasal cavity

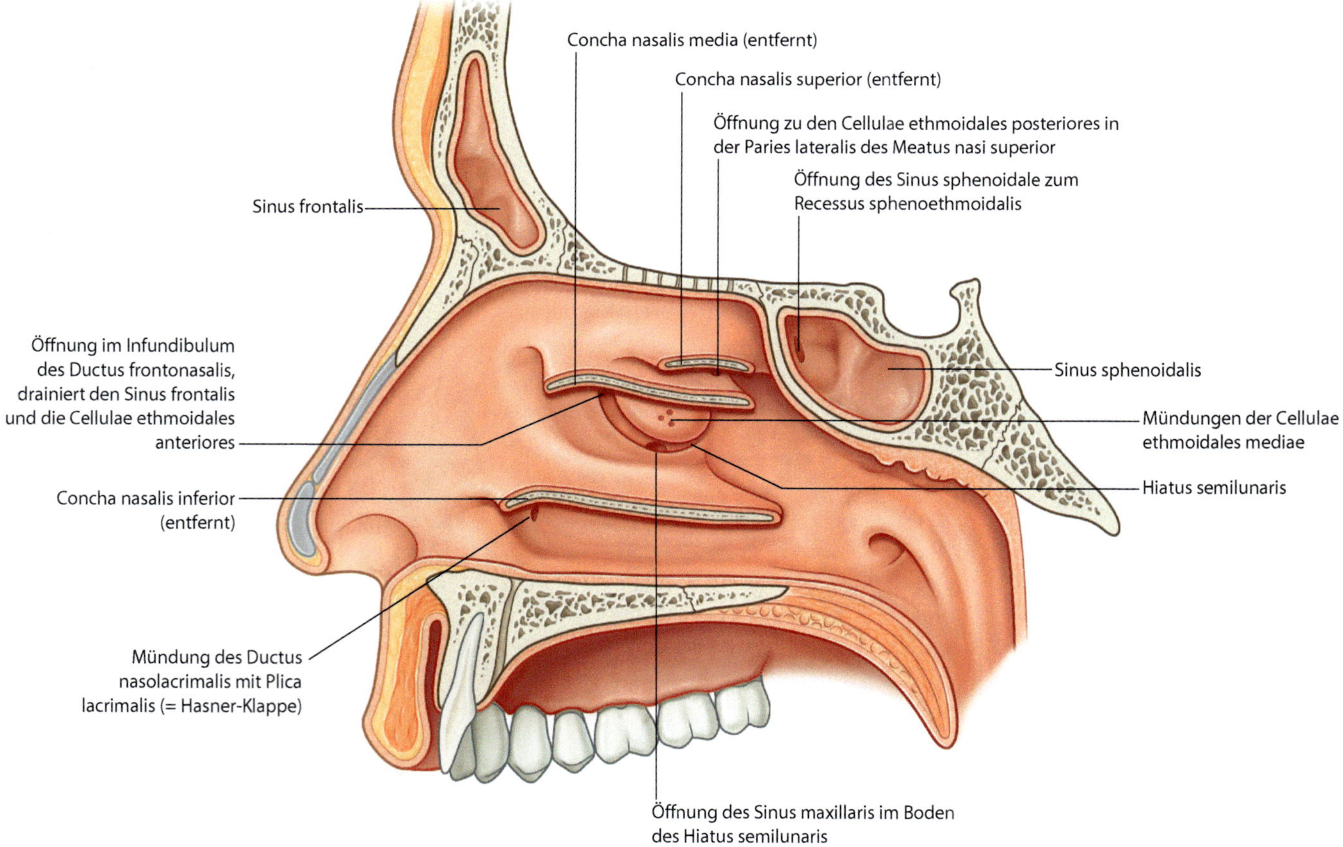

Concha nasalis media (entfernt)
Concha nasalis superior (entfernt)
Öffnung zu den Cellulae ethmoidales posteriores in
der Paries lateralis des Meatus nasi superior
Öffnung des Sinus sphenoidale zum
Recessus sphenoethmoidalis
Sinus frontalis
Öffnung im Infundibulum
des Ductus frontonasalis,
drainiert den Sinus frontalis
und die Cellulae ethmoidales
anteriores
Sinus sphenoidalis
Mündungen der Cellulae
ethmoidales mediae
Hiatus semilunaris
Concha nasalis inferior
(entfernt)
Mündung des Ductus
nasolacrimalis mit Plica
lacrimalis (= Hasner-Klappe)
Öffnung des Sinus maxillaris im Boden
des Hiatus semilunaris

Laterale Wand der Nasenhöhle, angeschnitten
Lateral wall of the nasal cavity, concha cut away

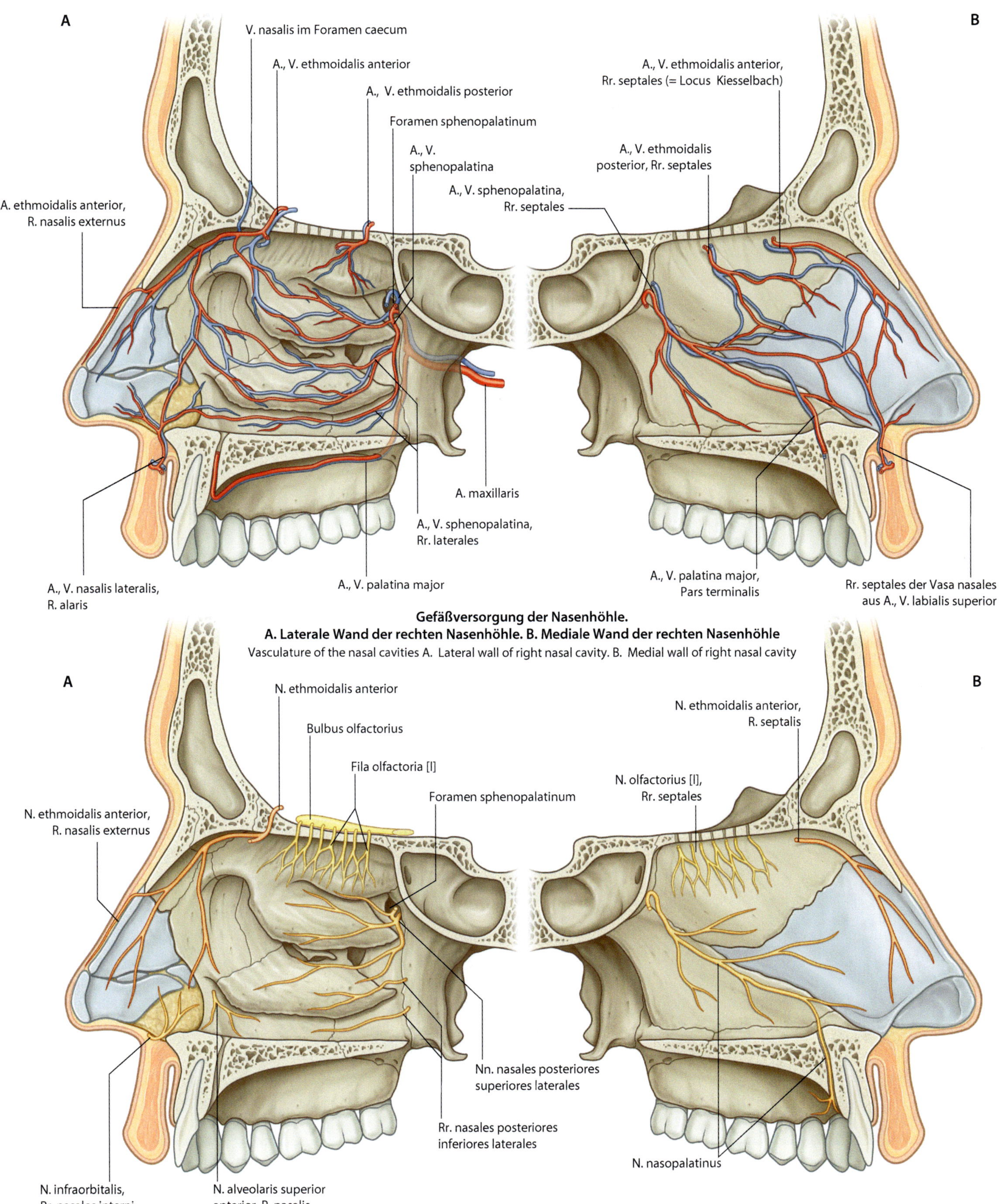

Gefäßversorgung der Nasenhöhle.
A. Laterale Wand der rechten Nasenhöhle. B. Mediale Wand der rechten Nasenhöhle
Vasculature of the nasal cavities A. Lateral wall of right nasal cavity. B. Medial wall of right nasal cavity

Innervation der Nasenhöhle.
A. Laterale Wand der rechten Nasenhöhle. B. Mediale Wand der rechten Nasenhöhle
Innervation of the nasal cavities A. Lateral wall of right nasal cavity. B. Medial wall of right nasal cavity

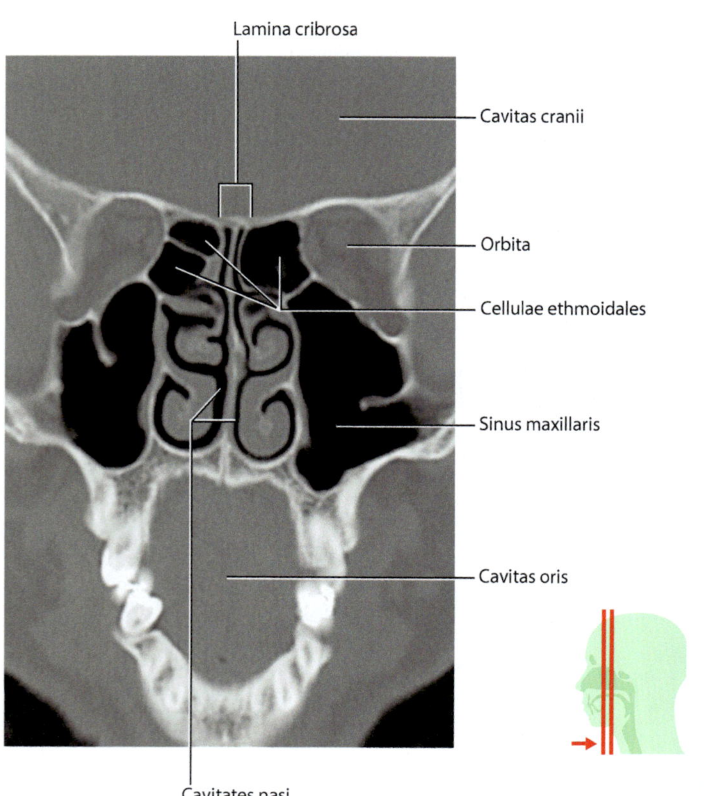

Sinus maxillaris und Cellulae ethmoidales, Ansicht von ventral; CT in Koronarebene
Anterior view of the maxillary sinus and ethmoidal cells. CT image in coronal plane

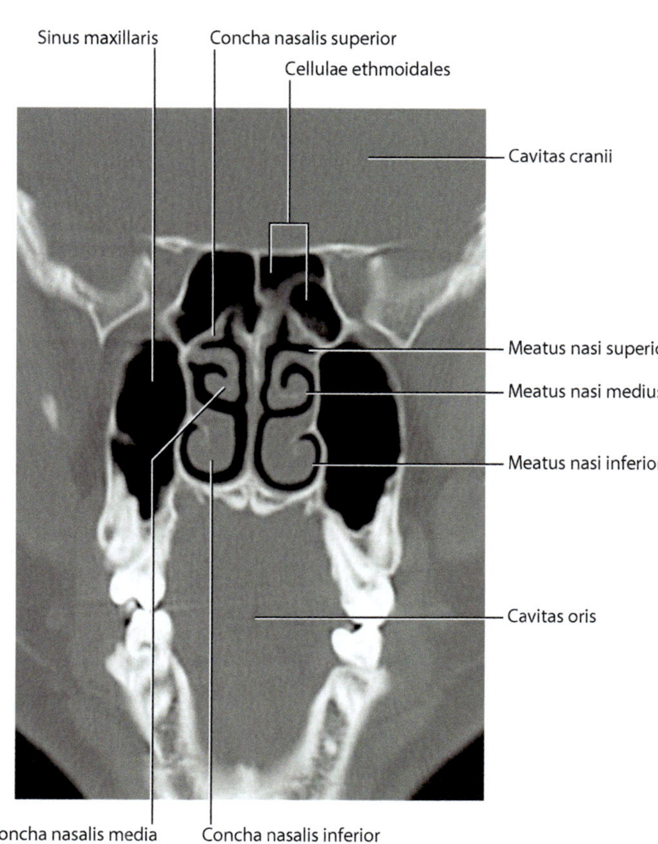

Sinus frontales, Ansicht von ventral; CT in Koronarebene
Anterior view looking into the nasal cavity showing the relationship of various structures. CT image in coronal plane

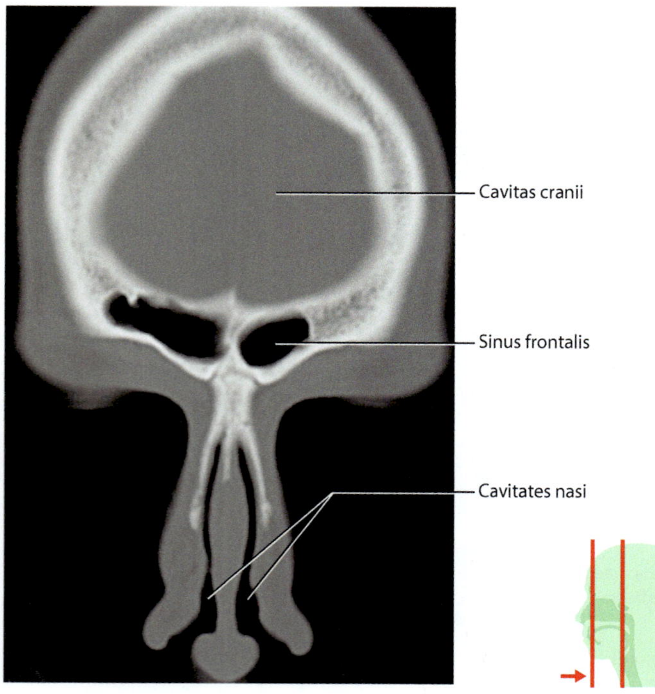

Nasenhöhle, Ansicht von ventral; CT in Koronarebene
Anterior view of the frontal sinuses. CT image in coronal plane

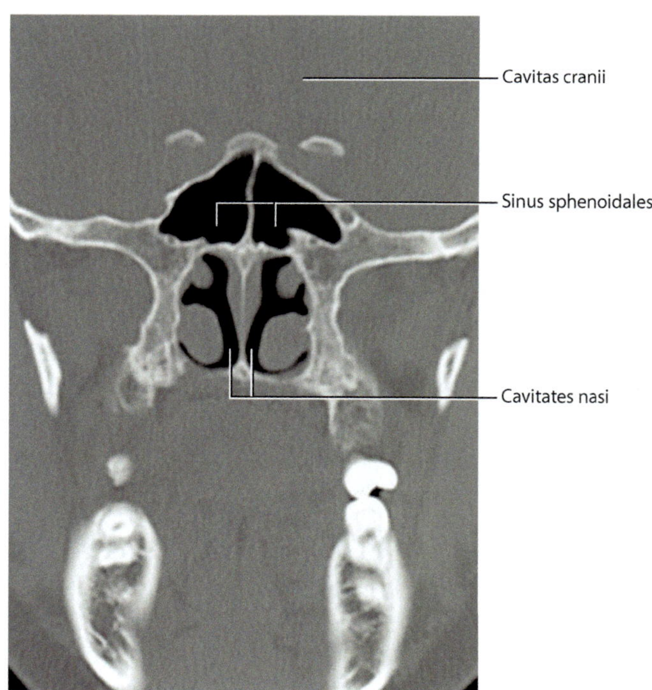

Sinus sphenoidales mit Bezug zur Nasenhöhle, Ansicht von ventral; CT in Koronarebene
Anterior view of the sphenoidal sinuses showing their relationship to the nasal cavity. CT image in coronal plane

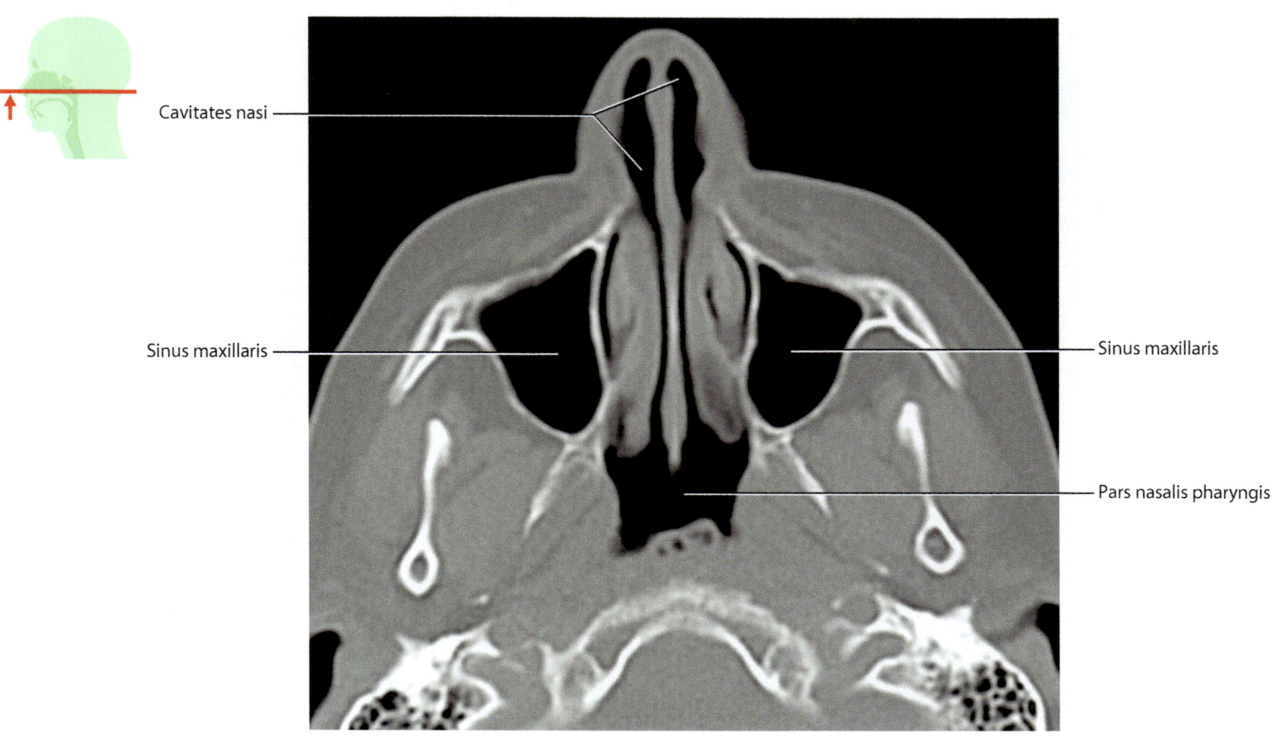

Beziehung zwischen Nasenhöhle, Nasopharynx und Sinus maxillares; CT in Axialebene
Axial section showing the relationship between the nasal cavity, nasopharynx, and maxillary sinuses. CT image in axial plane

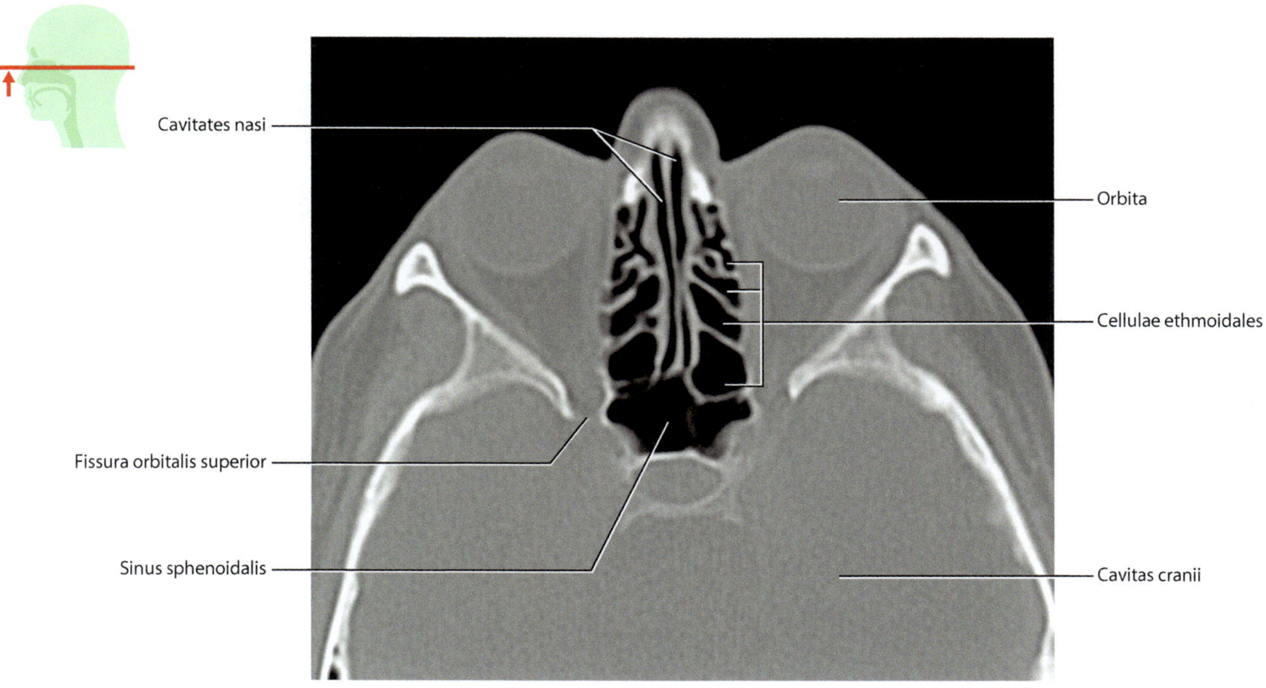

Cellulae ehtmoidales und Sinus sphenoidales und deren Bezug zur Orbita; CT in Axialebene
Axial section showing the ethmoidal cells and the sphenoidal sinuses and the relationship of these structures to the orbit. CT image in axial plane

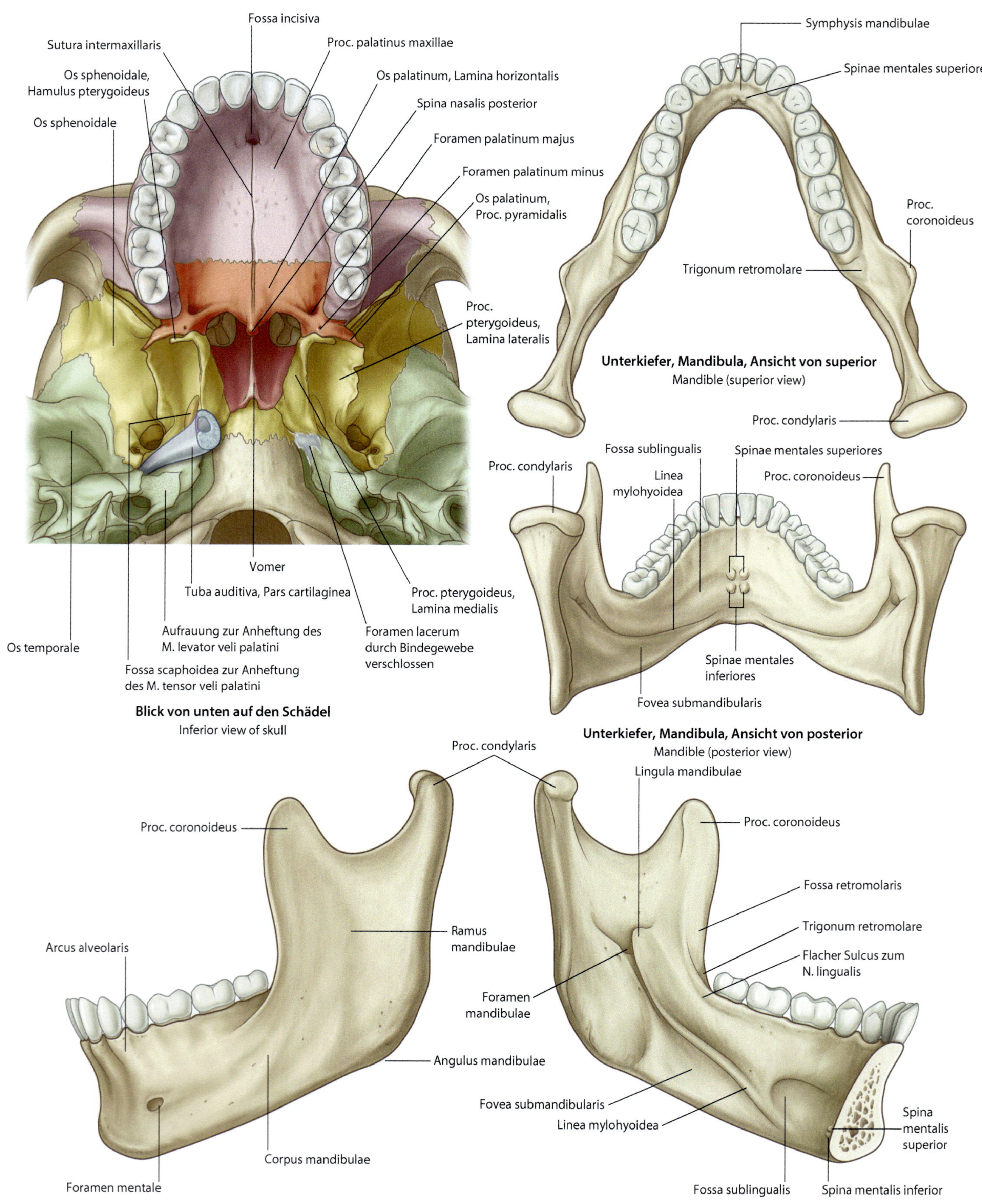

Blick von unten auf den Schädel
Inferior view of skull

Unterkiefer, Mandibula, Ansicht von superior
Mandible (superior view)

Unterkiefer, Mandibula, Ansicht von posterior
Mandible (posterior view)

Unterkiefer, Mandibula, Ansicht von lateral
Mandible (lateral view)

Unterkiefer, Mandibula, Ansicht von medial
Mandible (medial view)

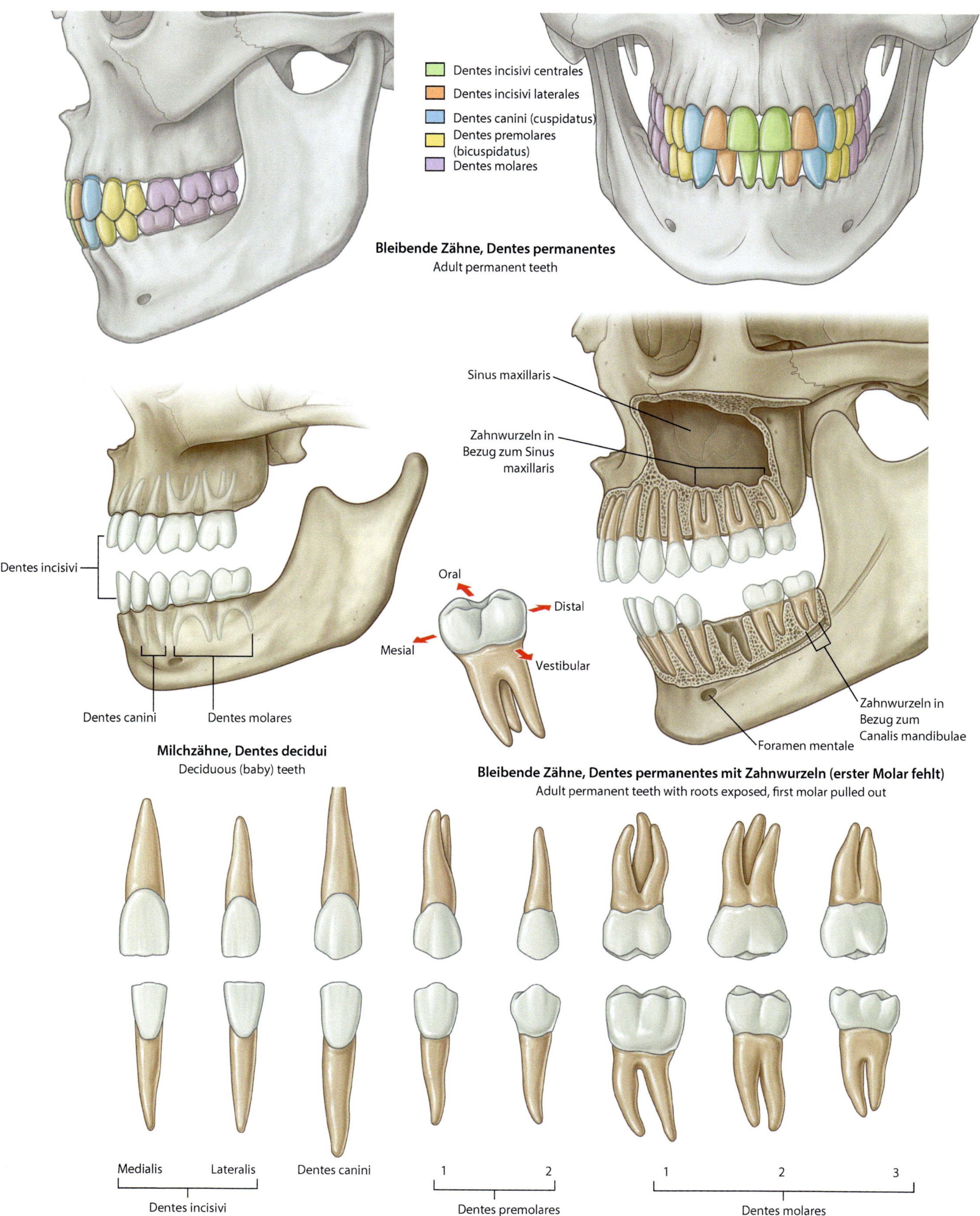

Bleibende Zähne, Dentes permanentes
Adult permanent teeth

Milchzähne, Dentes decidui
Deciduous (baby) teeth

Bleibende Zähne, Dentes permanentes mit Zahnwurzeln (erster Molar fehlt)
Adult permanent teeth with roots exposed, first molar pulled out

Obere und untere bleibende Zähne, Dentes permanentes, Ansicht von vestibular
Adult upper and lower permanent teeth (vestibular view)

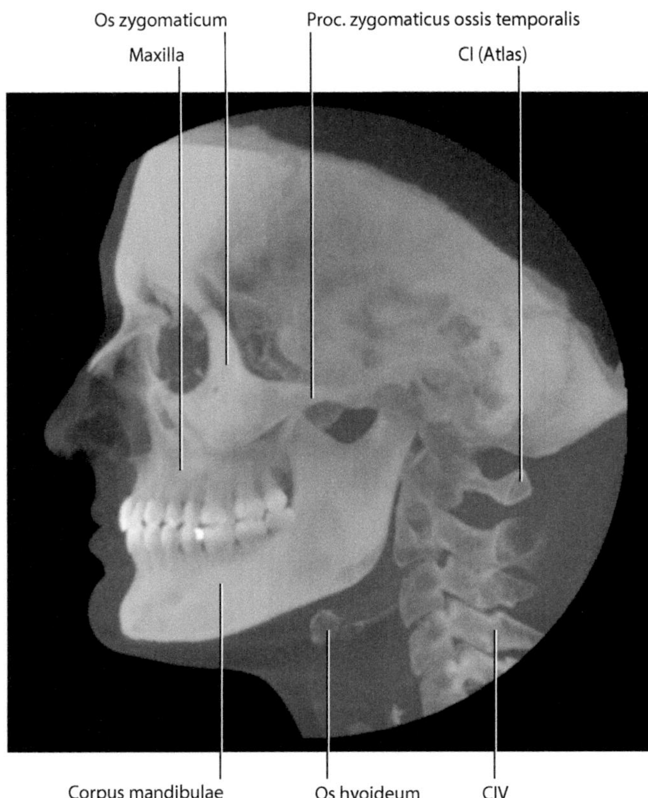

Linke Gesichtshälfte mit kraniofazialen Strukturen und Zähnen; Bild mit „Kegelstrahl-Technik" (Cone Beam Computerized Tomography, CBCT) im Maximum-Intensity-Projection (MIP)-Modus (Kombinationsdarstellung Oberflächenanatomie und röntgenologische Darstellung)

View of the left side of the face showing the craniofacial structures including the teeth. Image taken with Cone Beam Computerized Tomography (CBCT) technology, viewed in the Maximum Intensity Projection (MIP) mode, which combines a radiographic view with a view of surface structures

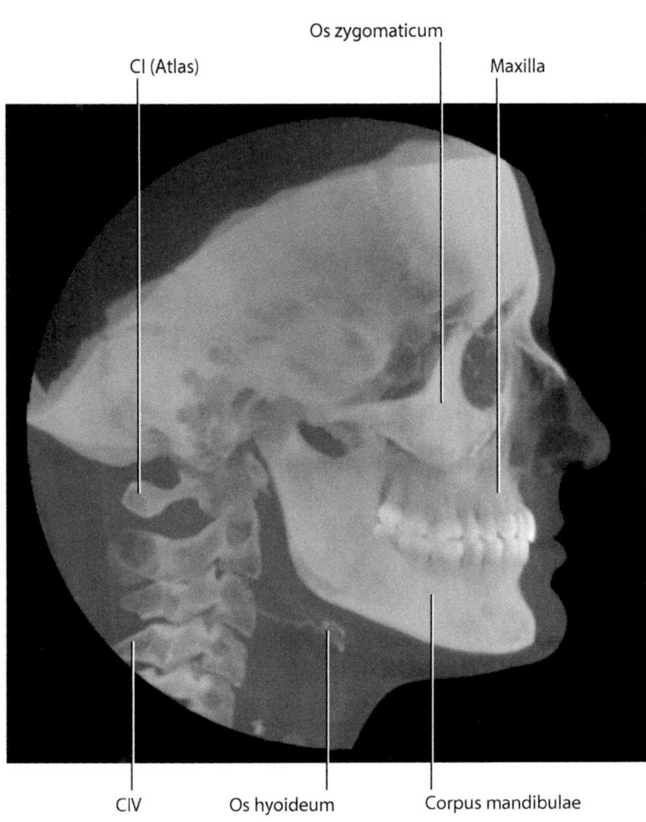

Rechte Gesichtshälfte mit kraniofazialen Strukturen und Zähnen; Bild mit „Kegelstrahl-Technik" (Cone Beam Computerized Tomography, CBCT) im Maximum-Intensity-Projection (MIP)-Modus (Kombinationsdarstellung Oberflächenanatomie und röntgenologische Darstellung)

View of the right side of the face showing the craniofacial structures including the teeth. Image taken with Cone Beam Computerized Tomography (CBCT) technology, viewed in the Maximum Intensity Projection (MIP) mode, which combines a radiographic view with a view of surface structures

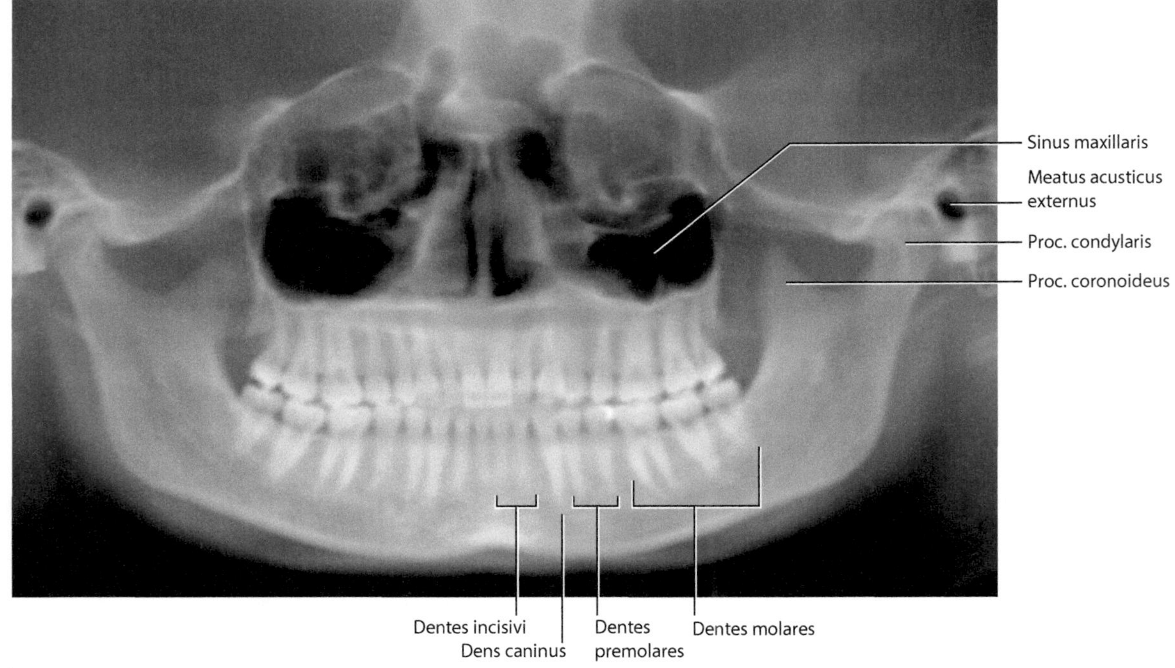

Panoramaaufnahme der Zähne mit Sinus maxillares und Procc. condylares mandibulae; Bild mit „Kegelstrahl-Technik" (Cone Beam Computerized Tomography, CBCT)

Panoramic view of the teeth (dentition), which also shows the maxillary sinuses and mandibular condylar processes. Image taken with Cone Beam Computerized Tomography (CBCT) technology

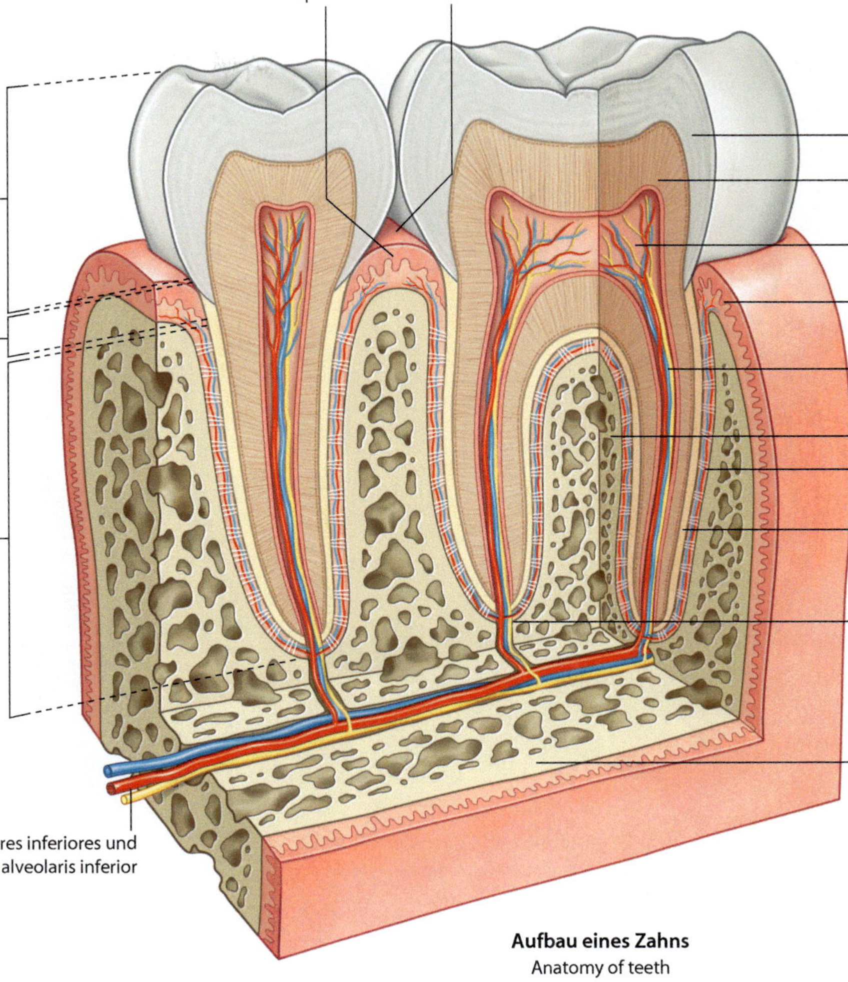

Papilla
Interdentium
Corona dentis
Cervix dentis
Radix dentis
Enamelum
Dentinum
Cavitas pulparis
Gingiva (Periodontium protectionis)
Canalis radicis dentis mit Gefäßen und Nerv
Alveolarknochen
Periodontium
Cementum
Foramen apicis dentis
Mandibula
Vasa alveolares inferiores und N. alveolaris inferior

Aufbau eines Zahns
Anatomy of teeth

Innerer, lingualer bzw. sagittaler Blick auf die rechte Seite von Proc. alveolaris mandibulae und Proc. alveolaris maxillae bei Okklusion (Zähne geschlossen); Bild mit „Kegelstrahl-Technik" (Cone Beam Computerized Tomography, CBCT) im Oberflächen-Modus
Inside, lingual or sagittal view of the right side of the maxillary and mandibular alveolar processes in occlusion (teeth together). Image taken with Cone Beam Computerized Tomography (CBCT) technology viewed in the surface mode

PM1
PM2
M1
M2
Canalis mandibulae
Canales mit Rr. dentales des N. alveolaris inferior
Mandibula
Apex radicis dentis

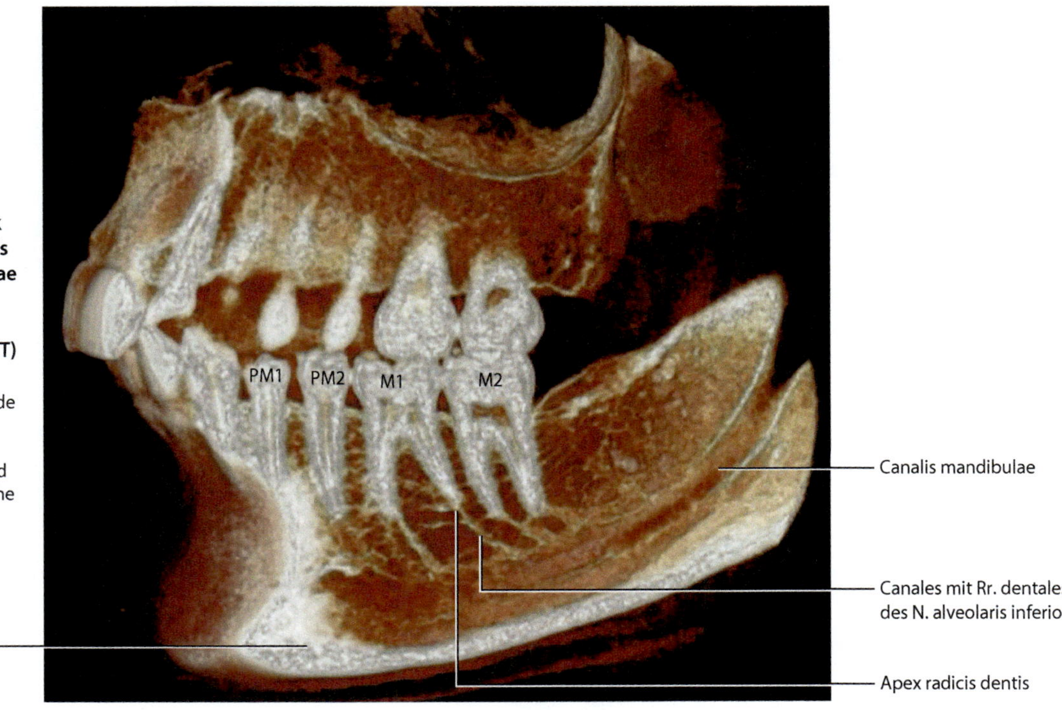

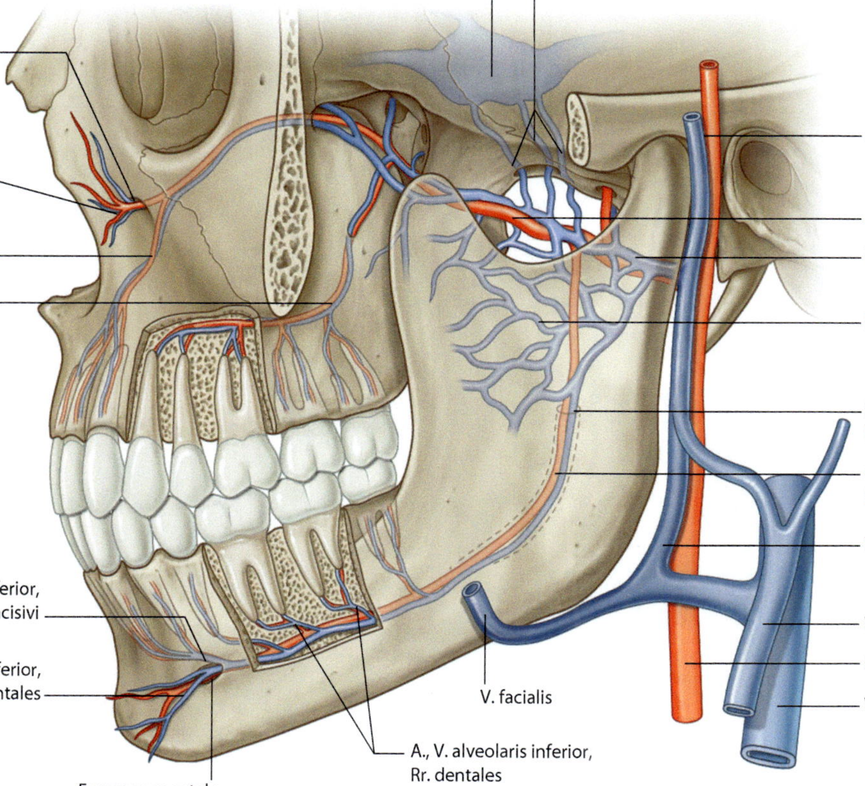

Cavitas cranii mit Sinus cavernosus
Vv. emissariae
Foramen infraorbitale
A., V. infraorbitalis
A., V. alveolaris anterior superior
A., V. alveolaris superior posterior
A., V. temporalis superficialis
A. maxillaris
V. maxillaris
Plexus pterygoideus
Lage des Foramen mandibulae
A., V. alveolaris inferior im Canalis mandibulae
V. retromandibularis
A., V. alveolaris inferior, Rr. incisivi
V. jugularis externa
A. carotis externa
A., V. alveolaris inferior, Rr. mentales
V. facialis
V. jugularis interna
A., V. alveolaris inferior, Rr. dentales
Foramen mentale

Arterien und Venen der Zähne
Arteries and veins supplying teeth

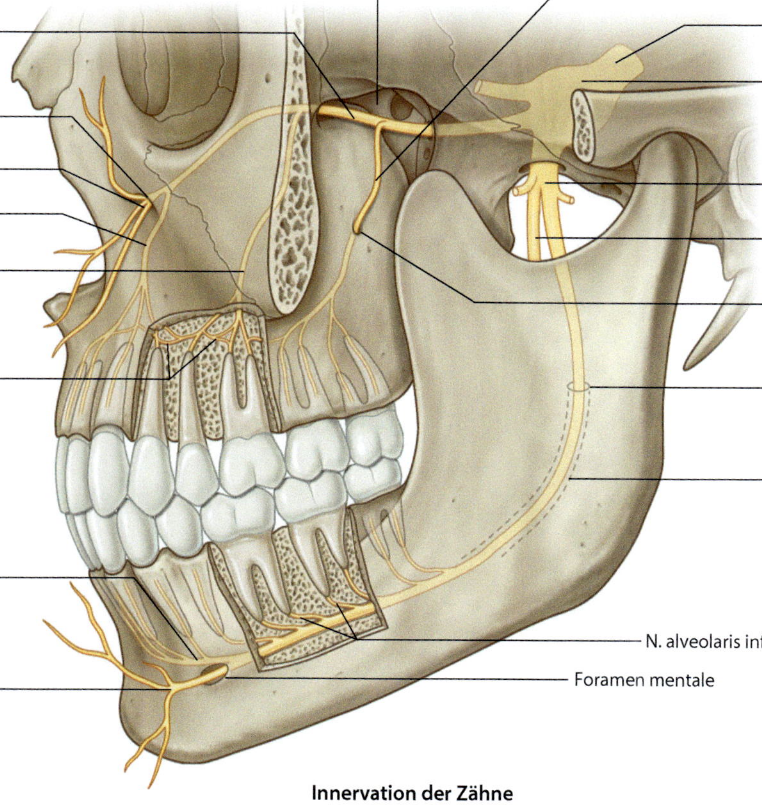

Fossa pterygopalatina
N. alveolaris superior posterior
N. maxillaris [V_2]
N. trigeminus [V]
Ganglion trigeminale (= Gasser-Ganglion)
Foramen infraorbitale
N. infraorbitalis
N. mandibularis [V_3] in der Fossa infratemporalis
N. alveolaris anterior superior
N. lingualis
N. alveolaris superior medius
Foramen alveolaris
Plexus alveolaris superior
Lage des Foramen mandibulare
N. alveolaris inferior im Canalis mandibulae
N. incisivus
N. alveolaris inferior, Rr. dentales
Foramen mentale
N. mentalis

Innervation der Zähne
Innervation of the teeth

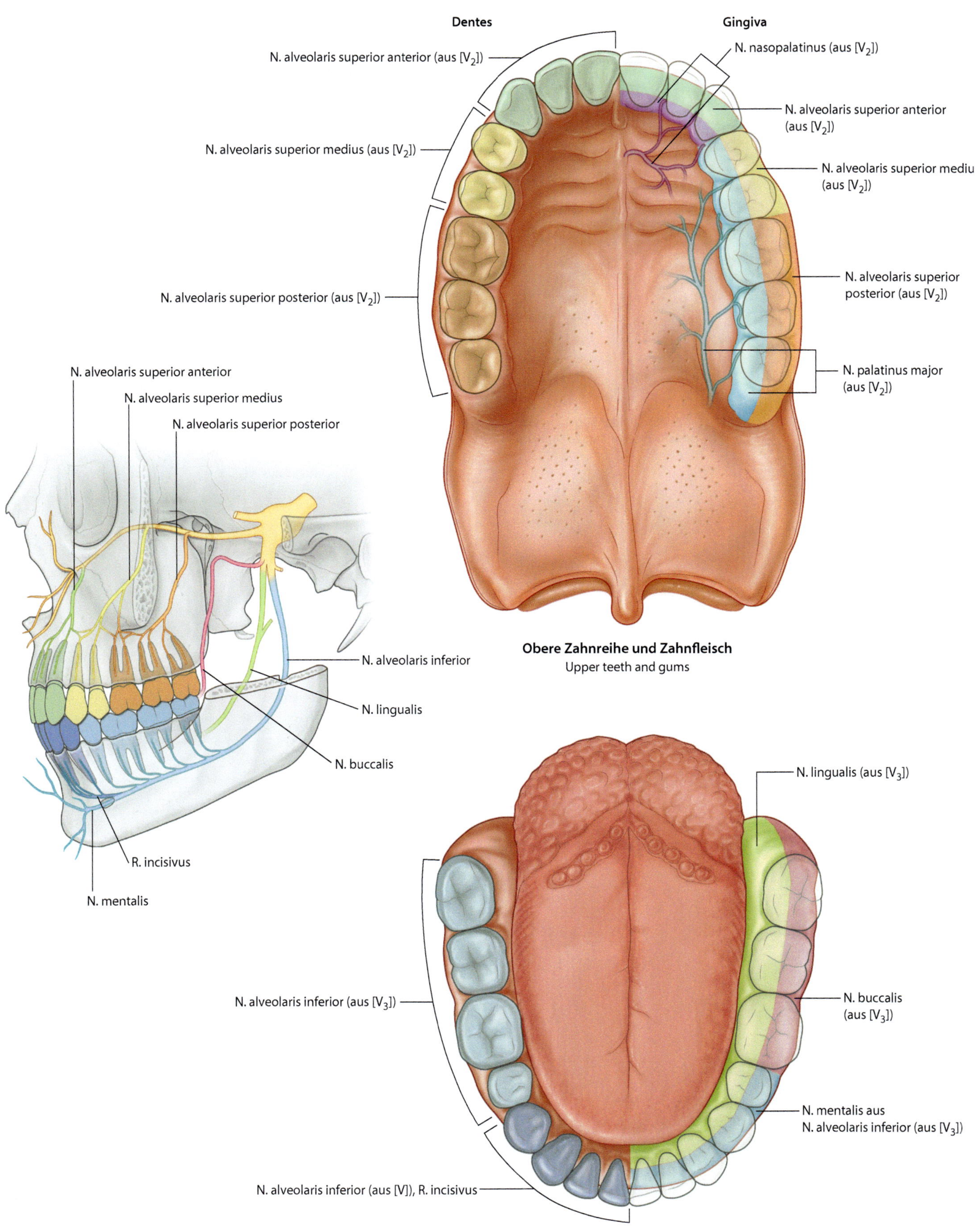

Obere Zahnreihe und Zahnfleisch
Upper teeth and gums

Untere Zahnreihe und Zahnfleisch
Lower teeth and gums

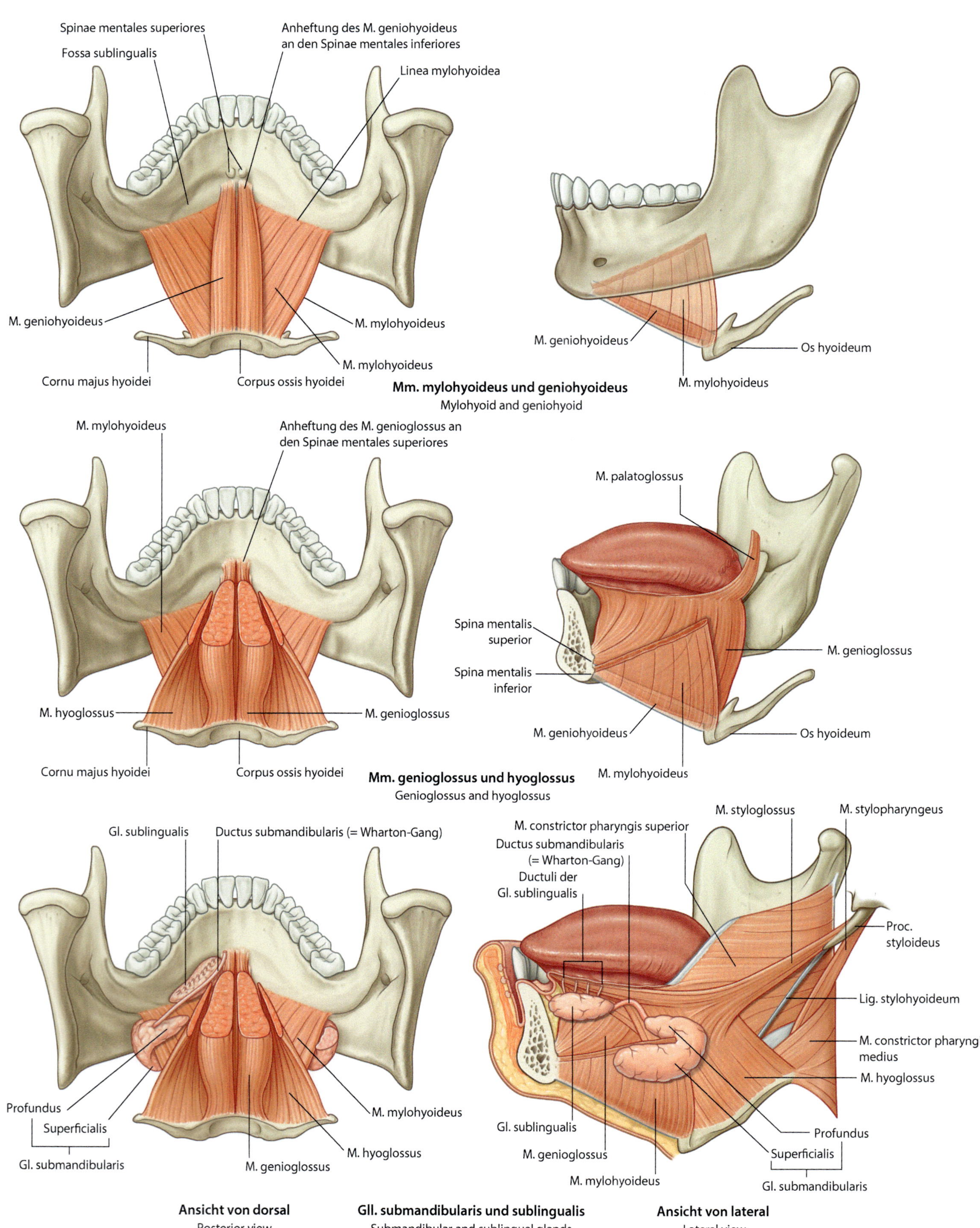

Mm. mylohyoideus und geniohyoideus
Mylohyoid and geniohyoid

Mm. genioglossus und hyoglossus
Genioglossus and hyoglossus

Ansicht von dorsal
Posterior view

Gll. submandibularis und sublingualis
Submandibular and sublingual glands

Ansicht von lateral
Lateral view

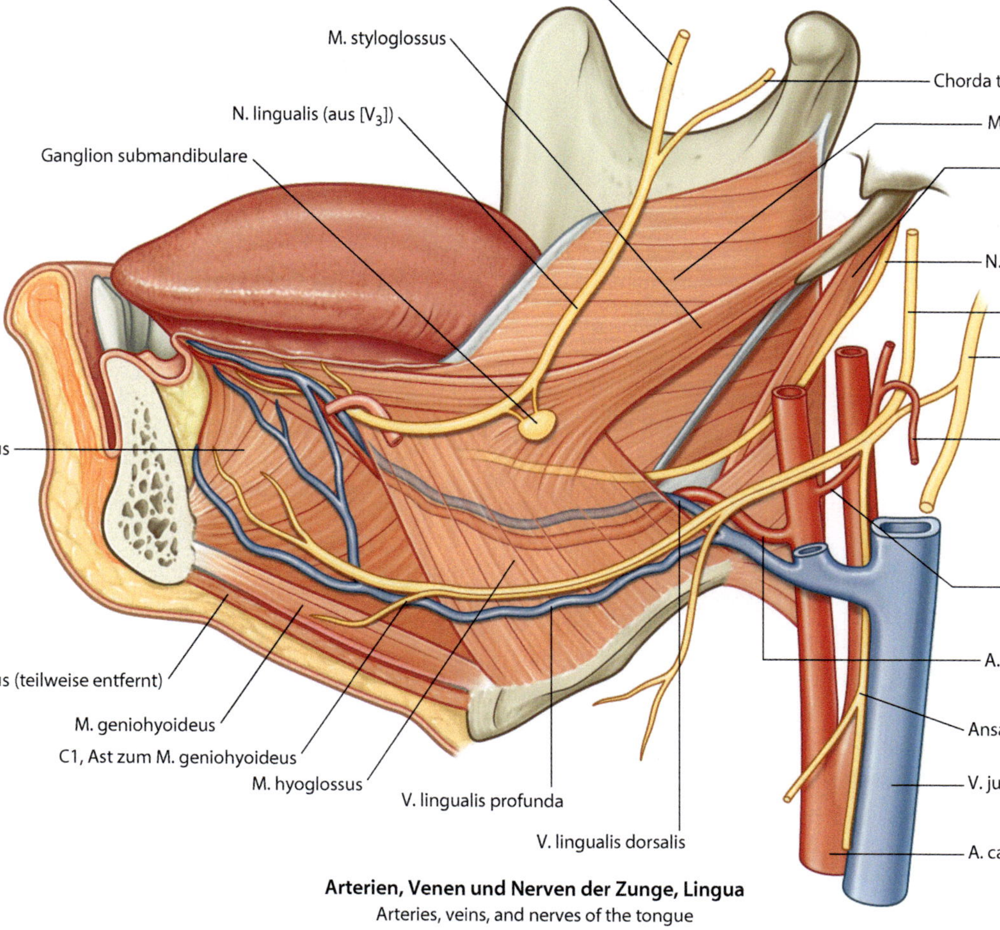

N. lingualis (aus [V_3])
M. styloglossus
N. lingualis (aus [V_3])
Ganglion submandibulare
Chorda tympani (aus [VII])
M. constrictor pharyngis superior
M. stylopharyngeus
N. glossopharyngeus [IX]
N. hypoglossus [XII]
C1
M. genioglossus
A. occipitalis, R. sterno-cleidomastoideus
A. occipitalis
A. lingualis
M. mylohyoideus (teilweise entfernt)
Ansa cervicalis, Radix superior
M. geniohyoideus
C1, Ast zum M. geniohyoideus
V. jugularis interna
M. hyoglossus
V. lingualis profunda
V. lingualis dorsalis
A. carotis communis

Arterien, Venen und Nerven der Zunge, Lingua
Arteries, veins, and nerves of the tongue

Sensibel/Sensorisch

Vordere zwei Drittel (oral):
- sensible Innervation: N. mandibularis [V_3] über N. lingualis
- sensorische Innervation (Geschmack): N. facialis [VII] über die Chorda tympani

Hinteres Drittel (pharyngeal):
- sensible und sensorische Innervation (Geschmack): N. glossopharyngeus [IX]

Motorisch

M. palatoglossus – N. vagus [X]
M. styloglossus – N. hypoglossus [XII]
N. hypoglossus [XII]
Intrinsische Muskeln
M. genioglossus
M. hyoglossus – N. hypoglossus [XII]

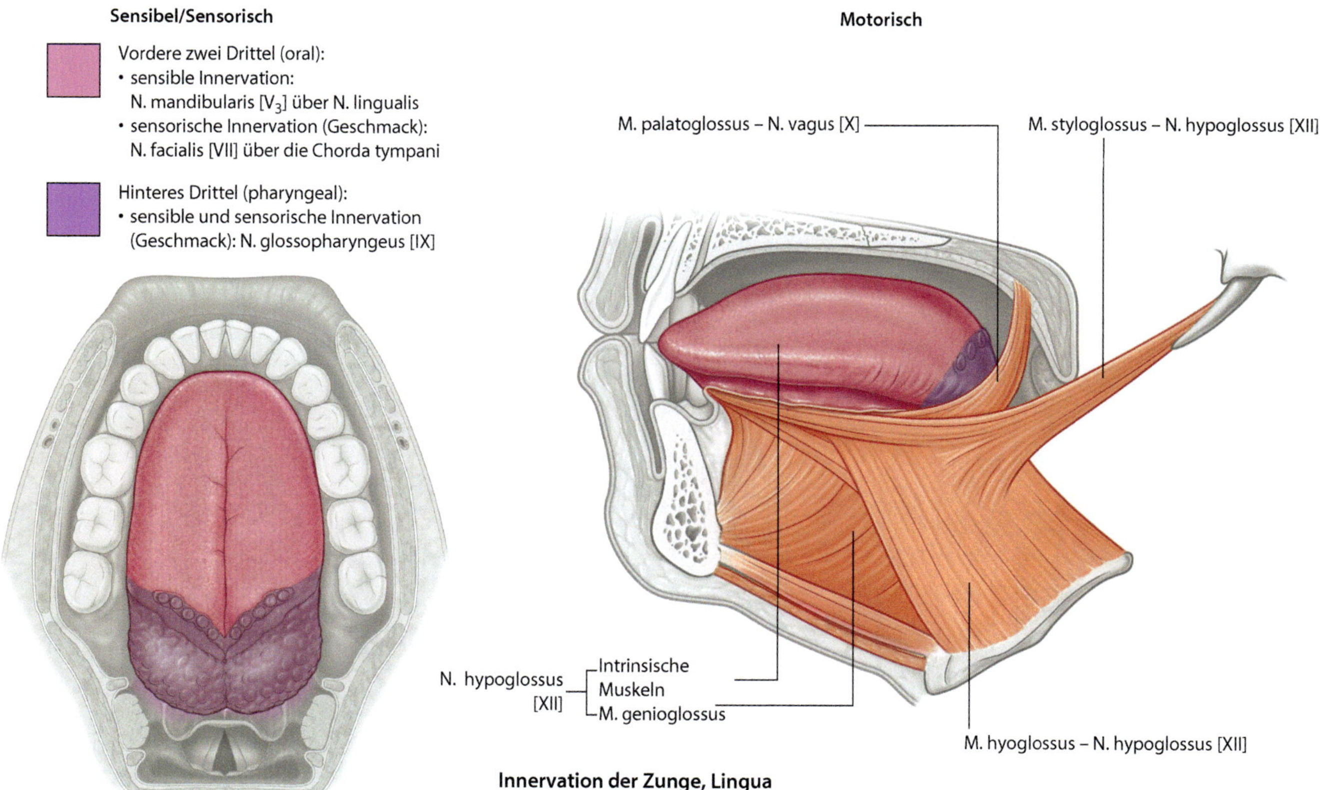

Innervation der Zunge, Lingua
Innervation of the tongue

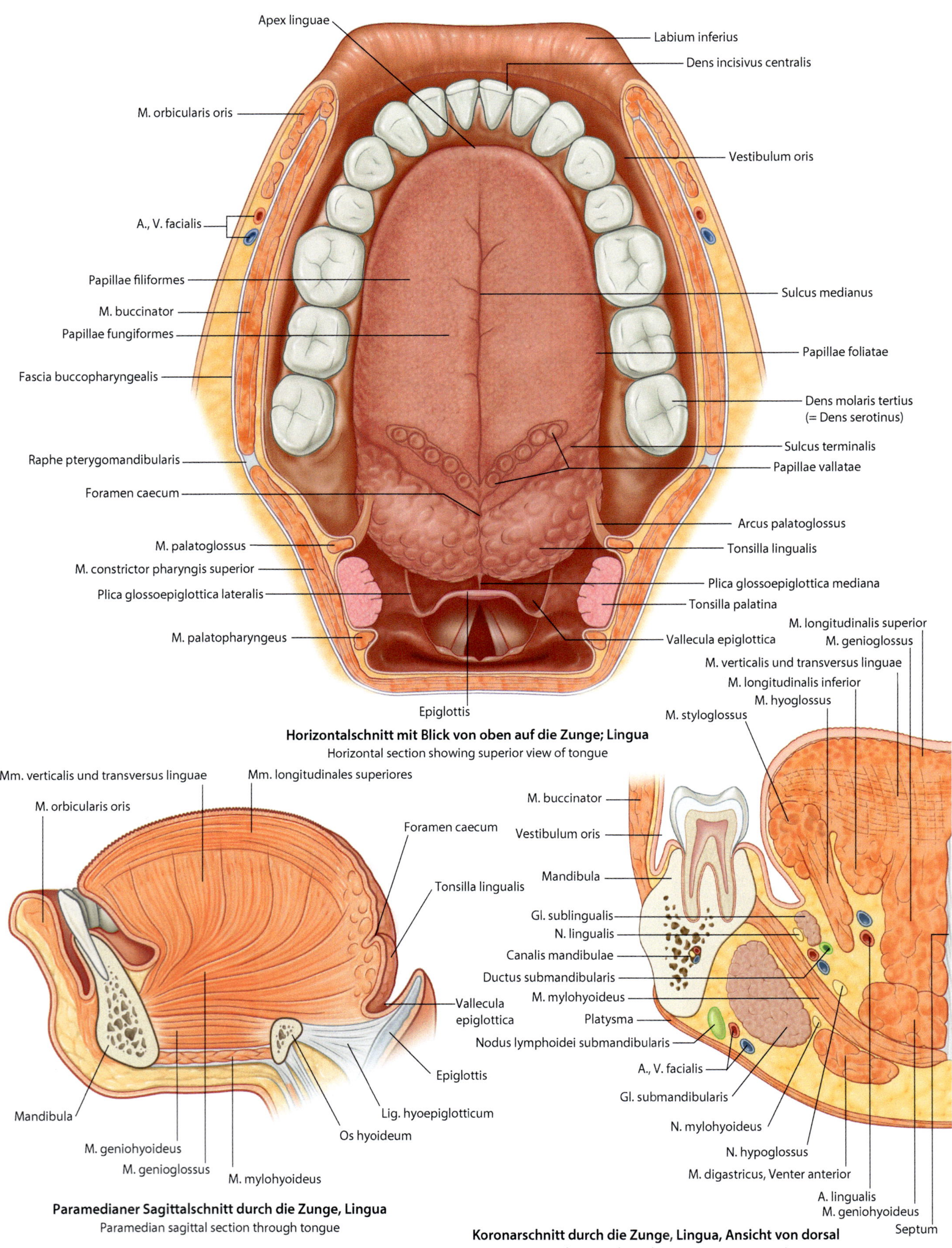

Horizontalschnitt mit Blick von oben auf die Zunge; Lingua
Horizontal section showing superior view of tongue

Paramedianer Sagittalschnitt durch die Zunge, Lingua
Paramedian sagittal section through tongue

Koronarschnitt durch die Zunge, Lingua, Ansicht von dorsal
Coronal section through tongue (posterior view)

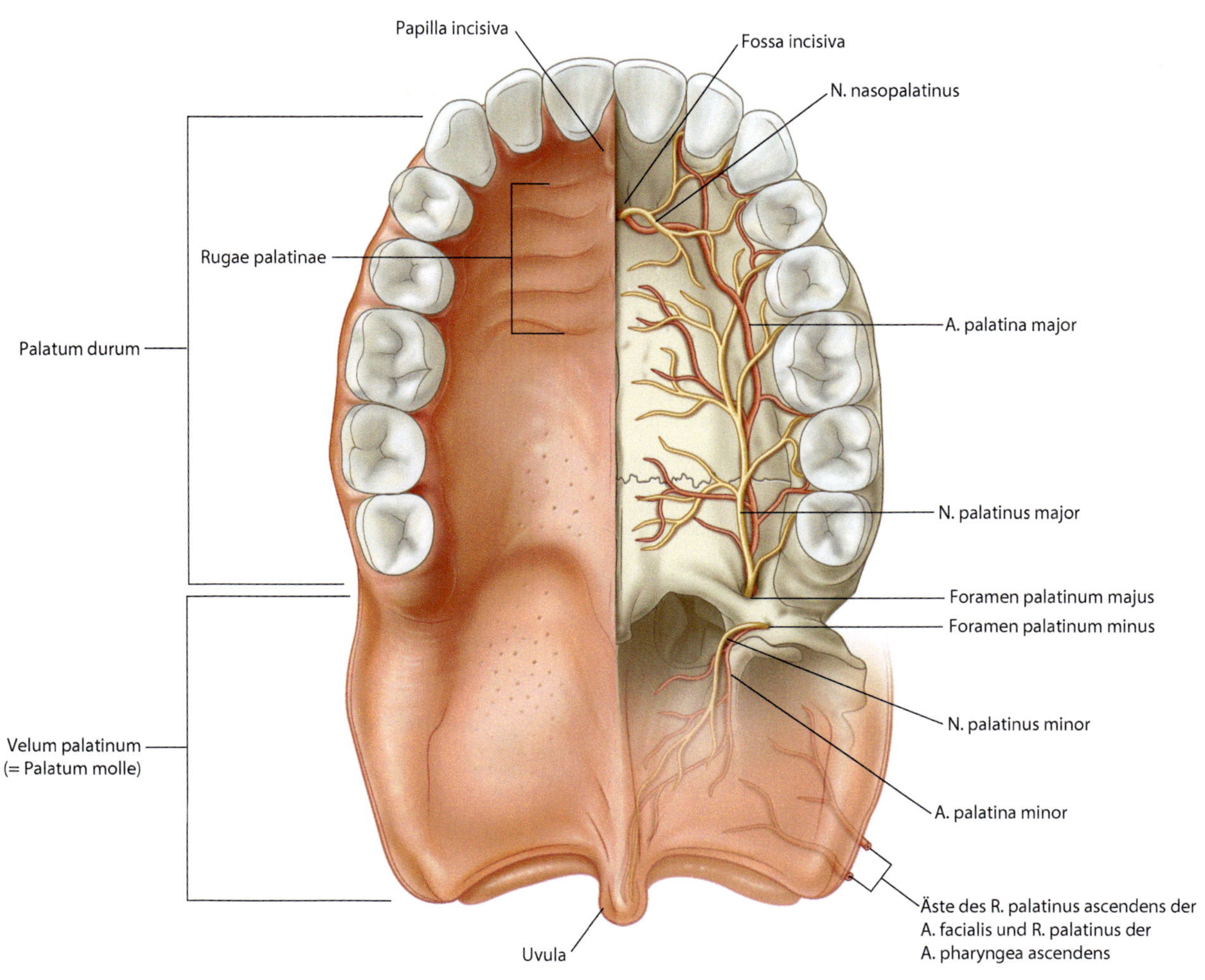

Arterien und Nerven des Gaumens, Palatum
Palatine arteries and nerves

Raphe pterygomandibularis
Aponeurosis palatina und Tendo des M. tensor veli palatini
Palatum durum
M. tensor veli palatini
Tuba auditiva, Pars cartilaginea
Fascia pharyngobasilaris
M. salpingopharyngeus
M. levator veli palatini
M. palatoglossus
M. constrictor pharyngis superior
M. palatopharyngeus
M. uvulae
M. constrictor pharyngis medius
M. genioglossus
Uvula
Tonsilla palatina
M. stylopharyngeus
Epiglottis
Plica pharyngoepiglottica
M. constrictor pharyngis inferior
Septum nasi
Tuba auditiva, Pars cartilaginea

Muskeln des weichen Gaumens, Pallatum molle, Sagittalschnitt
Muscles of the soft palate (sagittal section)

Muskeln des weichen Gaumens, Pallatum molle, Ansicht von dorsal
Muscles of the soft palate (posterior view)

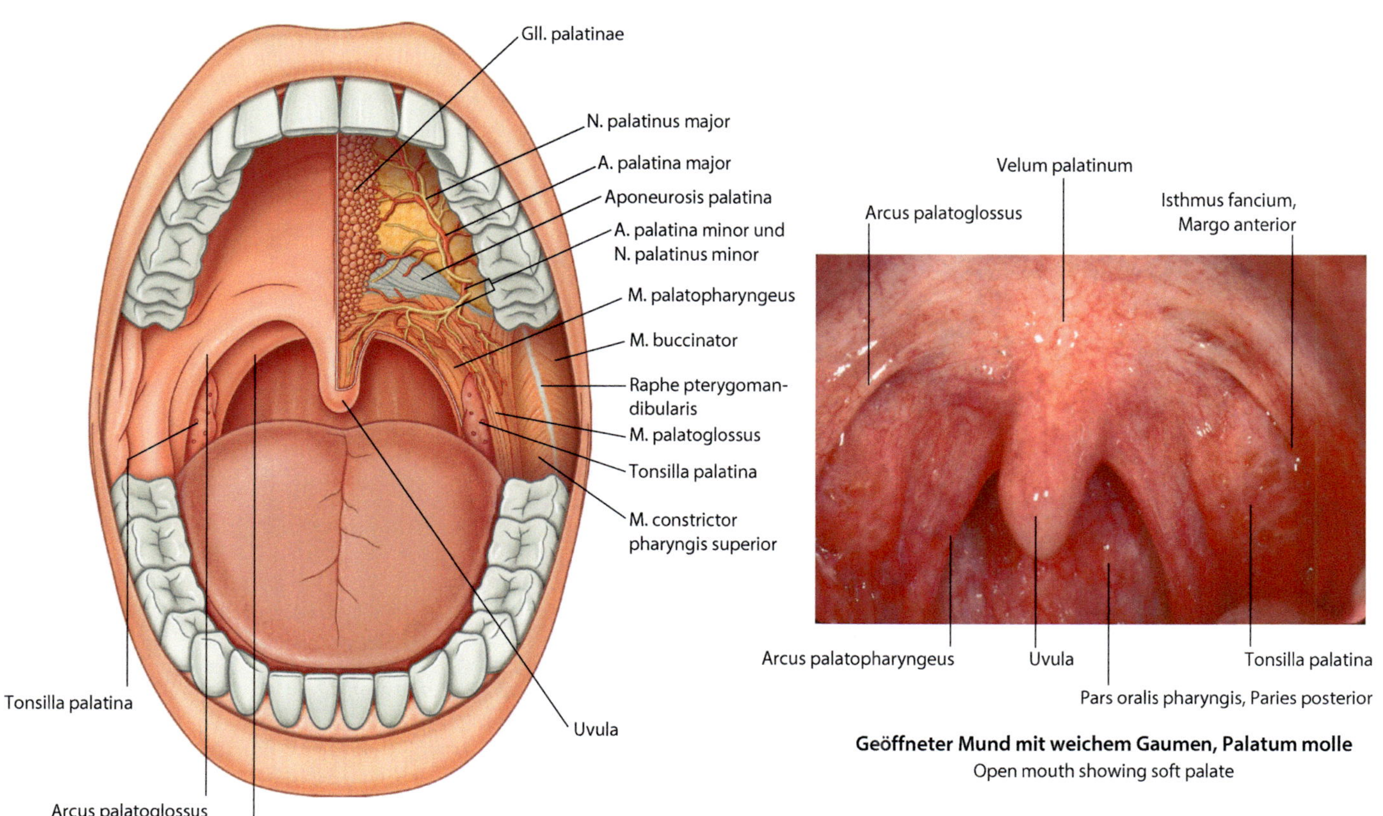

Dach der Mundhöhle (harter Gaumen, Palatum durum)
Roof of oral cavity

Geöffneter Mund mit weichem Gaumen, Palatum molle
Open mouth showing soft palate

Unterseite der Lingua
Frenulum linguae
Gll. linguales
V. lingualis profunda
A. profunda linguae
N. lingualis
Gl. sublingualis
Ductus submandibularis
Caruncula sublingualis
Mündung des Ductus submandibularis
Plica sublingualis

Unterfläche der Zunge und Mundboden
Inferior surface of tongue and floor of oral cavity

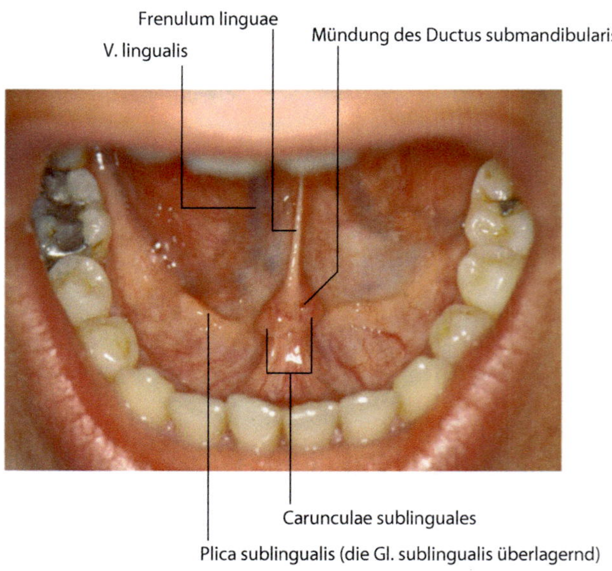

Gll. sublinguale, Ansicht von antero-superior
Sublingual glands (anterosuperior view)

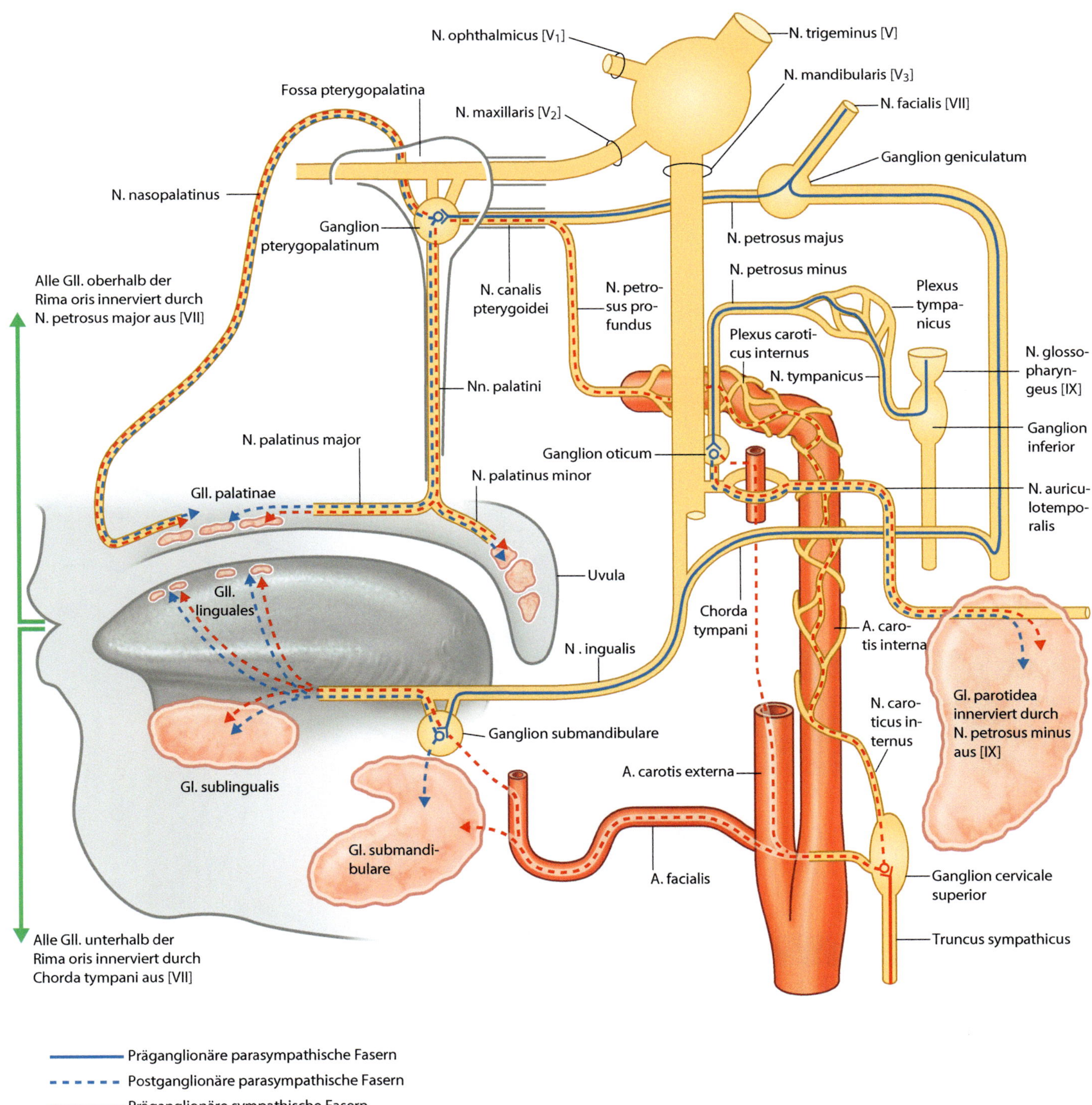

Viszeral efferente Innervation der Glandulae der Mundhöhle
Visceral efferent innervation of glands related to the oral cavity

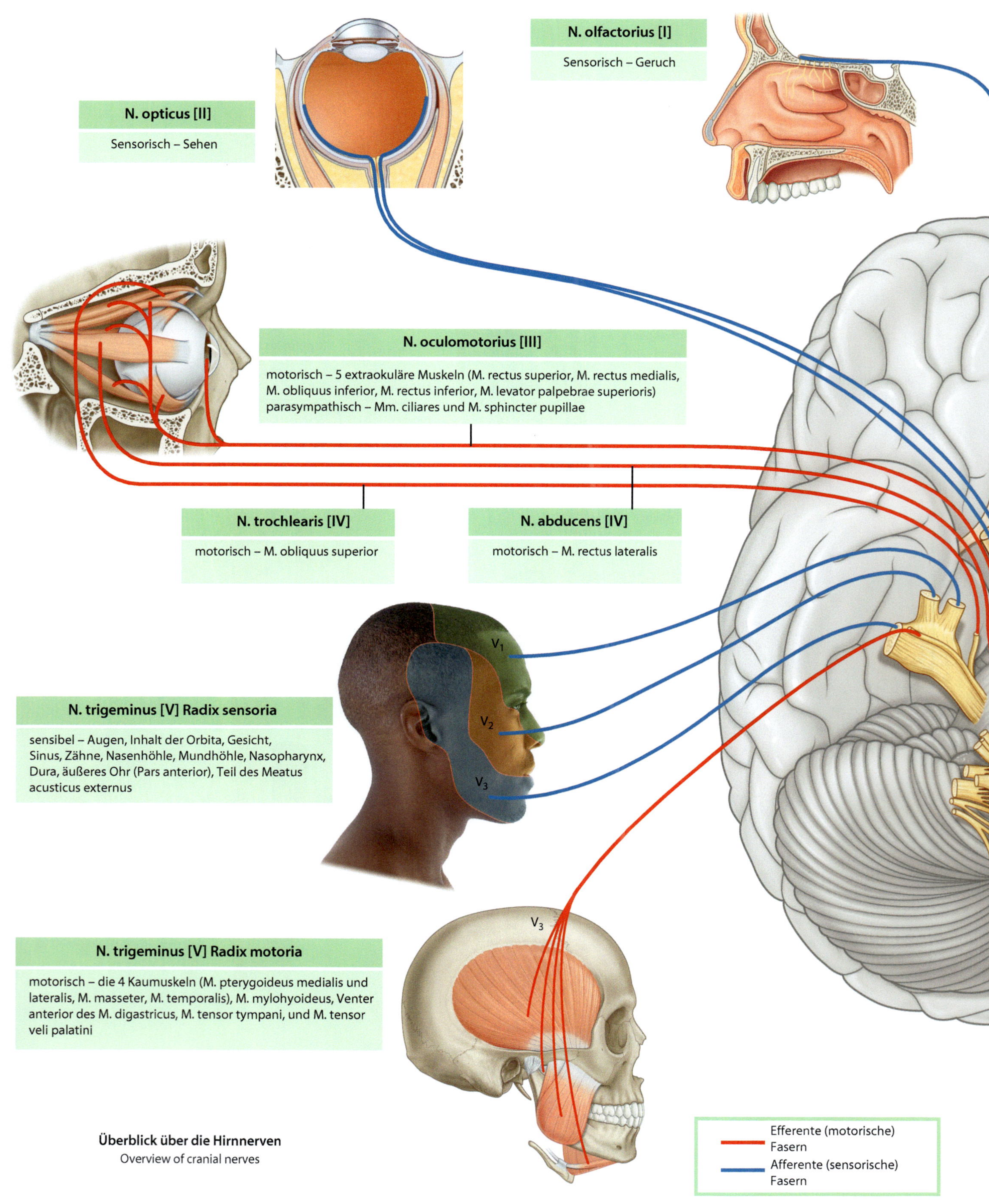

Überblick über die Hirnnerven
Overview of cranial nerves

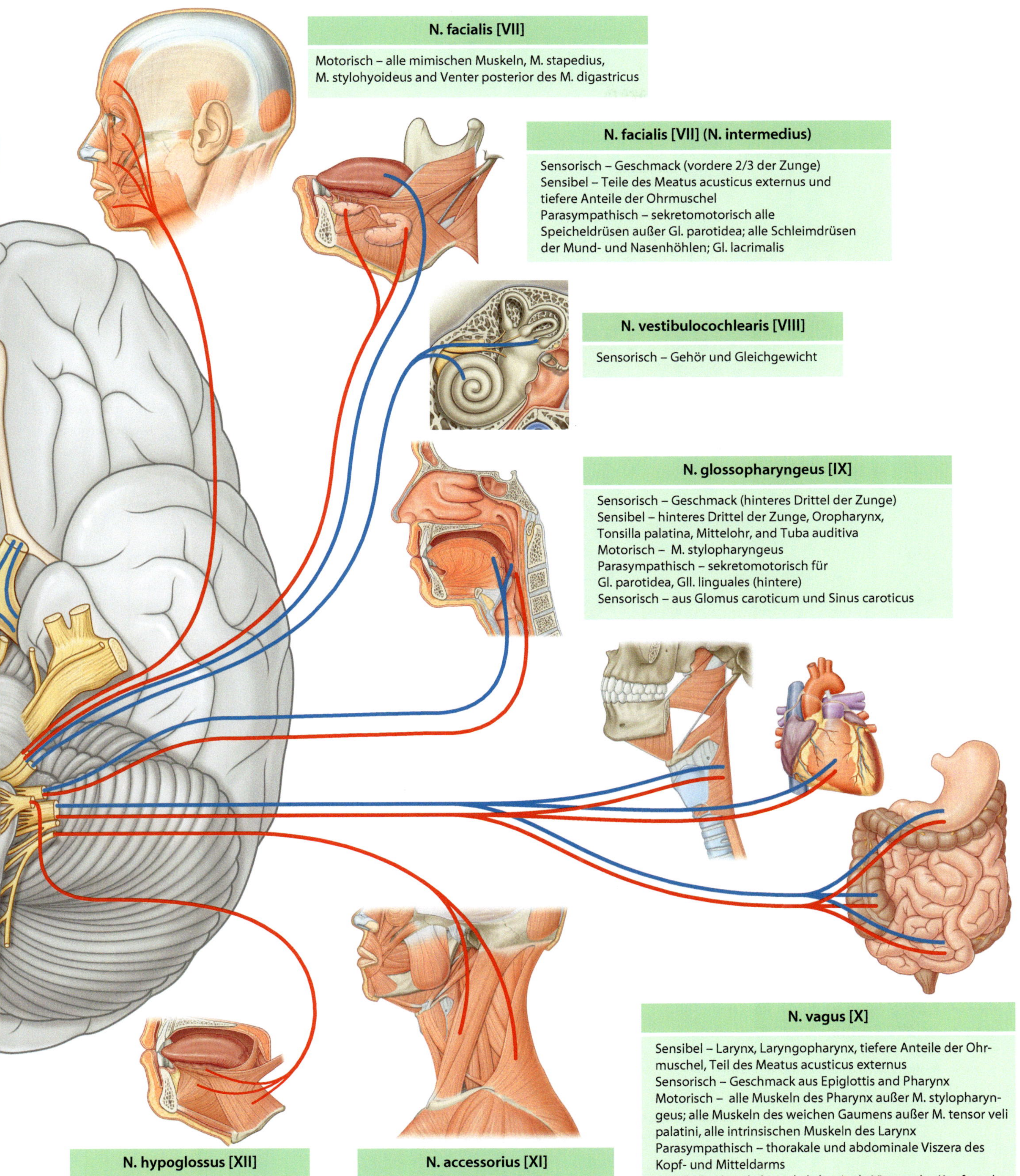
N. facialis [VII]
Motorisch – alle mimischen Muskeln, M. stapedius, M. stylohyoideus and Venter posterior des M. digastricus
N. facialis [VII] (N. intermedius)
Sensorisch – Geschmack (vordere 2/3 der Zunge)
Sensibel – Teile des Meatus acusticus externus und tiefere Anteile der Ohrmuschel
Parasympathisch – sekretomotorisch alle Speicheldrüsen außer Gl. parotidea; alle Schleimdrüsen der Mund- und Nasenhöhlen; Gl. lacrimalis
N. vestibulocochlearis [VIII]
Sensorisch – Gehör und Gleichgewicht
N. glossopharyngeus [IX]
Sensorisch – Geschmack (hinteres Drittel der Zunge)
Sensibel – hinteres Drittel der Zunge, Oropharynx, Tonsilla palatina, Mittelohr, and Tuba auditiva
Motorisch – M. stylopharyngeus
Parasympathisch – sekretomotorisch für Gl. parotidea, Gll. linguales (hintere)
Sensorisch – aus Glomus caroticum und Sinus caroticus
N. vagus [X]
Sensibel – Larynx, Laryngopharynx, tiefere Anteile der Ohrmuschel, Teil des Meatus acusticus externus
Sensorisch – Geschmack aus Epiglottis and Pharynx
Motorisch – alle Muskeln des Pharynx außer M. stylopharyngeus; alle Muskeln des weichen Gaumens außer M. tensor veli palatini, alle intrinsischen Muskeln des Larynx
Parasympathisch – thorakale und abdominale Viszera des Kopf- und Mitteldarms
Sensibel – thorakale und abdominale Viszera des Kopf- und Mitteldarms, Chemo- und Barorezeptoren (und in einigen Fällen Glomus caroticum)
N. hypoglossus [XII]
Motorisch – gesamte Zungenmuskulatur außer M. palatoglossus
N. accessorius [XI]
Somatomotorisch – M. sternocleidomastoideus und M. trapezius

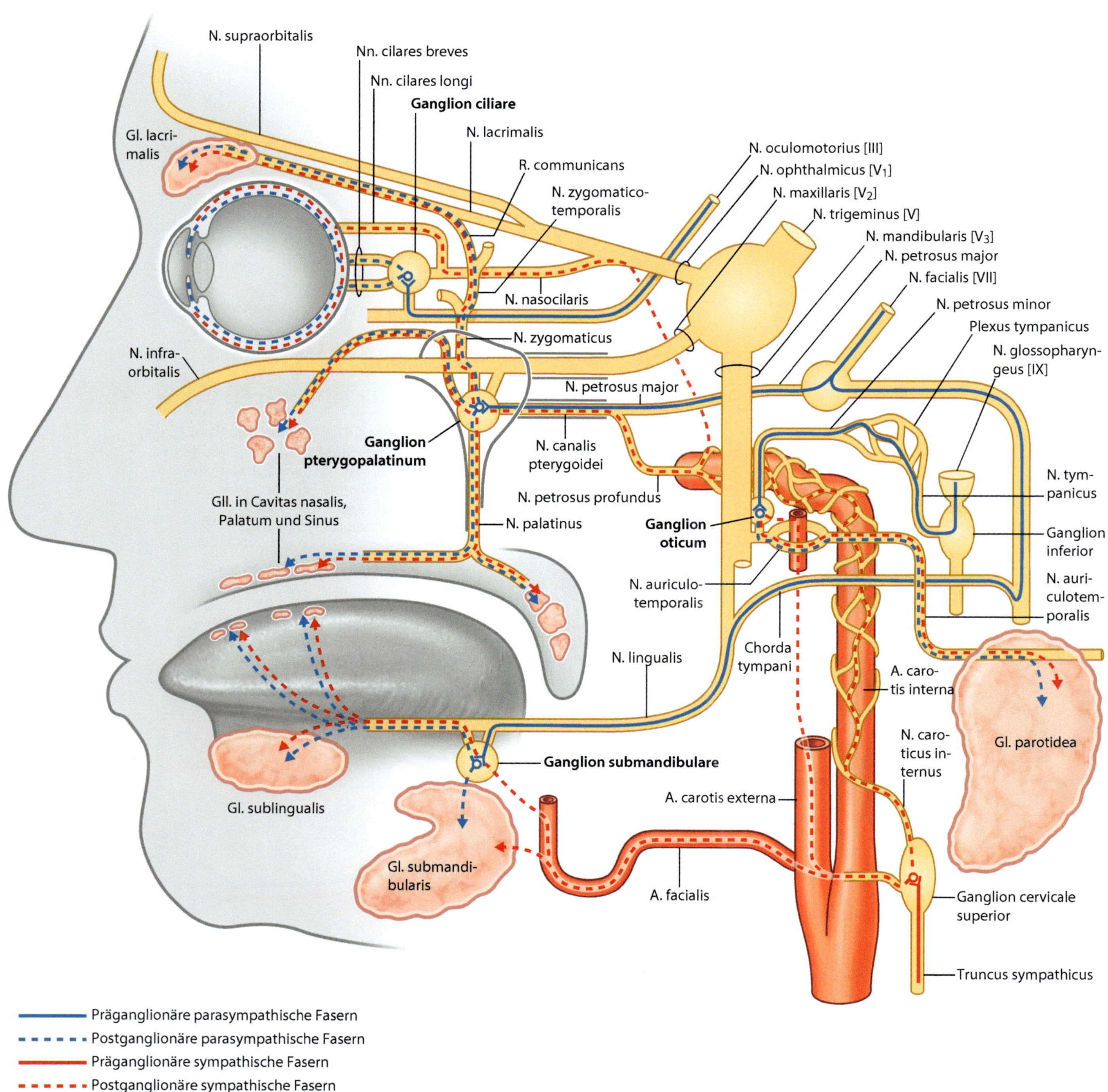

Zusammenfassung viszeral efferenter Leitungsbahnen des Kopfes
Summary of visceral efferent pathways in the head

Durchtrittsstellen am äußeren Schädel

Foramen		Durchtretende Strukturen
Ansicht von vorne		
Foramen supraorbitale	1	N. supraorbitalis und Vasa supraorbitales
Foramen infraorbitale	2	N. infraorbitalis und Vasa infraorbitales
Foramen mentale	3	N. mentalis und Vasa mentales
Ansicht von lateral		
Foramen zygomaticofaciale	4	N. zygomaticus
Ansicht von oben		
Foramen parietale	5	V. emissaria parietalis

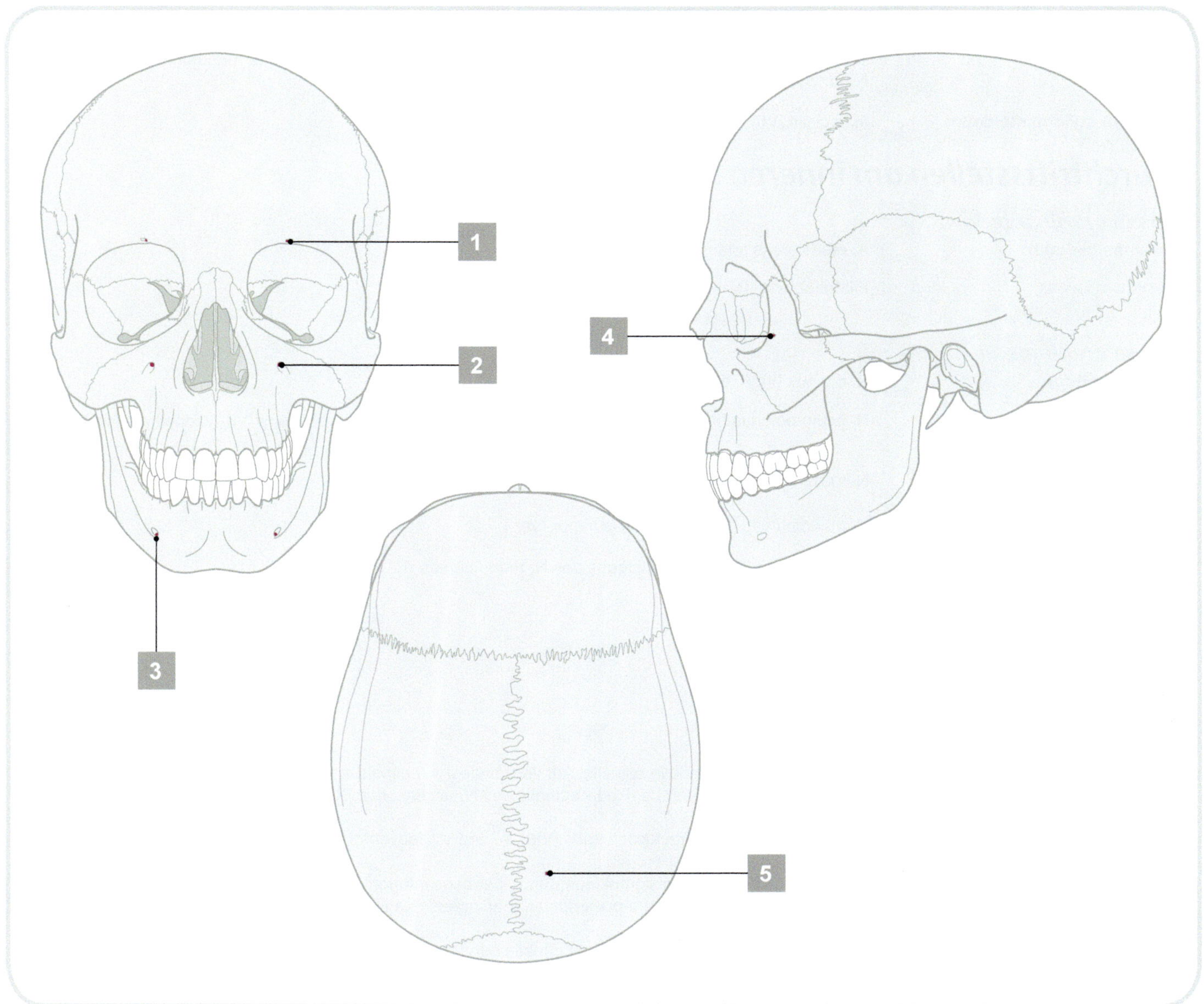

Durchtrittsstellen am äußeren Schädel

Foramen		Durchtretende Strukturen
Ansicht von unten		
Foramen incisivum	1	N. nasopalatinus; Vasa sphenopalatina
Foramen palatinum major	2	N. palatinus major und A. palatina major
Foramina palatina minores	3	Nn. und Aa. palatini minores
Canalis pterygoideus	4	N. canalis pterygoidei und A. canalis pterygoidei
Foramen ovale	5	N. mandibularis [V_3]; N. petrosus minor; Plexus venosus foraminis ovalis
Foramen spinosum	6	A. meningea media; Ramus meningeus (N. mandibularis [V_3])
Foramen lacerum	7	durch Faserknorpel verschlossen
Canalis caroticus	8	A. carotis interna, Plexus venosus caroticus internus, Plexus caroticus internus
Foramen magnum	9	Medulla oblongata/Medulla spinalis; Aa. vertebrales; A. spinalis anterior; Aa. spinales posteriores; Plexus venosus vertebralis internus, Radix spinalis des N. accessorius [XI]; Meninges
Canalis condylaris	10	V. emissaria condylaris
Canalis nervi hypoglossi	11	N. hypoglossus [XII] und Plexus venosus canalis nervi hypoglossi
Foramen jugulare	12	V. jugularis interna; Sinus sigmoideus; Sinus petrosus inferior; N. glossopharyngeus [IX]; N. vagus [X]; N. accessory [XI]
Foramen stylomastoideum	13	N. facialis [VII]

Durchtrittsstellen am inneren Schädel

Foramen		Durchtretende Strukturen
Fossa cranii anterior		
Foramen caecum	1	A. ethmoidalis anterior
Lamina cribrosa	2	Fila olfactoria [I]
Fossa cranii media		
Canalis opticus	3	N. opticus [II]; A. ophthalmica
Fissura orbitalis superior	4	N. oculomotorius [III]; N. trochlearis [IV]; N. ophthalmicus [V_1]; N. abducens [VI]; V. ophthalmica superior
Foramen rotundum	5	N. maxillaris [V_2]
Foramen ovale	6	N. mandibularis [V_3]; N. petrosus minor (var.)
Foramen spinosum	7	A. meningea media, R. meningeus des N. mandibularis
Hiatus canalis nervi petrosi majoris	8	N. petrosus major
Hiatus canalis nervi petrosi minoris	9	N. petrosus minor
Fossa cranii posterior		
Foramen magnum	10	Medulla oblongata/Medulla spinalis; Aa. vertebrales; A. spinalis anterior; Aa. spinales posteriores; Plexus venosus vertebralis internus, Radix spinalis des N. accessorius [XI]; Meninges
Meatus acusticus internus	11	N. facialis [VII]; N. vestibulocochlearis [VIII]; A. und Vv. labyrinthi
Foramen jugulare	12	V. jugularis interna; Sinus sigmoideus; Sinus petrosus inferior; N. glossopharyngeus [IX]; N. vagus [X]; N. accessorius [XI], A. meningea posterior, R. meningeus des N. vagus
Canalis nervi hypoglossi	13	N. hypoglossus [XII]; Plexus venosus canalis nervi hypoglossi; meningealer Ast der A.
Canalis condylaris	14	V. emissaria condylaris

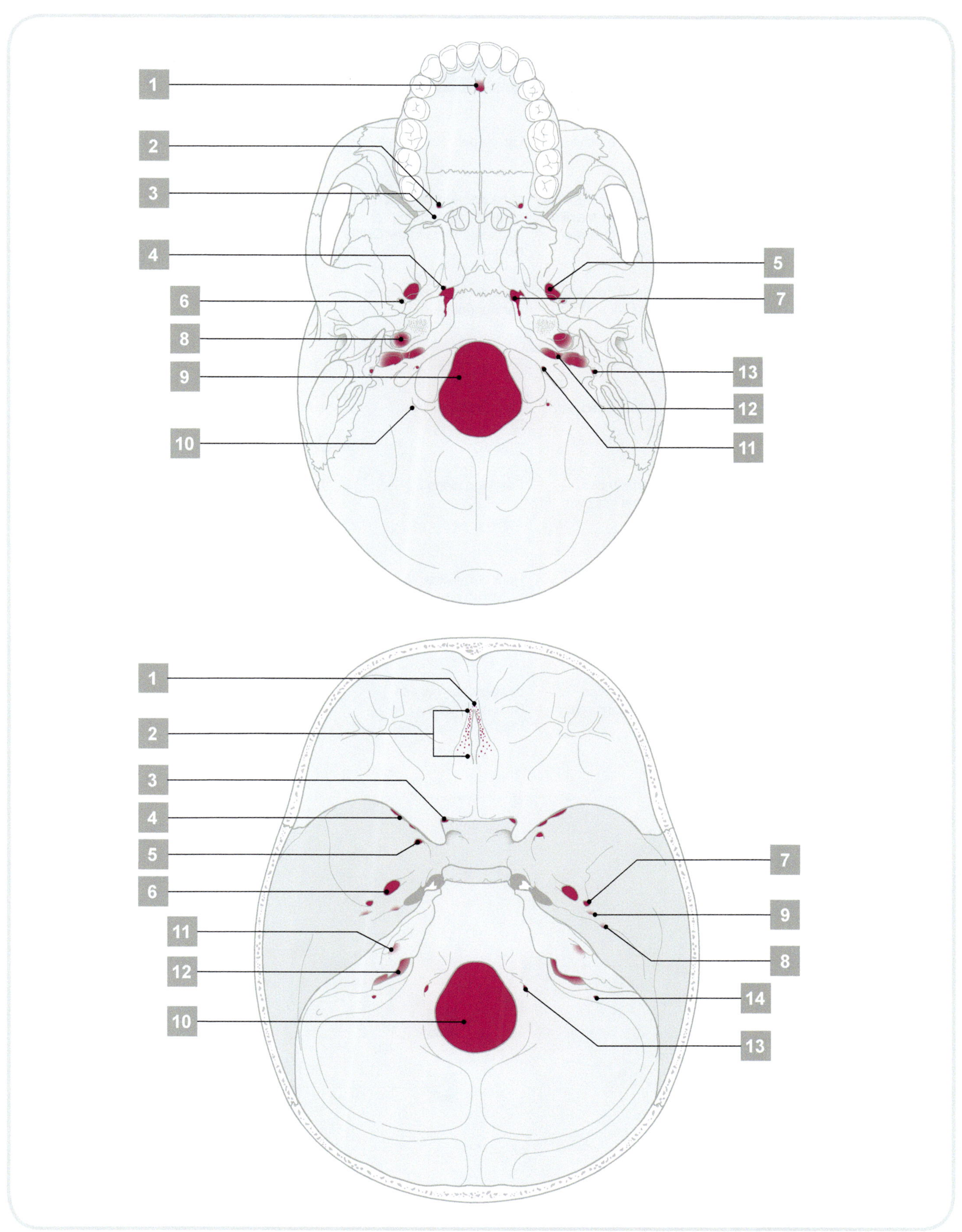
1
2
3
4
5
6
7
8
9
10
11
12
13
1
2
3
4
5
6
7
8
9
10
11
12
13
14

Mimische Muskulatur

Muskel		Ursprung	Ansatz	Innervation	Funktion
Orbitale Gruppe					
M. orbicularis oculi Pars palpebralis	1	Lig. palpebrale mediale	Lig. palpebrale laterale	N. facialis [VII]	sanftes Schließen der Augenlider
Pars orbitalis	2	Pars nasalis ossis frontalis; Proc. frontalis der Maxilla; Lig. palpebrale mediale	Muskelfasern verlaufen ohne Unterbrechung ellipsenförmig um die Orbita herum	N. facialis [VII]	kraftvolles Schließen der Augenlider und Kompression des Saccus lacrimalis
M. corrugator supercilii	3	Mediales Ende des Arcus superciliaris	Haut der medialen Hälfte der Augenbraue	N. facialis [VII]	Ziehen der Augenbrauen nach medial-unten
Nasale Gruppe					
M. nasalis Pars transversa	4	Maxilla, direkt neben der Nase	Sehnenplatte über Dorsum nasi	N. facialis [VII]	Verengung der Nasenöffnung
Pars alaris	5	Maxilla oberhalb des lateralen Dens incisivus	Cartilago alaris	N. facialis [VII]	Ziehen der Nasenknorpel nach lateral-unten; Erweiterung der Nasenlöcher
M. procerus	6	Os nasale und oberer Bereich der Cartilagines nasi laterales	Haut der unteren Stirn zwischen den Augenbrauen (Glabella)	N. facialis [VII]	Ziehen des medialen Endes der Augenbrauen nach unten; dadurch entstehen Querfalten auf dem Nasenrücken
M. depressor septi nasi	7	Maxilla oberhalb des medialen Dens incisivum	beweglicher Teil des Nasenseptums	N. facialis [VII]	Ziehen der Nase nach unten

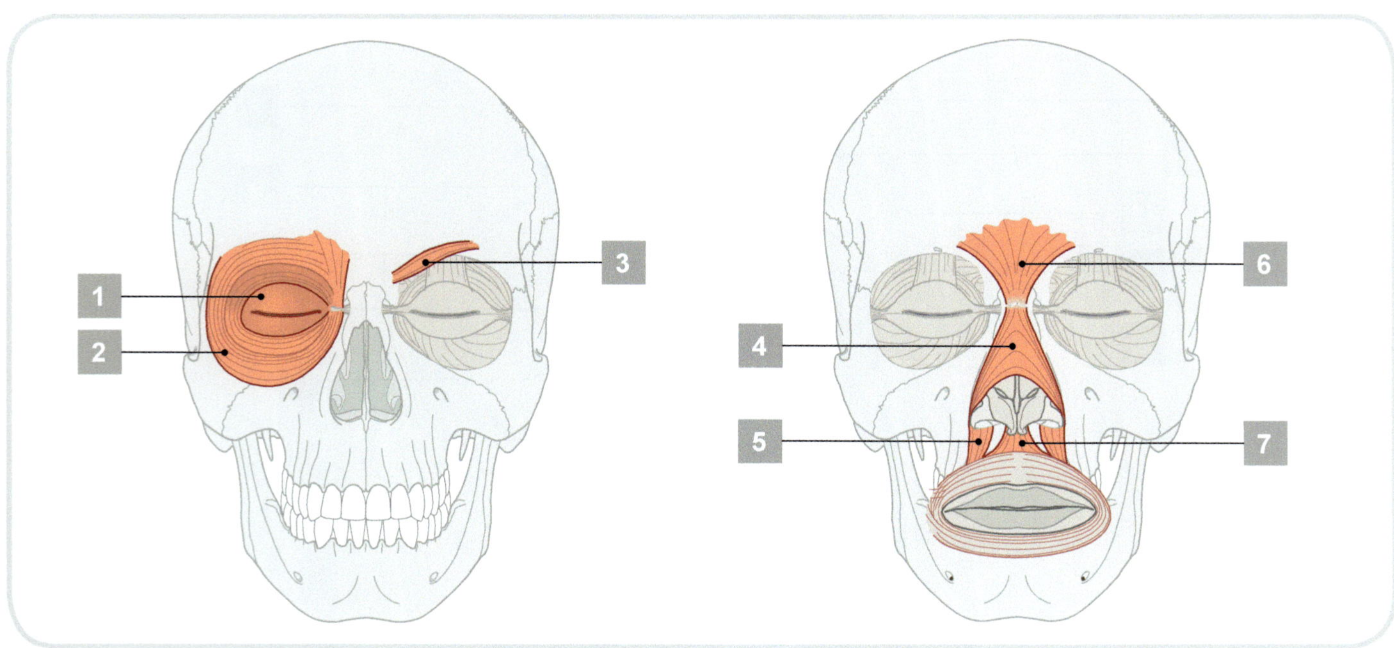

Mimische Muskulatur

Muskel		Ursprung	Ansatz	Innervation	Funktion
Orale Gruppe					
M. depressor anguli oris	1	Linea obliqua der Mandibula unterhalb des Dens caninus, der Dentes premolares und des 1. Dens molaris	Haut des Mundwinkels; Verbindung mit M. orbicularis oris	N. facialis [VII]	Ziehen des Mundwinkels nach lateral-unten
M. depressor labii inferioris	2	vorderer Bereich der Linea obliqua der Mandibula	Mitte der Unterlippe; Verbindung zum Muskel der Gegenseite	N. facialis [VII]	Ziehen der Unterlippe nach lateral-unten
M. mentalis	3	Mandibula unterhalb der Dentes incisivi	Haut des Kinns	N. facialis [VII]	Heben und Vorstrecken der Unterlippe; Faltenbildung auf dem Kinn
M. risorius	4	Fascia masseterica	Haut des Mundwinkels	N. facialis [VII]	Retraktion der Mundwinkel (Grinsen)
M. zygomaticus major	5	Os zygomaticum	Haut des Mundwinkels (Angulus oris)	N. facialis [VII]	Ziehen der Mundwinkel nach oben-lateral
M. zygomaticus minor	6	Os zygomaticum	Oberlippe medial des Mundwinkels (Angulus oris)	N. facialis [VII]	Ziehen der Oberlippe nach oben
M. levator labii superioris	7	Infraorbitaler Rand der Maxilla	oberer Bereich der Haut der lateralen Hälfte der Oberlippe	N. facialis [VII]	Heben der Oberlippe; Bildung einer nasolabialen Furche
M. levator labii superioris alaeque nasi	8	Proc. frontalis der Maxilla	Cartilago alaris der nase; Oberlippe	N. facialis [VII]	Heben der Oberlippe und Erweiterung der Nasenlöcher
M. levator anguli oris	9	Maxilla unterhalb des Foramen infraorbitale	Haut des Mundwinkels	N. facialis [VII]	Heben des Mundwinkels; Bildung einer nasolabialen Furche
M. orbicularis oris	10	Muskeln im Mundbereich; Medianer Bereich von Maxilla und Mandibula	Fasern bilden eine Ellipse um die Mundöffnung herum	N. facialis [VII]	Schließen und Protrusion der Lippen
M. buccinator	11	Hintere Bereiche von Maxilla und Mandibula; Raphe pterygomandibularis	strahlt in M. orbicularis oris und in die Lippen ein	N. facialis [VII]	Pressen der Backen gegen die Zähne; Kompression aufgeblähter Backen

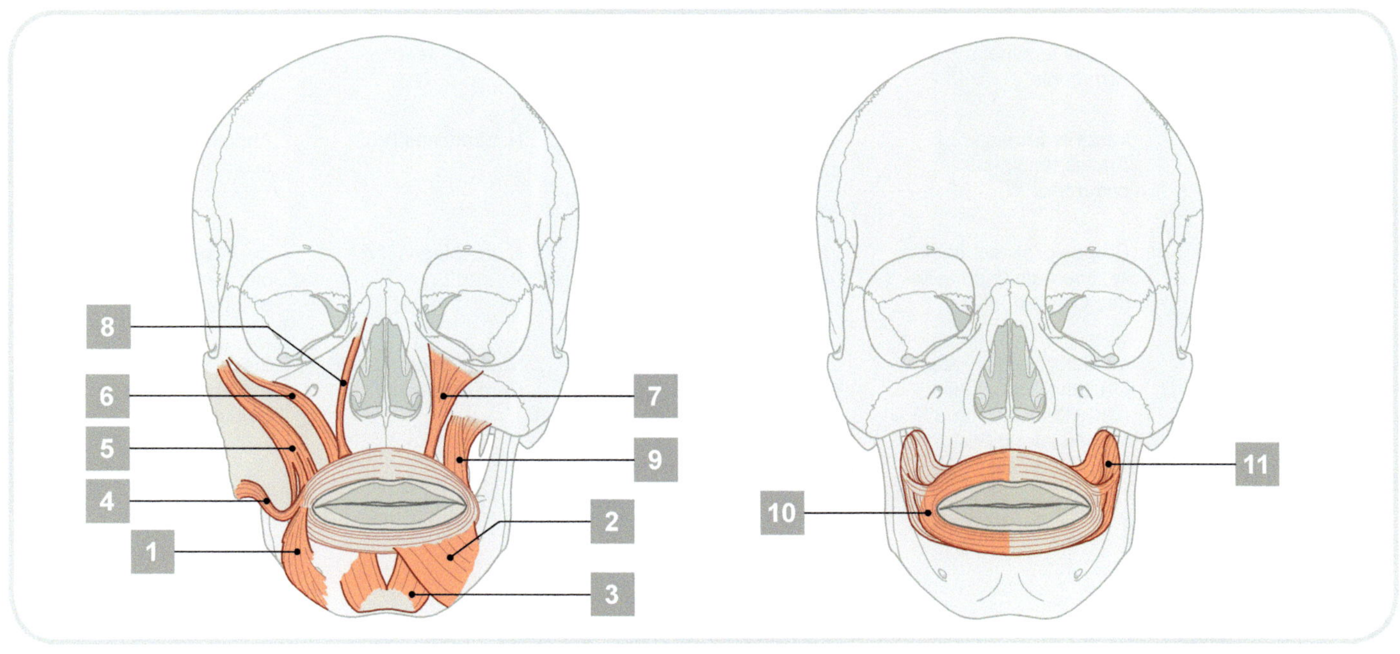

Mimische Muskulatur

Muskel		Ursprung	Ansatz	Innervation	Funktion
Übrige Muskeln					
M. auricularis anterior	1	vorderer Bereich der Fascia temporalis	Helix der Ohrmuschel	N. facialis [VII]	Ziehen der Ohrmuschel nach oben-vorne
M. auricularis superior	2	seitlicher Bereich der Aponeurosis epicranialis	oberer Bereich der Ohrmuschel	N. facialis [VII]	Elevation der Ohrmuschel
M. auricularis posterior	3	Proc. mastoideus des Os temporale	Konvexität der Ohrmuschel	N. facialis [VII]	Ziehen der Ohrmuschel nach oben-hinten
M. occipitofrontalis —Venter frontalis	4	Haut der Augenbrauen	Galea aponeurotica	N. facialis [VII]	Stirnrunzeln; Heben der Augenbrauen
—Venter occipitalis	5	lateraler Bereich der Linea nuchalis superior des Os occipitale; Proc. mastoideus des Os temporale	Galea aponeurotica	N. facialis [VII]	Ziehen der Kopfhaut nach hinten

Äußere Augenmuskulatur

Muskel		Ursprung	Ansatz	Innervation	Funktion
M. levator palpebrae superioris	1	Ala minor ossis sphenoidalis vor dem Canalis opticus	Vorderfläche des Tarsus; einige Fasern zur Haut und zum Fornix conjunctivae superior	N. oculomotorius [III], Ramus superior	Elevation der oberen Augenlider
M. rectus inferior	2	oberer Bereich des Anulus tendineus communis	oberer Bereich des vorderen Bulbus oculi	N. oculomotorius [III], Ramus superior	Elevation, Adduktion und Innenrotation des Bulbus oculi
M. rectus inferior	3	unterer Bereich des Anulus tendineus communis	unterer Bereich des vorderen Bulbus oculi	N. oculomotorius [III], Ramus inferior	Depression, Adduktion und Außenrotation des Bulbus oculi
M. rectus medialis	4	medialer Bereich des Anulus tendineus communis	medialer Bereich des vorderen Bulbus oculi	N. oculomotorius [III], Ramus inferior	Adduktion des Bulbus oculi
M. rectus lateralis	5	lateraler Bereich des Anulus tendineus communis	lateraler Bereich des vorderen Bulbus oculi	N. abducens [VI]	Abduktion des Bulbus oculi
M. obliquus superior	6	Corpus ossis sphenoidalis, oberhalb und medial des Canalis opticus	äußerer oberer Quadrant des Bulbus oculi (superiore Fläche)	N. trochlearis [IV]	Depression, Abduktion und Innenrotation des Bulbus oculi
M. obliquus inferior	7	medialer Bereich des Orbitabodens, unmittelbar hinter dem Rand; Maxilla lateral Fossa sacci lacrimalis	äußerer hinterer Quadrant des Bulbus oculi (inferiore Fläche)	N. oculomotorius [III], Ramus inferior	Elevation, Abduktion und Außenrotation des Bulbus oculi

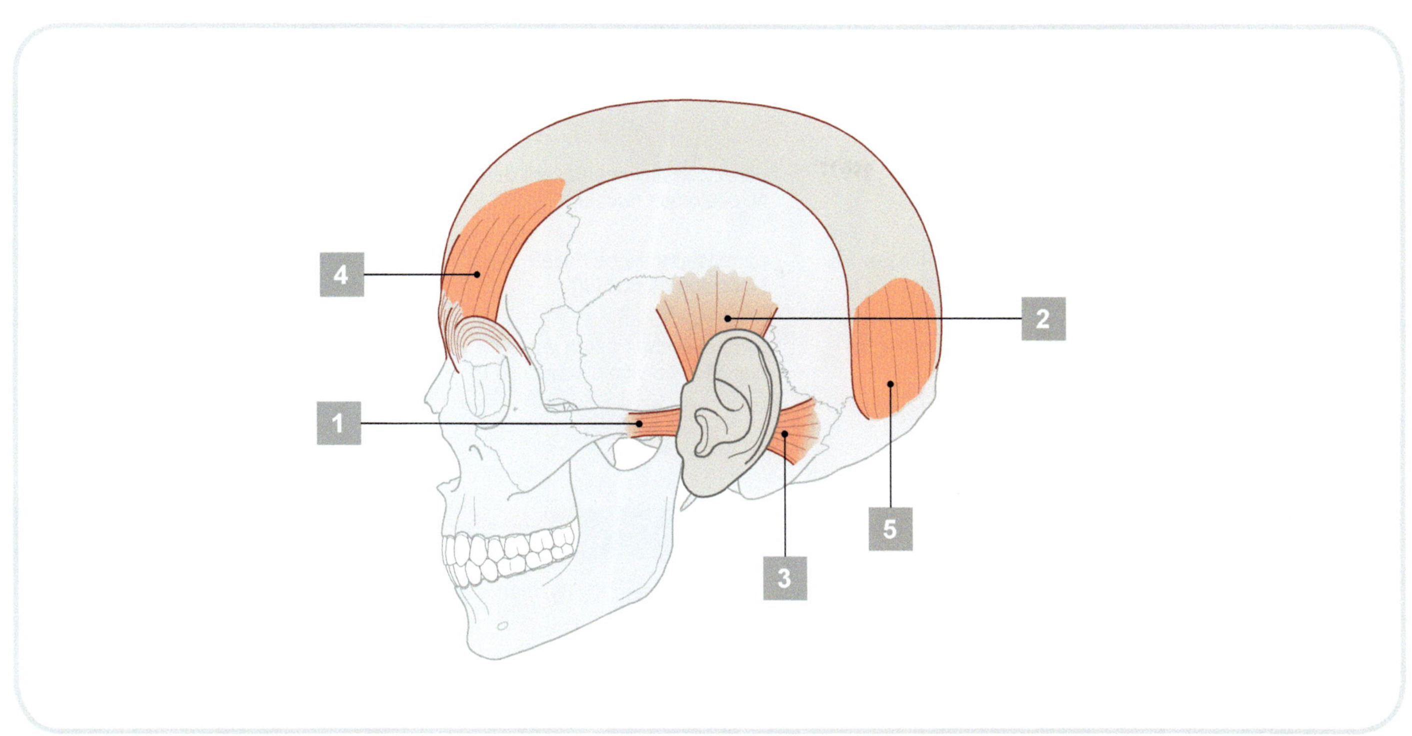
4
2
1
5
3

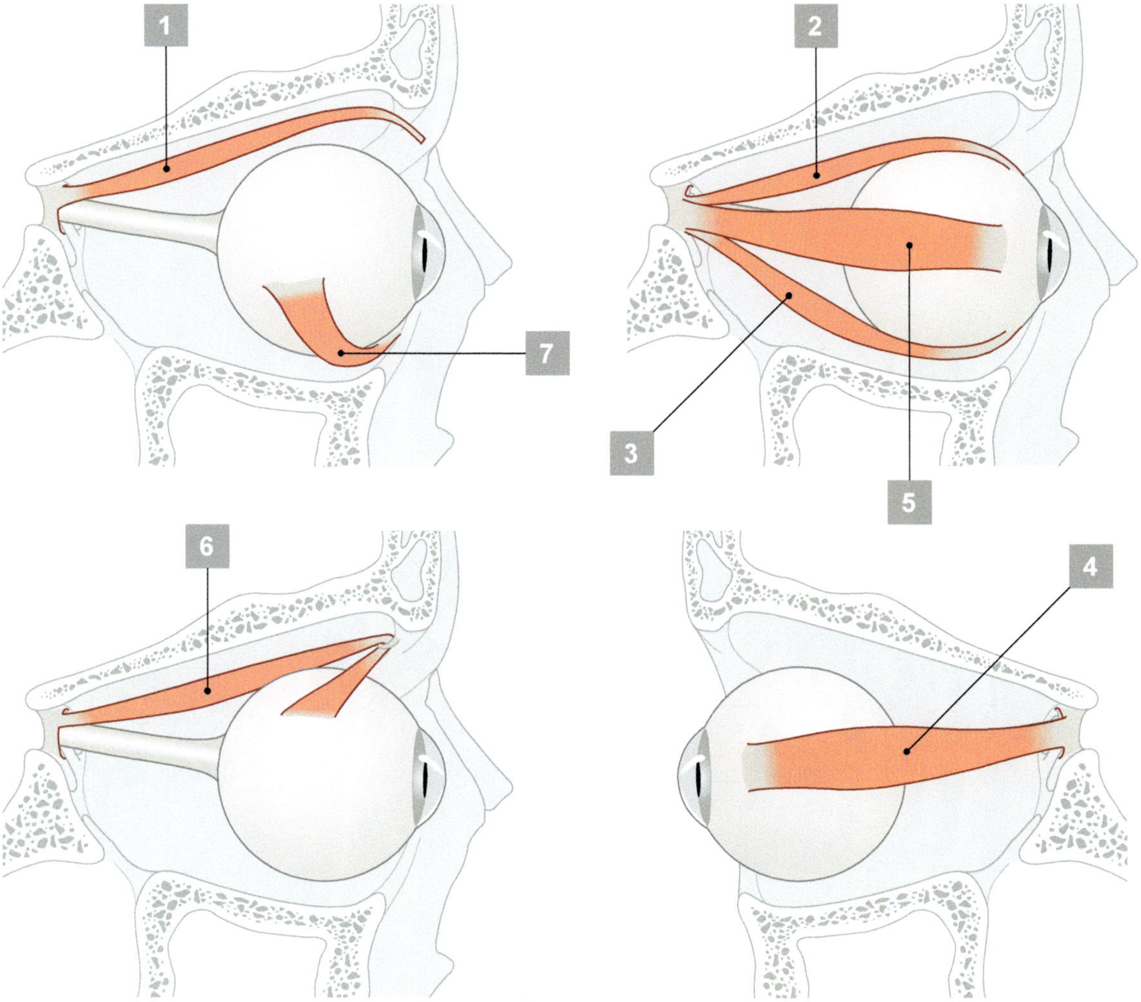

Innere Augenmuskulatur

Muskel		Lokation	Innervation	Funktion
M. ciliaris	1	Corpus ciliare	parasympathische Fasern des N. oculomotorius [III]	Konstriktion des Corpus ciliare, Entspannung und Abkugelung der Linse
M. sphincter pupillae	2	zirkuläre Muskelfasern in der Iris	parasympathische Fasern des N. oculomotorius [III]	Konstriktion der Pupille
M. dilator pupillae	3	radiale Muskelfasern in der Iris	sympathische Fasern aus dem Ganglion cervicale superius (T1)	Dilatation der Pupille

Muskeln des Mittelohrs

Muskel		Ursprung	Ansatz	Innervation	Funktion
M. tensor tympani	1	knorpeliger Teil der Tuba auditiva, Ala major ossis sphenoidalis, eigener Knochenkanal	oberer Bereich des Manubrium mallei	N. mandibularis [V_3]	mediale Auslenkung des Manubrium mallei, Spannen der Membrana tympani
M. stapedius	2	Eminentia pyramidalis	Caput stapedis	N. stapedius (N. facialis [VII])	Auslenkung des Stapes nach hinten, Verhindern zu starker Schwingung

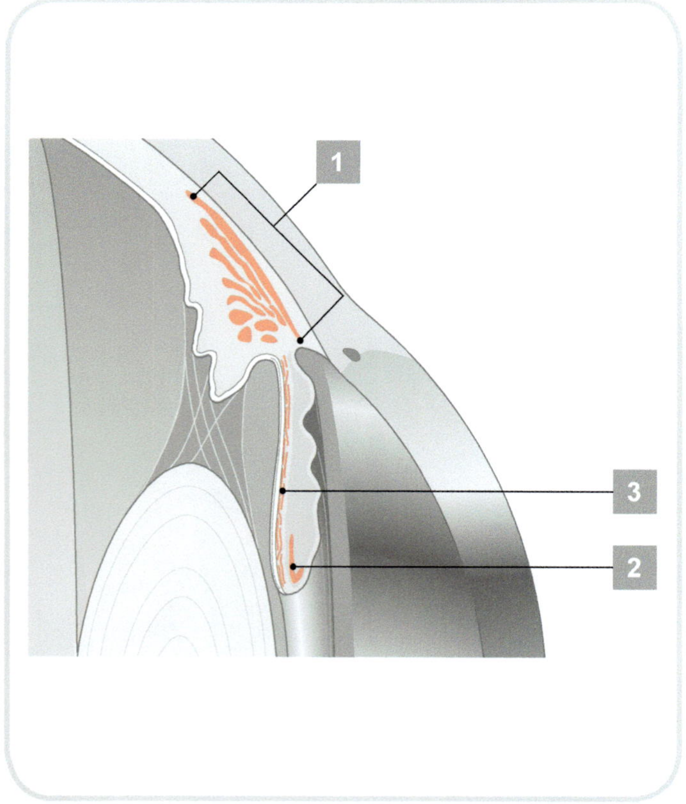

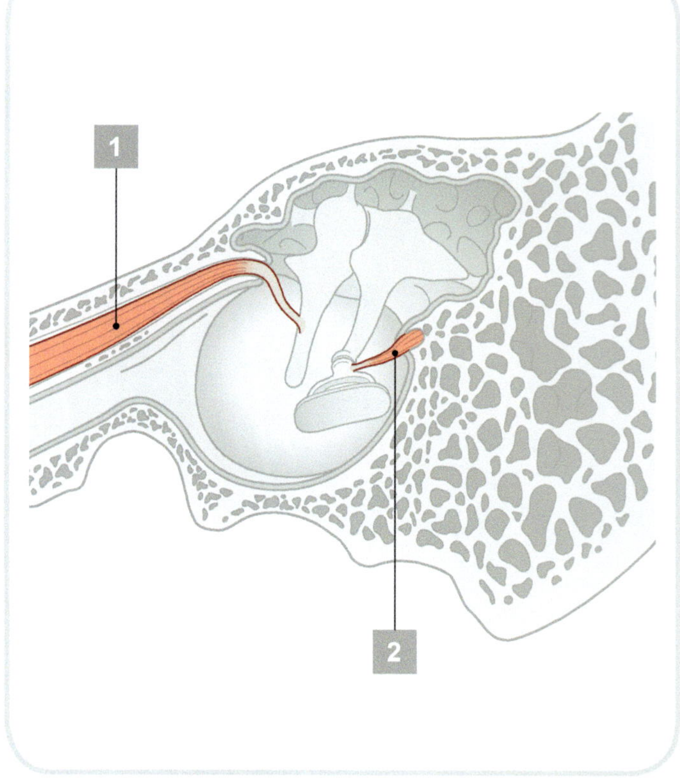

Kaumuskulatur

Muskel		Ursprung	Ansatz	Innervation	Funktion
M. masseter	1	Pars superficialis: Unterrand des Arcus zygomaticus Pars profunda: Innenrand des Arcus zygomaticus	Angulus mandibulae und laterale Fläche des Ramus mandibulae	N. massetericus aus dem vorderen Stamm des N. mandibularis [V_3]	Adduktion der Mandibula (Kieferschluss)
M. temporalis	2	Fossa temporalis und Fascia temporalis	Proc. coronoideus der Mandibula und Vorderrand des Ramus mandibulae	Nn. temporales profundi aus dem vorderen Stamm des N. mandibularis [V_3]	Adduktion (Kieferschluss) und Retrusion der Mandibula
M. pterygoideus medialis	3	Fossa pterygoidea	Tuberositas pterygoidea	N. pterygoideus medialis aus dem N. mandibularis [V_3]	Adduktion und Mahlbewegungen der Mandibula
M. pterygoideus lateralis	4	Caput superius: Crista infratemporalis ossis sphenoidalis Caput inferius: Lamina lateralis des Proc. pterygoideus	**Caput superius:** Discus und Capsula articularis **Caput inferius:** Fovea pterygoidea des Proc. condylaris mandibulae	N. pterygoideus lateralis aus dem vorderen Stamm des N. mandibularis [V_3] oder aus dem N. buccalis	Protrusion und Mahlbewegungen der Mandibula

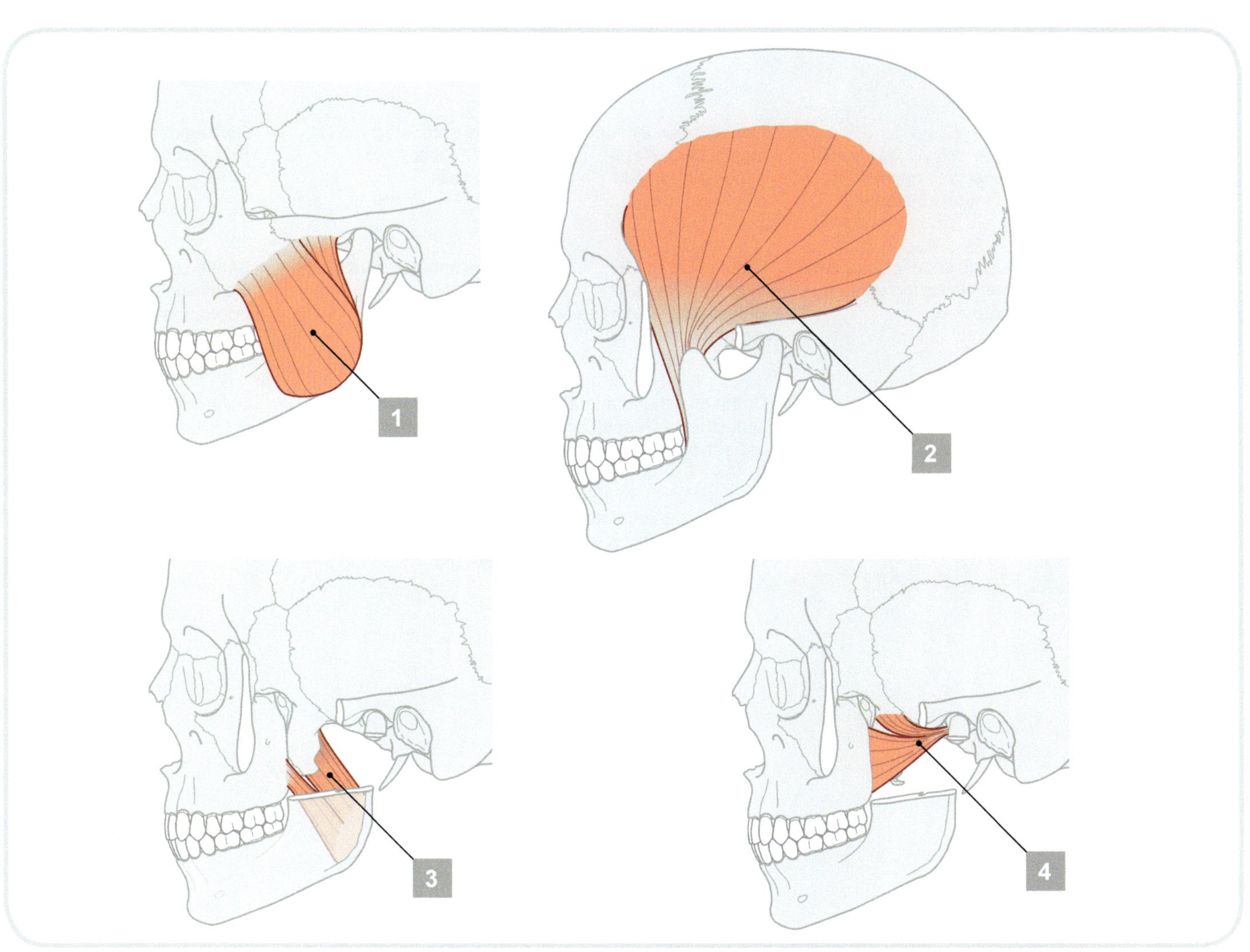

Vorderes Halsdreieck (suprahyoidale und infrahyoidale Muskulatur)

Muskel		Ursprung	Ansatz	Innervation	Funktion
M. stylohyoideus	1	Proc. styloideus	lateraler Bereich des Corpus ossis hyoideum	N. facialis [VII]	Heben des Os hyoideum nach hinten oben
M. digastricus Venter anterior	2	Fossa digastrica auf der Innenfläche der vorderen Mandibula	Befestigung der Sehne zwischen den beiden Muskelbäuchen am Corpus ossis hyoideum	N. mylohyoideus (aus N. alveolaris inferior des N. mandibularis [V_3])	Mundöffnung durch Abduktion der Mandibula; Heben des Os hyoideum
Venter posterior	3	Incisura mastoidea medial des Proc. mastoideus des Os temporale		N. facialis [VII]	Heben des Os hyoideum nach oben hinten
M. mylohyoideus	4	Linea mylohyoidea der Mandibula	Corpus ossis hyoideum und Muskelfasern der Gegenseite (Raphe mylohyoidea)	N. mylohyoideus (aus N. alveolaris inferior des N. mandibularis [V_3])	Stützen und Heben des Mundbodens; Heben des Os hyoideum
M. geniohyoideus	5	Spina mentalis inferior auf der Innenseite der Mandibula	vorderer Bereich des Corpus ossis hyoideum	Ast des Ramus anterior von C1 (über N. hypoglossus [XII])	Heben des Os hyoideum nach vorne oben bei fixierter Mandibula; Abduktion der Mandibula bei fixiertem Os hyoideum
M. sterno-hyoideus	6	Hinterfläche des Sternoclaviculargelenks sowie des angrenzenden Manubrium sterni	Corpus ossis hyoideum medial der Befestigungsstelle des M. omohyoideus	Rami anteriores von C1 bis C3 über Ansa cervicalis	Senken des Os hyoideum nach Schluckakt
M. omohyoideus	7	Margo superior scapulae medial der Incisura scapulae	Unterrand des Os hyoideum lateral der Befestigungsstelle des M. sternohyoideus	Rami anteriores von C1 bis C3 über Ansa cervicalis	Senken und Fixieren des Os hyoideum, hält durch Spannung der Halsfaszie die V. jugularis offen
M. thyreo-hyoideus	8	Linea obliqua auf der Lamina der Cartilago thyreoidea	Cornu majus und angrenzender Bereich des Corpus ossis hyoidei	Fasern des Ramus anterior aus C1 über N. hypoglossus [XII]	Senken des Os hyoideum; bei fixiertem Os hyoideum Heben des Kehlkopf
M. sterno-thyreoideus	9	Innenfläche des Manubrium sterni	Linea obliqua der Lamina der Cartilago thyreoidea	Rami anteriores von C1 bis C3 über Ansa cervicalis	Senken des Kehlkopfs (Cartilago thyreoidea)

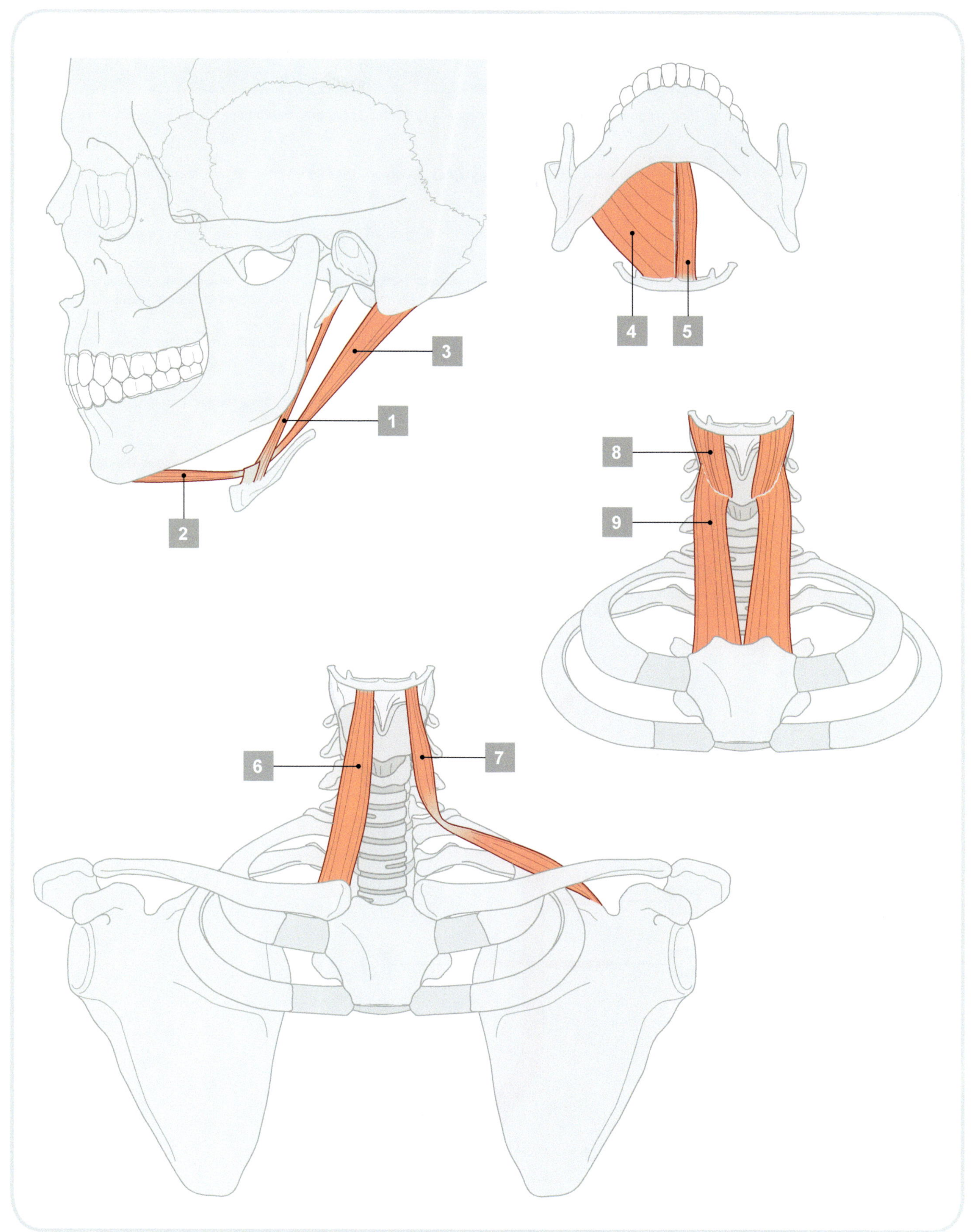
3
1
2
4
5
8
9
6
7

Äste der Arteria carotis externa

Arterie		Versorgungsgebiet
A. thyreoidea superior	1	M. thyreohyoideus, innere Strukturen des Kehlkopfs, M. sternocleidomastoideus, Mm. cricothyreoidei, Glandula thyreoidea
A. pharyngea ascendens	2	Schlundschnürer und M. stylopharyngeus, Gaumen, Tonsillen, Tuba auditiva, Meningen der Fossa cranii posterior
A. lingualis	3	Zungenmuskulatur, Tonsilla palatina, Palatum molle, Epiglottis, Mundboden, Glandula sublingualis
A. facialis	4	alle Strukturen des Gesichts vom Unterrand der Mandibula vor dem M. masseter bis zur Margo medialis der Orbita, Palatum molle, Tonsilla palatina, Tuba auditiva, Glandula submandibularis
A. occipitalis	5	M. sternocleidomastoideus, Meningen der Fossa cranii posterior, Cellulae mastoideae, tiefe Nackenmuskulatur, hintere Kopfhaut
A. auricularis posterior	6	Glandula parotis und benachbarte Muskeln, äußeres Ohr und Kopfhaut hinter dem Ohr, Strukturen des Mittel- und Innenohrs
A. temporalis superficialis	7	Glandula parotis, Ductus parotideus, M. masseter, seitlicher Gesichtsbereich, vorderer Teil des äußeren Ohrs, M. temporalis, Fossa parietalis und temporalis
A. maxillaris	8	Meatus acusticus externus, laterale und mediale Fläche der Membrana tympani, Kiefergelenk, Dura mater und Lamina interna der lateralen Schädelwand, Ganglion trigeminale und umgebende Dura, M. mylohyoideus, Zähne des Unterkiefers, Haut des Kinns, M. temporalis, Lamina externa der Schädelknochen der Fossa temporalis, Strukturen in der Fossa infratemporalis, Sinus maxillaris, Zähne und Zahnfleisch des Oberkiefers, infraorbitales Hautareal, Gaumen, Rachendach, Nasenhöhle

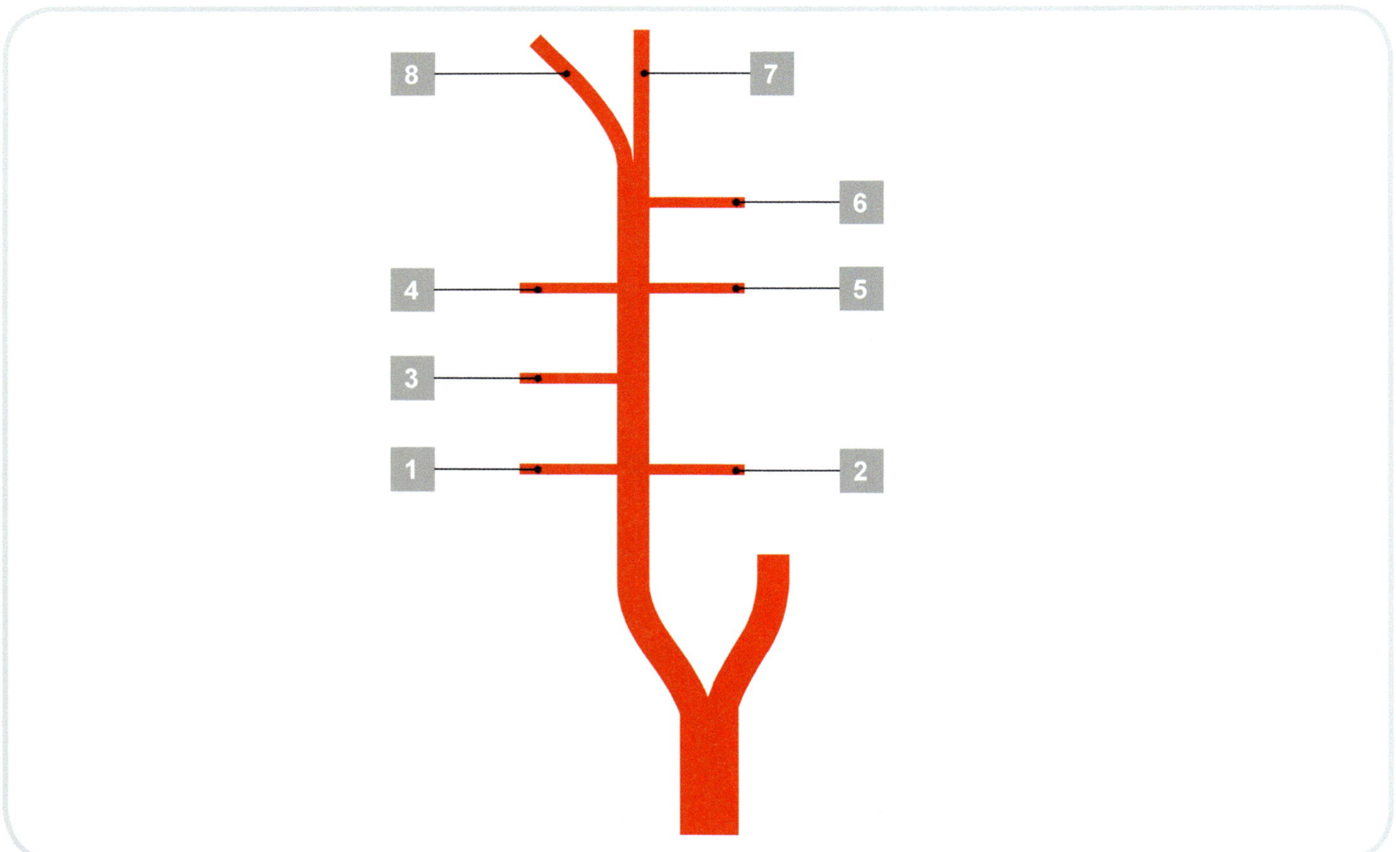

Regionen des vorderen Halsdreiecks

Region		Begrenzung	Inhalt
Trigonum submentale (unpaar)	1	Symphyse der Mandibula; Venter anterior des M. digastricus; Corpus ossis hyoidei	Nodi lymphoidei submentales; Zuflüsse zur V. jugularis anterior
Trigonum submandibulare (paarig)	2	Unterrand der Mandibula; Venter anterior des M. digastricus; Venter posterior des M. digastricus	Glandula submandibularis; Nodi lymphoidei submandibulares; N. hypoglossus [XII]; N. mylohyoideus; A. und V. facialis
Trigonum caroticum (paarig)	3	Venter posterior des M. digastricus; Venter superior des M. omohyoideus; Vorderrand des M. sternocleidomastoideus	Zuflüsse in die V. facialis; R. colli des N. facialis [VII]; A. carotis communis; A. carotis externa und interna; A. thyreoidea superior; A. pharyngea ascendens; A. lingualis, A. facialis, A. occipitalis; V. jugularis interna; N. vagus [X], N. accessorius [XI], N. hypoglossus [XII]; Radix superior und inferior der Ansa cervicalis; N. transversus colli
Trigonum musculare (paarig)	4	Halsmitte; Venter superior des M. omohyoideus; Vorderrand des M. sternocleidomastoideus	M. sternohyoideus, M. omohyoideus, M. sternothyreoideus, M. thyreohyoideus; Glandula thyreoidea, Glandulae parathyreoidei; Pharynx

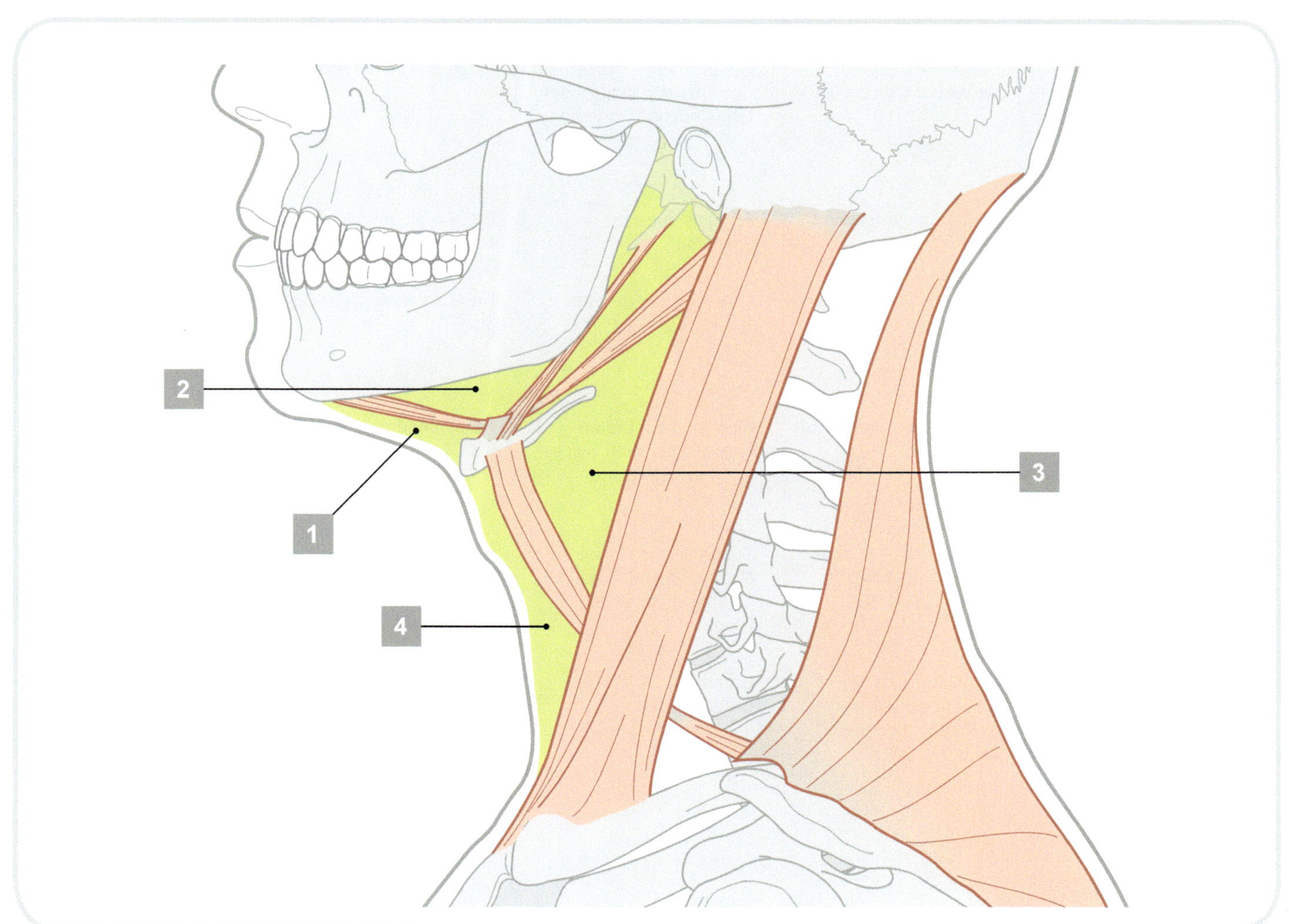

Muskulatur des hinteren Halsdreiecks

Rückenmarksegmente in Klammern variabel

Muskel		Ursprung	Ansatz	Innervation	Funktion
M. sternocleidomastoideus Caput sternale	1	Oberrand der Vorderfläche des Manubrium sterni	laterale Hälfte der Linea nuchalis superior	N. accessorius [XI] und Äste der Rami anteriores aus C2 bis C3 (C4)	einseitige Kontraktion: Lateralflexion des Kopfes zur ipsilateralen Seite, Rotation des Kopfes zur kontralateralen Seite; Beidseitige Kontraktion: Ziehen des Kopfes nach vorne
Caput claviculare	2	obere Fläche des medialen Drittels der Clavicula	laterale Seite des Proc. mastoideus		
M. trapezius	3	Linea nuchalis superior; Protuberantia occipitalis externa; Lig. nuchae; Procc. spinosi der Wirbel CVII bis TXII	laterales Drittel der Clavicula; Acromion; Spina scapulae	Motorik: N. accessorius [XI]; Proprioception: C3 und C4	Unterstützt die Scapularotation bei Abduktion des Humerus über die Horizontale; Pars descendens: Elevation der Scapula, Pars transversa: Adduktion der Scapula, Pars ascendens: Depression der Scapula
M. splenius capitis	4	untere Hälfte des Lig. nuchae; Procc. spinosi der Wirbel CVII bis TIV	Proc. mastoideus, Schädelbereich unterhalb des lateralen Drittels der Linea nuchalis superior	Rami posteriores der mittleren Nn. cervicales	beidseitige Kontraktion: Ziehen des Kopfes nach hinten; einseitige Kontraktion: ipsilaterale Lateralflexion und Rotation des Kopfes
M. levator scapulae	5	Procc. transversi von CI bis CIV	Angulus superior scapulae	C3, C4; N. dorsalis scapulae (C4, C5)	Heben der Scapula
M. scalenus posterior	6	Tubercula posteriores der Procc. transversi der Wirbel CIV bis CVI	Oberrand der zweiten Rippe	Rami anteriores von C5 bis C7	Heben der zweiten Rippe (und damit des gesamten Thorax, Inspiration), Seitneigung des Kopfes
M. scalenus medius	7	Procc. transversi von CII bis CVII	Oberrand der ersten Rippe hinter dem Sulcus arteriae subclaviae	Rami anteriores von C3 bis C7	Heben der ersten Rippe (und damit des gesamten Thorax, Inspiration), Seitneigung des Kopfes
M. scalenus anterior	8	Tubercula anteriora der Procc. transversi der Wirbel CIII bis CVI	Tuberculum musculi scaleni anterioris am Oberrand der ersten Rippe	Rami anteriores von C4 bis C7	Heben der ersten Rippe (und damit des gesamten Thorax, Inspiration), Seitneigung des Kopfes
M. omohyoideus	9	Margo superior der Scapula, medial der Incisura scapulae	Unterrand des Corpus ossis hyoidei	Ansa cervicalis; Rami anteriores von C1 bis C3	Senken des Os hyoideum

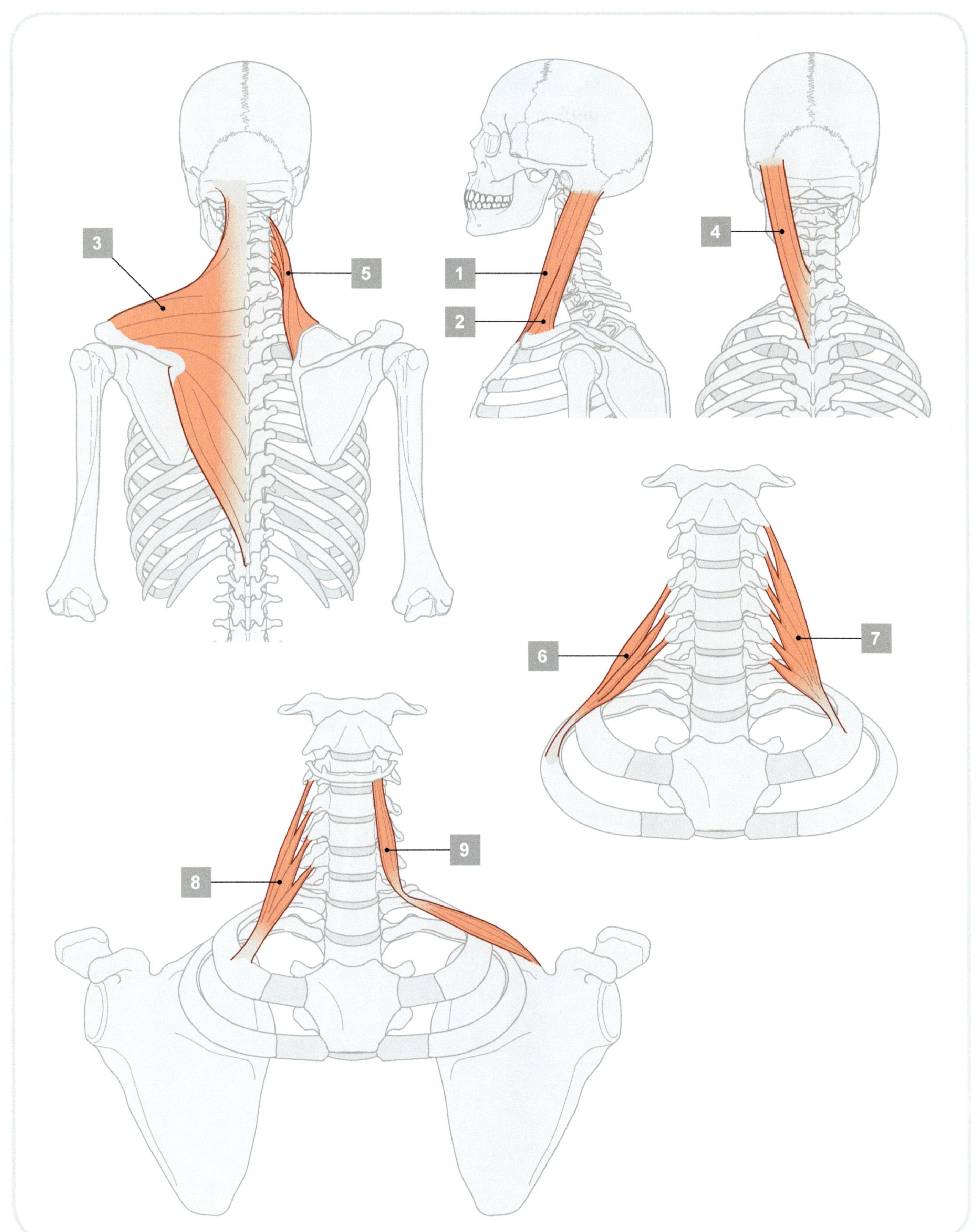
3
5
1
2
4
6
7
9
8

Prävertebrale und laterale Halsmuskulatur

Muskel		Ursprung	Ansatz	Innervation	Funktion
M. rectus capitis anterior	1	Vorderfläche der Massa lateralis und des Proc. transversus des Atlas	Unterseite der Pars basilaris ossis occipitalis	Äste der Rami anteriores von C1, C2	Flexion des Kopfes im Atlantooccipitalgelenk
M. rectus capitis lateralis	2	Oberseite der Procc. transversi des Atlas	Unterseite des Proc. jugularis ossis occipitalis	Äste der Rami anteriores von C1, C2	ipsilaterale Lateralflexion des Kopfes
M. longus colli Pars obliqua superior	3	Tubercula anteriora der Procc. transversi der Wirbel CIII bis CV	Tuberculum anterior des Arcus anterior atlantis	Äste der Rami anteriores von C2 bis C6	ventral- und ipsilaterale Lateralflexion des Halses; leichte kontralaterale Rotation des Halses
Pars obliqua inferior	4	Vorderflächen der Wirbelkörper TI, TII und evtl. TIII	Tubercula anteriora der Procc. transversi der Wirbel CV bis CVI		
Pars recta	5	Vorderflächen der Wirbelkörper TI bis TIII und CV bis CVII	Vorderflächen der Wirbelkörper CII bis CIV		
M. longus capitis	6	Procc. transversi der Wirbel CIII bis CVI	Unterseite der Pars basilaris ossis occipitalis	Äste der Rami anteriores von C1 bis C3	Flexion des Kopfes

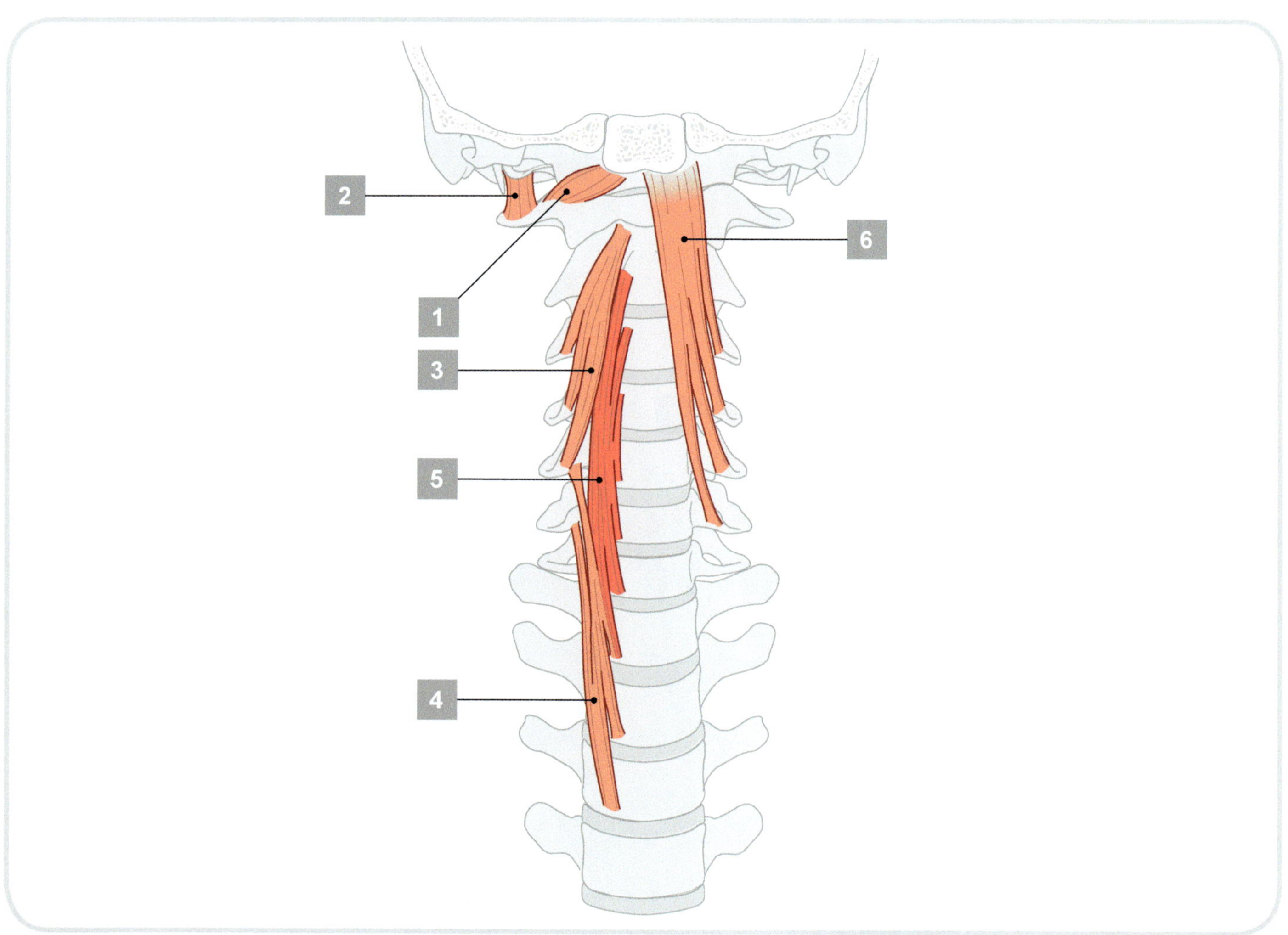

Schlundschnürer

Muskel		Hintere Befestigung	Vordere Befestigung	Innervation	Funktion
M. constrictor pharyngis superior	1	Raphe pharyngis	Raphe pterygomandibularis und angrenzender Knochen der Mandibula und des Hamulus pterygoideus	N. vagus [X]	Konstriktion des Pharynx
M. constrictor pharyngis medius	2	Raphe pharyngis	Oberrand des Cornu majus ossis hyoidei und angrenzende Bereiche des Cornu minus und des Lig. stylohyoideum	N. vagus [X]	Konstriktion des Pharynx
M. constrictor pharyngis inferior	3	Raphe pharyngis	Cartilago cricoidea, Linea obliqua der Cartilago thyreoidea, Arcus tendineus zwischen diesen beiden Befestigungsstellen, den M. cricothyreoideus überspannend	N. vagus [X]	Konstriktion des Pharynx

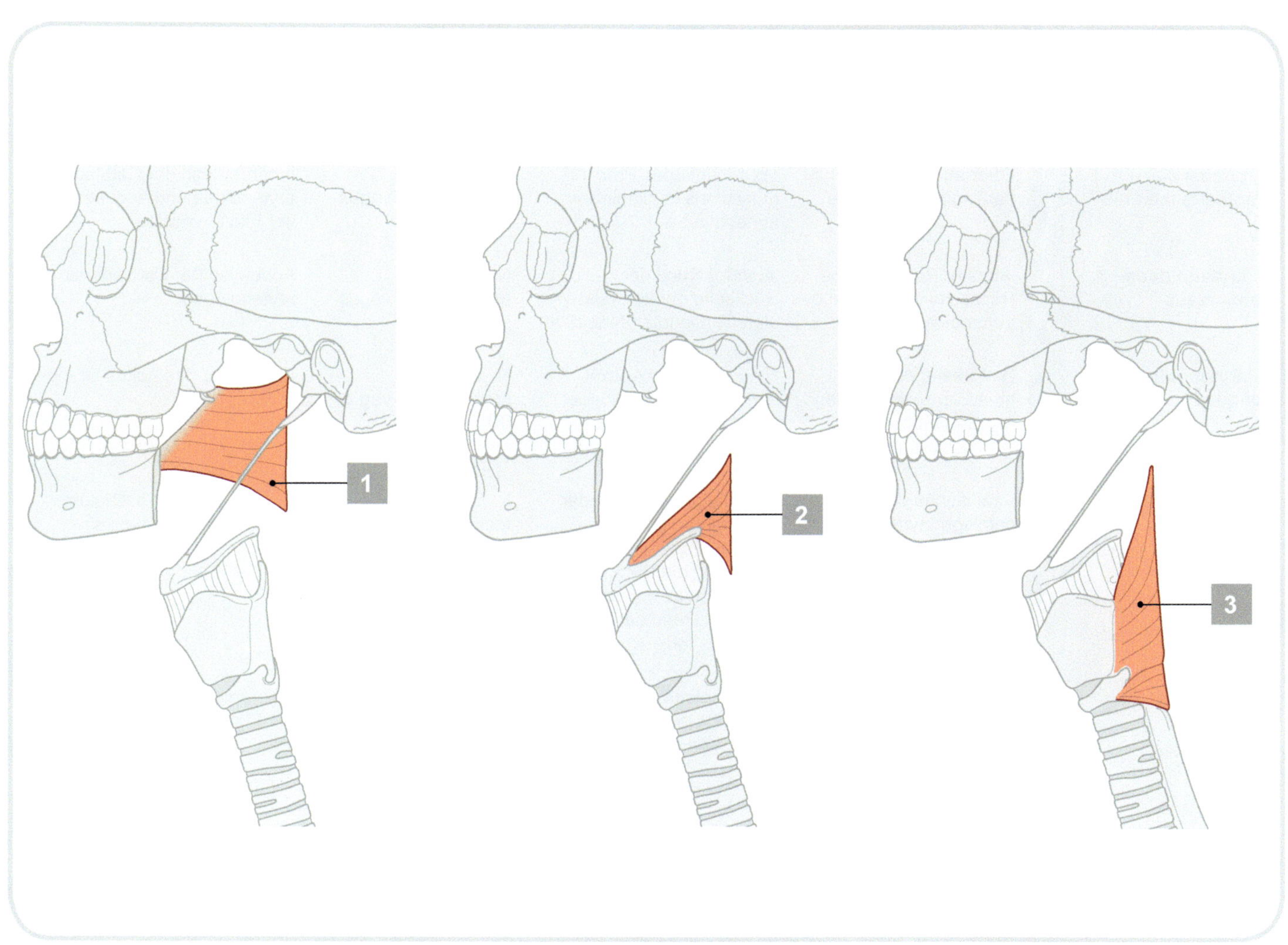

Schlundheber

Muskel		Ursprung	Ansatz	Innervation	Funktion
M. stylopharyngeus	1	Mediale Seite der Basis des Proc. styloideus	Pharynxwand	N. glossopharyngeus [IX]	Heben des Pharynx
M. salpingo-pharyngeus	2	Unterseite des pharyngealen Endes der Tuba auditiva	Pharynxwand	N. vagus [X]	Heben des Pharynx
M. palatopharyngeus	3	Aponeurosis palatina	Pharynxwand	N. vagus [X]	Heben des Pharynx; Verengung des Isthmus faucium

Intrinsische Muskulatur des Kehlkopfes

Muskel		Ursprung	Ansatz	Innervation	Funktion
M. cricothyreoideus	1	anterolateraler Bereich des Arcus cartilaginis cricoideae	**Pars obliqua:** Cornu inferius cartilaginis thyreoideae; **Pars recta:** Unterrand der Cartilago thyreoidea	Ramus externus des N. laryngeus superior (N. vagus [X])	Rotation der Cartilago thyreoidea nach vorne unten im Cricothyroidalgelenk
M. cricoarytenoideus posterior	2	Außenfläche der Lamina cartilaginis cricoideae	Hinterseite des Proc. muscularis cartilaginis arytenoideae	N. laryngeus recurrens (N. vagus [X])	Abduktion und Außenrotation der Cartilago arytenoidea. Der M. cricoarytenoideus posterior ist der wichtigste Abduktor der Plicae vocales und damit auch der wichtigste Öffner der Rima glottidis.
M. cricoary-tenoideus lateralis	3	Oberrand des Arcus cartilaginis cricoideae	Vorderseite des Proc. muscularis cartilaginis arytenoideae	N. laryngeus recurrens (N. vagus [X])	Innenrotation der Cartilago arytenoidea und Adduktion der Plicae vocales
M. arytenoideus transversus	4	lateraler Rand der Rückseite der Cartilago arytenoidea	lateraler Rand der Rückseite der kontralateralen Cartilago arytenoidea	N. laryngeus recurrens (N. vagus [X])	Adduktion der Cartilagines arytenoideae
M. arytenoideus obliquus	5	Hinterseite des Proc. muscularis der Cartilago arytenoidea	Hinterseite des Apex cartilaginis arytenoideae; reicht bis in die Plica aryepiglottica	N. laryngeus recurrens (N. vagus [X])	Einengung des Aditus laryngis
M. thyreoaryteno-ideus	6	Innenfläche der Lamina cartilago thyreoidea und benachbartes Lig. cricothyreoideum	anterolaterale Fläche der Cartilago arytenoidea; manche Fasern setzen sich bis in die Plica aryepiglottica bis zum lateralen Rand der Epiglottis fort	N. laryngeus recurrens (N. vagus [X])	Einengung des Vestibulum und des Aditus laryngis
M. vocalis	7	laterale Seite des Proc. vocalis cartilaginis arytenoideae	Lig. vocale und Innenseite des Bugs der Cartilago thyreoidea	N. laryngeus recurrens (N. vagus [X])	Feinregulierung der Spannung der Plicae vocales

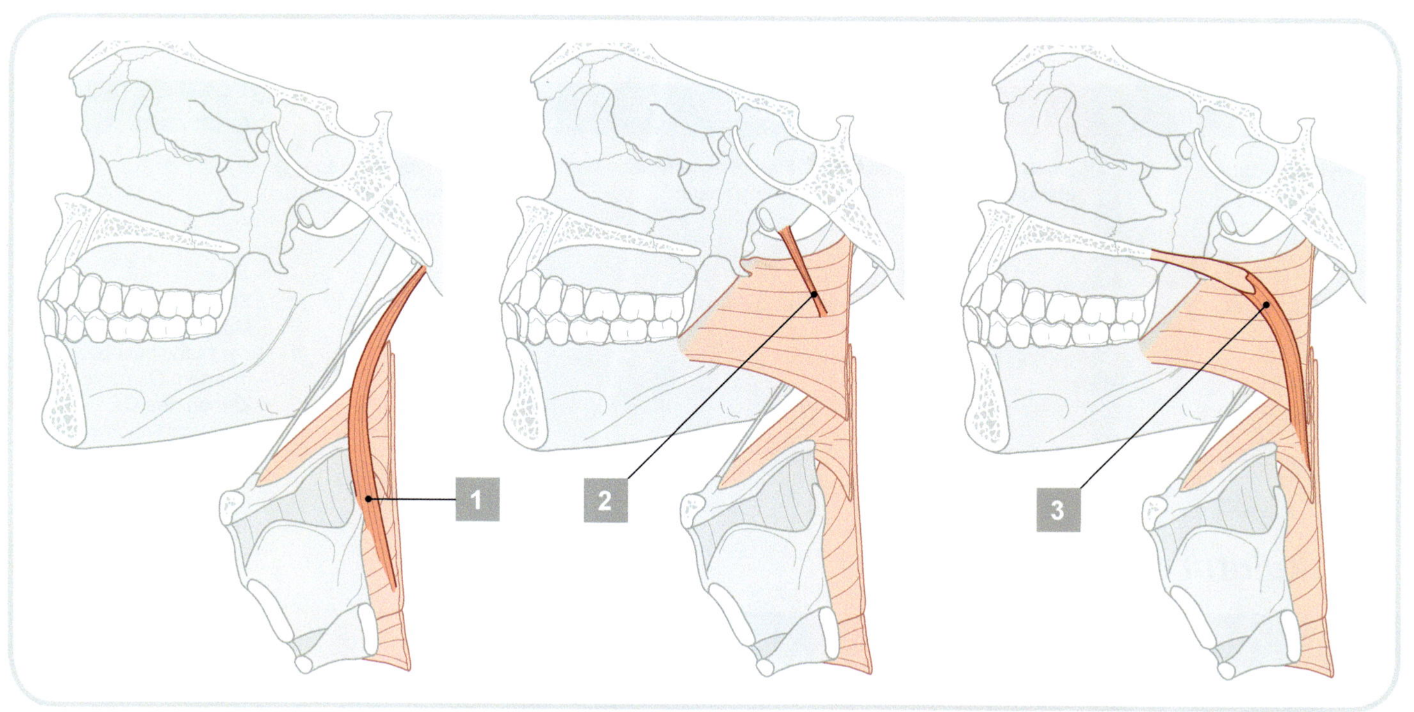

1
4
5
2
3
7
6

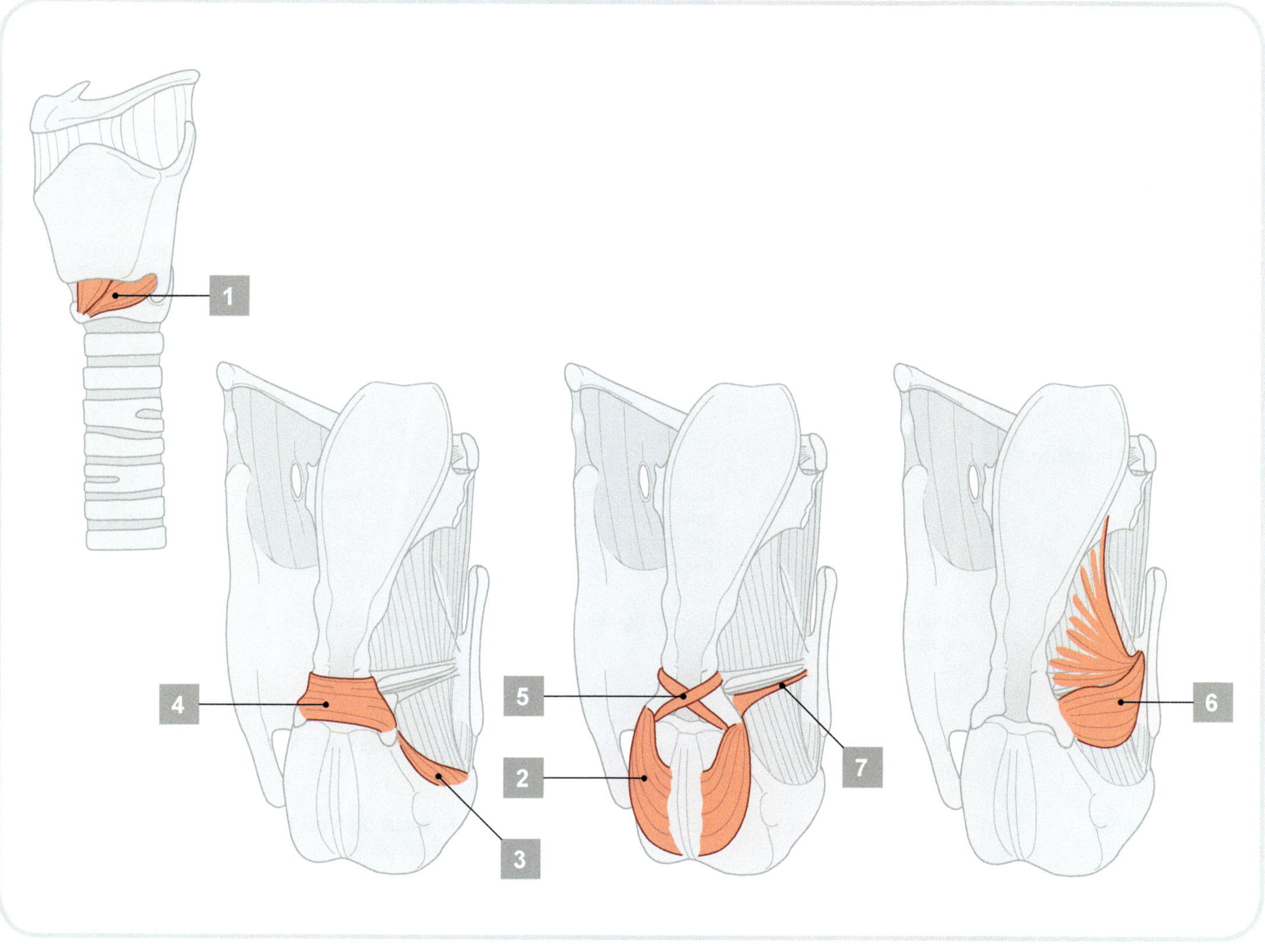

Muskulatur des Mundbodens

Muskel		Ursprung	Ansatz	Innervation	Funktion
M. mylohyoideus	1	Linea mylohyoidea der Mandibula	Raphe mylohyoidea und Os hyoideum	N. mylohyoideus (aus N. alveolaris inferior des N. mandibularis [V_3])	
M. geniohyoideus	2	Spinae mentales inferiores der Mandibula	Corpus ossis hyoidei	C1	Stützen und Heben des Mundbodens; Abduktion der Mandibula bei fixiertem Os hyoideum; Ziehen des Os hyoideum nach vorne oben bei fixierter Mandibula

Muskulatur der Zunge

Muskel		Ursprung	Ansatz	Innervation	Funktion
Intrinsische Zungenmuskulatur					
M. longitudinalis superior linguae (unmittelbar unter der Zungenoberfläche)	1	hinterer Bereich der Aponeurosis linguae; Septum linguae	die Muskelfasern ziehen nach vorne und schräg in die Aponeurosis linguae des Zungenrands	N. hypoglossus [XII]	Verkürzen der Zunge; Einrollen der Zungen-spitze und der Zungen-seiten
M. longitudinalis inferior linguae (zwischen M. genioglossus und M. hyoglossus)	2	Radix linguae (einige Fasern auch an Os hyoideum)	Apex linguae	N. hypoglossus [XII]	Verkürzen der Zunge; Entrollen und nach unten Biegen der Zungenspitze
M. transversus linguae	3	Septum linguae	Aponeurosis linguae der Zungenseiten	N. hypoglossus [XII]	Verschmälern und Verlängern der Zunge
M. verticalis linguae	4	Aponeurosis lingue auf der Zungenoberseite	Aponeurosis linguae der Zungenunterseite	N. hypoglossus [XII]	Abflachen und Verbreitern der Zunge
Extrinsische Zungenmuskulatur					
M. genioglossus	5	Spina mentalis superior	Corpus ossis hyoidei; Aponeurosis linguae auf der kompletten Länge der Zunge	N. hypoglossus [XII]	Protrusion der Zunge; Depression der Zungenmitte
M. hyoglossus	6	Cornu majus und angrenzende Bereiche des Corpus ossis hyoidei	Margo linguae	N. hypoglossus [XII]	Depression der Zunge
M. styloglossus	7	Proc. styloideus (anterolaterale Seite)	Margo linguae	N. hypoglossus [XII]	Elevation und Retrak-tion der Zunge
M. palatoglossus	8	Unterseite der Aponeu-rosis palatina	Margo linguae	N. vagus [X] (über Plexus pharyngeus)	Depression des Gaumens; Einengen des Arcus palato-glossus; Elevation der Radix linguae

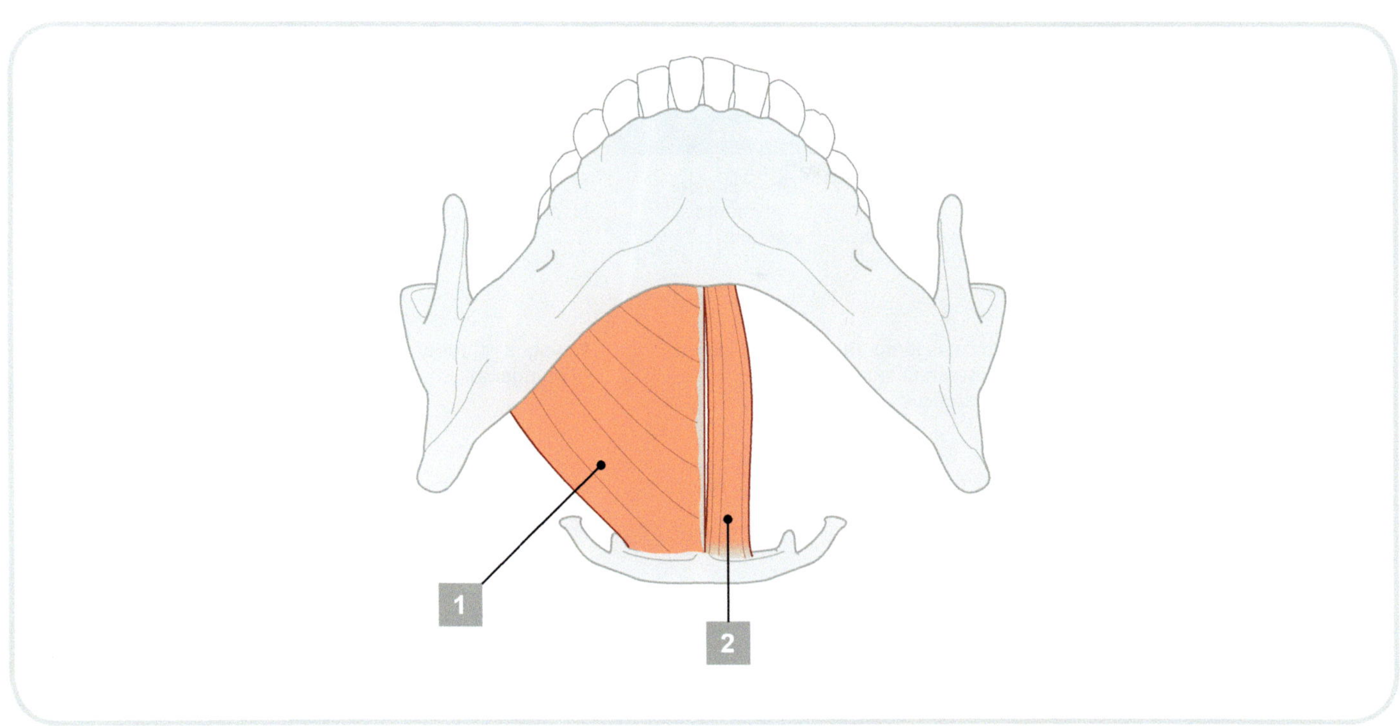

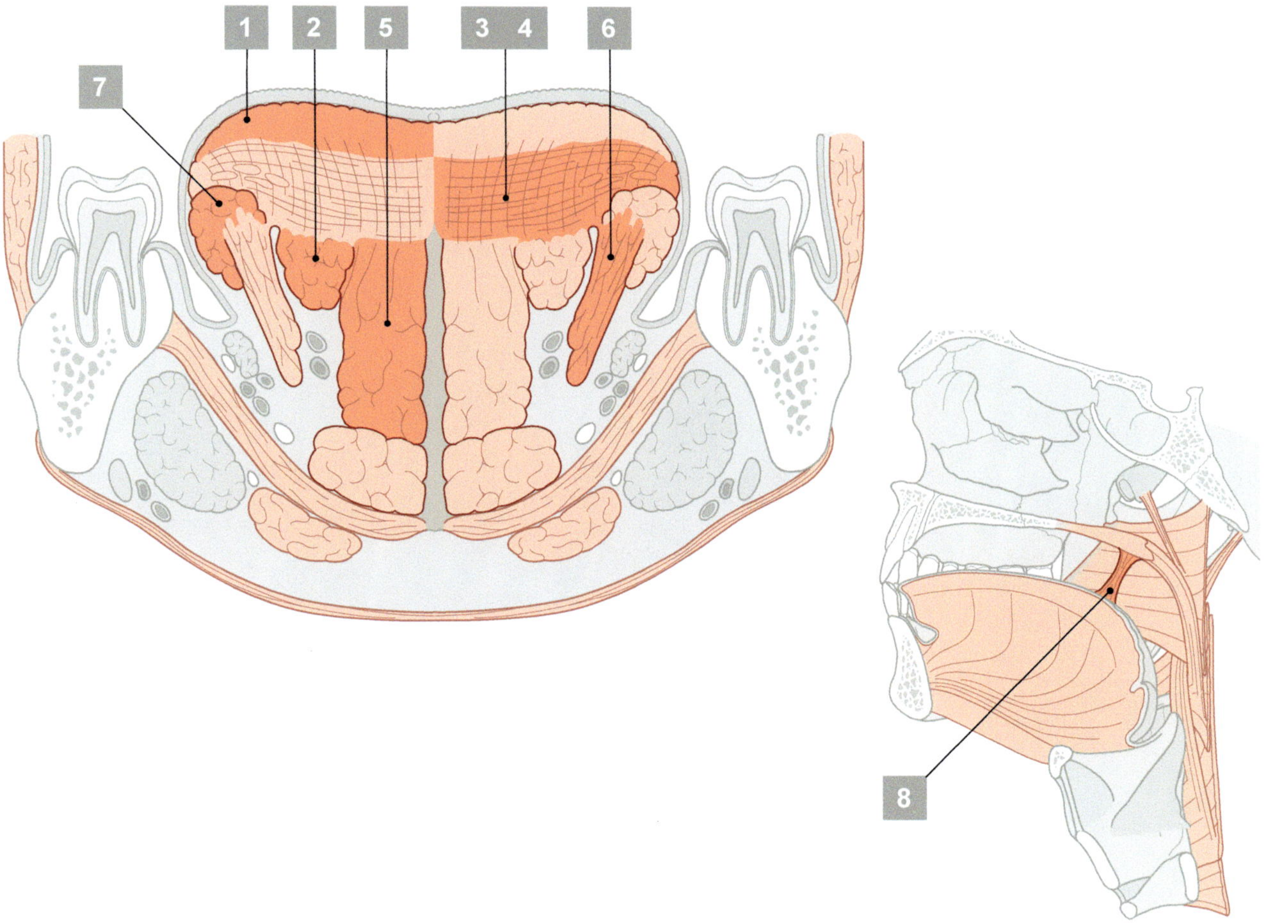

1 2 5 3 4 6
7
8

Muskulatur des weichen Gaumens

Muskel		Ursprung	Ansatz	Innervation	Funktion
M. tensor veli palatini	1	Fossa scaphoidea des Os sphenoidale; bindegewebiger Anteil der Tuba auditiva; Spina ossis sphenoidalis	Oberseite der Aponeurosis palatina	N. mandibularis [V_3] über N. pterygoideus medialis	Spannen des Palatum molle; Öffnen der Tuba auditiva
M. levator veli palatini	2	Pars petrosa ossis temporalis vor der äußeren Öffnung des Canalis caroticus	Oberseite der Aponeurosis palatina	N. vagus [X] (über Plexus pharyngeus)	einziger Muskel, der das Palatum molle über die Neutralposition hinaus heben kann
M. palatopharyngeus	3	Oberseite der Aponeurosis palatina	Pharynxwand	N. vagus [X] (über Plexus pharyngeus)	Senken des Palatum molle; Einengen des Arcus palatopharyngeus; Elevation des Pharynx
M. palatoglossus	4	Unterseite der Aponeurosis palatina	Margo lingualis	N. vagus [X] (über Plexus pharyngeus)	Senken des Palatum molle; Einengen des Arcus palatoglossus; Elevation der Radix linguae
M. uvulae	5	Spina nasalis posterior des harten Gaumens	Bindegewebe der Uvula	N. vagus [X] (über Plexus pharyngeus)	Elevation und Retraktion der Uvula; Verdicken des zentralen Bereichs des Palatum molle

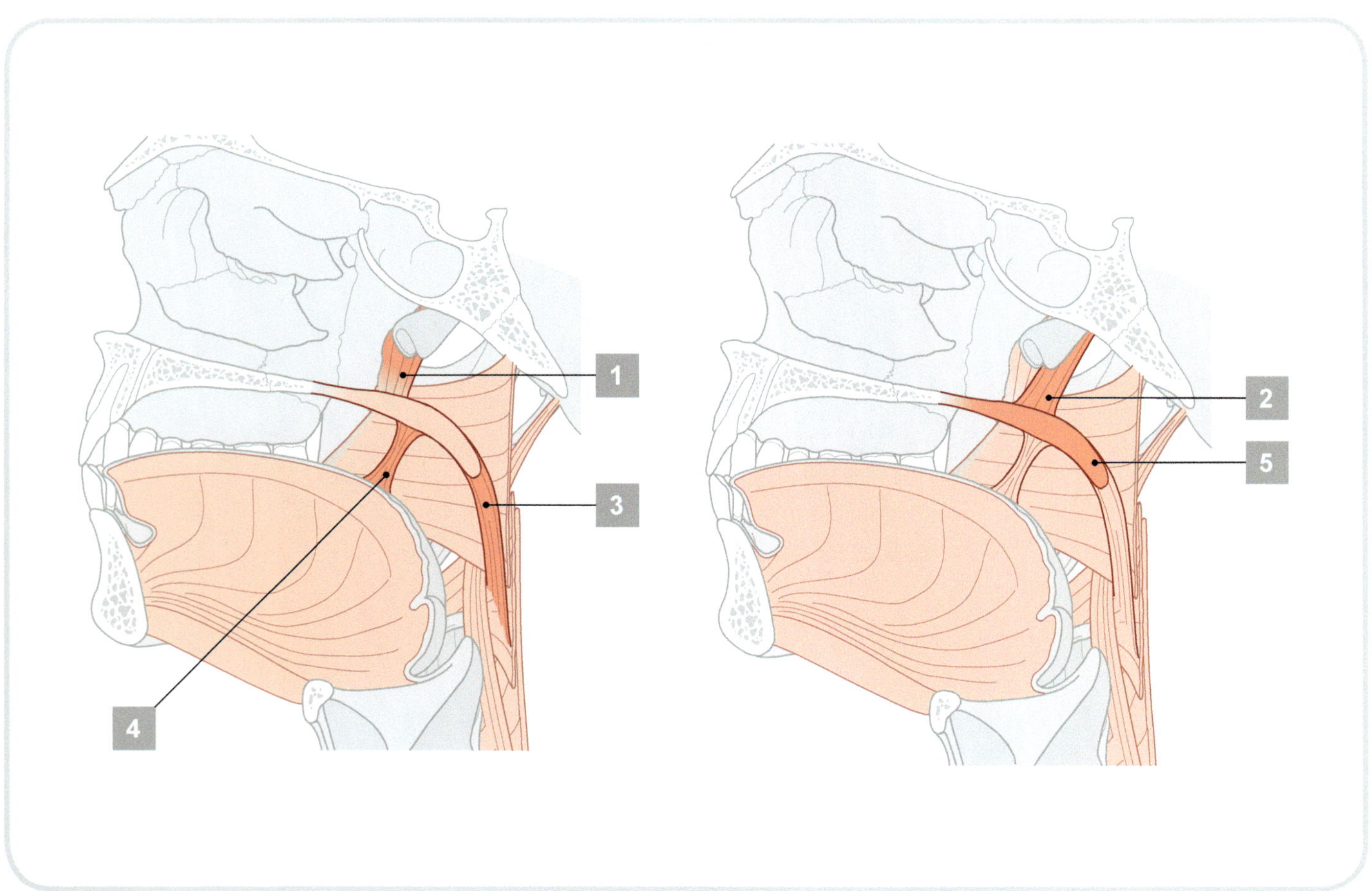

B

C

H

I

T

U

W

Z